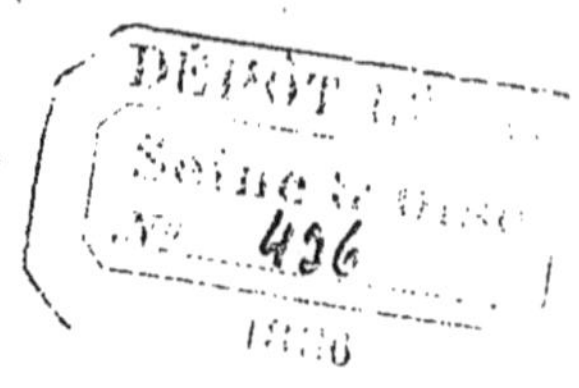

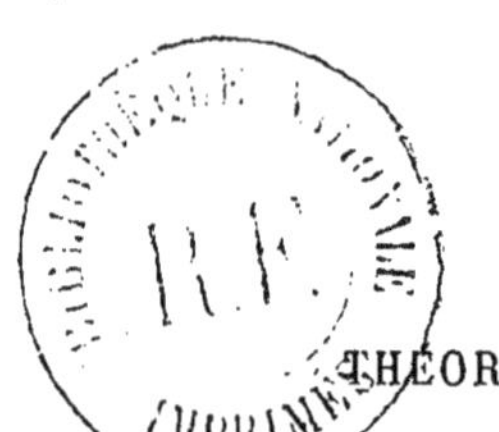

TRAITÉ

THÉORIQUE ET CLINIQUE

D'OBSTÉTRIQUE

MÉDICALE & CHIRURGICALE

OUVRAGES DU Dr ROBERT BARNES

Traduits par le Dr A. CORDES et publiés à la même librairie.

Traité clinique des maladies des femmes, précédé d'une préface du professeur Pajot. 1 vol. in-8 de 800 p. avec 170 fig. dans le texte. 16 fr.

Leçons sur les opérations obstétricales et le traitement des hémorrhagies, ou Guide de l'accoucheur dans les cas difficiles, avec une préface du professeur Pajot. 1 vol. grand in-8 avec figures.......... (*Épuisé.*)

5150 85. — Corbeil, Typ. et stér. Crété.

TRAITÉ

THÉORIQUE ET CLINIQUE

D'OBSTÉTRIQUE

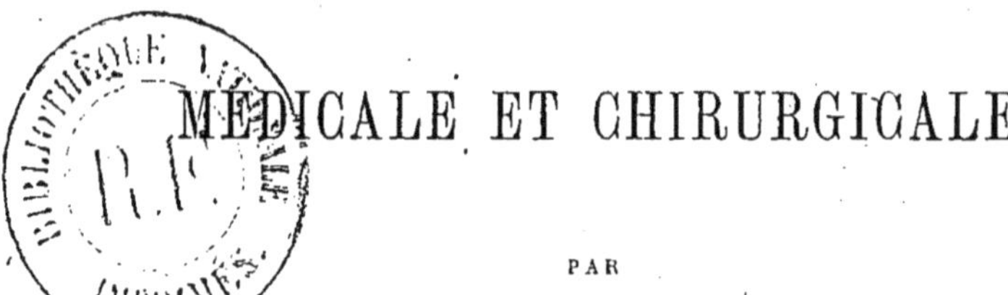

MÉDICALE ET CHIRURGICALE

PAR

Le Dr Robert BARNES
Accoucheur consultant de *St. George's Hospital*,
Médecin consultant de l'hôpital gynécologique de Chelsea, etc.

Et le Dr Fancourt BARNES
Accoucheur du *Great Northern central Hospital*,
Médecin de la *Royal Maternity Charity* et du *British Lying-in Hospital*,
Médecin de l'hôpital gynécologique de Chelsea.

Traduit et annoté par le Dr A.-E. CORDES
ANCIEN ÉLÈVE RÉSIDENT DU *Rotunda Hospital* DE DUBLIN
ET DU *Gebärhaus* DE PRAGUE, *Privat Docent* A LA FACULTÉ DE GENÈVE,
Fellow DE LA SOCIÉTÉ OBSTÉTRICALE DE LONDRES
ET DE LA SOCIÉTÉ GYNÉCOLOGIQUE DE LA GRANDE-BRETAGNE.

PARIS
G. MASSON, ÉDITEUR
LIBRAIRE DE L'ACADÉMIE DE MÉDECINE
120, Boulevard Saint-Germain, en face de l'Ecole de Médecine

1886

PRÉFACE DU TRADUCTEUR

Le nom et les travaux du Dr Robert Barnes sont trop connus pour qu'il soit nécessaire de les présenter aux médecins français.

Il est donc inutile de dire ici que le lecteur trouvera dans cet ouvrage toutes les qualités d'érudition, d'originalité et de sens pratique qui ont rendu classiques en France ses prédécesseurs.

Je suis heureux de pouvoir présenter à mes compatriotes le premier ouvrage de longue haleine de mon ami le Dr Fancourt Barnes, qui *sequitur patrem passibus æquis.*

Nous avons désiré, mon éditeur et moi, condenser l'ouvrage de MM. Barnes en un seul volume, pour lui conserver, dans l'intérêt des étudiants, le caractère d'un livre classique et plus facilement accessible. C'est pour atteindre ce but, qu'avec l'autorisation des auteurs j'ai supprimé dans la traduction toute la partie de l'ouvrage anglais concernant l'embryologie, et qui formait une introduction assurément fort utile et fort bien faite, mais qui pouvait, sans nuire au livre lui-même, en être séparée.

Genève, le 18 avril 1886.

A. CORDES.

PRÉFACE DES AUTEURS

Celui qui veut écrire un traité complet sur une branche quelconque de la médecine doit avoir une expérience personnelle fort étendue, connaître tout ce qui a été écrit sur le sujet, et être doué d'une grande persévérance et d'une faculté critique qui le rende capable de tirer des conclusions justes de ses lectures.

C'est le sentiment de ces difficultés qui a longtemps retenu le plus âgé des auteurs de ce livre et l'a empêché de publier un traité d'obstétrique. Dans sa pratique, dans son enseignement, dans les discussions, dans ses écrits, il a parcouru à peu près tout entier le champ de cette science. Ses *Opérations obstétricales* occupent sans doute une très grande place dans ce champ d'études; cet ouvrage a probablement exercé une plus grande influence qu'aucun autre sur la pratique des cas difficiles, mais les progrès que fait l'art médical sont si rapides qu'il demande à être refait; en outre, si l'on détache du reste une partie de l'obstétrique, elle est tronquée. Pour bien embrasser la science et bien comprendre les principes de la pratique, il en faut étudier tous les détails dans leur corrélation et leur solidarité.

La publication de l'ouvrage actuel a un autre motif. C'est un fait d'observation, que les idées originales rassemblées dans des monographies font souvent moins d'honneur à leurs auteurs qu'à ceux qui, sachant se les assimiler, les reproduisent sous la forme plus attrayante et plus commode d'un traité systématique. De nos jours, l'étudiant et le praticien sont souvent trop occupés ou trop indolents pour aimer les recherches. Ce livre nous fournit donc l'occasion de revendiquer bon nombre d'idées dont la priorité a été attribuée à des emprunteurs plus ou moins consciencieux.

Et cependant, quoique nous soyons persuadés que le temps était venu de mettre à exécution notre désir dès longtemps caressé, de faire un traité systématique d'accouchements, celui-ci n'aurait très probablement jamais vu le jour, sans l'heureuse association du père avec le fils, du professeur avec l'élève, dans l'exécution de cette tâche.

La part qu'a prise chacun des auteurs dans la construction de l'édifice commun sera le plus souvent indiquée pour chaque article; mais nous pouvons dire d'une manière générale, que l'histoire de la gestation, du *puerpérium*, du mécanisme de l'accouchement et de l'hémorrhagie est presque exclusivement l'œuvre de Robert Barnes, tandis que ce qui concerne la prophylaxie des maladies puerpérales et la description des opérations appartient, pour la plus grande part, à Fancourt Barnes. L'ouvrage n'en est pas moins une œuvre commune; ni l'un ni l'autre n'aurait pu le faire seul; nous avons même dû avoir recours à des aides.

Le but immédiat de ce livre est contenu dans son titre; il est destiné à servir de manuel obstétrical, médical et chirurgical, à l'étudiant et au praticien; nous avons l'assurance qu'il justifiera son titre, mais nous espérons mieux. De même qu'on ne peut apprécier exactement un point spécial, pris isolément, en obstétrique, si l'on néglige ses relations avec la science entière, il est impossible aussi de juger avec précision un grand nombre de grands problèmes de médecine et de chirurgie générale, si l'on ne dirige sur eux la lumière que donne une étude attentive de l'obstétrique. La réciproque est vraie; autant vaut dire : l'obstétrique n'est pas une spécialité; c'est une partie intégrante de l'art de guérir. Celui-là seul mérite d'être appelé spécialiste, qui rétrécit le champ de sa vision aux limites dans lesquelles le renferment les préjugés transmis par l'ignorance et la routine aveugle. En un mot, le spécialiste est celui qui, dirigeant spécialement son attention sur un seul facteur d'un problème médical, néglige spécialement les facteurs corrélatifs. Ainsi, le médecin qui traite une maladie d'apparence nerveuse chez une femme, sans chercher à connaître l'état des organes prépondérants du bassin, est un spécialiste. De même, il est aussi un spécialiste, le gynécologiste qui, ayant affaire à une maladie pelvienne réelle ou apparente, néglige l'aide que lui donnerait une étude de la pathologie de l'organisme entier. Puisqu'on ne peut séparer l'habileté diagnostique et thérapeutique, il est un spécialiste sans espoir, celui qui veut soigner un organe à part, et appeler un chirurgien spécialiste pour achever le traitement. Comme le dit l'ancien aphorisme : *Curatio ostendit morbum*, on peut dire que l'opération chirurgicale qui couronne le traitement est souvent l'élément le plus instructif du cas. Abandonner cette source d'instruction, c'est diminuer nos moyens d'études pathologiques, notre puissance diagnostique, notre capacité thérapeutique. L'obstétricien est de nécessité autant chirurgien que médecin (1). Le plan de cet ouvrage est suffisamment indiqué dans la table analytique; son plan général est esquissé dans le *Guide synoptique à l'étude de l'Obstétrique*, par Robert Barnes. L'idée conductrice a été de suivre l'ordre naturel, fondé sur la succession et l'évolution de la gestation, de l'accouchement et de l'état puerpéral, ou *puerpérium*. Mettre cette idée à exécution présente une difficulté que reconnaîtront ceux qui ont essayé d'écrire un traité systématique sur un sujet quelconque. Il n'est pas possible de rester absolument dans un plan quelconque, sans répétition ou sans empiètement, ou sans scinder quelquefois un sujet qui serait plus aisément compris s'il était présenté dans son intégrité. D'autre part, il est souvent impossible aussi de bien étudier un point sans y introduire des exemples épisodiques qui n'y ont pas un rapport direct; par exemple, l'hémorrhagie se produit pendant la grossesse, pendant le travail et pendant les couches. Les hémorrhagies de ces trois états présentent des différences caractéristiques, qu'on saisit mieux lorsqu'on les voit en opposition immédiate; on voit mieux alors les lois fondamentales qui gouvernent toutes les hémorrhagies. Pour suivre l'ordre établi, il faut alors : ou ne faire entrer dans l'histoire de la gestation qu'une indication rapide des hémorrhagies qui lui appartiennent, ou bien mettre à la place qui paraît naturelle une description complète de ces hémorrhagies, puis la répéter plus tard.

Le lecteur trouvera un grand nombre de figures nouvelles. Nous avons pris grand soin de nommer les sources de nos emprunts, et nous avons signé celles que nous avons dessinées nous-mêmes.

La première partie nous conduit à la fin de la grossesse. La seconde renferme l'histoire du travail, son mécanisme, ses accidents, y compris les ruptures et l'hémorrhagie; la physiologie du nouveau-né, et les soins à lui donner, le *puerpérium*, ses accidents, la description des maladies auxquelles la femme en couches est exposée; l'allaitement; enfin la description des opérations.

Il ne nous appartient pas de dire de quelle manière nous nous sommes

(1) Voir le discours d'ouverture du Dr Godson à la section d'Obstétrique de l'Association médicale de la Grande-Bretagne, dans *Annales de Gynécologie*, 1884, t. II, p. 223, et la lettre de R. Barnes à Mundé, *Am. Journ. of Obst.*, 1884, p. 941.

(*Traducteur.*)

acquittés de notre tâche difficile ; nous nous sommes efforcés de faire en conscience ce que nous avons entrepris. Le lecteur qui cherche son instruction, le critique qui cherche à louer ou à blâmer, jugeront eux-mêmes dans quelle mesure nous avons réussi.

Robert BARNES.
15, *Harley Street*, W.

Fancourt BARNES.
7, *Queen Anne Street*, W.

Janvier 1884.

TRAITÉ
THÉORIQUE ET PRATIQUE
DE
MÉDECINE ET DE CHIRURGIE OBSTÉTRICALES

CHAPITRE PREMIER

BASSIN.

Au point de vue obstétrical, le bassin ne présente guère d'intérêt que considéré dans son ensemble. Ses composantes n'acquièrent toute leur importance obstétricale que lorsqu'elles sont réunies.

Une étude minutieuse de ses os à travers les phases de son développement a, sans doute, un grand intérêt scientifique, et pourrait éclairer l'origine des malformations, des maladies et des distorsions du bassin. Mais elle sortirait du cadre et dépasserait les limites de cet ouvrage. Nous ne ferons donc que tracer une esquisse des éléments composants du bassin, pour décrire plus en détail l'édifice obstétrical constitué par ces éléments réunis et consolidés.

I. **Le bassin** est composé d'os et de ligaments. Il présente quatre os : le sacrum, le coccyx et les deux os coxaux, iliaques ou innominés.

1. Le *sacrum* est un os unique, symétrique, dont la forme est celle d'une pyramide quadrangulaire, large en haut et s'amincissant en bas. Il est fixé comme un coin entre les deux os iliaques. Sa face postérieure, convexe, présente une saillie en forme de crête, formée par la soudure des apophyses épineuses sacrées, moins marquée en bas qu'en haut. Des deux côtés de cette crête, se voient les trous sacrés postérieurs. Sa face antérieure ou interne a une grande importance dans l'accouchement; elle est fortement creusée, et forme la concavité sacrée. Elle est bornée en haut par la saillie du *promontoire*, formé par la réunion de la première vertèbre sacrée à la dernière lombaire, qui s'appuie sur le sacrum. Elle est lisse et présente, de chaque côté de la ligne médiane, les ouvertures qui donnent issue aux nerfs sacrés. L'extrémité inférieure du sacrum a une surface articulaire qui l'unit au

coccyx. A l'origine, il est composé par cinq vertèbres, qui se soudent à l'âge de huit ou dix ans. Il se solidifie au moment de la puberté ou un peu plus tard.

2. Le *coccyx* est composé de quatre ou cinq petites vertèbres rudimentaires; c'est un appendice du sacrum. Sa forme est celle d'un triangle, dont la base s'articule avec le sacrum. Sa face antérieure, concave, continue la concavité sacrée; elle est en rapport presque immédiat avec le rectum. Sa face postérieure, rugueuse, convexe, est située sous la peau. On la sent aisément, en arrière de l'anus; c'est un point de repère dans l'examen. Chez l'homme, le coccyx est rudimentaire; chez un grand nombre d'animaux, il se développe et forme la queue.

L'*os innominé, ilium,* ou *os coxal,* est un os pair, s'articulant en arrière avec le sacrum, en avant, sur la ligne médiane, au niveau de la symphyse pubienne, avec son pareil. Il est composé de deux parties distinctes : l'une, inférieure, aplatie d'avant en arrière, presque verticale; l'autre, supérieure, plus large, aplatie et faisant saillie en dehors. Ces parties forment par leur union un angle obtus saillant en avant. La *face externe* ou *fémorale* présente vers son milieu la *cavité cotyloïde,* cavité hémisphérique, lisse, tapissée de cartilage, destinée à recevoir la tête du fémur; elle regarde en bas, en dehors et un peu en avant. Une petite cavité située au fond donne attache au ligament rond qui fixe la tête fémorale. La partie supérieure de la face externe est large, convexe en avant, concave en arrière; elle est traversée par deux crêtes peu saillantes, les *lignes demi-circulaires*, placées l'une en haut, l'autre en bas. Entre les deux, se trouve un large espace sur lequel s'attache le muscle moyen fessier; en avant de la ligne inférieure, on voit un espace plus large qui reçoit l'insertion du petit fessier. Un petit espace, en haut, limité par la ligne supérieure ou par une courbe qui descend depuis le bord de l'os un peu en avant de l'épine postérieure et supérieure, jusqu'à la grande échancrure sciatique, donne attache au grand fessier.

La *partie inférieure de la surface externe* ou la moitié inférieure de l'os coxal présente le *trou obturateur* (1) bordé par le *corps du pubis* en haut, au-dessus par la branche *horizontale du pubis* (2); en dehors par l'*ischion*, colonne épaisse un peu creusée en avant, servant à supporter la cavité cotyloïde, et terminée en bas par une éminence arrondie, la *tubérosité ischiatique*, et en dedans et en bas, par la *branche ischio-pubienne*.

Face interne ou pelvienne. — Une crête saillante, la *ligne innominée* ou *ilio-pectinée*, sépare cette face en deux parties. Elle a un bord

(1) Ces mots « trou obturateur » comportant une opposition, je dirai *trou sous-pubien*, ne pouvant pas dire *trou ovale*, puisqu'il est triangulaire chez la femme. (*Traducteur.*)

(2) Il faudrait aussi changer ce nom qui perpétue une erreur, cette branche étant fort oblique. (*Traducteur.*)

mousse, convexe de haut en bas, concave d'avant en arrière; elle est limitée en avant par l'éminence ilio-pectinée, en arrière par la symphyse sacro-iliaque; elle fait partie du détroit supérieur du bassin. La *moitié supérieure de la face interne* regarde en haut et en dedans; elle présente : en arrière une forte tubérosité, la *tubérosité iliaque*, convexe, inégale, donnant attache aux ligaments qui unissent l'os innominé au sacrum; une *surface articulaire*, nommée *auriculaire* à cause de sa forme, qui touche au sacrum; plus en avant une excavation large et lisse, remplie par le muscle iliaque, c'est la *fosse iliaque interne.*

La *moitié inférieure de la face interne*, au-dessous de la ligne ilio-pectinée, présente en arrière une surface osseuse quadrilatère, lisse, un peu creusée, dirigée obliquement de haut en bas, d'arrière en avant et de dehors en dedans. Elle constitue en haut le *plancher de la cavité cotyloïde.* Plus en avant, se trouve l'orifice interne du trou sous-pubien. Au-dessous de ce trou se trouve la face postérieure de la branche horizontale du pubis; en dedans et au-dessous on voit la face postérieure du corps du pubis; en dehors et en bas, la surface postérieure de la branche ischio-pubienne, en bas et en arrière, la face postérieure de l'ischion.

La *circonférence* est divisée arbitrairement en quatre bords :

1. *Bord supérieur* ou *crête iliaque*, limitée en avant par l'*épine iliaque antéro-supérieure*, en arrière par l'*épine iliaque postéro-supérieure*. Sa forme est à peu près celle de la lettre S. Elle présente deux lèvres; l'externe donne attache au muscle grand oblique de l'abdomen; l'interne, au muscle transverse; la ligne comprise entre les deux lèvres, au petit oblique.

2. Le *bord inférieur* ou *pubien* est le plus court. La partie supérieure présente une facette ovale; c'est la surface articulaire qui le réunit à son pareil. La partie inférieure, qui se dirige en bas et en arrière, est la branche ischio-pubienne.

3. Le *bord antérieur* ou *inguinal* est concave et limité en dehors par l'épine iliaque antéro-supérieure, en dedans par l'angle du pubis; sa partie postérieure est sinueuse; elle présente l'épine iliaque antérieure et supérieure qui donne insertion aux muscles et à l'extrémité externe du ligament rond; au-dessous se trouve une échancrure; puis l'*épine iliaque antérieure et inférieure;* enfin une coulisse qui sert de poulie de réflexion aux tendons réunis des muscles psoas et iliaque. La partie antérieure, horizontale, régulière, a une surface triangulaire, qui présente une base, un sommet et deux côtés. La *base* présente une saillie arrondie, l'*éminence ilio-pectinée;* la *pointe* est une proéminence aiguë, l'*épine du pubis*. On l'appelle *bord pectiné* ou *crête du pubis.*

4. Le *bord inférieur* est compris entre l'épine iliaque postéro-supérieure et la tubérosité ischiatique; elle est très irrégulière et présente : *a*, l'*épine iliaque postéro-supérieure; b*, une petite échancrure; *c*, l'*é-*

pine iliaque postéro-inférieure; d, une large échancrure, *l'échancrure sciatique* convertie, par le grand et le petit ligament sacro-sciatique, en un trou, le *grand trou sciatique; e*, une éminence triangulaire, *l'épine sciatique; f*, un sillon servant de poulie de réflexion au tendon du muscle obturateur interne; *g*, la tubérosité sciatique.

8 centres. { 3 primitifs (ilium, ischion, pubis). 5 secondaires.

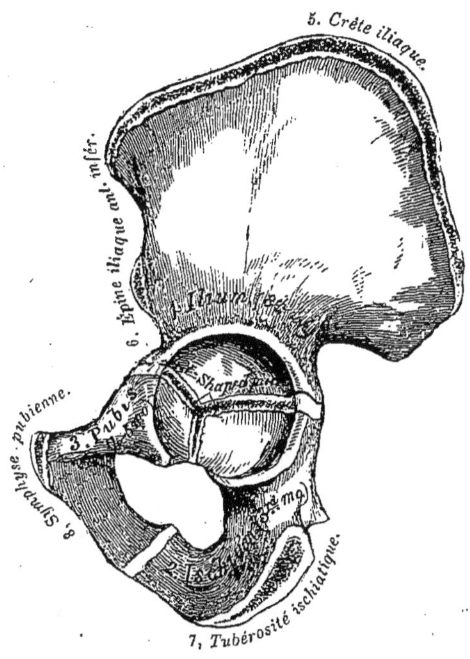

Fig. 1. (D'après Gray.)

Les trois centres primitifs s'unissent suivant un Y, vers le moment de la puberté; les épiphyses apparaissent vers ce moment, et se soudent vers l'âge de 25 ans.

L'os innominé se développe par trois points primitifs d'ossification, et huit points supplémentaires. Des trois points primitifs, le premier apparaît dans l'ilium, entre le cinquantième et le soixantième jour de la vie utérine; le second, dans l'ischion, au commencement du quatrième mois; le troisième, dans le pubis, à quatre mois et demi. La soudure de la branche ischio-pubienne se fait à douze ou treize ans; celle des trois points primitifs, ilium, ischion et pubis, qui se rencontrent dans la cavité cotyloïde, à quinze ou seize ans.

Des huit points supplémentaires, il y en a trois pour la cavité cotyloïde, un pour les épines iliaque antérieure et supérieure, un pour la crête iliaque et son épine antéro-supérieure, un pour la tubérosité sciatique et la branche ischio-pubienne, deux pour l'épine et l'angle du pubis. L'étude du développement de cet os éclaire la production des difformités pelviennes pendant l'enfance. La pression d'en haut transmise par le sacrum aux cavités cotyloïdes qui s'appuient sur la tête fémorale tend à aplatir le bassin transversalement, si les os ne sont pas solides. Les points principaux d'enfoncement sont les points d'union des os primitifs, l'ilium, l'ischion et le pubis (fig. 1).

On peut étudier ces os dans la description précédente, dans celle des livres d'anatomie ou sur des os secs séparés. Mais les points principaux peuvent être tracés sur un bassin préparé, qui permet à l'étudiant de suivre la description des ligaments et des autres traits du bassin, au point de vue obstétrical.

Le bassin en général. — Les os qui le composent sont réunis par des articulations :

1. L'articulation lombo-pelvienne ou sacro-vertébrale qui joint la colonne au sacrum;

2. L'articulation sacro-coccygienne;

3, 4. Les articulations sacro-iliaques (symphyses) qui unissent les iliums au sacrum;

5. La symphyse pubienne.

Ces articulations ont une grande importance au point de vue de l'accouchement.

I. *Articulations lombo-pelviennes* ou *sacro-vertébrales.* — Le sacrum est joint à la cinquième vertèbre lombaire par trois articulations ; celle du milieu est une *symphyse*, les deux autres situées sur les côtés sont des *arthroses* (1).

a. La *symphyse sacro-vertébrale* présente deux larges surfaces articulaires ovales, une à la base du sacrum, l'autre sur la face inférieure de la cinquième vertèbre lombaire. Son cartilage ressemble à tous les disques intervertébraux; sa partie centrale est molle, et sa périphérie est fibro-cartilagineuse ; il est taillé en coin; sa partie antérieure est deux fois aussi épaisse que la postérieure. Les ligaments périphériques sont simplement des prolongements des ligaments vertébraux.

b. Les *arthroses sacro-vertébrales.* — Chacune de ces deux articulations présente deux surfaces articulaires, l'une sur l'apophyse articulaire du sacrum, l'autre sur celle de la cinquième vertèbre lombaire. Elles sont unies par des ligaments, dont l'un présente une capsule. Elles possèdent un ligament jaune comme ceux de la colonne vertébrale. Les autres ligaments unissent le sacrum aux corps et aux apophyses épineuses des vertèbres.

II. *Articulations sacro-coccygienne* et *coccygienne.* — L'articulation sacro-coccygienne est une amphiarthrose; elle est composée de deux surfaces articulaires, un cartilage interosseux et quatre ligaments périphériques. La surface du sacrum est ovale, un peu convexe; la surface coccygienne présente une concavité correspondante. Cruveilhier dit qu'elle possède quelquefois une synoviale. Le fibro-cartilage interosseux est épais ; sa partie centrale, molle, varie beaucoup de grandeur suivant les cas, et la mobilité articulaire est aussi très variable. Après trente-cinq ans, le fibro-cartilage peut s'ossifier; les mouvements sont alors supprimés. Verneau dit qu'il n'est pas rare de trouver chez des sujets encore jeunes la première pièce du coccyx soudée à la dernière vertèbre sacrée.

III-IV. — *Articulation* ou *synchondrose sacro-iliaque.* — Les os sont maintenus en contact par de puissants ligaments interosseux ; les os sont recouverts de cartilage. Il existe aussi une petite synoviale.

(1) Cruveilhier les appelle *amphiarthroses.* (*Traducteur.*)

Les *ligaments* sont de deux sortes : quatre ligaments sacro-iliaques et deux ligaments sacro-sciatiques :

1° Le *ligament sacro-iliaque antérieur* est formé par le périoste qui recouvre la face antérieure des deux os opposés ;

2° Le *ligament sacro-iliaque supérieur*, analogue à l'antérieur mais plus épais, est formé par le périoste, qui s'étend depuis l'aile du sacrum jusqu'à la fosse iliaque interne, et passe sur la jointure ;

3° Le *ligament sacro-iliaque inférieur* part d'au-dessous de l'épine iliaque postéro-supérieure, et se dirige en bas pour s'attacher au tubercule situé en dehors du troisième trou sacré postérieur. Ses fibres profondes sortent, en haut, des deux épines iliaques postérieures et de l'échancrure centrale, et s'insèrent en bas sur tout l'espace compris entre les tubercules situés en dehors du second et du troisième trous sacrés postérieurs ;

4° Le *ligament sacro-sciatique postérieur* est le plus fort et le plus important de tous ; ses fibres profondes sont les plus courtes ; il présente deux couches ; la plus superficielle, composée de fascicules entrelacés, s'étend de la partie postérieure de la crête iliaque et de la surface rugueuse située au-dessous, aux tubercules placés en dehors du premier trou sacré postérieur. Le feuillet profond occupe la large excavation qui se trouve immédiatement derrière les deux surfaces articulaires, et s'attache aux deux faces opposées des os ;

5° Le *grand ligament sacro-sciatique* est situé sur la partie latérale et postérieure du bassin. Il est triangulaire ; sa base, très large, s'insère principalement sur la portion inférieure du bord latéral du sacrum et du coccyx et accessoirement aux tubercules du sacrum, en dehors des trois derniers trous sacrés postérieurs, à la face postérieure du ligament sacro-iliaque inférieur et à l'épine iliaque postéro-inférieure. Sa pointe s'attache à la partie extérieure de la tubérosité sciatique ; sa face antérieure est en rapport en haut avec le petit ligament sacro-sciatique ; sa face postérieure est recouverte par le muscle grand fessier ; son bord supérieur borde l'échancrure sciatique, et limite, en haut, la partie postérieure du grand trou sciatique, et en bas, la partie inférieure du petit trou sciatique ; son bord inférieur circonscrit les parties postérieures et latérales du détroit inférieur.

6° Le *petit ligament sacro-sciatique*, exactement triangulaire, se trouve en avant du grand et se joint à lui dans sa partie supérieure ; il en est séparé en bas par le petit trou sciatique. Sa base est attachée au bas du bord du sacrum et du coccyx, et sa pointe à l'épine sciatique. La grande échancrure est ainsi divisée en deux portions ; la première, large et ovale, le *grand trou sciatique*, qui donne passage au muscle pyramidal, au grand et au petit nerfs sciatiques ; aux artères et aux veines fessières, aux vaisseaux sciatiques et honteux ; le second, triangulaire, est le *petit trou sciatique*, par lequel passe le tendon de l'obturateur interne et les vaisseaux honteux internes. Ceux-ci sortent du bassin par le grand trou, contournent la face postérieure du petit trou, par lequel ils rentrent dans la cavité pelvienne.

Les deux ligaments sacro-sciatiques aident à consolider l'articulation sacro-iliaque. La tête fœtale, en descendant dans le bassin, repousse en arrière la partie inférieure du sacrum, le transformant en un levier dont l'action, par un mouvement de bascule, tend à disloquer l'articulation sacro-iliaque ; les deux ligaments sacro-sciatiques s'opposent à ce mouvement, en retenant le bas du sacrum ; plus la tête pousse, plus les ligaments sont tendus ; le sacrum, ainsi soumis à deux forces égales et de sens contraire, demeure immobile. Les ligaments sacro-sciatiques servent en outre à compléter les parois du bassin. Leur structure les rend un peu élastiques, ce qui diminue le choc et la compression pendant l'accouchement.

V. La *symphyse pubienne*, formée par la réunion de la portion pubienne des os innominés, joue un rôle important comme guide et point de repère dans le mécanisme du travail. Les os opposés présentent une petite surface ovale, couverte d'un disque fibro-cartilagineux. Chez la femme il y a une surface articulaire distincte. Sappey la décrit comme une amphiarthrose ou symphyse semblable à l'articulation sacro-vertébrale. Le fibro-cartilage interpubien est analogue aux disques intervertébraux ; en arrière, il est plus épais qu'en avant, fait saillie au-dessus des os, et forme une protubérance perceptible au doigt qui examine ; son centre est mou, et simule une synoviale. Pendant la grossesse, cette partie molle augmente de volume, ce qui donne un peu de mobilité à la symphyse.

La jointure est affermie par des *ligaments*, les *ligaments périphériques* :

1° L'*antérieur* est formé par le périoste ; il est fortifié par des fibres tendineuses venues des muscles qui s'insèrent sur le corps des pubis ; il est épais et fort ;

2° Le *postérieur* est encore plus épais ; il ressemble au premier par son origine et sa disposition ;

3° Le *ligament inférieur*, *sous-pubien* ou *triangulaire*, est beaucoup plus épais. Son bord supérieur adhère au centre du cartilage interosseux ; ses extrémités se fixent aux branches descendantes des pubis ; sa concavité forme une arche, l'*arcade pubienne*, sous laquelle tourne la tête fœtale lorsqu'elle traverse la vulve (1).

La mobilité des articulations pelviennes présente un intérêt pratique considérable. L'étendue des mouvements est très limitée ; cependant le bassin n'est pas une boîte rigide. Les jointures se fortifient les unes les autres ; il est évident qu'aucune des articulations,

(1) Pour une étude plus minutieuse du bassin, voir l'article de Wood, « Pelvis, » dans *Todd's cyclopædia of anatomy and physiology*.

sauf la sacro-coccygienne, n'est le siège d'un mouvement, si les autres sont fixes. Ainsi, dans les circonstances ordinaires, les mouvements dans la symphyse pubienne sont fort peu étendus ; mais, si l'on sépare cette symphyse d'avec les os iliaques, en sciant les branches du pubis, les deux portions libérées peuvent se mouvoir librement. En discutant la symphyséotomie, ou division de la symphyse pubienne, faite pour augmenter la circonférence du détroit supérieur, nous supposerons que les articulations sacro-iliaques céderont.

Quels sont donc les mouvements des articulations sacro-iliaques? — Lorsque le bassin est intact, elles sont presque incapables de mouvements; mais, si la symphyse pubienne est sectionnée, et le sacrum maintenu immobile, l'os coxal peut exécuter autour de ce dernier un mouvement assez étendu.

Les *mouvements sacro-coccygiens* sont étendus et importants. Pendant le travail, la tête, parvenue au détroit inférieur, repousse le coccyx en arrière d'un pouce entier (rétropulsion), ce qui augmente d'autant le diamètre antéro-postérieur.

Lenoir, en 1865, a soutenu qu'une partie de ce mouvement se passe dans les deux premières jointures coccygiennes, ce qui redresse la courbure du coccyx. Ce mouvement est quelquefois possible, lorsque l'articulation sacro-coccygienne est ankylosée ou fixée. Les articulations sacro-vertébrales permettent de légers mouvements; elles participent aux mouvements généraux de flexion et d'extension, d'inclinaison latérale et de circumduction du bassin sur la colonne. Les mouvements de flexion et d'extension ont seuls une importance obstétricale. La colonne peut se fléchir sur le bassin, et réciproquement, et ces mouvements changent considérablement les rapports des plans et des axes pelviens avec l'horizon. Ainsi, lorsque la femme est couchée, ayant les genoux relevés et le corps fléchi en avant, l'axe du détroit supérieur devient presque parallèle à la colonne et les parturientes, instinctivement, prennent cette position lorsque les douleurs viennent. Dans la station verticale, la convexité lombo-dorsale est augmentée, l'angle sacro-vertébral devient plus saillant, la pointe du sacrum se relève, la symphyse pubienne s'abaisse, l'axe du détroit supérieur s'approche de l'horizontale. Zaglas et Duncan prétendent que le sacrum peut exécuter un mouvement d'oscillation au-dessous de la colonne, que sa base peut se mouvoir en arrière et en avant, le promontoire avançant et reculant de façon à diminuer ou à augmenter le diamètre conjugué du bassin. Duncan explique d'une manière très plausible les différentes positions que prennent les parturientes, suivant les phases du progrès de la tête (1).

(1) Cette question a été étudiée avec soin par Engelmann. (*Acc. chez les peuples primitifs*, p. 157 et *seq. Traducteur.*)

Tarnier et d'autres n'acceptent pas cette idée : nos observations nous font croire que ce mouvement d'avance et de récession du promontoire est plus apparent que réel ; l'étendue du mouvement permis entre la cinquième lombaire et la base du sacrum doit être fort limitée, comme le prouve une étude attentive de la forme des articulations, des rapports des os entre eux, de la force et des points d'attache des ligaments.

Les mouvements d'avant en arrière et d'arrière en avant entre deux vertèbres lombaires sont fort limités. Le total des mouvements de flexion et de redressement des vertèbres lombaires et du sacrum est très appréciable, et la flexion en arrière de la dernière vertèbre et du sacrum constitue un promontoire virtuel. Mais le *vrai promontoire sacré* est presque immobile. Les cas de scoliose montrent quel degré peut atteindre un *faux promontoire.*

Un point étroitement lié à cette question est celui-ci : *Quel agrandissement peut-on obtenir de la cession des ligaments qui contribuent à former le bassin?* Il n'est guère douteux que les ligaments sacro-sciatiques rétrocèdent un peu sous l'influence de la pression de la tête fœtale. Étant élastiques, ils reviennent aussitôt sur eux-mêmes, de sorte qu'il est difficile d'estimer jusqu'où ils *prêtent.* Dans le bassin sec, tout est rigide, et les expériences faites avec un fœtus mort, dans un bassin de cette espèce, ne fournissent aucune donnée fidèle de ce qui se passe chez la femme vivante.

Ramollissement des articulations pelviennes pendant la grossesse et le travail. — Cette question doit être examinée dans deux cas : pendant la grossesse, et pendant l'accouchement et le *puerperium.*

1° *Ramollissement des articulations pendant la grossesse.* — On l'a observé chez les femmes enceintes et chez celles qui sont mortes après avoir avorté, de sorte qu'on ne peut l'attribuer à la pression subie pendant le travail. Hodge en a vu un exemple bien net au cinquième mois, Blundell en rapporte quatre cas; d'autres cas ont été cités. L'argument tiré de ce qui se passe chez les animaux a beaucoup de valeur. Chez quelques mammifères, les os deviennent tellement mobiles qu'ils sont comme perdus dans les parties molles. « Chez certains animaux, dit Roberton, les cartilages qui unissent les os innominés au niveau du pubis s'ossifient. Ce n'est pas le cas chez la femme. Chez elle. les symphyses pubienne et sacro-iliaque se relâchent un peu et permettent quelque mouvement. L'exemple le plus remarquable est celui de la cobaye. Une cobaye pleine, prête à mettre bas la nuit suivante, fut couchée sur le dos sur une table; *les extrémités inférieures tombèrent à plat sur la table*, montrant que les pubis n'étaient pas fermement unis. Le doigt, appliqué sur cette partie, fit reconnaître qu'ils étaient séparés de plus d'un pouce. On sacrifia l'animal, et on trouva trois jeunes à terme, si gros en proportion de leur mère, qu'ils n'auraient certainement pu passer par son bassin, si les jointures n'avaient pas été ainsi relâchées. » Leur crâne n'était pas malléable. Chailly affirme que le ramollissement des ligaments est un phénomène constant dans la grossesse. Jacquemier croit que les ligaments ont triplé de volume, ou même quadruplé. Velpeau pense comme Chailly. Lenoir affirme que les diamètres du bassin augmentent pendant la gestation. Dubois a reconnu la mobilité des os. Fordyce Barker en rapporte des exemples frappants.

2° *Ramollissement des articulations pendant le travail et les suites de couches.* — Nous possédons de nombreuses observations qui prouvent le relâchement des jointures après l'accouchement ; Bertin et Bouvard, dans une thèse célèbre, ont montré ce relâchement sur une pièce ; Dusch, Van Swieten, Smellie, Levret, Desault, Boyer et d'autres, rapportent des cas qu'ils ont observés. Laborie, dans un mémoire instructif (1), affirme qu'il existe. D'Outrepont dit que, dans toutes les dissections qu'il a faites de femmes mortes dans l'état puerpéral, il a constaté un élargissement considérable des trois symphyses ; il l'a trouvé constamment chez toutes les femmes mortes pendant la grossesse ou l'accouchement. Il cite Meckel qui l'a observé ; Denman a reconnu cette mobilité et l'a bien décrite. Knox et Rokitansky confirment ces observations. Nous en avons vu nous-mêmes des cas non douteux. Le Dr Snelling (2) a réuni un grand nombre des faits connus.

3° *Ce ramollissement est-il constant pendant la grossesse et l'accouchement ?* en d'autres termes : *est-il pathologique ?*

Pendant la grossesse, les tissus interosseux se gonflent comme tous les tissus pelviens ; la fréquence avec laquelle cette mobilité a été observée, sans maladie des jointures, suffit à prouver que le fait est physiologique. Ce relâchement ne se produit pas pendant le travail, il est la suite du relâchement de la grossesse.

Pendant l'accouchement, nombre de femmes se plaignent d'un tiraillement dans le bassin ; il leur semble qu'on sépare les jointures. Il ne faut pas attacher une grande importance à cette sensation subjective ; mais, dans un bon nombre de cas, la laxité des articulations est sentie par la femme, et perçue par le médecin ; la plupart des femmes se remettent sans présenter d'arthrite ni de maladie articulaire. Ces cas ne sont qu'une légère exagération d'un état physiologique. On a vu dans quelques cas une arthrite se déclarer ; mais sans doute le début a été physiologique, et le processus morbide a été causé par un accident local ou constitutionnel.

Stoltz, cependant, soutient que ce relâchement a presque toujours une origine pathologique ; il n'en est pas moins certain que, dans la

(1) *Gazette de Paris*, 1862.
(2) *American Journ. of obstetrics*, 1870.

grande majorité des cas, les sujets étaient sains. Dans les cas rapportés par Trousseau, Hayn, et d'autres, les sujets étaient tuberculeux, et on trouva de l'inflammation et de la suppuration dans les jointures. Il ne faut pas oublier que les jointures éloignées, le genou, le coude, l'épaule, la hanche, sont sujettes à l'inflammation suppurative, dans certaines maladies puerpérales.

Diagnostic. — Le premier point qui attire notre attention est la difficulté qu'ont les femmes à se tenir debout et à marcher. Dans un cas observé après l'accouchement, Fordyce Barker fut surpris de voir que la malade pouvait se tenir sans trop de peine sur l'une ou l'autre jambe, mais ne pouvait se tenir en équilibre sur les deux jambes à la fois.

Durée et traitement des cas graves. — Les malades se trouvent bien de porter autour du bassin une ceinture serrée, qui soutienne les jointures. Grâce à cette compression, quelques femmes guérissent au bout de quelques mois ; d'autres restent boiteuses pendant des années. Il ne paraît pas possible de rendre aux jointures qui ont été séparées et aux ligaments surdistendus leur compacité normale.

Voici, en résumé, ce que l'on peut conclure :

1° Il se fait une adaptation réciproque entre la tête fœtale et le bassin qu'elle doit traverser.

2° C'est la tête qui cède le plus dans cette accommodation.

3° Le bassin osseux n'est pas absolument inextensible ; ses jointures et ses ligaments cèdent un peu.

4° Les deux facteurs, le corps qui traverse le bassin et le canal par lequel il passe, cédant chacun un peu, la mère et l'enfant souffrent moins de violence. Si les os et les ligaments étaient absolument inextensibles, il est probable que les muscles et les fascias seraient plus fréquemment contusionnés.

Parties molles du bassin. — Nous avons maintenant à considérer le bassin, recouvert de ses muscles et des autres tissus qu'il renferme. Ces parties molles — nous laissons de côté pour le moment l'utérus et le vagin — jouent leur rôle dans le mécanisme du travail. D'autres parties molles, comme les vaisseaux et les nerfs, sont intéressées aussi dans les phénomènes de l'accouchement.

La *face externe* ne demande pas une longue description.

La région sacro-coccygienne est recouverte par la peau et les insertions des muscles sacro-lombaires qui remplissent les gouttières des deux côtés des apophyses épineuses; elles sont revêtues d'une forte aponévrose. Le coccyx est aussi recouvert par elles et par un peu de tissu conjonctif. On peut suivre avec le doigt les apophyses épineuses du sacrum, qui font suite à celles des vertèbres du dos et des lombes; elles servent de guide dans l'examen. La dépression que l'on trouve entre la base du sacrum et les deux dernières vertèbres lombaires est particulièrement importante, car elle indique à l'extérieur la position de l'angle sacro-vertébral, saillant en dedans. C'est un des points qui servent à la mensuration externe du diamètre antéro-postérieur ou conjugué du bassin; l'autre est la face externe de la symphyse pubienne, facile à trouver aussi.

Entre la région vulvaire et la région sacro-coccygienne se trouvent des parties charnues très épaisses, qui forment la racine de la cuisse et la région fessière. Les muscles droits internes, adducteurs, obturateurs externes et le grand fessier sont les plus intéressants.

Les adducteurs, très puissants, fixés à l'extérieur du bassin et au fémur, rapprochent les cuisses et peuvent s'opposer au coït; aussi les nomme-t-on *custodes virginitatis;* ils gênent le passage de la tête pendant le travail et les opérations obstétricales.

Parties molles de l'intérieur du grand bassin. — La fosse iliaque interne est remplie par le *muscle iliaque*, large masse charnue, radiée, triangulaire. Ses fibres partent de toute la surface de la fosse et, se réunissant, vont passer sous le ligament de Poupart, s'unissent avec le tendon du psoas, pour aller s'insérer sur le petit trochanter. Il sert de coussin à l'utérus gravide. Par sa contraction, il fléchit la cuisse et l'amène en abduction. Les gouttières formées des deux côtés du promontoire sont remplies partiellement par le *grand psoas*, qui est fusiforme. Parti des côtés des vertèbres lombaires, il traverse le bassin le long du bord du détroit supérieur, qu'il dépasse un peu. Il passe sous l'arcade fémorale; son tendon, qui donne insertion au muscle iliaque, va se fixer au petit trochanter. Il fléchit la cuisse et le bassin sur la colonne. Ces muscles sont recouverts par une aponévrose, le *fascia iliaca*, qui fournit aussi une gaine aux vaisseaux iliaques externes.

L'*aorte* se bifurque au niveau de la partie inférieure de la quatrième vertèbre lombaire, pour former les *iliaques communes ou primitives.* Celles-ci se dirigent en bas et en dehors, croisent obliquement le corps de la cinquième vertèbre lombaire; elles continuent le long du bord interne du psoas; arrivées au niveau de l'articulation sacro-iliaque, elles se bifurquent pour former l'iliaque interne et l'externe. Les uretères et les vaisseaux ovariques passent au devant d'elles.

L'*artère iliaque interne* plonge dans le bassin; l'*externe* continue l'iliaque primitive, le long du bord interne du psoas, et arrive à l'arcade crurale, sous laquelle elle passe et devient la *fémorale*. Elle donne l'*épigastrique* et la *circonflexe iliaque*.

Veines. — La *veine iliaque externe* est la continuation de la fémorale. Elle court de l'arcade crurale jusqu'à la symphyse sacro-iliaque, où elle rejoint la veine hypogastrique, et forme avec elle la veine iliaque commune. Dans la plus grande partie de son trajet, la veine iliaque externe se trouve en dedans de l'artère et lui est attachée; près de l'articulation sacro-iliaque, elle passe derrière l'artère. Tarnier croit que la compression de cette veine par l'utérus gravide explique la fréquence des varices des jambes. Sans doute, elle agit comme cause, mais elle est moins active que la tension et la turgescence vasculaire générale de la grossesse.

La *veine iliaque commune ou primitive* est formée par la réunion des veines iliaques interne et externe. Elle se dirige en haut et en dedans jusque vers l'articulation de la cinquième et de la quatrième vertèbres lombaires; elle rejoint la veine du côté opposé pour former la *veine cave inférieure*, qui se trouve à droite de l'aorte. *Deux nerfs* traversent cette région : le crural et le génito-crural. Le *crural* sort du plexus lombaire, se dirige en bas et traverse la fosse iliaque, où il se place entre le fascia iliaca et le psoas iliaque, auquel il fournit des rameaux. Plus bas, il passe sous l'arcade crurale et donne des branches aux muscles de la cuisse; d'autres branches se rendent à la peau. Le *génito-crural* vient aussi du plexus lombaire, il se dirige en bas et passe derrière le fascia iliaca, descendant vers l'arcade fémorale. Là, il se bifurque; la branche interne passe dans le canal inguinal et se distribue dans la grande lèvre; la branche externe se rend dans la peau de la cuisse.

Modifications amenées dans le grand bassin par les parties molles. — Le muscle iliaque diminue la profondeur de la fosse iliaque. Les psoas et les vaisseaux attachés à leurs bords internes recouvrent sur les côtés l'entrée du détroit supérieur, depuis la symphyse sacro-iliaque jusqu'aux éminences ilio-pectinées, de sorte que le détroit devient un triangle curviligne. Ces muscles et ces vaisseaux suppriment une partie du détroit et diminuent considérablement ses dimensions; le diamètre transversal perd ainsi 1 centimètre 50. Les diamètres obliques ne sont que peu affectés, de sorte qu'ils sont à peu près égaux au diamètre transverse. Comment donc expliquer que la tête fœtale entre presque toujours suivant le diamètre oblique? Tarnier suggère, comme la plus plausible, la théorie suivante : le diamètre transverse se trouve trop près de l'angle sacro-vertébral, et le diamètre bi-pariétal de la tête est trop long pour lui permettre de s'engager dans le détroit supérieur à ce niveau et dans cette direction; car l'une des protubérances pariétales serait arrêtée par le promontoire. Nous avons l'habitude d'expliquer ainsi ce fait : d'abord, quelques présentations de la tête sont réellement transversales; puis, le segment inférieur de l'utérus qui renferme la tête fœtale est pris entre les ventres des deux psoas. Si la tête est légèrement oblique, ou si, comme c'est presque toujours le cas, l'une des extrémités du levier représenté par la tête offre au psoas plus de surface de frottement que l'autre, elle est nécessairement repoussée en avant, au devant du diamètre transversal du bassin; la tête devient donc oblique. Le *plongeon* que fait l'occiput dans le bassin, dispose aussi la tête à la rotation.

Les psoas iliaques augmentent par leur épaisseur la profondeur de l'arrière du bassin. Les psoas, lorsqu'ils sont tendus, gênent l'entrée de la partie fœtale ; il est donc utile de les relâcher en fléchissant les cuisses. La partie du détroit supérieur comprise entre le milieu du promontoire et la symphyse sacro-iliaque est couverte par la cinquième branche des nerfs lombaires, par la veine et l'artère iliaques primitives, par l'origine de l'artère et de la veine iliaques internes. A gauche, nous trouvons le commencement du rectum.

Parties molles qui recouvrent l'excavation. — A droite et à gauche se trouvent les muscles pyramidal et obturateur interne ; en avant, la vessie et l'urèthre ; en arrière, le rectum ; il existe aussi des vaisseaux et des nerfs.

1. Le *muscle pyramidal* s'insère par des digitations à la face antérieure de la partie latérale du sacrum, en dehors des quatre derniers trous sacrés, et à la partie supérieure du grand ligament sacro-sciatique ; puis il croise la grande échancrure sciatique, qu'il comble en partie, accompagné par le plexus sacré et les vaisseaux sciatiques et fessiers ; de là, ses fibres se dirigent vers leur tendon qui s'insère sur le grand trochanter. Au niveau de la grande échancrure sciatique, il est recouvert par le grand fessier. Une *aponévrose de revêtement* couvre le pyramidal dans tout son trajet intra-pelvien. Elle bouche le grand trou sciatique, et s'insère au bord de l'échancrure sciatique, à l'épine sciatique et au côté du sacrum. En avant, elle continue l'*aponévrose pelvienne.*

2. Le *muscle obturateur interne* s'insère sur la surface qui correspond à la cavité cotyloïde, sur le pourtour du trou sous-pelvien, sur la membrane obturatrice ; ses fibres se fixent sur un tendon qui passe à travers le petit trou sciatique et s'insère sur le grand trochanter. Il est recouvert par une aponévrose divisée en deux feuillets par l'arcade pubio-sciatique, qui, fixée à l'aponévrose du muscle, court comme une corde depuis les pubis jusqu'à l'épine sciatique, et donne attache au releveur de l'anus. La partie de l'aponévrose située au-dessus de l'arcade pubio-sciatique se continue avec le fascia du bassin ; la partie située au-dessous forme par sa face postérieure la fosse ischio-rectale externe.

La *vessie* est située derrière le pubis ; son volume varie avec son contenu. Nous indiquerons ses rapports avec les autres organes pelviens, quand nous étudierons le péritoine.

Le *rectum* commence au niveau de la symphyse sacro-iliaque gauche, gagne la ligne médiane vers la troisième vertèbre sacrée, suit la face antérieure du sacrum et du coccyx, et se termine un peu en avant de ce dernier, en traversant le plancher pelvien. Au point de vue obstétrical, le rectum peut être divisé en deux parties : la partie supérieure appliquée sur le sacrum peut être comprimée par la tête fœtale dans son mouvement de descente ; la partie inférieure entre dans le plancher du bassin et peut participer à son extension, si bien que dans quelques cas un pouce ou davantage du rectum peut être fissuré. Les *artères* du rectum sont l'*hémorrhoïdale supérieure*, venue de la mésentérique inférieure, l'*hémorrhoïdale moyenne*, venue de l'hypogastrique, et l'*hémorrhoïdale inférieure*, sortie de la honteuse interne. Les *veines* se jettent toutes dans la mésentérique inférieure. Celles qui viennent de la muqueuse forment un réseau remarquable dans le tissu conjonctif sous-muqueux, très développé au niveau des plis semi-lunaires. Cette dilatation, très marquée pendant la gestation et l'accouchement, donne lieu aux *hémorrhoïdes*. Les *lymphatiques* du rectum sont nombreux. Ils viennent de la muqueuse, et se rendent dans une série de ganglions situés le long de la partie postérieure du rectum. Cette abondance de lymphatiques rend compte de la possibilité de l'absorption des aliments ou des médicaments par la muqueuse rectale.

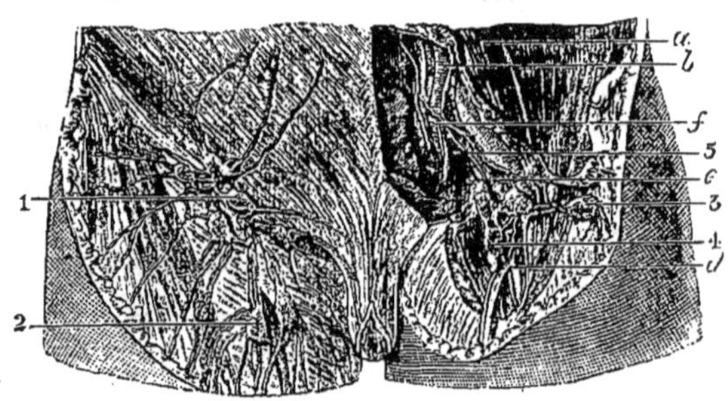

Fig. 2. (D'après Savage.)

a, psoas ; b, artère et veine iliaques primitives ; c, artère et veine iliaques internes ; d, veine saphène ; f, rectum ; 1, lymphatiques superficiels de l'aine ; 2, lymphatiques saphènes ; 3, glandes inguinales superficielles ; 4, glandes inguinales profondes ; 5, lymphatiques iliaques externes.

Les *nerfs* viennent principalement du grand sympathique ; quelques-uns, du système cérébro-spinal.

Vaisseaux et nerfs des parois du bassin. — Nous avons vu l'artère iliaque interne ou hypogastrique sortir de l'iliaque primitive ; elle descend en avant de la synchondrose sacro-iliaque, du muscle pyramidal et du plexus sacré. Elle donne de nombreuses branches : l'ombilicale, la vésicale, l'hémorrhoïdale moyenne, l'utérine, la vaginale, la fessière, l'obturatrice, l'ilio-lombaire, la sacrée latérale, l'ischiatique, et la honteuse interne.

La *sacrée moyenne* sort directement de l'aorte ; elle est très petite, et descend en ligne droite. Des veines de même nom que les artères les accompagnent.

Les *nerfs* viennent principalement du plexus sacré. Ce plexus est formé par la réunion des nerfs sacrés antérieurs et de la branche lombo-sacrée. Il a la forme d'un triangle, dont la base occupe toute la longueur du sacrum, et dont le sommet, dirigé en dehors, répond à la grande échancrure sciatique, au-dessus de l'épine de ce nom. Là, les branches du plexus s'unissent pour former un large tronc, le *nerf sciatique*, qui se ramifie dans le membre inférieur. Les crampes dont les femmes se plaignent si souvent pendant le travail sont dues à la compression exercée par la tête fœtale sur ce plexus. Le *nerf honteux interne* se détache du plexus, accompagne l'artère de même nom, et se distribue aux muscles du vagin, du périnée et de la région vulvaire. Le *nerf obturateur* vient du plexus lombaire, traverse le psoas, passe sur l'angle de bifurcation des vaisseaux iliaques primitifs, et, sortant du bassin par le trou sous-pubien, donne des branches aux muscles adducteurs. Ce nerf peut être comprimé par l'occiput du fœtus dans les positions occipito-antérieures. Robert Barnes a souvent, à la fin de la grossesse, diagnostiqué la position de la tête, par la douleur que la femme rapportait aux lieux de distribution de ce nerf.

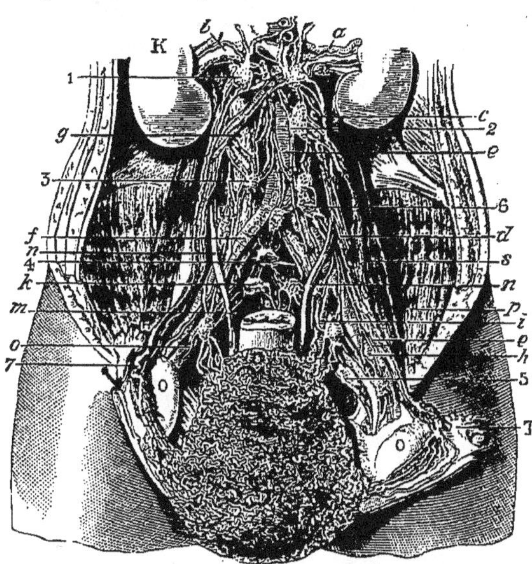

Fig. 3. (D'après Savage.)

1, 2, ganglions lombaires supérieurs ; 3, ganglions lombaires inférieurs ; 4, ganglions sacrés ; 5, ganglions iliaques externes et internes ; 6, ganglions ou glandes iliaques communes ; *a*, vaisseaux rénaux gauches ; *b*, veine rénale gauche ; *c*, veine spermatique gauche ; *d*, vaisseaux spermatiques gauches, couverts par leur plexus lymphatique ; *e*, aorte ; *f*, troncs iliaques primitifs ; *g*, veine cave ascendante ; *h*, artère et veine iliaques externes ; *m*, *n*, uretères ; *o*, veine iliaque primitive droite ; *p*, muscle iliaque ; *s*, psoas ; O, ovaire renversé pour laisser voir les lymphatiques situés entre lui et son bulbe ; K, rein, T, trompe.

Modifications imposées à la cavité pelvienne par les parties molles. — Les muscles obturateur et pyramidal sont minces et ne peuvent guère diminuer les dimensions des diamètres pelviens.

Les *lymphatiques* jouent, dans la physiologie et la pathologie de la grossesse et de la puerpéralité, un rôle si important, qu'ils méritent une attention particulière. Ces vaisseaux, extrêmement absorbants, commencent à la surface.

Nous avons à noter d'abord les *lymphatiques superficiels* ou *sous-cutanés*, qui viennent de la cuisse, et se réunissent aux glandes et aux vaisseaux superficiels ; deuxièmement, les glandes lymphatiques profondes, qui reçoivent les vaisseaux profonds accompagnant la veine et l'artère fémorales ; elles communiquent avec les glandes superficielles ; troisièmement (fig. 3, 1, 2), les ganglions lombaires supérieurs, qui reçoivent les lymphatiques supérieurs ou spermatiques, venus de l'utérus et de ses annexes, quelques-uns des lymphatiques rénaux, et les efférents communicants venus des ganglions lombaires inférieurs (3) qui reçoivent les lymphatiques efférents des glandes sacrées et iliaques ; (4) les ganglions sacrés, qui reçoivent les vaisseaux venus des glandes iliaques et des lymphatiques communicants du riche réseau rectal; (5) les ganglions iliaques internes et externes; (6) les glandes iliaques communes, qui reçoivent les lymphatiques utérins inférieurs venus du plexus lymphatique spermatique (5, 7), dont la portion utérine forme généralement un gros tronc séparé.

Dans la même figure on remarque : *a*, les vaisseaux rénaux gauches, couverts par quelques lymphatiques ascendants, qui rejoignent plus haut le canal commun; *b*, la veine rénale gauche, appuyée sur la terminaison des efférents lombaires dans le *réservoir de Pecquet; c*, la veine spermatique gauche; *d*, les vaisseaux spermatiques gauches, couverts par leur plexus lymphatique; *e*, l'aorte, à la droite de laquelle (c'est en général à gauche) se trouvent les racines du réservoir; *f*, les troncs iliaques primitifs; *g*, la veine cave ascendante; *h*, la veine et l'artère iliaques externes; *m*, *n*, les uretères; *o*, la veine iliaque primitive droite; *p*, le muscle iliaque; *s*, le psoas; O, l'ovaire, renversé en bas pour montrer les lymphatiques situés entre son bulbe et lui.

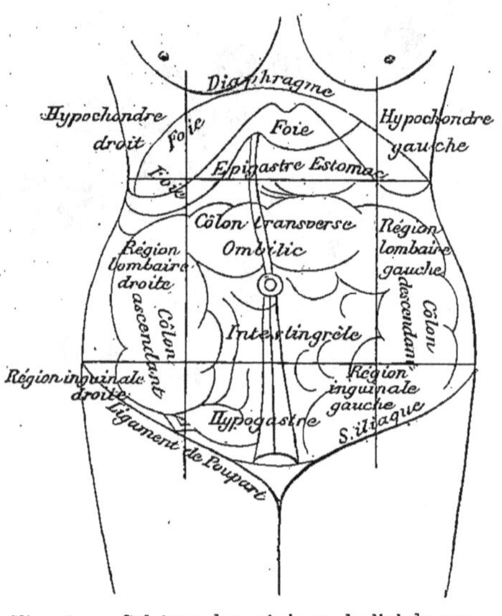

Fig. 4. — Schéma des régions de l'abdomen.

Parois abdominales. — Le bord supérieur du bassin donne attache à des tissus étalés qui circonscrivent la cavité abdominale. Quatre lignes fictives divisent l'abdomen en neuf régions secondaires : deux lignes verticales partant du milieu des branches horizontales des pubis vont rejoindre le bord inférieur des côtes; les deux autres, horizontales, font avec les premières des angles droits; la supérieure au-dessous des fausses côtes, l'inférieure au niveau des épines iliaques antérieures et supérieures. Ainsi sont circonscrites les neuf régions : dans la zone supérieure, l'*épigastre* se trouve au milieu; de chaque côté, un *hypochondre;* dans la zone médiane, la *région ombilicale* et les *flancs;* dans la zone inférieure, l'*hypogastre* et les *fosses iliaques.*

La *paroi postérieure de l'abdomen* est étroite et forme son squelette; elle est constituée par les vertèbres lombaires. Derrière leurs corps, on trouve de chaque côté les muscles sacro-lombaire, dorsal et transverse avec leurs aponévroses d'enveloppe; à la surface, le tissu cellulaire sous-cutané et la peau. En avant des corps vertébraux, se trouvent les insertions du diaphragme, les deux psoas, l'aorte abdominale, accompagnée à droite par la veine cave ascendante, le canal thoracique et une série de glandes lymphatiques. Les rapports de l'aorte avec la colonne montrent comment on peut en faire la compression après l'accouchement.

Les parois antéro-latérales s'étendent de la base de la poitrine au bord supérieur du bassin. Elles présentent six couches : la peau, le tissu cellulaire sous-cutané, l'aponévrose d'enveloppe (Richet), la couche musculaire, le fascia sous-péritonéal et le péritoine.

Les muscles droits, larges et plats, partent du bord supérieur des pubis, pour se rendre aux cartilages de la cinquième, de la sixième et de la septième côte. Ils se touchent par leur bord interne, près de leur attache inférieure, et s'écartent un peu à mesure qu'ils remontent.

La résistance des parois abdominales est due en grande partie à leurs muscles et à leurs aponévroses, deux éléments unis intimement. La partie la plus faible, celle qui cède le plus souvent, est la ligne médiane, où les muscles droits se rejoignent. Ils se séparent assez souvent dans les efforts du travail; de telle sorte que la paroi est réduite au péritoine, au tissu cellulo-adipeux, à quelques fibres aponévrotiques et à la peau. L'intestin peut alors faire céder cette paroi incomplète, et former une *hernie ventrale* ou *ombilicale*. La leçon que nous devons tirer de ce fait est qu'il faut soutenir la paroi abdominale pendant le travail, et, après l'accouchement, placer un bandage de corps, pour aider les parois abdominales à reprendre leur conditon normale.

En bas, en dedans de l'épine du pubis, entre l'épine et la symphyse, l'aponévrose du muscle oblique interne se divise en deux bandes divergentes, qui laissent entre elles une ouverture ovale tout juste assez large pour admettre l'extrémité du doigt. C'est l'*anneau inguinal*, entrée du *canal inguinal*, tracé obliquement dans l'épaisseur de la couche musculo-aponévrotique de l'abdomen. Par cet anneau passe le ligament rond, accompagné chez le fœtus dans une partie de son trajet par le péritoine, dont le cul-de-sac à ce niveau porte le nom de *canal de Nuck*. C'est par ce canal que se font les hernies ovariques ou intestinales.

Les muscles et les aponévroses de l'abdomen forment une ceinture élastique autour de cette cavité. Ils se fixent en arrière à la colonne vertébrale, en haut à la base du thorax, en bas au bord du bassin. Cette ceinture soutient les viscères; son élasticité lui permet de céder à une pression intérieure ; par sa contraction soudaine, elle comprime les organes et vide ceux qui ont une communication avec l'extérieur. Lorsque le bassin est fixé, la contraction des muscles abdominaux abaisse les côtes et fléchit la colonne; si le thorax est fixé, elle fait remonter la paroi antérieure du bassin et fléchit aussi la colonne.

Les parois abdominales peuvent subir une distension considérable;

elles ont un certain degré d'élasticité, mais c'est surtout à la contraction active et tonique des muscles qu'elles doivent de reprendre leur aplatissement habituel : la peau peut s'étendre pour ainsi dire à l'infini; mais une partie de l'élargissement de la superficie cutanée est due probablement à un vrai *accroissement*, qui va de concert avec celui de l'utérus; une partie aussi en est due à une distension exagérée, qui fait céder la peau, et produit les *vergetures* qu'on voit sur le ventre des femmes qui ont été grosses. Le péritoine s'accroît aussi pour suivre le développement de la paroi abdominale. On n'a pas, que nous sachions, observé que cette séreuse se fissure comme la peau, en cet endroit; mais, à la surface de l'utérus, dans des conditions dont nous parlerons sous le titre *Rupture*, il peut se produire des déchirures de la séreuse.

Plancher pelvien. — La sortie du bassin osseux est fermée et gardée par plusieurs couches de tissus : le péritoine, la muqueuse, le tissu conjonctif, les muscles, les vaisseaux, les glandes, la peau, qui constituent le plancher pelvien. Considérés dans leur ensemble, ces tissus jouent un rôle fort important dans la physiologie et la pathologie de la génération. Le plancher du bassin forme une couche charnue épaisse, élastique, fixée aux bords du détroit inférieur. On peut le considérer comme un segment irrégulier d'une sphère creuse, présentant une *face* externe, *cutanée*, et une *face* interne, *péritonéale*. Sur la face péritonéale se trouvent l'utérus, les trompes et les ovaires. Le vagin remonte, en faisant un angle de 60° avec l'horizon, depuis l'orifice vaginal jusqu'au museau de tanche, comme une fente transversale dans le diaphragme pelvien. En avant du vagin se trouve la vessie ; en arrière, le rectum (1).

Le plancher du bassin a deux segments : le segment *pubien* et le *sacré*.

1. Le *segment pubien* est formé d'un tissu lâche ; on y trouve l'urèthre, la paroi vaginale antérieure et le péritoine vésical. Il est lâchement uni en avant à la symphyse pubienne. La vessie et l'urèthre, qui se croisent à angle droit, sont séparés du pubis par une masse triangulaire de graisse.

2. Le *segment sacré* est fixé au coccyx et au sacrum ; il est constitué par du tissu tendineux et musculaire solide. Sa portion inférieure, le *périnée*, se trouve à 39 millimètres environ du pubis.

Le segment pubien est fixé aussi de chaque côté à la paroi antérieure osseuse du bassin, de même que le segment sacré est fixé à la paroi pelvienne osseuse postérieure. Les deux segments se réunissent et se fondent ensemble à droite et à gauche du vagin.

Leurs différences *anatomiques* sont :

Le segment pubien est formé d'un tissu lâche, lâchement attaché à la

(1) Notre description est en grande partie empruntée à Hart et Barbour : *Manual of gynæcology*, 1882 (traduit récemment en français par le Dr Crouzat). (*Traducteur*.)

symphyse du pubis ; le segment sacré est constitué par un tissu solide, fortement fixé au sacrum et au coccyx.

Ils présentent aussi des différences fonctionnelles. Pendant le travail, le segment antérieur, d'abord poussé en bas, remonte ensuite et forme, avec la lèvre antérieure du col utérin, la *première valve* de R. Barnes (Voir « Mécanisme du travail ») (1); le segment postérieur, *seconde valve*, ou valve périnéale de R. Barnes, est poussé en bas. Hart compare non sans raison ce phénomène au mouvement de deux portes qui se plient. L'action utérine tire le segment pubien, et pousse le fœtus contre le segment sacré. C'est ce que fait un homme qui passe à travers deux portes pliantes, en tirant l'une vers lui, et en repoussant l'autre devant lui. La comparaison serait plus exacte, si l'on supposait deux portes parallèles très proches l'une de l'autre, l'une s'ouvrant à droite, l'autre à gauche, de sorte que, pour passer, il faille tirer la première à droite, puis pousser la seconde à gauche. Les deux segments se recouvrent l'un et l'autre, et on les traverse successivement.

Cette élévation du segment pubien fait remonter la vessie au-dessus des pubis, et le péritoine se détache.

Rapports de la vessie, de l'urèthre, de l'utérus et du rectum :

a. La paroi postérieure de la vessie est *lâchement* attachée à la paroi vaginale antérieure.

b. L'urèthre et la paroi vaginale antérieure sont fondus ensemble.

c. La paroi postérieure du vagin et l'antérieure du rectum sont *lâchement* unies jusqu'au sommet du corps périnéal.

Actions mutuelles des deux segments. — Le segment sacré, renforcé par le périnée, supporte l'autre. Le bord antérieur du segment sacré s'arrête à 39 millimètres environ du pubis ; cet espace est occupé par le segment pubien. La pression intra-abdominale pousse le segment pubien contre le segment sacré, qui est oblique, et ferme la sortie du bassin comme une valve. Une pression intra-abdominale excessive déplace, dans le prolapsus utérin, une partie définie du plancher pelvien, en avant de la paroi rectale antérieure.

On appelle *projection du plancher pelvien* la saillie qu'il fait sur la ligne médiane, au delà de la ligne droite qui joint la pointe du sacrum au ligament sous-pubien. Elle augmente pendant la grossesse, et devient considérable pendant l'accouchement, lorsque la tête progresse. Son augmentation est caractéristique dans la rétroversion de l'utérus gravide.

Péritoine. — Les rapports du péritoine avec les organes voisins sont de la plus grande importance en obstétrique. Parti de la paroi abdominale antérieure, il se réfléchit, un peu au-dessus de la symphyse pubienne, sur le fond de la vessie vide, descend sur la face postérieure de

(1) V. aussi *Opérations obstétricales* (trad. fr.), p. 51. (*Traducteur.*)

ce réservoir, arrive sur la face antérieure de l'utérus au niveau de l'orifice interne du col; il tapisse la face antérieure de l'utérus, passe sur le fond utérin, recouvre la face postérieure, puis un pouce environ de la paroi vaginale postérieure. De là, il remonte pour tapisser la paroi antérieure du rectum.

Le péritoine sur les côtés de l'utérus; ligaments larges. — Le péritoine, ayant recouvert les deux faces utérines, s'adosse à lui-même sur les côtés pour former les ligaments larges. Il présente de chaque côté trois ailerons : le plus élevé, placé au milieu, embrasse la trompe ; le postérieur couvre l'ovaire; l'antérieur renferme le ligament rond. Entre les feuillets du ligament large se trouvent du tissu connectif, des muscles lisses, des vaisseaux sanguins, des lymphatiques et des nerfs. Les ligaments larges se continuent jusqu'aux côtes du bassin où ils s'attachent. De ce point, le péritoine va tapisser les parois latérales du bassin.

Les ligaments larges, comprenant l'utérus dans un de leurs replis, divisent le détroit supérieur et l'excavation en deux parties, l'une antérieure, l'autre postérieure. Dans l'antérieure se trouve : le *cul-de-sac vésico-utérin* formé par la réflexion du péritoine entre la vessie et l'utérus. Il est peu profond et ne renferme aucune anse intestinale; il ne peut guère s'y amasser du liquide, à cause des mouvements de l'utérus et de la vessie.

Le cul-de-sac utéro-sacré ou *poche de Douglas* est beaucoup plus important. Il est limité en haut et sur les côtés par les ligaments utéro-sacrés, en arrière par le rectum et le sacrum, en avant par le quart supérieur du vagin et la paroi postérieure de l'utérus. Mais R. Barnes a démontré (1) que cette poche n'est pas symétrique ou médiane, comme on le croyait. Elle est beaucoup plus profonde à gauche chez les femmes qui ont été enceintes. A droite, derrière l'ovaire et le ligament large droits, elle atteint à peine un pouce de profondeur ; elle s'étend obliquement vers la gauche, descendant derrière l'utérus et le haut du vagin, et atteint sa plus grande profondeur à gauche du col utérin et du vagin. Elle est donc située en grande partie derrière le ligament large gauche; elle a en cet endroit jusqu'à 78 millimètres et davantage de profondeur. C'est la partie la plus basse de la grande cavité péritonéale; les liquides et les solides mobiles y descendent, séparant ses parois, qui se touchent à l'état de vacuité.

Lorsque l'utérus est abaissé, ce qui ne va pas sans un certain degré d'inversion vaginale, le cul-de-sac rétro-utérin l'accompagne, de sorte que dans la procidence et l'inversion complète du vagin, il se trouve hors de la vulve, en arrière.

Luschka a décrit des fibres musculaires dans la couche sous-péritonéale

(1) *Diseases of Women*, 1878, p. 24.

du cul-de-sac de Douglas ; il les a nommées « muscles rétracteurs de l'utérus ». Ils renforcent probablement le péritoine.

A la partie inférieure de la poche, qui plonge derrière le vagin, les tissus placés entre la voûte du vagin et le péritoine ont à peine 8 millimètres d'épaisseur. Cette cloison peut être aisément perforée par le doigt ou le forceps. On la choisit souvent pour faire l'incision nécessaire à l'enlèvement des ovaires par le vagin. Les solides ou les liquides qui s'y ramassent poussent l'utérus en avant et en bas, et compriment la vessie et l'urèthre contre le pubis. L'utérus rétrofléchi se loge dans cette poche.

Hart fait remarquer les faits suivants à propos du péritoine. Lorsque la vessie est distendue, le péritoine est détaché de la paroi abdominale sur une étendue qui varie avec le degré de la distension. Pendant l'accouchement il est aussi détaché de la vessie. En arrière, au-dessus de l'orifice interne, le péritoine est comme fondu avec l'utérus ; en bas, leur attache est peu étroite.

Tissu conjonctif du bassin. — Il est constitué par le fascia pelvien et le tissu connectif lâche qui matelasse les interstices des muscles, situé autour du col et s'étendant sous le péritoine. Il a une grande importance dans l'accouchement et les suites de couches. Par places, il est ramassé en masses ou coussinets ; ailleurs, il est disposé en lames ou feuillets. On trouve *un* de ces coussinets entre la face postérieure de la symphyse pubienne et l'angle formé par l'urèthre et la paroi antérieure de la vessie ; Hart l'a nommé *le dépôt graisseux rétro-pubien*. On en trouve un *second* entre le bas-fond de la vessie et la paroi antérieure du col utérin ; ce dernier est moins dense que le précédent. Cette masse limitée en haut par la réflexion du péritoine et par la paroi vaginale, en bas, forme un lien solide entre la vessie et l'utérus, de sorte que l'utérus ne peut guère se mouvoir sans entraîner la vessie avec lui. Il en existe un *troisième* entre la paroi postérieure de la poche de Douglas et le rectum. On en voit un *quatrième* dans chacune des fosses ischio-rectales. Réunissant ces masses l'une à l'autre, le tissu connectif s'étale entre les muscles et les viscères, en couches plus ou moins épaisses. Une portion, signalée par Virchow comme étant le tissu paramétrique, est un tissu lâche, épais de 2 centimètres, riche en vaisseaux sanguins et lymphatiques, qui entoure la partie inférieure de l'utérus et la partie supérieure du vagin. D'autres auteurs étendent la signification de ce terme à tout le tissu connectif du bassin. R. Barnes reconnaît à cette portion du tissu connectif un intérêt particulier dans l'accouchement. Elle est invariablement tiraillée par les progrès de la tête et devient par suite le siège d'effusions sanguines ou séreuses, le plus souvent bientôt résorbées, mais qui peuvent être le point de départ de complications pathologiques.

Continuité du tissu connectif pelvien. — Cette continuité, dont l'importance dans la pathologie des inflammations pelviennes est immense, a été démontrée par la dissection et par des injections d'air, d'eau ou de plâtre de Paris, faites par König et d'autres. Bandl a résumé ces expériences : 1° De l'eau injectée entre les feuillets du ligament large, en avant de l'ovaire, a passé d'abord dans le tissu situé à la partie supérieure de la paroi latérale du bassin, puis a pénétré dans le tissu de la fosse iliaque, et, soulevant le péritoine, a suivi le trajet du psoas, ne pénétrant que peu dans la fosse iliaque. Enfin, elle a séparé le péritoine de la paroi abdominale antérieure jusqu'un peu au-dessus du ligament de Poupart et dans l'excavation. 2° Lorsqu'on fit l'injection au-dessous de la base du ligament large, sur le côté et en avant de l'isthme, le tissu latéral profond fut le premier rempli; puis le péritoine fut séparé de la partie antérieure du col utérin. De là, le liquide fila dans le tissu voisin de la vessie, enfin il passa le long du ligament rond jusqu'à l'anneau inguinal; il sépara le péritoine le long du ligament de Poupart, et pénétra dans la fosse iliaque. 3° Une injection faite à la partie postérieure de la base du ligament large remplit le tissu autour de la poche de Douglas, puis fila comme la première injection. Ces expériences, on le voit, corroborent les observations pathologiques faites sur la cellulite et les abcès pelviens, et viennent en aide à l'appréciation clinique des inflammations pelviennes,

Statique utérine. *Quelle est la position normale de l'utérus?* — Il est difficile de le dire, car elle varie beaucoup chez les différents sujets, même en dehors des influences pathologiques. L'utérus est très mobile, suspendu pour ainsi dire dans les ligaments larges, très lâchement *tenu en laisse* par les ligaments ronds et utéro-sacrés. Il s'appuie en avant sur la vessie et son point d'attache à cet organe est son point le plus fixe. C'est cette union qui gêne les mouvements du col en arrière; lorsque le col recule, la base de la vessie doit le suivre; de même s'il monte ou descend; mais les mouvements du corps utérin n'en sont guère empêchés. Aran décrit l'attache vésico-utérine comme le centre des mouvements de l'utérus. R. Barnes, dans son *Traité des maladies des femmes*, a fait un diagramme (1), pour montrer que, lorsque l'utérus fait prolapsus, la portion cervicale est retenue comme si elle était amarrée à la symphyse, pendant que le corps roule en arrière : le prolapsus s'accompagne donc presque nécessairement de rétroversion. Les coupes de cadavres congelés ne représentent pas fidèlement la position des organes pelviens; chez la femme vivante, la turgescence des vaisseaux sanguins, le jeu des muscles, la vie, en un mot, sont des facteurs importants. L'examen clinique, quoiqu'il paraisse moins précis, donne de meilleurs renseignements. On peut dire qu'en général le

(1) Page 525 de la traduction française. (*Traducteur.*)

corps de l'utérus est légèrement courbé en avant, et que son fond regarde dans la direction de l'axe du détroit supérieur, et qu'il est un peu antéversé (fig. 5). Une ligne (*a*,*a*) allant du bord inférieur des pubis au promontoire touche le fond de l'utérus : l'organe est donc tout entier dans la cavité pelvienne. L'orifice externe du col touche la ligne (*b*,*b*), tirée du bord inférieur du pubis au corps de la quatrième vertèbre sacrée. Il se trouve cependant souvent placé plus haut.

Fixé obliquement sur le vagin, l'utérus partage avec lui tous ses supports. Il ne faut pas accepter trop facilement les objections émises par quelques auteurs récents contre l'idée que le vagin supporte l'utérus. Hart, qui représente l'opposition, prétend que l'utérus repose sur le segment postérieur ou sacré du plancher pelvien, et ne doit rien au vagin. Pourtant l'utérus conserve souvent son niveau normal alors que ce segment est virtuellement détruit, comme cela arrive dans la déchirure complète du sphincter. Le vagin, en effet, est une colonne musculo-élastique, qui, lorsqu'il possède sa force ordinaire, peut soutenir aisément l'utérus. De plus, cette colonne est supportée par le tissu conjonctif et les fascias qui le fixent aux côtés du bassin. L'utérus doit peu à ses ligaments, cependant il leur doit quelque chose. Si, comme les uns le prétendent, ses ligaments sont inutiles à son soutien, et si, comme d'autres l'affirment, le vagin ne sert non plus à rien, comment se fait-il que l'utérus reste en place, contre la gravitation et contre la pression abdominale, lorsque le périnée est détruit? L'utérus et la partie antérieure du plancher pelvien descendent pendant l'inspiration et les efforts expiratoires, lorsque la poitrine est fixée et la glotte fermée. Dans l'expiration ordinaire, le plancher pelvien remonte.

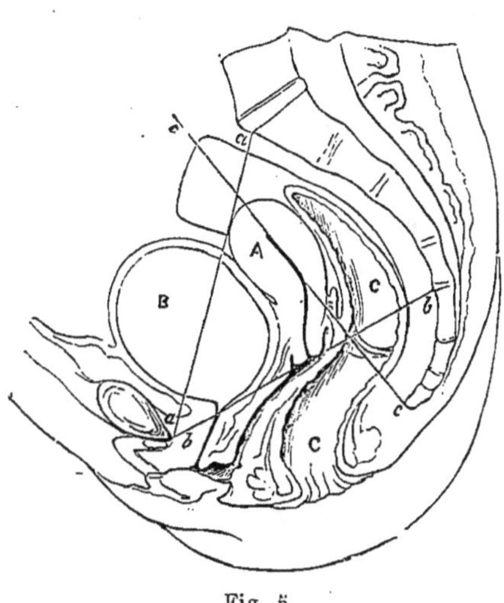

Fig. 5.

A, utérus ; B, vessie ; C, rectum.

Physique de l'abdomen et du bassin. — Quelques points de la structure, du contenu et des propriétés de l'abdomen demandent à être examinés.

Dimensions de l'abdomen. — Limitée par la concavité du diaphragme en haut, et par celle du bassin en bas, sa hauteur moyenne est de 40 à 50 centimètres, ou à peu près le quart de la longueur du corps. On peut estimer sa capacité d'après le poids de son contenu ; celui-ci pèse entre 6 et 7 kilog., son poids spécifique varie de 1,02 à 1,07. En tenant compte de l'intestin vide, sa capacité est donc de 6 à 7 litres (Spiegelberg). Pendant la grossesse, tout le contenu habituel de l'abdomen y trouve place. Pour faire place à l'utérus gravide, les viscères se ramassent en haut et en arrière; cela ne suffit encore pas, la paroi abdominale se distend et augmente la capacité de l'abdomen. J.-Y. Simpson estimait la capacité de l'utérus gravide à 6 ou 8 litres: Tarnier croit ces chiffres exagérés, et la fixe à 4 ou 5 litres; nous ne croyons pas que l'estimation de Simpson soit beaucoup trop élevée; ses chiffres sont certainement dépassés dans quelques cas. Quelle que soit cette quantité, elle vient presque tout entière s'ajouter au contenu ordinaire, Cela nous donne une idée des changements qui se produisent pendant la grossesse.

L'effet de la pression intra-abdominale sur le plancher pelvien a été étudié par Hart. Dans la station verticale, en supposant que les organes soient liquides, l'effet de la pression intra-abdominale ordinaire est de pousser le segment pubien contre le segment sacré. Dans les conditions ordinaires, la pression atmosphérique pèse également sur toutes les surfaces abdominales et pelviennes; mais le plancher du bassin, qui supporte en plus le poids des viscères, fait une saillie plus considérable que les autres surfaces. Si la femme prend le décubitus génu-pectoral, la saillie se transporte auprès du sternum, la projection du plancher diminue. Tant que la vulve reste close, les deux segments du plancher restent en contact; mais si, dans le décubitus génu-pectoral ou dans la position sur le côté, on sépare les lèvres vulvaires, et qu'on tire le périnée en arrière, l'air se précipite dans le vagin, et l'utérus, avec le reste du segment pubien, descend dans l'abdomen. Ce fait a été, nous le croyons, signalé pour la première fois par Oldham, qui a indiqué qu'en utilisant ainsi la pression atmosphérique, on pourrait réduire l'utérus rétroversé.

Russell Simpson et Hart l'expliquent ainsi : « Les segments du plancher pelvien se séparent lorsque la femme prend le décubitus génu-cubital, et l'orifice hyménal s'ouvre. Le segment pubien descend avec les viscères. Le segment sacré demeure en arrière et remonte fort peu. Ainsi, disent-ils, *au point de vue fonctionnel, le segment pubien est viscéral, le segment sacré est vertébral.* »

Effet de la respiration sur le contenu de l'abdomen et du bassin. — Pendant l'inspiration, les cavités thoracique, abdominale et pelvienne n'en font qu'une, au point de vue de la pression. Le vide créé dans la poitrine repousse en bas les poumons et le diaphragme; ceux-ci font de même au contenu de l'abdomen et du bassin, le plancher pelvien bombe. Le mouvement inverse se produit pendant l'expiration; il se produit un collapsus concentrique du thorax et des parois abdominales, le plancher pelvien remonte. Ce mouvement est très visible lorsqu'on vide la vessie au moyen de la sonde : le jet d'urine est fort pendant l'inspiration; pendant l'expiration, il mollit. Ce *flux* et ce *reflux* de l'urine donnent la mesure exacte du flux et du reflux des organes abdominaux. George Harley (1) a rapporté un cas où l'air a été aspiré dans l'utérus par l'inspiration. L'utérus, très pesant après l'accouchement, s'il n'est pas soutenu par un bandage ou par les muscles abdominaux, tombe comme un sac inerte et crée un vide qui, surtout dans le décubitus latéral, peut attirer de l'air dans sa cavité. Adolph Rasch a rapporté plusieurs exemples de ce fait (2).

La connaissance de ces faits présente plusieurs applications intéressantes. Ils nous enseignent que la meilleure position pour la femme, après l'accouchement, sinon même pendant le travail, et toutes les fois qu'il faut drainer le bassin, est le décubitus dorsal. C'est dans le décubitus latéral que nous retirons les meilleurs avantages du spéculum de Sims. Il nous aide beaucoup à réduire l'utérus, ou un cordon prolabé Inversement, dans la plupart des opérations faites sur l'utérus et le vagin, quand il importe d'amener l'utérus aussi près que possible de la vulve, le décubitus dorsal est préférable, car il fait agir le poids des viscères en sens inverse de l'élévation inspiratoire de l'utérus, et permet l'emploi d'une main pour presser sur le fond utérin au-dessus du pubis (3).

Le bassin considéré comme base de support du tronc. — On peut regarder le bassin comme une ceinture osseuse, composée de deux arcs: l'un supérieur et postérieur, supportant le poids du tronc ; l'autre inférieur et antérieur, servant d'arc-boutant au premier. Ces deux arcs se rejoignent par leurs extrémités; à leur point de jonction, ils sont supportés par les membres inférieurs. Une ligne transversale, passant par le centre des têtes fémorales, représente la base de sustentation du tronc et l'axe de rotation du bassin. Le poids du tronc porte d'abord sur le sacrum et sur les ligaments sacro-iliaques et tend à pousser le sacrum en bas et en dedans ; il se transmet aux os iliaques, tendant à les comprimer en bas et vers le centre, puis aux cavités cotyloïdes et à l'arc inférieur du bassin, où, rencontrant la résistance des fémurs, il tend à pousser l'arc inférieur en dedans et en haut vers le centre. L'observation clinique des cas d'ostéomalacie met en évidence toutes ces tendances: les os mous cèdent aux pressions.

Quelquefois, comme dans certaines formes de scoliose, les vertèbres lombaires cèdent sous la charge du tronc, et descendent en avant, de façon à être suspendues sur la cavité du bassin; ou, comme dans les maladies de l'articulation sacro-lombaire, la dernière vertèbre lom-

(1) *Obstetrical Transactions*, 1863, p. 173.
(2) *Ibid.*, 1871, p. 281.
(3) Barnes, *Maladies des femmes*, p. 67 de la traduction française.

baire, séparée du sacrum, glisse dans l'excavation, donnant lieu à la *spondylolisthèse* (1).

Le bassin sert de plus d'organe protecteur aux viscères qu'il renferme.

Mesures du bassin. — *Définition.* — Il est nécessaire de définir exactement les points entre lesquels on prend les mesures. Nous adopterons les règles établies par Garson (2).

Voici les dimensions les plus actuelles en obstétrique :

S.L. Longueur du sacrum.
S.B. Largeur du sacrum.
A.S.S.W. Distance des deux épines iliaques antéro-supérieures.
C.W. Distance des deux crêtes iliaques.
P.H. Hauteur du bassin, ou hauteur maxima des os innominés.
P.I.D. Profondeur pubio-ischiatique.
A.P.D.B. Diamètre antéro-postérieur du détroit supérieur.
T.D.B. Diamètre transversal du détroit supérieur.
A.P.D.O. Diamètre antéro-postérieur du détroit inférieur.
T.D.O. Diamètre transversal du détroit inférieur.
S.P.A. Angle sous-pubien.

Les lettres capitales sont les initiales des points de repère (3).

S. L. La *longueur du sacrum* part du centre ou bord supérieur du promontoire sur le corps de la première vertèbre sacrée, et va jusqu'au milieu du bord inférieur de la cinquième vertèbre sacrée.

La *largeur du sacrum*, S. B., représente la largeur maxima de la première vertèbre sacrée, prise au milieu de sa surface supérieure.

A. S. S. W. va du centre de la partie la plus saillante de l'épine iliaque antéro-supérieure d'un côté au point correspondant de l'autre côté.

P. I. D. représente la distance comprise entre le bord supérieur des pubis mesurée sur la surface lisse du côté pubien de la suture iléo-pectinéale et la partie inférieure de la tubérosité ischiatique.

Mensuration du détroit supérieur. — Le diamètre conjugué, A. P. D. B. et le transverse. T. D. B. sont mesurés sur les lignes perpendiculaires : A. P. D. B. entre le centre du bord antéro-supérieur du corps de la première vertèbre sacrée et le point le plus proche de la ligne de la symphyse pubienne ; T. O. B. à travers la plus grande largeur du détroit supérieur qui se trouve en général un peu au-dessus et en avant du sommet de la grande échancrure sciatique. Le bassin entier, dit Garson, semble être construit sur ces deux diamètres.

Détroit inférieur. A. P. D. O. est la distance comprise entre le centre

(1) L'étymologie de ce mot ayant été donnée d'une manière inexacte dans quelques ouvrages, il sera peut-être utile de l'indiquer : σπόνδυλος, vertèbre ; ὀλίσθησις, glissement. (*Traducteur.*)

(2) *Comptes rendus du Congrès médical de* 1881, t. I, p. 185.

(3) En anglais; j'ai cru devoir les conserver, car elles se retrouvent soit dans les figures, soit dans les tables. (*Traducteur.*)

du bord antéro-inférieur de la cinquième vertèbre sacrée et le point le plus proche de la ligne de la symphyse pubienne.

T. D. O. représente la ligne qui joint les points les plus éloignés sur une parallèle au plan du détroit supérieur, allant de la partie infé-

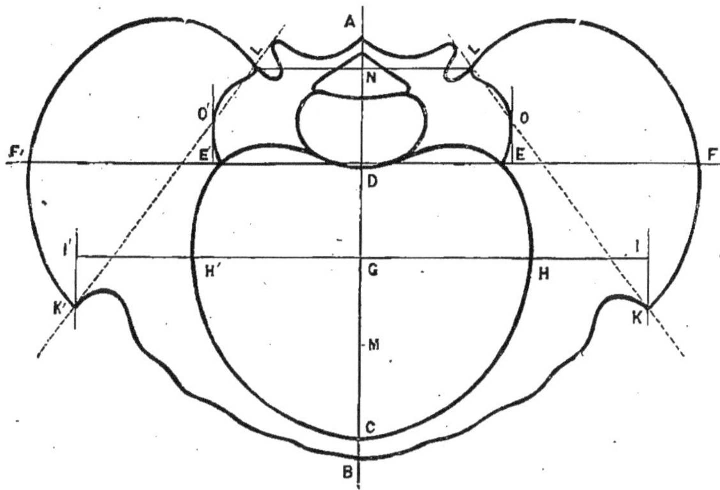

Fig. 6. — Bassin d'Européenne $\frac{1}{3}$ de nature (d'après Garson).

rieure des trous sous-pubiens aux épines de l'ischion ; c'est le diamètre transversal du détroit inférieur.

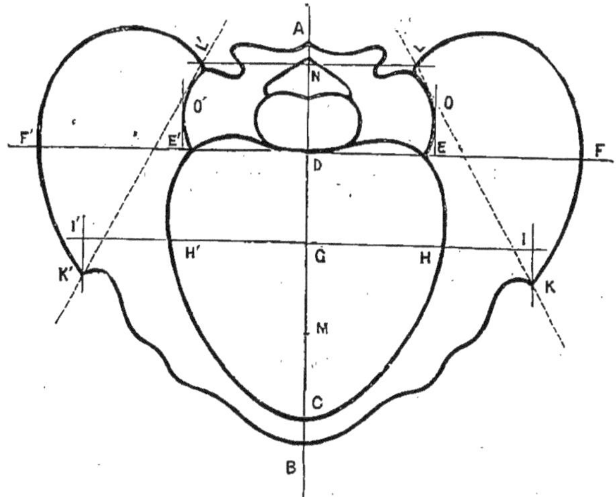

Fig. 7. — Bassin d'Andamanèse $\frac{1}{3}$ de nature (d'après Garson).

L'*angle sous-pubien* est formé par la rencontre des deux branches ischio-pubiennes au-dessous de la symphyse du pubis.

Les rapports des mensurations des ilions et du détroit supérieur, d'après Garson, sont déterminables mathématiquement, de sorte qu'on peut dessiner un diagramme avec les mesures d'un bassin quelconque, ou avec les dimensions moyennes de plusieurs bassins. Les figures 6 et 7, considérées comme des bassins types, sont faites d'après les moyennes prises par Garson. Elles sont prises suivant A. P. D. B.

A. P. D. B. varie peu, T. D. B. encore moins. Garson choisit donc T. D. B. comme unité. T. D. B. = 100.

La figure 6, empruntée au mémoire de Garson. est le diagramme du bassin normal d'une Européenne, construit sur le diamètre transversal type. La figure 7 est le diagramme du bassin d'une Andamanèse, construit de même.

Mesures moyennes du bassin, en millimètres (Garson).

	S.L.	S.B.	A.S.S.W.	C.W.	P.H.	P.I.D.	A.P.D.B.	T.D.B.	A.P.D.O.	T.D.O.	S.P.A.
14 Européennes....	101	118.3	231.5	271	201.7	91.4	106.6	133	116	115.9	76°
5 Australiennes...	91.4	104.6	198.4	240.6	184.4	82.2	108.2[1]	118.2	107.6	104.8	78°
13 Andamanèses...	91.4	97	172.1	207.7	167	76.4	91.1	102.8	100.6	93.1	85°
INDICES DE CES MENSURATIONS											
14 Européennes....	75.3	88.7	173.8	205.8[2]	151.5	68.4	80	100	87.2	87.2	»
5 Australiennes...	77.1	89	167.8	204.1	158.9[3]	69.5	92.4	100	91.5	98	»
13 Andamanèses...	88.5[4]	94.2	167	201.9	162.1	73.8	96.2	100	98	90.2	»

1 Garson donne 108,6. — 2 Garson donne 203,8. — 3 Garson donne 155,9. — 4 Garson donne 88,3.

Dans toutes les races, le bassin de l'homme se distingue de celui de la femme par différents traits. Les différences de races ne sont pas moins importantes. Les anthropologistes cherchent à établir une classification des races humaines, fondée sur la comparaison du bassin, aussi bien que sur celle du crâne; il se peut que nous arrivions à une notion scientifique des rapports qui existent entre le crâne fœtal et le bassin.

Les recherches les plus importantes faites dans cette direction sont celles de Vrolik (1826), Weber (1838), Barnard Davis, Karl Martin (1866), G. Fritsch, Flower (1879), Verneau (1), Garson (1881).

Flower nous dit : « Après le crâne, le bassin semble être la partie de la charpente osseuse qui donne le plus exactement les caractères distinctifs de la race. » Weber (1823) cherche à démontrer que la tête et le bassin suivent les mêmes lois d'évolution, et que la bonne ou la mauvaise conformation de l'un coïncide avec celle de l'autre. Weber affirme que l'examen de la tête donne des indications sur l'état du bassin. Sa méthode

(1) *Le Bassin dans le sexe et dans les races*, 1875.

est bien simple : l'occipito-frontal, le bipariétal, le fronto-mastoïdien représentent respectivement le sacro-pubien, le bis-iliaque et l'oblique. Le détroit supérieur a des rapports avec le crâne, la face avec le détroit inférieur.

Il est utile de noter que le A. P. D. O est plus grand que son analogue au détroit supérieur, chez les Européennes, et plus petit chez l'Andamanèse, et que, chez l'Australienne, ils sont à peu près égaux. Le diamètre transversal du détroit inférieur est toujours plus petit que son homonyme du détroit supérieur.

Anatomie comparée du bassin. — Les caractères distinctifs du bassin féminin sont mis en lumière par l'étude de l'*anatomie comparée du bassin*, qui comprend non seulement l'examen du bassin chez les animaux inférieurs, mais aussi dans les races et dans les sexes, Puisque les différences consistent surtout dans les dimensions, il est utile de décrire rapidement l'objet de la *pelvimétrie* et sa méthode. On la pratique dans deux buts principaux :

1° Sur des pièces fraîches ou desséchées pour obtenir les données scientifiques nécessaires aux investigations anthropologiques ;

2° Dans un but clinique, pour déterminer les dimensions du bassin chez la femme, de sorte qu'on possède un bassin étalon, dont les dimensions servent de base à la discussion. On la fait aussi sur la femme vivante, dans un but clinique immédiat ou futur.

La pelvimétrie nous servira à la description du bassin dans les différentes races et dans les sexes ; nous pourrons mieux ensuite apprécier son application au problème de l'accouchement.

Velpeau nous dit que Deventer et de la Motte ne parlent d'aucunes mensurations géométriques prises pour déterminer la forme ou les dimensions du bassin. Ce n'est que depuis Ould et Levret que le mot *diamètre* est entré dans la langue. On croyait d'abord, avec Smellie, qu'il suffit d'indiquer les diamètres sacro-pubien et bis-iliaque ; mais on vit bientôt que le diamètre oblique n'est pas moins important, et Levret l'admit dans les éditions suivantes de son ouvrage.

Les pelvimètres qu'on emploie sur les bassins secs peuvent être construits avec soin et donnent des mesures exactes. Ainsi, pour mesurer les dimensions du détroit supérieur, de l'excavation et du détroit inférieur, un instrument semblable à celui qui sert aux chapeliers pour prendre la mesure intérieure des chapeaux — le conformateur — est parfaitement applicable ; mais on ne peut s'en servir sur la femme vivante. Nous devons nous contenter de mesures approximatives obtenues en partie par des mensurations, en partie par le calcul.

Bassin à différents âges. — Le *bassin du fœtus* a les mêmes caractères généraux que celui de l'animal. Son diamètre transversal est petit en comparaison de l'antéro-postérieur. Le parallélisme de ses parois latérales et des parois antérieure et postérieure, assez marqué et assez général, dit Wood, pour pouvoir être considéré comme caractéristique du bassin infantile, comme il l'est du bassin des animaux, lui donne une forme carrée.

A mesure que l'enfant se développe, le sacrum s'incurve, le diamètre transverse s'allonge. Les côtés du bassin se développent jusqu'à dix-neuf et vingt ans, de sorte que la nubilité n'existe réellement pas avant cet âge; mais quelques sujets sont développés beaucoup plus tôt.

Différence du bassin de l'homme et de celui de la femme. — Il n'est pas sans importance de noter les points dans lesquels le bassin féminin diffère de celui de l'homme. Le caractère général de chacun lui est imprimé par les fonctions pour lesquelles il est fait. Le bassin mâle est construit en vue de la force, pour supporter le tronc et les membres inférieurs, pour donner des points d'attache et d'appui aux muscles et aux articulations, de la façon la plus favorable à la production de la force. Il est donc compact et bien ossifié. Le bassin de la femme est bâti pour l'accouchement : il est donc large et léger en proportion.

Voici les principales conclusions de Verneau :

1. La circonférence supérieure a la même forme dans les deux sexes; le rapport du diamètre antéro-postérieur maximum au transverse maximum est, chez l'un et l'autre, 0,62;

2. Toutes les dimensions de la fosse iliaque interne, sauf la distance qui sépare l'épine iliaque antéro-supérieure de l'articulation sacro-iliaque, sont moindres chez la femme;

3. La fosse iliaque interne est plus creuse chez l'homme ;

4. La tubérosité iliaque est beaucoup plus développée chez l'homme ;

5. Les épines du pubis sont plus distantes chez la femme;

6. Chez elle tous les diamètres du détroit supérieur sont plus grands, surtout le diamètre transverse ;

7. Le détroit supérieur est plus arrondi chez la femme, ce qui tient en partie à l'augmentation du diamètre transverse maximum, et en partie à ce que ce diamètre est situé plus en avant que chez l'homme ;

8. Chez l'homme, la distance qui sépare les épines sciatiques est rarement supérieure à 107 millimètres; elle peut rester bien au-dessous de 90 millimètres. Chez la femme, cette distance dépasse souvent 107 millimètres, elle n'est jamais inférieure à 90;

9. Le diamètre transverse maximum du détroit inférieur chez la femme l'emporte de près de 15 millimètres sur celui de l'homme ;

10. Les diamètres antéro-postérieurs du détroit inférieur ne l'emportent que de quelques millimètres ;

11. L'arcade pubienne est plus ouverte chez la femme (75°, contre 58° chez l'homme) ;

12. Le sommet de l'angle pubien est toujours arrondi chez la première; le tubercule ischio-pubien est plus déjeté en dehors ; la branche ischio-pubienne est concave vers sa partie moyenne ;

13. La cavité cotyloïde est plus petite, et regarde plus en arrière et en dedans ;

14. Le trou sous-pubien est plus large chez la femme, et plus oblique en bas et en dehors;

15. La distance des ischions est plus considérable chez la femme;

16. Tous les diamètres verticaux sont plus grands chez l'homme ;

17. La hauteur totale du bassin atteint chez lui en moyenne 220 millimètres; dans l'autre sexe elle n'atteint que 197 millimètres ;

18. La distance de l'épine sciatique à l'épine iliaque antéro-supérieure est en moyenne, chez la femme, de 137 millimètres; chez l'homme, de 150 millimètres ; chiffre qu'elle n'atteint jamais chez la première ;

19. La distance entre l'épine iliaque antéro-supérieure et la partie inférieure de l'ischion est 165 millimètres chez la femme; chez l'homme, 182. Le maximum, chez celle-là, n'atteint jamais ce dernier chiffre ;

20. Le rapport entre le diamètre vertical maximum et le transverse maximum n'est chez la femme que de $0^{m},74$, tandis que chez l'homme il dépasse $0^{m},79$.

Un trait caractéristique du bassin féminin est l'éversion de l'arcade pubienne; elle facilite la sortie de la tête fœtale. Ce renversement en dehors est beaucoup moins marqué dans le bassin mâle.

Bassin chez les animaux inférieurs. — Davis a fait remarquer que l'*obliquité de la symphyse pubienne* — elle forme un angle de 35° à 40° avec l'horizon dans la station verticale (1) — est spéciale à l'espèce humaine. Chez les animaux, la symphyse est parallèle à l'axe du corps. Chez tous les animaux inférieurs, excepté chez la tortue, l'entrée et la sortie du bassin se trouvent sur une ligne droite, l'axe du bassin est rectiligne. Chez la femme, le *pelvis* est un canal courbe. Mais la *direction en avant* du coccyx et la *largeur de l'arcade pubienne* appartiennent en propre à l'espèce humaine et tiennent à la station verticale. Chez tous les animaux inférieurs, le diamètre transverse est beaucoup plus court que le conjugué. Le pelvis du gorille est remarquable par sa forme ovale allongée.

Le bassin n'est point une partie essentielle du canal *parturient*. Aucun animal, fait remarquer Roberton, ne possède un bassin, s'il ne se meut sur deux ou quatre pieds : les cétacés n'ont pas de bassin, quelques mammifères quadrupèdes ont un bassin incomplet ouvert en avant.

(1) Il serait plus précis de parler du *plan du détroit supérieur*, et de dire qu'il fait avec l'horizon un angle de 59° environ. (*Traducteur.*)

comme le fourmilier, ou si petit, que le vagin passe au devant, comme la taupe, la musaraigne, le phoque.

Le bassin de l'homme se rapproche en ceci de celui des animaux inférieurs : l'excès du diamètre transversal est plus marqué chez la femme, l'augmentation de leur rapport peut être considérée comme le caractère qui marque le plus constamment l'élévation dans l'échelle des mammifères. L'homme, le plus noble des singes prend le pas sur le gorille, à ce point de vue. Si nous prenons cette augmentation comme un indice d'un progrès dans le développement, l'Européenne possède le type le plus élevé. Cela prouve-t-il que l'homme est un animal inférieur ? L'homme en appellera à un autre indice, le crâne. Si la femme excelle par le bassin, l'homme l'emporte par la tête. Ces deux signes d'excellence ne montrent-ils pas l'influence que les organes reproducteurs exercent non seulement sur le développement du squelette, mais sur celui de tout l'organisme masculin et féminin ? Si nous nous reportons au début du développement embryonnaire, nous ne pouvons nous empêcher de voir de nombreuses preuves que le développement des tissus dépend de la détermination sexuelle.

Variétés individuelles du bassin. — Si l'on n'observe pas des différences dans la forme et les dimensions pelviennes aussi souvent que dans la stature ou les autres caractères physiques, c'est en grande partie parce que le bassin ne s'offre pas aisément à l'observation. Il n'en est pas moins certain qu'il existe une grande quantité de variations, compatibles avec une grossesse et une parturition normales. Il n'est point aisé de déterminer les rapports qui existent entre les dimensions du bassin et celles du corps. Nous ne connaissons pas d'observations précises sur ce sujet. Nous pouvons dire, parlant des faits que nous avons observés, qu'un bassin large n'est point l'apanage d'une femme grande, ni un bassin étroit le lot d'une femme de petite taille. Les femmes petites ont souvent un bassin spacieux, et accouchent facilement (1).

Il est donc malaisé de déterminer le bassin-type ; ce n'est guère moins difficile que de déterminer l'homme-type. La construction normale du pelvis ne s'exprime pas en pouces. Il faut tenir compte du rôle joué par l'élasticité : certaines femmes ont les os épais, solides ; les points d'attaches musculaires sont fortement accusés, la fosse iliaque, dont l'inclinaison sur l'horizon est de près de 40°, peut être plus ou moins plate, plus ou moins creuse, plus ou moins inclinée. Les épines iliaques antéro-supérieures, généralement dirigées l'une vers l'autre

(1) Deventer l'avait déjà noté : « Pusillis quidem fœminis non semper sunt pelves minimæ ; accidit non numquam, ut mulier pusilla habeat majorem pelvim quam magna. » — *Operat. chirurg... artis obstetricandi.* Pars prima, p. 111. Lugd. Bat. 1701. Chailly-Honoré dit que les dimensions du bassin sont en raison directe de la petitesse de la taille, restreinte dans les limites ordinaires. (*Traducteur.*)

par une courbe presque imperceptible, se rapprochent quelquefois par une courbe abrupte et décidée, ou divergent en dehors. Le sacrum et l'arcade pubienne varient considérablement.

On peut considérer des bassins *larges*, *moyens* et *petits*, Les traités d'accouchement décrivent invariablement un bassin *æquabiliter justò major*, et un bassin *æquabiliter justò minor*, ce qui signifie que le bassin peut, sans déformation (1), être plus grand ou plus petit que l'étalon admis.

Il *est rare que le bassin soit parfaitement symétrique*. — La moitié droite est ordinairement un peu plus large que la gauche, ce qui tient probablement au plus grand développement des muscles du côté droit. Si, pour une cause quelconque, une jambe est plus courte que l'autre, ou que la femme s'en serve moins, la partie pelvienne correspondante sera plus petite [Paul Broca (2), R. Barnes (3)]. Il est probable que le plus grand développement du bassin à droite a une influence sur la fréquence des positions obliques droites.

Le bassin présente des *plans*, des *axes*, des *courbes*, des *inclinaisons*, des *diamètres*, des *angles*, des *plans inclinés* et des *circonférences*.

Plans du bassin. — Un plan est une surface fictive passant par les diamètres antéro-postérieurs, et touchant les côtés du bassin. Par exemple, le plan du détroit supérieur peut être représenté exactement par une feuille de papier, coupée sur la forme du détroit supérieur, et placée sur ce détroit (4).

Il y a trois plans principaux :

1. *Celui du détroit supérieur* qui vient d'être décrit;

2. *Celui de l'excavation*, pris au centre du petit bassin, passant en avant par le milieu de la symphyse, en arrière par le milieu de la longueur du sacrum ;

3. *Celui du détroit inférieur*, rasant la pointe du coccyx et le bord de l'arcade pubienne. On peut imaginer entre ces plans un nombre quelconque d'autres plans. La ligne brisée composée des perpendiculaires à ces plans représente la courbe du canal pelvien, ou son axe curviligne.

Axes du bassin. — Un axe, dans le bassin, est la perpendiculaire abaissée sur un de ses plans (5). On considère trois axes : celui du détroit

(1) En conservant la « perfection des formes », disait Velpeau. (*Traducteur*.)

(2) *Journal de Brown Sequard*.

(3) *Obstetrical Transactions*, vol. II, p. 314.

(4) Il serait plus simple de définir d'abord l'*axe* : la ligne que doit suivre un corps pour traverser le bassin; puis *plan*, le plan géométrique perpendiculaire à cette ligne, et passant par un des diamètres. Plus simple encore serait de définir ainsi : le détroit supérieur est un plan passant par ... ; son axe et la ligne perpendiculaire abaissée en son centre. (*Traducteur*.)

(5) Il serait utile d'ajouter : au point de rencontre de deux des diamètres, ou au milieu d'un des diamètres. (*Traducteur*.)

supérieur, celui du détroit inférieur, et l'axe courbe du canal pelvien.

1. *L'axe du détroit supérieur* est donc la perpendiculaire abaissée sur son plan (*d, i*). Dans la position verticale, cette ligne rencontre l'ombilic en haut, et le milieu du coccyx en bas. Il coïncide à peu près avec l'axe de l'utérus. Le fœtus suit *à peu près* cette ligne pour entrer dans le bassin. On dit habituellement qu'il la suit *exactement;* mais R. Barnes a montré que non, puisque la partie qui se présente doit tourner autour du promontoire pour pénétrer dans l'excavation, et décrire une courbe à concavité postérieure, et d'autant plus accentuée que le promontoire est plus saillant. L'axe du détroit supérieur est parallèle à la face interne de la symphyse pubienne.

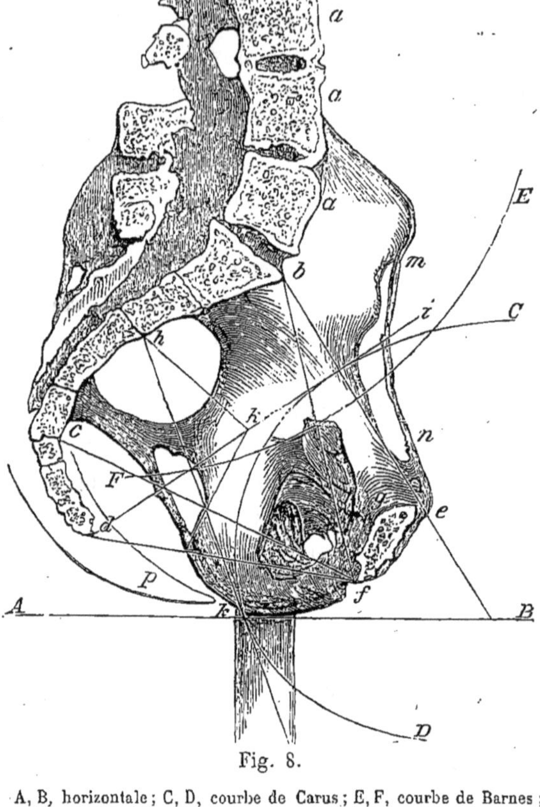

Fig. 8.

A, B, horizontale ; C, D, courbe de Carus ; E, F, courbe de Barnes ; *a, a, a,* corps des vertèbres lombaires ; *b,* articulation sacro-vertébrale ou promontoire ; *b, e,* diamètre conjugué et plan du détroit supérieur ; *d, f,* diamètre conjugué et plan du détroit inférieur ; *g,* symphyse pubienne ; *d, i,* axe du détroit supérieur ; *h, k,* axe du détroit inférieur ; *m, n,* ligament de Poupart ; *p,* périnée.

2. *L'axe du détroit inférieur* est une ligne perpendiculaire abaissée au centre du plan de ce détroit (*k, h*). Lorsque le coccyx est dans sa position habituelle, elle rencontre l'angle sacro-vertébral. Si le coccyx est en rétropulsion, le plan et l'axe changent en proportion de son retrait; cet axe représente à peu près la ligne que suit le fœtus pour sortir du bassin.

3. *Axe du canal pelvien.* — C'est la courbe résultant de la conversion de l'axe du détroit supérieur en celui du détroit inférieur. Si nous regardons les axes de ces deux détroits (fig. 8), nous voyons qu'ils forment, près du milieu de l'excavation, un angle obtus ouvert en avant. Si nous prolongeons l'axe du détroit supérieur, en gardant à peu près le parallélisme avec la courbure sacrée, cet axe rencontre successivement tous les plans de l'excavation, et sort suivant l'axe du détroit in-

férieur. Cette courbe, continuée hors du bassin, en prenant la symphyse pour centre, est la courbe de Carus, que suit la tête fœtale pendant l'accouchement (1).

Plans et axes dans différentes attitudes. — La direction des plans et des axes varie avec l'*inclinaison* du bassin, c'est-à-dire avec l'angle que fait le plan du détroit supérieur avec l'horizon. Dans la station verticale, le plan du détroit supérieur rencontre l'horizon sous un angle de 60°. Si la femme se courbe en avant, comme pour s'accroupir, les genoux rapprochés du ventre, le promontoire descend, la paroi antérieure du bassin remonte, et l'axe du détroit inférieur s'incline d'avant en arrière sous un angle de 60° environ; le plan du détroit supérieur devient donc presque horizontal. Il en est de même lorsque la femme prend une attitude intermédiaire entre le décubitus dorsal et l'asseiement.

On peut considérer *deux courbes* au pelvis. Elles se rapportent, la première à l'axe de l'entrée, la seconde à celui de la sortie.

1. Nous appellerons la première, *la courbe de Barnes*. C'est un segment d'un cercle dont le centre est le promontoire (fig. 8, EF). Dans les conditions ordinaires, lorsque le bassin est bien construit, le promontoire fait peu de saillie, cette courbe est peu accentuée, mais, pour si peu qu'il dépasse la normale, et plus le bassin s'étrécit, comme cela arrive dans les cas de rachitisme et de scoliose, plus elle acquiert d'importance clinique. La tête fœtale qui, dans les circonstances les plus favorables, descend presque en ligne droite dans le bassin, jusqu'au moment où elle touche le plancher pelvien, est alors obligée de décrire une courbe, la courbe en question, autour du promontoire, pour pouvoir entrer dans la concavité sacrée; arrivée là, pour sortir du bassin, elle doit décrire une autre courbe : 2, *la courbe de Carus*, qui vient d'être décrite (fig. 8, CD).

Les **inclinaisons** varient entre les deux positions extrêmes : la station verticale et l'accroupissement.

1. Dans la *station debout*, *l'inclinaison* du bassin sur l'horizon est mesurée par un angle de 60°.

2. Dans l'*accroupissement*, *l'inclinaison* est presque nulle, l'axe du détroit supérieur est presque parallèle à la colonne. Cette position facilite évidemment l'entrée du fœtus dans le bassin; entre ces deux extrêmes, se trouvent tous les degrés possibles.

Les changements dans le degré d'inclinaison dépendent principalement de la flexion ou de l'extension des vertèbres dorsales et lombaires, et fort peu de l'extension ou de la flexion du sacrum sur la dernière lombaire.

(1) Ne serait-il pas plus simple de dire : l'axe du canal pelvien est une courbe décrite du pubis pris comme centre, avec un rayon égal à la moitié du diamètre antéro-postérieur de ce canal? (*Traducteur.*)

La courbe de Barnes varie avec le degré d'inclinaison du bassin et la saillie du promontoire qui en résulte.

Diamètres du bassin. — Les *diamètres* sont les mesures prises entre certains points déterminés sur les circonférences du bassin. Nous avons donc à considérer les diamètres du détroit supérieur, de l'inférieur et de l'excavation.

Les diamètres du détroit supérieur sont de première importance. Dans la plupart des cas, surtout dans les accouchements difficiles, les rapports

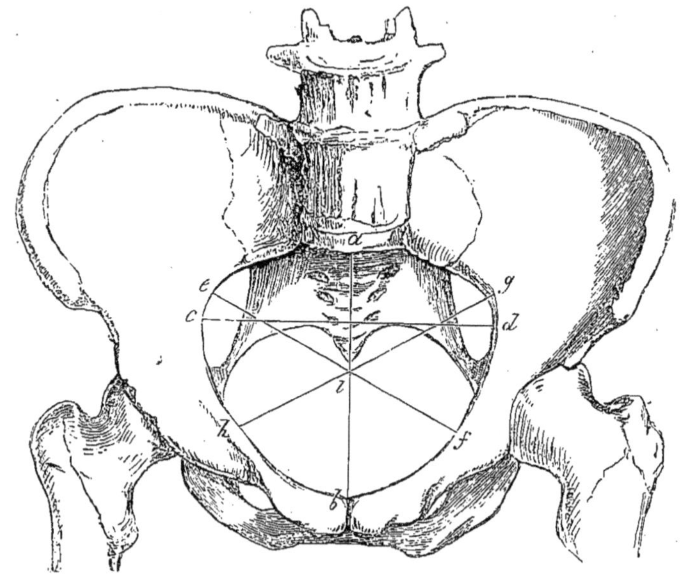

Fig. 9. — Bassin de femme, montrant la forme et les diamètres du détroit supérieur, ou entrée du bassin (½ nature).

a, b, diamètre antéro-postérieur ou conjugué ; *c, d*, diamètre transverse ; *e, f*, diamètre oblique droit ; *g, h*, diamètre oblique gauche.

de grandeur et de forme du bassin avec celles de la tête déterminent la marche du travail. Les dimensions des parties situées au-dessous, quoique importantes dans nombre de cas, n'ont que peu de valeur relativement à celles du détroit supérieur.

Nous devons étudier *trois diamètres principaux*, fig. 9, *a, b*, le *diamètre antéro-postérieur* ou *conjugué; c, d*, le *transverse; e, f, g, h*, les *obliques* (V. p. 28 les indications données par Garson sur les points entre lesquels sont pris les diamètres). Le diamètre *oblique*, nommé aussi diagonal, est double; l'un va de l'articulation sacro-iliaque droite, *e*, à l'éminence ilio-pectinée du côté opposé, c'est le diamètre oblique droit; celui qui part de l'articulation sacro-iliaque gauche, *g*, est l'oblique gauche.

Il est utile d'exposer dans une table les diamètres des trois principaux plans du bassin :

DIAMÈTRES.	DÉTROIT SUPÉRIEUR.	EXCAVATION.	DÉTROIT INFÉRIEUR.
	Pouces. Centimètres.	Pouces. Centimètres,	Pouces. Centimètres.
Conjugué..............	4.30 = 10.70	5.25 = 13.20	4.25 = 10.70 ou ou 5.25 = 13.20
Transverse.............	5.30 = 13.00	5.00 = 12.70	4.75 = 12.00
Oblique ou diagonal.....	5.00 = 12.70	5.25 = 13.20	4.75 = 12.00

Si nous suivons le diamètre conjugué dans les trois plans, nous voyons qu'il est plus court au détroit supérieur que dans l'excavation et au détroit inférieur.

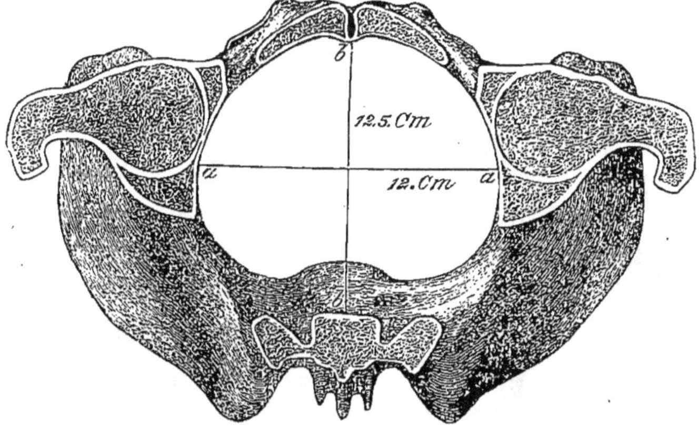

Fig. 10. — Section transversale du petit bassin, montrant sa forme et ses diamètres.

a, a, diamètre transverse ; *b, b,* diamètre conjugué. Ils sont presque égaux.

Le transverse a sa plus grande longueur au détroit supérieur, sa dimension moyenne dans le petit bassin, et son minimum au détroit inférieur.

(Les dimensions indiquées dans les figures ne sont pas exactement celles de la table. Elles varient dans les limites de l'état normal.)

L'oblique est long au détroit supérieur, plus long dans l'excavation, comparativement court au détroit inférieur.

Supposons maintenant un corps ovoïde, modérément plastique, dont la circonférence est à peu près égale à celle du bassin ; s'il est sollicité par une force qui le pousse, il accommodera sa position et sa forme à la forme des plans du canal dans lequel il se trouve. Ainsi fait la tête du fœtus : elle entre dans le détroit supérieur suivant un diamètre transversal ou oblique ; dans l'excavation, elle est forcée de présenter sa plus grande dimension selon le diamètre conjugué ou l'oblique de cette cavité ; les progrès de sa marche lui font de même présenter sa plus grande longueur dans le sens du diamètre conjugué, le plus long du détroit inférieur. Nous verrons plus loin le rôle que joue la plasticité de la tête dans ce problème.

Si nous suivons le diamètre transversal dans les plans pelviens, nous voyons qu'il diminue sensiblement de haut en bas; il a 13 centimètres au détroit supérieur, $12^{cm},70$ ou moins, dans l'excavation, et est réduit à 12 centimètres ou moins, au détroit inférieur. Le bassin va donc en se rétrécissant à mesure que nous approchons de la sortie; les côtés se rapprochent. Il faut de plus noter la brièveté d'un diamètre transversal situé vers le milieu de l'excavation, celui qui joint les deux épines sciatiques. C'est un diamètre inextensible, le plus petit de tous; il mesure à peine $10^{cm},16$.

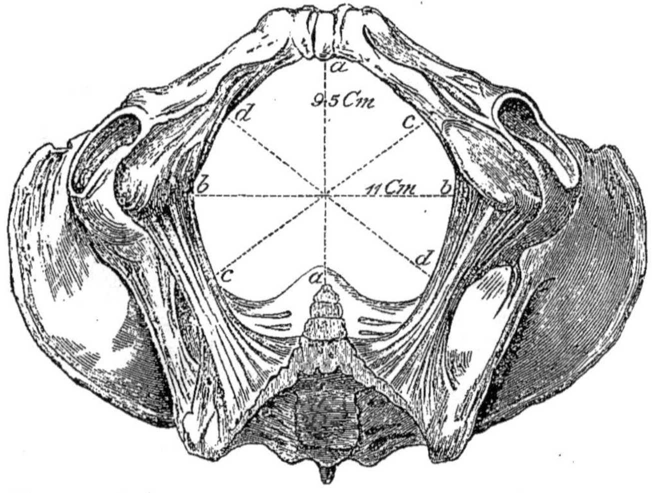

Fig. 11. — Détroit inférieur, sa forme, ses limites, ses diamètres.

a, *a*, diamètre antéro-postérieur ; *b*, *b*, diamètre transverse ; *c*, *c*, et *d*, *d*, diamètres obliques.

On décrit aussi un diamètre *sacro-cotyloïdien*, qui part du milieu du promontoire et va au point placé derrière le centre de la cavité cotyloïde (*a*, *i*, *q*, *k*, fig. 13); dans les bassins bien conformés, il mesure de $8^{cm},89$ à $10^{cm},16$.

L'application la plus utile de ce diamètre est la mensuration comparative des deux sacro-cotyloïdiens dans les bassins obliques ovalaires.

Ceux qui voudront prendre la peine de mesurer des bassins normaux en apparence verront combien souvent l'un des côtés du bassin, le droit en général, est plus large que l'autre : un bassin parfaitement symétrique est très rare.

Le *bassin étalon* est, cela va de soi, un *bassin idéal;* on ne le construit pas en prenant les moyennes sur un grand nombre de bassins quelconques, mais de bassins choisis. Le meilleur choix serait celui qui serait fait entre des bassins de femmes ayant prouvé, par des accouchements normaux, leur capacité *parturiente.* Dans la clinique, on trouve de grandes variétés dans les proportions pelviennes; la tête du fœtus ne varie pas moins. Il n'est pas rare de trouver des bassins plus larges que l'étalon admis.

L'angle sacro-vertébral présente un très grand intérêt au point de vue obstétrical. C'est le point cardinal dans l'accouchement. On lui donne en général 130°, chez la femme; mais il est sujet à de nombreuses variations.

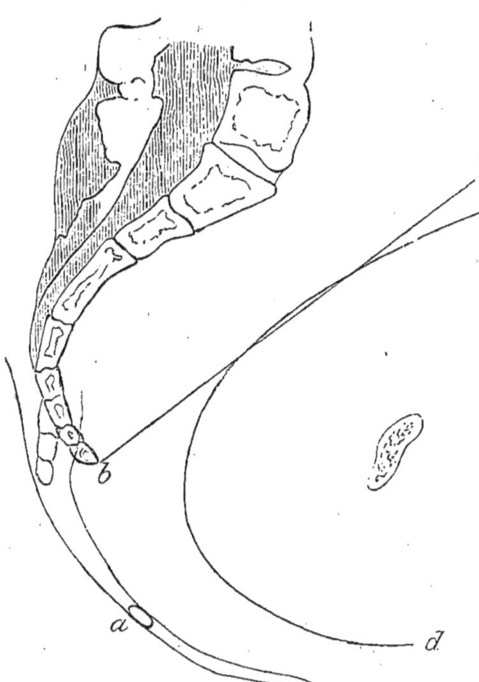

Fig. 12. — Axe du bassin et courbe du canal parturient, tel qu'il est lorsque, le coccyx est rétropulsé et que le plancher pelvien bombe (valve périnéale de Barnes) dans le dernier temps de l'accouchement.

Nous voyons fréquemment des bassins secs, ou chez les femmes vivantes, dans lesquels il est beaucoup plus ouvert et où le promontoire fait fort peu de saillie. L'effacement de cet angle est très remarquable dans les bassins cyphotiques, dans lesquels le diamètre conjugué est par suite considérablement agrandi; mais les bassins bien proportionnés présentent souvent cet aplatissement du promontoire. C'est de cet angle que dépend le rayon de la courbe de Barnes. Lorsqu'il est inférieur à 130°, il existe presque toujours une augmentation proportionnelle dans la courbure du sacrum.

La *concavité du sacrum* doit être étudiée dans ses rapports avec l'angle sacro-vertébral. On peut en estimer la valeur en tirant une ligne du point le plus saillant du promontoire à la pointe du coccyx; la longueur de cette ligne est l'un des facteurs du problème. La perpendiculaire élevée sur cette ligne du point le plus profond de la courbe est la mesure de sa profondeur. La longueur de la *corde* de l'arc est environ 12^{cm}, 70, sa *flèche* est 3^{cm}, 17; elle nous donne la profondeur de la concavité sacrée.

Si nous supposons que le sacrum s'aplatisse, la longueur de la corde augmente, et la flèche diminue en proportion. Si, au contraire, le sacrum s'incurve, la corde se raccourcit et la flèche s'allonge. Ces rapports ont été trop peu étudiés; mais l'observation clinique prouve l'importance pratique de la concavité du sacrum. Par exemple, une courbure exagérée favorise la production des positions occipito-postérieures, et peut exiger l'application du forceps.

La longueur de la paroi antérieure du bassin se mesure du sommet de la symphyse au bord de l'arcade pubienne ; elle est de $4^{cm},43$ à $5^{cm},08$.

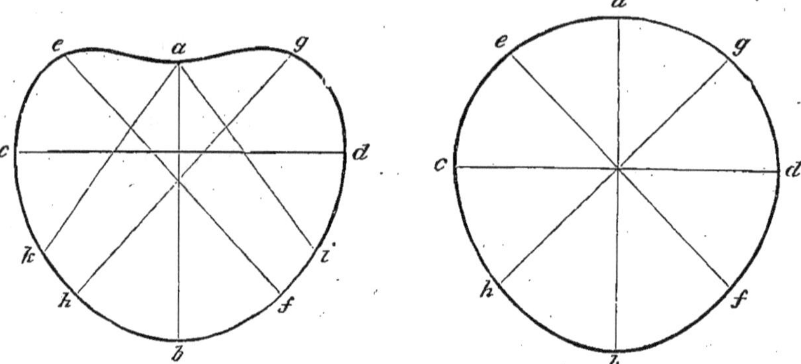

Fig. 13. — Tracé du détroit supérieur.

Fig. 14. — Cavité.

Nous connaissons des cas où elle dépasse de beaucoup ces dimensions, et cause la *dyspareunie* (1).

La longueur des côtés du bassin augmente à mesure qu'on va d'avant en arrière.

Plans inclinés. — Les mensurations de haut en bas, du sacrum, des côtés du bassin et de la symphyse représentent autant de *plans inclinés*. Ceux du sacrum ont été suffisamment décrits. Les *plans inclinés latéraux* demandent quelque attention.

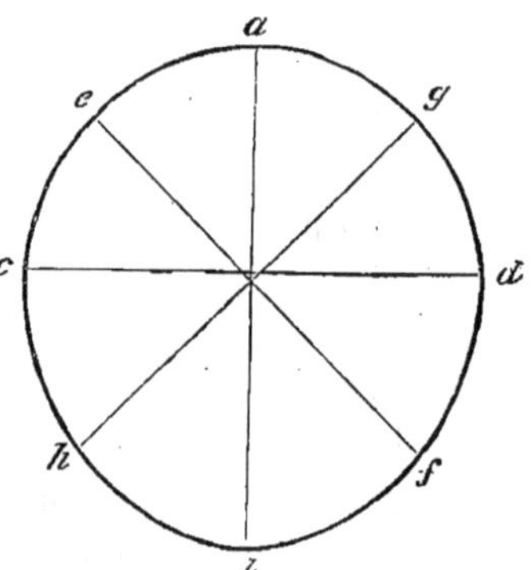

Fig. 15. — Détroit inférieur.

Nous avons vu que les diamètres transverses diminuent, du détroit supérieur au détroit inférieur. Cette convergence latérale forme des plans inclinés sur les côtés du canal pelvien. Il y a deux plans inclinés de chaque côté, séparés par une crête oblique, courant depuis le détroit supérieur, immédiatement en arrière de l'angle supérieur du trou sous-pubien jusqu'à l'épine sciatique.

Plan incliné antérieur. — Ce plan est osseux, résistant ; il regarde en arrière, en haut et dedans. Le *postérieur* regarde en avant, en de-

(1) Une hauteur excessive de la symphyse pubienne me paraît être une des causes des présentations occipito-postérieures. Cependant je ne possède pas un nombre suffisant d'observations pour conclure absolument. (*Traducteur.*)

dans et en haut. Sauf au niveau de l'épine sciatique, il n'est composé que de parties molles. Il est formé par la face antérieure du grand et du petit ligaments sacro-sciatiques, les deux trous sciatiques, les muscles, les vaisseaux et les nerfs qui les traversent. Tyler Smith faisait jouer à ces plans un rôle important dans la rotation de la tête. Ses idées n'ont pas été généralement adoptées; mais nous sommes disposés à les croire fondées. Si la tête descend dans l'excavation, l'occiput dirigé vers l'un des trous sous-pubiens, il est évident que, arrivé sur le plan antérieur, la crête qui forme le bord postérieur du trou le guidera vers la symphyse pubienne. Le diamètre transverse de la cavité se rétrécissant vers le bas, le grand diamètre de la tête s'accommodera dans l'espace où il trouve la moindre résistance, la crête guidera naturellement l'occiput en avant, du côté de l'arcade pubienne.

Circonférences du bassin. — Occupons-nous pour le moment de l'excavation. Partant de la proposition géométrique, que la circonférence a environ trois fois la longueur du diamètre, nous arrivons à une approximation de la circonférence du détroit supérieur, par exemple, en ajoutant ses trois diamètres 10,70 + 13,00 + 12,70 = 36^{cm},40; pour l'excavation, 13,20 + 12,70 + 13,20 = 39^{cm},10; pour le détroit inférieur, 13,20 (en comptant la rétropulsion du coccyx) + 12 + 12 = 37^{cm},20. Les résultats de ces calculs concordent à peu de chose près avec les mensurations directes (fig. 13, 14, 15). Ils prouvent que l'entrée et la sortie du bassin sont bien des *détroits* (supérieur et inférieur), et que le vrai bassin est plus large que ces détroits. La pratique nous montre aussi que le passage de la tête rencontre plus de difficulté en ces points. On compare ces mesures avec celles de la tête fœtale.

Mensurations externes du bassin. — Nous nous contenterons d'étudier les mesures qu'on peut prendre entre des points fixes, sur la femme vivante; et nous négligerons les circonférences; la graisse et les muscles leur font subir de telles variations qu'elles sont inutiles au point de vue obstétrical.

Voici les principales, prises comme il vient d'être dit, avec le compas courbe de Baudelocque :

	Centimètres.
1. Conjugué ou antéro-postérieur externe.................	17.78 à 19.32
2. Transverse externe, entre les crêtes iliaques............	35.56 à 38.64
3. Du grand trochanter d'un côté à l'articulation sacro-iliaque opposée..	25.40 à 30.48
4. Profondeur du bassin, du haut du sacrum au coccyx....	11.43 à 15.34

Rapports entre les mesures externes et internes du bassin. — La valeur principale des mesures externes dépend des indications qu'elles donnent sur les dimensions intérieures. Jusqu'à quel point peut-on se fier à elles? S'il existait un rapport défini et constant entre les unes et les autres, il suffirait de le connaître une fois pour toutes, pour résoudre aisément le problème des dimensions du bassin. Baudelocque et Velpeau retranchent du n° 1 (conjugué externe) 7cm,62 (1).

Nous aurions donc ainsi : conjugué externe 17,78 — 7,62 = 10cm,16, pour le conjugué vrai. Malheureusement, ce calcul n'est point du tout vérifié dans la pratique, et surtout pas dans les cas de déformations pelviennes, dans lesquels les mensurations sont le plus nécessaires.

Hohl dit que ce rapport, dans des bassins déformés secs, est fréquemment normal, et que, dans la plupart des cas, le vrai conjugué avait de 2cm,4 à 7cm,62 de moins que ne l'aurait fait supposer le conjugué externe. Nos propres observations sur des bassins secs et sur des femmes vivantes s'accordent complètement avec celles de Hohl.

Toute diminution accusée dans les mesures externes donne une idée approximative de l'état du bassin. Une dépression extrême de la région lombo-sacrée, avec un redressement et une saillie du corps du sacrum en arrière, indiquent assurément une déformation intérieure du bassin; une étroitesse extrême des hanches annonce un travail difficile.

Voici les points de la surface du bassin que l'on peut sentir à l'extérieur : les crêtes iliaques, surtout les *épines iliaques antéro-supérieures*, quelquefois *la ligne ilio-pectinée*, *la symphyse du pubis*, depuis son bord supérieur jusqu'à l'*arcade pubienne*, toute la *face épineuse du sacrum et du coccyx*, généralement le *bord postérieur des os iliaques;* en bas, la *pointe du coccyx;* par le toucher rectal, les *tubérosités et les branches ascendantes des ischions*. Chez les sujets maigres, on trouve tous ces points; chez les femmes grasses, ils sont plus ou moins recouverts; mais la symphyse du pubis, le creux sacro-lombaire, et l'épine antéro-supérieure sont presque toujours reconnaissables, si l'on appuie avec assez de force.

Ce sont des points de repère utiles pour déterminer les rapports des organes, autant que les points extrêmes des diamètres.

Pelvimétrie appliquée à l'obstétrique. — Si nous pouvions obtenir des mesures approximatives des dimensions du bassin d'une femme enceinte ou parturiente, nous aurions résolu une partie du grand problème obstétrical. Si nous pouvions de plus connaître les dimensions exactes de la tête du fœtus *in utero*, et estimer son degré de plasticité, nous serions en possession des deux principaux facteurs, absolument et dans leurs relations mutuelles. Si, en troisième lieu, nous pouvions mesurer la force qui va entrer en jeu, nous pourrions presque, en tenant compte en outre de la résistance des parties molles, réaliser la proposition de Levret : « le travail est une opération naturelle, vraiment mécanique, susceptible d'une démonstration géométrique. » Nous

(1) Dans toutes les réductions de pouces en centimètres, j'ai compté le pouce = 25cm,4, comme l'a fait l'auteur lorsqu'il a donné les mesures dans les deux unités. (*Traducteur.*)

ne sommes malheureusement pas encore aussi avancés. Nous ne sommes en possession complète d'aucun des éléments du problème. Combien sommes-nous encore éloignés de la connaissance exacte des rapports réciproques et de la solidarité de ces facteurs !

Nous devons cependant nous efforcer de résoudre autant qu'il se peut chacun de ces problèmes élémentaires. Si nous pouvons triompher de la première difficulté, la connaissance exacte des dimensions du bassin, nous pourrons, supposant que la tête est de grosseur moyenne, être, dans la plupart des cas, maîtres de la position, puisqu'il nous est possible de diminuer la résistance des parties molles, et d'augmenter ou de diminuer la force *à tergo*, ou de suppléer à son insuffisance, et d'aider au moulage de la tête.

Comment déterminer la longueur du diamètre conjugué du détroit supérieur? — Le meilleur pelvimètre clinique est l'index. Avant l'engagement de la tête, il est toujours possible d'atteindre le promontoire avec le doigt, si l'on introduit la main dans le vagin. L'extrémité de l'index étant sur le promontoire, le côté ou le dos du doigt s'appuie contre l'arcade pubienne. On peut marquer ce point de contact extérieur avec l'autre main; on a ainsi le *conjugué sous-pubien, conjugué inférieur* ou *incliné* (fig. 8, *b*, *f*). Wood estime qu'il a 1^{cm},20 de plus que le vrai conjugué. Si donc le conjugué sous-pubien donne 10^{cm},80, nous aurons, en déduisant 1^{cm},20, 9^{cm},60, pour le conjugué vrai, dont nous cherchons la longueur. On a fait des pelvimètres semblables à la règle à coulisse dont se servent les cordonniers; on pousse une extrémité de cette règle jusque sur le promontoire, et on amène la partie mobile contre la surface interne de la symphyse; on a ainsi la mesure du conjugué vrai.

C'est sur cet instrument qu'est calqué le pelvimètre de Coutouly. On a imaginé un grand nombre d'autres instruments, que nous ne décrirons pas, à cause de la difficulté de leur emploi, ou des mesures inexactes qu'ils donnent. L'accoucheur exercé en revient toujours à se servir de sa main. Il nous suffit de connaître le conjugué, et c'est le seul auquel s'appliquent les pelvimètres mécaniques. La main peut explorer tout le bassin et, avec l'anesthésie, l'introduction de la main dans le vagin ne présente pas de difficulté. On applique l'extrémité de l'index sur le promontoire; le pouce s'appuie sur la face interne des pubis, et mesure le conjugué; puis le doigt se promène tout autour du détroit supérieur, notant la profondeur des enfoncements des deux côtés du sacrum, et la largeur du bassin; si la tête se présente, il prend connaissance des relations qu'elle affecte avec la circonférence du détroit et avec le promontoire. Il trace la circonférence de l'anneau (le détroit supérieur), et l'accoucheur pèse dans son esprit, en tenant compte du moulage, les chances que la sphère plastique (la tête fœtale), qui s'appuie sur cet anneau, possède de passer à travers, spontanément ou avec l'aide du forceps. Cette notion, tout approximative qu'elle est, et dont l'acquisition exige une grande habitude, ne peut être donnée par aucun instrument.

On peut dire en général que, si le promontoire est aisément accessible à l'index introduit dans le vagin, il est fort probable que le conjugué est raccourci; cette présomption devient presque une certitude, si le sacrum est très plat à l'extérieur, ou au contraire fortement courbé, et si le coccyx est dirigé trop en avant.

Nous avons déjà discuté les relations qui existent entre les mesures externes et les internes, comme moyen de calculer ces dernières. A elles seules, les externes ne sont pas fidèles; réunies aux internes, elles donnent de bonnes indications et elles servent de contrôle utile aux autres.

Pour l'étude scientifique, et dans le but du traitement à instituer dans une grossesse à venir, les résultats pelvimétriques peuvent être utilement complétés par les mesures de la tête du fœtus prises après sa naissance; on notera aussi le degré et le genre de déformation qu'elle a subis.

Mamelles. — Les mamelles (μαστός, de μαστεύω, chercher, parce que l'enfant y cherche le lait) (1) sont des organes glandulaires associés aux organes générateurs, et destinés à fournir à l'enfant sa nourriture pendant les premiers mois de la vie extra-utérine. Elles appartiennent à la peau, dont on peut les considérer comme des dépendances; elles versent leur produit de sécrétion à la surface externe de la peau. L'importance de leur fonction a conduit les zoologistes à ranger dans une classe, celle des mammifères, tous les animaux qui possèdent ces organes. Un des caractères propres aux animaux de cette classe est qu'ils sont vivipares, c'est-à-dire qu'ils donnent naissance à des jeunes venant au monde débarrassés de leurs enveloppes fœtales.

Les mamelles existent dans les deux sexes; mais elles sont rudimentaires ou atrophiées chez le mâle; elles sont l'apanage de la femme, et n'acquièrent leur développement complet qu'à l'époque de la puberté. Elles sont au nombre de deux dans l'espèce humaine, qui est unipare; chez les animaux, leur nombre est en général le double de celui des petits qui composent une portée. Les exemples de femmes ayant trois ou quatre mamelles sont rares ; quelquefois les mamelles surnuméraires ne sont pas de vraies mamelles; ce sont de simples mamelons ou des masses de tissu adipeux.

Les mamelles sont situées en avant et en haut de la poitrine qui, s'étendant en travers, offre une condition favorable au développement de ces organes afin, dit Plutarque, que la mère puisse embrasser et tenir son enfant, pendant qu'il tette. Chez les animaux dont les petits tettent debout ou assis sur le sol, les mamelles sont abdominales.

(1) On fait généralement venir ce mot grec de μᾶζα, galette, sans doute un peu par analogie de forme (V. la figure 16). (*Traducteur.*)

Les mamelles suivent le développement des organes génitaux ; leur volume augmente pendant la grossesse, et surtout après l'accouchement; elles s'atrophient dans la vieillesse. Leur volume ne correspond point toujours à la stature, à la force et à la constitution du sujet : il n'est pas rare de rencontrer des femmes délicates ou phthisiques pourvues de fortes mamelles. Quelques familles et certaines races présentent des variétés remarquables. Ainsi quelques peuplades africaines, peut-être par suite de manipulations particulières, ont des mamelles tellement allongées qu'elles pendent jusqu'aux aines, ou peuvent être rejetées pardessus les épaules, permettant ainsi aux mères d'allaiter leurs enfants placés sur leur dos.

Lorsqu'on veut juger la dimension des mamelles, il faut prendre garde de ne pas confondre ce qui appartient à la glande avec ce qui n'est que de la graisse. Les plus gros seins ne sont pas les plus riches en lait ; la partie glandulaire peut être peu volumineuse.

La face libre ou cutanée de la mamelle est convexe, d'un blanc mat, lisse, douce au toucher, souvent couverte d'un duvet très fin. Autour du mamelon, on voit un cercle nettement dessiné, nommé l'*aréole*. Sa couleur dépend de celle du teint : elle est d'un rose pâle chez les blondes, et foncée chez les brunes. L'aréole a un aspect rugueux, plus accentué pendant la gestation, dû à une multitude de glandes sébacées, et surtout à des glandes spéciales dont le nombre varie de cinq à quinze, placées circulairement autour de la base du mamelon, ou irrégulièrement semées dans l'aréole et faisant une légère saillie à la surface. Ce sont les tubercules de Montgomery. Chez quelques femmes, on trouve en outre quelques follicules pileux dans l'aréole. Le diamètre de l'aréole varie de 3 à 5 centimètres.

Le *mamelon*, dirigé un peu en dehors et en bas, se trouve ordinairement au niveau du quatrième espace intercostal ; il est coloré en rose ou en brun, excepté à son sommet, où il est pâle ; il est rugueux, comme s'il était fissuré, au sommet, et susceptible d'une sorte d'érection (1). Sa forme peut être cylindrique ou conique ; quelquefois il est si court, si aplati, ou même enfoncé dans la glande, que l'enfant ne peut pas le saisir. Sa surface est inégale et couverte de larges papilles serrées, coniques ou mamelonnées ; un grand nombre présentent des papilles secondaires qui ne font pas de saillie sur l'épiderme, chacune contient une anse vasculaire. Entre les larges papilles, les petites glandes sébacées s'ouvrent par des orifices microscopiques. On voit au sommet du mamelon des dépressions au fond desquelles les canaux galactophores s'ouvrent par un nombre variable d'orifices.

Structure de la mamelle. — Elle est composée d'une enveloppe entou-

(1) Le mot *thélotisme* a été fait pour désigner le durcissement de ce tissu, qui ne possède pas les éléments du tissu érectile. (*Traducteur.*)

rée d'une couche de tissu adipeux et de la glande mammaire. Toutes ces parties sont réunies par un tissu conjonctif très résistant.

La peau qui recouvre la portion périphérique du sein ne présente rien de remarquable. Mais, au niveau de l'aréole, elle offre des caractères particuliers : outre l'extrême minceur de l'épiderme, elle se signale par une grande accumulation de pigment dans les couches profondes du tissu muqueux, par le grand nombre de ses glandes sébacées et sudoripares, par ses follicules pileux, rudimentaires chez la femme, souvent très développés chez l'homme et par les glandes dont la saillie forme les tubercules de Montgomery. Ces glandes, qui font rarement défaut, se développent pendant la grossesse, *pari passu* avec la mamelle ; ce sont de petites glandes en grappes composées de lobules irréguliers, formés eux-mêmes de vésicules glandulaires. Elles ont un petit canal excréteur s'ouvrant au sommet des tubercules aréolaires, et donnant un liquide qui possède tous les caractères du lait. Sous la peau de l'aréole se trouve une couche de fibres musculaires lisses, rangées autour du mamelon en cercles concentriques, qui deviennent de plus en plus nombreuses et plus serrées à mesure qu'elles se rapprochent du centre. Il existe aussi, dit Meyerholtz, des fibres radiées sortant de la peau de l'aréole, dans le voisinage du mamelon, convergeant vers cet organe, et se rejoignant dans le tissu cellulaire sous-jacent, pour former des sortes d'arcs dont la concavité est tournée vers la peau. La contraction de ces fibres augmente la projection du mamelon.

La peau du mamelon est fine et pigmentée, excepté au sommet ; elle est intimement adhérente aux parties sous-jacentes ; elle présente des glandes sébacées très nombreuses, s'ouvrant directement à sa surface qui est dépourvue de poils. Sous la peau se trouvent les vaisseaux galactophores, au nombre de quinze à vingt, réunis en un faisceau, et occupant le centre du mamelon. Chez l'enfant et chez l'homme adulte, ils sont très petits ; chez la femme leur diamètre mesure de 0,4 à 1 millimètre ; on peut distinguer deux couches dans leurs parois : l'une, externe, est formée de tissu conjonctif ; l'autre, interne, est plissée dans sa longueur et composée d'une membrane amorphe, enveloppant un réseau élastique et d'un épithélium pavimenteux, stratifié près des orifices du mamelon, cylindrique plus profondément.

Immédiatement au-dessous du mamelon, les conduits lactifères s'élargissent et forment des ampoules ou réservoirs, les *sinus des conduits lactifères*, qui, lorsqu'ils sont pleins de lait, peuvent atteindre un diamètre de 5 à 8 millimètres. Ils prennent un cours tortueux et un aspect irrégulièrement bosselé (fig. 16, 7).

Les parois de ces larges conduits sont formées de tissu connectif, dans lequel est renfermée une couche dense de fibres élastiques circulaires.

1. Les *fibres musculaires* du mamelon entourent les canaux galacto-

phores, et se croisent en tous sens. Quelques-unes sont parallèles à la surface de la glande, elles forment une sorte de treillis, à travers les mailles duquel passent les canaux; quelques fibres sont parallèles à l'axe du mamelon.

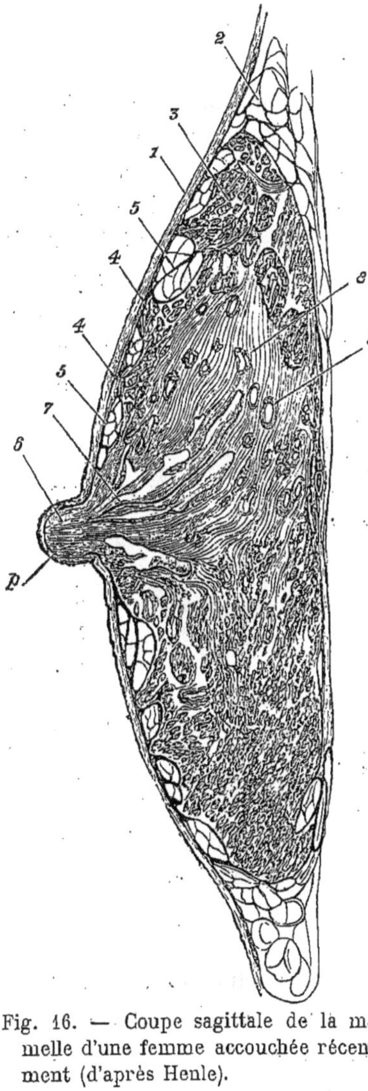

Fig. 16. — Coupe sagittale de la mamelle d'une femme accouchée récemment (d'après Henle).

1, peau; 2, pannicule graisseux; 3, corps de la mamelle; 4, 4, projections en forme de crête; 5, 5, masses graisseuses entre ces crêtes; 6, conduits lactifères du mamelon; 7, sinus des conduits, pleins de lait; 8, 8, coupe des conduits au centre de la mamelle, entourés de tissu glandulaire.

2. *Tissu adipeux.* — Le sein est une dépendance de la peau, car il est logé dans le tissu adipeux sous-cutané; ce tissu pénètre même dans la substance de la glande, et la divise en petites masses; chez les femmes très grasses, il semble même s'insinuer entre les grains glandulaires.

Les dépressions que présente la face externe de la glande sont comblées par des amas de tissu graisseux, séparés par des lamelles fibreuses, s'étendant de la glande à la peau (fig. 16, 5; 5). Ces espaces fibreux ne communiquent pas les uns avec les autres, ce qui explique la fréquence des inflammations et des abcès circonscrits du sein. Le développement du tissu adipeux et celui de la glande sont en raison inverse l'un de l'autre.

3. *Glande mammaire.* — Débarrassée de la graisse au milieu de laquelle elle est ensevelie, la glande mammaire se présente comme une masse aplatie d'avant en arrière, plus épaisse au centre qu'à la circonférence. Sa base aplatie, ou même légèrement concave, repose sur le muscle grand pectoral, et quelquefois en dehors sur le grand dentelé. Un feuillet fibreux, qui se continue avec le fascia superficiel et contient de larges faisceaux de fibres élastiques, la sépare de ces muscles, auxquels elle n'est fixée que par un tissu cellulaire très lâche, qui donne à l'organe une grande mobilité.

Sa face cutanée est fort inégale, elle est creusée de dépressions, séparées par des prolongements en forme de crêtes (fig. 16, 4, 4.). Ces creux sont comblés par de la graisse qui nivelle les inégalités. Son tissu propre est plus dense que celui de la plupart des glandes. Il faut l'étudier pendant l'allaitement et à l'état de repos. Dans cet état, il présente l'aspect d'un tissu fibreux très compacte, de couleur blanchâtre, divisé en lobules inégaux, très semblable à certaines tumeurs utérines. Sa disposition glandulaire n'est pas très nette. Lorsqu'on suit les fines ramifications des canaux galactophores, chez les enfants des deux sexes, on les voit se terminer en culs-de-sac renflés. Au moment de la puberté ces culs-de-sac s'entourent de petites vésicules groupées; celles-ci sont enveloppées d'une couche de tissu cellulaire, qui renferme une multitude de noyaux allongés, dont le grand axe est parallèle à celui des canalicules. C'est à ce point que s'arrête le développement de la mamelle de l'homme. Chez la femme, le développement continue, les ramifications se multiplient et deviennent plus fines, elles s'étendent jusqu'à la périphérie de la glande et s'entourent d'une multitude de vésicules.

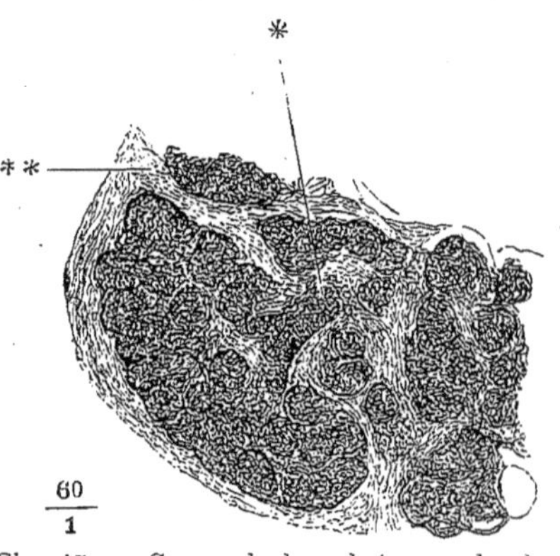

Fig. 17. — Coupe de la substance glandulaire de la mamelle (d'après Henle).

* branche terminale d'un conduit lactifère ; ** stroma connectif.

Pendant l'allaitement, la nature glandulaire devient nettement évidente. Les grains glandulaires, qui ont de 1 à 2 millimètres de diamètre, se réunissent en petits groupes ou lobules aplatis, superposés les uns aux autres. De chaque groupe sort un conduit excréteur, reconnaissable à sa couleur blanche ; il est facile à injecter, et il dérive de la réunion de quelques radicules en nombre proportionnel à celui des grains. Cruveilhier dit qu'ayant eu l'occasion de disséquer la mamelle d'une femme récemment accouchée, dans laquelle le tissu cellulaire qui unit les grains glandulaires était infiltré de sérosité, il trouva les grains comme disséqués par l'infiltration ; les conduits galactophores étaient injectés par un lait jaune coagulé. Il trouva quelques-uns des grains glandulaires isolés, comme pédiculés ; les autres étaient agglomérés en groupes réguliers ou irréguliers ; un de ces groupes formait un cercle ; de tous les grains de ce cercle sortaient de petits conduits excréteurs, allant de la circonférence au centre comme autant de rayons et se terminant dans un conduit excréteur commun, qui partait du centre. D'autres groupes avaient une forme allongée. Au centre se trouvait un canal galactophore qui recevait les radicules excrétrices venues des granulations. Chaque grain avait une cavité centrale, de laquelle la pression faisait sortir une matière caséeuse vermiforme. Ces grains étaient composés de vésicules analogues à celles des glandes salivaires.

Cette transformation du tissu glandulaire débute à la périphérie de l'organe et dans les crêtes qui s'élèvent à la surface. Les crêtes s'élargissent et s'aplatissent, les parties profondes de la mamelle prennent une apparence granuleuse; en même temps la glande devient moins ferme, et prend une couleur jaune; les vésicules glandulaires sont composées d'une membrane d'enveloppe très mince, et contiennent des globules graisseux semblables à ceux du lait (fig. 18, *a*). Cette matière grasse se dissout dans la soude; on voit alors la paroi de la vésicule couverte d'une couche de cellules épithéliales. Outre les granulations, la glande renferme une grande quantité de tissu fibreux qui, après l'avoir recouverte en entier, envoie dans sa profondeur des prolongements plus ou moins lâches, qui maintiennent les lobules. La dureté de la glande est due à cette quantité de tissu fibreux. Quelquefois le développement de la glande porte exclusivement sur le tissu fibreux; elle peut alors devenir énorme; parfois le tissu glandulaire disparaît, et la glande est transformée en une masse fibreuse multilobée, qu'on a prise pour un lipome dégénéré.

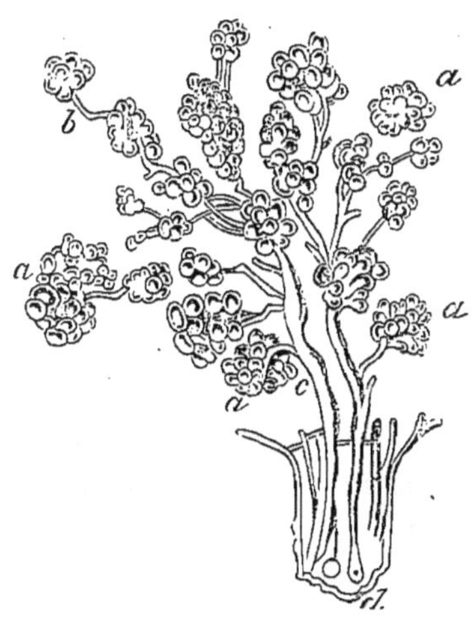

Fig. 18. (D'après Cloquet.)

a, *a*, lobules ou acini des glandes; *b*, *b*, canaux; *c*, sinus des conduits laiteux; *d*, mamelon, dans lequel se terminent les conduits galactophores.

Conduits galactophores. — Si l'on fait une coupe de la mamelle d'une femme morte pendant la lactation, le lait sourd par une multitude de petits points, comme des pores d'une éponge. Ce sont les conduits galactophores ouverts. Ils sortent des granulations, comme il a été dit, et se réunissent en un nombre infini de conduits principaux qui se terminent au niveau de l'aréole. En ce point, il atteignent leur plus gros calibre et forment des ampoules qui ne laissent entre elles aucun espace. Le nombre de ces dilatations, *réservoirs* ou *sinus* des canaux galactophores, varie de cinq à vingt. Ils n'ont pas tous les mêmes dimensions; à la base du mamelonils se rétrécissent, se redressent et deviennent parallèles les uns aux autres, pour s'ouvrir au sommet du mamelon par des orifices beaucoup plus étroits que les canaux eux-mêmes (fig. 16 et 18).

Ainsi, quoique la glande mammaire ne possède pas de vrai réservoir unique, ces ampoules peuvent être considérées comme faisant fonction de réservoirs multiples.

Nulle part les conduits galactophores ne communiquent ensemble. La glande, comme la plupart des glandes, est divisée en départements distincts, fonctionnant indépendamment les uns des autres ; c'est ainsi qu'une mamelle malade peut produire du lait normal. Les injections montrent que les canaux n'ont pas de valves. La figure 18 donne une idée générale de la disposition des glandes, canaux, canalicules, sinus, et de leur terminaison dans le mamelon.

Vaisseaux. — Les artères viennent des thoraciques, principalement de la mammaire externe, des intercostales et de la mammaire interne. Les branches fournies par la mammaire interne et les intercostales atteignent un développement considérable pendant l'allaitement ; lorsqu'elles sont ainsi augmentées de volume, elles deviennent flexueuses.

Les veines sont très larges et se divisent en deux ordres : les sous-cutanées et les profondes ; ces dernières accompagnent les artères. Les premières sont visibles à travers la peau et forment sous l'aréole un cercle, souvent incomplet, nommé le *cercle veineux de Haller*.

Les lymphatiques sont très nombreux ; quelques-uns sont superficiels, les autres profonds. Les premiers sortent du réseau cutané, très délicat et très abondant, qui couvre le mamelon, l'aréole et son voisinage, ils se rendent aux ganglions axillaires. Les lymphatiques profonds partent des lobules glandulaires et se dirigent vers l'aréole ; ils y forment un plexus, composé de larges vaisseaux, d'où partent des troncs qui se terminent aussi dans les ganglions axillaires.

Les *nerfs* viennent des intercostaux et des branches thoraciques du plexus brachial.

Développement. — Les mamelles paraissent vers le troisième mois. Langer et Kölliker ont trouvé qu'elles sont représentées au début par une excroissance verruqueuse du corps muqueux de l'épiderme. Du sixième au septième mois apparaissent à la surface de cette excroissance un grand nombre de bourgeons piriformes ; ce sont les rudiments des lobes glandulaires ; ce n'est que vers la fin de la vie fœtale que ces bourgeons s'isolent, et s'ouvrent au dehors. *Au moment de la naissance*, la mamelle est déjà composée de lobes distincts, pourvus chacun d'un canal excréteur. Mais avant la puberté on ne trouve pas de vraies vésicules glandulaires ; jusqu'à cette époque, la mamelle de la fille ne diffère de celle du garçon que par une largeur plus grande du mamelon et par un volume un peu plus considérable de la glande.

Au moment de la *puberté*, la mamelle acquiert graduellement le volume qu'elle doit conserver ; son développement est contemporain de celui des organes génitaux. Les vésicules glandulaires se montrent à cette époque, mais elles ne prennent tout leur développement que pendant la première grossesse. En même temps, il se produit dans les cellules épithéliales qui tapissent ces vésicules, des modifications importantes, d'où résulte la sécrétion du lait. Des globules graisseux, dont le nombre augmente sans cesse, s'accumulent dans les cellules épithéliales, qui, devenues plus grosses, finissent par combler la cavité des vésicules glandulaires. En même temps il se forme, près de la paroi de ces dernières, de nouvelles vésicules, qui, en se développant, repoussent les anciennes dans le conduit excréteur. Là, elles s'accumulent et se détruisent en partie pour être expulsées au dehors dans les premiers jours qui suivent la parturition, avec ce liquide jaunâtre qui porte le nom de *colostrum* (fig. 19). Après l'accouchement, la production de cellules dans les vésicules glandulaires prend une activité extraordinaire; ces cellules, remplies de globules graisseux, disparaissent complètement dans les conduits galactophores, car dans le lait on ne reconnaît aucune trace de leur membrane d'enveloppe; on n'y trouve qu'une multitude de corpuscules arrondis, brillants, de nature graisseuse, tenus en suspension dans un plasma qui contient en dissolution de la caséine, du sucre de lait et une quantité variable de sels organiques. Ainsi constitué, le *lait* forme un liquide d'un blanc opalin, d'une saveur douce et sucrée, et qui réunit tous les éléments d'un aliment complet.

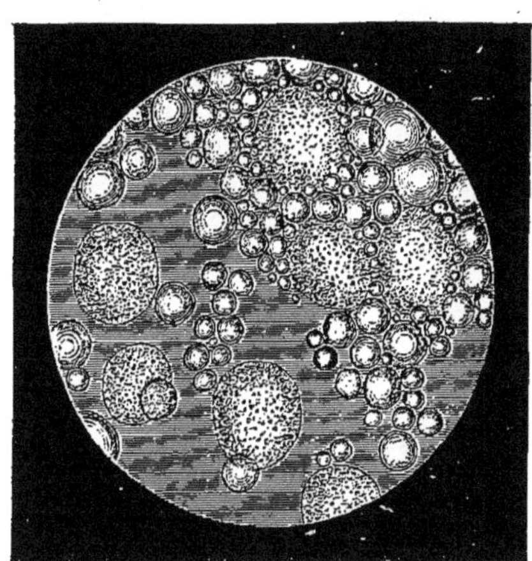

Fig. 19. — Colostrum et globules du lait ordinaire, le jour après l'accouchement; primipare âgée de dix-neuf ans (Hassall).

Les mamelles s'atrophient dans la vieillesse ; les vésicules disparaissent, et parfois on ne trouve à leur place qu'un peu de tissu fibreux.

Pendant qu'elles sécrètent, les mamelles reçoivent une beaucoup plus grande quantité de sang qu'à aucun autre moment. La grossesse stimule le développement des parties sécrétantes de la glande, mais ne la fait pas sécréter. Lorsque la grossesse se produit pendant l'allaitement, elle diminue, modifie, et peut arrêter la sécrétion lactée.

La production du lait est presque continue. Une fois bien établie, elle ne présente pas d'intermittence absolue, quoique le lait puisse par moments augmenter de quantité.

Lorsque les conduits lactifères sont fort distendus, avant qu'ils se vident par regorgement, il doit exister un appareil pour maintenir fermées leurs ouvertures et qui ne cède qu'à une forte pression. Cet appareil se trouve dans la musculature des papilles. Les conduits, dont le calibre dans le mamelon est déjà plus étroit qu'il ne l'est plus profondément, paraissent encore plus resserrés lorsqu'ils sont comprimés par les muscles à travers lesquels ils passent.

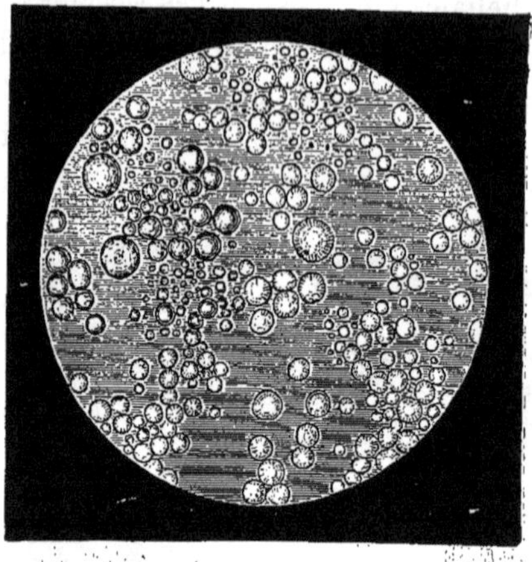

Fig. 20. — Globules de lait sain ; allaitement de quatorze mois.

La sécrétion du lait est certainement stimulée par une émotion ou par une irritation réflexe. Ainsi, la mère qui pense à son enfant sent « la remontée du lait » ; les seins grossissent bientôt, et laissent sourdre du lait ; le contact de la main ou de la bouche de l'enfant agit en partie par une influence émotionnelle, en partie par effet réflexe. Nous pouvons observer cela chez les animaux. Le veau qui veut téter frotte son mufle contre la tétine de sa mère, et augmente l'écoulement du lait par de légères secousses. Cette excitation relâche les sphincters, et le lait sort.

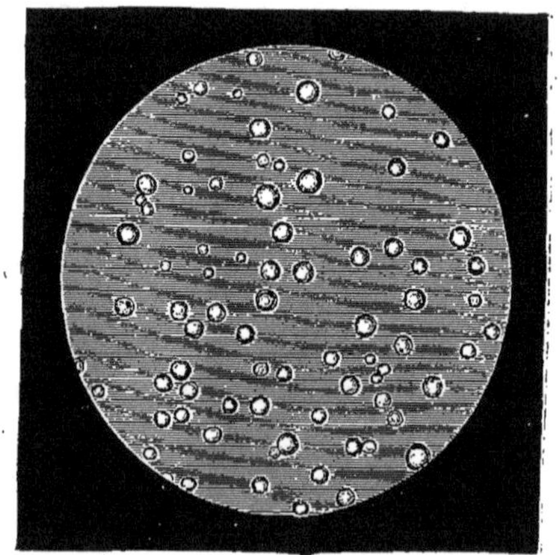

Fig. 21. — Lait appauvri ; globules rares (Hassall).

Le lait s'amasse au point d'exiger l'évacuation de la mamelle à des intervalles variables avec la santé de la nourrice et avec ses habitudes ; généralement la mère éprouve le besoin d'être tétée toutes les quatre ou six heures.

Une crainte, un chagrin, un choc, une émotion violente, peuvent supprimer subitement la sécrétion. Astley Cooper rapporte deux cas de ce genre.

Après huit ou neuf mois d'allaitement, le lait devient souvent *pauvre*. Le microscope reconnaît cette pauvreté ; les globules sont petits et rares (fig. 21).

Lorsque la mamelle s'engorge ou s'enflamme, elle peut encore produire du lait sain pendant quelque temps, le siége principal de l'inflammation étant le tissu connectif. Mais souvent les globules s'agglomèrent (fig. 22).

Lorsque la menstruation reparaît, la sécrétion du lait s'arrête ordinairement. Dans quelques cas (Robert Barnes) les globules colostraux reparaissent mensuellement avec les règles.

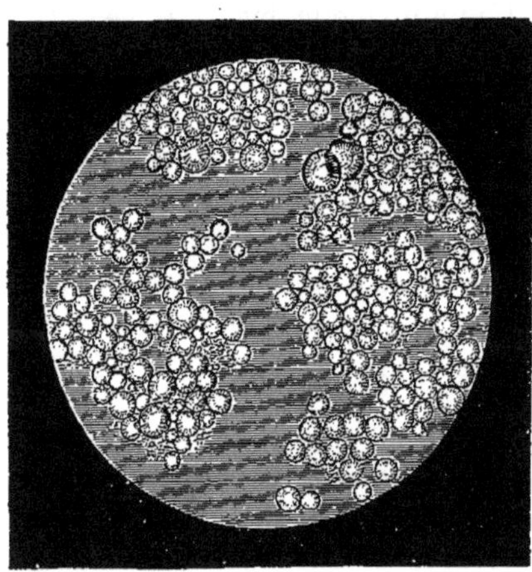

Fig. 22. — Globules laiteux agglomérés, comme cela se produit dans l'engorgement mammaire (Hassall).

Les mamelles ont des rapports fonctionnels intimes avec l'utérus et les ovaires. Pendant la menstruation et la grossesse, elles sont affectées, elles grossissent et deviennent sensibles. L'excitation sexuelle a parfois son point de départ dans des sensations mammaires spontanées, ou provoquées par des attouchements. Les mamelles se gonflent, se durcissent, les mamelons deviennent durs et s'érigent. Après l'accouchement, l'excitation du mamelon produite, soit par la succion de l'enfant, soit par les autres procédés d'aspiration du lait, fait contracter l'utérus. Cette relation entre les deux organes a été mise à profit pour diminuer l'hémorrhagie *post partum* (1).

Une des grandes utilités de l'allaitement est de favoriser la rétraction et l'involution de l'utérus ; les femmes qui ne nourissent pas sont particulièrement exposées à la subinvolution. Cependant nous avons vu de petites pertes sanguines se produire chaque fois qu'on mettait l'enfant au sein (2). Il est assez commun de voir les femmes se plaindre de colique utérine, au moment où l'enfant saisit le mamelon.

Il existe entre l'ovaire et la mamelle une lutte pour la suprématie ; l'ovaire est à peu près sûr de vaincre à la fin, et de mettre un terme à l'allaitement ; cependant une lactation prolongée supprime parfois la menstruation et empêche la conception pendant plusieurs années ; nous avons des observations de cas où la menstruation n'a pas reparu pendant cinq ans. Une de ces femmes était devenue veuve, de sorte que tous ses sentiments et tout son travail organique s'étaient concentrés sur

(1) Hippocrate l'avait remarqué : « Fœminæ menstrua si velis cohibere, cucurbitam quam maximam ad mammas appone (sect. v, aph. 50). (*Traducteur.*)

(2) Il se peut fort bien que le sang qui sortait à ce moment fût déjà sorti des vaisseaux, et qu'il fût expulsé par la contraction utérine. (*Traducteur.*)

son enfant; mais, dans d'autres cas, la femme vivait avec son mari, et n'avait plus d'enfant à nourrir.

Les *anomalies* consistent surtout dans la multiplicité ou dans des erreurs de lieux.

Robert, de Marseille, rapporte dans le *Journal de physiologie* de Magendie, le cas d'une femme qui avait une mamelle bien formée, à la partie externe de la cuisse gauche. Les mamelles thoraciques fonctionnaient régulièrement; elles étaient parfaitement normales; la glande fémorale donnait tant de lait pendant l'allaitement, que cette femme a nourri ses sept enfants, en leur donnant indifféremment une de ses trois mamelles. La mère de cette femme avait aussi trois seins, un à gauche du thorax, et deux à droite. Ce cas est parfaitement authentique; Chaussier et Magendie en ont fait un rapport.

Dans la *Human Physiology* de Dunglison (1856) on trouve plusieurs cas de lactation singulière.

Fancourt Barnes a vu, à Saint-Thomas's hospital, une femme qui avait quatre mamelles; deux à leur place normale et deux sur le ventre, une de chaque côté du nombril.

CHAPITRE II

GROSSESSE, ACCOUCHEMENT, LACTATION.

Ces trois états, gestation, accouchement, lactation, faisant partie de la grande fonction de la reproduction, doivent être étudiés successivement, dans leur ensemble et dans leurs relations réciproques. Sans doute la fonction peut ne pas être complète, la femme peut ne pas aller jusqu'à l'allaitement; elle peut ne pas atteindre le *puerpérium* propre, la grossesse peut ne pas aller à terme; cependant, la reproduction est une dans son essence, les conditions de son accomplissement existent toujours au moins en puissance. Le puerpérium est le complément nécessaire de la grossesse, et forme le stage de transition entre la gestation et l'allaitement, qui est le dernier acte de la fonction, Pendant chacun de ces états, un organe est prédominant. Pendant la grossesse, l'utérus, docile au stimulus qui lui vient du développement embryonnaire, est la cheville ouvrière de la nutrition, et le centre dirigeant de l'influx nerveux. Dans les cas types, le stage de transition, qui constitue l'accouchement et ses suites, cède bientôt et sans secousse la place au stage d'allaitement; les mamelles, préparées dès longtemps, se mettent au travail presque aussitôt. A peine l'enfant a-t-il quitté son nid utérin, qu'il cherche déjà un nouveau mode d'alimentation; il saisit le sein, qui, excité par lui, devient dès lors le siège du gouvernement.

Prenant les choses de plus loin et regardant en avant et en arrière de la grossesse et de l'allaitement, Tyler Smith a fait, sous le titre de *Cycle génésique*, le plus heureux tableau de la reproduction. Dans l'état ordinaire, l'organe maître du système sexuel est l'ovaire; il affirme sa domination par la menstruation, dans laquelle l'utérus n'a qu'un rôle secondaire et d'obéissance. L'ovaire est un tyran jusqu'au moment de la conception; il passe alors le sceptre à l'utérus, qui le garde jusqu'au moment de l'expulsion du fœtus. L'utérus est à son tour déposé, et cède le trône à la mamelle. Celle-ci conserve le pouvoir jusqu'au moment où elle en est dépossédée par l'ovaire, qui cherche toujours à le reprendre, et qui ne peut pas rester longtemps en sujétion.

Ces trois organes : l'ovaire, l'utérus et la mamelle, sont les agents actifs de l'impérieuse loi de la reproduction, à laquelle ils sont tous les trois soumis.

Toute la période reproductive de la vie féminine se passe en efforts continus vers ce but. Chaque acte menstruel représente la maturation d'un ovule, sa réception dans la trompe et dans l'utérus, préparé pour lui donner le vivre et le couvert; c'est un essai de grossesse (1). L'ovule est à son poste, le nid est prêt, les seins sont influencés par le *nisus;* tout avorte faute de l'élément fertilisant.

On peut suivre dans les détails l'analogie qui existe entre la menstruation et la grossesse et le travail; une esquisse du processus menstruel est une introduction nécessaire à l'histoire de la grossesse. Dans les deux cas, le *primum mobile* se trouve dans l'ovaire. Le premier pas est l'ovulation, la maturation d'un ovule, et son dépôt dans l'utérus. Mais le travail de préparation commence dans l'utérus longtemps avant le détachement de l'ovule. En réponse au développement ovulaire, l'influx nerveux et le sang sont attirés vers l'utérus; l'organe entier se gonfle, devient pesant et plus sensible, plus mou; il est gorgé de liquide; ses glandes utriculaires s'hypertrophient, sécrètent davantage; sa muqueuse se boursoufle, s'accroît, devient une membrane épaisse, molle, pulpeuse; c'est la caduque. Voilà qui nous représente la grossesse.

Ces phénomènes s'accompagnent de symptômes variables suivant les cas, mais dont un est constant : l'augmentation de la tension nerveuse, qui se traduit par une exagération de la mobilité émotionnelle et réflexe, les névralgies, les vomissements, quelquefois même des convulsions. Le système nerveux central est surexcité, la source de cette excitation est dans l'utérus. En outre, la tension vasculaire est plus

(1) La plupart des auteurs le nomment : un accouchement minuscule, les auteurs le rappellent plus loin. (*Traducteur.*)

forte, surtout dans la région pelvienne, qui est dans la zone d'attraction de l'utérus; les reins fonctionnent plus activement.

Puis vient la séparation et l'expulsion de la caduque inutile; ce processus est traumatique; il est analogue à l'accouchement. La fibre musculaire développée se contracte sous l'influence de la fonction diastaltique exagérée; l'hémorrhagie se produit. Ce *travail* en miniature terminé, le courant sanguin et la force nerveuse se retirent de la région pelvienne, et pour un temps l'équilibre ordinaire reprend. L'utérus revient à son état habituel, les seins rentrent dans le calme. Si l'on compare ce tableau avec celui de la grossesse, qui va suivre, on y trouve des points de ressemblance à chaque phase.

Histoire naturelle de la gestation. — Continuons maintenant l'histoire de la grossesse. On peut dire qu'elle commence après une époque menstruelle, que nous venons de considérer comme une grossesse manquée. Les phénomènes de l'insémination, de la fertilisation, et les modifications produites par elles dans les ovaires et l'utérus ont été décrits. Nous avons à étudier maintenant les changements corrélatifs qu'elles amènent dans les organes éloignés et dans l'organisme entier.

La fertilisation de l'ovule est à peine opérée, que la nouvelle impulsion domine tout l'organisme. L'embryon, greffé sur la muqueuse utérine, en prend possession comme un despote de son trône. L'utérus et le placenta sont construits exprès pour la commodité de son développement, ses demandes impérieuses *taxent* chaque tissu et chaque organe du corps. En général, il s'établit un équilibre parfait entre les besoins de la mère et ceux de l'embryon; celui-ci se nourrit sans que la mère en souffre; mais parfois ses exigences sont telles que la mère n'y peut suffire; elle peut mourir d'épuisement, l'embryon périt avec elle; quelquefois cependant il lui survit.

Les phénomènes physiologiques éveillés par la grossesse doivent être étudiés dans leur ensemble, comme des forces appelées à l'activité dans un but déterminé.

Nous n'aurons pas une idée exacte de l'état d'un organe ou d'un appareil, si nous n'examinons pas l'état de tous les autres dans leurs conditions absolues et relatives.

Une loi générale a été formulée par Robert Barnes :

Dans la grossesse tous les organes étant extrêmement taxés et présentant une activité fonctionnelle extraordinaire, tout défaut, hérité ou acquis, quelque latent qu'il soit, pourra se développer ou s'augmenter dans cette épreuve. La grossesse est donc le critérium de la santé.

Dans un corps sain, l'équilibre existe entre les fonctions et dans les relations entre la mère et l'embryon; nous pouvons espérer que la grossesse suivra son cours tranquillement. Lorsque, au contraire, un organe ou un appareil est malade ou *surtaxé*, l'équilibre se rompt, nous avons à nous attendre à des phénomènes morbides. Ce qu'on nomme les maladies de la grossesse vient directement d'exagérations ou de défauts dans les actions normales ; elles sont marquées au sceau de la gestation ; elles forment un groupe soumis à une loi commune.

La pathologie de la grossesse n'est donc qu'un chapitre à ajouter à la physiologie de cet état. C'est surtout dans l'étude de la grossesse, normale ou morbide, que nous trouvons des démonstrations d'une loi universelle, que nous formulerons ainsi : *La pathologie n'est que la physiologie aux prises avec les difficultés.*

Dans la description d'états complexes, il faut un peu de méthode. Nous pourrons commencer par le *système nerveux, qui est probablement le premier à ressentir l'influence de la gestation*. Les altérations que nous observons sont une augmentation : 1° de la mobilité psychique ; 2° de la mobilité émotionnelle ; 3° de la mobilité diastaltique ou réflexe ; 4° de l'activité ganglionnaire. Elles se manifestent de différentes manières, par des phénomènes subjectifs et objectifs.

Nous ne pouvons pas nous étendre sur les altérations psychiques et émotionnelles. Dans tout le règne animal nous observons l'influence de la gestation sur l'organisme femelle. Cette influence est si profonde dans un grand nombre de plantes, que nous sommes tentés d'en conclure à l'existence chez elles d'un système nerveux ; nous ne pouvons pas leur refuser la possession d'une force équivalente. Les changements étonnants qu'elles subissent pendant la floraison, la fécondation, la fructification, présentent de nombreux points d'analogie avec les phénomènes correspondants de ces actes chez l'animal. Qui pourrait ne pas admirer les mouvements de l'étamine de l'épine-vinette pour joindre le pistil, excités par le moindre attouchement? Ils rappellent singulièrement les réflexes chez les animaux.

Dans tous les âges, les poètes, doués par le souffle divin d'une vue supérieure à celle des autres mortels dans les profondeurs du monde animé, ont été frappés par la vertu transformatrice de la grossesse. Ainsi Browning, le plus grand des poètes de l'analyse mentale, décrit :

> « La précipitation étrange et passionnée
> De la vierge dans la maternité,
> Qui change le corps et l'âme par une loi naturelle.
> Lorsque la colombe va pondre, il lui vient d'étranges aspirations
> Pour un abri inconnu en des pays qu'elle n'a point rêvés.
> Un cœur est né et bat dans son cœur,
> Qui la fait combattre au besoin et battre des ailes
> Bour un brin de laine ou de poil, quoique l'épervier
> Puisse le lui disputer (1). »

(1) « The strange and passionate precipitance
Of maiden into motherhood,
Which changes body and soul by Nature's law;

Le médecin, le poète, l'historien, le moraliste, le juriste, se rencontrent sur un même terrain.

Le caractère général des altérations des centres nerveux peut être résumé en un mot : exaltation de la tension. De même qu'une batterie fortement chargée, ils répondent énergiquement à de légères excitations. Passons sur les manifestations de la tension psychique et émotionnelle. Les plus frappantes et peut-être les plus directement liées à notre sujet sont les phénomènes d'une tension diastaltique exaltée, qui augmente à mesure que la grossesse avance, et atteint son maximum au moment où l'accouchement doit se faire.

Une des premières est la *nausée matutinale.* Elle joue le rôle d'un régulateur de l'énergie nerveuse, en laissant échapper l'excès de force accumulée dans les centres réflexes, et en réduisant la tension de tous les centres nerveux. Bien des femmes souffrent de tiraillements spasmodiques dans les jambes. Chez toutes, l'augmentation du développement des tissus et de l'activité fonctionnelle, dans les glandes surtout, et l'énorme travail de nutrition qui se fait dans l'utérus, consomment une quantité considérable de force nerveuse. Pour maintenir le nécessaire, il faut un peu de trop-plein, un peu de force et de réserve, qui, dans certaines conditions, peut ne pas être employée utilement, prendre une mauvaise route, et faire du mal. Le vomissement matutinal et d'autres aberrations nerveuses apparentes ont une action conservatrice, préviennent des désordres sérieux, soulagent une tension trop élevée, évitent peut-être des convulsions ou un avortement, en détournant de l'utérus la force nerveuse.

Comment se produit cette quantité d'énergie nerveuse? Vient-elle d'une augmentation proportionnelle du tissu nerveux, d'un plus grand développement de la substance des centres? Cette hypothèse est appuyée par des faits nombreux. Lorsqu'une jambe a été amputée, la partie de la moelle qui lui fournissait son activité nerveuse s'atrophie. Tout tissu appelé à un travail inaccoutumé subit une hypertrophie physiologique. C'est ce qui arrive au cœur pendant la grossesse. Il est donc permis de supposer que pour la moelle il en est de même. L'examen anatomique a démontré que le tissu nerveux se développe singulièrement dans l'utérus et dans son voisinage. Cette augmentation est une nécessité physiologique. La balance et le microscope jugeront un jour cette hypothèse.

Modifications du sang. — Le sang subit des changements exigés par

So when the she-dove breeds, strange yearnings come
For the unknown shelter by undreamed-of shores;
And there is born a blood-pulse in her heart
To fight if needs be, though with flap of wing,
For the wool-flock or the fur-tuft, though a hawk
Contest the prize. »

le surcroît de demande nutritive nécessaire au maintien et au développement de l'organisme. La *masse totale du sang est de beaucoup augmentée,* surtout dans la seconde moitié de la grossesse. Les sinus utérins de nouvelle formation en contiennent une grande quantité; les artères, les veines et les capillaires sont partout plus distendus; de nouveaux vaisseaux se développent, les anciens s'élargissent, non seulement dans les organes pelviens, mais dans les viscères abdominaux et dans les appareils glandulaires.

La composition du sang est altérée. — Les observations d'Andral et Gavarret ont été confirmées par Becquerel et Rodier, par Regnault, plus récemment par Nasse (1). *L'eau y est plus abondante.* Chez la femme non enceinte, la proportion est de 791 sur 1000; chez la femme grosse, elle monte à 817 dans les deux derniers mois, d'après Regnault; mais cette augmentation est perceptible beaucoup plus tôt. *Les globules rouges diminuent* dès le début. Cette diminution est peu accusée dans les cinq ou six premiers mois; elle devient plus notable vers la fin de la gestation. Suivant Andral et Gavarret, la proportion normale est de 127 sur 1000; à la fin de la grossesse, elle tombe à 104. Dans quelques cas, le *nombre des globules blancs est augmenté;* c'est une sorte de leucémie normale. Becquerel et Rodier ont trouvé 70,5 pour 1000 d'*albumine* hors de l'état de gestation; pendant la grossesse, 66,1 pour 1000; les chiffres de Regnault sont les mêmes. Virchow décrit cet état comme une vraie leucocytose. La *fibrine diminue* jusque vers le sixième mois; dès lors elle *augmente;* Andral et Gavarret donnent comme moyenne chez la femme non gravide, 3 pour 1000; 2,5 pendant les six premiers mois de la grossesse; puis elle monte à 4 ou davantage dans les trois derniers. Le sang ressemble donc à celui qu'on observe dans un état inflammatoire; il se prend en un caillot capuliforme lorsqu'on le reçoit dans une palette. Jacquemier affirme que cette forme accuse la fièvre. La fibrine reste abondante quelque temps après l'accouchement; il faut tenir compte de ce fait lorsqu'on étudie les maladies puerpérales, pour ne pas voir dans l'excès de la fibrine la preuve d'un état fébrile ou inflammatoire. Becquerel et Rodier ont trouvé que le fer diminue; la proportion ordinaire étant 0,541 pour 1000, elle n'est plus que 0,449 dans la grossesse.

En résumé, le sang de la femme enceinte est plus abondant, plus aqueux, moins riche en matériaux nutritifs, surchargé de produits excrémentitiels. Beau dit que c'est de l'hydrémie; Andral attribue plus d'importance au manque de globules; Cazeaux parle de chlorose; c'est une anémie relative; Andral et Gavarret ont constaté que les globules se reproduisent après la grossesse.

(1) *Archiv für Gynäkologie*, 1876.

Modifications dans les organes circulatoires. — L'augmentation de l'énergie nerveuse, de la quantité du sang, une nutrition plus active, chargent le cœur et le système vasculaire d'un surcroît de travail. La plénitude des vaisseaux oblige le cœur à un exercice plus violent; il bat plus souvent. Larcher, en 1857, a fait connaître ses recherches faites à la Maternité en 1826 et 1827 : Sur 130 femmes mortes pendant la grossesse ou peu après l'accouchement, le ventricule gauche était hypertrophié, ses parois étaient d'un quart au moins plus épaisses ; le cœur droit n'était pas affecté. Les mensurations de Ducrest confirment les observations de Larcher. Blot, par des pesées, a trouvé une augmentation d'un cinquième, portant seulement sur le ventricule gauche ; il a prouvé que cette hypertrophie normale, nécessitée par un travail spécial et temporaire, cesse après l'accouchement, comme celle de l'utérus. Joulin (1866) conclut que l'hypertrophie cardiaque va de pair avec celle de l'utérus, et que le retour des deux organes à leur état ordinaire est simultané.

Il faut ajouter que Löhlein, avec l'aide de citations de Friedreich, Virchow, Dusch, discute les conclusions des observateurs français. Robert Barnes, ayant assisté à quelques-unes des observations faites à Paris, et ayant pu en faire lui-même, avec quelque crainte sur un sujet où des hommes si éminents ne sont point d'accord, peut affirmer qu'il a toujours trouvé le cœur des femmes mortes peu après l'accouchement d'une once ou davantage au-dessus de la normale, qui est de 8 à 9 onces (240 à 270 grammes).

De Cristoforis, de Milan, a fait des observations instructives sur l'effet de la pression chez la femme grosse (1).

La grossesse cause mécaniquement des dérangements hydrauliques dans la circulation. De Cristoforis décrit une *hyperémie veineuse inférieure mécanique*, résultant de la pression de l'utérus gravide sur les veines iliaques, et une *hyperémie artérielle supérieure*, produite par la pression de l'utérus sur l'aorte abdominale au point où elle se partage pour former les artères iliaques. De cette pression résulte une distribution imparfaite du sang, *en plus* dans les parties supérieures, *en moins* dans les parties basses. Le sang circule malaisément vers le bas; le premier effet de cette difficulté est de causer une hypertrophie du cœur, qui doit faire de plus grands efforts pour triompher de l'obstacle mécanique. De Cristoforis croit que cette cause est plus active que le simple *nisus* physiologique, auquel Larcher attribuait le plus d'importance. Nous discuterons les autres conséquences de cette théorie, lorsque nous étudierons les maladies de la grossesse.

De Cristoforis et d'autres ont trop demandé à la théorie de la pres-

(1) *Annali universali di medicina*, 1867.

sion ; mais celle-ci a sans nul doute quelque influence sur la circulation. Le sphygmographe a beaucoup précisé nos notions sur ce sujet; il montre que la tension s'élève de bonne heure dans la grossesse, longtemps avant que l'utérus soit assez gros pour exercer une pression appréciable sur l'aorte et les artères iliaques. Les observations de Marey, de Mahomed, de Macdonald, de Fancourt Barnes et d'autres, éclairent assez l'histoire de la tension vasculaire, pour prouver que l'hypertrophie du cœur et les autres modifications vasculaires attribuées depuis longtemps à la pression supportée par les vaisseaux peuvent être expliquées différemment. Chez un grand nombre de femmes, les bruits du cœur ont subi des modifications ; Jacquemier a trouvé *un bruit de souffle dans les trois derniers mois*, faible et variable, et disparaissant après l'accouchement.

Le cœur bat plus fort et plus vite chez la femme enceinte; le pouls est plus dur, ce qui indique que la tension artérielle est plus élevée. Hémey (1) prend 75 pulsations pour la moyenne chez la femme en santé; avant l'accouchement, il bat de 75 à 84 fois par minute. Blot et d'autres ont vérifié son ralentissement après l'accouchement.

Les capillaires périphériques de tout le corps sont plus remplis et plus développés. Les veines superficielles et profondes sont aussi plus développées, principalement dans les centres où le *nisus* se fait sentir directement, le bassin et les seins; des veines à peine visibles auparavant deviennent saillantes, les jambes présentent parfois des varices; l'anus, des hémorrhoïdes ; les veines vaginales sont saillantes, turgides, elles forment quelquefois des masses proéminentes, et donnent à la muqueuse la teinte pourpre caractéristique de la grossesse; les nævus deviennent plus vasculaires.

Les vaisseaux et les glandes lymphatiques subissent un énorme développement. Le rôle considérable que jouent les lymphatiques dans la nutrition montre leur importance dans la puerpéralité et la septicémie.

L'appareil respiratoire subit des modifications dues surtout à la pression mécanique. L'utérus, dans son accroissement, altère la forme et la capacité du thorax. Küchenmeister, en 1849, et Fabius après lui, ont conclu de leurs observations spirométriques, que la base de la poitrine s'élargit pendant les derniers mois. Leurs observations ont été confirmées par Wintrich et Dohrn (2). Dohrn a trouvé que la base du thorax s'élargit en effet presque toujours pendant la grossesse, mais que son diamètre antéro-postérieur diminue. Après l'évacuation de l'utérus, le rapport est renversé : le diamètre transversal diminue, l'antéro-postérieur augmente ; la circonférence ne change pas. Le diaphragme est repoussé en haut, de sorte que le diamètre vertical du thorax, et par

(1) *Archives gén. de médecine.*
(2) *Monatsschr. f. Geburtskunde.* Bd XXIV.

suite sa capacité, sont diminués; aussi, dans les derniers mois de la grossesse, les mouvements respiratoires sont-ils plus courts et plus accélérés; l'exercice amène aisément la dyspnée. La dyspnée est exagérée dans les cas de rachitisme, d'ostéomalacie, de déviations de la colonne, et dans les cas où l'utérus est très gros, comme lorsque la grossesse est multiple, ou qu'il existe de l'hydramnios : toutes conditions qui forcent l'utérus à empiéter sur la cavité thoracique. La respiration devient plus aisée quelques jours avant l'accouchement, lorsque la tête s'engage dans le bassin.

Il se produit quelques *modifications chimiques* dans l'acte respiratoire. Andral et Gavarret ont prouvé que la quantité d'acide carbonique exhalée augmente pendant la grossesse, comme à la ménopause.

Le foie présente des altérations importantes. Tarnier, en 1857, résume ainsi ses observations : Le volume du foie est augmenté, son tissu n'a pas une couleur uniforme, sa substance est parsemée de petits points jaunes, très nombreux, qui lui donnent l'aspect d'un granit. Ces points forment de petites saillies, dont le volume varie de celui d'une tête d'épingle à celui d'un grain de mil; ils sont clairsemés par places; ailleurs ils sont rassemblés et forment des îlots; ailleurs, de leur agglomération résulte une large plaque de plusieurs centimètres de largeur. Le foie présente le même aspect sur des coupes; on trouve dans la profondeur de son tissu des cellules hépatiques bien conservées, au milieu desquelles se voient des gouttelettes nombreuses de graisse. Tarnier associe cet état du foie avec la glycosurie des femmes enceintes. De Sinéty pense qu'elle ne se développe qu'avec l'allaitemunt, qu'elle marche avec lui et s'éteint avec lui. Certainement la lactation et la glycosurie sont intimement liées ensemble.

De Sinéty a toujours trouvé beaucoup de graisse dans le centre du lobule hépatique, et peu à la surface. C'est le contraire qui se produit dans les dégénérescences ou les infiltrations graisseuses dues à une cause pathologique ou à l'engraissement artificiel.

Robert Barnes a observé, comme Tarnier, que le foie devient gras. Le Dr Ewart, à l'hôpital Saint-Georges, l'a vérifié souvent. De nouvelles observations sur ce sujet seraient intéressantes.

Glycosurie. — En 1856, Blot a annoncé la *glycosurie physiologique*, qu'il avait trouvée chez la moitié environ des femmes enceintes, et qui, disait-il, continue pendant l'allaitement. Kirsten (1) met en doute cette fréquence; Robert Barnes l'a observée chez des femmes enceintes qui n'accusaient aucun symptôme morbide, et l'a vue disparaître après l'allaitement. Dickinson a vu fréquemment le diabète insipide pendant la grossesse.

L'appareil urinaire et ses fonctions sont toujours affectés plus ou

(1) *Monatssch. f. Geburtsk.*, 1857.

moins, et quelquefois sérieusement. Commençons par la vessie, l'urèthre et le méat. Dès le quatrième mois, la vessie est tirée en haut presque jusqu'au-dessus du détroit supérieur, et poussée en avant par l'utérus ; le péritoine est, par suite, un peu détaché de la vessie ; ce détachement est encore plus accusé pendant le travail. Aussi l'urine s'accumule-t-elle souvent dans la région hypogastrique. L'urèthre est tiré en haut, et le méat souvent caché derrière le pubis : ces changements de position sont encore plus marqués dans la rétroversion de l'utérus gravide. Les tissus voisins sont fréquemment œdématiés. Dans les premiers temps de la grossesse, le besoin d'uriner est fréquent, à cause de la pression du fond utérin élargi sur la vessie (1). Cette même incommodité reparaît souvent vers la fin de la grossesse. La rétention d'urine est rarement due au tiraillement de l'urèthre.

Les reins. — Les rapports intimes de fonctions du foie et des reins impliquent dans ces derniers organes des modifications non moins importantes que dans le premier. L'hyperémie, la congestion même, sont fréquentes ; une exagération de la production épithéliale et une légère transformation graisseuse ne sont pas rares. On les attribue souvent à la compression des vaisseaux du rein par l'utérus gravide. Nous croyons qu'on a exagéré l'importance de cette cause : les reins sont ainsi placés dans des gouttières des deux côtés de la colonne, qu'ils ne peuvent guère être pressés directement ; eux-mêmes et leurs vaisseaux sont en outre protégés par le fait qu'ils se trouvent au-dessus de l'angle que forme l'utérus avec la colonne ; la pression est diminuée par l'interposition du canal intestinal, dont les circonvolutions pleines d'air agissent comme un coussin ou un tampon placé entre l'utérus et la colonne. La pression de l'utérus en arrière n'est pas constante ; elle est toujours diminuée par sa propre élasticité, par sa plasticité et par la souplesse des parois abdominales.

Altération de l'urine. — Chalvet et Barlemont (1870) ont étudié ce sujet. L'urine est le plus souvent acide, parfois neutre, rarement alcaline. L'eau y est plus abondante ; au début, les solides y sont un peu plus rares ; mais les chlorures augmentent ; les phosphates, les sulfates, l'urée, l'acide urique, la créatine et la créatinine diminuent.

La diminution des phosphates, des sulfates et de l'urée est particulièrement remarquable ; elle a été notée par Lehmann et Donné. Ces observateurs ont avancé que les éléments qui manquent dans l'urine servent à la formation de l'enfant. Chalvet et Barlemont attribuent l'augmentation de la quantité des chlorures à la désassimilation des tissus maternels.

Kyestéine. — Nauche, en 1831, a le premier décrit la kyestéine comme

(1) Et par suite de l'exagération de l'antécourbure normale. (*Traducteur.*)

étant spéciale à la grossesse. Lorsqu'on met de l'urine fraîche dans un vase placé dans un lieu bien éclairé et bien aéré, on y voit apparaître les changements suivants : au bout de trois jours, se forme à la surface une pellicule irisée, la kyestéine, mince d'abord, puis s'épaississant graduellement. Vers le cinquième jour, la pellicule se déchire du centre à la circonférence, en morceaux qui gagnent le fond du vase, où ils forment un dépôt. Cette pellicule n'est point une substance organique spéciale à la grossesse ; on l'a observée dans nombre d'autres états : elle est composée de cristaux de phosphates ammoniaco-magnésiens, de vibrions et de monades.

Lehmann dit que l'urine de la femme contient plus d'eau, moins de sels, et moins d'urée que celle de l'homme ; ces différences s'accentuent pendant la grossesse. Comme une urine aqueuse s'alcalinise plus aisément qu'une urine concentrée, celle de la femme subit plus facilement cette modification. Elle doit au mucus qu'elle renferme la propriété de devenir parfois effervescente et de se couvrir de la pellicule de *kyestéine*, qui passait autrefois pour être spéciale à l'urine des femmes enceintes, et qui est composée de cryptogames et de phosphates ammoniaco-magnésiens.

Ces résultats ont été confirmés par Parkes, qui nous rappelle qu'on a cru autrefois la kystéine formée par la caséine venue de la mamelle. Il ajoute qu'on trouve des produits analogues dans l'urine des femmes anémiques non gravides, et quelquefois dans celles des hommes.

Elisha K. Kane décrit de même la kyestéine ; il ne lui a trouvé que rarement une odeur caséeuse, et ne la regarde point comme un signe certain de grossesse. Braxton Hicks (*Guy's reports*) a étudié avec grand soin cette question. Ses conclusions concordent avec celles que nous avons citées plus haut. Il a trouvé de la kyestéine chez des vierges.

Pour conclure, nous dirons que nous avons vu des cas dans lesquels le diagnostic grossesse, fondé sur l'existence de la kyestéine, s'est trouvé justifié : il serait cependant imprudent d'affirmer la grossesse sur l'existence de ce signe unique ; mais il peut conduire le médecin à chercher d'autres preuves qui pourront emporter sa conviction.

Albuminurie physiologique. — Lever, en 1843, et sir James Simpson un peu plus tard, ont signalé l'association des convulsions chez les femmes enceintes avec la présence de l'albumine dans l'urine. L'existence de l'albuminurie semble marquer la limite entre la physiologie et la pathologie. Lorsque tout va bien, on n'examine pas l'urine, et la présence d'éléments anormaux passe inaperçue. Lorsque les convulsions paraissent pendant la gestation, on examine aussitôt la sécrétion rénale, et on y trouve presque toujours une grande quantité d'albumine. L'association du symptôme avec l'altération sécrétoire a si vivement frappé l'esprit du médecin, qu'il est tenté de conclure absolument que, comme la convulsion implique l'albuminurie, l'albuminurie implique la convulsion. Cliniquement et logiquement, ce n'est pas exact. L'examen de l'urine d'un grand nombre de femmes a mis au jour le fait que beaucoup d'entre elles, quoique albuminuriques, traversent sans accident la grossesse et l'accouchement. Il faut donc admettre que la présence de l'albumine dans l'urine peut n'indiquer qu'une difficulté fonctionnelle, et que la présence de l'albumine dans l'urine peut être un moyen qu'emploie la nature pour soulager la tension vasculaire. Le Dr Mahomed tend à conclure que l'apparition de l'albumine dans l'urine est la conséquence directe d'une tension artérielle élevée. Il démontre un *stage préalbuminurique*, indicateur prémonitoire d'une tension excessive, qui, continuée ou exagérée, sera suivie de l'albuminurie. Il est parfaitement prouvé que l'albuminurie est due souvent à une exsudation sanguine dans la vessie.

La grande leçon que nous devons retenir est que l'apparition de produits anormaux dans l'urine, sucre ou glucose, albumine ou leucine, est le signal du passage de l'état physiologique à l'état pathologique, et doit nous engager à examiner tous les organes et toutes les fonctions, pour agir opportunément.

Le système glandulaire se développe considérablement. Nous avons déjà noté les changements subis par le foie, les reins et les glandes cutanées ; nous nous occuperons des glandes du canal alimentaire lorsque nous étudierons la salivation et les vomissements. La thyréoïde est en général plus grosse chez la femme que chez l'homme. J.-F. Meckel regarde cet organe comme la répétition de l'utérus dans le cou, et fait allusion au gonflement qu'il présente pendant la menstruation et la grossesse. Chacun sait l'effet produit par la grossesse, et quelquefois par le mariage seulement. Catulle le signale dans son *Épithalame :*

Non illam nutrix oriente revisens
Hesterno poterit collum circumdare filo.

On sait maintenant que ce grossissement est sous la dépendance de l'augmentation de l'action cardiaque. Les *seins* appartiennent anatomiquement au système des glandes cutanées. Mais leur rôle dans la reproduction en fait un foyer spécial d'activité. Leurs modifications seront décrites à propos des signes et du diagnostic de la grossesse.

La rate subit des changements analogues à ceux du foie et des reins, elle grossit considérablement; parfois elle reste hypertrophiée d'une manière permanente.

L'appareil digestif est affecté mécaniquement et dans ses fonctions. Le rectum est comprimé, la constipation en résulte, mais la compression n'en est pas la seule cause, l'action péristaltique de l'intestin est gênée.

L'intestin grêle est repoussé en arrière et en haut par l'utérus, qui reste en avant près de la paroi abdominale, il est fortement comprimé, et presse à son tour sur l'estomac.

Les muqueuses et les glandes intestinales se vascularisent. Les glandes de l'estomac tout spécialement sont fort développées, et peuvent verser une grande quantité d'eau, dont sont presque uniquement composées les matières rejetées au début de la grossesse. C'est un acte physiologique, une des prévisions de la nature pour soulager la tension vasculaire et nerveuse.

Un symptôme très commun est l'augmentation de l'appétit. Une véritable *faim*, sensation peut-être inconnue en dehors de la grossesse, est ressentie par quelques femmes, même parmi celles qui ne vomissent pas. Elles mangent pour deux. L'appétit est souvent capricieux, les aliments préférés répugnent; les *envies* des femmes grosses sont connues de tous.

Il y a sans doute un désir instinctif ardent pour certaines substances dont l'organisme a besoin. Quelquefois les *envies* prennent le caractère de la folie, témoin le cas de la femme qui prit une passion pour la chair de son mari, qui le tua, et, pour prolonger son plaisir, le fit saler.

La peau, très accessible à l'examen, présente des changements importants. Les téguments de l'abdomen, surdistendus, éclatent et ont l'air d'être escharifiés. Lorsque la peau de l'abdomen ne suffit pas, la peau du haut des cuisses est appelée à son aide, et celle-ci cède aussi à la distension. Nous discuterons le sens de ce phénomène quand nous parlerons du diagnostic des grossesses précédentes.

Un fait remarquable est la *pigmentation*, dans laquelle l'état particulier des organes circulatoires et nerveux se manifeste d'une manière remarquable. Nous ne connaissons pas grand'chose à son sujet: c'est un champ fertile, ouvert aux études. Une investigation profonde des conditions dans lesquelles la pigmentation gestative se produit récompenserait le chercheur et sans doute conduirait à la solution d'autres problèmes physiologiques ou pathologiques. Robert Barnes en a rassemblé quelques cas dans un mémoire (1). Le *mélasma* de la face, de l'abdomen, des seins pendant la grossesse est connu de tout le monde; on le rencontre aussi dans quelques cas de maladie ovarique, et parfois dans les désordres des organes reproducteurs, et dans la menstruation normale ou difficile. Lecat cite un cas où la jambe gauche devenait noire pendant chaque grossesse. Les mamelles des Samoyèdes sont noires. Le Dr Latham, qui note ce fait, croit qu'il peut être dû à un mode spécial d'excitation sexuelle (2). Parmi les diverses formes, la plus commune est la coloration des paupières, qui présente deux variétés : dans l'une, la couleur est déposée dans les

(1) *On Pregnancy and general Pathology. Am. gyn. Trans.*, vol. I.

(2) V. la discussion qui a eu lieu à ce sujet, à la Société obstétricale de New-York, le 19 mars 1878 (*Am. Journ. of obstetrics*, 1878, p. 792). (*Traducteur.*)

lamelles épidermiques comme dans le hâle ordinaire; dans l'autre, le pigment est déposé dans la peau, et ne peut s'enlever; cette dernière variété est la vraie *Stearrhea nigricans*.

La coloration des paupières pendant les règles n'est pas nécessairement due à un pigment; elle vient quelquefois d'une sorte de lividité veineuse; cependant il est probable que le sang renferme un pigment, qui ne se dépose pas dans les cellules épidermiques. Le mélasma permanent se rencontre chez les femmes affectées de chlorose ou de mélancolie. Les taches brunes sur le front, les sourcils, le nez et la lèvre supérieure produisent ce qu'on appelle le *masque de la grossesse*. Büchner rapporte un exemple de la coloration bleue, *Stearrhea cærulea*, chez une femme grosse.

Laycock dit qu'on peut considérer cette pigmentation sous trois points de vue : 1° comme le résultat d'une oxydation incomplète du carbone, qui ne s'élimine plus sous les formes d'acide carbonique, d'acide lactique, d'hémaphéine, etc.; 2° comme le résultat d'une élimination imparfaite du carbone, dans les points où a lieu son élimination normale : dans les cheveux et l'épiderme; 3° comme le résultat d'une production excessive de carbone, venant d'une alimentation trop carburée. Dans tous les cas, il y a une grande analogie entre les *excreta* carbonés et les *excreta* azotés comme pigments morbides, et les *excreta* azotés comme dépôts morbides sous forme d'urates, etc. Quant aux premiers, il est évident que toutes les modifications des corpuscules sanguins qui gênent leurs fonctions de porteurs d'oxygène favorisent une oxydation incomplète du carbone en rebut. Nous comprenons comment le carbone remplace l'acide carbonique dans la leucémie, la leucocytose, l'anémie ou la chlorose, la maladie de Bright et tous les états cachectiques, dans lesquels les globules ont un pouvoir oxygénant insuffisant. Ce sont des conditions fort analogues à celles de la grossesse.

Dans bien des cas, si ce n'est dans tous, le système nerveux est directement intéressé. Lister dit que « l'axe cérébro-spinal est surtout chargé de régler les fonctions des cellules pigmentaires ». Il est fort intéressant de noter que la pigmentation est souvent limitée à des surfaces nettement déterminées. Un singulier exemple en a été figuré dans les *Obstetrical Transactions* de 1876 (1) par le Dr Godson. Une fille, enceinte de sept mois, avait la chorée. Ses seins présentaient une pigmentation noire caractéristique, laissant un tiers de la surface parfaitement clair, presque exactement symétrique et nettement limité. On ne peut pas concevoir qu'il y eût une différence dans la composition du sang qui se rendait à la partie colorée; on ne peut guère attribuer cette pigmentation qu'à une distribution nerveuse.

(1) P. 343.

La découverte d'Addison et les expériences de Brown-Séquard tendent à prouver que les capsules surrénales jouent un rôle important dans la pigmentation.

Wilks a remarqué (1) que dans la maladie d'Addison la pigmentation est plus marquée aux mamelons, au nombril et au scrotum. Ces faits et d'autres analogues nous permettent de supposer que dans la grossesse les capsules surrénales, comme d'autres organes et d'autres tissus, subissent des modifications spéciales; que ces modifications sont transitoires et en harmonie avec celles qu'on observe dans d'autres organes. Il est curieux d'observer combien rapidement et complètement la pigmentation noire disparaît quelquefois après l'accouchement.

Il serait utile d'examiner les capsules surrénales chez les femmes mortes pendant la grossesse et l'état puerpéral.

Les nævus deviennent plus vasculaires, turgescents et prennent une couleur plus sombre. — Ce fait est dû au développement général des capillaires, et tient de près à la pigmentation. *Les glandes sébacées et sudoripares et les follicules pileux* prennent souvent une grande activité, ce qu'expliquent la plénitude des vaisseaux et la tension vasculaire. Nous avons observé que quelques femmes qui perdent leurs cheveux lorsqu'elles ne sont pas enceintes les voient repousser pendant la grossesse, et tomber de nouveau après l'accouchement (2).

Le système osseux subit des modifications qui, pour n'être pas toujours évidentes, n'en font pas moins rarement défaut. Sous les influences combinées des changements dans la constitution du sang, dans la dynamique circulatoire et la nutrition, les articulations se ramollissent. Ce sujet est discuté plus à fond dans le chapitre qui traite de la structure du bassin.

L'incurvation de la colonne vertébrale est augmentée. Pour maintenir son équilibre dans la station verticale, la femme porte les épaules en arrière, ce qui augmente la courbure antérieure du rachis.

Ostéophytes. — Rokitanski, en 1838, et Ducrest, en 1844, à la Maternité de Paris, ont observé des *néoplasmes osseux* ou *ostéophytes*, ou un tissu ostéoïde en dehors de la dure-mère, entre elle et la table interne du crâne. Tous les deux les croient indépendants de causes pathologiques. Ils les ont trouvés dans plus d'un tiers des cas. Alexis Moreau, en 1844, a examiné quatre-vingt-dix-huit femmes mortes à la Maternité; quarante-deux avaient des concrétions osseuses; il n'en a pas trouvé ailleurs que dans le crâne. D'un autre côté, Virchow a observé des concrétions semblables chez des phthisiques. Kühn les a analy-

(1) *Guy's hospital Reports*, 1859.

(2) V. le cas cité dans l'*Union médicale* (1875, t. II, p. 792), d'après le *New-York med. Record*, d'une femme qui a eu de la barbe dans quatre grossesses. (*Traducteur.*)

sées et les a trouvées riches en chaux et en acide carbonique, plus pauvres en phosphates et en matière animale que les os crâniens. Elles pourraient bien être une partie de l'excès du tissu osseux préparé pour la construction du squelette fœtal. Robert Barnes a fait remarquer le rapport qu'elles ont avec la dégénérescence calcaire du placenta. Elles ont probablement aussi quelque rapport avec la production du lait, qui renferme beaucoup d'éléments calcaires.

Wallmann (*Virchow's Archiv*, 1858) a fréquemment observé des ostéophytes à la surface interne du crâne, chez des sujets de dix à soixante-quinze ans, dans diverses maladies. Il croit avec Virchow qu'ils ne sont pas moins communs après les maladies qu'après la grossesse; mais il ajoute qu'il les a presque constamment trouvés chez les femmes en couches. Ils sont fréquents dans la tuberculose, l'hydrocéphalie chronique, et la syphilis secondaire.

Le poids du corps change considérablement : Gassner (1) l'a bien étudié.

Ces résultats offrent tant d'intérêt qu'ils méritent une analyse complète; et quand même bon nombre de leurs applications doivent être discutées dans l'histoire des maladies de la grossesse et des suites de couches, il sera utile d'en faire dès à présent un résumé.

1. La femme enceinte gagne de 1,50 à 2 kilog. dans les deux derniers mois.

2. Elle perd de 2 à 3 kil. dans les huit ou quinze jours qui suivent la mort de l'embryon. Dans un cas, la mort du fœtus a été diagnostiquée par la perte de poids. D'où vient l'augmentation? Quels sont ses facteurs?

		Kil.	Décompte du liquide amniotique.
Nous estimons l'augmentation du fœtus dans le	8e mois à	0.50	0.375
— — —	9e —	0.75	0.25
— — —	10e —	0.75	0.25

Le placenta gagne, dans les trois derniers mois, environ 84 grammes. L'œuf gagne donc à peu près 1 kilogramme dans chacun de ces trois mois :

Poids moyen de la femme enceinte.

A la fin du 10e mois.		A la fin du travail.		7 ou 8 jours après l'accouchement.	
Cas.	Kil.	Cas.	Kil.	Cas.	Kil.
242	62.8	190	56.25	269	51.45

La perte de poids à la suite d'un travail normal est de 10, 45 p. 100. La sortie de l'œuf est la principale cause de cette diminution. Son poids moyen est de 5, 76 kil. ainsi répartis :

(1) *Ueber die Veränderungen des Körpergewichtes bei Schwangern und Wöchnerinnen* (*Monatsch. f. Geburtsk.*, 1862).

Enfant........................	3.283
Liquide........................	1.877
Placenta........................	0.600

La femme a perdu en outre : sang, 250 grammes ; fèces et urine, 404 grammes, et par la transpiration cutanée et pulmonaire, 150 gr.

Gassner est arrivé aux conclusions suivantes : plus l'enfant est gros, plus le placenta est volumineux, et plus le liquide est abondant.

L'enfant d'une primipare pèse en moyenne 104 grammes de moins que celui d'une pluripare (1), le placenta et le liquide amniotique sont moins lourds dans la même proportion. L'utérus de la primipare est plus pauvre en muscle ; c'est à cette pauvreté que Gassner attribue la longueur du travail. Chez 110 pluripares, le travail a duré en moyenne 10 heures 40, et 15 heures 52, chez le même nombre de primipares.

Gassner a toujours trouvé beaucoup de liquide dans les cas de présentation transversale.

Perte de poids après un travail normal. — Les sécrétions, les excrétions et la diminution de l'alimentation font perdre 4,575 kil. ; en 172,42 heures à une femme pesant 56,25 kil. : la perte est donc de $\frac{1}{12.305}$, ou environ 8 p. 100. Ces moyennes sont prises sur 238 cas. Les facteurs sont : les lochies et la sécrétion lactée, l'augmentation de la sécrétion urinaire, la résorption de l'œdème des jambes, l'exhalation pulmonaire et cutanée, les selles, et l'involution des organes génitaux internes et externes.

A propos du poids du corps, nous pouvons étudier l'amaigrissement. En général, les femmes enceintes perdent de leur graisse ; cette diminution est remarquable surtout à la face : les traits deviennent plus minces et plus aigus ; elle est accentuée surtout chez les femmes qui vomissent beaucoup : le manque de nourriture ordinaire est, jusqu'à un certain point, compensé par la résorption de la graisse. Si une femme dont les règles sont suspendues maigrit, on peut présumer qu'elle est enceinte ; cependant, chez beaucoup de femmes, il n'y a pas de grande différence sur ce point. Lorsqu'une femme commence à engraisser peu après son mariage, il est probable qu'elle restera inféconde. Kiwisch (2) n'a jamais observé l'engraissement général chez les femmes enceintes ; il dit qu'on observe la perte de la graisse sur le plancher du bassin, les parois abdominales et les cuisses. Nous connaissons cependant des

(1) Le véritable sens du mot *multipare* étant qui met au monde plusieurs petits, je dirai toujours *pluripare* pour indiquer que la femme a déjà accouché une ou plusieurs fois (*pluries*, plusieurs fois), je dirai aussi *primigeste*, et *plurigeste*, mots qui se comprennent aisément. (*Traducteur.*)

(2) *Beiträge*, 1848.

femmes dont la nutrition s'améliore et qui engraissent lorsqu'elles sont enceintes.

Les changements subis par l'organisme entier et les organes non sexuels ont été décrits ; nous allons étudier ceux qui affectent l'appareil génital.

Modifications utérines. — Le volume, la capacité, le poids, la forme, la situation, la direction et les rapports de l'utérus subissent des changements.

Augmentation de volume. — Le col utérin ne subit pas de notables changements jusque dans les derniers mois de la grossesse ; nous en parlerons plus tard. La muqueuse et les glandes du col participent à l'augmentation générale de la vascularisation. Lott dit que le col s'hypertrophie réellement ; ses glandes deviennent plus grosses et sécrètent plus activement ; elles produisent un mucus albumineux qui remplit le col, et qui forme ce qu'on nomme le *bouchon muqueux*. Le col grossit un peu, il s'épaissit. Il est utile de noter que la muqueuse du col ne se détache pas comme le fait celle du corps, au moment de l'accouchement ; elle n'est pas caduque. Après l'expulsion de la muqueuse du corps utérin, il reste au point de séparation un anneau plus ou moins saillant.

Le corps de l'utérus subit la transformation la plus merveilleuse : Levret a mesuré la surface de l'utérus vierge, et l'a trouvée égale à 16 pouces carrés, tandis que la surface de l'utérus gravide est de 339 pouces carrés, c'est-à-dire vingt et une fois plus. L'augmentation du volume tient à la distension passive et à l'hypertrophie des parois ; la distension est proportionnelle au développement de l'œuf, et joue le principal rôle dans l'augmentation du volume. Aussi, dès que l'œuf a été expulsé, l'utérus se rétracte, et perd la plus grande partie de l'augmentation de volume qu'il avait acquise pendant la gestation.

Il se produit aussi une véritable hypertrophie, puisque l'utérus, quoique rétracté, pèse encore beaucoup plus que dans l'état non gravide. Pour qu'il revienne à son état précédent, il faut qu'il se produise une résorption de l'excès de tissu ; c'est ce qu'on appelle l'*involution*. L'hypertrophie est produite par la gestation ; lorsque la grossesse est ectopique, ou se produit dans l'une des cornes d'un utérus bicorne, l'utérus vide se développe aussi.

L'utérus grossit à mesure que la gestation avance. Voici la table d'Arthur Farre sur ce développement :

	Longueur en millimètres.	Largeur.
Fin du 3e mois	113 à 126	101
— 4e —	138 à 151	126
— 5e —	151 à 176	139
— 6e —	201 à 226	164
— 7e —	252	189
— 8e —	277	202
— 9e —	302	227

Capacité. — Simpson a estimé à 2 ou 3 centimètres cubes la capacité de la matrice d'une pluripare avant la fécondation, et à 6 ou 8 litres à terme, mais Tarnier croit cette évaluation exagérée; la moyenne, suivant lui, est de 4 à 5 litres. Sa dilatation varie avec le volume du fœtus, le nombre des enfants, et la quantité du liquide amniotique.

Poids. — A terme, l'utérus plein pèse de 6 à 7 kilogrammes : avant la conception il ne pèse que 42 grammes chez les nullipares, et 55 chez les pluripares. Après la délivrance, l'utérus avec ses annexes pèse, d'après Nægelé, de 750 à 1,000 grammes; Tarnier lui donne de 900 à 12 ou 1,500 grammes. La gestation vingtuple donc son poids, et l'accroissement de ce poids est en raison directe de l'augmentation de son volume.

Forme. — L'augmentation de l'utérus ne se fait pas partout à la fois, ni au même degré. La face antérieure et la postérieure, qui se touchent, commencent par se séparer. La cavité, qui est d'abord virtuelle, est triangulaire. Puis l'utérus devient piriforme, mais demeure aplati d'avant en arrière. Au troisième mois, il est sphéroïdal (1). Puis le fond devient convexe en dehors; c'est lui qui se développe le plus, le segment inférieur ne subit que peu d'ampliation.

Dans les trois derniers mois, le segment inférieur se développe. Quelquefois l'un des côtés du fond est plus développé que l'autre; on sent une saillie, lorsqu'on palpe; cela peut tenir à ce que le côté le plus large loge la partie la plus grosse du fœtus; on sent alors un sillon ou une dépression entre les deux angles de l'utérus. Le fond peut de même présenter un sillon, lorsque la grossesse est double.

A la fin de la grossesse, le segment utérin inférieur plonge dans le bassin; les deux tiers ou les trois quarts supérieurs restent dans l'abdomen. A ce moment, les parois utérines sont assez plastiques pour se mouler sur le sacrum et la colonne, et former au niveau du promontoire un angle à sommet dirigé en avant. Quelquefois, chez les plurigestes dont les parois abdominales offrent peu de résistance, le fond tombe en avant à cheval sur la symphyse, et l'utérus présente un angle à sa face antérieure.

Depaul a fait remarquer le développement irrégulier des deux côtés de l'utérus. Il est rare de trouver les deux trompes sur le même niveau.

Ordinairement les deux tiers supérieurs de la paroi postérieure se développent davantage que la paroi antérieure. Il en résulte que l'insertion des trompes ne se rencontre plus à l'union des deux moitiés de l'utérus, mais beaucoup plus en avant, les deux tiers de l'utérus se trouvant en arrière de l'insertion tubaire. Le contraire se passe

(1) V. les figures 33 à 35, d'après Bandl.

dans le segment inférieur, qui est plus développé en avant qu'en arrière. Cela nous explique comment le col paraît tellement repoussé en arrière, et est si difficile à atteindre à la fin de la gestation, et pourquoi la tête, en s'engageant dans l'excavation, est ordinairement coiffée par le segment utérin inférieur (valve utérine ou antérieure de R. Barnes).

Les changements de situation méritent d'être notés. Nous les indiquerons en parlant du diagnostic de la grossesse. Nous ne ferons pour le moment que remarquer que dans les derniers mois, l'utérus, surtout chez les plurigestes qui ont les parois abdominales flasques, a une forme différente dans le décubitus dorsal et dans la station verticale : dans le décubitus dorsal le fond tombe en arrière et se rapproche de la colonne, de sorte que tout l'organe forme une courbe autour du promontoire ; dans la station verticale, le fond tombe en avant, quitte la colonne, sort du ventre et son axe se redresse.

La saillie de la colonne rejette l'utérus sur l'un ou l'autre côté, ce qui produit une obliquité latérale. Dubois a trouvé que, sur 100 femmes, l'utérus était sur la ligne médiane chez 29 ; incliné à gauche, chez 4 ; à droite, chez 66. On a proposé un grand nombre d'explications de cette obliquité droite ; aucune ne paraît satisfaisante.

Rotation. — L'utérus éprouve en général un léger mouvement de torsion sur son axe, qui amène la face antérieure un peu à droite, et la face postérieure un peu à gauche. Tarnier remarque que c'est à cette rotation qu'on doit d'entendre le souffle utérin plus souvent à gauche qu'à droite. Dans l'opération césarienne, il faut rectifier cette rotation pour amener la ligne médiane de l'utérus en face de l'incision abdominale.

Rapports. — A terme les trois quarts de la face antérieure de l'utérus s'appuient sur la paroi abdominale ; quelquefois une partie de l'épiploon ou de l'intestin se glisse entre les deux. Il ne faut pas l'oublier lorsqu'on fait l'opération césarienne. Le quart inférieur s'appuie sur la face postérieure de la vessie, dans un espace qui varie avec le volume de cet organe. Vide, la vessie descend derrière la symphyse ; pleine, elle remonte en avant de l'utérus, où elle forme une grosse tumeur fluctuante. Tout à fait en bas, la face antérieure de l'utérus est en relation avec le vagin.

La face postérieure touche le rectum, le sacrum, l'angle sacro-vertébral, moins directement les vaisseaux iliaques primitifs et les premières branches des nerfs sacrés ; en haut, la colonne, l'aorte, la veine cave inférieure, les piliers du diaphragme, le mésentère et le bas de l'iléon. Quelques anses intestinales se placent souvent entre la colonne et la moitié supérieure de l'utérus.

Le bord supérieur, ou fond, est en rapport avec le côlon transverse, la grande courbure de l'estomac, le bord antérieur du foie, et soulève le cartilage xiphoïde et les dernières fausses côtes, en les repoussant en dehors.

Les bords latéraux sont en rapport, en bas, avec les vaisseaux iliaques internes et externes, les nerfs obturateurs, et le psoas-iliaque. En haut, le bord latéral droit touche le cæcum et le côlon ascendant; le bord gauche touche l'S iliaque, le côlon descendant et une grande partie de l'intestin grêle, qui est rejeté à gauche par l'inclinaison de l'utérus vers la droite. Le bas de l'utérus fait saillie dans le vagin, et s'applique en avant sur la vessie, en arrière sur le rectum.

Épaisseur des parois utérines. — L'utérus augmente de volume en partie en cédant au développement du fœtus, il s'*amincit;* l'épaisseur de sa paroi, à terme, est en général moindre qu'à l'état de vacuité. Aussi peut-on fréquemment sentir sans peine les parties fœtales par la palpation. Elles n'ont souvent que 9 millimètres, au point où le placenta est inséré, et 2 millimètres seulement partout ailleurs. L'amincissement n'est pas uniforme; Smellie et Hunter ont noté un amincissement plus considérable vers le fond et à la partie postérieure. Il varie suivant les cas; nous le croyons plus accusé chez les plurigestes.

Consistance. — A l'état non gravide, les parois utérines sont résistantes comme du tissu fibreux. Pendant la grossesse, cette fermeté diminue; les parois deviennent molles et élastiques; elles donnent au doigt la sensation d'une feuille de caoutchouc. Cette souplesse explique comment elles se moulent sur les parties fœtales, dont les mouvements produisent des bosses qui disparaissent bientôt.

Musculature de l'utérus. — La tunique musculaire de l'utérus est formée de fibres de la vie organique. A peine visibles à l'état de non gravidité, elles deviennent évidentes, *colossales*, pendant la grossesse. La figure 23 montre les fibres à noyau de l'utérus gravide, et la gangue granuleuse dans laquelle elles sont renfermées. Pendant la grossesse, elles acquièrent leurs dimensions maximum, et de nouvelles fibres se forment, surtout dans les couches internes de la tunique moyenne. C'est surtout, dit Kölliker, pendant la première moitié de la grossesse qu'on voit de nouvelles fibres se former. L'énorme augmentation du volume utérin est due principalement au développement de l'élément musculaire. Kölliker n'a pas vu la génération des fibres musculaires après le sixième mois. Le tissu connectif qui réunit les fibres musculaires se développe en même temps que les fibres elles-mêmes.

Ranvier affirme que non seulement les fibres grossissent, mais que vers la fin de la gestation, elles deviennent striées, moins nettement pourtant que les vraies fibres striées.

L'hypertrophie de la tunique musculaire est très apparente dans le corps, moins marquée dans le tiers inférieur, et à peine appréciable dans le col, dont les fibres, quoique plus rouges, n'augmentent guère de volume. Après l'accouchement, les fibres géantes doivent disparaître. L'utérus se rétractant, l'afflux sanguin gestatif cesse, et les fibres musculaires, ayant accompli leur fonction, subissent la dégénérescence graisseuse, qui les prépare à la dissolution et à la résorption. La figure 24 représente cette conversion granulaire. On ne connaît pas le temps exact que prend l'involution (1). Mais, puisqu'une nouvelle grossesse peut commencer au bout de deux mois, l'utérus est probablement reconstitué avant cette époque.

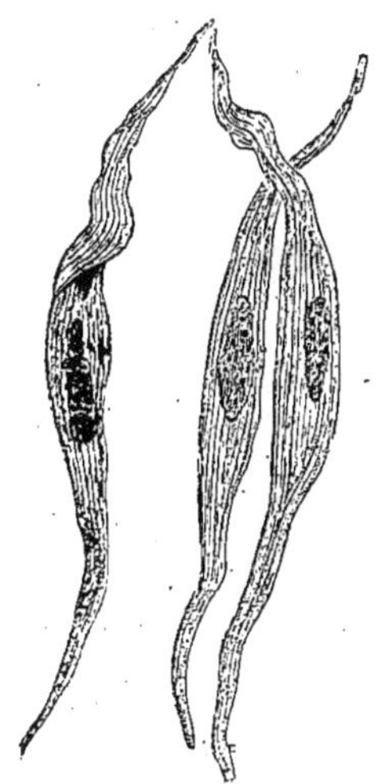

Fig. 23. — Fibres musculaires de l'utérus pendant la grossesse (Wagner).

La disposition des fascicules musculaires est tellement intriquée, qu'on en a fait des descriptions variées. Les admirables recherches d'Hélie (2) semblent avoir fixé cette question et mis de l'harmonie dans les descriptions de ses prédécesseurs.

Trois couches forment le tissu musculaire, mais les fibres d'une couche passent dans les autres, et forment un réseau qui les unit les unes aux autres.

1° *La couche externe* est composée de plusieurs plans de fibres longitudinales et transversales, alternant les uns avec les autres. Le plus superficiel est longitudinal, il est formé d'une bande médiane (Sue, 1753) dont le milieu est recourbé en anse sur le fond de l'utérus; ses deux extrémités descendent l'une en avant, l'autre en arrière, sur les faces utérines; l'antérieure descend plus bas que la postérieure. Celle-ci commence au niveau de la jonction du corps avec le col; en bas, elle est formée de fibres transversales qui, après s'être unies, remontent verticalement; en route, elles rencontrent d'autres fibres qui leur

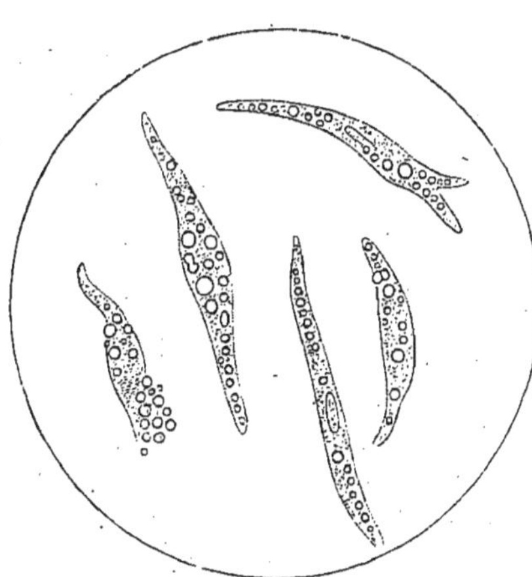

Fig. 24. — Dégénération graisseuse des fibres musculaires pendant l'involution.

(1) Robin, cité par Fauquez, *Métrite chronique*, estime à 70 jours environ le temps nécessaire pour la régénération de la muqueuse. (*Traducteur.*)

(2) *Recherches sur la disposition des fibres musculaires de l'utérus développé par la grossesse*, 1864. (*Traducteur.*)

viennent des parties latérales. Près du fond, les fibres latérales se recourbent en dehors et se dirigent vers les trompes et les ligaments larges, dans lesquels elles se perdent.

Cet arrangement est visible dans la figure 25, qui représente la face utérine antérieure. La face postérieure (fig. 26) est semblable, mais le faisceau médian ne descend pas aussi bas qu'en avant.

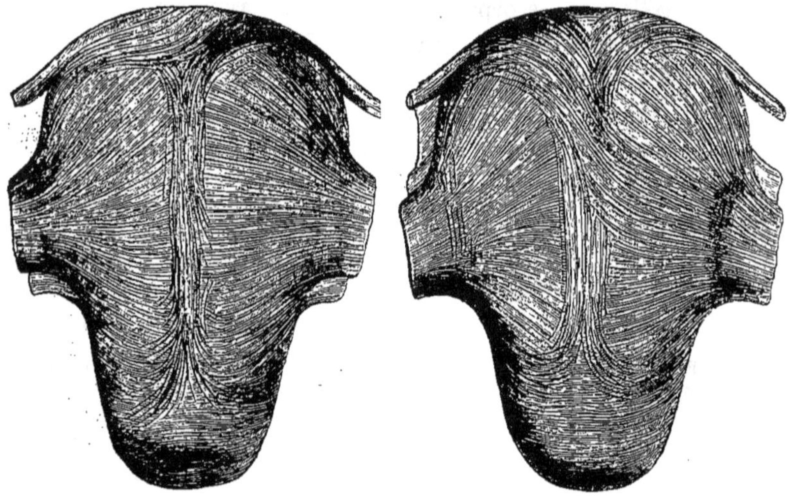

Fig. 25. — Couche musculaire externe, face antérieure (d'après Hélie).

Fig. 26. — Couche externe, face postérieure (d'après Hélie).

Les fibres moyennes de l'anse passent sur le fond; parfois quelques-unes des fibres d'un côté passent de l'autre côté. Ce faisceau ansiforme est composé de deux plans, séparés par une couche de fibres transversales.

Nous avons à étudier maintenant les fibres transversales qui, avec le faisceau décrit ci-dessus, forment la surface du corps utérin. Ces fibres (Sue, 1768) constituent la plus grande partie de la couche externe. Quelques-unes contribuent à la formation du faisceau ansiforme; la plupart traversent la ligne médiane, au-dessous de l'anse et entre ses plans; ils se prolongent en dehors dans les ligaments larges, les ligaments de l'ovaire, le ligament rond et la trompe.

En suivant les fibres dans la direction opposée, nous pourrons dire qu'elles partent de ces points, et, quittant le côté de l'utérus, se séparent en deux lames, dont l'une passe en avant, l'autre en arrière. L'utérus est ainsi compris entre deux feuillets de tissu musculaire, partis des ligaments.

La figure 27 représente le second plan ou plan moyen. Sur le côté de l'utérus on voit les fibres transversales former des muscles *circulaires*. Le trajet de ces fibres est néanmoins très compliqué. Elles se séparent pour laisser passer les vaisseaux; quelques fibres, d'abord superficielles, plongent pour devenir profondes.

Au-dessus des trompes et à leur niveau, la disposition des fibres est différente. Les fibres transversales décrivent de larges arcades sur le fond; quelques-unes se dirigent vers les trompes et les ligaments lar-

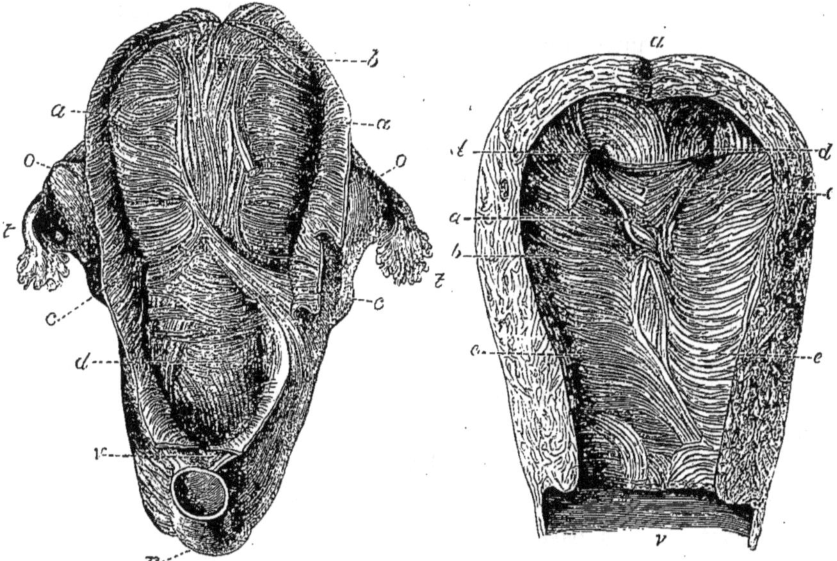

Fig. 27. — Face postérieure, couche moyenne (Hélie).

a, a, fibres transversales superficielles renversées en arrière; *b*, fibres en anses, continues avec *c*, fibres transversales; *d*, fibres du col; *r*, rectum; *v*, vessie; *t, t*, trompes.

Fig. 28. — Couche musculaire interne (Hélie).

a, coupe de la paroi utérine; *b*, faisceau triangulaire; *c*, fibres se dirigeant vers les trompes; *d,d*, orifices des trompes; *e, e*, fibres transversales; *v*, vagin.

ges; la plupart descendent le long du bord de l'utérus. Dans leur trajet, elles rencontrent des vaisseaux qui les détournent; elles plongent alors, se recourbant en avant et en arrière, pour devenir transversales sur l'une des faces de l'utérus.

2° *Couche externe du col.* — L'hypertrophie du col étant beaucoup moins marquée que celle du corps, le trajet des fibres est plus simple. Elles courent presque toutes obliquement en bas, depuis les côtés de l'utérus vers la ligne médiane, où elles croisent les fibres du côté opposé. Sur les côtés du col, elles passent d'une face à l'autre. Les plus superficielles se continuent en avant dans les plis vésico-utérins; en arrière, avec les ligaments recto-utérins, en bas, avec les fibres du vagin.

3° *Le faisceau moyen* est le plus épais, mais il n'existe que dans le corps, il n'en existe pas de trace dans le col. Il renferme une grande quantité de vaisseaux; son épaisseur maximum se trouve au point qui correspond à l'insertion du placenta. Lorsqu'on dissèque les couches extérieures, on voit qu'un grand nombre de leurs fibres s'enfoncent dans la couche moyenne. Il est composé de bandes de grosseur variable, qui se croisent en tous sens; quelques-unes sont transversales, d'autres obliques, d'autres longitudinales; de larges ouvertures séparent les bandes ou les fibres les unes des autres. Les fibres se replient autour des veines (*fibres arciformes* de Hunter, 1772) et chaque anse, croisée par une autre, forme an anneau complet autour de la veine; une série de ces anneaux forme un canal où passe la veine; de larges anneaux entourent plusieurs veines à la fois. Chaque veine est donc entourée par des anneaux contractiles, et suit son cours dans un véritable canal contractile formé par la couche moyenne. La figure 29 montre cette disposition.

Les artères, comme les veines, sont entourées par des anneaux musculaires; mais les artères ont une gaine celluleuse, qui leur permet de glisser dans les anneaux; les veines, réduites à leur tunique interne, adhèrent aux fibres musculaires. Les anneaux contractiles, non seulement ferment les vaisseaux, et s'opposent à l'hémorrhagie, mais font en quelque façon l'office de valves.

4° *Couche musculaire interne.* — Lorsqu'on ouvre l'utérus, on trouve toujours, au milieu de la paroi postérieure, un faisceau triangulaire un peu saillant, dont la base s'étend d'une trompe à l'autre, et dont le sommet descend jusqu'à l'orifice interne du col. Ce faisceau est représenté dans la figure **28**. Charles Bell l'a décrit. Près des ouvertures des trompes, il se divise en deux fascicules qui plongent des deux côtés dans la trompe (fig. 28, *c*, *d*). Des fibres transversales s'étendant directement d'un orifice tubaire à l'autre, complètent le triangle, en formant sa base. Un triangle exactement semblable se trouve sur la paroi antérieure.

Des deux côtés de ce triangle, tout le long du corps de l'utérus, les fibres de la couche interne sont transversales; elles vont d'une face à l'autre; elles sont donc annulaires. Au niveau de l'orifice interne du col, les fibres transversales forment un faisceau circulaire, qui limite nettement la cavité du corps et celle du col. On l'a considéré comme un sphincter.

Au niveau du fond, au-dessus des orifices tubaires, les fibres forment des arcades qui constituent le plafond de l'utérus. Elles descendent en avant et en arrière, passant au-dessous de la bande transversale du faisceau triangulaire; là elles se perdent dans les fibres horizontales.

A l'entrée des trompes, les fibres sont arrangées en cercles concentriques, dont un a été décrit par Ruysch; Charles Bell en a reconnu deux. Calza (1807) les a nommés *muscles orbiculaires des trompes* (fig. 28). La manière dont les vaisseaux sont entourés par les fibres musculaires est bien représentée dans la figure 29.

Nous résumerons ainsi la disposition des muscles utérins : 1° la texture est différente dans le corps et dans le col; 2° le corps présente

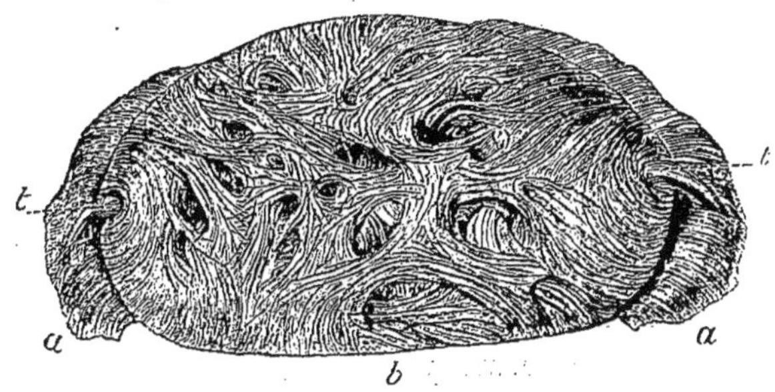

Fig. 29. — Couche moyenne au niveau du fond, au point d'insertion du placenta. Les fibres croisées forment autour des vaisseaux des anneaux qui les resserrent.

a, a, couche superficielle retroussée; *b*, faisceaux de la couche moyenne; *t, t*, trompes.

trois couches : l'*externe*, avec son faisceau ansiforme, ses fibres transversales, dont les extrémités se prolongent dans les annexes de l'utérus, et ses fibres circulaires; la *moyenne*, avec ses bandes formant des anses et des anneaux autour des vaisseaux; l'*interne* avec ses deux faisceaux triangulaires et ses fibres annulaires autour des orifices tubaires; 3° dans le col, l'arrangement des fibres est relativement simple; on n'y trouve que deux couches, qui se continuent en haut avec la couche externe et l'interne du corps. Les fibres du col sont presque uniquement annulaires. La portion vaginale est formée presque entièrement par la couche interne.

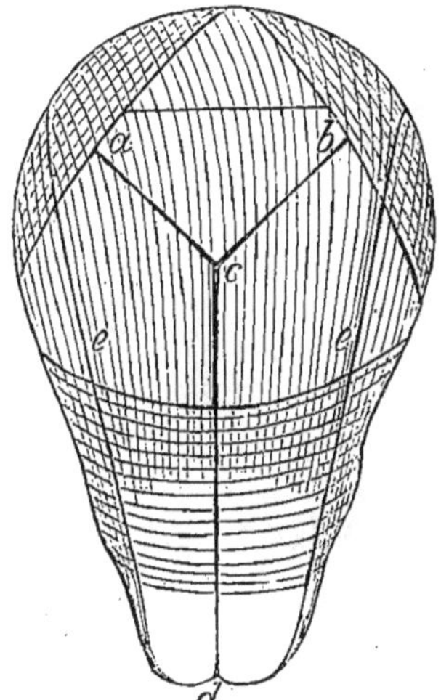

Fig. 30. (D'après Murphy, modifié.) Action des muscles utérins.

Les muscles du fond, en *a* et *b*, en se raccourcissant concentriquement, diminuent la cavité vers *c*, et la résultante, aidée par les fibres longitudinales, pousse le fœtus en bas; en même temps, les fibres longitudinales tirent le col en haut, sur la partie qui se présente. Les muscles circulaires s'ouvrent comme un sphincter devant la tête, elles se resserrent de même lorsque la cavité est vide.

Action de la paroi musculaire. — Charles Bell dit : 1° Les fibres longitudinales prédominent; leur action serait de raccourcir l'utérus, d'attirer en haut le segment inférieur, et d'expulser le fœtus; 2° les muscles orbiculaires de Ruysch, par leur contraction concentrique, diminueraient la surface de l'utérus et détacheraient le placenta; 3° la disposition circulaire des fibres autour des vaisseaux servirait comme de ligature pour arrêter le sang.

Dubois et Jacquemier font remarquer que le tissu musculaire de l'utérus ayant trois couches, c'est entre la couche moyenne et l'externe, tout au plus dans la moyenne, qu'on trouve les sinus. Dépourvus de valves, ces sinus communiquent si largement ensemble qu'ils font de l'utérus comme un organe caverneux. Dans le voisinage du placenta, un grand nombre de ces canaux sont très rapprochés de la couche interne; quelques-uns même ne sont séparés de la muqueuse que par un mince feuillet de tissu musculaire.

Cruveilhier, en injectant la veine porte ou les veines pelviennes, a trouvé que les veines pelviennes, hémorrhoïdales, honteuses internes, et fessières s'anastomosent largement.

Chowne, injectant aussi la veine porte, a vu le liquide sortir dans la cavité utérine. Cette disposition anatomique et les expériences de Chowne expliquent la production de l'hémorrhagie veineuse rétrograde dans l'utérus, lorsque la tunique musculeuse de cet organe est inerte.

La *tunique péritonéale* et la *muqueuse* de l'utérus ont été déjà décrites.

Le segment utérin inférieur et le col pendant l'accouchement et le travail. — Levret et Baudelocque supposaient que, pendant les premiers mois de la grossesse, l'utérus se développe aux dépens de son corps et de son fond, et que, depuis lors, le col s'ouvre de haut en bas pour contribuer à l'agrandissement de la cavité de la matrice. On supposait que les fibres du corps en se contractant tirent sur celles du col, dont les anneaux s'ouvriraient successivement de haut en bas, jusqu'à ce qu'il ne restât plus que l'orifice inférieur; alors, croyait-on, commence le travail.

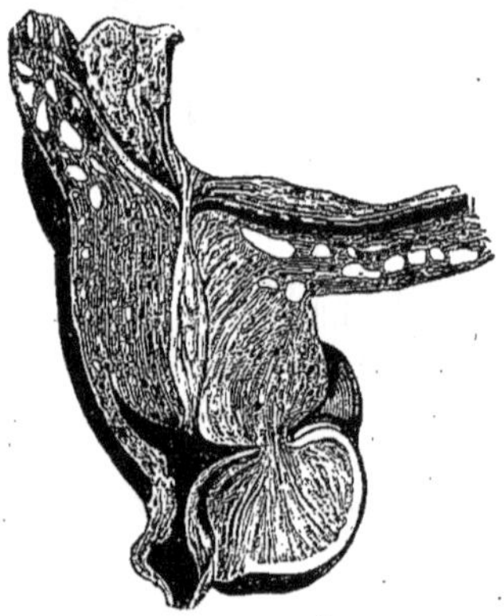

Fig. 31. — Col d'une primigeste à quatre mois, demi-nature (R. Barnes). La constriction de la lèvre antérieure est due à une ligature placée par Samuel Lane, pour faire une injection.

Rœderer (1753) soutenait la même doctrine que Levret.

Stein l'ancien, élève de Rœderer, admettait le raccourcissement du col, mais pas son ouverture progressive.

Kilian (1839) contesta cette doctrine, et soutint que le raccourcissement est produit par le gonflement et l'épaississement de la portion vaginale (1). Il admettait que le col demeure inaltéré jusque dans les dernières semaines de la grossesse, puis que dès lors il se raccourcit de haut en bas.

F.-H.-G. Birnbaum (1841) soutenait les idées de son maître Kilian.

(1) Cette opinion est analogue à celle de Chéron, qui l'attribue à la congestion causée par la résistance de l'isthme (*Revue des mal. des femmes*, 1879, p. 41). (*Traducteur.*)

Stoltz (1826) alla plus loin encore; il enseignait que la longueur du col ne change point pendant toute la grossesse, jusqu'à la dernière quinzaine.

Cazeaux, Scanzoni, Duncan, J.-E. Taylor, Holst, Spiegelberg, P. Müller, Lott, et d'autres, adoptèrent la doctrine de Stoltz.

Dernièrement, Bandl (1), A. Martin (1877) et W. Braune (2) ont donné des raisons pour réhabiliter, sous une forme modifiée, l'ancienne théorie.

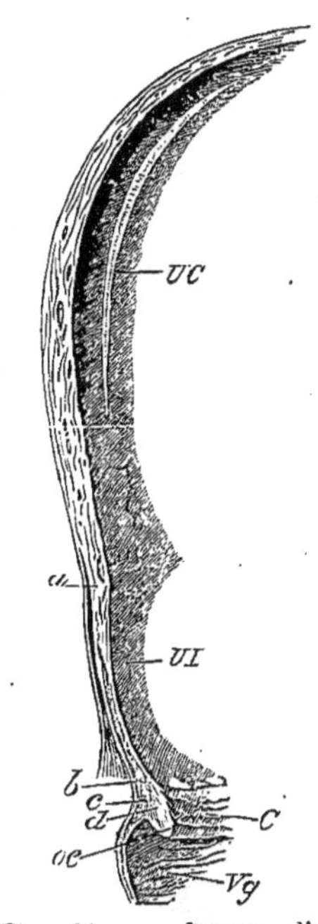

Fig. 32. — Coupe d'un utérus et de son col, dans le huitième mois (d'après Bandl). Opération césarienne après la mort.

UC, corps de l'utérus; *a*, anneau de Bandl; *b*, orifice interne; *oe*, orifice externe; *vg*, vagin; *UI*, segment utérin inférieur; *c*, muqueuse du col; *d*, tissu conjonctif; *c*, couche musculaire; *b*, orifice interne de Müller; *a*, orifice interne de Braune.

Pour expliquer le fait bien connu de la diminution de la saillie du col ou de l'aplatissement de la portion vaginale vers la fin de la grossesse, les partisans de la doctrine de Stoltz ont mis en avant un grand nombre de théories sans consistance. Comme Bandl le fait remarquer, ces nombreuses explications prouvent que le mécanisme naturel de l'ouverture du col leur est peu connu.

Pendant les quatre premiers mois de la grossesse, le col subit peu de changements. C'est ce que montre la figure 33, qui représente l'utérus d'une femme morte dans le quatrième mois de sa seconde grossesse, et, mieux encore la figure 31, dessinée d'après nature par R. Barnes. Elle représente le segment inférieur et le col utérin d'une jeune femme qui mourut empoisonnée à quatre mois de grossesse; le col est entier; l'orifice interne forme une limite très nette entre le corps et le canal cervical; on voit la caduque disséquée jusqu'au bord de l'orifice interne. Cependant Bandl dit que, même à cette époque, le segment inférieur (zone cervicale de Barnes) commence à se distinguer du corps. Dans la figure 33, la partie comprise entre *a b* et *a' b'* est nettement plus mince que le corps utérin au-dessus, et d'une structure différente. Elle formera plus tard un segment inférieur nettement défini; comme on le voit dans la figure 32, qui représente l'utérus d'une femme morte au huitième mois, et sur le cadavre de

(1) *Ueber das Verhalten des Uterus und cervix in der Schwangerschaft und während der Geburt*, 1876.

(2) *Die Lage des Uterus und Fœtus am Ende der Schwangerschaft*, 1872. — V. aussi à ce sujet, *Scanzoni's Beiträge*, t. V, pl. VIII, p. 191, l'article de P. Müller. (*Traducteur.*)

laquelle on fit l'opération césarienne. En comparant cette pièce avec la figure 33, on voit que la partie *a b* se distingue nettement du corps au-dessus de *a*, par trois caractères : 1° elle est plus mince ; 2° la structure musculaire y est moins marquée ; 3° elle est moins riche en vaisseaux. La couche musculaire externe est à peine visible au-dessous de l'insertion du vagin; la portion vaginale ne possède que la couche interne. Ce segment inférieur est séparé du col par un pli plus ou moins saillant qui fait le tour de l'utérus; c'est l'*anneau de Bandl.* A mesure qu'on remonte depuis cet anneau, on voit la paroi utérine devenir plus riche en vaisseaux; les larges lacunes de la couche moyenne apparaissent; au niveau de cette ligne on voit, sur la paroi externe, de larges troncs vasculaires qui entrent dans l'utérus et en sortent. C'est aussi là que se trouve le péritoine qui recouvre la vessie ; Kohlrausch prenait ce point pour fixer la limite entre le corps et le col.

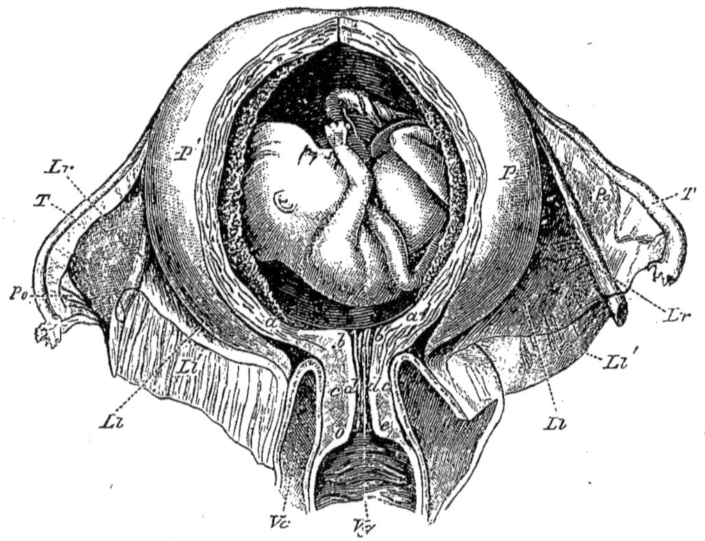

Fig. 33. — Utérus d'une femme morte dans le quatrième mois de sa deuxième grossesse. Col encore inaltéré, 4,5 centimètres de longueur; 1,5 centimètres d'épaisseur. Deux couches très nettes : une plus ferme, de tissu conjonctif, près de la muqueuse (*d*); l'autre plus molle, musculaire (*e*), réunie à l'utérus en haut, au vagin en bas (d'après Bandl).

a, *b* *a'*, *b'*, lieu où commence le segment utérin inférieur.

On sent aisément cette limite, sur la femme vivante, au niveau du détroit supérieur; on la sent toujours lorsqu'on introduit la main pour faire la version, et souvent, lorsqu'on fait la délivrance manuelle. Le resserrement de l'utérus à ce niveau donne la sensation de la contraction en clepsydre.

Une autre distinction se trouve dans la différence de structure des deux parties. Dans les pièces conservées dans l'alcool, provenant d'utérus bien développés, on voit la couche moyenne se terminer en s'amincissant en bas, entre la couche externe et l'interne du segment inférieur (fig. 35).

Le segment inférieur commence à se former à une époque mal déterminée; mais les parois s'amollissent vers le septième mois. Le plancher très mince de l'utérus, *a*, *b*, *a' b'* (fig. 34); la couche musculaire externe, molle aussi, du col et du vagin commencent à céder, et l'œuf descend avec ce plancher ramolli, plus ou moins bas dans le bassin; les tissus musculaires, situés dans les espaces *a b*, *b' a'* (fig. 34) très ramollis, s'allongent par le tiraillement mécanique de l'œuf qui presse sur eux. L'utérus, dans la figure 34, montre aux limites *a b*, *a' b'* l'élargissement de sa surface et l'absorption de la couche externe du col dans le segment utérin inférieur. La coupe (fig, 32) montre clairement comment ce processus s'achève par le développement continu du segment utérin inférieur. Pendant qu'il se produit, l'œuf ne suivant pas l'expansion du segment inférieur, la caduque se déchire, elle forme des lambeaux. Le col cède encore plus, et on trouve la muqueuse cervicale en pièces dans le segment inférieur (fig. 32 et 33, *b*).

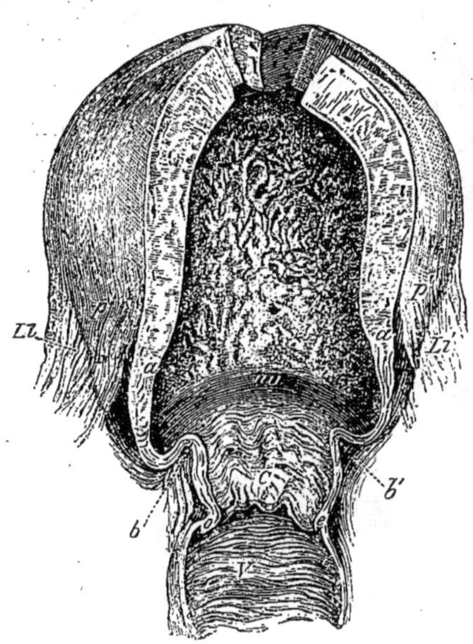

Fig. 34. — Utérus d'une secondipare, morte dans le huitième mois. Opération césarienne *post mortem* (d'après Bandl).

a, corps de l'utérus, distingué de la partie inférieure par l'épaisseur plus grande de sa paroi : *b*, segment inférieur, à parois plus minces, à consistance plus molle ; *C*, muqueuse du col, bien limitée en haut et en bas ; *oe*, orifice externe ; *V*, vagin ; *Ll*, ligament large; *p*, *p*, péritoine ; *u*, *u*, segment utérin inférieur; *a*, *a'*, orifice interne de Braune ; *b*, *b'*, orifice interne de Müller.

Si nous examinons les figures, nous trouvons deux anneaux : 1° l'orifice interne de Müller, *b;* il s'ouvre pour élargir la cavité du segment utérin inférieur : 2° la limite entre le corps et le segment inférieur, *a;* c'est le *second orifice interne* de Scanzoni, ou l'anneau de Bandl; l'espace compris entre les deux anneaux est le canal de Braune; il s'allonge plus tard en empiétant sur le col.

La figure 35 montre l'utérus, après l'accouchement à terme. Le col s'est fondu dans le segment inférieur; on voit dans la muqueuse une fente qui va de l'orifice externe à l'orifice interne.

Quant à la diminution de longueur du col, amenée par la formation du canal cervico-utérin, sa tunique musculaire participe, à l'exclusion de la muqueuse, à la formation de ce canal. La muqueuse du col, couverte par le tissu connectif qui la soutient, cède et glisse sur la couche musculaire; elle forme ainsi des plis imbriqués, et l'orifice interne, formé par cette membrane, se rapproche de l'orifice externe. C'est ce qui explique comment le col semble n'avoir qu'un ou deux centimètres de longueur, à la fin de la grossesse. Tarnier fait remarquer que cette opinion est analogue à celle de Jacquemier, encore plus à celle de Levret et de Petit, qui admettaient que le col est graduellement absorbé par le corps, dans les derniers mois de la grossesse.

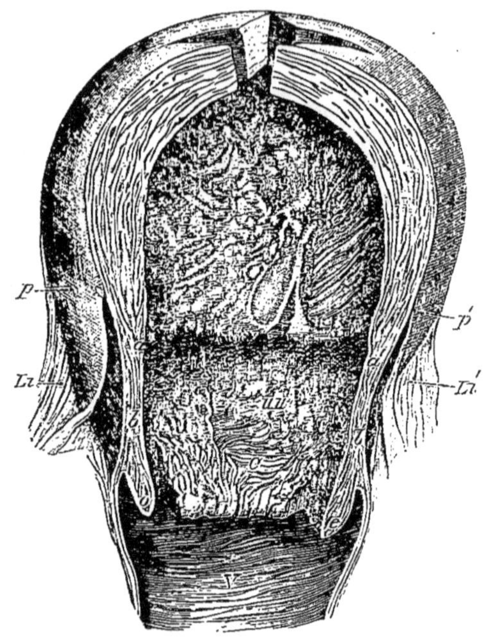

Fig. 35. — Utérus d'une primipare, morte douze heures après avoir accouché à terme (d'après Bandl).

uv, segment utérin inférieur; *a. a'*, point où Braune figure l'orifice interne; *b, b'*, orifice interne de Müller; *ab, b'a*, segment utérin inférieur; *oe*, orifice externe; *C*, muqueuse cervicale; *Ll'*, ligaments; *p, p'*, bords du péritoine; le col est déchiré de *o* en *b*.

Lorsque nous étudierons la physiologie du placenta prævia, nous verrons combien les recherches de Braune, de Müller et de Bandl éclairent et confirment la théorie de Barnes sur cet accident. Nous verrons alors que l'observation clinique et le raisonnement physiologique lui ont permis de devancer la découverte anatomique de la distinction entre le segment inférieur et le corps de l'utérus, et qu'il a exactement esquissé son étendue et ses limites.

Canal cervical dans la grossesse et l'accouchement. Le col, nous l'avons déjà dit, ne s'accroît guère pendant la grossesse; mais il s'accroît un peu. Il faut observer sa forme aux différentes époques de la gestation, et l'étudier comparativement chez les *primigestes* et chez les *plurigestes*. Jusque vers le milieu du neuvième mois, il change peu; il change beaucoup dans la dernière quinzaine.

Chez les primigestes, jusqu'au dernier mois, le col devient plus conique, son sommet est représenté par l'orifice externe. Bientôt la partie moyenne du cône cervical s'élargit un peu, et représente un fuseau allongé (fig. 31) ; ce fait dépend de l'accumulation d'un mucus visqueux. Chez les plurigestes, le canal contient aussi le mucus visqueux, mais le col reste cylindrique ; souvent le museau de tanche prend la forme d'une massue, creusée au niveau de l'orifice externe.

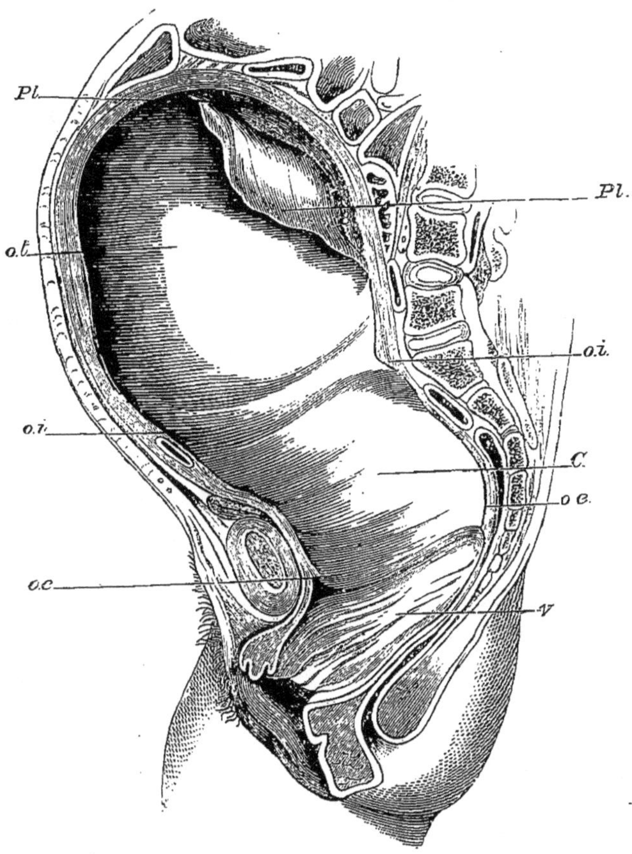

Fig. 36. — Coupe du canal génital après l'enlèvement du fœtus, montrant le canal du col et le canal de Braune.

Pl, placenta ; *o, t*, orifice tubaire ; *o, i*, orifice interne ; *C*, col ; *o, e*, orifice externe, *v*, vagin.

Chez les primigestes, l'orifice externe reste ordinairement lisse, plus ou moins arrondi ; chez les plurigestes, il est habituellement multilobé, déchiqueté, déchiré sur un côté, en général le gauche, et plus ouvert. Le col s'élève plus tôt vers le promontoire (V. diagnostic de la grossesse). Le corps utérin étant dévié à droite, le col nécessairement regarde à gauche.

Le *ramollissement* commence de bonne heure. On le trouve d'abord au sommet de la portion vaginale ; il n'affecte alors que la couche superficielle. A mesure que la grossesse avance, il envahit plus profondément les tissus du col jusqu'à l'orifice interne, *il procède de bas en haut*. Chez la primigeste, la portion sus-vaginale se ramollit dans le neuvième mois; chez la plurigeste, le ramollissement marche plus rapidement, les gestations antérieures ayant préparé les voies (1).

Effacement du col. — Depuis les recherches de Stoltz, on a reconnu que la longueur du col ne change pas avant les derniers jours de la grossesse; la dernière dans la dernière quinzaine il s'y produit un véritable effacement; le col se raccourcit en s'ouvrant *de haut en bas*, de sorte qu'il arrive à être réduit à l'orifice externe. L'orifice interne, puis les diverses parties du canal s'ouvrent successivement, pour se perdre dans le corps de l'utérus. Lorsque cet effacement est complet, l'utérus et le col ne forment plus qu'une cavité ovoïde, présentant un orifice, l'orifice externe. Les deux orifices ne se rapprochent pas l'un de l'autre. C'est une erreur de croire que l'orifice externe s'ouvre le premier et que c'est l'orifice interne qui arrête le doigt; chez les plurigestes, l'orifice externe est plus ouvert et plus mou que chez les primigestes, mais le processus naturel est que l'expansion se fasse de haut en bas.

Après l'accouchement, le col se reconstitue, l'orifice interne se reforme, tandis que l'externe est si largement ouvert qu'il est à peine perceptible. L'effacement des deux dernières semaines est dû à des contractions indolores, agissant sur les tissus ramollis. Il faut noter que l'effacement et le ramollissement marchent en sens inverse: le ramollissement procède de bas en haut, l'effacement de haut en bas.

La table suivante, empruntée à Tarnier, indique approximativement les modifications du col chez les primigestes et chez les plurigestes:

ÉTAT DU COL.	PRIMIGESTES.	PLURIGESTES.
Forme jusqu'à 8 mois et demi.	Fusiforme.	Cylindrique ou en massue.
Orifice externe jusqu'à 8 mois et demi.	Fermé, régulier ou arrondi.	Béant, irrégulier, découpé et renversé en forme de pavillon de trompette.
Canal cervical jusqu'à 8 mois et demi.	Fuseau allongé.	Dé à coudre, doigt de gant, entonnoir (Cazeaux), éteignoir (Pajot).
Orifice interne jusqu'à 8 mois et demi.	Fermé.	Ordinairement fermé, quelquefois ouvert, surtout chez les femmes qui ont eu un grand nombre d'enfants.
Orifice externe au terme de la grossesse.	Fermé et limité par des lèvres minces, tendues et régulières.	Ouvert et limité par des lèvres épaisses, molles et irrégulières.

Modifications de la séreuse. — La tunique séreuse à terme a le même

(1) Les grossesses *usent* le col, dit le professeur Pajot. (*Traducteur.*)

aspect et la même épaisseur qu'avant la fécondation, quoique la superficie de l'utérus ait vingtuplé.

Comment l'expliquer? On a supposé que les ligaments larges et le péritoine peu tendu situé autour du segment inférieur de l'utérus se déplient et remontent pour former un revêtement à l'utérus qui se développe. Mais les ligaments larges ne pourraient suffire à cette extension. Le glissement du péritoine est peu étendu, et doit se limiter au segment inférieur ; le corps et le col doivent donc demander leur couverture à un réel accroissement du péritoine. Parfois cependant le péritoine ne peut suivre d'un pas égal le développement utérin, et on y trouve des déchirures, après l'accouchement.

Le vagin pendant la grossesse. — Le vagin devient lâche, distensible; il est abondamment lubrifié par du mucus et de la sérosité; sa forme et ses rapports changent avec les progrès de la gestation. Les principaux changements seront examinés lorsque nous étudierons les figures qui représentent les positions de l'utérus à différentes époques. Le vagin est d'abord allongé et repoussé un peu en arrière par l'antéversion de l'utérus qui conduit le col en haut et en arrière. Vers la fin de la grossesse, ce canal est raccourci, ramassé par la descente de l'utérus dans le bassin. Comme l'utérus, il subit une hypertrophie physiologique de tous ses tissus. Le pouvoir contractile dont il fait preuve parfois dans l'expulsion du placenta et après la délivrance montre qu'il acquiert du tissu musculaire ; il involue après l'accouchement ; les rides sont moins saillantes après l'accouchement que chez la vierge ou la nullipare.

Vaisseaux et nerfs. — Les vaisseaux s'accroissent considérablement ; des vaisseaux imperceptibles auparavant deviennent saillants et prennent de nouveaux caractères.

Les artères augmentent de volume, les branches plus encore que les troncs. Les artères utérines, arrivées au bord de l'utérus, au lieu de devenir plus petites, s'élargissent considérablement. Les branches qui en sortent dépassent en volume celles qui leur ont donné naissance ; elles s'allongent aussi pour suivre l'augmentation de volume de l'utérus; et ce qui prouve que cet allongement est dû à une hypertrophie réelle, c'est qu'elles ne sont pas moins tortueuses que dans l'état non gravide. Les divisions nombreuses qui se rendent à l'utérus forment dans la couche superficielle un vaste plexus ou réseau, qui résulte non seulement des anastomoses fréquentes des artères utérines et ovariques du même côté, mais aussi d'abouchements de celles d'un côté avec celles de l'autre. Parmi ces anastomoses, on voit à gauche et à droite une large branche qui fait communiquer l'utérine avec l'ovarique du même côté ; cette branche, plus large que la radiale, court presque parallèlement à l'épigastrique. Glénard l'appelle l'*artère puerpérale*, et la regarde comme le siège habituel du souffle utérin.

De toutes ces anastomoses partent des branches qui pénètrent dans le tissu utérin, et l'arrosent de toutes parts. Les rameaux qui correspondent au point d'implantation du placenta sont plus volumineux que les autres. Un grand nombre de ramuscules atteignent la surface interne et se subdivisent dans la muqueuse, où elles se terminent. Ceux qui se rendent dans la caduque utérine sont très délicats et très courts; ceux de la sérotine sont plus larges et plus longs; ce sont les *artères utéro-placentaires*. Bloxam (*Medico-chirur. Transactions*) a montré que ces artères sont tortueuses ou hélicines.

Les artères utérines sont accompagnées par une gaîne celluleuse très mince; leurs parois ne sont pas fondues intimement avec le tissu musculaire qu'elles traversent, comme c'est le cas pour les veines.

Les ramifications artérielles sont continues avec les *capillaires* qui donnent naissance aux veines. Les capillaires utérins, dit Jacquemier, ne diffèrent de ceux des autres tissus qu'en ce qu'ils sont plus perméables aux injections. Ils s'élargissent pendant la grossesse; ce qui explique l'activité de la circulation utérine et la rapidité avec laquelle le sang peut passer des artères dans les sinus veineux.

Les *veines* prennent un développement énorme; les ovariques deviennent presque aussi larges que les iliaques internes ou externes. Dans les parois utérines, le système veineux est constitué par de larges canaux, ou *sinus*, qui communiquent les uns avec les autres; ils se trouvent dans la couche moyenne, à distance à peu près égale de la surface interne et de l'externe. La réunion de ces canaux anastomotiques forme un plexus dont quelques divisions ont le volume du petit doigt.

Ces canaux sont beaucoup plus larges et plus nombreux dans la partie de la paroi utérine où se trouve le placenta; ils diminuent en s'éloignant de la circonférence de cet organe. A la circonférence, un grand nombre de sinus s'approchent de la face interne de l'utérus; ils courent quelque temps à la surface, couverts par une mince lamelle de tissu musculaire, ou seulement par la muqueuse, puis ils entrent dans la sérotine et pénètrent entre les lobes des cotylédons placentaires. *Ce sont les veines utéro-placentaires.*

Le plexus veineux situé dans la couche musculaire moyenne reçoit un grand nombre de radicules veineuses venues de la couche externe ou de l'interne, ou de la caduque. Cette disposition présente une analogie frappante avec celle qu'affectent les veines du cerveau et de ses membranes par rapport au sinus de la dure-mère.

Les sinus utérins paraissent n'avoir qu'une tunique séreuse, dont la surface externe adhère intimement au tissu musculaire; ce sont donc des canaux contractiles. Ils n'ont pas de valves, et les injections qu'on y fait pénètrent dans toutes les directions; les fibres musculaires qui les entourent font office de valves.

Le Dr Graves a éclairé son hypothèse de l'indépendance de la circulation capillaire en citant l'exemple de l'utérus gravide. « Là, nous voyons non seulement des vaisseaux sans nombre, mais des nerfs développés sans augmentation de la *vis a tergo*, et des nerfs formés, comme les vaisseaux, de la circonférence au centre. »

Quoiqu'une *vis a tergo* travaille au développement des capillaires, il existe certainement une *vis a fronte* ou *in loco*, qui contribue à l'accroissement des capillaires. L'histoire du développement de l'embryon au début parle en faveur de cette hypothèse.

Reimann (*Arch. f. Gynäk.* 1871) conclut que l'utérus, comme le cœur, a des centres nerveux indépendants du système cérébro-spinal ; il a enlevé l'utérus à des chiennes et à des chattes, et a vu qu'il pouvait y produire, par l'électrisation, des mouvements rhythmiques, comme dans le cœur.

Les lymphatiques augmentent beaucoup. Cruikshank a fait remarquer qu'ils sont aussi gros que des plumes d'oie, et si nombreux que, lorsqu'on les injecte avec du mercure, on pourrait croire que l'utérus n'est qu'un tissu de lymphatiques. Ils présentent souvent des dilatations, décrites par Cruveilhier. La figure 3 représente le système lymphatique ; son étude est surtout importante au point de vue de l'histoire de l'involution et de la septicémie après la grossesse.

Les *nerfs*, comme les autres tissus de l'utérus, subissent une augmentation pendant la grossesse. Que nous admettions, ou non, la description de Robert Lee, nous serons obligés de reconnaître que l'énergie utérine dépend de l'énergie nerveuse, et que la force nerveuse est produite en quantité énorme dans ce but; la force nerveuse est produite par le tissu nerveux.

Modifications structurales et fonctionnelles, amenées par la grossesse, considérées dans leur ensemble. — Si nous réunissons en un seul foyer tous les phénomènes éveillés par la gestation, nous ne pouvons manquer d'être frappés de la merveilleuse transformation qui se fait dans toutes les parties de l'organisme : chaque goutte de liquide, chaque cellule, chaque fibre, chaque organe ressent la nouvelle impulsion ; tous sont forcés de travailler à l'œuvre de la reproduction ; toutes ces fonctions voient doubler leur énergie et leur sphère d'action ; la femme enceinte digère, assimile, respire, excrète pour deux; son cœur bat pour deux. La grossesse physiologique présente un équilibre exact entre les besoins de deux organismes ; mais en fait les exigences impérieuses du nouvel être prédominent souvent ; l'organisme maternel est surmené pour suffire aux taxes que lui impose l'embryon. Les deux systèmes qui répondent le plus évidemment à ses demandes sont le système nerveux et le système vasculaire.

Ils agissent et réagissent pour satisfaire au développement qui se fait dans l'utérus et dans tout le corps, et pour le diriger. La tension vasculaire et nerveuse exaltée domine tous les processus vitaux : ceux qui gardent l'équilibre physiologique, comme ceux qui se manifestent en des déviations pathologiques. Les organes, séparément et conjointement, travaillent à haute pression. S'ils sont tous sains, si les causes externes ne leur font pas subir une épreuve au-dessus de leurs forces, ils travailleront calmement sous la direction des lois naturelles.

On peut dire que la grossesse est une grande expérience faite par la nature. Dans un mémoire sur « les *relations de la grossesse avec la pathologie générale* « (*American gynæcological Transactions*) (1), Robert Barnes a insisté sur ce fait que l'étude de la gestation ne peut manquer d'éclairer et de résoudre nombre de problèmes pathologiques. « Des maladies, comme celles, par exemple, qui amènent l'albuminurie, qui se produisent lentement et par degrés imperceptibles, peuvent être produites soudainement, dans des conditions définies qui justifient une conclusion exacte, lorsqu'on fait une expérience *ad hoc*. Quoi ressemble plus à une expérience scientifique, que de prendre une femme bien portante, de l'examiner enceinte, et d'étudier les effets de cet état sur son organisme? Dans toute la médecine, rien n'est comparable à cette expérience naturelle, pour la quantité d'informations qu'elle nous donne. »

La grossesse met à l'épreuve tous les tissus du corps. Dans cette épreuve, une constitution débile ou un organe faible, qui a bien fonctionné jusque-là, révèle ses défauts, et nous verrons se développer des phénomènes qui, dans d'autres circonstances, sont regardés comme pathologiques.

Les phénomènes de la gestation normale, légèrement esquissés dans ce chapitre, seront examinés plus à fond dans le chapitre où nous traiterons du diagnostic de la grossesse, de ses maladies et de l'avortement. Il faut lire de suite ces trois chapitres; nous verrons ainsi que ce qu'on nomme les maladies de la grossesse ne sont, pour la plupart, que de simples exagérations de conditions normales, et que presque chaque maladie a sa source dans un état antérieur; nous verrons que le passage de la physiologie à la pathologie et le retour de l'une à l'autre sont remarquablement rapides, que la limite est souvent difficile à tracer, que, quoique l'esprit se révolte contre l'aphorisme de Mauriceau : « La grossesse est une maladie de neuf mois, » celui de Boerhaave est cependant vrai : « Femina plurimis afficitur malis a sola graviditate oriundis. »

On peut sans crainte avancer que tous les changements subis par le sang, toutes les modifications sécrétoires et nutritives, tous les phénomènes nerveux et tous les changements de structure dont nous avons

(1) T. I, p. 137. (*Traducteur.*)

parlé sont tenus par un lien commun. Cela posé, nous pouvons raisonnablement espérer que, si nous tenons solidement un anneau de la chaîne, nous aurons dans la main le fil qui doit nous conduire à la solution de tout le mystère, et que nous pourrons trouver l'explication de bien des phénomènes physiologiques et pathologiques que nous saisissons mal maintenant. La loi de l'unité et des dépendances naturelles est tellement fixe dans la nature, que tenir fermement un point c'est saisir le tout, comme l'a fait l'illustre Cuvier quand il a reconstruit le squelette entier d'un animal, sur un seul de ses os.

Rapports du fœtus avec la matrice. — Nous avons à étudier : 1° l'attitude du fœtus dans la matrice; 2° ses rapports avec la cavité utérine; 3° les rapports de l'utérus gravide avec les cavités de l'abdomen et du bassin ; 4° l'accommodation de la tête fœtale dans l'excavation pendant la grossesse.

1° *Attitude du fœtus.* — Le fœtus est ordinairement ployé en avant, la tête fléchie, le menton proche du sternum. Les membres supérieurs sont le long du thorax, les avant-bras croisés devant la poitrine; les pieds sont fléchis sur les jambes, les jambes sur les cuisses, et les cuisses sur l'abdomen ; souvent les jambes sont croisées en avant des cuisses. Ainsi le fœtus est fléchi et roulé sur lui-même comme un poulet sur le point d'éclore; sa forme générale est un ovoïde, dont la grosse extrémité est formée par le siège et les membres inférieurs, et la petite, par la tête; la longueur de cet ovoïde est 28 centimètres.

Cette attitude est due en partie à la nécessité pour le fœtus de se loger dans un espace limité, en partie à la tendance naturelle à la flexion.

2° *Rapports du fœtus avec la cavité utérine* (situation). — A la fin de la grossesse, la tête fœtale se trouve généralement dans le segment inférieur.

Veit a trouvé sur 1 231 accouchements dans le septième, le huitième et le neuvième mois, que la tête s'est présentée 62,88 fois 0/0; 16,32 fois ce fut le siège, et 3,5 l'épaule. Dubois, sur 2 020 accouchements à terme, a vu la présentation de la tête 95 fois 0/0. De ces observations et de beaucoup d'autres, il suit que la présentation de la tête est d'autant plus fréquente que la grossesse est plus près de son terme ; comme corollaire, les présentations du siège et celles de l'épaule sont d'autant plus fréquentes que la gestation est moins avancée. Lorsque le fœtus est mort quelque temps avant son expulsion, les présentations irrégulières sont encore plus communes.

Hippocrate supposait que le fœtus, pendant les sept premiers mois, est assis dans l'utérus, la tête en haut, et que plus tard il se retourne, la tête en bas, et reste dans cette position (1). Cette idée a longtemps

(1) C'est ce qu'on appelait autrefois la *culbute*. (*Traducteur.*)

régné; Harvey lui-même paraît avoir cru que le fœtus agit par sa propre volonté. A. Paré et Dubois soutenaient qu'il met la tête en bas, en vertu de son *pouvoir instinctif*. J.-Y. Simpson supposait que le fœtus s'accommode à la forme de l'utérus par des *mouvements musculaires réflexes*, excités par les impulsions extérieures, comme le contact avec les parois utérines. Crédé et Kristeller pensent que les contractions indolores de l'utérus exercent une grande influence sur la production des présentations céphaliques. Veit, M. Duncan et Schröder ont essayé de l'expliquer par la gravitation. Scanzoni a réuni plusieurs hypothèses, disant que la présentation de la tête est le résultat de causes multiples : la gravitation, la forme de l'utérus, la quantité du liquide amniotique, la forme du fœtus, les contractions utérines et même les mouvements actifs du fœtus.

La théorie de la gravitation a été rejetée; elle est fondée en effet sur la supposition que la femme est debout, ce qui est loin d'être constant. Elle suppose que le fœtus est suspendu par le cordon et que, l'extrémité céphalique étant relativement plus lourde dans les premiers mois, elle doit tomber sur le segment utérin inférieur; mais le cordon est trop long pour servir à cette suspension. Les fœtus hydrocéphales présentent rarement la tête, les fœtus anencéphales, souvent.

Les rapports du fœtus avec la cavité utérine sont en réalité la résultante des facteurs multiples d'une loi d'accommodation. Pajot (1) la formule ainsi : « Lorsqu'un corps solide est contenu dans un autre, si le contenant est le siège d'alternatives de mouvement et de repos, si les surfaces sont glissantes et peu anguleuses, le contenu tendra constamment à accommoder sa forme et ses dimensions à la forme et à la capacité du contenant. Les présentations et les positions du fœtus dans les bassins normaux et déformés sont gouvernés par cette loi. »

Une loi semblable régit les positions et les présentations pendant la grossesse et l'accouchement. Dans les premiers temps de la grossesse, l'embryon est si petit relativement à la cavité utérine qu'il flotte, suspendu dans le liquide amniotique; mais, vers le milieu de la gestation, le fœtus s'accroît rapidement, il prend une forme définie; l'utérus s'accroît davantage en long qu'en travers. Aussitôt donc que le corps ovoïde du fœtus acquiert un volume approchant de celui de l'utérus, les parois de cet organe qui le contient lui imposent la position verticale. L'adaptation réciproque exige que les grands diamètres du contenu coïncident avec ceux du contenant. Voilà un des facteurs de l'accommodation.

On admet maintenant que, pendant les six premiers mois, le segment supérieur de l'utérus est plus développé que l'inférieur; durant cette période, la tête est la plus grosse partie du fœtus. Pendant toute la gros-

(1) Article ACCOUCHEMENT du *Dict. encyclop. des sc. méd.*

sesse, il se produit des contractions indolores, et, lorsque l'utérus se contracte, ses diamètres transversaux diminuent et ses longs diamètres augmentent : il y a des intervalles de repos et de mouvement. Pendant les six premiers mois, le fœtus jouit d'une certaine mobilité, il est facile de le faire changer de situation, puis il reprend sa position, parce que le contenant est beaucoup plus grand que le contenu ; la nécessité de l'accommodation ne devient impérieuse que plus tard.

Durant le dernier trimestre, le segment supérieur de l'utérus est le plus large ; aussi loge-t-il la plus grosse extrémité fœtale, le siège. Tel est le second facteur agissant dans l'accommodation. R. Barnes a signalé un autre motif de la présentation céphalique : le fond, ou plutôt le segment supérieur de l'utérus, est la surface où doit se fixer le placenta ; là, il peut s'accroître tranquillement, sans supporter la pression fâcheuse du fœtus ; le volume du placenta, ajouté à celui du siège fœtal, demande à être logé dans la partie la plus spacieuse, le segment supérieur ; ce facteur contribue donc à déterminer la tête à descendre.

Une condition a été notée aussi par R. Barnes (1), comme influant directement sur la position du fœtus. Ce qui vient d'être dit explique la coïncidence du long diamètre du fœtus avec celui de la matrice et la position de la tête en bas. Mais pourquoi le diamètre transversal du fœtus coïncide-t-il ordinairement avec celui de l'utérus ? Pourquoi le fœtus tourne-t-il en général son dos en avant ? La loi de l'accommodation répond : l'utérus est normalement aplati d'avant en arrière ; dans l'utérus non gravide, le corps, qui deviendra la vraie et la seule cavité gestative, est un espace triangulaire aplati, dont les angles se trouvent aux orifices des trompes et à l'orifice interne du col ; les deux faces de l'utérus présentent chacune une surface triangulaire semblable ; elles se touchent l'une et l'autre. Lorsque survient la grossesse, elles se séparent pour former la cavité qui doit recevoir l'œuf. Mais la forme originelle ne perd jamais complètement ses droits, la cavité reste toujours aplatie d'avant en arrière. La cavité de l'utérus, après l'accouchement, disparaît, non seulement par raccourcissement, mais aussi par le retour à cet aplatissement. C'est cette forme aplatie qui fait que le fœtus, dont le diamètre transversal bi-scapulaire est plus long que l'antéro-postérieur, tourne son dos ou son ventre en avant, pour s'accommoder au grand diamètre de l'utérus.

Mais *pourquoi tourne-t-il ordinairement le dos en avant ?* Le dos du fœtus est ferme et convexe, le derrière de la tête aussi ; la face antérieure est concave et plastique, et s'adapte bien à la convexité de la colonne maternelle. Sous l'influence des mouvements de l'utérus, le dos convexe du fœtus qui est mobile s'éloignera nécessairement de la con-

(1) *Obstetric operations*, p. 91 de la traduction française. (*Traducteur.*)

vexité du rachis maternel, et s'accommodera à la paroi utérine antérieure qui a toute la place nécessaire pour s'étendre en repoussant la paroi abdominale qui est souple. Voilà donc encore un facteur de l'accommodation (1).

3° *Rapports de l'utérus avec les cavités de l'abdomen et du bassin.* — Ils sont aussi régis par la loi de l'accommodation. Voyons d'abord ce qui se passe chez les primigestes. Le sac utérin devient très mobile, lorsqu'il arrive dans la grande cavité abdominale ; ses points d'attache, qui lui laissaient déjà beaucoup de liberté dans l'excavation, perdent presque tout leur pouvoir lorsqu'il en est sorti ; seuls, les ligaments ronds conservent peut-être encore un contrôle sur ses mouvements. L'utérus flotte dans l'abdomen ; son segment inférieur occupe le haut de l'excavation. A mesure que l'utérus et son contenu se développent, la pression que supportent les parois abdominales augmente, si bien que, à un moment donné, l'action indirecte du diaphragme se fait sentir, et que, la cavité abdominale devenant trop étroite, l'utérus est forcé de redescendre dans l'excavation, vide jusqu'alors. Il descend avec une partie fœtale, la tête fléchie. Pour que les autres parties fœtales entrent aussi dans le petit bassin, il faut des contractions énergiques, comme celles qui se produisent pendant le travail.

Chez les plurigestes, les choses se passent autrement. La paroi abdominale a été déjà distendue, la cavité du ventre est beaucoup plus spacieuse. L'utérus n'est plus soutenu par ses parois, son axe longitudinal devient oblique, ou bien le fond tombe en avant, le ventre devient pendant (éventration), l'utérus s'anté-fléchit ; l'axe fœtal, quoique correspondant toujours à l'axe utérin, ne coïncide plus avec l'axe pelvien. Le segment utérin inférieur reste au niveau du détroit abdominal, le col est peu accessible, la partie fœtale située en bas n'est pas repoussée dans le bassin, et les contractions utérines ne suffisent pas toujours à replacer le long diamètre du fœtus sur la ligne médiane.

Dans ces conditions, le fœtus peut se déplacer aisément, ce qui cause les présentations anormales, beaucoup plus fréquentes chez les pluripares que chez les primipares.

Un autre facteur a déjà été étudié : celui qui produit l'adaptation de la paroi postérieure de l'utérus et de la face abdominale du fœtus à la colonne de la mère.

4° *Accommodation de la tête fœtale dans le bassin pendant la grossesse.* — En s'engageant dans l'excavation dans les trois derniers mois de la grossesse, chez les primigestes et dans le dernier mois ou la dernière quinzaine, chez les plurigestes, la tête subit une nouvelle accommodation

(1) L'aspect général du plan antérieur du fœtus reployé est plutôt convexe que concave et s'accommode bien dans la face postérieure de l'utérus, qui est plus concave en dedans que l'antérieure. (*Traducteur.*)

soumise à une loi strictement mathématique; elle obéit à la forme de son contenant. Pour entrer dans le petit bassin elle doit se fléchir afin d'adapter ses petits diamètres à ceux du bassin. Dubois a observé que, sur 1 913 présentations du vertex, 1 355 étaient occipito-iliaques gauches antérieures et 491 occipito-iliaques droites postérieures, 55 occipito-iliaques droites antérieures et 12 occipito-iliaques gauches postérieures (1); c'est-à-dire que les longs diamètres de la tête se placent toujours dans le sens du diamètre oblique du bassin, et le gauche, qui est le plus grand, s'est engagé 1886 fois, tandis que le droit s'est engagé 77 fois.

En résumé, pendant les six premiers mois de la grossesse, la situation du fœtus n'est pas fixe, mais le plus souvent le pôle céphalique occupe le fond. Pendant les trois derniers mois, l'extrémité céphalique gagne habituellement le segment utérin inférieur, y demeure, puis s'engage dans l'excavation.

Les variantes des présentations et des positions dépendent du défaut d'action d'un ou de plusieurs des facteurs de l'accommodation.

Grossesse multiple. — Veit (1) a réuni un très grand nombre de cas, dans le but de déterminer la fréquence relative des naissances multiples. Sur 13 360 575 accouchements, il y a eu 149 964 grossesses doubles, 1 649 triples, 36, quadruples, ce qui donne 1 grossesse multiple sur 88 ; 1 double sur 89, 1 triple sur 7 910, 1 quadruple sur 371,126. On rapporte comme une curiosité obstétricale les grossesses quintuples, mais on en connaît d'authentiques : Hull, Chambon, Ramsbotham, Puech, Volkmann et Mc Clintock en rapportent chacun un cas.

La fréquence relative des gestations multiples semble être différente *dans les pays* et les *races*. En Angleterre, la grossesse double se rencontre une fois sur 80; on a supposé qu'elle dépend de *l'énergie de l'ovaire* maternel; on a remarqué qu'elle est plus fréquente chez les femmes qui ont eu déjà plusieurs grossesses. Il est certain qu'il existe une *tendance individuelle* à la grossesse multiple; on rapporte plusieurs exemples de femmes ayant eu à plusieurs reprises des jumeaux ou des trijumeaux. L'*influence paternelle* est plus douteuse. Certains hommes ont-ils la faculté d'engendrer plus d'un enfant à la fois? On connaît le cas raconté par Velpeau, du paysan russe Wasilew, dont la première femme eut quatre fois des quadrijumeaux, trois fois des trijumeaux, et seize fois des jumeaux ! Sa seconde femme eut des trijumeaux deux fois, et des jumeaux six fois, de sorte que ce *patriarche* avait quatre-vingt-

(1) Dorénavant je mettrai en abrégé; O. I. G. A., pour occipito iliaque gauche antérieure; O. I, D. P., pour occipito iliaque droite postérieure; O. I. D. A,, pour occipito iliaque droite antérieure et O. I. G. P., pour occipito iliaque gauche postérieure; de même pour les positions du siège et de la face, l'initiale étant simplement changée. (*Traducteur.*)

(1) *Monatschrift f. Geburtskunde*, 1856.

quatre enfants vivants, sur quatre-vingt-huit qu'il avait engendrés ! Il faut une foi robuste pour accepter cette histoire merveilleuse. Mais Leroy cite le cas de quatre frères, dans la famille de qui des grossesses gémellaires ont été observées, dans les branches collatérales ; trois de ces hommes eurent deux fois des jumeaux, et le quatrième, quatre fois. Il est beaucoup plus probable que la fécondation de plusieurs ovules à la fois tient à ce que l'ovaire laisse échapper deux ou plusieurs ovules en même temps. Quelques faits semblent prouver que la multiparité est *héréditaire* jusqu'à un certain point. Cette addition malheureuse au fardeau de la maternité reparaît dans la descendance. L'âge des parents a-t-il quelque influence ? Nous connaissons quelques exemples de jeunes ménages ayant eu des jumeaux à la première grossesse.

Théories de la multiparité. — 1° Deux ou plusieurs follicules peuvent éclater à la fois, chacun donnant issue à un ovule, qui peut être fécondé. 2° Le même follicule peut contenir deux ovules, qui, expulsés ensemble, peuvent être fécondés. 3° Un ovule peut contenir deux germes, ce qui explique l'inclusion fœtale. L'*ovum in ovo* n'est pas rare chez les oiseaux ; il en existe des exemples au musée huntérien, et R. Barnes a présenté à la Société obstétricale un spécimen remarquable : un œuf parfait, renfermé avec sa coque dans un autre œuf complet aussi (*Obstetrical Transactions*, 1869, p. 87) (1). Nous avons vu au musée de Munich la poitrine d'un officier qui renferme un fœtus bien développé. C'est un cas très net d'inclusion fœtale.

Puis vient la théorie de la *superimprégnation*, qui suppose que les ovules peuvent être fécondés par deux coïts séparés par un temps plus ou moins long ; ou que des ovules expulsés à deux époques menstruelles différentes peuvent être imprégnés par un seul coït. La superimprégnation se divise en *superfécondation* et *superfétation*.

A. *Superfécondation.* — On connaît des exemples de négresses, qui, ayant eu des rapports avec un blanc et avec un noir *pendant la même période d'ovulation*, ont donné naissance à des jumeaux, l'un nègre, l'autre mulâtre ; de même pour des femmes blanches.

Buffon, Dewees, Dunglison, Beck, citent des faits d'enfants de races différentes nés dans une même couche. Le Dr Henry, dans son excellent essai sur la superfétation, cite un cas qui s'est passé au Brésil, où la race indigène est cuivrée, et où l'on trouve des blancs et des nègres. Une créole eut des trijumeaux, un blanc, un cuivré, et un noir, chacun avec tous les caractères d'une race.

Il est probable, dit Tyler Smith (2) que, dans un grand nombre de

(1) La poule était de race croisée cochinchinoise et dorkinoise, l'œuf cochinchinois était à l'intérieur du dorkinois ; la poule a pondu plusieurs œufs semblables. (*Traducteur.*)

(2) *Manual of Obstetrics*, 1858, p. 233.

grossesses doubles, un second ovule a été fécondé par un coït pratiqué après la fécondation du premier. Il est rare que le placenta d'une grossesse gémellaire soit unique ; il se peut que cela tienne à ce qu'un ovule avait deux vésicules germinatives, comme on voit parfois chez les oiseaux un œuf avec deux jaunes, et donnant naissance à deux poulets. Dans ces cas, l'imprégnation des deux germes doit avoir eu lieu au même moment. Plus souvent les placentas et les membranes sont doubles, les placentas sont côte à côte; dans ces cas, deux ovules distincts sont probablement descendus du même ovaire, et ont été fécondés au même moment ou à peu d'intervalle (1). Parfois les placentas sont fixés aux deux côtés opposés de l'utérus, ce qui fait croire qu'ils proviennent chacun d'un ovaire, et qu'ils ont été imprégnés par un seul coït, ou autrement. Dans tous ces cas, la fécondation des œufs se fait dans un court espace de temps (pendant la même période intermenstruelle), et l'utérus, préparé pour la gestation, sert pour les deux.

Les expériences physiologiques appuient ces observations. Une jument saillie par deux chevaux de race différente a mis bas des poulains de races correspondantes aux deux pères ; de même pour la chienne; une jument couverte par un étalon et par un âne a mis bas un poulain et un mulet, alors qu'il y a eu un intervalle de un à seize jours entre les deux sauts.

B. *Superfétation.* — La superfétation exige deux conditions. Il faut : 1° que le sperme puisse trouver son chemin entre la caduque réfléchie et la caduque utérine, et de là jusqu'à la trompe. 2° Que, pendant la grossesse, un ovule se détache de l'ovaire, et soit reçu dans la trompe. Théoriquement, ces deux conditions peuvent se rencontrer ; pendant quelques semaines après la fécondation, il existe une cavité déciduale, et un chemin du col à la trompe ; parfois l'ovulation continue.

Cherchons les preuves de ce fait.

1° On a vu des cas, pas très rares, d'*expulsion simultanée de deux fœtus d'un développement inégal.* — Ces cas doivent tout d'abord être rangés en deux classes : (*a*) ceux dans lesquels un fœtus est vivant, ou vient de succomber, l'autre étant mort depuis assez longtemps ; (*b*) ceux dans lesquels les deux fœtus viennent vivants, ou peu après la mort de l'un ou des deux.

(*a*) A cette classe appartiennent les cas assez nombreux où *l'un des fœtus naît bien développé* et vigoureux, et *l'autre mort*, *petit*, *ratatiné*, retenu évidemment longtemps après sa mort. L'*Anatomie pathologique* de Cruveilhier renferme un excellent spécimen de ce genre. Un fœtus de sept mois est uni à un placenta sain, et un petit fœtus momifié tient à un placenta atrophié ; les deux placentas sont réunis ; ils sont donc le ré-

(1) V. Budin, *Situation des œufs dans la grossesse gémellaire.* Paris, 1883. (*Traducteur.*)

sultat d'une seule fécondation. Nous ne pouvons cependant accepter l'interprétation du grand anatomiste ; il attribue la mort du fœtus desséché à l'atrophie du placenta ; nos recherches personnelles ne nous permettent pas de douter que la dégénération placentaire ne soit causée par la mort de l'embryon. On trouve des pièces semblables dans les musées des hôpitaux de Londres ; et, de temps en temps, on nous en présente comme preuves de superfétation. On fait erreur. Voici la véritable interprétation de ces cas. Il se produit une fécondation double ; un embryon se développe plus vite que l'autre, ou bien se trouve mieux placé dans l'utérus. Continuant à s'accroître de par le droit du plus fort, ou par le fait d'une sélection, il comprime graduellement son jumeau et son placenta, tant et si bien qu'il le tue. Dès lors le fratricide se développe, le cadavre est enfermé, préservé de la putréfaction par une transformation adipo-cireuse, et attend pour sortir que son frère soit mûr. Les deux sont expulsés ensemble. Ces cas ne sont point des exemples de superfétation.

(*b*) *Cas de jumeaux vivants, présentant un développement différent*, ou bien *dont l'un est mort récemment, nés à peu près en même temps*, ou *à un grand intervalle.* Naegelé, de Dusseldorf, raconte le cas suivant : Une femme accoucha le 22 juin 1857, d'une fille grosse èt vigoureuse ; une demi-heure après, elle mit au monde une seconde fille, très petite, qui cria très faiblement, ne put pas prendre le sein, et mourut au bout de quinze jours. Les os crâniens étaient mous, les fontanelles larges, les ongles peu développés. Le Dr Klykpennink, d'Aalten, en Hollande, rapporte le fait suivant : Le 2 mai 1835, une femme eut des trijumeaux ; le premier donna quelques signes de vie, il était bien formé et avait un développement correspondant à 4 mois et demi ; le second vint au monde le lendemain, à 6 heures du matin ; il était mort depuis quelques jours ; il paraissait du même âge que le premier ; le troisième était à terme, vivant ; il mourut au bout de peu de jours. On connaît quelques cas analogues, entre autres celui du Dr Boyson (*Western Lancet*, 1879).

Ces cas ne sont pas concluants ; il est fort peu probable que la fécondation se puisse faire au quatrième mois, dans un utérus dont la cavité déciduale est ordinairement close, et où le chemin qui mène aux trompes est bloqué. Nous croirions plus volontiers que les ovules ont été fécondés au même moment, et que le développement de l'un a été retardé par la vitalité supérieure de l'autre.

Viennent maintenant les cas *de deux fœtus viables et vivants, nés à différentes époques*. Passons sur les cas anciens dont la critique ne peut se faire maintenant, et citons le cas de Fordyce Barker, qui rapporte qu'une femme mit au monde, le 10 juillet 1855, un garçon bien formé et apparemment à terme ; le 22 septembre, soixante-treize jours après, elle accoucha d'une fille, vivante aussi, mais plus petite. Cette femme avait un utérus bifide. On peut soutenir que les deux fécondations ont pu se faire à un long intervalle dans l'un, puis dans l'autre utérus. *La théorie d'un utérus double* donne l'explication la plus concordante avec les faits authentiques et nos connaissances physiologiques. On cite cependant des cas dans lesquels on affirme que l'utérus était unique.

Les cas de superfétation non douteuse sont ceux dans lesquels *une gestation utérine vient s'enter sur une gestation extra-utérine*. Ces cas ne sont pas très rares. Il y a des exemples de femmes traversant deux ou plusieurs grossesses utérines, tout en ayant une grossesse extra-utérine. Mais ils n'ont aucun rapport avec la grossesse gémellaire utérine.

L'histoire ordinaire de la grossesse gémellaire présente un grand intérêt pratique. Il est utile de comprendre les variétés qu'elle peut offrir.

1° Chaque fœtus peut avoir son sac complet; deux amnios, deux chorions, deux placentas; chaque fœtus a sa circulation individuelle. Dans quelques cas, les placentas se développent séparément et sortent entiers, l'un après l'autre. Il n'est pas douteux alors que les œufs sont descendus, ou d'un seul ovaire, ou l'un d'un ovaire, l'autre de l'autre, et ont été fécondés, ou simultanément ou au moins pendant la même ovulation. Dans quelques cas de cette espèce on a pu voir les deux corps jaunes. Les enfants, ayant une origine distincte, peuvent être du même sexe ou d'un sexe différent; comme dans les couches simples, le sexe mâle domine. Les œufs se rapprochant, les tuniques déciduales qui les séparent peuvent disparaître; les fœtus ne sont alors séparés que par quatre feuillets, deux amnios et deux chorions. Il se peut qu'il se passe quelques jours entre la naissance des deux fœtus. En voici deux exemples :

Le Dr Baranski (*Centralblatt f. med. Wissenchaft*, 1881) dit qu'une femme eut un garçon un peu avant terme; la délivrance se fit au temps habituel; la mère reprit son travail. Dix-sept jours plus tard, pendant qu'elle travaillait aux champs, elle perdit sans douleur, une grande quantité d'eau; Baranski, appelé, trouva un bras prolabé, il délivra cette femme, d'un enfant bien développé, non macéré; le placenta sortit au bout de quelques minutes.

Steele, de Liverpool, a trouvé un deuxième enfant dans ses membranes intactes, vingt-deux heures après la naissance du premier; il rompit les membranes, la femme venait de se promener sans douleur. Les placentas étaient distincts.

2° *Les deux fœtus peuvent être renfermés dans le même chorion* et avoir chacun son amnios. Les placentas sont réunis et ne forment qu'une masse, mais les circulations sont en général distinctes; c'est-à-dire qu'il n'y a pas d'anastomoses interplacentaires; chaque produit a son département individuel, il y a deux cordons. On peut injecter séparément l'un et l'autre placentas.

On peut supposer que les deux œufs, originellement distincts, étant venus au contact l'un de l'autre, les chorions ont disparu par suite de leur pression réciproque au niveau du point de contact. Dans ce cas, un fœtus peut succomber et demeurer dans l'utérus jusqu'à ce que l'autre ait atteint sa maturité; mais, si l'un est expulsé, l'autre ne peut tarder à sortir.

3° *Les deux fœtus peuvent être renfermés dans le même amnios;* il n'y a qu'un placenta; les circulations sont souvent communes; parfois il y a deux cordons, parfois un seul qui se bifurque. Au début, chaque embryon avait son amnios, mais les parties qui se trouvent en contact peuvent être résorbées; les deux sacs n'en forment alors qu'un.

Lorsque les deux fœtus sont dans le même sac, ils sont presque toujours du même sexe. Les jumeaux réunis, comme les frères Siamois, sont toujours, croyons-nous, du même sexe. Quand les fœtus n'ont qu'un sac amniotique, les cordons peuvent s'enchevêtrer. P. Müller a réuni (1) quatre cas de torsion des cordons, et deux cas de cordons noués; les auteurs sont Tiedemann, Stein, Osiander, Sammhammer, Soete et Newman. Ce dernier cas mérite d'être cité. Newmann (2) raconte que deux fœtus étaient dans le même sac. Le centre du placenta unique donnait insertion à deux cordons. Le cordon du premier enfant présentait un nœud dans son milieu; le cordon du second passait à travers ce nœud et s'y trouvait tellement serré, qu'il était étranglé. Les deux enfants étaient à terme: celui dont le cordon était noué vivait, l'autre était mort. Singulier exemple de fratricide *in utero*. Il est probable que, dans ces cas, un seul œuf a été fécondé, et qu'il s'est scindé plus tard.

Spaeth, qui a bien étudié les grossesses doubles, a trouvé, sur 185 cas, 49 fois les placentas séparés, deux chorions et deux amnios; 46 fois les placentas réunis, deux chorions et deux amnios; 28 fois les placentas réunis, un chorion et deux amnios; 2 fois seulement les placentas réunis, un chorion et un amnios. Lorsque le chorion était double, l'auteur n'a jamais trouvé d'anastomose entre les districts vasculaires des cordons, même quand il n'y avait aucune ligne de démarcation entre eux. Dans les 2 cas où il n'existait qu'un amnios et un chorion, il a trouvé une anastomose, et sur les 28 cas où il y avait un chorion et deux amnios, il a vu 17 fois une anastomose. Dans tous les cas, l'abouchement se faisait par de grosses branches vasculaires (Naegelé); il était tout à fait superficiel et situé du côté fœtal du placenta. L'existence de l'anastomose a toujours été contrôlée par des injections.

(1) *Scanzoni Beitrage*, 1868.
(2) *Edinburgh med. Journ.*, 1858.

L'anastomose est quelquefois veineuse; parfois elle est artérielle et veineuse; Smellie et Levret l'ont noté. D'où la nécessité de lier le cordon du premier enfant du côté maternel, lorsqu'on soupçonne qu'il y a des jumeaux. Sans cela, le second peut perdre son sang par le cordon du premier. Spaeth rapporte un cas où le second enfant s'anémia parce qu'on avait omis cette précaution.

En général, *les fœtus ne sont pas de même grosseur*. Quoique chacun des jumeaux soit ordinairement plus petit que le produit d'une grossesse simple, il se peut qu'ils atteignent tous les deux le volume de ce dernier; le plus gros y arrive habituellement.

Viabilité. — Sur les 185 cas de Spaeth, les deux fœtus vinrent vivants 176 fois; 8 fois un seul naquit vivant; 1 fois les deux enfants étaient morts depuis quelque temps. « Dans 4 cas, les fœtus morts étaient très petits et macérés; 3 fois, la torsion des cordons était la cause de leur mort; une fois, elle était due à des dépôts fibrineux dans le placenta. » Cette cause, dans le cas de Spaeth, est douteuse.

On observe parfois un curieux phénomène : Les deux œufs d'une grossesse gémellaire, ou les deux moitiés d'un œuf double, sont *indépendants dans leur développement*. On a noté des cas où l'un des œufs est resté sain, l'autre étant converti en une môle vésiculaire, et d'autres où un embryon étant normal, l'autre était mal formé. Spaeth a remarqué, dans un cas où les placentas étaient réunis, et où il y avait deux chorions, que l'un des placentas était semé de productions crétacées, et l'autre pas.

Dans un autre cas, il trouva des dépôts fibrineux dans l'un des placentas, et pas dans l'autre; les deux fœtus étaient vivants. Les cas les plus curieux sont ceux dans lesquels un fœtus est mort, tandis que l'autre a continué de se développer, quoique tous les deux fussent inclus dans le même chorion, qu'on pût voir une anastomose très nette à la surface fœtale des placentas réunis, et que les vaisseaux de l'embryon mort ne fussent pas oblitérés par la torsion du cordon.

Tarnier rapporte un cas où un fœtus était anencéphale, l'autre vivant et bien conformé. Claudius (1) a fait quelques expériences intéressantes sur ce sujet. Tout le système capillaire du placenta, dit-il, appartient au fœtus sain; les vaisseaux ombilicaux du monstre sont composés par une branche veineuse et une branche artérielle qui se rendent dans la veine ombilicale et dans l'une des artères ombilicales de l'autre fœtus. Förster explique par cette disposition le mécanisme de la circulation chez les monstres acardiaques. « Sous l'influence des contractions du cœur du jumeau, une partie du sang de l'artère ombilicale du fœtus normal pénètre dans le corps de l'acéphale par son

(1) *Die Entwickelung der herzlosen Missgeburten*, 1859.

artère ombilicale, et se distribue à tous ses organes; il est repris par les capillaires veineux, se rend dans les veines, et, par la veine ombilicale, dans celle du fœtus bien formé, d'où il se distribue de nouveau à ce dernier. D'où il suit que l'acéphale ne reçoit qu'un sang qui a déjà servi à nourrir son jumeau et qui aurait dû passer par le placenta pour s'y oxygéner. Cela peut expliquer le développement incomplet de son corps, et la prédominance du tissu cellulaire, ainsi que l'œdème que présentent souvent les monstres acéphales. »

Guillemot attribuait à la compression l'atrophie d'un fœtus en présence de son jumeau bien développé. Cruveilhier, nous l'avons vu, croit qu'elle est due à une maladie ou à un détachement du placenta. Cazeaux et Tarnier l'attribuent dans la plupart des cas à une maladie de l'embryon, de ses membranes ou de son placenta. Nous penchons fort en faveur de la théorie de la compression. Le fœtus mort est tellement serré qu'on lui applique l'épithète de *foliacé*, Lorsque nous étudierons les maladies du placenta, nous verrons que les recherches de Robert Barnes sur la dégénérescence graisseuse du placenta montrent que l'état particulier de cet organe dans ces cas est une métamorphose adipo-cireuse *post mortem*.

Nous avons vu que l'un des jumeaux peut être normal et l'autre difforme. Les deux peuvent se réunir pour former un monstre double. Ils peuvent être unis par la tête (céphalopages), par le tronc (xyphopages), par le bassin (ischiopages, G. Saint-Hilaire). Ces monstruosités sont presque assurément des exemples de division d'un œuf (1).

Signes et diagnostic de la grossesse double. — Les *signes généraux* dus à la compression des vaisseaux abdominaux et à l'empiètement de l'utérus sur le thorax sont trop incertains pour qu'on puisse s'y fier. Nous devons avoir recours aux *signes locaux obtenus par l'exploration obstétricale*. Lorsque la femme est couchée sur le dos, ou se tient debout, on voit son ventre fort saillant, sa forme est moins régulière; on voit parfois *deux proéminences au niveau du fond, et une dépression plus ou moins voisine du centre entre les deux;* généralement aussi, surtout lorsque les deux têtes sont situées en haut, le *diamètre transversal de l'utérus et de l'abdomen est plus long*.

C'est le toucher et la palpation qui donnent les signes les plus certains. Pinard décrit une *tension permanente de la paroi utérine*, qui ressemble à celle qu'on trouve dans un kyste bien rempli. Puis on peut reconnaître les têtes; chacune d'elles est constituée par une masse ronde, dure, mobile, qui donne le ballottement céphalique. Voici la méthode qu'indique Pinard pour l'exploration : « Un pôle fœtal, l'in-

(1) V. à ce sujet, Ev. Home, *Lectures on comparative anatomy*, t. III, leçon XI, p. 310 et seq., et atlas, t. IV, pl. CXIX à CXXII. (*Traducteur.*)

férieur, est trouvé dans l'excavation ou au niveau d'une des fosses iliaques. Le plan continu et résistant est également recherché et reconnu. Jusqu'ici, les sensations sont celles fournies par un fœtus unique ; mais, en déprimant la paroi abdominale, du côté opposé au plan résistant, au lieu de reconnaître les petites parties, on en trouve une plus grosse, ou bien un plan résistant. Il faut alors explorer avec soin les deux fosses iliaques et tout le segment supérieur de l'utérus.

« Le plus souvent les deux grosses extrémités sont reconnues, soit en bas, soit en haut. Mais, tandis que dans quelques cas on arrive très rapidement à constater l'existence de quatre pôles fœtaux, deux inférieurs et deux supérieurs, d'autres fois il n'est possible d'en déterminer que trois ; la quatrième extrémité, profondément située, se dissimule derrière une autre placée en avant. Il est généralement facile alors de reconnaître deux plans résistants et la présence de petites parties dans plusieurs régions de l'utérus. Ainsi, procédant avec douceur, afin de ne pas déplacer le fœtus, la présence de deux grosses extrémités correspondant à la région supérieure ou inférieure de l'abdomen met immédiatement sur la voie du diagnostic (1). »

Le *toucher vaginal* nous permet quelquefois de sentir une tête dans le bassin, alors que le palper abdominal nous fait reconnaître la présence d'une autre tête au fond de l'utérus ou dans l'une des fosses iliaques. Le ballottement n'est pas facile à produire dans le cas de jumeaux, à moins qu'il n'y ait un excès de liquide amniotique.

Pendant le travail, on peut reconnaître deux poches amniotiques.

L'*auscultation* peut nous donner une preuve positive, elle peut nous faire entendre *deux maximums* des bruits du cœur et *deux rhythmes* différents.

Marche et terminaisons. — La grossesse double se termine souvent avant terme, les deux fœtus naissant en vie. Puisqu'un fœtus peut mourir prématurément, il peut agir comme un corps étranger et exciter dans l'utérus des contractions qui amènent son évacuation ; mais fréquemment le stimulus maintenu par le fœtus vivant combat victorieusement l'influence du cadavre, et la gestation peut aller à terme.

La situation des fœtus dans la grossesse multiple a une telle importance clinique, que nous en parlerons lorsque nous étudierons la dystocie. Il suffit pour le moment de noter qu'elle est régie par la loi de l'accommodation dans la gestation double ; les fœtus peuvent être placés : 1° côte à côte, ce qui est le plus fréquent ; 2° l'un au-dessus de l'autre ; 3° l'un devant l'autre. Pour tenir moins de place, il arrive habituellement que l'un a la tête en bas et l'autre en haut, de sorte que

(1) *Palper abdominal*, 1878, p. 151. Comme pour la plupart des citations, j'ai copié ce passage dans l'original au lieu de le traduire. (*Traducteur.*)

le siège de l'un est en rapport avec la tête de l'autre; il se trouve cependant parfois que les deux têtes sont en bas dans ce cas, l'une doit être placée plus haut que l'autre (1).

Grossesse triple. — Puech a analysé avec soin les cas connus. Il a trouvé que la proportion est de 1 sur 4,054 en Russie; 1 sur 4,995 en Irlande; 1 sur 5,442 en Norvège; 1 sur 6,824 dans une grande partie de l'Allemagne: 1 sur 8,256 en France.

Arrangements anatomiques. — Dans 8 cas, il y avait trois placentas; deux, dans 15 cas; un, dans 27 cas.

1. *Lorsqu'il y a trois placentas*, il existe aussi trois sacs distincts; chacun possède son chorion, son amnios, et contient un fœtus. Parfois, comme dans un cas que Robert Barnes a vu, les trois placentas sont complètement séparés, et sortent l'un après l'autre. Plus souvent ils sont unis par leurs bords, et les circulations restent distinctes. On en trouve des spécimens dans la plupart des musées.

2. *Deux placentas distincts.* — Il existe un sac complet qui renferme un des fœtus et le plus petit placenta. Avec le second placenta, près de deux fois aussi gros, les membranes peuvent ne former qu'un sac pour les deux autres fœtus, ou bien deux sacs avec leur amnios et leur chorion, chacun renfermant son fœtus, ou bien encore deux sacs avec un seul amnios.

3. *Un seul placenta* (*a*). — Il peut n'y avoir aucune ligne de démarcation; il n'existe alors qu'un sac renfermant les trois fœtus. Ou (*b*) il existe une ligne de séparation; l'arrangement est alors le même que dans le cas de deux placentas séparés; ou bien (*c*) on voit deux lignes de séparation, et trois placentas distincts; chaque fœtus a son sac propre.

Sexes. — Veit a trouvé 768 fois le même sexe, 921 fois des sexes différents, ainsi répartis : 3 garçons, 409 fois; 3 filles, 359 fois; 2 garçons et une fille, 501 fois; 2 filles et un garçon, 420 fois. Ces chiffres sont conformes à la natalité plus forte de garçons.

Diagnostic. — Un signe a été noté : le volume de l'abdomen vers le cinquième mois. Pinard, à l'aide du palper seul, a reconnu trois têtes. L'auscultation peut trouver trois maximums des bruits du cœur; Dunal (2) a réussi par ce moyen; mais le plus souvent le diagnostic n'a été fait qu'après la naissance d'un ou de deux fœtus. La présentation d'une nouvelle poche et le ballottement mettent l'accoucheur sur la voie.

Marche et terminaisons. — La grossesse triple arrive rarement à terme; le plus souvent, le travail commence à sept ou huit mois, ou

(1) V. le mémoire de Budin, cité p. 98, sur la situation des œufs dans la grossesse. (*Traducteur.*)

(2) *Considérations pratiques sur les grossesses triples.* 1860.

avant ; l'avortement est plus commun chez les primigestes. Comme dans le cas de jumeaux, un des fœtus peut succomber ; il peut alors être expulsé au cours de la grossesse, ou bien demeurer dans l'utérus jusqu'à la naissance des autres. Dans le cas de Robert Barnes, cité plus haut, l'utérus se rompit spontanément.

Il n'est pas rare de voir les trois fœtus naître vivants et s'élever.

Grossesse quadruple. — Les placentas peuvent être distincts ou réunis ; il peut exister un, deux, trois ou quatre poches fœtales. Quant aux *sexes*, on a trouvé 7 fois, 4 garçons ; 6 fois, 4 filles ; 9 fois, 2 garçons et 2 filles ; 8 fois, 3 garçons et une fille ; 6 fois, 3 filles et un garçon.

Diagnostic. — On n'est guère appelé à en faire ; la difficulté croît avec le nombre des fœtus.

La grossesse se termine en général prématurément ; nous ne connaissons pas de cas où les fœtus aient survécu. Cependant, la femme du Dr Rigby l'ancien a eu des quatrijumeaux vivants, nommés Primus, Secundus, Tertius et Quartus. Elle a aussi, croyons-nous, eu des couches doubles et triples.

Grossesse quintuple. — Galopin (1) rapporte le cas suivant : A cinq mois et demi de sa septième grossesse, une femme accoucha de cinq garçons, tous vivants, qui moururent après quelques minutes. Il y avait deux placentas réunis par une petite portion de leur circonférence ; trois cordons étaient fixés sur un placenta, deux sur l'autre.

CHAPITRE III

SIGNES ET DIAGNOSTIC DE LA GROSSESSE. — ÉTATS PATHOLOGIQUES QUI SIMULENT LA GROSSESSE. — DURÉE DE LA GROSSESSE. — SOINS A DONNER A LA FEMME ENCEINTE.

Discussion clinique des signes et du diagnostic de la grossesse. — L'étude que nous venons de faire des phénomènes de la grossesse nous fournit la base du diagnostic et un grand nombre des détails sur lesquels nous l'appuyons ; mais pour la clinique il faut les étudier spécialement. Nous insisterons aussi sur certains points, sur lesquels nous avons passé rapidement afin d'éviter les répétitions. Nous poserons d'abord les problèmes que nous avons à résoudre, puis, les analysant et les rapprochant les uns des autres, nous examinerons la valeur des signes et des phénomènes pris à part et collectivement.

La question : *cette femme est-elle enceinte?* se présente dans des cir-

(1) *Journal de Bruxelles*, 1867.

constances diverses. Il sera utile de nous occuper d'abord de certaines complications morales, psychiques et émotionnelles qui jouent leur rôle dans presque tous les cas, et souvent embarrassent notre jugement.

Nous diviserons les femmes sujettes à l'examen en trois classes :

1° Les femmes, pour la plupart mariées, qui n'ont aucun motif pour égarer le médecin, ni aucun désir de le tromper, mais chez qui la grossesse est douteuse.

2° Les femmes, pour la plupart mariées, qui désirent se convaincre elles-mêmes, et le médecin avec elles, qu'elles sont enceintes. Cette classe comprend les femmes, quelquefois célibataires, qui cherchent à faire du chantage ; elle comprend aussi celles qui, vers la ménopause, interprètent mal des phénomènes subjectifs et se croient enceintes, et d'autres cas, dans lesquels les femmes ont des illusions maladives.

3° Les femmes, célibataires ou mariées, qui craignent une grossesse, et voudraient nous persuader qu'elles ne sont pas enceintes.

La question de la grossesse est souvent compliquée par d'autres conditions. — Par exemple, les tumeurs ovariques, les fibroïdes utérins, l'ascite, la grossesse ectopique, peuvent non seulement simuler la gestation, mais encore coexister avec une grossesse utérine. Ces complications présentent de fort grandes difficultés ; on peut reconnaître l'un des états, et méconnaître l'autre.

Le diagnostic : grossesse ou non-grossesse, est donc entouré et obscurci par toutes les erreurs des déceptions voulues ou inconscientes. Pour nous garder contre ces sources d'erreur, nous devons tracer une ligne inflexible entre les phénomènes objectifs et subjectifs. Sans rejeter absolument le témoignage des signes subjectifs, on peut dire qu'il ne faut jamais les accepter comme des preuves suffisantes de la grossesse ; ils n'ont pour base que les sensations de la femme ; les accepter ou même nous laisser influencer par eux serait abandonner notre rôle de médecin. Le médecin prudent doit rejeter cette sorte de raisonnement réflexe ou émotionnel qui se traduit par des réponses précipitées à des impressions transmises par les nerfs de la malade. Son devoir est de résoudre un problème médical par les procédés strictement scientifiques ; en d'autres termes, il doit s'appuyer principalement, sinon uniquement, sur les signes objectifs.

Gooch dirait un peu brusquement, mais bien justement : « Dans ces matières, nous ne devons pas croire les paroles d'une femme, mais son ventre. »

Il n'est pas moins dangereux que peu charitable de chercher à extorquer à une femme qu'on suppose enceinte l'aveu d'une faute ou d'une erreur ; nous serions encore plus coupables si nous l'accusions devant témoins. Nous ne devons pas aider à un diagnostic uniquement scientifique, par la torture d'une inquisition morale. Lorsque nous tenons notre certitude, nous pouvons dire avec douceur, mais clairement, à la femme qu'elle est enceinte, et qu'elle doit prendre ses mesures en conséquence. Elle niera peut-être, elle n'est pas obligée d'avouer; mais soyons certains que, quelque précises que soient ses dénégations, dans son for intérieur elle acceptera notre décision. Nous devons par-dessus tout ne point oublier que nous sommes médecins, et que nous n'avons aucun droit de sortir de notre rôle pour nous faire applicateurs de la loi.

Pour l'étude du diagnostic, nous pouvons *diviser la grossesse en trois périodes : la première finit avec le quatrième mois, la seconde avec le sixième ou le septième, et la troisième au terme.* La première période est la plus difficile; dans la seconde et la troisième, les signes persistent et s'accentuent davantage, de nouveaux signes plus conclusifs viennent s'ajouter aux premiers. Cette division n'a pour but que de faciliter la description; les périodes n'ont aucune ligne de démarcation précise, elles se suivent par une gradation insensible.

Quelques mots suffiront pour énumérer les *signes subjectifs* : 1° une sensation particulière perçue au moment du coït, et interprétée comme une preuve de l'imprégnation ; 2° l'arrêt des règles ; 3° quelques malaises pelviens, la fréquence de la miction; 4° les troubles digestifs, dont le plus frappant est le *vomissement matutinal;* 5° la sensation de gonflement et de tension des seins; 6° lorsque la grossesse est avancée, les femmes sentent souvent les mouvements fœtaux et ceux de l'utérus.

Appréciation des symptômes subjectifs. — Soit isolément, soit par leur coïncidence, ces symptômes n'apportent pas la certitude; ils peuvent être imaginés ou simulés, ils sont donc trompeurs. Le *premier* n'a rien d'absolu : d'abord cette sensation peut manquer; nombre de femmes conçoivent sans la percevoir, elles peuvent concevoir sans s'en douter. Chez un grand nombre de femmes, la crainte ou un vif désir d'être grosses les fait s'imaginer cette sensation alors qu'elles n'ont pas conçu. Le *second* est infidèle : la menstruation peut n'avoir pas paru, plusieurs mois avant la conception; cela est fréquent chez les nourrices. Bien des femmes ont ainsi conçu, accouché et allaité plusieurs enfants sans revoir leurs règles. De plus, il n'est pas rare de voir une perte sanguine périodique simulant les règles se produire pendant quelques mois de la grossesse. Le *troisième*, malaises pelviens, pesanteur, chaleur, miction fréquente, peut être produit par un développement de l'utérus, dû à toute autre cause. Le *quatrième* a peut-être plus de valeur, mais il peut manquer, et il peut tenir à une distension utérine amenée par un état autre que la grossesse; on peut le provoquer artificiellement, ou l'affirmer alors qu'il n'existe pas. Le *cinquième*, les sensations mammaires, n'a aucune valeur absolue, pour les mêmes raisons qui rendent le quatrième infidèle; il ne mérite notre attention que lorsqu'il est appuyé par d'autres signes. Le *sixième*, considéré subjectivement, a parfois quelque valeur ; mais nous ne pouvons pas toujours placer une confiance implicite dans l'exactitude de l'interprétation que la femme donne de ses sensations, ni dans la véracité de ses affirmations (1). Nous connaissons quelques cas dans lesquels des femmes mariées, pluripares, n'ayant aucun motif apparent de tromper, ont été surprises par les douleurs de l'accouchement à terme, et ont déclaré qu'elles ignoraient leur grossesse. Nous pouvons donc conclure que les symptômes subjectifs, pris séparément, ne nous permettent de nous prononcer ni dans un sens ni dans l'autre; leur réunion même n'a pas de valeur; en cela ils diffèrent de certains signes objectifs qui, par leur réunion, se corroborent les uns les autres, ce qui donne raison au dicton romain : *Multa collecta probant, quæ singulatim non probant.*

Il est important de remarquer que, quelle que soit la valeur des symptômes subjectifs, elle ne s'étend guère qu'aux deux ou trois premiers mois de la grossesse, alors que les signes objectifs, plus sûrs, n'ont pas encore paru; il faut attendre qu'ils se produisent. La justice due à la femme, le soin de sa propre réputation, imposent au médecin une prudente abstention. Ajournons notre diagnostic à un mois, puis à un mois encore s'il le faut, jusqu'à ce que le temps, ce grand dénoueur de mystères, ait amené l'apparition des signes positifs, ou nous permette de nous prononcer négativement.

Signes objectifs du premier trimestre de la grossesse. — Nous diviserons ainsi les signes objectifs de la gestation : (A) Modifications des fonctions nerveuses, comprenant quelques phénomènes subjectifs. (B) Modifications circulatoires. (C) Modifications sécrétoires, y compris celles des seins. (D) Modifications de la peau et des muqueuses, y compris la pigmentation. (E) Modifications de l'utérus et du vagin.

(A) *Modifications nerveuses.* — Nous pouvons les laisser de côté, et renvoyer le lecteur à l'histoire naturelle de la gestation. Il suffit de dire ici que, quoique certains phénomènes nerveux aient une valeur objective sérieuse, lorsqu'ils sont constatés par un observateur expérimenté, ils n'acquièrent une importance diagnostique réelle que lorsqu'on les étudie dans leurs rapports avec les signes objectifs, qui seront décrits bientôt.

(B) Les *modifications vasculaires* ont une grande portée. Nous reportant au chapitre qui traite de l'histoire naturelle de la grossesse, pour les changements chimiques et microscopiques que présente le sang, nous allons étudier les modifications de structure du cœur et des vaisseaux sanguins. L'hypertrophie physiologique du cœur ne peut guère être reconnue par la percussion ou les autres procédés locaux,

(1) V. le cas rapporté par Pajot (*Gaz. des hôp.*, 1884, p. 170). (*Traducteur.*)

mais son action sur les artères et les modifications qui en résultent dans les capillaires et les veines peuvent être constatées directement. Trois faits dominent : l'augmentation de l'activité vasculaire dans la région pelvienne, déterminée par le *nisus* créateur; l'augmentation corrélative de la tension artérielle ; la plénitude et la distension générale des capillaires et des veines, qui nous sont révélées par l'observation directe. Si, plaçant le spéculum, nous examinons le col, le vagin, la vulve, nous voyons *la muqueuse gonflée, foncée en couleur, d'un rouge sombre, violet même*, quelquefois presque noir. Parfois les petites veines sont tellement élargies qu'elles forment à la partie inférieure du vagin et à la vulve des saillies tortueuses. Cette phlébectasie peut être telle, qu'on trouve hors de la vulve de larges masses semblables à des tumeurs. Une femme prenait cette saillie pour le pied procident du fœtus. C'est ce qu'on nomme *le signe de Kluge*. Mc. Clintock affirme, et nous partageons son opinion, que la couleur pâlit si le fœtus meurt (1).

La réplétion capillaire et veineuse n'est pas limitée à la sphère génitale. L'anus et le rectum, aussi loin qu'on peut le voir, sont énormément hyperémiés; il peut se produire des hémorrhoïdes ; s'il en existe déjà, elles deviennent plus grosses et prennent une couleur plus foncée (2). *Aux cuisses et aux jambes, les veines superficielles sont visibles et ramifiées*. On voit aussi souvent des *nodosités veineuses* sur les jambes et au niveau de l'arcade crurale. Ces arborisations veineuses superficielles ont tant de valeur, que nous sommes habitués à les regarder comme un signe de forte présomption en faveur de la grossesse. Lorsqu'on en constate l'existence sur les cuisses d'une jeune femme, il y a lieu de l'examiner, et il est rare qu'on ne trouve pas dans l'état de la muqueuse vaginale dont il vient d'être parlé un signe corroboratif. Par eux seuls, ces symptômes ont une grande valeur; pris ensemble, ils constituent presque une certitude. L'arborisation des jambes peut, il est vrai, être causée par d'autres états que la grossesse, et la coloration pourpre du vagin peut tenir à l'hyperémie amenée par un obstacle dans la circulation porte, fréquente aux environs de la ménopause; mais la coïncidence de ces deux symptômes est presque invariablement due à la grossesse.

En outre, il est rare que nous ayons à fonder notre opinion sur ceux-là seuls. L'hyperémie active du vagin s'accompagne de la production d'une *sécrétion blanche crémeuse, adhérente à la portion vaginale* et au fond du vagin, qui est presque pathognomonique si elle se trouve sur

(1) Rivat (*Journ. de méd. de Paris*, 1883, vol. II, p. 651) a observé que les varices des jambes disparaissent lorsque le fœtus meurt. (*Traducteur.*)

(2) V. *Brit. med. Journ.*, 29 nov. 1873, un cas où, dans sept grossesses successives, une femme eut des hémorrhoïdes qui coulaient tous les quinze jours; elle alla à terme. (*Traducteur.*)

une muqueuse pourpre. Elle est constituée par des écailles d'épithélium pavimenteux ayant subi la dégénérescence granulaire, réunies par un peu de plasma. Cette desquamation est le résultat obligé de la vascularité intense de la muqueuse; ajouté aux autres, ce signe leur donne plus de poids. Si, de plus, nous trouvons *l'utérus volumineux et lourd*, nous avons un ensemble de témoignages qui plaident en faveur de la grossesse. *Les veines de la mamelle sont* en même temps *proéminentes* et très développées. Nous reviendrons sur les signes fournis par l'examen des seins.

La tension artérielle est augmentée, le sphygmographe le démontre. Fancourt Barnes l'a étudiée avec soin. Pour le diagnostic de la grossesse au début, nous devons appeler le sphygmographe à notre aide.

(C) *Modifications du système glandulaire*, y compris *celles des mamelles*. Les changements que la grossesse imprime aux mamelles attirent naturellement l'attention. Ces organes sont un centre d'activité qui se développe *pari passu* avec l'utérus.

Pour estimer la valeur des signes fournis par les mamelles, nous devons tenir compte de ce que leur plénitude, leur distension, le développement de leurs veines superficielles, la saillie des glandules aréolaires, la coloration de l'aréole, la production lactée, peuvent tenir à l'influence passagère des règles; tous ces symptômes, au moins quelques-uns d'entre eux, peuvent être associés à une maladie utérine ou ovarique; dans quelques cas de grossesse, ils sont si peu marqués, qu'ils n'ont pas de valeur. Puis, chez les plurigestes, ces signes persistent parfois après une grossesse antérieure, de sorte qu'on ne sait si l'on doit les attribuer à une gestation actuelle. Quelque confiance qu'on puisse avoir dans un examen complet des seins, il ne faut pas conclure sur leur témoignage seul. Si la grossesse existe, nous trouverons assurément d'autres preuves pour confirmer un diagnostic qui, sans cela, serait seulement présomptif. Quelques médecins, ayant étudié ce sujet avec un soin particulier, ont une grande confiance dans les modifications des mamelles. On raconte que William Hunter, ayant vu le cadavre d'une jeune femme à l'amphithéâtre, affirma, sur le seul examen des seins, qu'elle était enceinte; elle avait un hymen intact. Hunter ne se tint pas pour battu, et son diagnostic fut vérifié par l'ouverture du ventre.

Montgomery (1) a dit: « Lorsque la femme a conçu, et que les règles ont manqué une fois ou deux, elle s'aperçoit d'une modification dans les seins, elle y sent un malaise, des battements, une plénitude avec tiraillement, des fourmillements douloureux, localisés dans le centre et le mamelon. Les seins s'accroissent et durcissent; il se forme autour du mamelon un cercle dont la couleur et la structure changent, et qui

(1) *Signs and Symptoms of Pregnancy*, 2e éd., 1856, p. 101.

constitue l'aréole; quand la grossesse avance, le lait commence à être sécrété. Mais ces modifications ne se manifestent pas toujours à la même époque de la grossesse. » Elles apparaissent quelquefois de bonne heure, d'autres fois tardivement; parfois elles sont si peu accusées qu'elles ne présentent rien de caractéristique.

Il est donc malaisé, sinon impossible, d'indiquer d'une façon précise les changements mammaires, au point de vue du pronostic de l'époque de la grossesse. En général, ils sont peu accentués pendant le premier trimestre, ils s'accusent davantage dans le second, et sont plus apparents vers la fin du troisième, alors qu'ils ne sont plus utiles, puisque les signes de certitude existent déjà dans l'utérus. Le lait suintant des seins empèse la chemise de la femme; ç'a été souvent le point de départ d'un soupçon.

Roederer a admirablement résumé les signes mammaires de la gestation: « Menstruorum suppressionem mammarum tumor sequitur; quocirca, mammæ crescunt, replentur, dolent interdum, indurescunt; venæ earum cæruleo colore conspicuæ redduntur, crassescit papilla, inflata videtur, color ejusdem fit obscurior, simili colore distinguitur discus ambiens, qui in latitudinem majorem expanditur, parvisque eminentiis, quasi totidem papillulis, tegitur. »

A cette description on peut ajouter que la peau de l'aréole est molle et moite, elle semble faire une légère saillie sur la peau environnante; elle donne au doigt la sensation d'une partie emphysémateuse; les follicules glandulaires, ou tubercules de Montgomery, sécrètent un liquide qui peut mouiller et tacher le linge; plus tard, l'aréole pigmentaire foncée présente des points ronds moins colorés que le reste, semblables aux taches que feraient des gouttes d'eau jetées sur une surface noire, et qu'on aurait ensuite essuyées; on voit des veines bleues saillantes courir sur le sein et le mamelon.

L'ordre d'évolution de ces phénomènes n'a rien de régulier; ils varient aussi en intensité, et sont plus marqués chez les femmes brunes. Cependant le développement des veines superficielles est souvent très visible chez les blondes (1). La réunion de ces symptômes constitue une très forte présomption en faveur de la grossesse; car il est très rare de les trouver réunis en toute autre circonstance.

Les seins augmentent de volume. Dans la première grossesse, dit Langer (2), il se forme de nouvelles vésicules glandulaires dans la mamelle, comme dans l'utérus; on y voit apparaître de nouveaux éléments.

(1) Le Dr Kleinschmidt raconte qu'il a sauvé la réputation d'une jeune fille-mère, très blonde, en montrant à sa mère son aréole qui ne portait aucune trace de grossesse (*Soc. gyn. de Washington*, 16 mai 1884. — V. *Am. J. of obst.*, 1884, p. 1092). (*Traducteur.*)

(2) *Ueber den Bau und die Entwickelung der Milchdrusen. Denkschriften der Wiener Akademie*, 1851.

Dans les gestations suivantes, les seins grossissent, mais il ne s'y forme pas de nouvelles vésicules.

Montgomery dit que la couleur de l'aréole vient des dépôts d'un pigment entre l'épiderme et la peau sous-jacente. Dubois a vu un cas où l'épiderme s'est détaché, emportant avec lui le pigment, sous forme de petites écailles.

(D) *Modifications de la peau et des muqueuses.* — Quelques-unes de ces modifications, dépendant des changements vasculaires et glandulaires, ont été déjà décrites. Un des plus frappants est celui qui résulte de la pigmentation; il a été étudié dans le chapitre qui traite de l'histoire naturelle de la grossesse. Il ne nous reste plus qu'à parler des erreurs auxquelles peut donner lieu la pigmentation considérée comme un signe de grossesse. D'abord les phénomènes pigmentaires ont leur valeur maximum dans une première grossesse. Les dépôts pigmentaires peuvent persister dans l'intervalle des grossesses et s'accentuer davantage dans les gestations suivantes. Secondement, les changements pigmentaires que la grossesse amène dans les seins, l'abdomen et d'autres points, peuvent se rencontrer dans d'autres conditions, notamment dans les maladies utérines et ovariques, qui sont quelquefois accompagnées de développement de l'abdomen, et par suite, peuvent suggérer l'idée d'une grossesse. Il ne faut cependant pas négliger la signification des modifications pigmentaires. Quoiqu'elles n'aient, à elles seules, qu'une valeur de présomption, elles ont leur importance dans l'ensemble des signes de la gestation.

Nous décrirons les changements que subit la peau, avec les signes du troisième trimestre.

(E) *Modifications utérines et vaginales.* — Les altérations visibles de la portion vaginale et du vagin ont été déjà étudiées et jugées. Les altérations de l'utérus ont la plus grande valeur. Ce sont des modifications dans : 1° le poids et le volume; 2° la forme; 3° la position et les rapports avec les autres organes; c'est le toucher qui nous les fait reconnaître.

1° Aussitôt après la fécondation, l'utérus devient turgide, gonflé par le sang qui afflue dans son tissu. L'accroissement de son poids et de son volume devient bientôt sensible au toucher; mais la différence n'est guère perceptible avant un mois. Au bout de ce temps, elle constitue un signe objectif d'une valeur considérable. Pour l'examen, la femme se couche d'abord sur le dos, les épaules un peu relevées et les cuisses légèrement fléchies. On introduit l'indicateur le long de la paroi vaginale postérieure, jusqu'à ce qu'il rencontre le col; on peut alors constater la *position* de la portion vaginale, qui se trouve dans la convavité du sacrum. Si l'on tire la corde de l'arc formé par le sacrum, du promontoire à la pointe du coccyx, l'orifice externe de l'utérus, à la fin du premier mois, se trouvera un peu au-dessus du milieu de cette corde. Le museau de tanche donne au doigt la sensation d'un velours doux ; l'orifice est plus ou moins ouvert : chez les primigestes, il admet l'extrémité du doigt ; chez les plurigestes, bien davantage. Portant alors l'extrémité du doigt en avant, sur la face antérieure de la portion vaginale, on sent à travers la paroi antéro-supérieure du vagin le corps utérin lisse et arrondi, qui déprime le vagin et étend un peu ses plis, par suite de la *nutation* de l'utérus, amenée par l'augmentation de son poids. Cette chute du fond élève la portion vaginale et explique pourquoi l'orifice se trouve aussi haut sous le promontoire, et pourquoi la paroi antérieure du vagin est lisse. Ainsi se forme un plan incliné sur lequel s'ap-

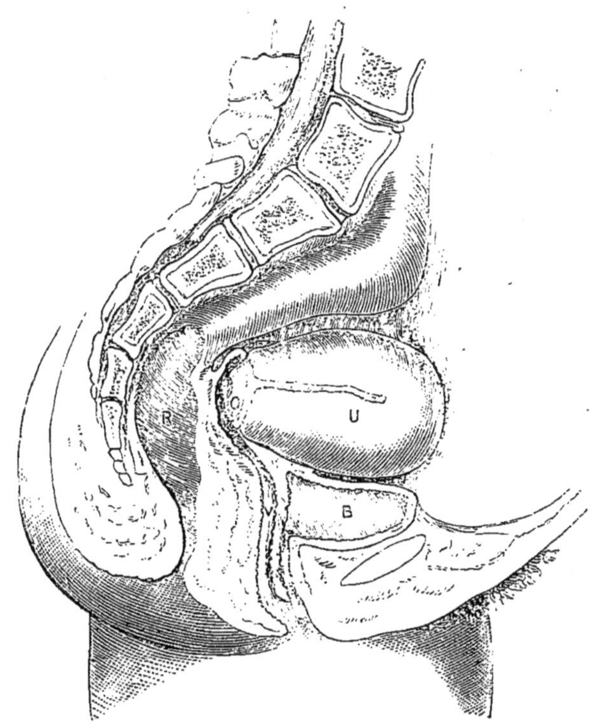

Fig. 37. — Diagramme montrant la nutation de l'utérus au second mois de la grossesse, et la tension antérieure du fond du vagin (R. Barnes).

U, utérus ; O, orifice utérin ; R, rectum ; V, vagin ; B, vessie.

puie l'utérus. L'ascension de la portion vaginale en arrière entraîne en haut la base de la vessie, fixée à la paroi antérieure ; du col l'urèthre remonte parfois un peu derrière la symphyse. C'est à cela et à la pression du fond de l'utérus sur la vessie qu'on doit attribuer les besoins fréquents d'uriner qui fatiguent les femmes au début de la grossesse. Le vagin est réellement dévié, il n'a plus sa direction ordinaire ; sa moitié supérieure est portée en arrière. Cette condition, très caractéristique, a été nommée par R. Barnes la *tension du cul-de-sac antérieur*. La femme restant sur le dos, notre doigt presse sur le corps utérin à travers la paroi vaginale antérieure, et le trouve plus gros et plus lourd que l'utérus non gravide. Répétons l'expérience d'une autre manière : portons le doigt en arrière sur le museau de tanche, en balançant l'utérus sur le doigt. Nous pouvons en apprécier le poids ; l'index restant en place, l'extrémité des doigts de l'autre main presse sur l'abdomen au-dessus de la symphyse ; nous sentons le fond utérin ; par une sorte de ballottement entre le doigt placé dans le vagin et la main extérieure, nous pouvons estimer assez exactement le volume et le poids de l'utérus.

On peut répéter l'observation en faisant placer la femme sur le côté gauche, les genoux relevés. Dans cette position, on peut mieux manier l'utérus entre les deux mains. Si l'examen vaginal présente quelque difficulté, on peut pratiquer le toucher rectal, qui permet de bien sentir la portion vaginale.

Appréciation des signes décrits. — L'augmentation du poids et du volume de l'utérus, portant surtout sur le fond et produisant une tension et une déviation vaginale, peut être due à un fibrome, à une hyperplasie générale, à un polype intra-utérin, ou à d'autres états morbides.

Mais il est rare que les changements de couleur de la muqueuse et les autres altérations dont il vient d'être question soient produits par autre chose que la grossesse. Nous avons vu un cas dans lequel le cœur était faible et intermittent, la circulation était lente, les mains étaient souvent violettes, le vagin avait une coloration bleu foncé qu'on pouvait à peine distinguer d'avec celle de la grossesse. L'obstruction de la circulation porte donne lieu à des effets semblables. Ce signe, quoique utile, n'est donc pas absolu ; il serait imprudent d'affirmer ou de nier la grossesse, en ne s'appuyant que sur sa présence ou son absence. Il faut noter avec soin le résultat de nos observations et les rassembler pour les comparer plus tard.

A la fin du second mois, les signes qui viennent d'être étudiés sont plus accusés ; la présomption augmente. La même méthode d'examen nous permet de constater la nutation de l'utérus, l'élévation du col, qui se trouve proche du tiers supérieur de la corde de l'arc coccygo-promontorien, la tension du cul-de-sac vaginal, l'augmentation du volume et du poids de l'utérus ; le toucher bi-manuel nous fait mieux sentir le fond utérin un peu au-dessus du bord supérieur de la symphyse. La couleur foncée et la turgescence du vagin sont plus accentuées. La présomption augmente chaque jour.

A la fin du troisième mois, les signes sont encore plus distincts. La portion vaginale fait toujours saillie dans le vagin, elle s'est rapprochée du promontoire ; le fond est encore en nutation, on le sent aisément par le toucher bi-manuel, plus près de la paroi abdominale.

Les signes objectifs réunis forment un ensemble solide de témoignages ; si nous avons pu observer la femme à la fin des deux mois précédents, et suivre l'augmentation graduelle et régulière du volume et du poids utérins, nous sommes en possession de signes qui nous conduisent à une très grande probabilité. Nous ne tenons pas encore une certitude suffisante pour affirmer la grossesse devant un tribunal.

En d'autres termes, le diagnostic de la grossesse dans la première période n'est pas absolu, mais il est assez clair pour que le médecin puisse aviser sa cliente.

De nouveaux symptômes de plus grande valeur vont s'ajouter aux précédents, et augmenter la probabilité de la grossesse.

Signes objectifs du second trimestre. — Ces signes nous sont fournis par : 1° l'auscultation; 2° le palper abdominal; 3° la répercussion ou ballottement.

A la fin du troisième mois, l'auscultation nous vient quelquefois en aide. Avant d'examiner les applications de la grande découverte de Mayor, il sera utile d'indiquer simplement les signes que nous fait découvrir l'auscultation, dans l'ordre de leur importance relative, et sans tenir compte de l'ordre chronologique de leur apparition.

Les signes auscultatifs sont : 1° les bruits du cœur fœtal, grande découverte de Mayor, 1818; 2° le souffle utérin (de Kergaradec, 1822); 3° les bruits des mouvements du fœtus, perçus par le métroscope vaginal (Nauche, 1829); 4° le souffle funiculaire (Evory Kennedy, 1833).

Si nous rangeons ces phénomènes dans l'ordre de l'observation clinique, le plus utile pour nous, nous commencerons par le *souffle utérin.* Il est rare qu'on puisse l'entendre avant la treizième ou la quatorzième semaine. On en a fait plusieurs théories. Quelques-uns l'attribuent simplement à l'anémie; pour eux, c'est le souffle anémique perçu dans les artères iliaques externes. Cette théorie n'a pas réuni un grand nombre d'adeptes.

Théorie placentaire. — Hohl et d'autres soutiennent qu'il est produit par le passage du sang, des artères utérines dans les sinus placentaires; ils l'ont donc nommé souffle placentaire. Cette théorie n'est pas exacte, puisque : 1° ce souffle a été entendu souvent distinctement dans les deux régions inguinales, dans les cas où le placenta a été trouvé fixé au fond de l'utérus; 2° il change de place; 3° Bailly et Maggia ont montré qu'il persiste pendant plusieurs heures, même jusqu'à trois jours, après l'expulsion du placenta.

La théorie iliaque, soutenue par Bouillaud, veut que le souffle se produise dans les gros troncs artériels du bassin, sous l'influence de la pression qu'ils supportent de la part de l'utérus gravide. Lorsqu'un tronc artériel est comprimé, il se produit un bruit de souffle; et l'état quasi chlorotique de la femme enceinte favorise la production de ce bruit. Cette théorie n'est pas admissible : 1° parce que le souffle a été entendu dans le second et le troisième mois, alors que l'utérus n'est pas assez développé pour comprimer les artères pelviennes; 2° parce que, si elle était exacte, on devrait invariablement entendre le souffle sur les côtés et dans la partie inférieure de l'abdomen, ce qui n'est pas le cas; 3° le souffle s'entend aussi lorsque la femme est dans la position génu-pectorale, dans laquelle l'utérus ne repose plus sur les troncs artériels; 4° parce qu'il est douteux que l'utérus comprime constamment les vaisseaux, même dans la grossesse avancée; 5° l'élément *chlorotique* est éliminé par l'observation clinique de R. Barnès. Chez une femme qu'il a vue à l'hôpital Saint-Thomas, le souffle était caractéristique d'un côté, et le bruit artériel normal s'entendait de l'autre côté.

Théorie utérine. — Proposée par P. Dubois, elle a été adoptée par Tarnier et Marey. Le souffle est quelquefois superficiel, le toucher perçoit parfois une vibration, qui ne peut venir que des vaisseaux utérins. Dubois a comparé ce bruit à celui qui se produit lorsqu'un thrombus artériel pénètre tout à coup dans une veine; et il soutient que les parois utérines, dans la gestation, sont transformées en une sorte de tissu érectile. Mais Jacquemier a démontré que les larges communications entre les veines et les artères, admises par Dubois, n'existent pas. Corrigan et Depaul croyaient que le bruit de souffle est dû au changement de calibre des artères utérines; au point où elles pénètrent dans l'utérus, elles se divisent, et le volume total de leurs divisions est supérieur à celui du vaisseau qui leur a donné naissance. Lorsqu'un liquide circule dans ces conditions, il se produit un bruit de frottement.

Cette théorie explique pourquoi on entend quelquefois le souffle à la partie antérieure de l'utérus, mais elle concorde avec la théorie placentaire. Les artères utérines sortant de la paroi de la matrice s'ouvrent brusquement dans le système vasculaire du placenta; c'est exactement ce que démontre la théorie que nous exposons. On peut comparer le placenta à une tumeur vasculaire.

Théorie épigastrique. — Kiwisch (1), Glénard, de Lyon (2) et Hecker ont démontré que le souffle peut se produire dans l'artère épigastrique. F. Glénard dit que la compression de cette artère le fait cesser; à cela, Tarnier répond que la compression destinée à arrêter le sang dans l'épigastrique peut comprimer aussi les troncs utérins. Glénard a donc abandonné la théorie épigastrique, et, après de nouvelles observations, a supposé que le souffle se produit dans une artère située dans la paroi antéro-latérale de l'utérus, qu'il nomme l'*artère puerpérale.* Il revient donc à la théorie utérine.

Nous inclinons à croire que le souffle a deux sources: 1° les vaisseaux des parois utérines; 2° la circulation placentaire. Nous ne pensons donc pas qu'il faille rejeter absolument la théorie placentaire.

Ses caractères distinctifs sont : 1° un souffle ronflant, sifflant ou semblable à un flot, analogue au souffle qu'on entend dans le cou

(1) *Klinische Vorträge*, 1849.
(2) *Archives de tocologie*, 1876.

des filles chlorotiques; Depaul dit qu'il ressemble au mot *vous*, prononcé doucement; 2° il est isochrone avec le pouls maternel; il se passe donc dans la circulation de la mère; 3° sa situation, son intensité et ses autres qualités sont variables. On l'entend parfois en un point, parfois en un autre; il disparaît, puis reparaît. Son *intensité* augmente en général avec les progrès de la grossesse. Il est modifié, dit Depaul, par toutes les causes qui diminuent le calibre des vaisseaux utérins : par une forte compression exercée avec le stéthoscope, par certains mouvements actifs du fœtus, et surtout par les contractions utérines.

Mode de recherche du souffle utérin ou utéro-placentaire. — On fait coucher la femme sur le dos, les épaules un peu relevées, le ventre découvert depuis le pubis à l'épigastre afin d'examiner toute la surface occupée par l'utérus (1); on applique le stéthoscope sur la ligne médiane, immédiatement au-dessus du pubis, puis de chaque côté au-dessus du ligament de Poupart, puis on le promène sur toute la partie accessible de l'utérus. Pour s'assurer de son isochronisme avec le pouls maternel, on compte ses battements d'abord, puis ceux du pouls de la mère avec la montre, ou bien les deux à la fois, les uns avec l'oreille, les autres avec le doigt. Le stéthoscope bi-auriculaire est particulièrement utile pour l'auscultation obstétricale; la flexibilité de ses tubes permet de placer son cône en tout point, sans changer de position ou sans trop se pencher.

Causes d'erreur. — Un souffle très difficile à distinguer de celui de la grossesse se fait parfois entendre dans quelques cas de myômes utérins. Dans ces cas, le diagnostic sera fait par les autres signes positifs ou négatifs, qui ne peuvent guère manquer.

Quelquefois, lorsque la grossesse n'est pas douteuse, on ne peut point entendre le souffle. Il peut n'être pas perceptible un jour, et l'être le lendemain. Si donc on ne l'entend pas, il faut le chercher plus tard, avant de se prononcer, de ce fait, contre l'existence d'une grossesse ou de conclure à la mort du fœtus.

Bruits produits par les mouvements actifs du fœtus. — Le fœtus exécute quelques mouvements. En auscultant, on perçoit un bruit de chocs comparable à celui produit par le choc du doigt contre une étoffe tendue. Ces chocs, disent Tarnier et Chantreuil, peuvent être entendus dès la fin du troisième mois; ils sont dus au déplacement en masse du fœtus. A la fin de la grossesse, ils sont localisés surtout vers le fond utérin; ils sont alors produits par les mouvements des membres ou de la tête. L'auscultation reconnaît un bruit de frôlement. Dans quelques cas rares on entend un son d'un rhythme lent, produit apparemment par le choc d'un membre contre la paroi. Ces chocs succes-

(1) Chez nous, on laisse généralement à la femme son dernier vêtement. (*Traducteur.*)

sifs sont d'une intensité égale et se font entendre à intervalles égaux.

Au troisième mois, les bruits dus aux *mouvements actifs du fœtus* sont un excellent signe, qu'il ne faut point négliger, puisqu'à cette époque on peut rarement entendre les bruits du cœur.

Pajot décrit ainsi le *choc fœtal:* « Sous la pression moyenne du stéthoscope, on éprouve, en même temps, à l'instant où le mouvement se produit, une double sensation de *choc* et de *bruit brusque, mais d'une extrême légèreté*, et l'oreille, frappée simultanément dans sa sensibilité générale et spéciale, reçoit à la fois une impression tactile et auditive. » Ce signe peut être observé au quatrième mois. Il n'a cependant que peu de valeur, car, pris isolément, il peut tromper, et il est superflu, lorsqu'on est en possession de signes plus certains.

Bruits du cœur fœtal. — Le mécanisme de leur production est le même que pour le cœur de l'adulte. Ils sont doubles, et on les a, avec raison, comparés au tic tac d'une montre entendu à travers un oreiller. On peut s'en faire une idée plus exacte en auscultant le cœur d'un nouveau-né: on entend un bruit fort, puis il se fait un court silence, puis un second bruit, plus faible, et un long silence. Le premier bruit est celui de la systole ventriculaire.

Quand peut-on l'entendre pour la première fois? — Depaul et Tarnier disent que, dans quelques cas, en appliquant fortement le stéthoscope sur le fond de l'utérus, au-dessus du pubis, et en répétant ses observations, on peut le percevoir vers le milieu du quatrième mois, et même déjà à la fin du troisième. Mais la plupart des auteurs reconnaissent qu'on l'entend rarement avant quatre mois et demi.

L'*intensité* de ces bruits varie avec la force de l'organe qui les produit; elle varie avec les cas, et augmente avec les progrès de la grossesse. Elle est modifiée en plus ou en moins par les circonstances de sa transmission à notre oreille. L'épaisseur des parois abdominales et utérines, la quantité du liquide amniotique, la position du fœtus, peuvent les modifier. Pendant le travail ils s'entendent mieux après la rupture des membranes.

En général, on les entend sur un espace de 10 centimètres de diamètre, et quelquefois sur toute la face antérieure de l'utérus. Mais il existe un point où l'on entend leur *maximum*. Si l'on entend *deux maximums*, on a la preuve d'une grossesse gémellaire.

La *fréquence* des battements du cœur fœtal est plus grande que celle du cœur maternel. On dit en général que le cœur fœtal bat de 120 à 160 fois par minute. R. Barnes a vu des cas où il n'y avait que 100 pulsations. Mais il est très rare qu'il soit isochrone avec celui de la mère. Sa fréquence peut varier suivant l'état du fœtus, quand il remue, ou que l'observateur le déplace. Il n'y a aucune relation entre le rhythme du cœur fœtal et celui du cœur maternel. Mais

Winckel (1) dit : « Lorsque la température de la mère s'élève, le cœur fœtal s'accélère, » et le fœtus court d'autant plus de danger que la température maternelle est plus élevée.

Le *ralentissement* du cœur du fœtus ne s'observe guère que lorsque sa vie est menacée ; mais il est constant pendant les fortes contractions du travail. On observe au début de la contraction une accélération de courte durée, puis, pendant l'acmé de la contraction, un ralentissement variable, qui ne fait jamais, à l'état normal, tomber les pulsations au-dessous de 100 ; quand la contraction se relâche, les battements reprennent leur rhythme. Si le ralentissement est permanent, le fœtus est en danger. Hardy et Mc Clintock ont trouvé que l'ergot donné à la mère diminue la force, le nombre et la régularité des battements, et les arrête même quelquefois. R. Barnes (2) a observé avec soin l'effet des contractions utérines et de la respiration aérienne sur le pouls fœtal, dans les cas de naissance prématurée, avant la section du cordon. Lorsque la respiration ne se faisait pas, le cœur se ralentissait et s'arrêtait pendant la contraction, puis il reprenait son rhythme, lorsque l'utérus se relâchait. Les mêmes phénomènes se produisaient sous l'influence de la respiration. Les respirations étaient lentes, de sorte qu'il était aisé de les observer. Lorsque l'enfant respirait, le cœur battait plus fort (3) ; lorsque la respiration finissait, le battement cardiaque fléchissait, et se ranimait à l'inspiration suivante. Il est facile d'observer ce fait en tâtant le cordon près de l'ombilic. Il prouve l'analogie de la respiration placentaire avec la pulmonaire, et montre qu'elles se valent au point de vue de leur influence sur le cœur.

Le rhythme cardiaque est-il différent dans les deux sexes ? — Frankenhäuser, en 1859, a affirmé que le cœur de la fille bat plus vite que celui du garçon, et que, au-dessus de **144** pulsations, on peut annoncer une fille ; au-dessous, un garçon (4).

D'autres auteurs ont cherché dans ce sens ; les uns acceptent les conclusions de Frankenhäuser, les autres pas. Notre expérience concorde avec celle de Budin et de Chaignot, qui déclarent qu'il n'existe pas de rapport constant entre le nombre des battements du cœur du fœtus et son sexe. Chez les filles, comme chez les garçons, on peut trouver un cœur lent ; chez le même fœtus, le rhythme cardiaque peut varier de quinze à vingt battements dans une courte période.

Que nous apprend l'observation des pulsations cardiaques ?

(1) *Die Pathologie der Geburt.*

(2) *London hospital Reports.*

(3) Le même phénomène se passe chez l'adulte, il est aisé de s'en assurer. (*Traducteur.*)

(4) Bidart (*Lancet*, 1886, t. I, p. 82) affirme qu'un cœur qui bat moins de 135 fois est celui d'un garçon, et qu'un cœur qui bat plus de 145 fois est celui d'une fille. Son pronostic s'est vérifié 92 fois sur 100 observations. (*Traducteur.*)

1° Leur existence prouve qu'il y a un fœtus vivant;

2° Elles donnent une estimation de sa vigueur;

3° Elles indiquent la présentation et la position du fœtus dans la matrice.

Pour faire le diagnostic de la présentation, nous devons chercher où se trouve le *maximum* du bruit cardiaque, puisque c'est au point correspondant que se trouve le cœur du fœtus. Dans les présentations céphaliques, lorsque la grossesse est avancée, on trouve ce maximum au-dessous d'une ligne horizontale passant par l'ombilic, ou vers le milieu de la partie de l'utérus comprise entre le pubis et le fond utérin; dans la présentation du siège, on l'entend au niveau de cette ligne, ou au-dessus. Depaul explique ainsi ce fait: Le cœur est plus proche de l'extrémité céphalique que de la podalique (1) de sorte que ses battements s'entendent plus bas, lorsque la tête est dans l'excavation. Cependant, Ribemont-Dessaignes (2) prouve, par des coupes du fœtus, que le cœur est à la même distance des deux extrémités. La vraie explication est que la tête, vers la fin de la grossesse, s'engage un peu dans le bassin, ce qui rapproche le cœur du pubis. Dans les présentations podaliques, le siège reste au-dessus du détroit supérieur, le cœur demeure ainsi plus haut, et on l'entend au-dessus de l'ombilic de la mère. Mais, si un rétrécissement pelvien, un placenta prævia, ou toute autre raison empêche l'engagement de la tête, le maximum cardiaque s'entend aussi haut que dans les présentations pelviennes.

L'auscultation ne donne pas un diagnostic précis pour les présentations transversales.

Peut-on, par l'auscultation, reconnaître les positions du fœtus? — Tarnier, ayant analysé les idées de Depaul et de Ribemont-Dessaignes, conclut généralement en faveur du dernier. Dans la position O. I. G. A. (1re), le maximum s'entend à gauche de la ligne médiane, sur une ligne qui joindrait l'ombilic à l'épine iliaque antéro-supérieure gauche et non pas sur une ligne qui joint le nombril à l'éminence ilio-pectinée gauche. Ce n'est pas la colonne du fœtus, mais son côté gauche, qui correspond à cette ligne ilio-ombilicale.

Dans la position O. I. G. P. (4e), on entend le maximum un peu à gauche ou en arrière de la ligne ilio-ombilicale, quelquefois sur la ligne même, car c'est alors le côté droit du fœtus qui est en rapport avec la paroi antéro-latérale de l'utérus et de l'abdomen, qui transmet à l'oreille les bruits du cœur. Il est donc difficile, par l'auscultation, de distinguer la position antérieure gauche de la postérieure du même côté.

Dans l'O. I. D. A. (2e), Ribemont-Dessaignes a trouvé le maximum sur la ligne médiane. Cette ligne correspond avec le côté gauche du

(1) Lorsque la tête est fléchie. (*Traducteur.*)

(2) *Anat. topog. du fœtus.* V. surtout la planche XI. (*Traducteur.*)

fœtus, qui transmet directement aux parois le bruit du cœur fœtal. Dans l'O. I. D. P. (3e) on entend le maximum sur une ligne qui joint l'ombilic à l'éminence ilio-pectinée droite ou à l'épine iliaque antéro-supérieure. Le côté gauche du fœtus correspond alors à la paroi antéro-latérale de l'utérus et de l'abdomen.

Le palper donne des indications plus fidèles sur les positions.

Le *souffle fœtal* est isochrone avec les battements du cœur ; il est simple ou double ; il siège quelquefois au niveau du cœur ; on le nomme alors *souffle cardiaque* ou *intra-cardiaque*. On l'entend parfois dans les vaisseaux du cordon, on l'appelle dans ce cas *souffle ombilical* ou *funiculaire*. Le souffle cardiaque peut être dû à l'insuffisance de la valvule tricuspide ou de la mitrale, et à des végétations développées à leur surface (endocardite).

Le *souffle ombilical* a été découvert par Kennedy, qui, avec Naegelé, Depaul, et d'autres, croit qu'il indique l'existence de circulaires du cordon autour du cou du fœtus. Sa présence prouve que le fœtus est vivant.

Recherche des bruits du cœur. — On procède en général comme pour trouver le souffle utérin. Il faut chercher les bruits cardiaques dans la région qui vient d'être indiquée, près de l'ombilic, ou vers le centre du globe utérin. Une fois que nous l'avons trouvé, nous promenons le stéthoscope dans tous les sens, pour préciser le point où s'entend le maximum (1) ; puis nous comptons le nombre des pulsations, et nous le comparons avec celles de la mère. Si les rhythmes sont différents, nous sommes absolument certains que le fœtus est vivant.

Il y a très peu de *causes d'erreur*. Lorsque la circulation maternelle est très rapide, la fréquence du pouls maternel entendu à travers les parois abdominales peut simuler les pulsations fœtales. Nous devons alors observer si ces pulsations sont isochrones avec les battements de la radiale de la mère. S'il nous reste quelque doute, nous appellerons à notre secours les autres signes, la palpation, par exemple.

Palper. — Dans la seconde période de la grossesse, le palper abdominal acquiert une importance qui croît avec l'âge de la gestation. Au commencement du quatrième mois, le palper peut découvrir le fond utérin au-dessus du pubis ; il est d'autant plus utile qu'on le combine avec le toucher, comme il a été dit dans l'étude des signes du premier trimestre.

A mesure que l'utérus s'élève, on le sent de plus en plus nettement. Ce n'est plus le fond seulement que l'on sent, c'est une grande partie du contour de l'utérus qu'on peut limiter entre les mains, appliquées au-dessus et des deux côtés du corps utérin. La percussion permet de le dessiner ; l'un de ces moyens d'exploration aide l'autre et le corrige.

(1) Il est aussi utile de mettre le stéthoscope *au point*, comme le dit le professeur Pajot, c'est-à-dire de presser plus ou moins sur le ventre avec l'instrument, jusqu'à ce qu'on entende le plus nettement possible. (*Traducteur*.)

La palpation et la percussion nous permettent de suivre le développement graduel de l'utérus, et d'estimer l'âge de la grossesse.

A la fin du 3e mois, le fond utérin s'élève tout juste au-dessus de la symphyse.
— 4e — — à la moitié de la distance qui sépare le pubis de l'ombilic.
— 5e — — à un travers de doigt au-dessous de l'ombilic.
— 6e — — à un travers de doigt au-dessus de l'ombilic.
— 7e — — à trois ou quatre travers de doigt au-dessus de l'ombilic.
Entre le 7e et le 8e mois, le fond utérin s'incline à droite.
Dans la première moitié du 9e mois, le fond utérin arrive dans la région épigastrique et sous le bord des fausses côtes droites.
Dans la seconde moitié du 9e mois, le fond descend.

Progrès du développement de l'utérus gravide aux différents mois
(d'après A. Farre).

	LONGUEUR.	LARGEUR.
	Centimètres.	Centimètres.
Fin du 3e mois	10 à 12 1/2	10
— 4e —	13 à 15	12 1/2
— 5e —	15 à 17 1/2	13 1/2
— 6e —	20 à 22 1/2	16
— 7e —	25	18
— 8e —	27 1/2	20
— 9e —	30	22 1/2

Le diamètre antéro-postérieur mesure en moyenne 2 centimètres et demi de moins que le diamètre transversal.

Les chiffres donnés par cette table s'appliquent plus spécialement aux primigestes. Chez les plurigestes, dont les parois abdominales sont relâchées, l'utérus, mal soutenu, peut tomber en avant, et se mettre plus ou moins à cheval sur le pubis ; le fond ne descend alors pas, et le segment inférieur ne s'engage pas dans le bassin.

Le palper abdominal appliqué au diagnostic de la grossesse. — Le point d'exactitude auquel nous sommes arrivés est dû aux travaux de Roederer, Wigand, Joerg, Schmidt, Hohl, Velpeau, C. Devilliers et Chailly, Hubert, Jacquemier, Mattéi, Esterlé, G. Murray, Scanzoni, Tarnier, Schröder, J.-R. Chadwick, Spiegelberg.

L'histoire de cette méthode, qui ne date guère que du commencement de ce siècle, a été bien faite par Pinard (1).

Informations qu'on peut obtenir par le palper abdominal. — Il nous sert à déterminer la présence ou l'absence dans l'abdomen d'une tumeur sortant de la cavité du bassin ; si nous trouvons une tumeur, à en déter-

(1) *Traité du palper abdominal.* Paris, 1878.

miner la nature. Lorsque nous savons ou présumons que cette tumeur est l'utérus, nous dessinons son volume, sa forme, sa direction, ses rapports et sa consistance. Si la grossesse a atteint quatre mois, ou davantage, la palpation nous fait découvrir l'attitude du fœtus, et par suite, sa présentation et sa position; elle est tout particulièrement utile pour reconnaître la grossesse multiple; elle nous permet aussi d'évaluer la quantité du liquide amniotique.

Mode d'examen par le palper. — 1° *Position de la patiente.* Elle doit être assez déshabillée pour que la poitrine et le ventre ne soient point gênés. On la fait coucher sur le dos, la tête et les épaules appuyées sur un coussin, les bras tombant de chaque côté du corps; la vessie et le rectum doivent avoir été vidés.

2° *Conduite du médecin.* — Il chauffe ses mains à la température du corps de la femme, dans la crainte que le froid ne cause dans les muscles de l'abdomen des contractions qui les durciraient. Il applique ensuite une main de chaque côté du ventre, d'abord doucement, puis il augmente graduellement la pression, pour ne pas éveiller de résistance émotionnelle, volontaire ou réflexe. Si les muscles résistent, la main doit rester en place, sans augmenter ni diminuer la pression; les muscles ne tarderont pas à céder. L'observateur répète fréquemment sa pression en l'augmentant progressivement. Il est utile que la patiente soit en expiration, et qu'elle respire profondément, la bouche ouverte comme si elle venait de courir; la glotte demeure ainsi bien ouverte, et les muscles abdominaux n'ayant pas de point d'appui ne peuvent opposer de résistance à la main.

Les résultats de la palpation sont parfois obscurcis par l'infiltration graisseuse ou séreuse des parois abdominales, par l'adaptation exacte de la paroi utérine sur l'œuf, par la contraction utérine, qui ne permettent pas de sentir et de distinguer les parties fœtales. Dans ce cas, il suffit d'attendre la fin de la contraction. La mort du fœtus peut modifier la résistance des tissus. L'ascite et l'hydropisie de l'amnios compliquant des tumeurs de toute espèce peuvent gêner l'examen. L'hyperesthésie des parois abdominales, la douleur, peuvent s'y opposer et l'on peut être obligé d'avoir recours à l'anesthésie.

Détermination du volume de l'utérus. — On applique la main à plat en travers du ventre, son bord radial dirigé en bas, dans la région hypogastrique, puis on déprime la paroi abdominale, surtout avec le petit doigt, et on sent une résistance due à la présence de l'utérus. La main, toujours dans la même position, est alors appliquée en remontant depuis le pubis vers le sternum, en pressant un peu; lorsque son bord cubital arrive au niveau du fond, elle plonge au-dessus dans la cavité abdominale, et coiffe, pour ainsi dire, le fond de l'utérus.

Dans les derniers mois de la grossesse, la consistance de l'utérus diminue. Cet organe donne alors la sensation d'une tumeur molle, dépressible, dont la forme est presque régulière, et dont l'élasticité est comparable à celle d'un kyste incomplètement rempli de liquide. On y sent des parties solides, qui sont les parties fœtales. Enfin, il s'y produit un phénomène qui nous permet de limiter aisément la matrice et de tracer son contour. Ce sont les *contractions indolores* de cet organe, qui se produisent de temps en temps, et se traduisent par un durcissement intermittent, appréciable au palper et que la femme perçoit quelquefois elle-même.

Tout importante que soit la palpation comme moyen de diagnostic de la grossesse, sa valeur est beaucoup plus grande pour la découverte de la présentation et de la position du fœtus.

Signe de Braxton Hicks. —Le palper délicatement pratiqué révèle un autre signe. Tyler Smith répétait qu'on peut sentir des mouvements péristaltiques et rhythmiques dans l'utérus. Il a même cru que les mères et les médecins, trompés par leurs perceptions, prenaient ces mouvements pour ceux du fœtus. Plus tard, il a reconnu qu'il existe des mouvements utérins et de smouvements fœtaux.

Braxton Hicks, en 1871 (1), a étudié ce signe de la grossesse et l'a élevé au rang de signe important, si ce n'est même absolu. Pinard (2), Tarnier et d'autres ont constaté les contractions de l'utérus élargi par des fibromes, et ajoutent que la vessie peut être le siège de contractions qui simulent celles de l'utérus. Hicks soutient que les mouvements des tumeurs sont produits par les manipulations, et ne sont pas spontanés et constants comme ceux de l'utérus gravide. Il étudie ensuite l'utilité physiologique de ces mouvements.

Au moyen du palper aidé par de légères tapes sur le globe utérin, on peut exciter des mouvements qu'on ne sait pas, sans une grande habitude, attribuer à l'utérus ou au fœtus. La *vague* péristaltique utérine se roule parfois en bosses, qui ressemblent singulièrement à la saillie d'un genou ou d'un coude.

Dans les cas où l'eau amniotique est assez abondante pour que le fœtus y flotte librement, on peut, par des secousses faibles, obtenir distinctement le *ballottement*. On place une main de chaque côté de l'utérus ; l'une des mains presse soudainement la paroi utérine, l'autre reste en place. Voici ce qu'on sent : parfois les doigts de la main qui agit sentent le corps solide fuir et quelquefois revenir ; la sensation est double ; ou bien la main qui agit ne sent rien, mais l'autre perçoit un léger choc produit par le corps qui va frapper la paroi utérine (3). Les conditions qui

(1) *Obstet. Trans.*, 1872, p. 216.

(2) *Traité du palper abdominal*, 1878.

(3) Cette manœuvre est à peu près celle recommandée par Velpeau : « Rincer la bouteille. » (*Traducteur.*)

produisent ce ballottement sont analogues à celles d'un œuf de poule placé dans une petite vessie pleine d'eau ; on tient la vessie de sorte que l'œuf descende : si l'on frappe celui-ci par en bas, on le sent remonter, puis redescendre un instant après.

Recherche du ballottement. — La meilleure manière de produire le ballottement est de placer le doigt dans le cul-de-sac vaginal sur la paroi utérine antérieure.

Première position. — On fait placer la femme sur le dos, les épaules un peu élevées, les cuisses un peu fléchies, et les genoux écartés ; puis on introduit l'index dans le cul-de-sac vaginal antérieur, qu'on appuie sur la large surface présentée par le segment antéro-inférieur de l'utérus. On sent une résistance élastique ; par un mouvement brusque du doigt, on frappe cette partie. Si la grossesse est assez avancée, si la quantité de liquide amniotique est suffisante, on sent le fœtus s'éloigner du doigt, puis retomber, ce qui constitue la répercussion (1).

Deuxième position. — Quelques auteurs recommandent la station verticale pour percevoir le ballottement, croyant que la gravitation agit mieux dans cette position. Ils se trompent ; l'axe de l'utérus se rapproche davantage de l'horizon dans cette posture ; on ne gagne rien ou presque rien en précision par cette attitude qui est souvent désagréable à la femme, et on perd en facilité.

On observera que le ballottement est constitué par un double phénomène : il se compose de la fluctuation et du choc d'un corps flottant. Quelquefois, lorsque le fœtus est petit et le liquide amniotique trop abondant, on ne perçoit que la fluctuation. Lorsque le fœtus est gros et le liquide rare, il n'est pas facile de produire le ballottement ; mais on trouve la paroi antérieure de l'utérus ferme et arrondie qui fait saillie, repoussée par la tête fœtale.

Les causes d'erreur ne sont pas sérieuses. Dans les cas d'ascite une tumeur ovarique de grosseur moyenne, attachée à un pédicule mobile, pourra donner lieu à une sensation analogue à celle produite par le ballottement. R. Barnes a senti un utérus gravide tellement mobile dans du liquide ascitique, qu'il simulait le ballottement du fœtus dans l'utérus.

Signes objectifs du troisième trimestre. — Pendant cette période, les signes reconnus dans le premier et le second trimestre s'accusent davantage ; les signes positifs fournis par la palpation, l'auscultation et le ballottement, acquièrent plus de netteté et de valeur.

Modifications de la peau abdominale. — On dit que l'*ombilic s'en-*

(1) Le professeur Pajot, dans ses cours, compare cette sensation à celle qu'on éprouve en donnant un léger coup à un bloc de glace flottant dans l'eau ; la glace fuit, et un instant après on peut recommencer l'expérience ; il n'attache pas d'importance à la chute de la tête fœtale sur le doigt, qui, du reste, est à peine perceptible. (*Traducteur.*)

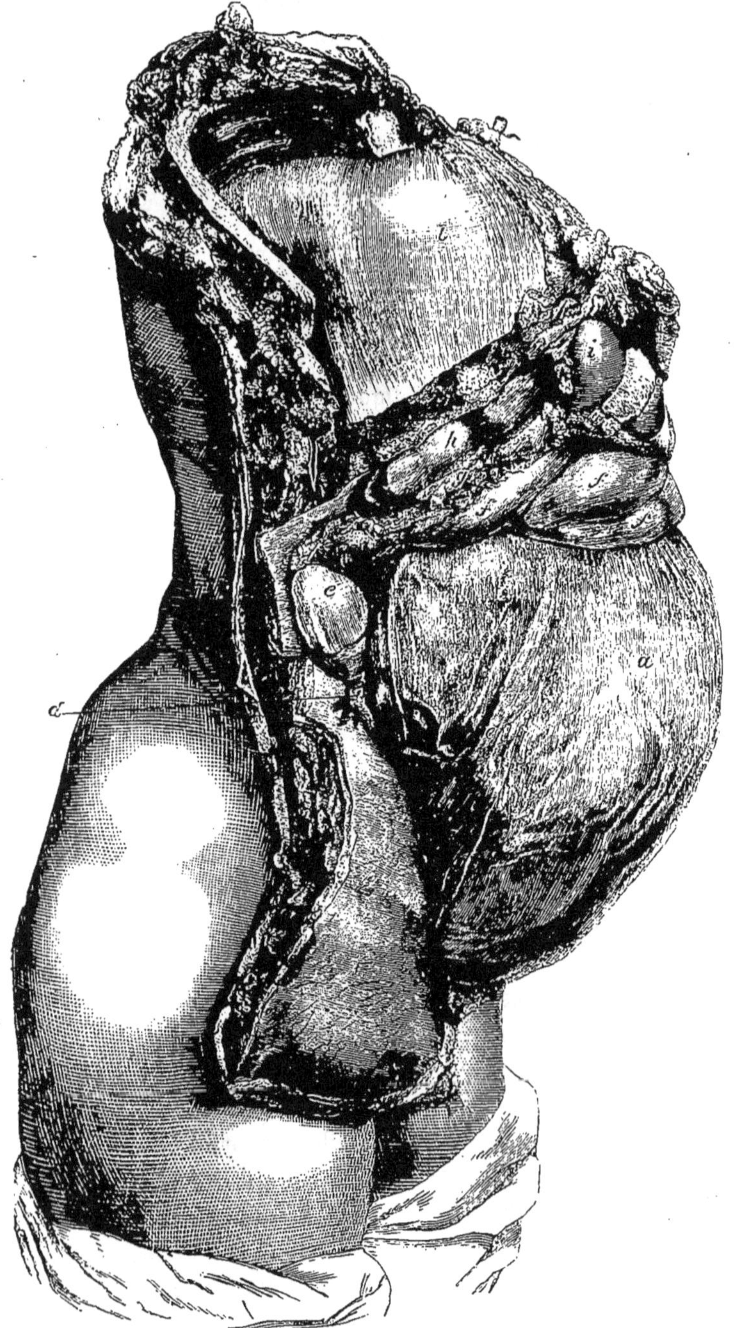

Fig. 38. — Position de l'utérus gravide près du terme ; rapports de l'intestin (W. Hunter).

a. utérus gravide ; *d*, côlon ascendant ; *e*, rein ; *f*, *f*, intestin grêle ; *h*, côlon transverse ; *i*, foie ; *l*, diaphragme.

fonce dans les deux premiers mois; ce phénomène, s'il existe, n'a pas une grande signification; mais son aplatissement a beaucoup d'importance. Depuis le milieu de la grossesse, le fond du nombril s'élève jusqu'à s'approcher du niveau de l'arcade abdominale; il l'atteint vers le septième mois. Dans les deux derniers mois, la peau de la cicatrice ombilicale s'élève même au-dessus de la surface du reste de l'abdomen; quelquefois l'anneau ombilical est assez dilaté pour admettre le bout du doigt; il peut laisser passer l'épiploon ou l'intestin, ce qui constitue la *hernie ombilicale*.

Pigmentation. — Chez beaucoup de femmes, la ligne médiane de l'abdomen se présente comme une ligne brune, de 3 à 17 millimètres de largeur, qui va du mont de Vénus à l'ombilic, et parfois plus haut; elle est plus foncée chez les femmes brunes; chez les négresses, elle est aussi noire que de l'encre; chez les femmes blondes, elle est à peine perceptible. Chez les brunes, la pigmentation s'étend plus ou moins sur tout l'abdomen et la partie supérieure des cuisses.

Quelquefois on trouve des taches blanchâtres semées sur la surface brune, et semblables à celles de l'aréole mammaire.

Modifications de la couche musculo-aponévrotique de l'abdomen. — La ligne blanche peut céder à la distension. Ses fibres, séparées ou déchirées, laissent sortir l'intestin. Sous l'influence d'efforts violents, comme dans l'action de *pousser*, *l'éventration*, ou hernie abdominale, peut se produire. Cette faiblesse des parois augmentera probablement à chaque grossesse; elle exige une ceinture bien faite. Dans les cas extrêmes, l'utérus lui-même peut passer par l'ouverture, tomber sur le pubis, et constituer la hernie utérine.

Striæ gravidarum, vergetures. — La peau de l'abdomen des femmes grosses est ordinairement sillonnée de stries superficielles, surtout dans la région sous-ombilicale. Quelquefois ces stries s'élèvent au-dessus du niveau de la peau voisine. On dit que ce phénomène est dû à l'infiltration du tissu conjonctif sous-cutané, causée par la compression de la veine épigastrique. Ces *vergetures* sont le résultat du tiraillement de la peau, distendue par le développement de l'utérus : la peau *s'accroît* pour se plier à ces nouvelles exigences, mais le développement utérin dépasse celui du tégument; et celui-ci cède. Dans la première grossesse, ces craquelures sont roses ou d'un rouge bleuâtre: elles sont parfois le siège de démangeaisons. Dans leurs intervalles, la peau est d'un blanc mat chez les femmes blondes, et brune chez les femmes brunes. Les vergetures ont ordinairement une disposition régulière et forment des zones concentriques autour d'un centre situé au-dessous de l'ombilic. On en trouve souvent à la partie antérieure des cuisses, des fesses et du dos, ce qui prouve la rapidité de la distension abdominale; le tégument de ces parties est appelé à l'aide, la peau de l'abdomen ne suffisant pas à l'ampliation. Chez les primigestes, dans la première moitié de la grossesse, elles sont si rares et si clairsemées, qu'on peut aisément ne pas les apercevoir ; vers le septième et le huitième mois, elles sont très visibles. Il se produit ordinairement de nouvelles stries à chaque nouvelle grossesse ; les plurigravides présentent par suite des vergetures anciennes, pâles, et de récentes, rosées, qui ont quelque valeur au point de vue médico-légal ; mais les variétés sont infinies ; quelques femmes n'en présentent jamais. Montgomery a vu une mère de cinq enfants qui n'avait pas de vergetures. Crédé a trouvé une femme sur 10 sans vergetures ; Hecker, 6 sur 100. Nous-même, dans quelques cas, n'avons pu en découvrir. Lorsqu'une femme n'a pas présenté de vergetures dans une première grossesse, elle peut en avoir dans les suivantes, surtout si elle porte des jumeaux.

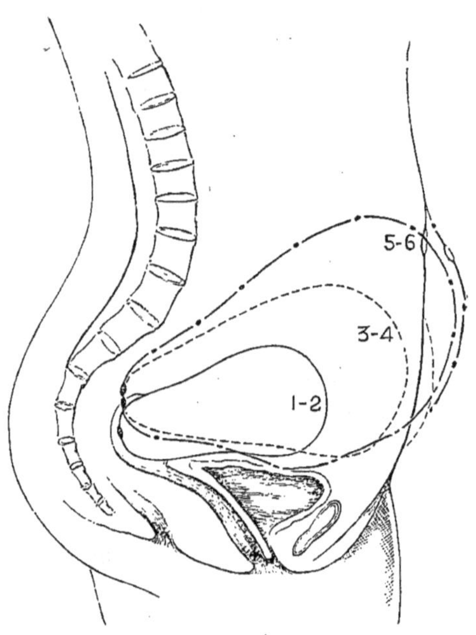

Fig. 39. — Développement graduel de l'utérus : 1-2, premier et second mois ; 3-4, troisième et quatrième mois ; 5-6, cinquième et sixième mois (R. Barnes).

Dans l'ascite, dans les tumeurs ovariques ou d'autres tumeurs abdominales, dans l'anasarque, la peau peut offrir un aspect semblable ; mais les stries sont plus universellement répandues sur l'abdomen. On pourrait reconnaître l'origine des stries par leurs caractères spéciaux.

On voit aussi quelquefois des stries semblables sur les seins ; leur signification est la même que sur le ventre.

Küstner affirme que le réseau de Malpighi n'est pas déchiré. Il croit avoir démontré par des coupes que le réseau muqueux est intact, et que les couches profondes de la peau et le tissu sous-cutané sont séparés. Langer (1) décrit ainsi ce qui se produit : « Les faisceaux fibreux du tissu conjonctif de la peau sont croisés les uns avec les autres, et forment des mèches rhomboïdales dont l'axe longitudinal est placé sur le tronc, et correspond à peu près à la direction des côtes, allant de la colonne en avant et en arrière. Le tissu de la peau s'étend donc plus

(1) *Medizinische Jahrbücher*, 1879.

aisément dans une direction perpendiculaire à cet axe, que dans le sens parallèle. Si l'abdomen n'est que peu distendu, la distension se fait dans ce dernier sens, mais bientôt elle ne suffit plus. C'est autre chose, lorsque la distension est considérable : l'élasticité du tissu est alors détruite, et la structure du tissu cutané est définitivement modifiée. » Langer soutient donc qu'il ne se produit pas de solution de continuité, mais un dérangement permanent du tissu, produit par le tiraillement.

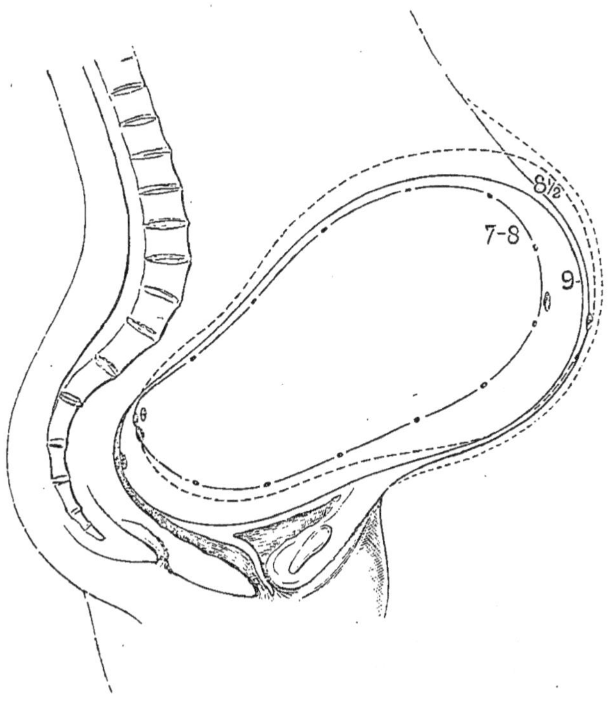

Fig. 40. — Développement de l'utérus à sept mois, à huit mois, à huit mois et demi et à neuf mois (R. Barnes).

Le Dr Busey (1) a étudié ce sujet avec beaucoup de soin. Il admet en grande partie l'exactitude de la description de Langer, et soutient que « ces stries et ces traces d'aspect cicatriciel ne sont pas des cicatrices, dans le sens pathologique du mot ». Il ajoute : « D'après les démonstrations anatomiques et pathologiques du système lymphatique de la peau, et des modes de formation des vésicules lymphatiques dans les surfaces tégumentaires (Thilesen, Hecker, Handfield Jones, Biesiadecki, Odenius), on peut croire avec Schultze, que les stries deviennent quelquefois des vésicules dans l'œdème de la peau abdominale; l'infiltration séreuse des stries, assez souvent observée, et la vésiculation que Küstner assure être l'état ordinaire des stries dans les

(1) *Amer. Gyn. Trans.*, 1879.

premiers jours de la convalescence puerpérale, sont dues au trouble de la circulation dans le système de vaisseaux et dans les interstices du tissu.»

Lorsque la cause de la distension a disparu, la peau forme des plis lâches et des sillons, souvent œdémateux. Les vergetures pâlissent, se rétractent un peu, mais ne disparaissent jamais complètement. Les stries anciennes deviennent blanches ; lorsqu'elles sont troublées par une nouvelle grossesse, elles offrent un aspect brillant nacré.

Appréciation de la valeur des vergetures au point de vue clinique et médico-légal. — 1° Les vergetures ne sont pas la preuve positive d'une grossesse actuelle ou antérieure ; 2° leur absence ne prouve pas qu'il n'y ait pas, ou qu'il n'y ait pas eu de grossesse ; 3° leur existence sur le bas-ventre donne un témoignage de présomption en faveur d'une grossesse actuelle ou passée, et nous engage à rechercher un contrôle à leur indication.

Pronostic de l'époque de la grossesse. — Quand nous nous sommes assurés de l'existence de la grossesse, il nous reste à déterminer un point, souvent très important : l'époque à laquelle elle est parvenue. La recherche de cette question est fondée sur l'apparition successive des signes à certaines époques particulières, et surtout sur le développement de l'utérus.

Laissant de côté les signes subjectifs, nous exposerons sous forme de table les principaux signes objectifs. Les figures 39 et 40 donneront plus de clarté à la table suivante.

États pathologiques simulant la grossesse. — L'étude des signes objectifs qui vient d'être faite nous permet presque toujours de nous prononcer positivement pour ou contre l'existence de la grossesse dans les cas simples, lorsqu'il n'existe pas de complication. Les cas vraiment difficiles sont ceux où la gestation est anormale, ou bien dans lesquels la grossesse utérine est compliquée par des tumeurs ou d'autres maladies abdominales.

Occupons-nous d'abord des cas de *grossesse simplement simulée*. Les plus fréquents sont ceux auxquels, depuis Mason Good, on donne le nom de *pseudocyèse* (ψεῦδος, fausse ; κύησις, grossesse).

A. La plus commune est la *pseudocyèse climatérique*. Au moment où la faculté reproductive vient de disparaître, sous l'influence des aberrations qui marquent la ménopause, la femme, désireuse de conserver la preuve d'une maternité qui lui échappe, formule toutes ses sensations et tous les symptômes qu'elle présente comme des preuves d'un état qu'elle craint ou désire ; l'absence de quelques symptômes ne trouble pas son calcul ; les symptômes objectifs en imposent aux autres, les symptômes subjectifs ont pour elle un sens absolu. Dans les conditions ordinaires, nous attachons peu d'importance aux symptômes subjectifs ; jamais ils ne sont plus trompeurs que dans l'état qui nous occupe.

Tableau des signes de la grossesse aux différentes époques.

MOIS.	CORPS UTÉRIN.	MODIFICATIONS DU COL.	MODIFICATIONS FONCTIONNELLES.	CARACTÈRES PARTICULIERS.
1er et 2e.	Toucher bi-manuel : élargi, antéversé, tension antérieure du fond du vagin. Fond au niveau de la symphyse ou au-dessus, à la fin du 2e mois.	Ramollissement de l'orifice externe; légère ouverture chez les plurigestes; col remonté vers le promontoire.	Gonflement des seins, aréole brunissante.	Turgescence de la portion vaginale, du vagin et de la vulve (spéculum); sécrétion crémeuse.
3e et 4e.	A la fin du 3e mois, le fond dépasse la symphyse; à la fin du 4e, il se trouve à moitié chemin entre le pubis et l'ombilic.	Ramollissement plus marqué; col plus ouvert chez les plurigestes.	Gonflement des seins plus accusé; pigmentation plus foncée; érectilité du mamelon.	Turgescence vasculaire plus accentuée. Souffle utérin quelquefois entendu; mouvements utérins quelquefois perçus.
5e et 6e.	Proéminence hypogastrique accentuée. A la fin du 5e mois, fond à un travers de doigt au-dessous de l'ombilic; à la fin du 6e, un travers de doigt au-dessus; corps incliné à droite.	A la fin du 6e mois, partie inférieure de la portion vaginale ramollie. Orifice externe plus ouvert chez les plurigestes.	Œdème et varices quelquefois apparues, signes mammaires plus accusés; aréoles tachetées; tubercules de Montgomery.	Palpation: mouvements fœtaux. Ballottement, souffle utérin, cœur fœtal, ombilic plat; ligne brune. Tête quelquefois dans le bassin chez les primigestes.
9e mois, première moitié.	Le fond atteint la région épigastrique, et se trouve sous le rebord des fausses côtes droites.	Toute la longueur du col est ramollie; orifice externe un peu ouvert chez les primigestes.	Signes mammaires plus accusés.	Ballottement rarement net; tête soulevée.
9e mois, deuxième moitié.	Le fond descend.	L'orifice interne s'amollit et s'ouvre un peu chez les plurigestes.	»	Tête plus ou moins engagée dans le bassin.

Quand nous avons affaire à une femme qui approche de la cinquantaine, nous pouvons négliger l'irrégularité de la menstruation, et ne pas tenir compte des sensations de gonflement mammaire ou de mouvements abdominaux, quelque convaincue qu'elle puisse être elle-même. Si nous recherchons les témoignages objectifs, nous trouverons deux symptômes qui méritent notre attention : l'augmentation du volume du ventre qui est fréquente, et la sensation de mouvements dans l'abdomen. L'accroissement de l'abdomen est dû ordinairement à l'accumulation de la graisse dans les parois et l'épiploon, et à la distension de l'intestin par des gaz; il n'est en général pas difficile de s'en assurer. La femme étant couchée sur le dos, les parois abdominales relâchées par la flexion des cuisses, la percussion détermine une résonnance, un peu *couverte*, là où l'utérus gravide ne donnerait que de la matité. L'examen oculaire fait reconnaître un ventre plat et mou, l'ombilic est rarement aussi effacé que dans la grossesse. La palpation perçoit la résistance pâteuse de la graisse; et la main en pressant fortement peut ordinairement sentir la colonne vertébrale à travers la paroi abdominale, l'utérus ne s'interposant pas. Si une action réflexe ou volontaire rend les muscles rigides, nous pourrons, comme Simpson, donner un peu de chloroforme, ce qui nous permet de faire un examen parfait, en faisant cesser toute opposition. Puis nous touchons : l'utérus sénile de la ménopause est caractéristique ; il est petit, la portion vaginale est petite et dure, elle fait peu de saillie dans le vagin, l'orifice externe est devenu plus petit et plus arrondi. Cet utérus ne peut porter; si la conception se fait, ce qui est possible, elle se terminera par un avortement. Tous les symptômes sont négatifs; les signes du côté des mamelles sont rarement assez accusés pour pouvoir nous induire en erreur; la femme est grosse de graisse et de vent.

Le médecin peut avoir acquis sa conviction; mais souvent la femme se cramponne à son illusion, et la garde plus de neuf mois. Son obstination prend parfois le caractère de la folie. Crichton Browne (1) en rapporte un exemple frappant : Une femme se croyait enceinte; il fut impossible d'ébranler sa conviction; arrivée au terme de cette grossesse supposée, elle entra dans un travail simulé, qui amena une perte sanguine, preuve de la force de l'imagination portée sur un organe.

Une variété de pseudocyèse dont nous avons vu quelques exemples remarquables est celle qu'on observe chez les jeunes femmes qui craignent ou désirent une grossesse. Nous avons entendu des jeunes femmes récemment mariées, n'ayant aucun motif de nous tromper, nous affirmer une grossesse qui n'existait pas. La menstruation est souvent suspendue par les émotions et le changement de vie amenés par le mariage, et cela sans conception. Dans tous les cas douteux, nous devons prudemment appeler à notre aide le temps, ce grand *dénoueur* de mystères, et attendre pour nous prononcer le développement ou la disparition des symptômes qui peuvent faire croire à une grossesse.

B. *Fibromes et autres tumeurs de l'utérus.* — Si l'utérus est parfaitement lisse, si sa forme est parfaitement régulière, s'il dépasse le pubis, il peut simuler l'utérus gravide. Mais le fibrome est dur, il est rare qu'il donne la sensation d'un mouvement péristaltique; il n'est pas élastique comme l'utérus gravide. On entend rarement, nous ne disons pas jamais, dans l'une des aines, un bruit synchrone au pouls de

(1) *British medical Journal*, 1871. V. aussi le cas de Underhill, *Obst. Journ.*, t. II, p. 42. (*Traducteur.*)

la mère, on n'entend jamais le bruit du cœur fœtal. Le toucher vaginal et le spéculum ne donnent que des résultats négatifs au point de vue du ramollissement, de la coloration et de la perte crémeuse. Puis le temps résoudra le doute, en nous montrant les progrès de la tumeur différents de l'évolution régulière de l'utérus gravide.

La *subinvolution, suite d'une grossesse antérieure*, peut exister avec ou sans la menstruation; les signes positifs de la grossesse font défaut.

L'*hématomètre* par occlusion du vagin peut simuler la grossesse par le volume de l'utérus et sa position, mais elle s'en distingue par d'autres traits. Dans la rétention du sang menstruel, les règles n'ont jamais paru; l'obstacle se révèle à l'examen, la malade a ordinairement un teint terreux, de la fièvre et de l'amaigrissement; elle présente les signes d'une absorption des éléments sanguins altérés.

Les modifications fonctionnelles de l'utérus, comme l'aménorrhée, font souvent croire à une grossesse; le petit volume de l'utérus suffira pour rectifier le diagnostic.

La *ménorrhagie* coexistant avec la grossesse pourra nous embarrasser. L'examen, fait dans l'intervalle des pertes, nous révélera les signes de la gestation.

C. *Les tumeurs extra-utérines* peuvent éveiller un doute. Parmi elles, les plus fréquentes sont les *tumeurs ovariques*. Elles peuvent avoir communs avec la grossesse les points suivants : 1° le volume; 2° la forme ; 3° la matité; 4° un bruit dans les aines, simulant le souffle utérin. Elles en diffèrent par les points suivants : 1° leur volume ne correspond pas au temps écoulé : une tumeur ovarique mettra plus ou moins de huit mois, pour atteindre le volume de l'utérus à cette époque de la grossesse; 2° leur forme est rarement aussi régulière, elles présentent des bosselures; 3° elles sont souvent fluctuantes; 4° on n'y entend guère de souffle; 5° on n'entend pas le cœur fœtal, et on ne trouve pas les autres signes positifs de la grossesse; 6° au lieu du *masque*, la malade présente le *facies ovarien*.

D. *Les petites tumeurs ovariennes*, en venant se placer derrière l'utérus, peuvent donner quelque embarras. L'état de la portion vaginale, restée dure, la position en avant que lui donne la tumeur en la repoussant, l'absence des signes propres à la gestation, la sensation d'un sac plein, la tumeur, et, si les conditions nous le permettent, l'emploi de la sonde (1) qui nous fixera sur le volume et les rapports de l'utérus, sont des éléments en général suffisants de diagnostic. Les mêmes observations s'appliquent aux *petits kystes dermoïdes*. Il est quelquefois utile de ponctionner ces tumeurs avec le trocart explorateur. Dans ces

(1) L'emploi de la sonde ne peut être, dans ce cas, un moyen de diagnostic, car il suppose que nous sommes certains que la malade n'a pas une grossesse utérine, ce qu'il faut démontrer; ou bien nous risquons de la faire avorter. (*Traducteur*.)

cas, l'examen du liquide, l'affaissement du kyste, le retour de l'utérus en sa place, lèveront nos doutes.

E. *Kystes, abcès, hydatides du foie*, développement du foie, de causes diverses. Ces tumeurs peuvent être assez grosses pour envahir tout l'abdomen et faire croire à une grossesse. Le kyste hydatique est nettement fluctuant et présente une vibration caractéristique.

F. *Les kystes rénaux* peuvent donner lieu à un doute. Le sens de leur développement suffit au diagnostic. Les kystes hépatiques et rénaux se développent de haut en bas, les tumeurs utérines et l'utérus gravide remontent au fur et à mesure de leur accroissement. La percussion et la palpation ne peuvent guère manquer de nous donner la matité au-dessous des côtes et dans la région épigastrique; nous en exceptons les kystes rénaux, trop petits pour éveiller l'idée d'une grossesse, mais nous trouvons la résonnance en bas, entre le kyste et le bassin. L'exploration du bassin achèvera le diagnostic, en nous faisant reconnaître que la tumeur ne sort pas de l'excavation. Dans les tumeurs ovariques et l'utérus gravide la matité a une marche ascendante; il est rare qu'ils ne laissent pas une surface résonnante entre leur bord supérieur et les côtes.

G. Nous avons quelquefois à distinguer l'*ascite* d'avec la grossesse. Pour y arriver, nous examinerons : 1° le cœur, les poumons, le foie, les reins, pour y trouver une maladie organique causant l'ascite. Cet examen est d'autant plus indiqué, que nous devons le faire chez toute femme grosse souffrante; 2° l'examen de l'abdomen dans le décubitus dorsal nous fera reconnaître en général un ventre mou, peu proéminent, saillant au niveau des flancs; 3° la palpation nous révélera une fluctuation plus nette que celle de la grossesse; 4° la percussion trouvera une aire résonnante en haut; cette surface est circulaire, ou bien son *bord supérieur est concave, à concavité supérieure;* c'est le contraire dans la grossesse et les tumeurs ovariques, dans lesquelles l'aire mate a sa convexité en haut (fig. 41, 42, 43). Dans l'ascite, la matité et la résonnance changent de place avec l'attitude de la malade. On peut faire l'aspiration dans les cas douteux.

L'augmentation de volume de la rate et les tumeurs épiploïques peuvent au premier abord être prises pour une grossesse; mais la recherche des signes caractérisques de la gestation nous fera reconnaître la vérité.

Par un examen soigneux, fait suivant les règles qui viennent d'être exposées, un observateur exercé ne peut guère manquer d'obtenir un diagnostic exact lorsque la question est simplement : grossesse ou non grossesse.

Mais, *lorsque la question est compliquée* par l'existence d'une maladie qui vient s'ajouter à la grossesse, la difficulté est souvent très grande. Nous reconnaîtrons le plus souvent une des conditions coexistantes, la grossesse et l'ascite, par exemple, ou la grossesse et la tumeur ovarique, mais il est probable que la complication nous échappera, et que nous ferons un diagnostic incomplet. C est que le plus souvent une de ces conditions devient prédominante et masque l'autre; et cependant celle que nous aurons méconnue peut prendre un développement dangereux, ou avoir une influence sur l'autre.

La coexistence d'une grossesse utérine avec des fibromes présente un immense intérêt clinique. On peut avoir reconnu le fibrome avant le commencement de la grossesse. Le stimulus gravidique agit aussi sur la tumeur. Le développement utérin sera en disproportion avec l'époque de la grossesse ; le contour de l'utérus sera probablement irrégulier, et sa position dans le ventre ne sera pas celle qu'elle doit être.

Grossesse utérine compliquée d'une tumeur ovarique. — La matrice et la tumeur grossissent toutes deux, le développement abdominal est donc plus rapide que dans la grossesse simple. La malade est plus souffrante, la gêne des organes abdominaux et thoraciques plus accentuée, la tension des parois abdominales plus marquée. La forme du ventre est différente ; il est plus large transversalement, on peut ordinairement voir ou sentir une dépression profonde à la partie supérieure, là où l'utérus et la tumeur se séparent, et un sillon s'étendant de haut en bas, qui correspond à leur ligne de contact. La palpation et l'auscultation nous feront reconnaître le contour de la tête fœtale et le cœur du fœtus; l'utérus sera rejeté sur le côté, le cœur se fera donc entendre à quelque distance de la ligne médiane, la tumeur nous donnera une sensation nette de fluctuation. Le ballottement ne sera probablement pas possible, l'utérus étant chassé du bassin par la tumeur; mais le spéculum, si le fœtus est vivant, nous permettra de voir la couleur du vagin et la perte caractéristique de la grossesse.

Une hydropisie ou un abcès enkysté du péritoine peuvent présenter des traits semblables à ceux des kystes ovariques. Le diagnostic d'une grossesse utérine compliquée d'une grossesse extra-utérine peut présenter de très grandes difficultés. Si la grossesse extra-utérine a été reconnue antérieurement, le problème est simplifié; mais la malade peut venir nous consulter pour la première fois, porteuse de cette complication. Voici la règle à suivre dans ce cas et dans les cas analogues : examiner d'abord pour nous assurer s'il y a ou non grossesse. Si la grossesse existe, nous en trouverons les signes positifs et nous pourrons ordinairement arriver à évaluer approximativement à quelle époque elle remonte. Ce point établi, nous examinerons jusqu'à quel point le développement abdominal et les autres signes sont expliqués par la grossesse. L'excès du volume du ventre et les autres symptômes anormaux doivent être attribués à une autre cause, et, par exclusion, nous écarterons les tumeurs ovariennes, hépatiques, rénales, utérines.

Nous approchons ainsi d'une solution qui, pour ne pas être absolue, n'en a pas moins quelque valeur clinique. Il faut confesser qu'il est peu de diagnostics aussi difficiles que celui des tumeurs ovariques, en partie solides, en partie liquides, d'avec la gestation abdominale, mais au point de vue pratique, notre indécision n'a pas une grande conséquence, car le traitement sera probablement, en tout état de cause, l'ablation de la tumeur.

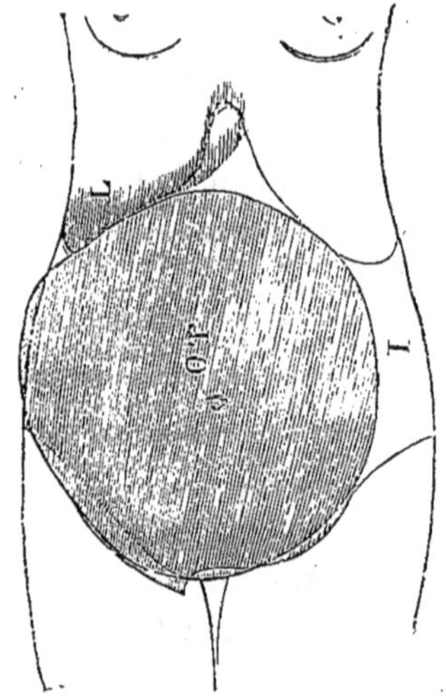

Fig. 41. — Matité et fluctuation des tumeurs ovariques (R. Barnes).

OT, tumeur; L, foie; I, intestin.

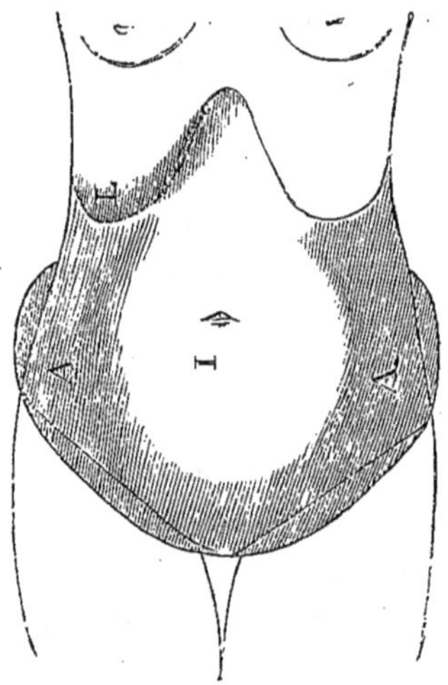

Fig. 42. — La partie ombrée indique la matité, la résonnance est au milieu (R. Barnes).

AA, ascite; L, foie.

La grossesse se complique quelquefois d'ascite. — Ce cas peut se présenter, soit que la grossesse survienne au cours d'une ascite causée par la maladie de Bright, soit qu'elle vienne d'une albuminurie gestative. Nous avons vu des cas d'ascite compliquée de fibrome utérin, bien difficiles à distinguer d'une grossesse. Nous avons vu aussi l'utérus gravide à quatre, cinq et six mois, flotter dans le liquide ascitique, de sorte que les moyens ordinaires d'exploration n'étaient d'aucun secours; nous percevions un ballottement de l'utérus dans le liquide, semblable à celui d'une tumeur ovarique compliquée d'ascite. C'est dans ces cas que les anamnésiques sont d'un grand secours. La présence de l'albumine dans l'urine, réunie aux signes de la grossesse, nous permet de poser un diagnostic.

Dans toutes les questions précédentes, l'histoire pathologique, si elle est le résultat d'observations recueillies par une personne compétente, pourra nous aider beaucoup à formuler un diagnostic. Elle est toujours un guide pour notre examen; malheureusement, c'est parfois un guide trompeur. Il ne faut donc pas se fier uniquement à l'histoire, qu'on appelle avec raison une coquine menteuse. Ce n'est pas à travers elle que nous devons juger les signes objectifs qui sont, après tout, la base de notre verdict.

La grossesse peut s'accompagner de distension vésicale; nous parlerons de ce point, à propos de la rétroversion de l'utérus gravide.

Le diagnostic d'une grossesse qui continue après la mort du fœtus est souvent difficile. — Les signes *actifs* de la grossesse ont disparu; la couleur foncée due à la réplétion des vaisseaux et les signes fournis par l'auscultation n'existent plus ; les seins sont flasques, l'utérus cesse de grossir, le liquide amniotique ayant été le plus souvent résorbé, le ballottement ne peut plus se faire. Nous en reparlerons en étudiant l'avortement.

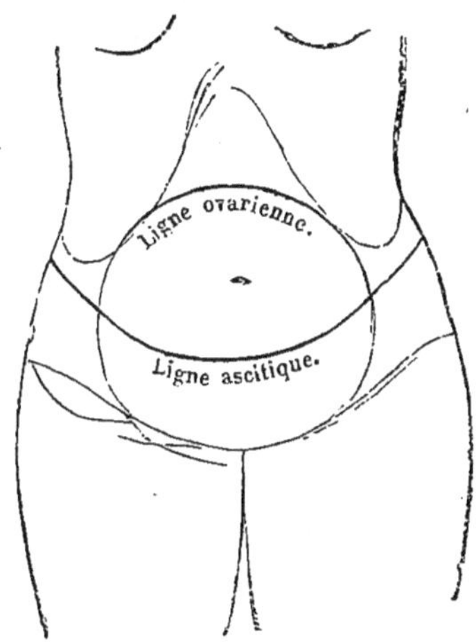

Fig. 43. — Différences entre la tumeur ovarique et l'ascite; ligne convexe de la tumeur ovarique, ligne concave de l'ascite (R. Barnes).

Durée de la grossesse. — Cette question a été, et continuera probablement longtemps, à être discutée. La difficulté du problème est démontrée par le fait qu'une question tellement vitale, qui a de tout temps excité l'intérêt des savants comme des profanes, reste encore dans le doute. Elle prouve de plus que la grossesse chez la femme a très probablement une durée variable. Mais elle doit avoir certaines limites; c'est ces limites que nous devons chercher à déterminer aussi exactement que possible.

Voici l'opinion de l'immortel Harvey : « Incontestablement la durée normale de la grossesse est celle pendant laquelle a été porté Notre-Seigneur Jésus-Christ, le plus parfait des hommes; si nous comptons depuis l'Annonciation, au mois de mars, jusqu'au jour de la sainte Nativité, nous trouvons 275 jours. De prudentes matrones, calculant d'après cette règle, et comptant depuis le jour du mois où les menstrues ont coutume d'apparaître, font rarement un calcul erroné; après que dix mois lunaires se sont passés, elles entrent en travail, et recueillent le fruit de leur sein le jour même où les règles auraient paru, si la fécondation n'avait pas eu lieu (1). »

(1) Mattéi (*Obstétrique*, 1880, p. 395 et t. II, p. 10) dit que l'accouchement à terme se fait à la neuvième menstruation qui aurait dû arriver après la fécondation. Son calcul donne à la grossesse une durée moyenne de deux cent soixante-cinq jours. Le calcul de Harvey suppose que la durée de la grossesse est un multiple exact de la période intermenstruelle ; ce n'est pas démontré. (*Traducteur.*)

C'est la loi juive et l'expérience qui nous fournissent les données les plus exactes. Le révérend Isaac Samuel, en 1870, nous donne l'indication suivante : « Le *Talmud* fixe la durée maximum de la grossesse à 271 jours; elle peut aller jusqu'à 272 ou 273. » R. Barnes, avec sa grande expérience, peut affirmer que les juives sont plus exactes dans leur calcul que les femmes des autres races, et que la durée de la grossesse est bien celle que lui assigne le *Talmud* (1).

En France la durée admise comme ordinaire est 270 jours. Le Code Napoléon admet la légitimité d'un fœtus né 300 jours après le coït (2).

En Norvège, Faye et Vogt donnent 270 jours comme moyenne, d'après 63 cas.

Raciborski, sur cinq cas de coït supposé unique, a vu le travail commencer entre 268 et 275 jours. Mongomery, pour sept cas, trouve une période plus longue, de 280 à 291 jours. Mais, dit Simpson, ces cas sont choisis comme des exemples de grossesse prolongée; ils sont si peu d'accord avec les faits plus exactement contrôlés, qu'on peut les mettre de côté. Reid, dans la *Lancet* de 1850, a étudié très soigneusement cette question. Il a noté 25 cas où le travail commença entre 265 et 280 jours, sauf dans un cas où il fut retardé jusqu'à 287 jours, et un autre jusqu'à 293. Veit (3) a réuni un grand nombre d'observations, dans lesquelles la durée moyenne de la grossesse est 278,5 jours.

Hohl (4) dit que chez les jeunes femmes bien portantes enceintes pour la première fois, l'accouchement se fait deux ou trois jours avant le deux cent quatre-vingtième ou ce jour-là, rarement avant.

On a cherché la solution du problème, dans les cas de *grossesse survenue à la suite d'un seul coït*. Un grand nombre de cas authentiques, de grossesse dont le début est ainsi connu, et se terminant par la naissance d'un enfant vivant, nous permettrait mieux qu'aucune autre donnée d'approcher de la solution. L'observation, facile chez les vaches et

(1) Si les Israélites suivent les prescriptions de leur religion, leurs femmes n'ont guère que deux semaines par mois pour s'exposer à concevoir; car leur loi défend le coït pendant les règles, et au moins une semaine après. Voici, en effet, la note que le grand rabbin à Genève, M. Wertheimer, a bien voulu me remettre : « D'après la Bible (*Lévitique*, XV, 19-22) toute femme qui a son flux menstruel reste impure pendant sept jours et redevient pure, après immersion dans de l'eau courante. Les rabbins (*Talmud*) ont décidé que toute femme resterait impure pendant que dure son flux, plus sept jours, depuis le jour où le flux a cessé, ce jour n'étant pas compté. Ces sept jours sont appelés *jours blancs*, parce que la femme doit changer son linge et mettre à son lit des draps propres. — De telle sorte que si, comme il arrive d'habitude, le flux dure six jours, la femme sera impure pendant ces six jours, plus sept jours francs, total treize. Pendant toute cette période, tout attouchement est interdit. » (*Traducteur.*)

(2) Après la dissolution du mariage, ou la date de la séparation. Le code prussien fixe trois cent un jours. (*Traducteur.*)

(3) *Brit. and For. med. chir. Rev.*, 1854.

(4) *Geburtshülfe*, 1862.

les juments, devient fort malaisée chez les femmes, les investigations étant entourées de difficultés innombrables. Les faits connus sont rares, et la plupart sont sujets à caution. Montgomery, Ahlfeld, Faye, Clay, en ont réuni quelques-uns. Mais leur total est encore trop peu considérable pour justifier des conclusions, vu les sources d'erreur (1) qui les entourent. Ils concordent cependant avec les autres cas et tendent à fixer le terme normal de la grossesse entre 270 et 275 jours.

L'histoire des *grossesses qu'on présume dater du premier coït* après le mariage, par exemple, ne présente pas les causes d'erreurs qu'on rencontre dans celles que l'on attribue à une seule copulation. Le jour du mariage et par suite du premier coït est en général fixé à une semaine après les règles ; il est très souvent fécond. Une réunion de cas dans lesquels les règles n'ont pas reparu après l'époque précédant le mariage fournirait un témoignage d'une grande valeur. Dans les quelques cas observés par R. Barnes, un enfant bien développé est né entre 270 et 275 jours après, confirmant les données venues d'autres sources.

Lorsqu'on cite des cas de ce genre, il faut prendre soin de noter si l'enfant était à terme, et si l'époque menstruelle ordinaire a paru peu avant le mariage ; car il arrive qu'un enfant à terme vient au monde sept mois, et même six, après le mariage ; mais les enfants suivants issus du même mariage prennent les neuf mois accoutumés pour atteindre leur maturité.

Un cas assez concluant mérite d'être cité : Une dame mariée depuis plusieurs années était restée stérile à cause d'un resserrement de l'orifice externe ; R. Barnes l'opéra, le 1er décembre. Le premier coït après l'opération eut lieu peu après les règles suivantes, le 15 décembre. Les règles parurent, fort peu abondantes, le 6 janvier. L'opérée accoucha d'un garçon à terme le 3 octobre, c'est-à-dire après 270 jours de grossesse.

On a supposé qu'on trouverait un autre point de repère dans la *sensation des mouvements actifs du fœtus*, et qu'il pourrait contrôler le calcul fondé sur la dernière menstruation. Ce signe est fallacieux : 1° les sensations sont illusoires ; bien des femmes affirment avoir senti remuer, alors qu'elles ne sont pas enceintes ; ce signe subjectif est celui auquel les femmes hors d'âge s'attachent le plus opiniâtrément ; 2° quel-

(1) Parmi les nombreuses causes d'erreur, il faut signaler celle d'un *coït supposé unique*. Une jeune fille que j'ai accouchée se croyait enceinte du seul coït qu'elle pensait avoir été complet, alors qu'elle l'était d'un coït antérieur d'un mois, coït incomplet, à ce qu'elle disait. Elle a accouché d'un gros enfant à terme dans les deux cent quatre-vingt jours après cette tentative de rapprochement. V. un cas de grossesse, survenue à la suite d'un coït incomplet (*Am. J. of obst.*, 1879, p. 306) et quelques cas analogues cités par Engelmann (*Ann. Gyn.*, 1801, t. I, p. 455).
(*Traducteur.*)

ques femmes grosses ne l'éprouvent point; 3° l'époque à laquelle il est ressenti varie beaucoup. Sur 43 cas, Ahlfeld a trouvé qu'il est perçu entre 108 et 134 jours, quelquefois 159 jours après la dernière menstruation. Veit indique un cas où il a été perçu à 79 jours; la moyenne est de 132 jours.

L'argument tiré d'un *développement excessif du fœtus* n'a que peu de valeur. Les plus gros enfants connus n'ont été portés que le temps ordinaire. R. Barnes a vu un enfant né au terme ordinaire, qui pesait 18 livres (1). Des enfants venus au monde après une grossesse soi-disant prolongée n'atteignaient pas le poids moyen.

Charles Clay prétendait que la *durée de la grossesse est déterminée par l'âge des parents;* les grossesses les plus longues s'observeraient chez les femmes les plus âgées. Cette observation concorde avec celles faites sur les vaches.

Les observations de Faye, Hecker et Ahlfeld, ne sont pas d'accord quant à la *durée relative de la grossesse chez les primigestes et chez les plurigestes.* Les observations faites à l'hôpital peuvent induire en erreur; les examens fréquents et les influences nosocomiales peuvent faire avancer le travail.

Existe-t-il une *durée individuelle de la grossesse?* Ce n'est pas improbable. S'il existe un type menstruel, il peut bien se faire qu'il y ait un type gestatif. Une femme qui est réglée tous les 30 jours peut bien porter plus longtemps qu'une autre qui voit ses règles tous les 28 jours. La première aurait une grossesse de 300 jours, d'après la théorie la plus universellement adoptée. Le fait n'est pas toujours vérifié. Quelle que soit la longueur de leur période menstruelle, les femmes comptent avec raison leurs 270 ou 280 jours, à partir des dernières règles.

Dewees, Hamilton et Retzius (voyez Simpson) (2) rapportent des cas de grossesses apparemment prolongées chez la même femme, comme une particularité heréditaire chez une mère et ses deux filles.

Le cas le plus frappant qu'ait observé R. Barnes est celui de la femme d'un médecin qui avait pleine confiance en elle, et qui, à deux reprises différentes, en comptant depuis ses dernières règles, et en vérifiant son calcul par l'observation de la date des premiers mouvements perçus, se trouva avoir porté ses enfants un mois au delà du terme ordinaire. Les deux enfants, très gros, pesant 10 et 12 livres, succombèrent dans l'accouchement. R. Barnes fut consulté, lorsqu'elle crut être arrivée à son terme, dans sa deuxième grossesse, pour décider s'il fallait provoquer l'accouchement dans l'espoir d'obtenir un enfant vivant. Un mois après, il l'assista dans ses couches. Le

(1) La livre anglaise pèse un peu moins de 500 grammes. (*Traducteur.*)
(2) *Obstetric Memoirs*, t. I, p. 329. (*Traducteur.*)

mari était d'un âge mûr, la femme approchait de la ménopause.

On a fait appel à l'analogie des phénomènes qu'on observe chez les animaux. Quel enseignement pouvons-nous tirer de l'*observation des autres mammifères?* La jument et la vache, animaux domestiques dont la vie est facile à observer et à contrôler, semblent nous fournir des facilités spéciales pour obtenir des dates précises. On cite constamment les expériences de Tessier, de Lord Spencer et de Krahmer, qui sont du plus haut intérêt.

La période gestative de la vache se rapproche beaucoup de celle de la femme; sa moyenne est 285 jours, à dater du coït. On connait très peu d'exemples de grossesse ayant dépassé 301 jours. Il semble que les taureaux sont portés un peu plus longtemps que les génisses (1); si le père est âgé, la grossesse dure un peu plus; les jeunes vaches portent un peu moins longtemps que les vieilles. Ces observations ont été recueillies sur 641 vaches (*Buffalo med. Journ.*). Sur ce nombre, 50 mirent bas entre 260 et 270 jours; elles étaient toutes à leur première portée. On a attaché trop d'importance à cet argument d'analogie; la durée de la gestation chez les vaches étant variable, et quelquefois prolongée, ce n'est pas d'après elle qu'on peut fixer la question de la durée de la grossesse chez la femme.

La *latitance, ou attente réciproque de l'œuf et de l'ovule*, a de l'importance dans cette question. Cette hypothèse admet que les spermatozoaires peuvent ne rencontrer l'ovule et le féconder que plusieurs jours après le coït et l'insémination, ou que l'ovule peut rester quelques jours dans la trompe, à attendre l'arrivée du liquide fécondant. Les spermatozoaires peuvent vivre quelque temps hors du corps; les expériences de Spallanzani qui a fécondé des grenouilles le prouvant, ainsi que celles de John Hunter et d'autres, qui ont fécondé des mammifères, en leur faisant des injections artificielles de sperme. Sur le sol congénial du canal génital de la femme, les spermatozoaires continuent à se mouvoir pendant plusieurs jours; Valentin dit une semaine ou davantage. Les expériences de Haighton sur les lapines ont montré que la conjonction des ovules et des animalcules ne se fait pas avant deux jours. De Graaf, Cruiskshank, Saumarez, Bischoff, croyaient que la vivification de l'ovule ne se fait pas au moment même du coït, mais au bout d'un certain temps. Bischoff dit que certainement le temps occupé par le voyage de l'ovule et les modifications préparatoires de la muqueuse varient beaucoup chez chaque sujet, et qu'il en résulte une durée plus ou moins longue pour la grossesse. Bischoff, Prévost et Dumas ont vu les spermatozoaires s'agiter dans la trompe de la chienne et de la lapine sept ou huit jours après la

(1) Cela a été dit des garçons comparés aux filles. (*Traducteur.*)

copulation. Percy, de New-York, a recueilli des spermatozoaires vivants sur le col utérin d'une femme, huit jours après le dernier coït.

La preuve de la *latitance* de l'ovule n'est pas aussi complète ; il est probable qu'il meurt bientôt lorsqu'il n'est pas fécondé. Bischoff croit que la fécondation se fait sur l'ovaire, et que, si elle n'a pas eu lieu avant que l'ovule ait fait quelque chemin dans la trompe, il a perdu la faculté d'être fécondé. Coste croyait que la fécondation se fait dans l'ovaire.

Si nous comptons six ou sept jours de latitance, — et il n'est guère prouvé qu'elle puisse durer davantage, — nous pourrons comprendre que l'accouchement ne se fasse que 285 ou 287 jours après le coït. Ainsi se trouve confirmée la loi qui veut que la grossesse ait une durée définie.

Hohl (1) insiste longuement sur ce que la non-coïncidence du coït et de la fécondation fausse les calculs sur la longueur de la grossesse.

Matthews Duncan (2) s'est beaucoup étendu sur la distinction qu'il faut faire entre l'insémination et la grossesse ; il soutient que la gestation ne peut, à proprement parler, dater que du moment où l'œuf est fertilisé, et non du moment du coït. Joulin (3) de même.

Cette idée a été poursuivie sous une autre forme par Stadfeldt en 1875, Kundrat et Engelmann, Williams et Schrœder.

Stadfeldt calcule : 1° à partir de la dernière époque, dans 26 cas, il arrive à une moyenne de 280 jours, la grossesse la plus courte étant de 244 jours, la plus longue de 304, l'écart est donc de 60 jours. 2° Dans 24 cas, il a cherché à fixer l'époque de la première suppression; sa moyenne a été de 254 jours la gestation la plus courte étant de 240 jours, la plus longue, de 273 ; écart 33 jours. En admettant que la fécondation s'est faite huit ou dix jours avant la suppression, la durée moyenne de la grossesse sera, d'après Stadfeldt, de 260 à 264 jours.

John Williams (4) conclut, de 16 cas, que la rupture du follicule et la sortie de l'ovule se font avant l'apparition du flux menstruel correspondant. On prétend que les conditions nécessaires à la greffe dans l'utérus de l'ovule de cette époque n'existent plus, et que, par suite, l'ovule de la grossesse appartient à l'époque suivante qui ne se traduit pas par une perte. Williams ne se contente pas d'une semaine de latitance, il en demande deux ou trois ; l'insémination se ferait entre une et trois semaines après une époque menstruelle ; le sperme se ramasserait dans l'infundibulum de la trompe, y attendant l'ovule

(1) *Geburtshülfe*, 1er édit., 1855.
(2) *On fecundity, fertility and sterility*, p. 320, 1871.
(3) *Traité d'accouchement*, 1866, p. 449.
(4) *Philosophical Transactions*, 1875.

jusqu'à sa sortie, c'est-à-dire jusqu'à la prochaine ponte. Cette hypothèse réduit d'une à trois semaines la durée de la grossesse. Elle a contre elle la présomption que la conception peut se faire pendant la menstruation, qu'ordinairement le coït fécondant a eu lieu dans la semaine qui suit la cessation des règles, après le terme permis par la coutume juive, *après le bain* — et que R. Barnes parle d'une expérience mainte fois répétée — lorsque l'époque doit paraître, et, lorsqu'elle vient de passer, tous les symptômes objectifs du début de la grossesse se développent, ce qui signifie que la conception s'est faite deux ou trois semaines avant les règles qui ne paraissent pas (1). Il est probable aussi qu'il n'y a pas de moment strictement fixé pour la sortie d'un ovule mûr.

On voit, après tout, que, quelque juste que soit, au point de vue purement physiologique, la distinction entre l'insémination et la conception, elle ne nous aide que peu ou point à résoudre les problèmes sociaux, médicaux et légaux qui se rattachent à la grossesse. A quoi sert à un mari, à un médecin, à un homme de loi, d'être assuré qu'une femme accouchée d'un enfant arrivé à maturité n'a été que 250 jours dans l'état de vraie grossesse, alors que des faits indéniables prouvent qu'elle a coïté un mois plus tôt ?

D'autre part, la science peut-elle engager la loi à accepter comme légitime un enfant né 300 jours après la copulation conjugale, en se fondant sur le fait que l'insémination légitime peut avoir eu lieu 300 jours, ou davantage, avant la naissance (2)? Si l'on accepte cette doctrine, la science doit résigner son mandat, et laisser aux mouchards et aux filles de chambre la décision des questions de chasteté.

S'il y a un intervalle assez long entre l'insémination et la conception, sa durée est inconnue, il est probable qu'elle est variable. Il est donc rationnel de le faire entrer dans la durée de la grossesse, et de le considérer comme un stage préliminaire de la gestation.

Parmi ceux qui admettent les grossesses prolongées, on peut citer J.-Y. Simpson, qui rapporte 4 cas de grossesse ayant duré en apparence 332, 319 et 324 jours; Atlee, qui en rapporte deux ayant duré 365 jours, l'année entière; et Merriman, dont le cas le plus curieux est celui d'une grossesse de 309 jours (3).

Duncan conclut ainsi : « Quoique nous n'ayons pas de preuve

(1) Kundrat (cité dans *Brit. med. Journ.*, 1883, t. II, p. 953) croit aussi que l'ovule fécondé est celui de la première menstruation absente. (*Traducteur.*)

(2) La loi française, en admettant la légitimité de l'enfant né dans les trois cents jours qui suivent la séparation réelle des époux, semble avoir eu pour but principal d'éviter les scandales; de même que la loi qui défend la recherche de la paternité. (*Traducteur.*)

(3) Hendersen, *Amer. Journ. of obst.*, 1879, p. 393, cite un cas de 15 mois, de décembre à février de l'année après la suivante. (*Traducteur.*)

« absolue de la prolongation de la grossesse au delà de ses limites « ordinaires, les faits établissent cependant qu'elle est possible jusqu'à « trois ou quatre semaines ou même au delà. »

Moreau raconte un cas dans lequel il croit que la femme a été jusqu'à 328 jours. L'observation a été contrôlée par les mouvements du fœtus et par un *essai de travail* un mois avant l'accouchement.

D'autre part, Gooch, Ch. Clarke et David Davis ne croyaient pas aux grossesses prolongées (1). Stoltz dit que le travail ne peut être retardé au delà de quinze jours, 270 ou 280 jours étant le terme normal. Il dit que la loi française est très large, en accordant 300 jours. Depaul est du même avis.

Kleinwächter (2) dit que la grossesse dure 280 jours, et que la grossesse prolongée n'existe pas. Dans un procès devant Cokburn, juge suprême (*chief justice*), dans lequel Tyler Smith et R. Barnes ont été cités comme experts, Tyler Smith a positivement nié la grossesse prolongée.

Les calculs peuvent être faussés par diverses causes d'erreurs : 1° nous pouvons rarement fixer la date du coït fécondant, 2° sir James Simpson rappelle le fait que la caduque n'est pas tout d'abord un sac fermé ; les trompes et l'orifice interne du col s'ouvrent dans sa cavité, il est donc possible que l'œuf d'une première conception soit détruit, sans que la caduque soit déchirée, et un second œuf peut se greffer sur elle ; ainsi se passe une époque menstruelle sans écoulement ; la grossesse semble donc avoir trois ou quatre semaines de plus qu'elle n'en a en réalité ; 3° La menstruation peut être suspendue un mois avant la conception, par d'autres causes que la grossesse (3). Il y a des femmes qui ne voient pas leurs règles dans l'intervalle de deux grossesses ; les femmes qui allaitent peuvent avoir une apparition, puis une suppression, et se croire à tort enceintes ; 4° Stoltz soutient que la fécondation peut se faire un peu avant les règles attendues, et les supprimer ; si dans ce cas nous comptons la grossesse à partir de la dernière apparition, nous lui ajoutons de 14 à 21 jours ; une grossesse de 273 jours semble en avoir 293.

R. Barnes a motif de croire que cette erreur se produit parfois. Il a soigneusement comparé, dans une Maternité, les dates de l'accouchement attendu, et celles de l'accouchement effectué, et il a trouvé que les femmes accouchent très fréquemment entre une semaine et trois semaines après le jour attendu. 5° Le travail peut se prolonger

(1) Schmit (*Des grossesses prolongées*, 1876, p. 70) dit nettement : « Les grossesses prolongées n'existent pas. » (*Traducteur*.)

(2) *Grundriss der Geburtshülfe*. Wien, 1877.

(3) J'ai été consulté par une dame déjà mère, qui n'avait rien *vu* depuis 3 mois ; elle se croyait enceinte. Sa période menstruelle étant de 6 semaines, les règles n'avaient manqué qu'une fois ; elle n'était pas enceinte. (*Traducteur*.)

plusieurs jours ; il peut commencer une semaine avant sa terminaison ; autant d'ajouté à la durée de la grossesse.

J.-Y. Simpson suppose que l'état de santé de la mère et l'activité de l'utérus peuvent parfois amener le retardement du travail.

Hohl dit qu'on ne peut pas fixer une limite exacte à la durée de la grossesse, parce que : 1° la maturation de l'ovule ne prend pas le même temps chez toutes les femmes ; 2° l'ovule mûr ne quitte pas l'ovaire à un moment déterminé ; 3° le coït n'a pas toujours lieu au moment où l'ovule est prêt à être fécondé, peu avant ou peu après la menstruation ; 4° les animalcules peuvent rencontrer l'œuf dans l'utérus, dans la trompe ou sur l'ovaire, ce qui rend leur voyage plus ou moins long ; 5° les enfants ne prennent pas tous le même temps pour se développer.

Nous pouvons conclure que la loi de la nature, qui dirige tout, dirige aussi la grossesse ; que les lois de la nature étant constantes, doivent l'être aussi dans ce cas ; que les faits rassemblés de tous côtés établissent que la grossesse dure de 270 à 280 jours : tout écart considérable de cette période doit être considéré comme une variante à une loi naturelle, et, par suite, ne doit pas être accepté sans une preuve rigoureuse. Il est certainement plus prudent de traiter comme apocryphe un cas de grossesse prolongée, que de croire que la nature a suspendu l'exécution de sa loi pour cette occasion. Nous ferons bien de nous rappeler que, dans les cas de prétendues grossesses prolongées, qui ont été portés devant les tribunaux, il existait des motifs puissants pour élucider la question (1).

Le débat gît entre la science, appuyée sur la compulsation et la comparaison rigoureuse de faits innombrables, et la supposition, appuyée sur un petit nombre de faits, souvent douteux, dont la réalité n'est même pas toujours établie. La science représente la loi générale, la supposition se fonde sur des exceptions douteuses.

Voici les conclusions approximatives que nous pouvons poser :

1° Un enfant complètement développé doit avoir été porté au moins 260 jours depuis le coït fécondant ; la naissance au 260me jour d'un fœtus complètement mûr est exceptionnelle, et justifie un doute sur la date de la copulation.

2° L'époque la plus commune de la naissance d'un enfant bien développé est de 270 à 275 jours après le coït fécondant.

3° Il n'est pas rare qu'il ne vienne au monde qu'entre 275 et 280 jours.

4° Les cas d'enfants portés plus de 280 jours sont exceptionnels ; chaque jour écoulé depuis le 285me rend plus douteuse l'exactitude du point de départ.

(1) V. surtout *Gardner Peerage Case*, 1827. (*Traducteur.*)

5° Les cas cités d'enfants portés plus de 290 jours doivent être regardés comme apocryphes jusqu'à ce qu'ils soient appuyés sur des preuves irréfutables.

Il est difficile de fixer l'*ultimum tempus pariendi;* il est plus difficile encore de fixer la limite que peut atteindre l'audace engendrée par la cupidité. La science et la loi doivent faire tous leurs efforts pour que la durée de la grossesse ne puisse être allongée dans un but intéressé.

La *prédiction du jour de l'accouchement* a de l'importance dans chaque grossesse, on demande constamment au médecin de le fixer. L'expérience nous permet de l'indiquer avec une certaine approximation :

1° Lorsque la mère n'a subi qu'un coït, nous compterons 270 à 275 jours depuis la copulation; la dernière date sera rarement dépassée.

2° Dans les conditions ordinaires, nous compterons depuis le commencement ou la fin de la dernière époque menstruelle qui ait paru, plutôt depuis le dernier jour. Comptons 275 jours sur le calendrier, nous pourrons attendre l'accouchement une semaine plus tôt ou plus tard.

Tyler Smith a inventé un cadran fort ingénieux qu'il a nommé *périodoscope*, pour aider ces calculs. Il est fondé sur la théorie que la grossesse dure normalement 280 jours, et que le nisus menstruel ou ovulatif met en branle l'action expulsive de l'utérus. Le périodoscope indique les époques les plus probables de l'avortement ou de l'accouchement prématuré.

Schultze aussi a construit une table pour calculer le jour où le travail doit commencer ; elle est copiée dans plusieurs ouvrages. Nous ne l'avons pas reproduite ici, parce que le compte des jours sur le calendrier n'est ni moins simple ni moins exact.

Limites de la capacité reproductrice chez la femme. — La limite inférieure est annoncée par l'apparition des règles. Il n'est pas commun que les filles anglaises deviennent mères avant 16 ou 17 ans ; mais ce n'est pas impossible. Les lois anglaises expliquent la rareté de la maternité chez les jeunes filles en Angleterre. Roberton a rapporté le cas d'une fille devenue enceinte dans sa onzième année. Pendant le travail, elle eut des convulsions, mais elle accoucha sans difficulté d'un enfant mort-né, bien développé. Smith, de Coventry, raconte l'histoire d'un enfant à terme, né d'une mère âgée de 12 ans et sept mois. Le Dr Wilson, de Glasgow, rapporte un cas d'accouchement à 13 ans et six mois. Henry Dodd, de Billington, York, raconte, dans la *Lancet* de 1881 (1), le cas suivant. Le 8 août 1871, il assista dans son accouchement une femme qui mit au monde une fille. Celle-ci, dès l'âge de 12 mois, fut menstruée plus ou moins régulièrement jusqu'au

(1) Vol. Ier, p. 601. (*Traducteur.*)

22 juin 1880, où, au dire de sa mère, elle devint grosse. Mister Dodd l'accoucha, après un travail facile, d'un enfant pesant 7 livres, le 17 mars 1881, 147 jours après le dixième anniversaire de sa naissance. Cette fille avait des poils rudes sur le pubis et aux aisselles ; les seins se gorgèrent de lait. Mister Dodd a donné des preuves d'authenticité de ce fait.

Paris dit, dans sa *Jurisprudence médicale*, que, en 1816, et pendant la Révolution, on admit à la Maternité des filles âgées de 13 ans, et même de 11.

Dans l'Orient, les mères de 12 ans ne sont point rares. En Perse, on marie les filles à 11 ou 12 ans, et elles ne tardent pas à devenir mères (1).

L'*âge le plus avancé auquel la grossesse puisse se produire* a été chaudement discuté. Nous pouvons accepter ce qu'en dit Fordyce Barker (2). Il a vu une dame, née le 5 mai 1801, qui accoucha le 6 mai 1852. et de nouveau en juillet 1853 ; il cite deux autres exemples de femmes ayant accouché après 50 ans, et il ajoute : « Après les recherches les plus soigneuses et les plus laborieuses, je n'ai pu trouver qu'un cas authentique d'une femme accouchée à 55 ans. Ce cas est rapporté par le Dr Davis (3), de Hertford, en Angleterre, qui a consciencieusement cherché les preuves documentaires. Je puis affirmer que les lois de la physiologie, l'expérience de l'humanité et la jurisprudence, autorisent le médecin à déclarer qu'une femme a passé la période de fécondité, lorsqu'elle a plus de 55 ans. »

Comme question corrélative : une femme peut-elle concevoir quelques mois après la cessation de ses règles ? Lorsqu'on peut établir qu'une femme qui a toujours été régulière a cessé d'être réglée à l'âge ordinaire, vers 48 ans, il est fort peu probable qu'elle puisse concevoir.

Le médecin est quelquefois consulté sur la probabilité d'une grossesse chez des femmes d'un certain âge ; leur mariage dépend de sa réponse. Nous possédons quelques signes qui peuvent nous aider à formuler notre décision. Laissant de côté tous les signes subjectifs, nous examinerons les organes sexuels. Si les seins sont flétris, si le vagin est tendu et contracté, si l'utérus est plus petit et plus léger que dans le temps de son activité fonctionnelle, si la portion vaginale est raccourcie, et ne fait presque pas de saillie au fond du vagin, si l'orifice externe n'est plus qu'un petit trou rond, si la muqueuse est d'un jaune pâle, nous pourrons conclure que les organes sont en voie d'atrophie sénile et que la grossesse est, sinon impossible, du moins infiniment peu probable.

(1) Chez les Indous (V. Montgomery, *Signes and Sympt. of Preg.*, p. 482), c'est un déshonneur pour une fille de ne pas être mariée lorsque ses règles paraissent. (*Traducteur.*)

(2) *Philadelphia med. Times*, 1874.

(3) *London med. Gazette*, vol. XXXIX.

La sensation physique n'indique rien au point de vue de la fertilité ; beaucoup de femmes sentent très vivement, alors qu'elles ne peuvent plus concevoir ; bien des mères de famille sont parfaitement froides.

On a voulu voir dans la menstruation prématurée ou prolongée une preuve de capacité reproductrice. Mais il faut éviter l'erreur, moins fréquente aujourd'hui qu'autrefois, qui consiste à confondre des hémorrhagies plus ou moins périodiques avec les règles normales. Les vieux livres de médecine légale regorgent de cas de menstruation chez des enfants et des vieilles femmes. Il faut presque toujours les considérer comme des cas d'hémorrhagies causées par une maladie générale ou locale. Une perte sanguine qui continue ou qui paraît après 50 ans exige un examen local.

Soins à la femme enceinte. — *Hygiène de la femme enceinte.* — Entretenir la grossesse dans sa marche physiologique est un devoir de la plus haute importance, duquel dépend non seulement le bien-être de la femme pendant sa gestation et celui du fœtus, mais sa sécurité pendant les dangers de la puerpéralité.

Une femme bien portante, quand elle est grosse, n'a que peu de règles à observer : 1° maintenir les fonctions sécrétoires en ordre ; 2° prendre un exercice régulier, en plein air, autant que possible ; 3° éviter de se coucher tard ; 4° fuir les locaux surchauffés où l'air est impur, comme les bâtiments publics et les maisons mal ventilées ; 5° entretenir la propreté dans les égouts et les lieux d'aisances ; 6° ménager son régime, éviter les mets indigestes et l'excès de stimulants ; 7° se vêtir chaudement, ne pas se serrer « pour conserver sa tournure », aux dépens du jeu des poumons, du cœur et des viscères abdominaux. Cette condamnation s'étend aux corsets qui compriment les seins et les mamelons (1). Les femmes à parois abdominales lâches feraient bien de porter une ceinture bien faite qui soutienne par en bas l'abdomen et l'utérus.

Il faut se bien pénétrer de ce grand principe que, puisque l'heureuse traversée de l'épreuve puerpérale dépend principalement du bon fonctionnement du système excréteur, tous les moyens rationnels de développer les fonctions du système glandulaire, comme l'exercice, les bains et tous les facteurs de la santé, doivent être mis en œuvre.

Pendant les trois premiers mois, tant que l'utérus est logé dans le bassin, il faut éviter avec soin les exercices violents (2). Il faut se

(1) L'origine du mot *enceinte*, *in*, non, *cincta*, ceinte, indique que les femmes grosses ne portaient pas de ceinture, chez les Romains. (*Traducteur.*)

(2) Il est tout particulièrement utile d'éviter les voyages en trains express ; l'oscillation brusque, quoique fort limitée, que reçoit le vagon à chaque raccord des rails, retentit tout spécialement sur les organes pelviens, et je connais bien des cas d'avortements attribuables à l'omission de cette précaution. (*Traducteur.*)

garder de l'incontinence d'urine, et s'il se produit de la dysurie, un examen local est nécessaire.

Il est désirable, quoique ce ne soit pas toujours possible au médecin : 1° d'examiner une fois par semaine environ l'urine au point de vue de l'albumine et du sucre pendant les quatre derniers mois; 2° pendant les trois premiers, de s'assurer que l'utérus est en rapport normal avec l'axe du bassin. Cette règle est impérieuse chez les femmes qui ont eu un prolapsus ou une rétroversion avant leur grossesse; 3° il faut s'assurer si le bassin et les parties molles sont bien conformés pour un accouchement normal; 4° pendant le dernier mois, il est désirable de s'assurer que la position du fœtus est normale, afin de pouvoir la rectifier avant le travail.

CHAPITRE IV

GROSSESSES ANORMALES.

On peut classer ainsi les principales formes de grossesses anormales:

A. Grossesses ectopiques ou extra-utérines.

B. Grossesse dans l'une des cornes d'un utérus bicorne, ou d'un utérus imparfaitement développé.

C. Grossesse utérine compliquée de tumeurs utérines ou extra-utérines, ou d'autres conditions anormales.

D. Superfétation.

Grossesses ectopiques ou extra-utérines. — Nous avons été les premiers (1) à adopter le mot *ectopique*, comme plus exact que le mot *extra-utérine*. Quelques gestations, comme celles où l'embryon se fixe dans le segment utérin inférieur ou dans le col et dans la paroi, sont anormales et ectopiques, sans être réellement extra-utérines.

L'ovule peut être fécondé et se fixer en un point quelconque de son trajet. La grossesse peut donc être : 1° ovarique; 2° utérine, si l'œuf arrive à son nid normal, et s'y fixe ; 3° l'œuf peut dépasser le corps de l'utérus et s'aller greffer sur le segment utérin inférieur, ce qui constitue la grossesse *subectopique*, le *placenta prævia ;* 4° il peut s'aller fixer dans le canal cervical, et s'y développer ; c'est bien une grossesse ectopique ; 5° l'œuf peut se développer dans l'une des cornes d'un utérus bicorne.

On observe la grossesse extra-utérine chez les animaux. Le musée de *University College* et d'autres en possèdent des spécimens.

1. En partant du point d'origine de l'ovule, nous avons à étudier

(1) *Diseases of Women*, 1878.

d'abord la *grossesse ovarique.* L'ovule, ne s'échappant pas de l'ovaire, y est fécondé ; il reste à démontrer qu'il s'y développe. La possibilité de la fécondation *dans* ou *sur* l'ovaire n'est guère discutable ; mais le développement de l'œuf dans l'ovaire a été nié formellement par Velpeau, A. Farre, et plus récemment par A. Willigk, qui a minutieuse-

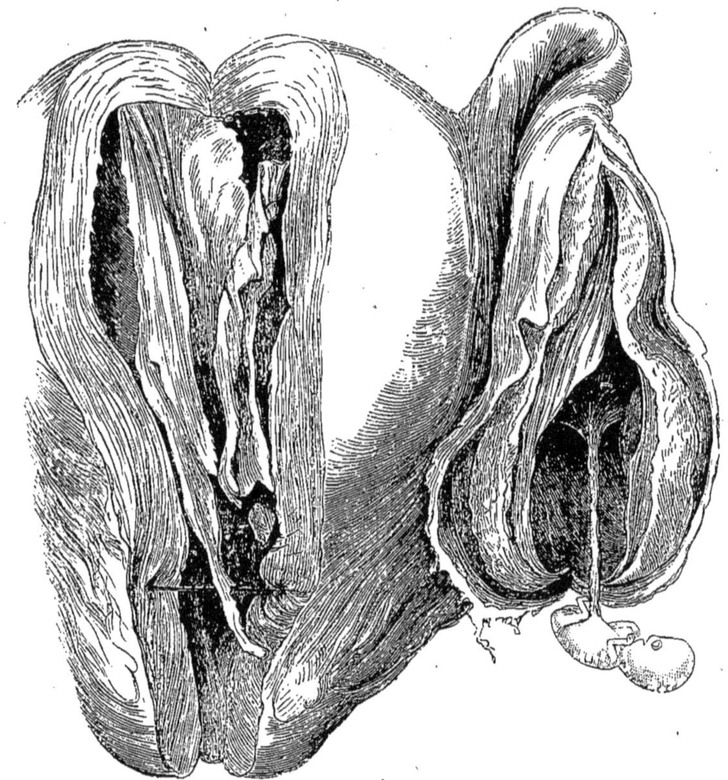

Fig. 44. — Musée de Saint-Thomas. (Grandeur naturelle.)

Grossesse dans l'ovaire gauche ; sac rompu ; muqueuse utérine développée en caduque épaisse.

ment examiné plusieurs des pièces, et n'a jamais trouvé d'embryon ni de membranes dans l'ovaire. D'un autre côté, Duverney, Goupil, P.-U. Walter, Hecker, et Puech, citent des cas qui semblent indiscutables. Nous traiterons donc l'histoire de la grossesse ovarique avec celle des autres formes.

2. *Grossesse tubaire.* — L'œuf peut se fixer en un point quelconque de la trompe. Le point d'arrêt le plus fréquent est le tiers externe, qui est le plus large ; quelquefois il se greffe dans les franges, et parfois au niveau de l'*orifice utérin* de la trompe. Lorsque l'œuf s'arrête dans les franges, la grossesse est presque tubo-ovarienne, ou elle peut le devenir ; lorsqu'il s'arrête au niveau de l'orifice utérin, la grossesse est presque pariétale ou interstitielle, ou elle peut le devenir. La

gestation tubaire simple est peut-être la plus commune ; son histoire est caractéristique.

Les *causes* de l'arrêt de l'œuf sont : les adhérences inflammatoires de la trompe (Hecker), l'obstruction de l'orifice par des polypes ou des fibromes utérins (il en existe un spécimen au musée de *University College*), un travail fatigant (R. Barnes), la grossesse double, l'un des œufs arrêtant l'autre (R. Barnes).

Un fait remarquable a été fréquemment observé : l'œuf se fixe dans la trompe du côté opposé à celui où l'on trouve le corps jaune. Comment peut-on expliquer ce passage de l'œuf de l'ovaire droit à la trompe gauche, ou *vice versa?* Deux théories cherchent à en rendre compte :

a. Celle d'Oldham, la *transmigration extra-utérine* qui suppose que l'œuf, échappant au morceau du diable, de droite par exemple, tombe, dans l'abdomen et est transporté par les mouvements de l'intestin jusqu'à la trompe gauche, qui le saisit. La possibilité de ce voyage semble prouvée par des cas rapportés par Rokitansky, Luschka, Schultz (1), et d'autres, dans lesquels la trompe du côté d'où venait l'ovule était imperforée. Mais l'œuf voyage fréquemment d'un côté à l'autre alors que les deux trompes sont perméables. Mr. Stirling, de l'université d'Édimbourg, a informé R. Barnes, en 1875, que chez huit brebis sur vingt, l'œuf a été trouvé dans la corne du côté opposé à l'ovaire qui renfermait le corps jaune.

b. Hypothèse de la *transmigration intra-utérine.* Tyler Smith a émis l'idée que l'œuf reçu dans la trompe du côté d'où il est sorti peut cheminer le long de ce canal, traverser l'utérus et aller se greffer dans la trompe du côté opposé, où il se développera. L'œuf peut voyager dans l'utérus, les cas d'insertion vicieuse du placenta en sont la preuve, et les liquides peuvent passer de l'utérus dans les trompes. Cependant Klob nie la possibilité de la transmigration intra-utérine.

La *grossesse extra-utérine a sur l'utérus une influence remarquable.* La muqueuse devient une caduque; le nid est préparé, mais l'œuf ne vient pas l'occuper. Le développement décidual est, comme Velpeau l'a fait remarquer, proportionnel à la proximité du sac ovulaire. Il est plus complet dans la grossesse pariétale et tubaire ; il l'est moins, ou bien il manque complètement, dans les grossesses abdominales. La figure 44, dessinée sur une pièce du musée de Saint-Thomas, montre ce fait.

Les rapports de l'œuf avec la muqueuse de la trompe diffèrent beaucoup de ceux qu'on observe dans la grossesse utérine. Oldham, Kiwisch et Virchow ont montré que la muqueuse tubaire ne devient pas une vraie caduque ; elle ne possède pas les glandes utriculaires

(1) Bruzzi (*An. di obstet. ginec. e pediatria*, 1884, p. 623) en a donné une preuve expérimentale (*An. de Gyn.*, 1885, t. 1er, p. 73). (*Traducteur.*)

que présente la membrane utérine ; les villosités choriales s'implantent directement sur la muqueuse. Poppel dit que, même lorsqu'il se forme une caduque, on ne trouve pas de sérotine. Hennig dit que le placenta se forme d'une façon différente de celle qu'affecte le placenta utérin normal, il se développe comme ceux des lapins, des chats et des chiens. Le peu de solidité de son attache peut expliquer la facilité de sa séparation et les hémorrhagies fréquentes. De même et *a fortiori* n'y a-t-il pas de caduque ou de représentant de la partie maternelle du placenta dans la grossesse abdominale ; le placenta est fixé directement à la surface externe de l'utérus ou d'un autre organe abdominal.

Marche de la grossesse tubaire. — L'œuf, arrêté dans la trompe, change son chorion en un placenta, qui adhère à la muqueuse tubaire sans y pénétrer ; son développement distend la trompe et forme un sac ovulaire. Ordinairement, dans l'espace de trois mois, Hecker dit huit semaines, la distension du sac est arrivée à son comble. La résistance de son tissu est dépassée, la trompe éclate. Cette rupture se produit généralement à une époque menstruelle ; c'est, comme l'a fait remarquer R. Barnes, une analogie physiologique entre le placenta prævia, l'avortement et la grossesse tubaire. Une hémorrhagie utérine précède en général la rupture. Cette hémorrhagie, dit-il, est due à l'excès de développement du sac tubaire ; les vaisseaux déchirés laissent couler le sang ; une partie de ce sang sort par l'utérus, une autre reste dans la trompe, et, ajoutant à la distension de ce canal, amène l'éclatement, en excitant des contractions spasmodiques dans la couche musculaire. L'œuf lui-même ne crève pas toujours. Le sang accumulé dans la trompe, s'ajoutant au sang qui sort des vaisseaux, se répand dans l'abdomen, et cause le choc et les autres phénomènes aigus.

La lésion est complexe : d'abord le traumatisme amené par la déchirure, puis l'impression soudaine qu'éprouvent les centres ganglionnaires et qui produit le choc et l'hémorrhagie. Les symptômes sont de deux sortes : le choc produit le collapsus, indiqué par le froid, la prostration, l'extrême faiblesse du pouls, les vomissements ; la malade prend une pâleur de cadavre, et, en peu de temps, peu d'heures peut-être, elle succombe. R. Barnes a donné à cet ensemble de symptômes le nom de *collapsus abdominal.* La soudaineté et le caractère de ces symptômes, tuant une femme bien portante peut-être jusqu'alors, ont souvent fait croire à un crime, à un empoisonnement ou à quelque violence. L'autopsie est donc nécessaire. Si la femme survit au choc, les symptômes de l'hémorrhagie paraissent, les signes généraux sont ceux de l'anémie aiguë, les signes locaux peuvent être l'accumulation du sang dans la poche de Douglas, la forme *cataclysmique* de l'hématocèle rétro-utérine. Dans cette phase la malade peut succomber aux effets combinés du choc et de l'hémorrhagie; si elle la traverse, elle a encore à courir un troisième danger, la péritonite, qui peut arriver bientôt. La douleur persiste, intense, l'abdomen se tuméfie, se tend, le pouls devient petit et rapide, la température s'élève de deux ou trois degrés, le faciès prend l'expression anxieuse caractéristique des inflammations abdominales; la malade peut néanmoins guérir. Comment aider à sa guérison?

Traitement. — Nous étudierons deux époques distinctes : (*a*) la phase du développement de la grossesse avant la rupture dans le but de prévenir la catastrophe; (*b*) la phase qui succède à la rupture. Le traitement de la première période dépend du *diagnostic.* On peut reconnaître une grossesse tubaire aux signes subjectifs ordinaires de la grossesse, auxquels s'ajoute la douleur qui, d'après Goupil, est constante, et aux signes objectifs locaux. On trouve ordinairement une tumeur derrière l'utérus, le plus souvent vers la gauche. Cette tumeur est fluctuante, tendue, en forme de poire ou de saucisse; l'utérus est un peu gros, et, comme toujours lorsqu'il existe une tumeur venue d'en haut derrière cet organe, il est repoussé en bas et en avant contre la symphyse; quelquefois il presse contre la vessie au point de causer une rétention d'urine. Cette tumeur doit être distinguée des petites tumeurs ovariques, de la rétroversion de l'utérus gravide, et de l'hématocèle rétro-utérine. La rétention de l'urine est beaucoup moins fréquente dans la grossesse ectopique que dans l'un des trois cas ci-dessus énoncés. La rétroversion se reconnaît à la présence du fond arrondi de l'utérus qu'on sent par le toucher vaginal ou rectal, et par le fait que la masse située derrière le col est beaucoup plus proche du plancher pelvien que celle constituée par le sac ovulaire.

Le kyste ovarique doit avoir donné lieu depuis assez longtemps à ses symptômes propres; il ne suspend pas les règles, n'amène pas une augmentation du volume de l'utérus; la coloration caractéristique du vagin et les autres signes de la grossesse font défaut. Par exclusion et par la constatation des signes positifs, nous arrivons à la présomption, sinon à la certitude, que nous avons affaire à une grossesse tubaire. Ce point établi, plusieurs méthodes de traitement s'offrent à nous. Lesouef insiste sur la nécessité d'un traitement actif pour arrêter le développement de l'œuf, en disant que toute femme qui a une grossesse extra-utérine est vouée à une mort plus ou moins prochaine. α. On peut ponctionner le kyste avec une aiguille aspiratrice ou un trocart. Le liquide amniotique étant évacué, le kyste s'affaisse, l'embryon meurt; le kyste s'atrophie. Greenhalgh et E. Martin ont réussi par ce moyen. β. Les injections dans le sac. Friedreich a eu un plein succès avec une injection morphinée. γ. Bacchetti a proposé de tuer l'embryon en faisant passer un choc électrique à travers le kyste. Duchenne a recommandé la décharge d'une bouteille de Leyde. Entre ces méthodes, la plus simple est la ponction aspiratrice ; il est même probable que la ponction du kyste, qui est un des temps des autres opérations, est par elle seule suffisante pour expliquer les succès. δ. On a proposé d'arrêter le développement de l'embryon par des médicaments administrés à la mère ; on a discuté l'utilité de l'iode et de l'absence de nourriture. On peut réussir en *iodant* la mère, ou en l'affamant, mais on ne peut pas être certain d'obtenir l'effet désiré sur l'embryon. ε. On peut inciser sur le sac, le lier et l'enlever.

Puis se pose la question de savoir ce qu'il faut faire quand la rupture s'est produite. On est de plus en plus porté à faire la *laparotomie*, chercher le sac, lier la trompe à son extrémité utérine, et enlever le sac ; on se garantit ainsi contre les risques d'un retour de l'hémorrhagie, et on peut enlever de la cavité abdominale le sang épanché et les caillots, ce qui diminue les chances de péritonite. Cette opération n'ajoute guère au choc produit par la rupture, et donne les meilleures chances dans les cas graves ; mais il ne faut pas oublier que le premier choc et l'hémorrhagie peuvent être mortels. Nous sommes décidément partisans de l'opération : il faut la faire de bonne heure.

La troisième période demande aussi un traitement.

Elle commence après la période du choc, et quand le sang répandu forme une hématocèle et qu'il existe une effusion péritonitique ; elle s'accompagne souvent de fièvre d'irritation. L'utérus est fixé solidement, on sent derrière lui une masse, quelquefois plus saillante au niveau de l'un des ligaments larges; parfois elle est ferme et nodulée, parfois molle et demi-fluctuante. Dans ce dernier cas, il est particulièrement utile de ponctionner avec le trocart aspirateur, et de placer un tube à drainage pour donner issue au pus et au sang; il faut pour cela un trocart spécial et une canule plus longue que celles des appareils ordinaires de Dieulafoy. Dans la canule, lorsqu'on retire le trocart, on passe un tube à drainage en fil métallique ; même dans ce cas, il peut être prudent d'ouvrir l'abdomen pour enlever le corps du délit.

Le traitement général est indiqué par les réactions constitutionnelles. La douleur réclame les injections sous-cutanées de morphine, les cataplasmes, les fomentations chaudes, les suppositoires opiacés. Le collapsus doit être combattu par les stimulants, dont le plus efficace est l'injection hypodermique de 4 grammes d'éther pur. Dans la période de suppuration, la quinine rend de grands services.

3. *La grossesse tubo-ovarique* est celle dans laquelle l'œuf est contenu dans un sac formé aux dépens de l'extrémité frangée de la trompe.

et de la surface de l'ovaire. Elle risque moins que la grossesse tubaire de se terminer par la rupture ; elle peut durer jusqu'au terme du développement fœtal. Ce qui se passe ensuite ressemble à ce qu'on observe dans la forme suivante.

4. *Grossesse abdominale.* — Il nous semble douteux que cette forme de grossesse soit jamais primitive, c'est-à-dire que l'œuf se greffe jamais dès le début en un point du péritoine. Sans doute les ovules ou les œufs peuvent échapper au pavillon de la trompe, et tomber dans l'abdomen, pour y périr ; et Kiwisch affirme que les spermatozoïdes errent dans le péritoine, à la recherche des ovules vagabonds. La rencontre de ces infiniment petits est hypothétique. La grossesse abdominale est probablement la suite d'une grossesse tubaire ou ovarique. Il se produit des adhérences inflammatoires avec le péritoine, et le sac s'élargit. La marche d'une grossesse abdominale est longue ; il se produit des crises douloureuses, expressions probables de poussées péritonitiques ; il se peut que le kyste crève, mais c'est rare ; le fœtus arrive à maturité et meurt ; il se produit un travail avorté, dont l'effort peut emporter la malade. La péritonite qui suit la rupture ou la perforation du sac peut être fatale ; dans un cas de ce genre, raconté par R. Barnes, il se forma une tumeur fluctuante derrière l'utérus. Le kyste peut s'ouvrir dans l'intestin, la vessie, le fond du vagin, le rectum et même sur la paroi abdominale. Dans ce cas, le fœtus décomposé, dissocié, peut sortir par morceaux, partiellement ou totalement par les ouvertures fistuleuses. Cette élimination est lente ; l'émaciation et la fièvre hectique peuvent enlever la malade au bout de quelques semaines ou de quelques mois. Le diagnostic est souvent difficile, presque tous les cas que nous avons observés, dans lesquels on soupçonnait une grossesse abdominale, étaient des cas de kystes ovariques ; l'erreur n'a pas de conséquence fâcheuse pour la malade, puisque le traitement est le même dans les deux cas. Le *traitement* consiste à ouvrir l'abdomen dans les cas douteux ; naturellement, on enlève la tumeur ovarique. Si l'on trouve un kyste fœtal, on l'ouvre, on extrait le fœtus et on abandonne le placenta ; on laisse le cordon pendre hors de la plaie abdominale qu'on ferme. Après quelque temps, le placenta se détache, se morcelle et sort en entier ou par morceaux. Lorsqu'il s'est formé des ouvertures fistuleuses dans le rectum ou les parois abdominales, on doit les élargir et extraire les débris du fœtus, évacuer les liquides par des drains, et faire des injections antiseptiques.

Voici les trois époques où l'on peut faire la laparotomie : 1° pendant le développement de l'embryon ; 2° au terme de la grossesse ; 3° après la mort du fœtus. Pendant la première période, on peut tuer le fœtus, comme l'indique Duchenne, par la décharge d'une bouteille de Leyde ; on peut ponctionner le kyste ; mais, dans un cas où Hicks le fit, l'opérée mourut d'hémorrhagie. Tout bien pesé, il est peut-être plus prudent d'attendre jusqu'à la deuxième période. Alors se présentent d'autres dangers : le kyste peut se rompre, l'hémorrhagie et la péritonite peuvent survenir. Levret, Gardien, Velpeau, Kiwisch, Kœberlé et la plupart des auteurs modernes, conseillent la laparotomie, qui nous offre les meilleures chances. Kœberlé cite 9 cas, dans lesquels 7 enfants et 4 mères furent sauvés. Ainsi Meadows a rapporté un cas intéressant à la Société obstétricale, en novembre 1883 (1). Dans la troisième période, lorsque la tolérance s'est établie, l'opération peut encore être conseillée. On ne peut guère compter sur la calcification du sac, et, lorsque la mort du fœtus a mis fin à toute action vitale, l'ouverture du sac n'est guère plus dangereuse que celle d'un abcès. Hutchinson et d'autres préfèrent ce qu'on nomme l'opération secondaire.

Dans quelques cas, la tolérance s'est établie, le fœtus mort est comprimé, le liquide amniotique étant résorbé. Alors se fait la calcification du sac et des membranes, le fœtus est enfermé dans une enveloppe calcaire, comme une masse inerte. Des femmes ont vécu ainsi de longues années, et sont mortes de vieillesse. Le Dr R.-W. Watkins a envoyé un spécimen remarquable à R. Barnes qui l'a décrit dans les *Obstetrical Transactions*, vol. VIII (2), et donné au musée de Saint-Thomas. Le fœtus était demeuré 43 ans dans l'abdomen maternel. Sappey a communiqué dernièrement à l'Académie des sciences un cas où un fœtus complètement développé inclus dans une coquille calcaire fut trouvé *post mortem* dans le cul-de-sac de Douglas. Il avait été reconnu 56 ans auparavant. Le fœtus, dans ce cas, a été appelé *lithopédion*, parce qu'on croyait qu'il se pétrifie. Mais R. Barnes, après un examen minutieux de la pièce de Watkins, et d'autres (V. son mémoire sur le *travail manqué*, dans les *Obstetrical Transactions* de 1881) (3), a prouvé que la calcification n'envahit que le sac et les membranes, la coque ainsi formée conservant presque intacts les tissus du fœtus.

5. *Grossesse pariétale* (Ramsbotham), *murale*, *interstitielle* ou *tubo-utérine*. — Dans cette variété, l'œuf se développe dans la portion utérine de la trompe. Ces cas sont relativement rares, et le sac fœtal envahit une grande partie de la portion libre de la trompe. C'est de là que lui vient son nom : tubo-utérine. Ces kystes fœtaux éclatent de bonne heure. Il est difficile de distinguer cette grossesse de la grossesse tubaire. On doit s'attendre à trouver l'utérus agrandi, puisqu'il est intéressé dans le développement fœtal. Bon nombre des cas de grossesse supposée pariétale, examinés minutieusement, ont été reconnus pour des cas de grossesse dans une corne utérine rudimentaire ; ils se terminent ordinaire-

(1) *Obstetrical Transactions*, t. XXV, p. 232. (*Traducteur.*)
(2) Page 108. (*Traducteur.*)
(3) Page 81. (*Traducteur.*)

ment par la mort. Quelques cas de *travail perdu* étaient probablement des grossesses ectopiques de cette espèce; quelques cas de grossesse supposée pariétale appartiennent à l'espèce suivante.

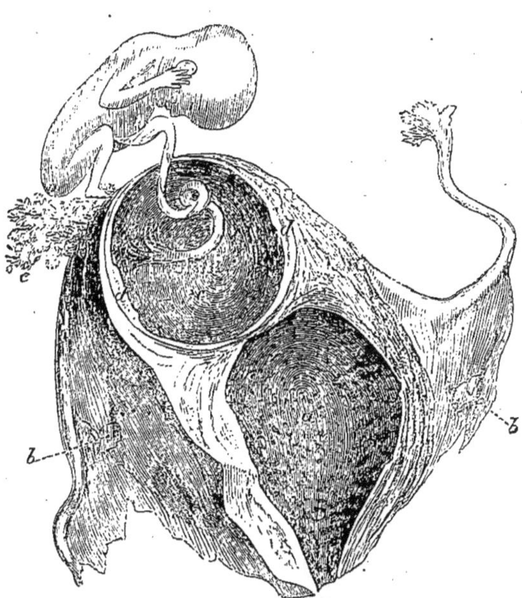

Fig. 45. — Grossesse tubo-utérine ou interstitielle (d'après Poppel).

a, cavité de l'utérus couverte d'une caduque ; *b*, ligament large ; *c*, sac tubo-utérin contenant l'embryon ; *d*,*d*, partie épaisse des parois du kyste ; *e*, placenta.

6. *Grossesse dans l'une des cornes d'un utérus bicorne, ou dans la corne d'un utérus unicorne.* — Luschka, Kussmaul, et d'autres, ont décrit les caractères de ces variétés de grossesses. Lorsque les cornes de l'utérus, ou l'une d'elles, reste rudimentaire, et ne se fond pas dans le corps utérin, il peut se développer un fœtus dans une corne qui ne s'est pas réunie au corps resté imparfait. Treize cas réunis par Kussmaul se sont tous terminés par la rupture du sac et la mort. Le professeur Turner a éclairé cette question (1).

7. *Grossesse rétro-utérine.* — Il faut noter que les sacs extra-utérins trouvent en général à se loger, au moins en partie, dans le cul-de-sac rétro-utérin, où l'on peut les reconnaître et les traiter. On peut les ponctionner par le fond du vagin, évacuer le liquide amniotique, et extraire les os fœtaux par cette voie. Ainsi placés derrière l'utérus, ils peuvent par leur volume empêcher l'entrée d'un fœtus intra-utérin dans le bassin. La figure 47, dessinée d'après un beau spécimen du musée de Saint-Thomas, fait bien voir le sac fœtal entre l'utérus et le rectum, et les autres rapports de la tumeur.

8. *Grossesse herniaire.* — Il nous reste à noter une dernière variété de grossesse ectopique. *La hernie de l'utérus gravide* ne peut guère être classée parmi les grossesses extra-utérines. On a trouvé l'utérus gravide dans un sac herniaire. C'est l'utérus qui est ectopique, et non la grossesse. Ce cas sera étudié avec les déplacements de l'utérus gravide.

On peut dire qu'il existe une *grossesse subectopique :*

(1) *Malformations of the organs of generation.* Édimb., 1866.

α. Lorsque l'œuf est greffé et se développe dans la zone utérine située au-dessous de l'anneau de Bandl (R. Barnes). C'est ce qui donne lieu à l'insertion vicieuse du placenta (placenta prævia). Nous en parlerons à propos des hémorrhagies (1).

β. Lorsque l'œuf se développe dans le canal cervical. Chavanne en rapporte un cas. Cette variété est très rare. Au-dessous du col, il semble que l'œuf ne peut point trouver de prise ; nous ne connaissons pas de cas de grossesse vaginale.

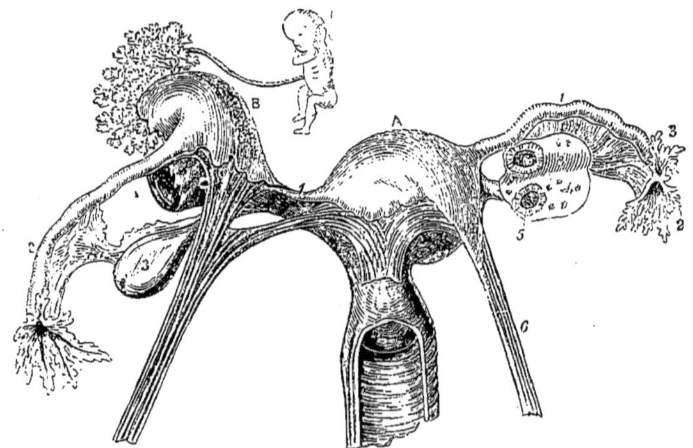

Fig. 46. — Grossesse dans une corne utérine rudimentaire (d'après Luschka).

A, corne droite développée ; B, corne gauche rudimentaire, percée d'une déchirure par laquelle l'embryon s'est échappé ; 1, trompe droite ; 2, trompe gauche ; 3, ovaire gauche ; 4,5, ovaire droit et corps jaune ; 6, ligament rond.

Grossesses apparentes. — Les *kystes dermoïdes* simulent en quelque façon la grossesse.

Le *fœtus in fœtu* (inclusion fœtale) présente une grande ressemblance avec la grossesse ; un embryon peut être inclus dans un autre. Le *ovum in ovo* décrit et figuré par R. Barnes dans les *Obstetrical Transactions*, vol. IV (2), est un exemple type de ce phénomène chez la poule ; le fait le plus remarquable de ce cas est que les deux œufs étaient toujours de couleur différente : la coquille de l'œuf intérieur était rougeâtre, comme celle des œufs de poules cochinchinoises et de la perdrix ; l'extérieur était d'un blanc calcaire mat. La poule était de races croisées cochinchinoise et dorkinoise. Le Collège des médecins de Londres possède des spécimens d'œuf complet, avec sa coque, inclus dans un autre ; et on connaît des exemples analogues chez l'homme. Dans le musée de

(1) Au sujet des diverses théories émises sur la grossesse rétro-utérine, voir la discussion qui a eu lieu à la réunion annuelle de la *British med. Association*, en août 1884, résumée dans les *Annales de gynécologie*, sept. 1884, t. II, p. 224. (*Traducteur.*)

(2) Page 87. (*Traducteur.*)

Munich nous avons vu le squelette d'un adulte, dont le thorax renferme un fœtus développé ; le sujet a servi dans l'armée. Les ouvrages de Förster et d'Ahlfeld renferment des figures représentant des cas d'inclusion.

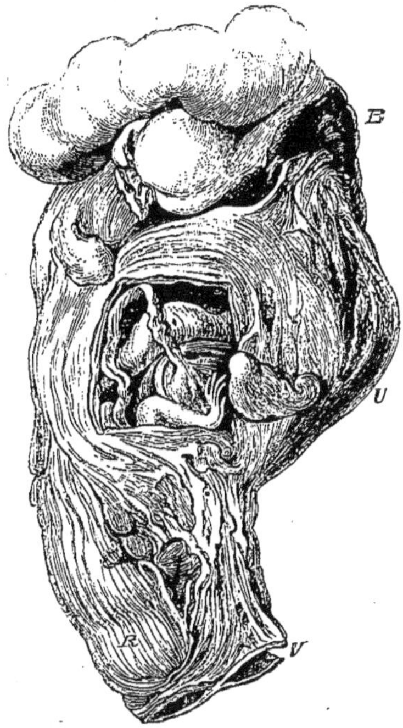

Fig. 47. — Gestation rétro-utérine.

B, intestin ; U, utérus ; V, vagin ; R, rectum ; le sac fœtal, situé entre l'utérus et le rectum, a été ouvert pour laisser voir le fœtus.

La grossesse utérine peut être compliquée par :

1. Une gestation ectopique, principalement la variété abdominale.
2. Un kyste de l'ovaire, ou un kyste dermoïde.
3. Une hypertrophie du foie.
4. Un kyste du rein.
5. Une hématocèle pelvienne.
6. Une ascite.
7. Des tumeurs utérines.
8. Un cancer de l'utérus.

1. *La complication d'une grossesse utérine avec une grossesse extra-utérine* est rare, mais on en connaît des exemples. La grossesse utérine peut aller à terme, sans troubler la grossesse extra-utérine ; celle-ci peut persister pendant plusieurs grossesses utérines successives. Mais il y a un grand danger : 1° de l'expulsion prématurée du fœtus utérin par suite de la gêne imposée au développement de l'utérus ; 2° de la rupture de l'utérus au moment de l'accouchement, par suite de l'occlusion du bassin par le sac ectopique ; 3° de l'inflammation de ce sac ou des tissus voisins, sous l'influence de la pression que l'utérus, en se développant, exerce sur lui, ou par la violence qu'il subit au moment de l'accouchement.

2. *Grossesse compliquée par une tumeur ovarique.* — Son histoire présente quelques points importants pour la clinique : α, la grossesse peut aller à terme et le travail se faire naturellement ; nous connaissons des cas dans lesquels des grossesses successives ont suivi leur cours ; β, elle peut se terminer par un avortement ou un accouchement prématuré ; γ, au terme de la gestation, l'utérus peut se rompre en conséquence de l'obstacle apporté au travail par la tumeur qui se place sur le chemin du fœtus ; δ, le kyste ovarique peut crever sous l'influence de l'accroissement rapide de la tumeur et de l'utérus ; le choc et la péritonite qui en résultent peuvent être mortels ; ε, le kyste, soulevé par l'utérus qui se développe, peut subir un mouvement de rotation sur son axe, qui

torde son pédicule, étrangle ses vaisseaux, causant ainsi la nécrose et amenant la mort par épuisement et péritonite. R. Barnes a rapporté deux exemples de cette terminaison.

Les dangers sont alors très grands. Dans aucun cas nous ne pouvons être certains qu'une de ces catastrophes ne se produira pas, et cela à l'improviste. Cette considération nous force à adopter des mesures décisives pour mettre un terme à la complication.

Le *diagnostic* est difficile : le premier point est de reconnaître la grossesse utérine. Les signes objectifs serviront à l'établir ; puis il faudra reconnaître la complication et sa nature. Vu l'extrême difficulté du diagnostic entre une grossesse ectopique et une tumeur ovarique, nous devrons en général nous contenter d'arriver à la conclusion que l'une ou l'autre existe. Voici leurs traits communs : α, le volume de l'abdomen est plus considérable que l'âge présumé de la grossesse ne suffit à le justifier ; β, la forme du ventre est différente : il est étalé en travers, les deux tumeurs, plus ou moins sphériques, laissent entre elles en haut un sillon qui les sépare. C'est ce qu'on trouve dans la grossesse utérine double ; mais, dans ce dernier cas, il y a deux cœurs fœtaux ; et, dans le cas qui nous occupe, l'utérus est repoussé sur un côté, de sorte que le bruit du cœur fœtal et les signes utérins, comme les mouvements péristaltiques, se trouvent dans l'une des régions iliaques ou dans l'un des flancs, plus proche du bassin qu'à l'ordinaire ; ε, le kyste ectopique fait en général plus ou moins saillie derrière l'utérus, dans le cul-de-sac de Douglas, où on peut le sentir. Ces signes s'appliquent aussi au kyste ovarique. Dans ce cas, on peut trouver une aire fluctuante, mais ce n'est pas constant.

Traitement. — L'organisme ne peut guère tolérer les progrès concurrents de deux tumeurs qui se développent ensemble ; il pourrait s'accommoder avec l'une d'elles, mais ne peut supporter ce double fardeau mécanique et constitutionnel. Il faut que l'une d'elles cède, ou bien l'organisme succombera. L'état de la malade adresse un appel urgent à l'art. Quel facteur va-t-il éliminer ? L'utérus ou la tumeur ? Le plus facile est d'agir sur l'utérus et de provoquer l'avortement, ce qui réduit le cas à sa plus simple expression ; mais ce n'est pas tout : la tumeur ovarique continue à se développer sans entrave, et nous savons qu'elle a une tendance à amener la mort dans un temps relativement court. Nous n'aurons pas beaucoup gagné ; l'avortement provoqué n'est du reste pas sans danger ; le *puerpérium* peut être troublé. Si nous provoquons l'avortement, le fruit est naturellement sacrifié, considération importante ; si nous attendons qu'il soit viable, nous courons tous les risques qu'amène la complication. D'un autre côté, si nous enlevons la tumeur, nous supprimons l'élément pathologique de la complication ; l'utérus va pouvoir se développer sans gêne, et le fœtus pourra venir vivant à terme. On peut craindre que l'ovariotomie n'amène l'avortement. L'expérience a résolu la question : l'opération a souvent été faite avec succès dans ces circonstances.

On peut aussi ponctionner la tumeur. On le fera dans des circonstances exceptionnelles qui interdisent l'ovariotomie. Mais la ponction n'a qu'un effet temporaire; on ne peut la regarder comme remplaçant l'opération complète.

Dans la règle, il faut donc enlever la tumeur (1), sans hésitation ni délai : α, si elle grossit rapidement; β, si la gêne de la circulation et de la respiration va en augmentant; γ, si le kyste est multiloculaire, colloïde ou dermoïde (2); δ, s'il s'enflamme, suppure, ou se tord; ε, s'il se produit une péritonite ou une prostration profonde qui puisse faire penser à une rupture du kyste. Il faut opérer à une époque de la grossesse aussi peu avancée que possible.

Le même raisonnement et le même traitement s'appliquent à la grossesse ectopique.

Nous connaissons 12 cas de tumeur ovarique enlevée pendant la grossesse : 9 sont dus à Spencer Wells ; 5 femmes allèrent à terme, la mère et l'enfant survécurent ; dans 1 cas, le fœtus fut extrait en même temps que la tumeur ; dans 2 cas, l'avortement se fit, une des mères succomba ; dans 1 cas, opéré à sept mois, le fœtus vint au monde vivant vingt-cinq jours plus tard ; la mère se remit; dans le cas de Baum, l'avortement se produisit, la mère se rétablit ; dans le cas de Tait, la mère avorta et succomba ; dans le cas de Galabin, la femme alla à terme, le fœtus vint au monde vivant ; la mère fut prise de phlegmatia dolens, et se remit.

3. *Grossesse et tumeur du foie.* — Dans cette complication, le développement de l'utérus est gêné ; la distension de l'abdomen amène des troubles gastriques et de la gêne dans les organes thoraciques. Le *diagnostic* se fonde sur : α, l'existence antérieure de la maladie hépatique ; β, la matité qu'on entend depuis les cartilages costaux jusqu'en bas ; au début de la grossesse, on trouve une surface sonore entre le foie, en haut, et l'utérus, en bas ; plus tard, cette zone résonnante disparaît ; γ, les signes positifs de la grossesse. La tumeur du foie peut être solide, ou liquide et hydatique.

L'avortement peut être spontané ; sinon, se pose la question de provoquer l'accouchement, et de choisir le moment. L'urgence des symptômes nous décidera ; mais, en règle générale, nous rappelant l'effet

(1) L'auteur a modifié ses idées à ce sujet ; car, dans ses *Opérations obstétricales* (p. 255 de la traduction française), il se prononce nettement en faveur de l'élimination du fœtus utérin, par l'avortement provoqué. (*Traducteur.*)

(2) Mr. K. Thornton a enlevé avec succès deux kystes dermoïdes de l'ovaire, chez une femme enceinte de 3 mois (*Soc. obst. de Londres*, 4 février 1885). (*Traducteur.*)

pernicieux de la grossesse sur les maladies du foie et des reins, nous ne tarderons pas trop à éliminer la grossesse.

Dans le cas d'un kyste hydatique, il faut faire la ponction aspiratrice sur le kyste, avant d'agir sur l'utérus.

4. *Gestation et kyste hydatique du rein.* — Il se produit les mêmes troubles, dus à la distension de l'abdomen. On trouve aussi à la percussion une surface mate qui s'étend de haut en bas, à la rencontre de l'utérus gravide; jusqu'au point où ils se rejoignent, on trouve une zone résonnante. La fluctuation du kyste sera probablement très nette. On doit d'abord se poser la question de ponctionner le kyste, puis de provoquer l'avortement.

5. *Grossesse et hématocèle pelvienne.* — Cette complication est rare, mais nous la rencontrerons. Si nous ne pratiquons pas le toucher, nous pourrons ne pas nous douter de l'existence de l'hématocèle. Si la tumeur occupe une grande partie du bassin, nous aurons à considérer la question de l'accouchement provoqué.

La grossesse peut être accompagnée d'autres tumeurs abdominales: les hydatides intestinales, les tumeurs malignes ou bénignes de l'épiploon, qui sont autant de complications.

6. *Grossesse et ascite.* — Cette complication est très probablement sous la dépendance de l'albuminurie; elle est rare. Si le liquide péritonéal est abondant, et l'utérus peu développé, la grossesse peut être masquée, et nous en sommes réduits pour la reconnaître aux signes subjectifs. Si l'hydropisie dépend d'une maladie du cœur ou du foie, elle est probablement antérieure à la grossesse. Le traitement sera dirigé: 1° par l'urgence des symptômes de compression; 2° par la maladie qui a produit l'ascite. Nous pourrons avoir à provoquer l'avortement, ou à ponctionner l'ascite. Le meilleur moyen de ponctionner est d'employer les aiguilles à drainage de Southey. La maladie, cause de l'ascite, demande un traitement particulier.

7. *Grossesse et tumeurs utérines.* — Les rapports des fibromes avec la grossesse varient avec leur volume, leur position et leurs autres caractères. Nous n'avons ici qu'à indiquer brièvement leurs conséquences sur la grossesse; leur plus grand intérêt gît dans leur influence sur l'accouchement et la puerpéralité. Ces tumeurs présentent une grande diversité. On peut dire en général: α, que les tumeurs sorties de la paroi externe de l'utérus sont les plus innocentes; elles peuvent ne pas troubler la grossesse ni le travail; β, les tumeurs pariétales peuvent troubler le développement de l'utérus, provoquer un spasme utérin, peut-être une hémorrhagie et l'avortement; elles peuvent causer la déchirure de la paroi; elles participent au développement de la matrice, et par suite grossissent rapidement, et sont fort douloureuses; γ, les tumeurs saillantes dans la cavité s'accroissent aussi sous l'in-

fluence du stimulus gravidique, et risquent de causer l'hémorrhagie, la douleur et l'avortement; 3, les tumeurs fixées sur le fond, ou dans la partie supérieure de l'utérus, au-dessus de l'œuf, sont moins dangereuses; celles qui se trouvent au-dessous de l'anneau de Bandl sont particulièrement graves pendant la grossesse, encore plus au moment de l'accouchement.

Pour prévenir les grands dangers qui menacent la malade au terme de la grossesse et pendant les suites de couches, le médecin se pose avec anxiété la question de l'avortement ou de l'accouchement prématuré provoqué. Il est malaisé de fixer des règles ; chaque cas doit être traité d'après ses propres mérites, mais, lorsque la tumeur occupe le segment utérin inférieur, on est rarement autorisé à laisser la grossesse continuer. Il faut parfois prendre un grand parti. Ces tumeurs, se développant sous l'influence de la grossesse, peuvent s'enclaver dans le bassin et mettre la vie de la malade en danger, par la pression excentrique qu'elles exercent sur la vessie et les organes pelviens, ou en se nécrosant elles-mêmes. Dans ce cas, il faut faire la laparotomie et enlever tout l'organe. R. Barnes a rapporté un cas de ce genre (1).

Heureusement, dans un grand nombre de cas de fibromes, l'utérus est tellement déformé et ses fonctions sont tellement troublées, que la fécondation ne peut se faire; si la conception s'effectue, la grossesse se termine bientôt par un avortement. On pose souvent au médecin cette question : les femmes affectées de tumeurs utérines peuvent-elles se marier et courir le risque de devenir grosses? La prudence et l'expérience de ces cas nous feront presque toujours répondre : acceptez le célibat et renoncez à être mère. Greffer un parasite, comme on peut appeler l'œuf, sur un utérus qui n'est pas capable de l'héberger, c'est trop souvent chercher un danger et la mort.

8. *Grossesse et cancer utérin.* — Les dangers qui accompagnent cette complication augmentent avec les progrès de la grossesse. Dans un ou deux cas rares, dont l'exactitude peut être discutée, la grossesse a paru amener la nécrose de la tumeur, et par suite la guérison (2). Le siège ordinaire du mal est le col utérin, c'est-à-dire le canal où passera l'œuf dans l'avortement et l'accouchement. Le corps utérin, *habitat* de l'œuf, peut être indemne; il suivra le développement de l'embryon, et la grossesse a plus de chances d'aller à terme que dans le cas de fibrome. Il se produira des pertes aqueuses et sanguines, quelquefois la septicémie sera la suite de l'absorption des pertes putrides, mais c'est rare pendant la grossesse. L'influence de la grossesse sur la marche de la maladie est douteuse.

(1) *Saint-George's Hosp. Reports*, 1877 et *Diseases of Women*, 2e édit., p. 790.

(2) Cas de Newman, *Obstetr. Trans.*, 1867, p. 343 ; c'est un cas d'opération césarienne, faite pour un cancer du col. (*Traducteur.*)

Le diagnostic est en général, mais pas toujours, aisé. L'état bilobé de la portion vaginale, la saillie que forment les petites glandes oblitérées ou enflammées, la turgescence de la muqueuse et l'abrasion de l'épithélium, propres à la grossesse, peuvent simuler l'épithélioma.

Les questions qui se dressent devant nous sont complexes. La vie de la mère, qu'on mette un terme à la grossesse ou qu'on la laisse continuer, est presque également compromise, de sorte que le salut de l'enfant prend une grande importance relative.

Voici ces questions : α, lorsqu'on a reconnu de bonne heure la complication, peut-on gagner quelque chose en provoquant l'avortement ? Nous répondons par la négative ; l'embryon est sacrifié, et la mère ne se portera pas mieux ; β, pouvons-nous traiter le mal, en laissant aller la grossesse ? Deux plans s'offrent à nous : *a*, dans quelques cas, on peut enlever la plus grande partie du tissu cancéreux avec l'écraseur à fil métallique et le cautère. Nous avons ainsi opéré une femme dans deux grossesses successives, la garantissant contre l'hémorrhagie, et améliorant tellement l'état du col, qu'elle put avoir des enfants, vivants, sans presque souffrir davantage que dans un accouchement ordinaire ; *b*, nous pouvons aussi faire l'opération de Freund, et enlever tout l'utérus, et avec lui les parties malades. Si l'utérus est encore mobile, de sorte qu'on puisse enlever tous les tissus affectés, c'est ce qu'il faut faire, à quelque époque que ce soit de la grossesse. Spencer Wells a réussi dans un cas (1). Si le cancer a envahi les tissus voisins et fixé l'utérus, l'opération ne peut être faite ; et nous avons à agiter la question *c* de la provocation de l'accouchement, dans le but de diminuer les lésions que subiront les tissus malades au moment du passage d'un fœtus à terme, ou, si nous ne pouvons pas le faire, de l'opération césarienne.

L'existence d'une tumeur maligne n'est pas favorable à la conception. Dans la plupart des cas, l'état des organes détourne l'époux de la copulation ; s'il s'y livre, les pertes tendent à s'opposer à la fécondation. Cependant, et malheureusement, cette complication n'est pas rare.

CHAPITRE V

DÉPLACEMENTS DE L'UTÉRUS GRAVIDE. — RÉTROFLEXION. — PROLAPSUS. — PROCIDENCE ET ALLONGEMENT HYPERTROPHIQUE DU COL. — ANTÉVERSION ET ANTÉFLEXION.

Déplacements de l'utérus gravide. — L'utérus gravide peut présenter tous les déplacements et toutes les flexions que subit l'utérus à l'état de vacuité.

(1) *Medico-chir. Transactions*, 1882.

L'utérus est déplacé, lorsque ses rapports normaux avec les organes voisins sont altérés ; *dislocation* et *déplacement* sont synonymes d'*ectopie*. L'utérus est fléchi, lorsque son axe normal est dévié.

Il existe une position normale pour chaque période de la grossesse : la position de l'utérus change à mesure qu'il se développe (fig. 39 et 40). Ces positions ont été décrites à propos du diagnostic de la grossesse ; il faut les avoir bien présentes à l'esprit lorsqu'on étudie l'ectopie, surtout pendant le premier trimestre.

L'axe de l'utérus se modifie aussi un peu avec le développement de l'organe ; il tend à se redresser : l'axe du corps et celui du col forment d'abord une courbe à concavité antérieure ; à mesure que la grossesse avance, ces deux axes tendent à former une ligne droite.

Les déplacements de l'utérus gravide sont : la rétroversion et le prolapsus, communément associés, c'est-à-dire que l'une suppose presque nécessairement l'autre ; l'antéversion, le déplacement en haut ; le déplacement latéral. Les flexions sont : l'antéflexion et la rétroflexion ; la rétroflexion complique souvent la rétroversion et le prolapsus. La rétroflexion pure et simple de l'utérus gravide ne peut guère exister. La procidence complète est possible. La rétroversion et la rétroflexion sont représentées dans les figures 48 et 49.

Rétroversion de l'utérus gravide. — L'histoire de cet accident a été bien faite par Ramsbotham. Les observations cliniques de quelques auteurs anciens montrent qu'ils connaissaient la rétroversion et ses conséquences ; mais il semble que Grégoire a été le premier à la décrire nettement (1). William Hunter et Smellie, deux élèves de Grégoire, l'ont fait connaître en Angleterre ; Hunter a dessiné un cas qu'il a observé.

La rétroversion est le plus sérieux des déplacements : elle est *complète* lorsque tout l'utérus est dans le bassin ; on peut dire alors que la grossesse est pelvienne ; elle est *incomplète* lorsqu'une partie de l'utérus sort du bassin pour se loger dans la cavité abdominale. La rétroversion complète ne peut guère se rencontrer que dans les trois ou quatre premiers mois de la gestation.

Fréquence. La rétroversion de l'utérus gravide, accompagnée de symptômes sérieux, est relativement rare. Dubois et Depaul, entre eux deux, en ont observé à peine 20 cas. D'après notre expérience, elle est beaucoup plus commune. A Saint-Georges seulement, plus de vingt cas ont été reçus, et les rétroversions qui n'amènent pas de complications sérieuses, celles qui se terminent par l'avortement ou la réduction spontanée de l'utérus, sont certainement fréquentes.

Histoire clinique et symptômes. Les symptômes sont *subjectifs* et

(1) Grégoire était un accoucheur français, qui vivait vers le milieu du siècle dernier, il professait l'obstétrique ; ses cours n'ont pas été publiés. (*Traducteur.*)

objectifs. Les symptômes subjectifs amènent la malade à consulter le médecin, qui découvre les symptômes objectifs. Pendant les deux premiers mois, la malade peut n'éprouver que peu de gène, quoique son état s'avance graduellement, à mesure que l'utérus se développe, vers son summum, qui, vers la fin du troisième mois, ou peu après, se traduit souvent soudainement par une douleur violente. Dans la plupart des cas, les femmes qui sont accoutumées à se rendre compte de leurs sensations éprouvent, mais à un degré plus élevé, les symptômes de la rétroversion en dehors de la gestation. Les *signes pelviens* sont une sensation de pesanteur pendant la défécation, de la fatigue dans la marche, dans la station verticale ou dans tout exercice, une douleur lombo-sacrée, la rachialgie, l'irritabilité de la vessie, la miction fréquente, parfois de la difficulté à uriner, quelquefois même de la rétention d'urine. Les *signes généraux* sont : de la fatigue, du malaise, des troubles digestifs. Enfin, peut-être après un exercice inaccoutumé, une longue promenade, après avoir soulevé un fardeau, s'être accroupie ou avoir fait un effort, la femme s'aperçoit qu'elle ne peut plus uriner ; elle souffre de vives douleurs dans l'hypogastre et le bassin, souvent elle vomit.

Plus tard, se produit l'étranglement ou enclavement; les symptômes subjectifs augmentent d'intensité. Ce sont : 1° ceux de la compression, la douleur pelvienne et abdominale ; 2° le choc, conséquence de la douleur, de l'arrêt des fonctions vésicales et rectales et de la contusion produite par l'utérus déplacé ; 3° les phénomènes réflexes, les épreintes et la sensation de pesanteur, causés par la distension de la vessie et la pression du fond utérin sur le rectum ; 4° les symptômes secondaires ou constitutionnels, comme l'urinémie et l'épuisement, quelquefois l'albuminurie ; 5° l'engourdissement des jambes, produit par la compression des nerfs sacrés. La malade est obligée de recourir au médecin.

Les *signes objectifs* sont : ceux que nous révèlent la palpation et la percussion de l'abdomen, qui sont douloureuses. L'abdomen est gros, plus proéminent qu'il ne doit l'être pour l'époque de la grossesse. La matité s'étend depuis le bassin jusque dans les deux flancs, souvent plus haut que l'ombilic. La sensation perçue par l'observateur est celle d'une tension résistante ou élastique.

La forme de l'abdomen est différente de celle que lui donne l'utérus gravide ; il est plus *pointu*, ce qui vient de la distension de la vessie. Cependant, la malade et son entourage répondent qu'elle ne fait qu'uriner. Loin de croire à cette affirmation, le médecin en conclut à la rétention. Aucun aphorisme clinique n'est plus vrai que celui-ci : « Lorsque l'urine s'écoule goutte à goutte, il y a rétention. » La vessie spasmodiquement contractée pour vaincre l'obstruction de l'urèthre, et comprimée par les muscles abdominaux tendus par un effet réflexe, se soulage un peu en expulsant quelques gouttes d'urine. Si cet écoulement ne se fait pas, les liquides étant incompressibles, la vessie ne tarde pas à crever. Cet accident est très rare. Il est en tout cas utile de sonder la vessie ; le cathétérisme est un moyen à la fois diagnostique et thérapeutique. Si l'on retire une grande quantité d'urine, de 1 200

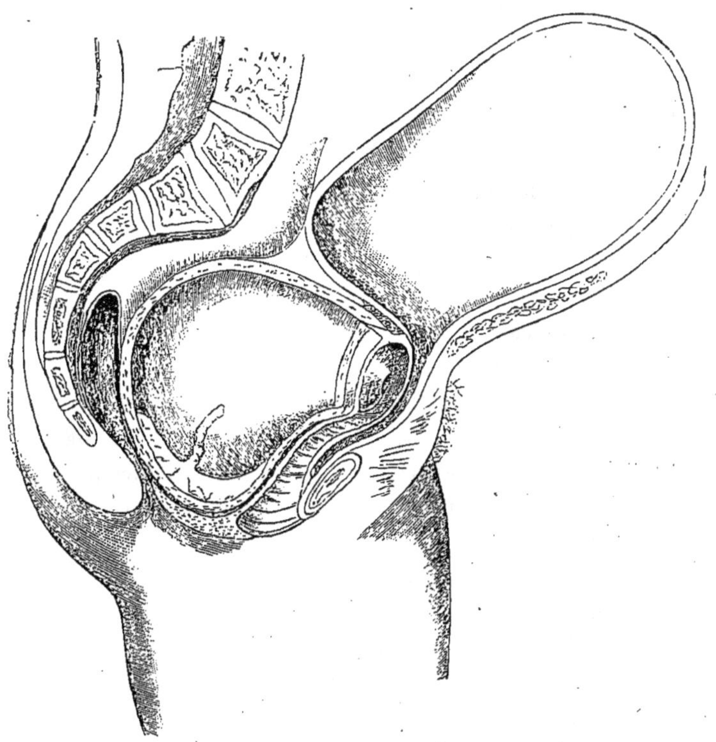

Fig. 48. — Rétroversion utérine vers trois mois. — Le col s'élève au-dessus de la symphyse, tiraille et comprime l'urèthre, cause la rétention de l'urine, la distension de la vessie, et la déviation du vagin en avant (R. Barnes).

à 1 800 grammes, par exemple, il se produit un grand soulagement; la distension de l'abdomen et sa projection disparaissent, les parois du ventre deviennent comparativement flasques et permettent de mieux palper ; la main peut s'enfoncer et sentir la colonne vertébrale, ce qui prouve que la tumeur n'était pas une production morbide de l'utérus. On examine alors par le vagin. Le doigt, au lieu de trouver son chemin en arrière et en haut comme à l'ordinaire du côté du sacrum et du promontoire, pour rencontrer le col, est conduit par la déviation du vagin, en haut et en avant vers la symphyse du pubis, où l'on trouve le col et le museau de tanche, appliqués tout contre la symphyse, même élevés au-dessus, ce qui les rend difficilement accessibles (fig. 48). La concavité du sacrum est occupée par une masse dure, arrondie, qui repousse en avant la paroi vaginale postérieure. C'est le corps de l'utérus qui, tombé en arrière, ayant tourné autour de son axe transversal, a rejeté le col en haut et en avant. Le rapport de l'axe utérin avec l'axe du bassin est renversé ; l'utérus est *chaviré*, pour employer une expression familière. C'est ce que montre la figure 48.

L'utérus a basculé autour de son axe transversal, le fond est descendu, le col a monté. Dans cette ascension, le col tire la base de la vessie qui lui est unie; celle-ci tire l'urèthre, de sorte que le méat est attiré en haut derrière la symphyse, et souvent malaisé à trouver. En même temps, la base de la vessie et l'urèthre sont serrés contre la symphyse, ce qui cause la rétention d'urine. En arrière, nous trouvons d'autres signes objectifs. Le corps utérin, élargi par la grossesse, poussé en bas par les efforts expulsifs réflexes, fait saillir le périnée; ce signe n'est pas toujours très visible, quelquefois il est frappant. Halbertsma rapporte un cas où le fond utérin ouvrit l'anus et sortit en partie par cet orifice.

Diagnostic. Presque tous les signes subjectifs et objectifs que nous venons de décrire peuvent être dus à d'autres causes. Ainsi : une petite tumeur ovarique, un kyste gravidique ectopique, un fibrome de la paroi postérieure de l'utérus, une hématocèle ou un abcès rétro-utérin, une accumulation fécale dans le rectum, en un mot, tout ce qui peut se loger dans la poche de Douglas, peut repousser en avant l'utérus, et causer la rétention d'urine.

Jusqu'ici, nous n'avons fait que palper l'abdomen et toucher par le vagin ou le rectum ; nous ne connaissons que l'état des organes, examinés par en bas. Continuons notre exploration : nous voulons déterminer la nature de la masse ronde qui occupe la concavité sacrée. Nous allons trouver des signes distinctifs qui nous tromperont rarement. 1° En règle générale, *les corps qui se placent dans le cul-de-sac de Douglas viennent d'au-dessus de l'utérus, et par suite pressent cet organe en bas aussi bien qu'en avant contre la symphyse.* La portion vaginale du col et le museau de tanche, lorsque le déplacement est produit par des corps extérieurs à l'utérus, se trouveront en bas près de la vulve, et regarderont en bas, le méat ne sera pas tiré en haut, comme dans la rétroversion. Cela suffit pour distinguer ces cas de la rétroversion de l'utérus gravide. Ordinairement le toucher rectal, aidé du toucher vaginal et du palper abdominal, nous fera reconnaître que l'utérus a conservé son axe normal, le fond au-dessus de la symphyse, dans le prolongement de la ligne de la portion vaginale. L'hystéromètre nous permettrait de définir ces rapports, de distinguer l'utérus de la masse trouvée derrière le col, et nous reconnaîtrions l'existence d'un de ces corps logés derrière la matrice, dont nous venons de parler ; mais la probabilité d'une grossesse interdit l'usage de l'hystéromètre.

Sans lui, nous pouvons, lorsque nous trouvons que l'orifice du col regarde en bas, et se trouve abaissé et rapproché de la symphyse pubienne, conclure que nous n'avons pas affaire à une rétroversion. Il nous reste à différencier la *rétroflexion* des cas où le corps de l'utérus est repoussé en bas et en avant par un corps situé derrière lui. Deux signes peuvent nous aider. D'abord, la rétroflexion ne va guère sans rétroversion, la descente du corps utérin fait remonter le col, et tire en haut l'urèthre et le méat. Le col, quoique regardant en bas, sera haut placé, au niveau du bord supérieur de la symphyse, ou au-dessus, et difficile à atteindre. Puis, par la palpation au-dessus de la symphyse, on peut suivre la continuité du col avec le corps utérin en arrière. Si nous employons la sonde, elle ne pénétrera pas à plus de 25 millimètres au delà de l'orifice externe. L'hématocèle a été prise souvent pour une rétroversion.

Dans la rétroflexion, comme dans la rétroversion, la réduction est un bon signe diagnostique. L'histoire, le plus infidèle des guides, peut encore nous venir en aide. Si la menstruation est régulière, il n'y a pas de grossesse, et nous pouvons sonder l'utérus.

Les *causes* de la rétroversion et de la rétroflexion constituent une partie intéressante de leur histoire. Denman, Dubois, Jacquemier, même Ramsbotham et des auteurs plus récents attribuent cet accident presque exclusivement à la distension vésicale. Tyler Smith (1) a démontré leur erreur, en prouvant que la rétroversion de la grossesse n'est que la continuation d'une rétroversion antérieure. Nous croyons que Smith a raison pour la plupart des cas ; nous avons souvent suivi nous-mêmes cette continuité. Cependant, dans quelques cas, le déplacement peut être causé par la pression des intestins sur le fond utérin, dans un effort fait dans l'accroupissement, dans l'effort exercé pour soulever un fardeau ; la réplétion de la vessie peut s'ajouter à l'effort. Les cas qui ne sont que la suite d'une rétroversion pré-gravidique ont un *développement graduel* : l'utérus en se développant occupe de plus en plus d'espace, enfin il comprime les parties molles contre les parois inextensibles du bassin, et les symptômes de la compression apparaissent. En arrière, le rectum est gêné, la malade est constipée, elle a du ténesme et présente des symptômes dysentériques ; lorsque le fond utérin descend près de l'anus, il s'y produit une irritation réflexe, la malade fait des efforts comme pour aller à la selle ; la compression subie par le plexus sacré amène des crampes et des douleurs dans les membres inférieurs ; la vessie étant remontée et

(1) *Obstetrical Transactions*, t. II, p. 286.

l'urèthre comprimé, l'urine ne peut être évacuée, la vessie se distend ; nouvelle cause d'irritation réflexe, violents efforts de miction, ajoutés aux efforts de défécation. La rétention de l'urine et la distension de la vessie sont donc l'effet, et non la cause, du déplacement utérin. C'est un exemple du paralogisme : τὸ ὕστερον πρότερον.

Lorsque la dislocation se produit sous l'influence directe d'un effort ou d'une pression, on peut dire que la *rétroversion est aiguë*. L'utérus, remplissant le bassin, enclavé, comprime aussi l'urèthre et amène la rétention ; dans ce cas aussi, comme dans la rétroversion progressive, la rétention urinaire est la conséquence et non la cause. Il est même douteux que la distension vésicale puisse, à elle seule, produire la rétroversion ; lorsque l'utérus est poussé en avant par un corps situé derrière lui, la rétention est évidemment due à une pression venue du dehors ; il est fort probable que la rétention associée à la rétroversion est aussi due à la pression.

Le vomissement peut aussi amener la rétroversion aiguë ; de même, une chute soudaine sur le dos; ç'a été le cas d'une femme qu'on a apportée à l'Hôpital Saint-Georges.

La rétroversion peut être la conséquence d'un fibrome implanté sur la paroi postérieure de l'utérus. La masse fibreuse restant fixée sous le promontoire, la partie inférieure de l'utérus s'élève à mesure que la grossesse avance, jusqu'à ce que la pression excentrique oblitère l'urèthre et le rectum. Dans un cas de ce genre, nous avons été obligé d'enlever l'utérus ; la compression subie par cet organe y avait amené la gangrène. Ce cas est décrit dans notre ouvrage sur les maladies des femmes ; la pièce est au musée de Saint-Georges.

Une tumeur ovarique ou un fibrome peuvent s'opposer à la sortie de l'utérus hors du bassin.

La rétroversion peut être produite par des adhérences de la paroi postérieure de l'utérus. Le plus souvent, les adhérences existant avant la grossesse s'atrophient et se résorbent sous l'influence de la traction exercée par le développement de l'utérus ; mais quelquefois elles maintiennent le fond utérin fixé sous le promontoire ; le segment inférieur de l'utérus se développant sous l'influence de la grossesse, la rétroversion se produit. Blundell rapporte un cas de ce genre, très remarquable : une jeune femme avait, étant célibataire, un kyste ovarique qui se rompit ; elle se maria, devint grosse ; l'utérus, rétrofléchi et fixé par d'anciennes adhérences, ne put être réduit ; la malade succomba (1).

(1) Matthews Duncan raconte l'histoire d'une femme chez qui l'utérus était retenu par des adhérences postérieures; trois grossesses successives ne réussirent à les rompre que partiellement ; elles se terminèrent par l'avortement ; la quatrième alla jusqu'au terme. (*Traducteur.*)

Le *rétrécissement du bassin*, surtout une saillie excessive du promontoire, a été noté par Bailly, Callisen, Boivin, comme une cause prédisposante de la rétroversion. Il est facile de comprendre que le fond utérin, dans son ascension, rencontre le promontoire qui peut le retenir en bas.

Rétroversion ou rétroflexion incomplète. — La rétroversion de l'utérus gravide peut tendre à la guérison spontanée ; on croit en général que c'est par une réduction soudaine ou graduelle que l'utérus se dégage du bassin. Cela arrive dans la plupart des cas, mais voici ce qui se produit parfois : jusqu'à la fin du troisième ou du quatrième mois, la grossesse est pelvienne, l'utérus est rétroversé ou rétrofléchi. A ce moment les effets de la pression excentrique se font sentir ; puis ils s'affaiblissent, et le toucher vaginal fait néanmoins reconnaître une rétroversion. Comment expliquer la disparition des symptômes ? L'œuf a continué à croître, et il s'est formé un diverticulum en forme de poche aux dépens de la surface supérieure des parois utérines ; cette poche en s'élargissant reçoit la plus grande partie du corps du fœtus, et la partie rétrofléchie de l'utérus contient une petite partie seulement du fœtus (fig. 49).

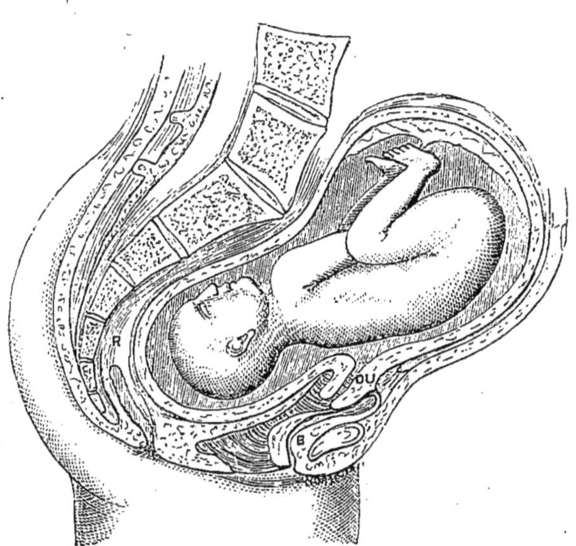

Fig. 49. — Rétroflexion incomplète de l'utérus gravide (R. Barnes). Utérus en bissac.

R, rectum ; OU, museau de tanche ; B, urèthre et vessie.

C'est ainsi que se forme la *rétroversion* ou la *rétroflexion incomplète*, que les Français appellent *dilatation sacciforme de l'utérus* (1). Nous trouvons là une application intéressante de la formation du segment utérin inférieur, indiquée par Bandl. La poche pelvienne qui contient la tête ou le siège est formée par l'agrandissement du segment utérin inférieur situé au-dessous de l'anneau de Bandl. La poche abdominale, contenant la plus grande partie du corps du fœtus, est formée par le corps utérin développé.

(1) V. *Archives de Tocologie*, 1876 et 1877. (*Traducteur.*)

Les deux poches ainsi formées peuvent persister pendant toute la grossesse, la plus large dans l'abdomen, la plus petite dans le bassin. Robert Barnes a soigneusement suivi et observé ces phénomènes, du commencement à la fin, et on peut les considérer comme le moyen habituel par lequel la nature diminue les dangers de l'incarcération utérine. Quelquefois les progrès du développement de la poche abdominale attirent hors du bassin la poche pelvienne; la grossesse est alors devenue abdominale. Cette issue favorable ne se produit pas toujours : les deux poches se développent comme il a été dit ; la poche pelvienne reste tellement grande que l'orifice utérin demeure fixé au-dessus de la symphyse et derrière elle ; lorsque le travail commence, le bassin est occupé par la poche qui contient la tête fœtale ; il est donc impossible d'abaisser le col, pour donner passage au fœtus (V. fig. 49).

Merriman et Denman rapportent des cas qui semblent être de cette espèce. Scanzoni (*Lehrb. der Geburtsh.*, 1867) dit que la rétroversion partielle est plutôt un défaut de forme que de position. Elle est toujours causée par la pression d'une partie fœtale sur la paroi postérieure de l'utérus, et on la rencontre le plus souvent lorsque, le bassin étant un peu incliné, le fond de l'utérus tombe en avant, à cause du relâchement des parois abdominales. Le tronc du fœtus penchant ainsi en avant, la tête, qui se présente, pousse la paroi utérine postérieure relâchée dans la concavité du sacrum, où elle forme un sac. Le col est rejeté en avant. Cette forme de rétroversion, dit Scanzoni, ne se voit que dans les deux derniers mois ; elle n'interrompt pas la grossesse. Mais Hecker en a observé un cas remarquable dans le sixième mois ; après des accès répétés de dysurie, les douleurs s'établirent, on sentait le fond au-dessus du pubis, le col au-dessus de la symphyse, le bassin était rempli par la poche utérine. Cette poche finit par sortir du bassin, et les membranes se présentèrent. Oldham raconte un cas encore plus remarquable (*Obstetr. Transactions*, 1860) (1).

Ce cas montre l'exactitude de la description faite par Bandl du segment inférieur du corps utérin. La tête, au lieu de se loger dans la paroi souple du segment antérieur, comme elle le fait ordinairement, se trouve placée dans une poche qui se forme aux dépens de la paroi postérieure du segment inférieur.

R. Barnes a vu le cas suivant, avec les Drs Hilliard et Brunton. Une dame, huit jours avant le terme de sa grossesse, se plaignit de céphalalgie et d'œdème de la face et des jambes ; son urine renfermait de l'albumine, des disques sanguins et des cylindres. Le travail commençant, on ne put trouver le col qu'en l'anesthésiant ; on trouva

(1) Page 317 ; c'est un cas à terme. (*Traducteur.*)

alors la paroi vaginale postérieure serrée fortement contre l'antérieure par une masse arrondie qui comblait la cavité pelvienne. Le doigt introduit dans le vagin trouva l'orifice mou et élargi, au-dessus de la symphyse. A travers l'orifice, on sentait une masse arrondie, dure, qu'on prit pour la tête couverte par les membranes. Cette tête était tout proche de la masse arrondie, de sorte qu'on pouvait croire à la présence de deux têtes ; mais la masse intra-pelvienne présentait une saillie dure, que ne présente pas la tête fœtale ; le Dr Brunton ne put entendre le cœur fœtal. L'abdomen avait une forme irrégulière, bilobée, qui donnait l'idée d'une grossesse double. On réussit à repousser dans l'abdomen la masse pelvienne, pour pouvoir saisir avec le forceps la tête qui était au-dessus de l'entrée du bassin. Lorsque cette masse fut hors de l'excavation, le col descendit au centre du bassin. Le col fut alors dilaté avec les sacs hydrostatiques de Barnes, et le fœtus extrait avec le long forceps. L'enfant, petit mais à terme, vint en vie. Le lendemain, la mère et l'enfant se portaient bien. Le cas était une rétroversion incomplète ; la poche pelvienne renfermait le siège ; la poche abdominale, la tête. La compression subie par les vaisseaux pelviens et abdominaux et la vessie était probablement la cause de l'albuminurie.

Terminaisons. — 1. La *guérison* peut se produire par la *réduction spontanée ;* c'est peut-être le cas le plus fréquent, ou par des manœuvres.

2. La *guérison* se fait aussi par la division de l'utérus en deux poches, c'est-à-dire par la conversion de la rétroversion complète en rétroversion incomplète.

3. La *guérison par avortement* n'est pas rare. La diminution du volume de l'utérus et la cessation de l'afflux sanguin dans le bassin amènent un soulagement rapide. « Les suites de la rétroversion, » dit Arthur Farre (1), « lorsque la réduction ne peut être faite, sont ordinairement l'expulsion prématurée de l'œuf, ou la gangrène des parois utérines, et la sortie lente du contenu de l'utérus par des ouvertures fistuleuses du vagin, du rectum ou de la vessie. » Quelques-uns des cas ainsi décrits étaient probablement des cas de grossesse ectopique.

4. Mort par empoisonnement du sang ; les produits qui devraient être éliminés par les reins étant retenus dans l'organisme : *urinémie.* Ç'a été la cause principale de la mort dans quatre cas observés par R. Barnes. Braun (2) rapporte un cas où la mort est survenue à la suite d'accès éclamptiques associés à une dégénération brightique des reins et à une urémie secondaire.

5. Dans un grand nombre de cas, à l'urinémie vient s'ajouter une *maladie de la vessie*, une congestion intense, une hémorrhagie de la

(1) *Cyclopædia of anatomy.*
(2) *Klinik der Geburtskunde.*

muqueuse, une distension excessive et la paralysie, l'inflammation et même la gangrène de la muqueuse. Schatz (1) rapporte un cas où la muqueuse et la tunique musculaire se nécrosèrent et se détachèrent; on a cité plusieurs cas d'exfoliation complète de la muqueuse; R. Barnes en a vu un. Wardell et de Havilland Hall en ont décrit un.

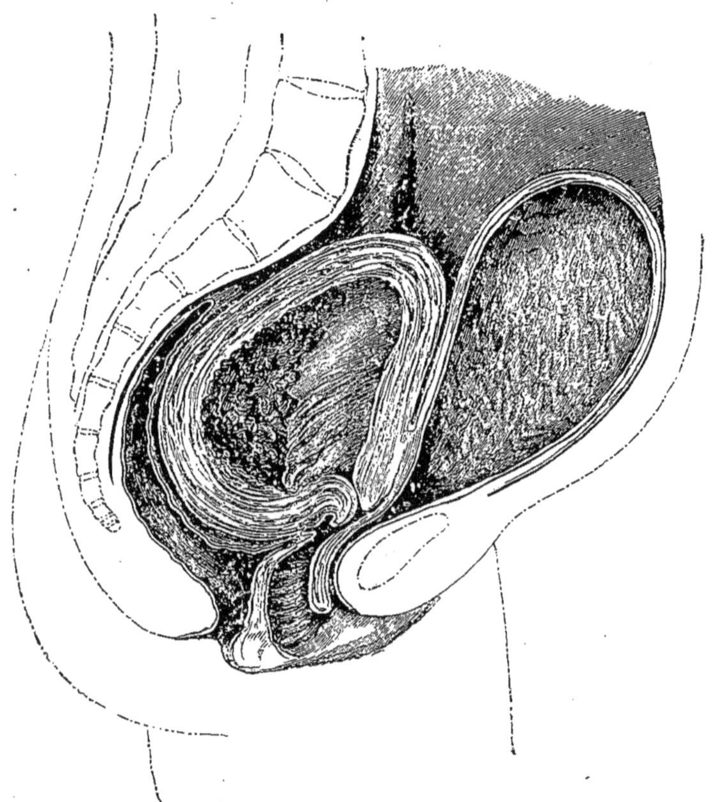

Fig. 50. — Utérus et vessie, cas mortel (Dr Chambers). — La pièce est au musée de Saint-Thomas (R. Barnes).

(*British. med. Journ.*, 1871.) Dans ce cas, Wardell considère le *moule* vésical expulsé comme une exsudation croupale plastique. Sa surface interne était parsemée de dépôts sablonneux d'oxalate de chaux et d'acide urique. Moldenhauer (*Arch. für Gynak.*, 1874), rapporte un cas mortel dans lequel on trouva dans la vessie toute la muqueuse détachée, avec des lambeaux de fibres musculaires. Les pyramides du rein étaient pleines de sang. Luschka (*Virchow's Archiv*, 1854) cite le cas d'une femme qui succomba dans la vingtième semaine de sa grossesse, après trois semaines de rétention urinaire; le cathétérisme étant impossible, on ponctionna la vessie au-dessus du pubis.

(1) *Archiv f. Gynäkol.* 1870.

Elle mourut douze heures après l'opération. L'exfoliation de la muqueuse vésicale n'est pas nécessairement mortelle.

6. *Mort par rupture de la vessie.* — Le cas raconté par Lynn, en 1771, est le même que rapporte Hunter. Van Doeveren, de Groningen, en 1765, en rapporte deux cas semblables. Schwartz en cite un dans le *Medical Record* de 1880. Cette terminaison serait plus fréquente sans les quatre facteurs de compensation suivants : α, miction par regorgement; β, distension de la vessie ; γ absorption ou exosmose vésicale ; δ, diminution de la sécrétion de l'urine, dont l'urée passe très probablement par la peau. La mort arrive donc, causée par l'urinémie, le choc, l'épuisement, bien avant que la vessie se rompe ; il est probable que sa rupture ne peut être causée que par un effort soudain ou une violence subite, portant sur la vessie distendue. La quantité de l'urine que renferme ce réservoir varie de 1 litre et demi à 6 litres. Dans le cas de Chambers, le tour du ventre de la malade mesurait 995 millimètres; on crut d'abord à l'existence d'un kyste ovarique, et on retira de la vessie plus de 6 litres et demi de liquide mêlé de sang, presque sans odeur urineuse (1). On fit ensuite l'extraction d'un fœtus de cinq mois et demi; l'utérus était fixé dans le bassin. A l'autopsie, on trouva dans la vessie un caillot pesant 2 livres, il n'y avait aucune trace de péritonite. Le musée de Saint-Georges possède un spécimen d'une immense dilatation de la vessie et des uretères; les couches internes sont nécrosées, et la vessie paraît avoir éclaté. Le fœtus paraît avoir quatre mois; l'histoire du cas fait défaut.

7. On a dit que la *péritonite* est quelquefois la cause de la mort, nous croyons que c'est rare; dans les cinq cas que nous avons vus, il n'existait pas de péritonite. Cependant, Misley, en cite, dans le *Med. Times and Gazette* de 1855, un cas dans lequel, vingt jours après la réduction, la malade mourut de péritonite. On trouva des adhérences intestinales, et les uretères avaient quatre fois leur volume normal; ce qui fait croire que, dans la plupart des cas, l'obstruction rétrograde à la fonction rénale est un facteur important dans l'issue fatale. Dans quelques cas où l'on n'a pas fait l'autopsie, la douleur a fait croire à la péritonite. Mais ce signe est trompeur; dans des cas où la douleur a été interprétée ainsi, l'autopsie n'a pas fait reconnaître d'inflammation péritonéale.

8. La mort peut être causée par la *gangrène de l'utérus* ou d'autres parties soumises à la compression. Barnes dit qu'on a vu la gangrène du vagin et des parties externes. Nous avons déjà mentionné un cas, celui où l'utérus a été enlevé par la gastrotomie, dans lequel l'utérus, agrandi par des fibromes, se nécrosa.

(1) Dans un cas rapporté par W. E. Green (*Brit. med. Journ.* 1885, t. Ier, p. 177) l'auteur retira de la vessie 20 pintes (11lit,35) d'urine. (*Traducteur.*)

9. *Le choc et l'épuisement* se produisent dans tous les cas, mais ils peuvent ne pas être les principales causes de la mort.

10. On a noté *la rupture de la paroi postérieure du vagin*, causée par la violence des efforts.

Traitement. — Si le déplacement est reconnu au début, avant l'apparition des symptômes urgents, le traitement le plus simple et le plus efficace est de maintenir l'utérus réduit à l'aide d'un pessaire de Hodge. On évite ainsi non seulement l'avortement, mais l'étranglement et ses dangers. S'il est déjà trop tard, le succès du traitement est douteux, mais la marche à suivre est nettement tracée.

1. *Cathétérisme.* — La sonde d'homme molle est la meilleure, et, comme il faut prévoir des difficultés, il est en général utile d'endormir la malade. On dirige l'extrémité de la sonde en haut, près de la symphyse. Il n'est pas toujours facile de vider la vessie, même alors que la sonde est dans le réservoir ; il faut commencer par l'enfoncer aussi loin qu'elle peut pénétrer; puis, lorsque l'urine cesse de couler, on la retire peu à peu; l'urine recommence ordinairement à sortir; vers la fin, il faut presser légèrement à l'extérieur; il faut se rappeler que la vessie est paralysée. Parfois le jet est arrêté par un fragment détaché de la muqueuse, un caillot, ou du mucus; lorsqu'on soupçonne cet accident, il faut injecter de l'eau tiède dans la vessie.

2. La vessie vidée, on peut tenter te taxis pour faire la *réduction de l'utérus*. Deux causes peuvent rendre le replacement difficile : l'utérus peut être fixé par des adhérences comme dans le cas de Blundell et celui de Moldenhauer. Nous croyons cette complication très rare.

L'autre difficulté vient du gonflement des organes pelviens. Lorsque la vessie est vide, le repos pourra faire diminuer cet œdème; il n'est donc pas désirable de se trop presser de faire le taxis ; si des efforts modérés ne réussissent pas, il est sage de laisser la femme dans le décubitus latéral gauche, de lui faire une injection hypodermique de morphine, de vider le rectum par un lavement, puis de placer un sac hydrostatique de Barnes dans le rectum. C'est ainsi que Playfair a réussi une fois. R. Barnes a échoué une fois au London Hospital; il a réussi deux fois à Saint-Georges.

Si l'utérus n'est pas réduit au bout de quelques heures. il faut essayer de nouveau le taxis. Voici la manière d'agir : La malade étant endormie, couchée sur le côté, on introduit un ou deux doigts dans le rectum, aussi haut que possible, à droite du fond utérin. On presse alors continûment, non en haut, mais du côté de l'ilium gauche. Le but est de dégager l'utérus engagé sous la saillie du promontoire. Ainsi poussé, le fond utérin trouve de la place dans la gouttière qui existe sur le côté du promontoire. Aussitôt qu'il y est parvenu, il se redresse aisément, quelquefois brusquement, comme un ressort qui se détend.

Nous avons réussi, dans un cas difficile, en employant la méthode bipolaire (1), c'est-à-dire en combinant la pression sur le fond, faite comme nous venons de la décrire, avec la traction du col en sens inverse. Il peut même être utile de tirer le col avec la pince à griffes à traction dans l'axe, de Barnes.

3. *Avortement provoqué.* — Si le taxis échoue et que les symptômes urgents persistent, il faut faciliter le replacement de l'utérus en réduisant d'abord son volume, ce qui peut se faire de deux manières. Si l'orifice est accessible, on peut y introduire un stylet, et ponctionner le sac amniotique. L'effet immédiat est la diminution du volume de l'utérus ; puis les tissus se rétractent un peu, et le taxis, tenté de nouveau au bout de quelques heures, peut réussir. En tout cas, la pression est diminuée, et on a gagné du temps ; puis l'avortement se fait ; l'œuf détaché est extrait, l'utérus diminue d'autant ; les dangers causés par la compression sont écartés. Mais il peut être difficile d'atteindre l'orifice externe, nous pouvons alors ponctionner la paroi postérieure de l'utérus ; le meilleur instrument est le trocart aspirateur de Dieulafoy : l'index de la main gauche, introduit dans le vagin, va chercher la partie la plus saillante de l'utérus ; le trocart, guidé par ce doigt, pénètre dans l'utérus, où il doit entrer perpendiculairement. Il vaut mieux faire la perforation par le rectum, car on est plus certain ainsi de pénétrer dans l'utérus. Cette ponction a donné des succès. Elle amène l'avortement, cela va de soi.

Lorsqu'il est impossible de passer une sonde dans la vessie, et que la réduction de l'utérus est impossible aussi, il faut considérer la nécessité de ponctionner la vessie au-dessus du pubis, aussi bien que celle de ponctionner l'utérus. Le trocart aspirateur peut servir aussi pour la ponction vésicale. J'en ai rapporté trois cas dans mes *Opérations obstétricales* (2).

Lorsque les symptômes ne sont pas urgents, si l'on peut vider la vessie, s'il n'y a pas de violente pression excentrique, il n'est pas prudent de faire de grands efforts de réduction. On peut essayer l'application d'un pessaire de Hodge, dont la pression graduelle peut réduire l'utérus, dans l'espace de vingt-quatre heures. La grossesse peut ne pas être troublée.

Traitement consécutif. — Le repos absolu, l'évacuation de l'urine toutes les six heures, les calmants, une nourriture légère, telles sont les principales indications. La vessie demande des soins particuliers,

(1) Cette manœuvre est bien figurée dans les *Opér. obst.* de Barnes, p. 238 de la traduction française, fig. 93. (*Traducteur.*)

(2) Page 237 de la traduction française. Ce sont les cas de Head, *London-Hosp. Reports*, 1867 ; de Münchmeyer, *Mon. f. Geburstsk*, 1860, et de Schatz, *Archiv f. Gynäk*, 1870. (*Traducteur.*)

car la cystite est fréquente. Il est important après la réduction de placer un pessaire de Hodge, pour empêcher l'utérus de se rétroverser de nouveau. Richter, Baudelocque et Simpson ont insisté sur cette nécessité. Le mode de production de la rétroversion, son existence avant la grossesse, font du *traitement prophylactique* l'objet de notre attention spéciale. Nous avons souvent placé un pessaire pour soutenir l'utérus rétroversé, dans les premiers mois de la grossesse, afin de prévenir son enclavement, ou pour obvier à la rétention d'urine.

La rétroversion, ou plutôt la rétroflexion, peut être la source de difficultés après l'accouchement à terme. L'utérus non encore contracté, gros et flasque, peut se fléchir en arrière, s'enclaver dans le bassin, et amener la rétention de l'urine. Nous parlerons de cet accident en traitant du travail.

Voici le résumé des règles principales : 1, vider la vessie ; 2, tenter doucement la réduction ; 3, en cas d'échec, se laisser guider par l'urgence ; si les symptômes sont violents, provoquer l'avortement, ou ponctionner l'utérus avec le trocart aspirateur, et attendre ; 4, quand l'avortement est fait, tenter de nouveau prudemment la réduction ; 5, attendre de nouveau, si elle présente des difficultés ; 6, la réduction faite, soutenir l'utérus avec un pessaire de Hodge.

La *rétroversion partielle* ou *incomplète*, et l'*utérus en bissac*, appartiennent plus particulièrement à la dystocie, c'est sous ce titre que nous l'étudierons.

Prolapsus et procidence de l'utérus gravide. — Le prolapsus peut être *réel* ou *apparent*. Il y a fréquemment un léger degré de prolapsus au début de la grossesse. C'est, nous l'avons vu, une condition de la rétroversion ; mais il peut exister sans que la rétroversion soit très accusée. L'utérus s'appuie sur le plancher pelvien, l'orifice paraît entre les lèvres ; le fond n'est pas sous le promontoire, mais dirigé vers le détroit supérieur. L'axe de l'utérus passe en avant du promontoire.

Les effets de cette chute sont : 1, de tirer la vessie en bas et de l'irriter ; 2, de presser sur le rectum et de produire la constipation. La locomotion est gênée. Dans ce cas, il est utile d'élever l'utérus et de le maintenir à la hauteur normale, ce qu'on fait au moyen d'un pessaire approprié, qu'on laisse jusque vers le quatrième mois, alors que l'utérus est assez gros pour s'appuyer sur le détroit supérieur.

Dans quelques cas, relativement rares, l'utérus gravide sort presque entièrement du bassin, l'orifice se voit à l'extrémité d'une masse charneuse arrondie (1). Le vagin est complètement retourné, et forme une enveloppe à la masse procidente. L'utérus dans son développe-

(1) Voir une excellente figure dessinée par Wagner, dans *Siebold's Journ. f. Geburtshülfe*, vol. V, 1826, p. 615. (*Traducteur.*)

ment peut être serré par la vulve, et étranglé ; il faut donc le réduire de bonne heure. On a vu la procidence continuer jusqu'au delà du sixième mois ; le replacement n'est alors guère possible sans réduction de son volume, sans évacuation de son contenu. Cette question appartient plus exactement à la dystocie ; nous nous contenterons de dire maintenant que la conception peut se faire dans un utérus procident, le pénis étant introduit dans le col.

La procidence peut se faire sous l'influence d'un effort violent.

La procidence apparente n'est que l'allongement hypertrophique du col. — Nous l'étudierons à propos de la dystocie.

Antéversion et antéflexion de l'utérus gravide. — Nous devons à Graily Hewitt, presque tout ce que nous savons de précis, sur ce sujet (1).

Au début de la grossesse, comme nous l'avons vu en étudiant le diagnostic (fig. 45), il se produit une augmentation normale de la *nutation* utérine, qui cause fréquemment de l'irritation dans l'utérus. Mais parfois cette nutation devient excessive, et le fond utérin s'enclave derrière la symphyse ; cet enclavement est moins fréquent que celui de la rétroversion, mais il peut se produire ; la symphyse ne présente pas de saillie comme le promontoire. Hewitt en décrit des cas, d'après sa propre expérience et d'après celle d'autres auteurs.

Comme la rétroflexion, l'antéflexion peut se produire *après le commencement de la grossesse*, ou *lui être antérieure*. Voici l'histoire qu'en fait Hewitt : « Dans nombre de cas, l'utérus présente le premier ou le second degré d'antéflexion, avec le premier degré de rotation antérieure ; la grossesse survient et s'accompagne de nausées plus qu'ordinaires ; la miction est fréquente ; ces symptômes sont augmentés par la marche et la station assise ; la femme éprouve des malaises de toute espèce ; cela jusqu'au milieu du troisième mois. Alors il se produit un changement, en mieux ou en beaucoup plus mal. Si le mieux s'établit, c'est que la flexion a cédé, l'organe est plus à l'aise, il sort du bassin. Si au contraire la malade présente des symptômes plus intenses, c'est que l'enclavement s'est produit ; il peut n'être que temporaire, le développement utérin peut au bout de quelques jours rétablir l'état normal, et l'utérus s'élève (2).

« Dans une autre classe de cas, voici ce qui se passe : l'utérus est antéfléchi depuis quelque temps ; il est dur, rigide, son tissu est résistant. Survient une grossesse, la malade souffre tout de suite beaucoup ; elle a des vomissements très pénibles, elle urine très souvent ; elle continue néanmoins à aller et venir ; l'utérus n'a pas le repos nécessaire ;

(1) *Diseases of Women*, 4e édition, 1882. (*Traducteur.*)

(2) C'est ce qui est arrivé dans un cas rapporté par Hewitt, *Obstet. Transact.*, 1866, p. 170. (*Traducteur.*)

au bout de deux mois, elle avorte. Dans quelques cas, la malade perd du sang de temps en temps; ce qui est une menace d'avortement; la femme cependant n'avorte pas toujours. »

Le *diagnostic* n'est pas difficile. On trouve le museau de tanche fort en arrière et on sent une tumeur dense et résistante, l'utérus antéfléchi, à travers le fond du vagin; à mesure qu'il grossit, il devient oblique. C'est ce qui s'est produit dans le cas mortel d'Ulrich, et Hewitt l'a constaté dans deux cas. Dans les cas simples, le *traitement* consiste dans le repos et l'expectation, qui donnent à l'utérus le temps de se redresser en se développant. La malade doit se coucher sur le dos ou sur le côté, et, dans les cas graves, garder le lit. La pression élastique d'un pessaire à air, placé de temps en temps, peut redresser l'utérus. Hewitt se loue de son pessaire *en berceau*, et notre expérience personnelle de la rétroversion ne nous permet pas de douter de ses bons effets. Il faut cependant surveiller la malade, et ne point lui permettre un exercice exagéré.

Antéflexion de l'utérus gravide, avec relâchement des parois abdominales. Utérus en besace. — C'est ce qu'on observe chez quelques femmes dont les tissus sont affaiblis et sont restés *forcés* à la suite de grossesses antérieures. Les parois abdominales n'offrent aucun appui à l'utérus; l'utérus lui-même, relâché comme les autres tissus, se fléchit et pend en avant, il se met à cheval sur la symphyse, comme un bât. Dans quelques cas, il existe une véritable hernie du corps utérin; les muscles droits ont été séparés pendant le travail, de sorte que le fond de l'utérus n'est recouvert que par l'aponévrose élargie, le tissu conjonctif et la peau.

L'utérus peut continuer à se développer dans cette position; l'accouchement alors est difficile, car les muscles abdominaux ne donnent aucune aide et l'axe du bassin ne coïncide pas avec celui de l'utérus. Nous dirons, à propos de la dystocie, ce qu'il faut faire dans ce cas. Pendant la grossesse, une ceinture bien faite, soutenant l'utérus par en bas, et le redressant, peut remplacer les parois abdominales devenues trop faibles.

CHAPITRE VI

MALADIES DE LA GROSSESSE.

Fœmina plurimis afficitur malis ex solà graviditate oriundis. — BOERHAAVE.

On peut établir en proposition générale que les maladies de la femme enceinte se divisent en :

A. Exagérations pathologiques des conditions physiologiques de la gestation.

B. Affections pathologiques prégravidiques continuant pendant la grossesse, ou greffées sur l'état gestatif. Dans les deux cas, la maladie, quoique indépendante de la grossesse, est modifiée par elle.

Les maladies qui expriment un excès physiologique sont essentiellement, sinon directement, les effets de la tension vasculaire et nerveuse ; et les processus pathologiques indépendants du processus gestatif subissent aussi l'influence de la tension élevée amenée par la grossesse.

Les maladies de la femme enceinte ont donc un cachet différent de celles de la femme en couches ; les maladies de la puerpéralité sont essentiellement caractérisées par l'abaissement de la tension nerveuse et vasculaire.

Les maladies caractéristiques de la grossesse sont donc les convulsions de formes variées, les hémorrhagies, les effusions liquides, l'albuminurie ; les maladies caractéristiques du *puerpérium* sont la septicémie, la thrombose, la manie. Celles de la première classe ont pour trait génétique la force centrifuge, l'action allant du centre à la périphérie. Celles de la seconde classe ont pour trait génétique la force centripète, la désagrégation des tissus, l'absorption, l'excrétion.

L'étude des maladies de la femme enceinte éclaire brillamment la genèse de la maladie, même hors du domaine de la grossesse. Cette étude nous montrera la vérité de cet aphorisme : *La pathologie n'est que la physiologie aux prises avec les difficultés.*

Nous avons peu d'occasions d'observer les premières phases d'une maladie avec autant de précision, dans des conditions aussi simples et aussi complètes que celles que nous offre la gestation. Une femme qui devient enceinte peut être regardée comme le sujet d'une expérience scientifique exécutée dans des conditions d'exactitude beaucoup plus favorables que celles que peut obtenir un physiologiste dans son laboratoire. Prenons une femme bien portante ; elle devient enceinte. Dès cet instant, elle est sous la domination d'un nouveau stimulus, qui, agissant sur chacun de ses tissus et chacun de ses organes, met à l'épreuve leur solidité et leur capacité de travail. La *grossesse*, comme nous l'avons dit, *est le grand critérium de la santé.*

Si le sujet est bien portant, et s'il ne vient du dehors aucune cause perturbatrice, l'équilibre se maintiendra entre le nouveau moteur et les organes qu'il met en action. Mais si, sous l'influence d'une cause quelconque, la balance est troublée, si la demande physiologique adressée aux organes dépasse leur puissance, il y a danger de *faillite*. Dans l'état gravide, l'économie, déjà taxée à la limite de sa force, ne tolère pas aisément une surcharge venue d'actions physiologiques excessives, ou d'actions pathologiques. Il en résulte que, ou le processus pathologique prendra un grand essor, et pourra produire des modifications organiques qui survivront à la grossesse, ou bien l'économie, se révoltant contre ces exigences, refusera de continuer le processus gravidique ; l'avortement dénouera la question, et souvent évitera une issue mortelle.

L'avortement indique que l'organisme est *surtaxé* ou qu'il existe une maladie ; c'est un moyen qu'emploie la nature pour décharger ou guérir ; il est donc conservateur en ce qui concerne la femme.

L'épreuve constituée par la grossesse éveille les états morbides latents. Nous verrons de nombreux exemples de cette loi, qui éclaireront la genèse et l'évolution des maladies. Pour n'en citer qu'un : une femme qui a eu la fièvre intermittente et que l'on considère comme guérie, la reprendra si elle devient enceinte. Paget a fait remarquer le retour de la fièvre d'accès à la suite des opérations.

Les processus physiologiques portés à l'excès ne produisent pas toujours l'avortement. La mère et l'enfant peuvent être en danger et succomber, ou bien lutter avec plus ou moins de succès jusqu'à la terminaison naturelle. Quelques phénomènes qu'on regarde parfois comme des maladies sont réellement des régulateurs et des modérateurs des forces actives, et tendent à rétablir l'équilibre. Ainsi la salivation, le pyrosis, le vomissement, la diarrhée, l'hémorrhagie, l'hémoptysie — à part celle de la tuberculose — l'hématémèse, le melæna, l'hématurie, la rupture des veines superficielles, l'hémorrhagie du col utérin, du vagin et de la caduque, peuvent éviter l'avortement et d'autres accidents.

Les facteurs morbides indépendants de la gestation ne produisent pas nécessairement l'avortement. Si l'avortement ne se fait pas, leur action sera probablement plus intense, et se fera sentir après l'accouchement. La plupart des maladies causées par un excès d'action physiologique peuvent disparaître avec la grossesse, et ne laisser après elle aucune lésion organique.

Ayant ces grands faits présents à l'esprit, nous pourrons plus facilement suivre l'évolution des troubles et des maladies chez la femme enceinte, et saisir les relations de phénomènes essentiellement connexes et contemporains, mais qu'il faut décrire successivement.

A. **Exagérations pathologiques des facteurs physiologiques propres à la grossesse**, ou états pathologiques qui s'éveillent chez une femme saine auparavant, sous l'impulsion de la gestation.

L'ordre logique et clinique d'exposition de ces phénomènes est le même que celui que nous avons suivi dans l'étude de l'histoire naturelle de la grossesse. Nous commencerons par le système nerveux, parce que nous avons lieu de croire qu'il est le premier affecté ; mais il ne faut pas oublier que le système vasculaire, les autres organes et les liquides, le sang en particulier, sentent presque immédiatement la nouvelle impulsion, et travaillent pour le bien ou pour le mal avec le système nerveux.

Névroses de la grossesse. — L'augmentation de la mobilité psychique, émotionnelle et diastaltique se révèle quelquefois par un excès ultra-physiologique.

On peut établir une proposition générale qui s'applique plus ou moins à toutes les aberrations nerveuses de la grossesse. Le système nerveux est triple pour l'analyste, en fait il est unique. La fonction émotionnelle est rarement affectée sans qu'elle entraîne les fonctions psychiques et diastaltiques, et ainsi pour chacune des trois. Nous pouvons souvent reconnaître laquelle a été la première en mouvement ; cependant l'observation clinique prouve surabondamment que toutes trois ne tardent pas à être affectées, et que les actes anormaux se répétant plus fréquemment, le désordre nerveux devient toujours plus violent et plus prompt. Nous ne nous sommes pas étendus ici sur les centres ganglionnaires et sur les fonctions de ce système. Quoique peu accessible à l'observation directe, il est certainement dans une étroite solidarité avec le reste du système nerveux.

B. **Affections paralytiques.** — 1. Des sens spéciaux : amaurose, surdité, perte du goût, anosmie. Hémiplégie, paraplégie, dépendant ou non, de lésions centrales.

Les névroses dues à un excès de l'action physiologique sont :

a. Un groupe d'affections convulsives : le vomissement, le hoquet, la convulsion réflexe simple (les crampes, les secousses dans les jambes), l'épilepsie, le tétanos, la chorée, l'hystérie, l'éclampsie (y compris l'albuminurie des femmes enceintes).

b. Paralysies réflexes, paraplégie.

c. Un groupe de désordres mentaux, y compris la folie puerpérale.

Vomissement de la grossesse. — Quoiqu'on le range ordinairement parmi les maladies de l'estomac, nous n'avons pas hésité à le placer en tête des désordres convulsifs. Ce symptôme si connu de la grossesse n'est que l'expression d'une tension nerveuse élevée. Lorsqu'un nouveau moteur est créé, il faut qu'il existe un moyen de maintenir l'équilibre entre la quantité produite et la quantité utilisée. Tout surplus doit s'écouler ; le vomissement fait l'office de régulateur. Il serait moins rationnel d'appeler le vomissement de la grossesse une maladie de l'estomac que de donner ce nom au vomissement qui accompagne les maladies des reins et du cerveau. L'estomac peut être parfaitement sain ; il n'est que le lieu d'élection de la décharge de l'énergie nerveuse superflue.

Étiologie du vomissement de la grossesse. — Étant donnée l'irritation des centres, quels sont les irritants excentriques ou périphériques? C'est dans l'utérus qu'il faut chercher le premier groupe de causes.

Bretonneau supposait que le vomissement sympathique dépend de la difficulté qu'éprouve l'utérus à se laisser distendre, et de l'irritation qui résulte de sa rigidité. En langage moderne, *sympathique* se traduit par *réflexe*. Bien des faits tendent à soutenir la théorie de Bretonneau. Ainsi le vomissement est plus pénible dans les premières grossesses ; il se produit au début de la grossesse, alors que le produit agit le plus sur la fibre utérine non encore développée ; lorsque la fibre utérine est soudainement ou rapidement tiraillée, surtout pendant la grossesse, le vomissement se produit, comme lorsque le liquide amniotique se forme rapidement, ou dans la dilatation spontanée ou artificielle du col. Le caractère matutinal du vomissement qui se fait au moment où la femme se lève est aussi explicable par cette hypothèse ; le lever amène une pression liquide soudaine sur les vaisseaux utérins, et le tissu de l'utérus est distendu.

Dans un autre groupe de cas, la pression extérieure que supporte l'utérus amène le vomissement. Moreau cite un cas d'incarcération de l'utérus sous le promontoire, dans lequel il se produisit des vomissements abondants; la réduction les fit cesser. Mayer et Ulrich rapportent des cas de vomissements avec antéflexion, arrêtés par le redressement de l'utérus. Graily Hewitt (1) soutient que la cause du vomissement est l'antéflexion ou la rétroflexion, et explique le vomissement du matin par le fait du changement subit de position qui jette le poids des intestins sur l'utérus. Mais le vomissement vient souvent avant le lever. Tout en acceptant jusqu'à un certain point la théorie de Hewitt, nous croyons que le vomissement matutinal est dû plus souvent à la faim et à la faiblesse (2). Nous avons une autre théorie à proposer. Son retour constant le matin semble indiquer qu'à ce moment l'irritabilité nerveuse a atteint son maximum, de sorte que les causes périphériques légères ont plus d'effet qu'à tout autre moment. Nous croyons que la cause irritante immédiate est le tiraillement de la fibre musculaire causé par la pression excentrique du développement ovulaire et la turgescence des vaisseaux utérins. Cette turgescence augmente brusquement lorsque la femme se lève. De plus la femme est disposée à vomir, par le jeûne de la nuit (3).

Dans la *dysménorrhée* on trouve une condition analogue, surtout si elle dépend d'un rétrécissement de l'orifice externe ou d'une flexion, deux causes fréquentes. Nous voyons encore là une analogie entre la grossesse et la menstruation ; ces deux états présentent une tension

(1) *Obstetr. Transactions*, 1872, p. 103.

(2) Fly Smith y voit un effet de l'accumulation de l'acide carbonique dans le sang, et une coïncidence avec le développement du corps jaune. (*Traducteur.*)

(3) Peut-être pourrait-on rapprocher le vomissement de la grossesse de celui des buveurs, qui se produit le matin. Quand on quitte son lit chaud, on a une sensation de froid, qui dispose à vomir. (*Traducteur.*)

nerveuse exaltée et l'utérus, dans l'une comme dans l'autre, est rempli par la caduque et du sang.

La dilatation rapide de l'utérus non gravide amène le vomissement; on le voit lorsqu'on fait la dilatation avec la laminaire. Certains états morbides de l'utérus causent le vomissement. Henry Bennet et Richelot ont reconnu que l'inflammation du col est une cause de vomissements.

Les *émotions* intenses et déprimantes peuvent produire des vomissements incoercibles. R. Barnes a vu en consultation une dame qui vomit beaucoup dans sa première grossesse et souffrit peu dans les trois suivantes. Au premier mois de sa cinquième grossesse, elle eut de grandes tristesses de famille, revint chez elle épuisée, commença à vomir sans cesse, et mourut au bout de peu de jours. Nous avons vu d'autres cas de vomissements causés par un choc mental, qui se sont aussi terminés par la mort, malgré l'avortement provoqué. Le vomissement ainsi causé par une émotion est le plus dangereux de tous. Une jeune femme d'une beauté remarquable fut prise de vomissements incoercibles entre deux et trois mois après son mariage ; elle avait probablement conçu aussitôt après. Son mari se suicida ; la malheureuse veuve s'aperçut qu'elle était syphilitique. Poursuivie par la crainte de mettre au monde un enfant syphilitique, et menacée de folie, elle suppliait qu'on la fît avorter. On le lui refusa, elle mourut d'épuisement au bout d'une semaine.

Un corps étranger dans l'utérus est aussi une cause assez fréquente de vomissements; nous avons vu un fœtus mort produire des vomissements graves, qui durèrent jusqu'à son expulsion. Un placenta malade agira de même. Quelques-uns des cas les plus graves que nous ayons vus sont des cas de dégénérescence hydatidiforme du placenta, qui sans doute distendait la fibre utérine. Mc Clintock rapporte un cas de vomissements graves dus à un polype intra-utérin ; ces cas ne sont pas rares ; la douleur et les vomissements cessent lorsque le polype a été extrait. La tête fœtale restée seule dans l'utérus peut avoir le même effet; Perfect en rapporte un cas. Dance cite un cas mortel, à trois mois et demi de grossesse, dans lequel il trouva la caduque enflammée ; un autre cas mortel aussi (1), à quatre mois, où le chorion et l'amnios étaient enflammés ; et un troisième, dans lequel les parois utérines étaient engorgées et ramollies.

Maladies intercurrentes. — Nous avons vu *la coqueluche*, chez une femme enceinte, causer des vomissements graves ; ce fait n'a rien de surprenant, puisqu'une affection convulsive vient s'enter sur un organisme déjà très disposé aux convulsions.

(1) *Arch. génér. de méd.*, 1829.

L'*alcoolisme*, nous l'avons observé, a donné lieu souvent à des vomissements graves, ou les a entretenus. Cette cause des vomissements est d'autant plus dangereuse, que l'alcool est un remède populaire contre le symptôme, et qu'on en abuse aisément.

L'*albuminurie* a été signalée comme cause par Sir J. Simpson ; nous avons fréquemment vérifié l'exactitude de cette observation. Les convulsions éclamptiques accompagnent souvent l'albuminurie ; il n'y a rien de surprenant à ce que la convulsion prenne la forme du vomissement.

On a noté l'absence de l'urée dans l'urine ; la malade présente donc un état analogue à celui que décrit sir Andrew Clark, sous le nom de « *insuffisance rénale* ». Il est, du reste, probable que, dans quelques cas de vomissements hystériques incoercibles, l'urée se forme en petite quantité, et qu'une partie en est rejetée. Il faut examiner les matières vomies dans ce cas et dans les autres.

Marche de l'affection. — Sans nous arrêter au vomissement physiologique, qui n'est pas dangereux, et qui cesse ordinairement à la fin du troisième mois lorsque l'utérus sort du bassin, nous pouvons observer qu'il existe des cas sérieux dans le premier trimestre ; les plus sérieux sont ceux où un choc mental violent est le point de départ de la complication. Dans ces cas, le vomissement survient soudainement, grave dès le début, s'accompagne d'affaissement et de tristesse, puis bientôt de désespoir. Ces cas se précipitent vers une issue fatale, et résistent à tous les traitements, même à l'avortement provoqué. Le pouls s'accélère, s'affaiblit, la température s'élève ; l'œuf conservant néanmoins sa vitalité, nous ne pouvons guère admettre l'existence de la septicémie, mais là, comme dans tous les cas graves, l'état se complique tôt ou tard d'une sorte d'empoisonnement du sang. L'*inanition*, d'abord, donne une impulsion à l'absorption, puis, les aliments venus du dehors faisant défaut, *l'organisme se nourrit de sa propre substance ;* tous les tissus, surtout le tissu graisseux, se désorganisent rapidement. Le sang, altéré, est empoisonné ; les vomissements en sont aggravés, et rendent le traitement plus difficile. Si la malade se maintient en vie, elle arrive au dernier degré de l'émaciation ; les sécrétions, l'urine surtout, sont rares ; l'urine renferme de l'albuminurie. Il importe de ne pas confondre ces cas avec ceux où l'albumine est primitive ; mais nous croyons que, dans ceux-ci, l'urémie joue un certain rôle. Le délire paraît vers la fin.

Tous ces phénomènes peuvent s'observer dans le premier trimestre ; ils sont cependant plus fréquents dans le second, ou plutôt, commençant dans le premier, ils atteignent leur *acmé* dans le second.

Un point clinique important est que, une fois *lancé*, le désordre convulsif augmente par la répétition des attaques : les causes les plus insignifiantes amènent un accès ; les centres nerveux affaiblis par les chocs répétés et par une nutrition défectueuse sont extraordinairement sensibles aux impressions centripètes ; nous voyons dans les cas graves comment les centres nerveux réagissent les uns sur les autres. Au début, l'excitant du vomissement est diastaltique ; bientôt, une pensée, une émotion, puis le plus léger trouble physique, les impressions sensorielles les plus ordinaires provoquent une crise. L'odeur de la cuisine devient intolérable ; une lumière vive, un bruit retentissent dans tout l'organisme ; le vomissement et le sanglot arrivent, irrépressibles.

A ce moment survient la diarrhée, preuve de la toxémie ; le marasme commence ; la situation est critique.

Il nous paraît extrêmement probable que le vomissement incoercible produit ou aggrave les modifications organiques du foie et des reins, nous l'avons vu être le premier symptôme de l'atrophie jaune aiguë du foie.

Lorsque le vomissement s'établit après le quatrième ou le cinquième mois, *a fortiori* plus tard, les premières phases de la grossesse s'étant passées sans troubles inusités, nous pouvons l'attribuer à la mort du fœtus, à la septicémie, à l'alcoolisme, ou à une distension rapide de l'utérus par un excès de liquide amniotique. Dans tous ces cas, le vomissement durera probablement tant que l'utérus conservera son fardeau. Quelquefois la nature tranche la difficulté par l'avortement. Burns a observé que le vomissement cesse à la mort du fœtus, mais ce fait n'est pas constant.

Pronostic. — La plupart des cas guérissent sans que la grossesse soit interrompue. Mais, dans un nombre de cas plus grand qu'on ne le croit communément, la femme meurt, si elle n'avorte pas. Il n'est pas possible de fixer par des chiffres la proportion, mais tous les médecins rapportent des cas mortels. Il faut toujours considérer avec inquiétude les vomissements graves ; on ne doit pas articuler un pronostic avant que les symptômes aient présenté un amendement progressif.

On met parfois en doute le danger de l'affection, et on en prend occasion pour plaider contre l'avortement provoqué. Mc Clintock (1) dit : « Sans beaucoup chercher, j'ai pu réunir 50 cas authentiques, et j'en connais qui n'ont pas été pnbliés. » Nous avons vu nous-mêmes 9 cas mortels.

Le vomissement est souvent accompagné par le sanglot, autre forme de convulsion, dépendant des troubles du centre ganglionnaire qui réagit sur le système spinal ; souvent aussi les deux accidents alternent l'un avec l'autre.

Le *pyrosis* est commun aussi ; la malade rejette un liquide glaireux et aqueux, quelquefois strié de sang.

(1) *Dublin Journ. of med. science*, 1873.

Dans ses *Lumleian Lectures*, en 1873, Rob. Barnes a divisé les cas de vomissements graves en trois groupes :

Le premier groupe comprend les vomissements graves des trois premiers mois, chez les primigestes comme chez les plurigestes, quoique les primigestes soient les plus nombreuses. La condition prédominante est une tension convulsive extrême des centres nerveux. Les malades ont une constitution « nerveuse », sensible aux impressions émotionnelles et physiques ; quelques-unes ont une diathèse morbide ; quelques autres, surtout les plurigestes, ont un sang dégradé. Tôt ou tard cette dégradation sanguine se produira, mais elle ne semble pas être nécessaire à la production des vomissements du premier mois chez la primigeste.

Dans *le second groupe*, qui comprend les cas de vomissements continus à gravité croissante, les conditions du début sont celles du premier groupe ; mais il se produit bientôt une nouvelle condition ; le vomissement continu implique une nutrition incomplète ou arrêtée, dont la conséquence paraît être une irritabilité croissante des centres nerveux. Si l'on peut relever les forces, cette susceptibilité diminue ; mais ce n'est pas tout. Si la nourriture ne vient pas du dehors, l'organisme se nourrit de sa propre substance, la résorption marche rapidement ; les produits excrémentitiels pénètrent dans le sang et l'empoisonnent ; le danger est extrême : le poison circulant dans le sang augmente encore l'irritabilité nerveuse centrale ; il *assomme* le cerveau, le délire survient ; le collapsus va paraître. Chaque vomissement est un choc, qui laisse l'organisme plus exposé à une nouvelle attaque. A ce moment, le moindre trouble périphérique ou émotionnel amène une crise. La diarrhée est assez commune ; elle est une nouvelle preuve de la toxémie. Voici les indicateurs du danger : l'émaciation extrême, la faiblesse du pouls, sa dépressibilité, ses battements rapides, dépassant 130, le creusement des yeux, qui sont hagards, le facies hippocratique, le délire. Nous n'avons pas vu guérir une seule malade qui eût présenté ce symptôme pendant quelques jours, avec un pouls rapide. Le vomissement peut diminuer ; l'accouchement prématuré peut se faire, la malade succombera cependant. Parfois l'urine est albumineuse. Lorsque cette complication existe, le cas présente une grande ressemblance avec l'éclampsie albuminurique.

Dans *le troisième groupe*, où le vomissement devient incoercible, dans les derniers mois de la grossesse, l'étiologie est souvent très nette. Une sécrétion exagérée du liquide amniotique, la présence de jumeaux, ou une maladie de l'œuf, a fait subir à l'utérus une distension excessive ; le vomissement a déjà commencé. Voici quelle paraît être l'explication : à l'état normal, l'utérus s'accroît *pari passu* avec l'embryon. L'équilibre se maintient si exactement qu'il n'y a pas de tiraillement ;

mais si le contenu de l'utérus augmente subitement, l'harmonie est rompue; l'utérus ne peut pas s'accroître ou prêter tout à coup, pour répondre à la pression excentrique venue du dedans; ses fibres sont tiraillées, déchirées peut-être, le vomissement en résulte. Dans d'autres cas, il y a des preuves certaines d'empoisonnement du sang. La jaunisse arrive, quelquefois avant le vomissement, quelquefois produite en apparence par lui. L'exemple le plus frappant de vomissement cholémique est celui de l'atrophie aiguë du foie.

Traitement. — Un examen attentif du bassin et du corps entier, pour découvrir les causes agissantes, peut seul conduire à une thérapeutique rationnelle. Si nous trouvons un déplacement ou une inflammation de l'utérus, nous devons aussitôt éliminer ces facteurs; s'il existe une perte sanguine ou fétide, nous devons travailler à l'évacuation de l'organe, à sa désinfection, et agir promptement; lorsque l'utérus est surdistendu par la présence de plusieurs fœtus ou par un hydramnios, nous devons examiner si la malade peut attendre le terme naturel de la grossesse, ou au moins le moment où le fœtus sera viable ; et, si nous arrivons à la conclusion que l'expectation est trop hasardeuse pour la mère, nous ne devons pas hésiter à provoquer le travail. Nous aurons certainement plutôt à regretter la procrastination que l'action immédiate. Nous avons souvent vu un résultat fatal causé par un avortement trop retardé. Il faut pourtant ne pas oublier qu'il est des cas condamnés dès le début, qui tournent mal, quel que soit le traitement.

Mc Clintock a réuni 36 cas où l'avortement a été provoqué; dans 6, la mort arriva quand même.

Méthode de Copeman (1). — Avant de penser à mettre un terme à la grossesse, nous pouvons essayer la méthode de Copeman, la dilatation du col faite avec le doigt, ou, si le col est dur, avec des bougies. De nombreux cas prouvent son efficacité. Nous-mêmes pouvons témoigner en sa faveur. A moins que les indications de l'avortement ne soient très urgentes, il faut toujours commencer par essayer la dilatation cervicale. Comment agit-elle ? Jusqu'à ce qu'on en ait trouvé une explication satistaisante, nous sommes réduits à l'employer empiriquement; elle ne présente pas de danger, et ne met pas la grossesse en péril sérieux.

Le traitement des cas peu graves consiste généralement dans l'expectation. Quoique la malade ou son entourage nous assure qu'elle rejette tout ce qu'elle prend, l'équilibre de la nutrition est suffisant: elle ne maigrit pas beaucoup; le facies reste passable ; elle a des moments de gaîté dans l'intervalle des vomissements. Dans ces conditions, nous pouvons essayer des remèdes plus ou moins empiriques:

(1) *Brit. med. Journal*, 1875, 1879.

les calmants, les altérants, les antiacides, les *peptiques*. Parmi les sédatifs, les bromures occupent le premier rang ; puis vient la digitale qui certainement régularise la tension vasculaire et nerveuse ; le chloroforme en émulsion, par doses de cinq gouttes ; l'acide pyroxylique ; le chanvre indien. Simpson se louait d'une cuillerée à café de naphte dans la teinture de houblon, du colombo et de la soude ; de l'acide carbonique sous forme de boissons effervescentes, de l'eau de chaux, pure ou avec du lait, du bismuth, de la magnésie, du nitrate et de l'oxyde d'argent, du chlorure de calcium. Tyler Smith, Tessier et d'autres disent un grand bien de la pepsine. La strychnine rend quelquefois de grands services ; Metcalfe Johnson, en 1871, a obtenu des succès avec le phosphate de chaux hydraté. La salicine, l'extrait de noix, l'oxalate et le nitrate de cérium sont recommandés par Simpson ; Bedford a obtenu des guérisons avec des doses d'ipécacuanha de 15 à 30 milligrammes, deux ou trois fois par jour. La caféine, à la même dose, d'heure en heure, ou de deux en deux heures, est aussi un remède utile ; le guarana, la maltine, le koumiss, ont leurs indications. Une goutte d'une solution de nitro-glycérine au centième, sur un morceau de sucre, réussit quelquefois. On a beaucoup vanté l'ingluvine (1).

Le vomissement se produit surtout lorsque la malade a faim ; souvent *avant le lever*. C'est le moment où elle doit prendre un peu de nourriture, du thé ou du café chauds, avec du lait ; de l'eau de soude ou de chaux, du café au lait glacé, soulagent beaucoup. Roberts approuve la méthode de Ringer, qui donne à la malade du vin d'ipécacuanha, par doses d'une goutte, avant que sa tête quitte l'oreiller. Dans le jour, le champagne glacé et le lait calment souvent l'irritabilité stomacale. L'estomac demande le stimulus et le travail normaux pour faire une dérivation aux phénomènes pathologiques.

L'emploi de ces remèdes dépend de la tolérance gastrique ; il se peut que, comme les aliments, ils excitent une révolte de l'estomac. Nous devons alors nous adresser au rectum, à la peau, au tissu cellulaire, aux poumons, pour faire pénétrer la nourriture et les médicaments. Les calmants sont faciles à appliquer ainsi ; les inhalations chloroformiques ou éthérées, le nitrite d'amyle, le plus efficace de tous, nous rendront d'importants services ; le chloral peut être pris en lavement à la dose de 1gr,27. On peut faire des frictions belladonées sur le creux épigastrique. Des lavements de thé de bœuf ou de lait peuvent servir d'excipient aux remèdes. Nous avons pu diminuer le vomissement et le hoquet, en faisant respirer à la malade une bouteille contenant quelques gouttes d'éther.

(1) C'est une préparation fort vantée par les pharmaciens américains ; j'en ignore la composition. (*Traducteur.*)

Dans les cas de marasme grave, il faut considérer la question de l'injection veineuse de lait, de sang défibriné, de solutions alcalines. Nous ne devons pas laisser la malade décliner sans essayer ces moyens, dont l'effet est parfois merveilleux. Des vésicatoires volants sur l'épigastre, pansés avec la belladone ou la morphine, ont donné de bons résultats (1) ; les fomentations chaudes et les pansements à l'eau chaude peuvent faire du bien. S. Iffla (2) raconte qu'il a obtenu un prompt soulagement, dans un cas grave, par l'application d'un courant constant dans la région épigastrique.

Nous avons encore la ressource des injections sous-cutanées ; dix gouttes d'une solution morphinée font souvent un grand bien ; une injection de 4 grammes d'éther est particulièrement utile dans l'affaissement, en ranimant les forces vitales et en permettant d'alimenter la malade.

Dans le temps de la médecine *phlogistique*, la saignée florissait. Mauriceau en rapporte des cas heureux, et Smellie raconte celui d'une femme qu'il saigna à chaque époque menstruelle, faisant ainsi constamment cesser le vomissement ; elle alla à terme (3). Campbell dit : « L'irritabilité qui se manifeste dans les premiers mois doit être attribuée à la suppression de l'hémorrhagie accoutumée. » Le premier moyen de la diminuer est de saigner. Si la section veineuse est contre-indiquée, placez une sangsue à l'épigastre (4). Burns recommande la saignée. En Italie, la phlébotomie a une grande vogue. Nous ne devons pas manquer de surveiller les sécrétions ; quoique la malade ait parfois de la diarrhée, il peut rester des matières putrides dans l'intestin ; les lavements peuvent avoir leur utilité. On peut essayer la poudre grise (5) à petites doses, répétées jusqu'à la production d'un léger *ptyalisme*. Le Dr Bagot (6) rapporte un cas intéressant d'épuisement extrême qui reparut dans trois grossesses successives, et qui fut amélioré par l'entretien de la salivation ; il affirme que les symptômes étaient assez graves pour avoir fait désespérer de la vie de la malade. Les fonctions hépatiques sont souvent gênées ou troublées, il est donc rationnel d'essayer la méthode de Bagot. Si le

(1) Joulin a recommandé l'application d'un sinapisme, suivie immédiatement de celle d'un sac de glace. (*Traducteur.*)

(2) *Austral. med. Gaz.*, 1871.

(3) Hippocrate dit cependant : « Mulier in utero gerens, secta vena abortit, et magis, si major fuerit fœtus. » V. *Aph.* 31, et le regretté Martin-Damourette, dans ses cours, nous engageait à nous défier, à ce point de vue, des femmes de la campagne, qui demandent une saignée du pied. (*Traducteur.*)

(4) Un excellent accoucheur de Lyon, le Dr Clermont, appliquait une saignée à l'épaule. (*Traducteur.*)

(5) Mercure 1. Craie préparée 2. (*Traducteur.*)

(6) *Dublin med. Press*, 1859.

mercure administré par la bouche n'est pas toléré, nous pourrons faire faire des frictions mercurielles belladonées.

Puis vient le grand principe du *repos*, repos physique général et local, et moral. Dans les cas peu graves, après l'accès du matin, l'exercice est utile ; dans les cas sérieux, le repos absolu peut être nécessaire. Par repos local, nous entendons repos utérin. Il paraît certain, soit que l'explication du fait se trouve dans la théorie de G. Hewitt des déplacements exagérés de l'utérus, ou simplement dans les mouvements ordinaires auxquels il est soumis, que les mouvements communiqués à un organe irritable provoquent le vomissement. Quel en est le remède? Le Dr Aubert (1), raisonnant d'après les doctrines et l'observation clinique de Hewitt, recommande dans quelques cas l'emploi des pessaires. Nous-mêmes avons obtenu d'excellents effets d'un pessaire de Hodge bien ajusté, dans les premiers mois, dans les cas de prolapsus, de version ou de flexion. Lorsqu'il existe une abrasion du col, le nitrate d'argent peut rendre de grands services.

Comme pour les maladies dans lesquelles on vante un grand nombre de remèdes, nous pouvons soupçonner, ou que le vomissement de la grossesse guérit aisément, ou que le bien fait par les médicaments est plus apparent que réel, ou encore que le mal, étant incurable, défie tous les remèdes. La vérité paraît être que, quel que soit le traitement, la plupart des cas résistent quelque temps, puis guérissent. Tous les remèdes employés ont obtenu du crédit, mais on a négligé la part que la nature a dans le succès. Cependant nous devons savoir que, en appliquant judicieusement les moyens dont nous disposons, nous pouvons modérer sensiblement les troubles fonctionnels et le choc qui en résulte pour l'organisme, et rendre assez doux le chemin qui conduit à leur diminution naturelle, pour que le but soit atteint plus sûrement.

Le mal peut marcher insidieusement mais rapidement, et l'opportunité de l'action utile peut nous échapper. Si le pouls bat de 120 à 130 fois par minute, si le facies hippocratique est caractérisé, l'émaciation considérable, si la malade garde difficilement la nourriture, si elle ne dort pas, surtout si elle a du délire, il est infiniment probable que la provocation du travail arrivera trop tard ; elle peut même accélérer l'issue fatale. Dans bon nombre de cas nous n'avons pas trouvé d'albumine dans l'urine ; quel que fût le poison qui existât dans le sang, il n'y avait donc pas d'urémie. En comparant ces cas avec ceux d'atrophie aiguë du foie, et d'autres d'affaissement rapide chez les femmes enceintes, nous ne pouvons nous empêcher de

(1) *Lyon médical.*

soupçonner qu'il existe là quelque désordre organique, local ou général, qui n'a pas encore été reconnu. La fièvre d'irritation, le délire qui survient vers la fin, sont principalement les résultats de l'inanition ; l'alimentation est défectueuse, la malade meurt donc de faim ; mais il existe une sorte d'empoisonnement du sang, résultant de la résorption des matériaux désassimilés et probablement d'un poison spécial développé par l'inanition (1).

De tous les cas que nous rencontrons, c'est ceux dans lesquels l'albuminurie est un facteur actif qui nous laissent le moins d'hésitation sur le traitement ; il faut ne pas tarder à provoquer l'avortement ou l'accouchement prématuré. Nous devons penser que l'éclampsie n'est probablement pas loin, et que, si nous ne l'exorcisons pas bientôt, elle va atteindre et peut-être tuer la malade. Nous croyons que la provocation de l'accouchement s'impose à nous, lorsque le pouls atteint 120 et que la température dépasse 38°, si l'amaigrissement s'accentue, si l'estomac est intolérant, si la malade est épuisée par le défaut de sommeil, et vomit fréquemment pour la moindre cause. Lorsque l'équilibre de la nutrition tourne contre la malade, lorsqu'elle se nourrit de ses propres tissus, le danger est imminent, l'opportunité thérapeutique est bientôt passée.

D'un autre côté nous ne devons pas oublier que, dans la plupart des cas, le vomissement a une tendance naturelle à diminuer au bout de trois ou quatre mois ; nous devons donc combattre patiemment le mal par des palliatifs aussi longtemps que possible, en attendant l'époque où la nature montrera sa puissance et nous déchargera. Tout en donnant à ce principe notre approbation complète, nous nous sentons obligés de protester hautement contre l'aphorisme de l'école timide du *ne rien faire* : « Traitez la maladie, et laissez la grossesse prendre soin d'elle-même. » L'expérience clinique lui répond : « La maladie dépend de la grossesse, et ne peut être traitée indépendamment de sa cause. Pendant que vous combattez la maladie, guidés par votre empirisme, la malade marche vers la mort. »

Convulsions réflexes simples. — Nous entendons par là les convulsions qui ne sont ni albuminuriques ni épileptiques. Nous avons vu des femmes prises de frémissements violents, avec ou sans vertige, mais sans tendance au coma. Les accès s'accompagnent de tremblements pénibles, quelquefois de syncope : les palpitations les précèdent et les suivent. Ces accès méritent le nom d'épileptoïdes, mais on les rencontre chez des femmes qui n'ont présenté aucune tendance épileptique ; dans notre expérience, l'épilepsie est rarement engendrée par la grossesse, elle n'est que le réveil d'une diathèse latente.

(1) N'est-ce pas la *coprémie*, quoique ce mot soit employé dans un sens un peu différent, ou l'absorption des ptomaïnes? (*Traducteur*.)

Crampes ou spasmes dans les jambes. — Dans le ventre ou ailleurs, les spasmes ou les douleurs musculaires peuvent être regardés comme une preuve de l'exaltation ordinaire de la tension nerveuse. Lorsqu'ils deviennent sérieux, qu'ils empêchent la malade de dormir ou causent des vomissements, le traitement calmant, la digitale, les bromures, l'opium même, peuvent être indiqués. Leur existence doit toujours nous faire examiner méthodiquement toutes les fonctions, principalement celles des organes digestifs et urinaires. La disparition de la source de l'irritation peut calmer les spasmes. Si l'examen de l'urine révèle l'albuminurie, nous agirons suivant les indications de cette maladie.

Nous connaissons des femmes qui ont une *toux* pénible dans toutes leurs grossesses. Cette toux est purement nerveuse, elle ne s'accompagne pas de sécrétion bronchique, elle a un caractère explosif et convulsif. La toux, la coqueluche surtout, peut, s'il existe une prédisposition, donner naissance à de vraies convulsions.

L'**épilepsie** peut faire explosion pour la première fois, sous l'influence de l'*épreuve* de la grossesse ; nous devons donc en parler. Mais on l'observe plus souvent comme une maladie antérieure, réveillée par la gestation. Pour mieux apprécier les relations des névroses entre elles, nous l'étudierons ici.

R. Barnes a rapporté dans ses *Lumleian Lectures* (1) un cas dont l'histoire révèle une forte prédisposition héréditaire aux troubles nerveux. Après un accouchement et plusieurs avortements, la malade fort épuisée fut prise de crises épileptiques pendant sa septième grossesse ; après cette grossesse, elle eut une petite attaque à chaque époque menstruelle. Pendant les neuf mois de la grossesse suivante, elle eut encore des crises fréquentes ; elles cessèrent après l'accouchement ; la malade allaita pendant treize mois, sans crise : mais, dans ses grossesses suivantes et pendant l'allaitement, elle en reprit fréquemment. Elle en eut encore pendant sa douzième grossesse, et arriva à terme ; après l'accouchement, elle eut de nombreuses attaques, entre lesquelles elle restait dans le coma. Grosse pour la treizième fois, elle eut une forte crise lorsqu'elle sentit remuer l'enfant ; une quinzaine de jours plus tard, sa jambe droite fut prise de paralysie. A cinq mois et demi, elle eut de forts accès avec un coma prolongé ; la paralysie de la jambe persista. L'accouchement fut provoqué par la rupture des membranes ; elle n'eut pas de crises pendant le travail et les suites de couches ; la paralysie persista. L'urine, examinée quatre fois, ne contenait pas d'albumine. Les avortements et les allaitements prolongés amenèrent une détérioration graduelle du

(1) Publiées en 1873, dans la *Lancet*, t. Ier, p. 513 et *seq.* (*Traducteur.*)

sang, dont l'effet atteignit son maximum après six ans de troubles des organes reproducteurs, dans la première crise épileptique amenée par la tension nerveuse de la grossesse.

Quoique, comme dans ce cas, l'épilepsie provoque souvent l'avortement, elle le fait beaucoup moins que l'éclampsie, ce qui prouve que le poison sanguin de cette dernière est plus nocif et plus rapide dans sa formation, et, par suite, irrite plus puissamment les centres nerveux.

Ce cas éclaire les traits principaux des rapports de l'épilepsie avec la grossesse : la propriété qu'a la grossesse d'éveiller une disposition organique ou fonctionnelle latente à l'épilepsie, l'apparition prompte des accès épileptiques au commencement de la grossesse, la répétition des crises au fur et à mesure des progrès de la gestation, et la tendance au retour du mal pendant l'allaitement. L'anémie générale domine toute la scène ; c'est l'état du sang le plus apparent.

Mais, nous l'avons dit, l'anémie, surtout chez la femme enceinte, implique presque toujours un certain degré de toxémie, qui résulte d'une mauvaise nutrition et de l'affaiblissement du pouvoir excréteur. L'épilepsie diffère de l'éclampsie par l'absence d'albumine dans l'urine, et par suite ne présente pas la toxémie aiguë qui accompagne l'albuminurie. C'est un désordre chronique amené à l'état actif par le sang dégradé qui excite les centres nerveux sous l'influence de la grossesse, et des modifications organiques propres à la diathèse épileptique.

Ses effets sur le fœtus ne sont pas constants. Si l'avortement se fait, ce n'est pas toujours par suite de la mort de l'embryon. L'enfant a quelquefois eu des convulsions à sa naissance ou peu après ; la *damnosa hæreditas* ne manquera guère, surtout chez les filles, de s'affirmer tôt ou tard.

Traitement. — Y a-t-il un traitement prophylactique ? Nous ne pouvons qu'engager les épileptiques à ne pas se marier ; le coït détermine parfois des crises ; la grossesse exercera très probablement une influence fâcheuse sur la maladie. Le traitement du mal visible consistera à modérer les crises, à obvier aux effets du coma, à réparer la tonicité générale ; régulariser les sécrétions, donner du fer, du zinc, des bromures, de l'huile de morue, une bonne nourriture, prescrire de l'exercice. Si le cerveau paraît faible, il faut penser à provoquer le travail.

Le **tétanos**, qui est surtout une maladie d'irritabilité nerveuse centrale, complique parfois la grossesse. Il n'est pas rare dans les pays chauds, pendant la grossesse et le travail. M. Waring (1) en a rapporté 232 cas observés dans l'Inde. Nous avons vu souvent pendant le travail une telle irritabilité réflexe et émotionnelle, que nous la considérions comme tétanoïde ; mais nous n'avons pas observé chez la femme

(1) *Indian Annals*, 1855. — V. un mémoire très complet sur ce sujet, par Garrigues ; *Am. Journ. of obst.*, 1882, p. 769. (*Traducteur.*)

grosse de vrai tétanos, que nous puissions identifier avec le tétanos post-opératoire, ou avec le tétanos idiopathique. Sir James Simpson a réuni 28 cas de tétanos survenu dans l'avortement ou l'accouchement; dans quelques-uns, il n'existait aucune lésion extraordinaire; dans quelques autres, il y avait eu une hémorrhagie; dans d'autres, on avait tamponné le vagin pour arrêter la perte; le tamponnement semble causer de l'irritation. Simpson fait une remarque très juste: dans ce pays, le tétanos est extrêmement rare, hors de la grossesse. Le Dr Wiltshire en a rapporté deux cas, tous les deux mortels. Sur les 28 cas réunis par Simpson, 6 femmes seulement guérirent.

On croyait généralement que le tétanos des femmes enceintes est suffisamment expliqué par l'assimilation de l'utérus, après l'accouchement, à un organe blessé, mais l'explication est insuffisante; elle rend compte de la source d'irritation périphérique, mais non de l'irritabilité centrale qui répond. Existe-t-il un poison *sui generis?* La fréquence comparative du tétanos dans l'avortement mérite considération. Nous ne savons pas si l'on a observé l'albuminurie avec le tétanos. La convulsion tétanique diffère de celles qui accompagnent l'albuminurie, surtout par l'absence du coma, mais elles se ressemblent par la facilité avec laquelle les crises sont déterminées. Le *traitement* doit être fondé sur les mêmes principes que celui des convulsions puerpérales. L'espoir de la guérison repose sur le repos absolu, le nitrite d'amyle ou le chloroforme.

R. Barnes a vu un cas où la coqueluche chez un enfant âgé de neuf mois amena le tétanos. Il eut d'abord du trismus, puis de l'emprosthotonos, ses mains touchaient ses pieds, puis de l'opisthotonos. es cas doivent être étudiés avec le *trismus nascentium.*

Chorée. — Les recherches de R. Rarnes sur la chorée (1) permettent de douter qu'elle paraisse pour la première fois dans la gestation. lles prouvent que, lorsqu'elle se produit pendant la grossesse, la mme en a déjà été prise dans son enfance, ou bien y a contracté une rédisposition pendant sa grossesse, ou bien encore a hérité une athèse nerveuse qui l'y prédispose.. Andral l'a observé, il a vu aussi l'elle guérit par l'avortement. Il existe une exception frappante à cette gle, c'est un cas que nous rapporterons plus tard, dans lequel une arlatine, suivie d'une maladie mitrale et d'une albuminurie, fut suie d'une chorée, au huitième mois de la grossesse. Il n'est donc pas rictement logique de ranger la chorée parmi les névroses causées ır un excès d'action physiologique; mais l'analogie que montrent utes les maladies convulsives de la grossesse rend instructive leur ude dans un même groupe.

(1) *Obstetr. Trans.*, 1869, p. 147.

Dans son mémoire, Barnes a réuni 39 cas de guérison de la chorée de la grossesse, et 17 cas mortels. Parmi les premiers, l'avortement ou l'avortement prématuré se produisit 15 fois; une fois, il fut provoqué; 23 fois, la grossesse alla à terme. Parmi les 17 cas mortels, 4 femmes moururent sans accoucher : 5 avortèrent ou accouchèrent prématurément; 1, artificiellement; 2 moururent sans être délivrées; chez 5, l'issue de la grossesse n'est pas connue.

Il ne faut pas conclure de ces chiffres que la mortalité choréique est de 17 contre 39; il est très probable qu'on connaît plutôt les cas mortels ; mais ils montrent combien cette complication est grave. Ces faits exposent les principaux traits intéressants des rapports de la chorée avec la grossesse. Ces deux états sont nettement antagonistes: la chorée tend à mettre un terme à la grossesse, ou à tuer la mère ; la grossesse ne laissera guère dans l'inaction une tendance à la chorée.

Dans bien des cas, la chorée éclate pendant la première grossesse, alors que le sujet est encore jeune, peu de temps après les premières manifestations de la maladie. Lorsqu'elle s'est produite dans une première grossesse, il est bien probable qu'elle reparaîtra dans les grossesses suivantes, la mère restant indemne dans les intervalles.

La grossesse, non seulement éveille une chorée latente, mais elle rend la maladie plus violente ; on peut dire que le plus grand nombre des cas graves, des cas se terminant par la folie et la mort, sont des cas de chorée gravidique. Marcé affirme que les désordres moraux et intellectuels sont très communs, que les deux tiers au moins des cas présentent des indices de ces désordres. On voit paraître la perte de la mémoire, les hallucinations, la manie. Ce pronostic est peut-être exagéré pour la chorée des enfants, mais il ne l'est point pour celle des femmes enceintes. Par cette tendance à être éveillée par la grossesse, la chorée se rapproche de l'épilepsie, de la fièvre intermittente, et des autres désordres convulsifs. Les maladies qui détériorent le sang et troublent la nutrition des centres nerveux ressemblent à la grossesse, par leur faculté d'évoquer les maladies. Ainsi Blache observe (1) que les pertes épuisantes, les maladies de longue durée, comme la fièvre typhoïde qui se termine par l'anémie, peuvent exciter les accès choréiques chez ceux qui en ont la diathèse.

Les propositions suivantes semblent être établies :

1. La chorée présente plus de danger pour la raison et la vie de la malade dans la grossesse que dans toute autre circonstance.

2. Dans quelques cas, sous l'influence d'un traitement restauratif, la chorée a cédé, et les malades ont pu aller à terme.

3. Dans quelques cas, l'accouchement prématuré s'est fait sponta-

(1) *Dict. de méd.* 1834.

nément; la chorée a été bientôt guérie; dans d'autres, il paraît avoir sauvé la malade d'une mort imminente; d'autres fois, l'avortement a été rapidement suivi de la mort.

4. L'avortement n'est pas dû à la mort du fœtus, car on en a vu venir au monde vivants. La tendance qu'a la chorée à provoquer le travail la fait ressembler à l'éclampsie; toutes les deux produisent un choc; toutes les deux amènent une accumulation d'acide carbonique dans le sang; toutes les deux gênent la nutrition des centres nerveux, et troublent les fonctions des deux grands organes excréteurs, le foie et les reins.

La pathologie de la chorée est éclairée par la grossesse. — Nous ne pouvons pas nous arrêter sur cette question; elle a été discutée dans le mémoire cité. Nous ne pouvons ici que faire remarquer que la théorie de « l'embolie des petites branches de l'artère cérébrale moyenne qui portent le sang aux tissus voisins du corps strié », défendue si habilement par Hughlings Jackson, est difficile à concilier avec les faits suivants : 1, la guérison fréquente des choréiques; 2, la cessation immédiate des accès après la délivrance; 3, le caractère progressif de la maladie pendant la grossesse, la gravité croissante des convulsions et le développement graduel de la folie dans quelques cas; 4, la rareté de l'embolie pendant la grossesse.

Il y a certainement usure des tissus; les malades maigrissent en général; elles dorment mal, pendant le sommeil les convulsions se calment ou cessent; l'appétit et la digestion sont troublés; le caractère est irritable, le pouls souvent accéléré. Dans un cas que R. Barnes a vu dans le service de Chomel, le diaphragme, le larynx et le cœur étaient affectés, la malade présentait du hoquet, de l'irrégularité cardiaque et une respiration sifflante par moment.

Walshe (1) a observé quatre phases dans l'état de l'urine: 1, urine fétide, dense, colorée, fortement odorante, contenant beaucoup de lithates; 2, grand excès d'urée, à la suite de la combustion musculaire amenée par les convulsions; 3, oxalates abondants; 4, phosphates abondants, à la suite de l'usure musculaire. Todd et Bence-Jones ont confirmé ces observations; Beale a noté une grande quantité de matières solides, surtout organiques, et l'augmentation des sulfates; pas de sucre ni d'albumine. Le Dr Fleetwood Buckle a publié plusieurs analyses concordant avec celle de Beale. Dans un cas que nous avons examiné, l'urine ne renfermait ni sucre ni albumine; elle contenait 0,4 °/₀ d'urée, de l'acide urique et de l'urate de soude cristallisés; le cas était très grave, il dégénéra en folie.

Nous pouvons maintenant poser nos conclusions provisoires sur

(1) *Lancet*, 1849, t. II, p. 29.

la genèse de la chorée, et sur sa réapparition dans la grossesse : 1, Dans un grand nombre de cas sinon dans tous, il existe une diathèse nerveuse héréditaire ou acquise sous l'influence de processus morbides qui dégradent le sang et les tissus ; 2, mais, à l'origine de la maladie, la condition primitive du cerveau, en dehors de la diathèse présumée, n'est que l'irritation ; 3, cette irritation se complique bientôt d'un défaut de nutrition ; 4, la source de l'irritation se trouve dans un choc physique ou psychique et la détérioration du sang ; 5, la maladie, en continuant, aggrave elle-même et la malnutrition du tissu nerveux ; 6, par un cercle vicieux, les convulsions choréiques lèsent la substance nerveuse, qui présente alors des modifications microscopiques et macroscopiques.

Dans l'enfance, dans des conditions hygiéniques et médicales favorables, pendant la crise transformatoire de l'adolescence, la maladie peut sembler arrêtée ; elle est guérie en fait, puisqu'elle ne se manifeste pas à l'extérieur ; mais les tissus présentent certains changements qui persistent dans nombre de cas, n'attendant pour s'éveiller qu'une grossesse ou quelque maladie qui dégrade le sang et excite les centres nerveux. De toutes les influences connues, celle de la grossesse semble la plus puissante et la plus désastreuse.

Le grand sympathique, comme Voisin le dit pour l'épilepsie, joue un rôle important dans la chorée.

A propos de la théorie très répandue qui veut que les lésions rhumatiques du cœur soient une cause de chorée, il est utile de se souvenir que le cœur est souvent affecté dans la grossesse, qu'il est hypertrophié, et que son irritabilité est fort augmentée. Au sujet de la théorie embolique, il ne faut pas oublier que la thrombose et les embolies sont rares dans la gestation ; elles sont caractéristiques de l'état puerpéral, d'une tension nerveuse faible, d'une dégénération active des tissus et de leur résorption.

La chorée produit des désordres mentaux, par les chocs répétés qui étourdissent le système nerveux ; ces chocs et ces secousses épuisent la force nerveuse et la détournent de ses usages naturels ; bientôt ils dégradent la nutrition de la substance nerveuse, soit directement, soit indirectement en détériorant le sang. Cette hypothèse s'accorde avec les faits cliniques qui nous montrent les désordres cérébraux progressant avec la durée et la gravité de la chorée ; et, si elle n'est pas trop avancée, s'améliorant lorsqu'elle décline ou disparaît.

L'effet de la chorée sur le fœtus n'est pas bien connu. Il faut l'étudier à trois époques : pendant la vie intra-utérine ; pendant le travail et immédiatement après ; dans la première enfance.

Pendant la première période, il est probable que le fœtus chez lequel existe le germe de la diathèse choréique peut avoir dans l'utérus des convulsions, sous l'influence des mêmes causes qui agissent sur sa mère. Nous ne possédons pas d'observations précises sur ce point. Lorsque le travail prématuré s'est fait spontanément ou a été provoqué, le fœtus était en général vivant jusqu'au moment de son expulsion ; les fœtus viables sont venus vivants. Si l'enfant survit, il est très désirable de le faire allaiter par une nourrice, plutôt que par sa mère.

Traitement. — Comme dans les autres maladies convulsives, la grosse question est : Devons-nous laisser la grossesse continuer ? Dans quelques cas, la nature résout la question par l'avortement ; ce nous est une preuve de la révolte de l'organisme contre ce fardeau ; la mère peut succomber, si la grossesse continue. Notre conduite doit être guidée par la gravité et la résistance de la maladie au traitement médical, et par l'intensité des réactions générales. Nous devons surveiller anxieusement le pouls, la température, l'état général, prêts à saisir l'occasion d'agir ; si la nutrition est profondément troublée, l'occasion favorable peut nous échapper. Le traitement général est le même que celui des vomissements incoercibles : le repos, l'éloignement des causes d'irritation, les bromures, la digitale ; les sédatifs minéraux, comme le cérium et le bismuth ; les toniques, comme le zinc, le fer, l'arsenic. Les calmants sont fort utiles ; Clifford Allbutt a préconisé le suc de ciguë.

L'alimentation doit être nourrissante ; si l'estomac rejette la nourriture, il faut avoir recours aux lavements alimentaires. Dans les cas extrêmes, les injections sous-cutanées d'éther, les injections intra-veineuses de solutions alcalines peuvent faire pencher la balance du côté de la guérison.

Si la folie éclate ou menace de paraître, il faut provoquer l'accouchement prématuré. Fait assez tôt, il peut préserver la malade d'une maladie mentale prolongée ou permanente.

Hystérie. — Les pathologistes peu familiarisés avec l'obstétrique et les maladies sexuelles des femmes sont assez disposés à nommer hystériques tous les phénomènes anormaux auxquels ils ne peuvent pas trouver de cause dans les objets habituels de leurs études, et pour lesquels ils n'ont pas de nom. Ainsi considérés, la plupart des phénomènes nerveux irréguliers seront étiquetés hystérie. Mais, si on les analyse soigneusement, à la clarté de la physiologie de la grossesse, on voit que le plus grand nombre peuvent être rangés parmi les névroses reconnues ; les cas d'hystérie sont rares, si on les examine ainsi ; ils deviendront de plus en plus rares, à mesure que nos connaissances s'étendront. Nous ne craignons pas de dire que le mot hystérie est un *asylum ignorantiæ*, qu'on pourra fermer un jour.

Les phénomènes qui font penser à l'hystérie sont les aberrations mentales variées dont bien peu de femmes sont exemptes : l'appétit capricieux, l'obstination, l'agitation, la langueur, l'inoccupation, les douleurs mal définies, les changements de caractère, les *envies*.

« J'ai vu, dit Burrows, deux cas d'hystérie pendant la grossesse ; les malades devinrent folles au moment de l'accouchement. Le délire puerpéral consécutif au travail s'annonce presque toujours, quoiqu'il ne se développe pas, pendant la grossesse. Si la femme enceinte présente une de ces affections hystériques multiples, une susceptibilité exagérée, un affaissement ou une gaîté excessive, une disposition maladive à exagérer les plus petites choses, des soupçons, une excitation maussade, l'irritabilité, ou, ce qui est pire, un état vaporeux, avec un pouls très rapide, nous devons craindre l'arrivée du délire au moment du travail. » La signification pronostique de ces symptômes est interprétée avec un vrai sens clinique ; mais ce n'est pas de l'hystérie, ce sont les symptômes précurseurs de la folie ; la somnolence et la rapidité du pouls peuvent indiquer l'albuminurie.

Nous ne mentionnons ici que pour être complets, les *convulsions* qui accompagnent la *syncope hémorrhagique*, les convulsions des moribondes, celles de l'atrophie jaune aiguë du foie, et les *convulsions de l'empoisonnement*.

Albuminurie de la grossesse. — Éclampsie des femmes enceintes, ou convulsions puerpérales. — C'est à tort qu'on applique à ce désordre grave le mot puerpéral ; la convulsion est une affection caractéristique de la grossesse ; c'est l'expression d'une tension nerveuse et vasculaire élevée. En fait, les convulsions éclatent souvent avant le travail, bien avant son temps normal ; d'autres fois, elles paraissent pendant le travail, lorsque la tension nerveuse est à son maximum ; dans peu de cas, elles se déclarent *pour la première fois* après l'accouchement, et dans ces cas, elles s'étaient préparées pendant la grossesse. La physiologie et la clinique nous font donc classer ces convulsions avec les autres désordres convulsifs de la grossesse. Nous nous sommes étendus sur ce point dans un autre travail (1). Nous croyons pouvoir avancer une proposition générale : Les actes principaux de la reproduction chez la femme sont marqués par des phénomènes nerveux voisins de la convulsion : l'orgasme vénérien, le vomissement, les crampes et les autres phénomènes de la grossesse et du travail même présentent un caractère convulsif.

Un caractère essentiel de l'accident que nous décrivons en ce moment est la présence de l'albumine dans l'urine ; cette association suffit à marquer un type spécial. Cette complication a été, tout naturellement, observée pour la première fois à *Guy's hospital*, le champ de la bril-

(1) *Lumleian Lectures on the Convulsive Diseases of Women*, 1873. — *Lancet*, 1873, t. Ier, p. 513 et suivantes. (*Traducteur.*)

lante découverte de Richard Bright. Lever l'a annoncée en 1842 (1). Sir J. Simpson l'a confirmée, par des observations personnelles indépendantes, en 1847. En 1840, Rayer (2) annonça qu'il avait fréquemment observé sa *néphrite albumineuse* chez les femmes enceintes. Nous proposerons bientôt notre opinion sur la cause probable de cette *néphrite.* En 1846, Cohen et Delpech confirmèrent Rayer et prouvèrent que l'albuminurie est fréquente chez les femmes grosses. Dès lors, l'association des deux états fut acquise à la science ; mais diverses théories existent encore sur la genèse de l'albuminurie, sur les autres complications, et sur la cause immédiate des convulsions.

Deux faits cliniques en apparence contradictoires demandent à être étudiés : 1, on voit assez souvent des cas où les convulsions éclatent pendant la grossesse, sans que l'albuminurie les ait précédés ; 2, ou l'albuminurie même accompagnée d'œdème, sans convulsions. Litzmann a trouvé 37 albuminuriques sur 131 femmes grosses ; sur ces 37, 26 étaient primigestes. Nous discuterons prochainement ces faits et les théories qui les concernent.

Commençons par décrire un accès. On peut le diviser en trois périodes : 1° la convulsion ; 2° le coma ; 3° l'intervalle de rémission.

1° *La convulsion.* — Elle se produit souvent soudainement ; les symptômes prémonitoires, s'il en existe, échappent à l'observation. La malade vaque à ses occupations habituelles ; tout à coup elle pâlit, les yeux tournent dans les orbites, ne laissant voir que la sclérotique ; les coins de la bouche sont tirés, et font une horrible grimace, que Dubois a comparée à celle du satyre de la fable ; la face se tourne vers une épaule, les muscles de la figure se tordent et se contractent ; leur contraction s'étend bientôt aux muscles du tronc et des extrémités ; les poings se ferment, le pouce généralement en dedans ; parfois le tronc se fléchit d'un côté, plus souvent le dos s'arque dans l'opisthotonos. Le cou se gonfle, les carotides battent avec violence, les veines jugulaires font saillie, la face bouffit, se cyanose, les yeux sortent de leurs orbites ; la femme ressemble à une étranglée ; c'est ce que Marshall Hall appelle le *trachélisme.*

La contraction des muscles du cou empêche le retour du sang par les jugulaires ; la langue sort de la bouche, elle saigne souvent, par suite de morsures ; la malade bave, des mucosités sortent en jet de la bouche. Les muscles respiratoires, le diaphragme principalement, sont en contraction tonique ; la respiration peut être suspendue pendant quelques secondes. L'état convulsif ne dure guère plus de vingt ou trente secondes, puis il est suivi de mouvements cloniques. Les muscles de la face, du tronc, des membres, sont agités de mouvements brusques qui

(1) *Guy's Reports.*
(2) *Traité des maladies des reins.*

succèdent à la contracture ; la glotte s'ouvre, une inspiration courte, bruyante, et une expiration stertoreuse accompagnent la sortie d'écume de la bouche. La malade ne sent rien, n'entend rien, ne voit rien. Le pouls, d'abord fort et dur, devient faible et rapide ; le ralentissement de la circulation capillaire cause la teinte violette des mains et de la face ; l'acide carbonique s'accumule dans le sang. Les actions réflexes sont suspendues, comme dans les narcoses profondes, les sphincters se relâchent, l'urine et les fèces sortent spontanément. En général, les paupières ne se contractent pas, les pupilles ne répondent guère, ou pas du tout, à la lumière ; elles sont tantôt contractées, tantôt dilatées. Tous ces symptômes disparaissent graduellement vers la fin du paroxysme ; les mouvements spasmodiques diminuent de fréquence et de violence, puis cessent entièrement ; la circulation et la respiration se régularisent, la coloration des téguments reparaît ; souvent une transpiration abondante se produit. La période de convulsions cloniques dure de deux ou trois à trente secondes.

Les convulsions toniques sont plus dangereuses pour la vie ; la mort peut être causée par l'asphyxie ou par une effusion sanguine dans le cerveau. Mais, dit Barker, les convulsions cloniques sont plus effrayantes pour les profanes.

2° *Coma.* — L'insensibilité a commencé dans la période convulsive ; elle continue après le paroxyme, pendant un temps variable suivant la gravité de la convulsion. Quelquefois elle prend la forme d'un sommeil pesant, dont la malade s'éveille en ouvrant les yeux, et recouvre sa connaissance. Elle ignore par où elle a passé, elle ne se souvient que vaguement du mal de tête et du vertige par lesquels a commencé la crise. D'autres fois, elle reste sans connaissance, les extrémités étendues en résolution, la respiration fréquente et pénible, stertoreuse d'abord, puis lente et ronflante. Parfois il est possible de l'éveiller un peu.

3° *Rémission.* — La respiration s'égalise et devient plus libre, moins bruyante, le pouls moins fréquent. Éveillée, la malade se plaint en général d'une céphalalgie sourde, et d'une langueur qui continue jusqu'au retour de l'agitation, d'une flexion tremblotante des bras, d'une tension des muscles faciaux, et d'une rougeur de la face, qui annoncent un nouvel accès. Peu après la fin du coma, on peut observer un phénomène nerveux remarquable ; c'est un retour de l'excitabilité nerveuse, qui rappelle la réunion des nuages avant un orage. A ce moment, l'irritabilité diastaltique est telle, que la moindre secousse, émotionnelle ou périphérique, venue de l'utérus, ou d'un essai de déglutition, ou d'une gêne dans les mouvements des membres, même le son d'une voix forte, même la vibration du plancher sur lequel on marche, la moindre secousse imprimée au lit, peuvent amener une convulsion. Le Dr Townsend rapporte (1) un cas où, pendant qu'on lui coupait les cheveux, une femme avait des secousses musculaires à chaque mouvement des ciseaux. Le contact du doigt avec la vulve, le vagin ou le col, le cathétérisme, peuvent amener une convulsion. Le mouillage de la face avec de l'eau froide, l'application d'un vésicatoire sur la nuque, remèdes populaires parfois acceptés par le médecin, agissent de même. A ce moment, le plus grand art est d'assurer le calme le plus complet. *L'inaction magistrale* trouve là son application. Le seul traitement actif qu'on puisse faire est de donner du chloroforme pour calmer l'irritation.

L'état que nous venons de décrire ressemble fort à celui que produit la strychnine chez la grenouille. Les convulsions excitées par une des causes spécifiées ci-dessus nous ont rappelé les expériences dans lesquelles nous avons aidé Marshall Hall : une grenouille strychnisée demeurait immobile, si on la laissait tranquille, et se guérissait. Strychnisée encore, elle n'avait pas de convulsions, tant qu'on la laissait dans un repos complet; mais une piqûre de la peau, une secousse de la table amenait aussitôt un paroxysme, et, si l'on provoquait une série d'accès, elle succombait à une dose de poison qui aurait été innocente, si on l'avait laissée tranquille. La conclusion pratique de cette expérience est bien nette; nous y reviendrons à propos du traitement.

L'accalmie entre deux orages varie de durée; sa longueur dépend en grande partie de l'absence d'irritation. Chaque accès, cela n'est point douteux, est un choc et un coup violents frappés sur les centres nerveux, écrasant le cœur et menaçant la vie avec une force croissante. Un accès, plusieurs accès, peuvent être suivis de la guérison, mais le danger vital augmente en proportion croissante avec le nombre des attaques.

Dans les cas graves, les convulsions reviennent à de courts intervalles, le coma se prolonge ou cesse à peine, la respiration devient plus stertoreuse, il n'y a pas d'intervalle entre la convulsion et le coma, la malade succombe trop souvent.

Existe-t-il des symptômes prémonitoires qui avertissent le médecin et lui donnent les indications nécessaires pour qu'il puisse écarter le danger menaçant ?

1° Dans quelques cas, la convulsion arrive subitement; la malade et son entourage ne se doutent de rien, le médecin n'a pas l'occasion de la voir avant que l'orage éclate. Il est plus que probable que, même dans ce cas, un examen scientifique ferait reconnaître les signaux du danger. Nous pouvons constater que, dans quelques cas, les convulsions éclatent chez des femmes qui ont présenté de l'albuminurie, et

(1) *Dublin Quarterly Journ. of med.*, 1871.

que dans d'autres il n'y a pas eu d'albuminurie antérieure. Examinons d'abord le premier cas, l'éclampsie avec albuminurie. L'albuminurie est habituellement accompagnée d'anasarque; l'œdème envahit plus volontiers la face, surtout le dessous des yeux, la figure paraît bouffie; les pieds et les mains enflent, de sorte que les bagues et les chaussures sont trop étroites. Dans quelques cas l'effusion hydropique est générale. L'ascite peut être assez étendue pour masquer l'utérus ; les plèvres et le péricarde sont remplis; le tissu conjonctif des poumons est infiltré, le cerveau est aussi envahi. Ces cas sont en général mortels; aucun organe ne peut fonctionner normalement, lorsqu'il est ainsi noyé. Cet état ne peut point rester inaperçu; aussitôt qu'on le constate, il faut chercher l'albumine dans l'urine. Si on la trouve, ce qui ne peut guère manquer, on n'a pas besoin d'autre preuve. Mais certains signes subjectifs font rarement défaut, trop significatifs par eux seuls pour échapper à l'observation, et qui, ajouté aux signes objectifs, forment un corps compacte et irrésistible de témoignages. Ce sont : la céphalalgie, quelquefois sourde et continue, parfois accompagnée de battements, le vertige avec sensation d'évanouissement, la diminution de l'acuité visuelle, passagère d'abord, puis continue, reconnaissable à l'ophthalmoscope, qui fait découvrir un nuage dans le fond de l'œil, un gonflement de la pupille, un élargissement des veines rétiniennes, et quelques effusions sanguines dans la rétine.

Puis viennent d'autres signes subjectifs, reconnaissables aussi jusqu'à un certain point par l'examen objectif : les bourdonnements dans les oreilles, la difficulté d'articuler les mots ou de trouver le mot propre à l'expression de la pensée, un sentiment de peur, l'irritabilité de l'humeur. L'aphasie est assez souvent l'avant-coureur des convulsions.

Les cas où l'albuminurie ne précède pas les accès éclamptiques sont beaucoup plus difficiles, et dévoient souvent le diagnostic; il ne faut rien moins qu'un examen méthodique et fréquent de la malade pendant toute la durée de la grossesse, pour nous permettre de saisir les plus légères déviations de l'état strictement physiologique, et d'être ainsi prévenus à temps. Les signes objectifs peuvent faire défaut; les signes subjectifs mêmes peuvent échapper à la malade. Il semble que par suite des altérations nerveuses et sanguines dont le développement va constituer le danger, la perception soit émoussée. Le Dr Mahomed (1) dans ses mémoires, d'une grande valeur scientifique et clinique, a démontré l'existence de l'*état préalbuminurique*, dans lequel on peut reconnaître que l'albumine va faire son apparition dans l'urine. Cet état est une phase prémonitoire de la maladie, produit par l'action des mêmes causes ; les principes cristallisables du sang transsudent dans les tubules

(1) *Med. chir. Trans.*, vol. LVII, 1874, et *Brit. med. Journ.*, 1877.

urinifères, avant l'albumine. On reconnait ce fait par la *réaction de Mahomed :* on prend un petit morceau de papier à filtrer blanc, qu'on trempe dans l'urine, puis on le fait sécher à la flamme d'une lampe à alcool; la dilution du cristalloïde est ainsi concentrée par évaporation; on verse alors deux gouttes de teinture de gayac sur le papier, et on laisse sécher une minute, puis on verse une goutte d'éther ozonisé au centre de la tache de gayac ; la réaction peut ne devenir visible qu'au bout d'un quart d'heure.

Sibson indique les signes suivants d'une tension vasculaire élevée : « Pouls dur, soutenu, battement supplémentaire fort et soutenu, prolongement du premier bruit du cœur, doublement de ce bruit près de la pointe, vers la cloison; tandis qu'à la base le premier bruit est sourd et indistinct, le second est sonore et claquant. »

Voici les signes d'une forte tension, avec une pression artérielle sur les reins, qui dispose aux convulsions, avec ou sans albuminurie : 1, la vague de tension élevée, indiquée par le sphygmographe ; 2, la force du pouls et du cœur observée par le toucher et l'auscultation; 3, la réaction de Mahomed.

Lorsque ces signes coïncident, il y a grand danger de convulsions, mais on ne les reconnaît que par un examen *ad hoc*.

Conséquences ultérieures de l'albuminurie et des convulsions. — Lorsque la mort ou la guérison n'arrivent pas promptement, d'autres phénomènes apparaissent. Tout d'abord, l'*avortement ou l'accouchement prématuré* se fera très probablement. Les convulsions, s'il existe de l'albuminurie, peuvent ne paraître qu'au moment du travail, mais l'irritation venue de l'utérus atteignant le centre diastaltique, la convulsion prendra les devants dans la plupart des cas. Puis, la fonction diastaltique étant extraordinairement excitée, l'utérus, prédisposé à l'action, reçoit l'impulsion et entre en contraction, en partie sous l'influence de l'acide carbonique dont est chargé le sang qu'il reçoit. Le fait que les convulsions attaquent fréquemment les femmes grosses à six, sept, ou huit mois, suffit pour prouver que ce n'est pas le travail qui en est la cause essentielle.

Lorsque les convulsions arrivent après l'albuminurie, la grossesse va rarement à terme. Si le travail ne commence pas spontanément, le médecin le provoquera comme le meilleur moyen d'arrêter les convulsions et l'état pathologique qui les produit.

Les phlegmasies puerpérales du tissu cellulaire et des séreuses risquent fort de se produire. Nous les décrirons avec les maladies du puerpérium. On peut dire qu'en général les convulsions et l'albuminurie augmentent la disposition à la plupart des maladies auxquelles les femmes en couches sont sujettes, et ajoutent à leur gravité. Denman, Gooch, Collins parlent de la fréquence des inflammations abdominales.

Robert Lee (1) a été l'un des premiers à parler de l'*état de l'œil* dans l'albuminurie.

Grenser (2) rapporte un cas de convulsions ayant éclaté peu après la délivrance ; la malade était absolument aveugle, lorsqu'elle reprit sa connaissance. La cécité disparut au bout d'une quinzaine. L'ophthalmoscope, l'œil étant atropiné, permit de voir les veines gonflées, les artères vides, la papille verte, autour de la papille des taches insulaires d'un gris trouble ; la flamme d'une lampe n'éveillait aucune sensation lumineuse.

Spengler (3) rapporte un cas d'héméralopie chez une femme enceinte.

Fordyce Barker (4) a bien éclairé le sujet des rapports de l'amaurose avec l'albuminurie.

Pénétrés de l'importance clinique de ce sujet, et de la clarté qu'il peut jeter sur plusieurs problèmes physiologiques et pathologiques, nous avons demandé l'aide de M. Power, qui l'a étudié soigneusement. Voici ce qu'il a observé au sujet des affections oculaires observées dans la grossesse :

Il a trouvé un groupe de cas présentant des caractères identiques à ceux de l'albuminurie. Le disque optique était gonflé et plus rouge qu'à l'état normal, ses bords étaient confus ou invisibles ; les veines larges et tortueuses, parfois variqueuses ; les artères moins visibles, ces vaisseaux étaient couverts d'un léger voile d'effusion dans la région du disque. La rétine, près du pôle postérieur de l'œil, présentait des hémorrhagies et des taches blanches, moins nombreuses vers l'équateur. La forme des plaques hémorrhagiques était irrégulière ; on pouvait quelquefois reconnaître le vaisseau d'où le sang était sorti ; parfois il se terminait brusquement au niveau du point où l'hémorrhagie avait eu lieu, et on ne pouvait que difficilement le suivre au delà ; d'autres fois, on le voyait se continuer plus loin. Dans tous les cas, Power a vu plusieurs foyers hémorrhagiques ; la malade consultait à cause de la diminution de sa vue. Peut-être dans d'autres cas, la vision n'étant pas très affectée, et la malade ne demandant pas un avis médical, y avait-il moins d'hémorrhagies. Les taches blanches étaient identiques à celles qu'on voit dans l'albuminurie. Comme les hémorrhagies, elles se voyaient surtout autour du pôle postérieur et affectaient la forme de taches arrondies ou de petits points ; la *fovea centralis* était souvent entourée d'une couronne de points et de stries radiées. C'est bien la rétinite albuminurique. Power croit qu'il y avait de l'albumine dans l'urine, ou qu'il y en avait eu, peu de temps auparavant.

(1) *Med. chir. Trans.*, 1863.
(2) *Monatsch. f. Geburtsk.*, 1866.
(3) *Monats. f. Geburtsk.*, 1865.
(4) *The puerperal Diseases*, 1876.

Power croit que la théorie de la sur-distension des vaisseaux peut servir à expliquer les hémorrhagies et l'existence des plaques blanches, les plaques blanches brillantes étant dues à la distension des corpuscules blancs, dont ces plaques sont principalement composées, qui s'échappent à travers les stomates dilatés des vaisseaux ; tandis que les hémorrhagies sont le résultat d'une distension poussée jusqu'à la rupture. Cette théorie est appuyée par le fait que la plupart de ces cas se produisent dans les derniers mois de la grossesse.

Cette affection est grave, car la rupture qui se produit dans les vaisseaux de l'œil peut se faire dans ceux du cerveau ou de la moelle, qui supportent la même pression. Mais Power a vu, comme d'autres et nous-mêmes, le rétablissement de la santé et de la vision. Nous connaissons cependant un cas de mort après la délivrance.

Power décrit une autre forme de maladie oculaire, dont la pathologie est obscure, c'est l'*atrophie blanche du disque optique;* elle s'est montrée dans des cas où il y avait eu une grosse perte de sang ; elle avait probablement été précédée par une névrite optique. Peut-être les artères qui nourrissent les corps quadrijumeaux et les corps genouillés des thalamus optiques, ou celles qui se rendent au centre psychique du cerveau se contractent-elles spasmodiquement, et sont-elles bouchées par des embolies. Power a vu un cas où la vue, perdue presque complètement dans un premier accouchement, revint en grande partie après un second.

Une des affections oculaires les plus fréquentes, mais aussi des plus curables, de la fin de la grossesse et de l'allaitement, est la diminution de la puissance d'accommodation, qui produit de légers troubles visuels ; elle est due essentiellement à l'épuisement de l'appareil nervo-musculaire de l'œil ; elle est plus accusée chez les femmes hypermétropes. Les symptômes dont se plaignent les malades sont l'impossibilité de lire plus de quelques minutes de suite, une grande fatigue dans les yeux lorsqu'elles veulent coudre ou faire un travail délicat, les lettres ou les fils leur paraissent se confondre ; une sensation d'étourdissement et de confusion dans la tête. Si elles interrompent leur travail ou leur lecture, si elles se frottent les yeux et ferment fortement les paupières, cette sensation disparaît, mais elle reprend bientôt, lorsqu'elles recommencent à travailler. Elles souffrent, elles voient flotter des taches noires devant leurs yeux ; cette sensation n'est pas uniquement subjective, des particules pigmentaires sont réellement détachées de la région ciliaire. Elles se plaignent de rougeurs et de larmoiement, de collement les paupières le matin, d'inflammation du bord des paupières. Toute cette série de symptômes vient de la faiblesse temporaire de l'accommodation ; la malade fait de violents efforts pour faire fonctionner le muscle ciliaire ; ce muscle et ses nerfs sont bientôt parésiés. Le traitement est simple et efficace. Les principaux agents de la guérison sont des verres convexes faibles, le fer et la strychnine, et une bonne hygiène.

L'*amaurose* peut durer des semaines et des mois ; elle se termine ordinairement par la guérison, pourvu que l'albuminurie et la dégénérescence rénale ne persistent pas. Nous avons vu le rétablissement complet arriver lorsque l'albuminurie cesse. Fordyce Barker en rapporte plusieurs cas, et croit que le pronostic est en général favorable.

L'*oreille* est moins facile à examiner que l'œil ; ses fonctions présentent cependant plusieurs points intéressants. Les émotions subites peuvent causer la surdité.

Mr Dalby affirme que si une jeune femme, sans présenter aucune altération de l'oreille externe ou moyenne, devient sourde pendant son premier accouchement, il est à peu près certain qu'elle aura de la surdité pendant chacune de ses grossesses suivantes, et que cette surdité augmentera probablement beaucoup, si elle allaite ses enfants. C'est à peu près tout ce que nous savons sur l'état de l'oreille pendant la grossesse. La surdité à elle seule n'éclaire pas beaucoup l'étude de la gestation.

L'oreille semble soumise aux lois qui gouvernent l'œil dans ses rapports avec la grossesse ; cependant la surdité ne paraît pas accompagner aussi souvent l'albuminurie que le font les troubles visuels.

La *surdité* n'a pas été étudiée aussi soigneusement que l'amaurose. Cette complication n'est pas très rare ; Lever en rapporte un cas (1), dans lequel elle augmenta à mesure que la grossesse avançait ; la malade entendait de mieux en mieux tous les jours, après son accouchement. Elle eut une rechute en allaitant ; elle se rétablit en sevrant et en suivant un traitement tonique.

Nous connaissons des cas où la surdité reparaît et devient plus accentuée à chaque grossesse ; dans ces cas, les femmes voient les glandes du cou se gonfler en même temps. Ce fait nous semble éclairer la pathogénie de cette affection. Les amygdales se gonflent comme les glandes voisines, et, la muqueuse de la trompe d'Eustache s'épaississant, l'ouïe est diminuée ; elle revient lorsque l'épaississement diminue.

L'*apoplexie cérébrale* est à craindre ; c'est une des causes de mort les plus probables. Elle peut prendre la forme d'une effusion séreuse ou sanguine ; si la malade se remet, elle peut rester paralysée.

L'*apoplexie pulmonaire* est probable aussi ; si elle complique l'apoplexie cérébrale, ou même par elle seule, elle est très grave.

Une source de danger à la suite de l'albuminurie accompagnée d'œdème, qui n'a pas encore été étudiée, c'est la pénétration soudaine du

(1) *Guy's Hosp. Reports*. 1847.

sérum effusé dans le sang, après la délivrance, lorsque le changement se fait de l'état de forte tension et d'excrétion à celui de basse pression et d'absorption. C'est un des dangers des phlegmasies.

La *folie* n'est pas rare après les convulsions ; elle emporte quelquefois la malade. Mais, si elle survit, elle se remet en général au bout de peu de semaines, plus tôt même. Barker, qui possède une expérience peu commune de ces cas, dit que la folie survient à la suite des convulsions puerpérales, aussi souvent alors qu'il n'y a pas eu d'albuminurie que lorsqu'elle a existé.

Les hallucinations de la vue ne sont pas rares pendant la phase prémonitoire.

La *paraplégie* de la grossesse et des suites de couches est souvent associée à l'albuminurie ; les convulsions peuvent s'être ou ne s'être pas produites. On ne trouve parfois qu'une rétroversion de l'utérus *subinvolué*.

Fordyce Barker cite le cas, rapporté par le Dr Fourgeaud, d'une dame qui avait avorté plusieurs fois et avait deux enfants nés prématurément. Dans sa dernière grossesse, une semaine avant le travail, elle avait la face œdémateuse, elle ne voyait presque pas ; elle accoucha d'un enfant de sept mois, mort depuis trois ou quatre jours. Elle n'eut pas de convulsions, grâce peut-être au chloroforme. Le lendemain matin, elle était paraplégique ; elle ne pouvait point mouvoir ses jambes, la sensibilité était émoussée, le rectum et les sphincters étaient paralysés, elle se laissait aller sous elle ; la vessie, paralysée, ne pouvait évacuer l'urine ; elle était presque complètement amaurotique. Au bout d'un an, elle se remit.

On observe parfois l'*aphasie*. Barker rapporte le cas, unique, d'une dame qui eut des convulsions pendant sa seule couche, il y a quarante ans ; depuis lors elle ne peut dire que : *Oh, yes ;* ces seuls mots, dont elle fait varier l'intonation, lui suffisent pour converser avec ses intimes.

Nous avons nous-mêmes observé l'*aphonie*.

Les *maladies rénales* sont surtout à redouter. Dans un grand nombre de cas, dans la majorité peut-être, le rein demeure indemne. C'est un des exemples frappants de la lumière que jette l'étude de la grossesse sur la pathologie générale et la genèse des maladies. Un rein sain est soudainement appelé par une pression écrasante à faire plus que son travail habituel ; il ne peut suffire à la tâche ; l'albumine filtre en grande quantité ; le rein conserve néanmoins son intégrité de structure, et sort de cette épreuve sans altération organique. Comme d'autres observateurs, nous avons vu bien des femmes souffrir d'albuminurie et de convulsions violentes pendant leur première grossesse, se remettre complètement, et avoir plusieurs enfants, sans présenter aucun accident ; mais toutes ne sont pas aussi heureuses. Les reins peuvent rester malades, et quoique, la grossesse étant terminée, et avec elle sa haute tension vasculaire, l'albuminurie soit diminuée, aussitôt qu'une nouvelle gestation commence, le mal s'aggrave, l'albuminurie augmente, et si cette grossesse continue, les lésions s'accentuent de plus en plus.

Pathologie des convulsions. — Le plan le plus commode pour l'étude de la maladie, si ce n'est le plus logique, est d'examiner dès maintenant les lésions qu'on trouve dans les organes après la mort. Ces modifications ne s'observent pas, il est vrai, au début de la maladie, ni chez les malades qui guérissent. Nous ne devons pas moins en tirer des faits qui éclaireront les phénomènes observés sur le vivant.

Braun a décrit très exactement ces lésions. Le cerveau est anémié, œdématié, ramolli, l'hyperémie des membranes est rare, rare aussi l'apoplexie interméningée. Lorsqu'elle se produit, on peut, dit Kiwisch, la considérer comme secondaire, et produite par la gêne de la circulation sanguine. Macdonald a trouvé dans un cas de petites extravasations apoplectiques dans les corps striés, qui nous ont frappés dans l'effusion aqueuse du cerveau. L'œdème pulmonaire est constant, le cœur ordinairement vide et flasque, la rate grosse, comme elle l'est en général dans la grossesse et les suites de couches. Braun distingue trois degrés dans la maladie du rein. *Premier degré :* hyperémie ; au début la surface de l'organe est lisse, la capsule peut être aisément détachée, le plexus veineux de la surface est dilaté, plein de sang ; la substance corticale est d'un brun rouge ; à la coupe on voit sortir un liquide sanguin visqueux, qui infiltre le parenchyme. Les pyramides sont aussi hyperémiées, injectées. La muqueuse du bassinet et les infundibulums sont gonflés, couverts d'arborescences vasculaires ; on y observe souvent une effusion hémorrhagique. L'épithélium des tubuli urinifères est, non essentiellement altéré, mais aisément séparable. Ces tubuli, pleins d'une exsudation fluide ou coagulée, contiennent parfois des corpuscules sanguins.

Dans le *deuxième degré*, celui de l'exsudation et de la métamorphose graisseuse commençante, la substance corticale est d'un jaune sombre; les ramifications vasculaires striées, et les taches rouges disparaissent. Le rein est gros, son poids dépasse de beaucoup la normale ; il devient mou, friable, laiteux et foncé ; sa surface est parfois lisse, parfois granulée, couverte d'élévations du volume d'une graine de pavot. La capsule se détache aisément, les pyramides sont d'un rouge foncé ; les infundibulums présentent une surface d'un rouge sale. Entre les glomérules et la capsule on trouve une couche épaisse d'une exsudation granuleuse ferme, qui contient des gouttelettes graisseuses. L'intérieur des cellules épithéliales des tubuli, dans les cas graves, est rempli de gouttelettes de graisse et devient trouble ; enfin les cellules elles-mêmes se décomposent, et forment des aggrégats granulaires.

Troisième degré : atrophie, régression et dissolution de la substance glandulaire. Le rein diminue de volume ; la capsule est d'un jaune sale, épaissie par place, unie intimement à la substance corticale ; la surface est inégale, tuberculée. Krassing (1) a décrit des lésions semblables dans une série de cas, et ses observations sont confirmées par d'autres.

Dickinson (2) dit que les lésions rénales sont « celles que doit produire une congestion ou une obstruction veineuse. Elles sont liées à celles que produit une maladie du cœur avec la réplétion veineuse qui l'accompagne. On peut les résumer en une congestion suivie d'un développement considérable de l'épithélium, une *nucléation* interstitielle, une fibrose et une granulose. Mais, lorsque leur cause est dans l'utérus, elles sont plus nocives que lorsqu'elle est dans le cœur, probablement à cause de la susceptibilité des sujets. Dans les deux cas, les reins présentent d'abord une augmentation de l'épithélium et une dégénération fibreuse, granuleuse à la fin. Le rein cardiaque reste en général rouge et dur jusqu'à la fin, et ne renferme pas d'huile, le *rein utérin* devient souvent de la couleur d'un daim, et s'infiltre de graisse. »

Depaul (3), dans un rapport sur un mémoire du Dr Mascarel, a dit que, dans les autopsies qu'il a faites, les reins étaient parfaitement sains, ou simplement congestionnés.

Nous pouvons maintenant discuter avec fruit les théories diverses, énoncées sur la pathologie et l'étiologie de l'affection qui nous occupe. La *première* est celle de Lever ; c'est la théorie de la pression qu'ont adoptée Rayer, Litzmann, Cazeaux ; elle compte encore un grand nombre d'adhérents. Elle s'appuie principalement sur la compression supposée des artères rénales par l'utérus gravide. Les arguments avancés en sa faveur sont : 1° sa fréquence relative chez la primigeste de qui les parois abdominales fermes pressent l'utérus en arrière contre la colonne ; 2° l'œdème et la phlébectasie des extrémités inférieures, qui fait croire à la compression de la veine cave ; c'est l'hyperémie veineuse mécanique inférieure de de Cristoforis ; 3° sa plus grande fréquence dans les cas où l'utérus a un grand volume, par suite de l'existence d'une grossesse gémellaire ou d'un hydramnios.

Le professeur Halbertsma (4) adopte la théorie de la pression, en lui donnant une autre forme. Il soutient que le rein souffre de la *compression des uretères* par l'utérus gravide. Löhlein (5) a adopté cette idée, et dit qu'il a trouvé un des uretères ou tous les deux, dilatés, 25 fois p. 100 dans les cas de mort amenée par l'éclampsie puerpérale, et

(1) *Monats. f. Geburtsk.* 1860.
(2) *Pathol. and Treatment of Albuminuria*, 2e édit.
(3) *Union méd.* 1854.
(4) *Comptes rendus du Congrès de* 1881.
(5) *Deutsch. med. Zeitung.* 1883.

3 fois p. 100 dans les cas où la mort a été produite par d'autres causes.

Cette théorie a contre elle des faits positifs : 1° la pression ne suffit pas pour expliquer les effets produits. Lorsque l'utérus sort du bassin, il s'éloigne de la colonne et laisse les reins et leurs vaisseaux dans l'asile que leur prête la gouttière de la région lombo-dorsale ; tout au plus les veines iliaques primitives et la partie inférieure de la veine cave subissent-elles une pression (1); 2° l'albumine fait parfois son apparition au troisième ou au quatrième mois, avant que l'utérus puisse presser sur le rein ou sur ses vaisseaux ; 3° l'albumine peut disparaître sous l'influence des purgatifs ou des saignées, quoique l'utérus continue de grossir (R. Barnes) ; 4° l'albuminurie et les convulsions ne sont pas rares chez les plurigestes qui y ont échappé dans leur première grossesse ; 5° sa plus grande fréquence dans les cas de grossesse double peut s'expliquer par le degré de tension nerveuse et vasculaire causée par des exigences doubles, et par la plus grande quantité de matières excrémentitielles rejetées dans la circulation.

Ces faits ont moins de valeur contre la théorie d'Halbertsma ; on peut néanmoins lui opposer que la pression subie par les uretères ne suffit guère à expliquer l'éclampsie du troisième et du quatrième mois.

2. Une autre théorie veut que les convulsions soient causées par les *douleurs du travail.* Cela est vrai quant aux convulsions. On peut considérer le travail lui-même comme une convulsion physiologique. Cependant elle ne suffit pas pour expliquer l'albuminurie. Lorsque celle-ci existe, l'action utérine peut être la cause immédiate de la convulsion. L'albuminurie et les convulsions se produisent souvent avant que le travail commence. Cependant Braun dit que, sur 44 cas d'éclampsie qu'il a vus, elles parurent 24 fois pendant le travail, et 8 fois dans le puerpérium. Wegscheider a réuni 435 cas, sur lesquels 109 fois les convulsions précédèrent le début du travail ; 236 fois elles éclatèrent pendant le travail, et 110 fois après. Les tables des auteurs contiennent probablement plusieurs cas communs. Ici, comme souvent dans les tables statistiques, on ne peut pas analyser les cas comme ce serait nécessaire. Sans doute, dans nombre de cas le travail a été prématuré, provoqué probablement par les conditions qui ont causé l'albuminurie et les convulsions. On peut admettre que, dans bien des cas, elles ont éclaté à l'occasion des contractions utérines ou d'une autre excitation partie de l'utérus : la tension nerveuse est arrivée à son apogée au moment du travail, et l'organe répond à la plus légère irritation. Braxton Hicks (2) a fait un mémoire sur *la conduite de l'utérus dans l'éclampsie.*

(1) V. *Journal de méd. de Paris*, 1885, t. II, p. 330, un article dans lequel F. Barbour cite plusieurs cas où l'albuminurie a cessé au moment de la mort du fœtus. (*Traducteur.*)

(2) *Obstetr. Society.* 1883. — *Obst. Trans.* 1884, p. 118. (*Traducteur.*)

Dans deux cas il a constaté qu'avec la convulsion coïncidait une contraction utérine puissante et prolongée.

En analysant 55 cas d'éclampsie puerpérale dont R. Barnes a conservé les notes, nous trouvons que 18 fois les convulsions éclatèrent avant que rien n'annonçât le travail ; celui-ci n'était qu'un épiphénomène causé par la convulsion, ou provoqué par le médecin. Il est peu probable que la grossesse continue, lorsque l'éclampsie éclate. Il se produira presque certainement l'un de ces deux phénomènes : 1° si l'accouchement ne se fait pas, la cause de la toxémie persistant, les convulsions continueront et amèneront la mort par l'épuisement et le choc, ou par une lésion directe du cerveau ; 2° le travail sera provoqué par la circulation ou la stagnation dans les centres nerveux et l'utérus, du sang chargé d'acide carbonique. Le sang, Marshall Hall et Brown-Séquard l'ont démontré, est un stimulant direct de la contraction musculaire, lorsqu'il contient du gaz carbonique ; lorsque les vaisseaux charrient du sang noir, l'utérus entre en action. Une fois qu'il a éclaté, l'orage nerveux saisit l'utérus comme les muscles volontaires ; les sphincters se relâchent, l'orifice utérin se dilate, le travail continue.

Théorie de Gubler, superalbuminose (1). — Elle suppose que la maladie dépend de l'élimination d'un excès d'albumine contenu dans le sang de la femme enceinte. Si la quantité d'albumine excède les besoins normaux de la mère et du fœtus, cet excès doit s'accumuler dans le sang et s'éliminer par les reins, comme on le voit chez les animaux nourris exclusivement d'albumine, ou chez ceux auxquels on injecte de l'albumine dans les veines. Le rein n'est donc pas affecté primitivement ; il sert de filtre. Cette hypothèse contient une part de vérité. La théorie de Peter est analogue, elle suppose qu'il existe une « transsudation albumineuse » et une « autotyphisation (2). »

Cazeaux, insistant sur la théorie de la compression pour expliquer l'albuminurie, attribue la maladie à une *pléthore séreuse*, qui a été observée dans la chlorose et la grossesse, et produit une tension exagérée dans tout le système vasculaire. Cette théorie elle aussi contient une part de vérité ; la théorie de l'anémie s'en rapproche ; mais la convulsion de l'anémie hémorrhagique n'est pas l'éclampsie albuminurique ; elle précède la mort, c'est le commencement de l'agonie ; elle est précédée par un tremblement général, une sorte de frisson universel ; la connaissance n'est pas abolie, il n'y a pas de trachélisme ni de congestion de la face ; la malade vomit souvent, le pouls est rapide ou imperceptible. Ce tableau est bien différent de celui des convulsions.

Maladie permanente ou temporaire des reins. — Cette théorie est adoptée par Bach, Imbert-Gourbeyre, Litzmann, Frerichs et Braun.

(1) *Dict. encyclop. des sciences méd.*

(2) *Archives de Tocologie.* 1875, p. 95, 218.

L'objection la plus concluante à cette théorie est la guérison qui se produit souvent.

Nous avons déjà cité la description que donne Braun des lésions rénales; ce sont, il ne faut pas l'oublier, celles qu'on trouve dans les cas mortels ; rien ne prouve qu'elles existent nécessairement au début de l'albuminurie ou des convulsions. Dans le second et le troisième degré de la maladie de Bright, il est fort probable que, si les malades avaient vécu, elles auraient souffert d'une albuminurie plus ou moins prolongée. Le Dr Southey dans une excellente leçon clinique (1) décrit cet état sous le nom de *néphrite de la grossesse*. Mais nous doutons fort que le premier degré soit plus qu'une simple hyperémie. Nous allons proposer une explication de la *néphrite albumineuse* de Rayer et de la néphrite aiguë desquamative des auteurs anglais récents, qui n'a pas, que nous sachions, été soupçonnée jusqu'ici. Si nous examinons le col et le vagin pendant la grossesse, nous y voyons une hyperémie intense, et les surfaces couvertes d'une perte crémeuse, formée de cellules épidermiques détachées sous l'influence de cette hyperémie ; ces cellules sont en dégénération graisseuse, elles sont suspendues dans un plasma albumineux. On observe souvent le même fait sur celles des muqueuses qui sont accessibles à la vue. Il est infiniment probable que la muqueuse des glandes du rein, tout particulièrement exposé à la pression vasculaire et constamment irrité par les produits excrémentiels qu'il doit éliminer, souffre de la même manière. Nous en concluons qu'il n'est pas nécessaire que le rein présente une lésion structurale. L'état du rein au début de l'albuminurie et des convulsions n'est que le résultat d'une haute tension vasculaire qui influe sur la muqueuse. Cette théorie s'harmonise avec les observations de Mahomed sur la phase préalbuminurique et avec l'histoire clinique de l'albuminurie scarlatineuse, dans laquelle la tension est élevée, la muqueuse fort congestionnée, et où le sang renferme un poison irritant. Depaul, nous l'avons dit, a trouvé le rein en bon état.

Le passage suivant de Warburton Begbie peut avec avantage être cité ici : « Quelle est la cause de l'albuminurie dans la scarlatine simple, et quelle est sa valeur pathologique ? Je crois que c'est un symptôme aussi essentiel de la maladie, que la desquamation du tégument externe : c'est le résultat d'un processus desquamatif, qui intéresse les muqueuses comme la peau. Si l'on admet que la desquamation se produit lorsque cette modification se fait dans la muqueuse qui tapisse les tubuli rénaux, dont les cellules ont pour fonction d'éliminer du sang les matières solides ou liquides qui composent l'urine normale, il n'est point surprenant que l'albumine du sang puisse entrer en quelque pro-

(1) *Lancet*, 1883, vol. Ier, p. 47.

portion dans le liquide excrété. Cela indique la séparation des cellules épithéliales et leur passage dans le courant sanguin. »

Nous avons présupposé que la *toxémie* est *un facteur* de la maladie. Quel est le poison? Cette question n'admet pas de réponse précise :

1° On connaît la *théorie de l'urémie*. On reconnaît que l'urée est trop abondante dans le sang des femmes enceintes albuminuriques et éclamptiques ; Gegenbauer et George Harley ont été dans les premiers à l'attester. R. Barnes, ayant saigné une malade, fit analyser son sang par le professeur Bernays, qui y trouva de l'urée et de l'acide urique. Comme corollaire, l'urée est moins abondante dans l'urine. Cela prouve-t-il que l'urée est toxique? Claude Bernard a montré que de fortes doses injectées dans les veines ne causent pas de convulsions, et Chalvet et Gallois disent que, loin d'être un poison, elle est un excellent diurétique.

Lehmann a trouvé que les chlorures disparaissent presque entièrement de l'urine, comme dans les maladies qui s'accompagnent d'une exsudation abondante.

2° La *théorie de l'ammoniémie de Frerichs*, suppose que l'urée s'oxyde et forme du carbonate d'ammoniaque, mais cette transformation n'a été démontrée par aucune analyse. Richardson, J. Dumas, et d'autres ont montré que l'ammoniaque se trouve dans le sang normal. Hammond rejette la théorie de Frerichs. Jaksch, dans une analyse critique de grande valeur (1), montre que, dans la vraie ammoniémie, comme celle qui vient de la décomposition de l'urine dans la vessie et de son absorption, les symptômes sont tout différents de ceux de l'éclampsie puerpérale. Rosenstein (2), lui aussi, s'élève contre les théories urémique et ammoniémique. Ces hypothèses ne sont point nécessaires pour expliquer la convulsion. Monck a injecté du carbonate d'ammoniaque dans le sang d'un chien dont il avait lié les uretères; l'animal n'a pas été malade.

3° Rosenstein insiste sur l'*anémie* et l'*œdème* du cerveau. Monck lia les uretères d'un chien et injecta de l'eau dans la carotide ; l'animal eut des convulsions et du coma ; à l'autopsie, Monck trouva, comme dans la maladie de Bright, de l'anémie et de l'œdème du cerveau.

4° Schottin a imaginé que les *matières extractives de l'urine* forment l'élément toxique.

5° En l'absence de preuve chimique positive, nous préférons le terme général *urinémie;* il est certain que les reins n'éliminent pas les matériaux excrémentitiels; ils s'accumulent nécessairement dans le sang; la résorption de l'urine et le défaut de fonctionnement du rein amènent l'empoisonnement et la convulsion, c'est un fait clinique connu, non seulement en obstétrique, mais en médecine et en chirurgie.

(1) *Vierteljahrsschr. f. d. prak. Heilkunde.* 1860.
(2) *Monatssch. f. Geburtsk.* 1864.

6° *Altération structurale des centres nerveux et de leurs membranes.* — Les objections à cette théorie sont les suivantes : 1° Les lésions trouvées après la mort, quoiqu'elles aient pu en être la cause, sont probablement le résultat des conditions qui ont produit l'albuminurie et les convulsions; 2° ces lésions ne portent pas spécialement sur les points que les physiologistes ont reconnus pour être les centres d'où partent les convulsions : la moelle, la moelle allongée, les corps quadrijumeaux. La congestion ou l'anémie du cerveau et de ses membranes, qui accompagne l'anasarque chez quelques femmes albuminuriques, ne produisent pas d'activité exagérée ni de mouvements désordonnés; 3° ces lésions ne sont pas constantes; 4° cette théorie n'explique pas les cas de guérison.

Frerichs et Blot ont observé que les sujets fort infiltrés semblent moins disposés aux convulsions que ceux qui ne présentent que peu ou pas d'œdème. Il est au moins vrai qu'il n'existe pas de relation certaine entre les convulsions et l'étendue de l'anasarque.

Nous sommes obligés de conclure qu'il n'en est pas de l'éclampsie comme Voisin et d'autres l'affirment de la chorée et de l'épilepsie, que les altérations visibles du cerveau et de la moelle, chez les sujets morts de ces deux maladies, sont les suites et non la cause du mal. Ces altérations de structure sont plus intimement liées aux symptômes ultérieurs qu'aux phénomènes propres et initiaux. Par exemple, lorsque la maladie a duré longtemps, lorsque les accès ont été nombreux et violents, le cerveau donne habituellement des signes d'affaiblissement, d'épuisement : la paralysie, la démence, la folie en sont la suite. Dans son mémoire sur la chorée, R. Barnes (1) a fourni de bonnes raisons pour croire que les conséquences graves, la paralysie, la folie, la mort, sont produites par la répétition des chocs convulsifs. Dans les cas de tétanos, peut-être aussi de strychnisme, il n'est guère douteux que la prostration mortelle n'est guère que le résultat des chocs répétés.

Nous avons vu la mort presque subite survenir pendant le travail sans qu'on pût l'attribuer à une autre cause que le choc douloureux et l'action convulsive de l'utérus. Dans quelques cas de paraplégie survenant pendant le travail, il paraît rationnel d'attribuer cette paralysie à l'épuisement ou au choc subi par la moelle.

C'est en grande partie par l'influence du choc que nous pouvons expliquer le désordre cérébral qui accompagne si fréquemment la continuation des convulsions puerpérales, de l'épilepsie et de la chorée. Les accès agissent comme des chocs répétés qui étourdissent les centres nerveux; ces chocs sont équivalents à des secousses. L'ictus épileptique est vraiment un coup, comme le coup apoplectique; l'un comme l'autre

(1) *Obst. Trans.* 1869, p. 147.

épuisent et détournent la force nerveuse et, après quelque temps, affaiblissent la nutrition de la substance nerveuse.

Lorsque la chorée dégénère en folie, nous devons noter que la maladie cérébrale est presque toujours *secondaire et progressive.*

Dans les cas de manie puerpérale éclatant après le travail, lorsqu'il n'y a pas eu de convulsions, il peut sembler qu'il faille invoquer un autre facteur que le choc; quelquefois c'est l'albuminurie, c'est-à-dire l'empoisonnement du sang. Dans d'autres cas, il n'y a ni convulsion, ni albuminurie, mais, dans tous, existe le choc du travail, l'épuisement, la révolution physique et psychique, qui accompagnent la dégradation sanguine du puerpérium, agissant sur un système nerveux fatigué et irrité à l'extrême. Il semblerait que les convulsions, le collapsus, la folie, ne sont pas *interchangeables*, mais que leur terminaison est décidée par l'idiosyncrasie, par la diathèse, ou par quelque particularité préexistante des centres nerveux.

Tyler Smith a émis l'idée que l'albuminurie « *peut dépendre d'une* « *irritation sympathique des reins* par l'utérus gravide, semblable à celle « que subissent les glandes salivaires, les mamelles, le corps thy- « réoïde, etc., et non d'une simple compression. »

Frankenhäuser plaide contre la théorie de la compression, et, appliquant sa découverte d'une connexion directe entre les nerfs utérins et les ganglions rénaux, il suppose que c'est du système nerveux, et non du système vasculaire, que partent les convulsions; il fonde aussi sa théorie sur le fait que les accès éclamptiques s'observent dans des cas où l'albuminurie n'existe pas.

Rosenstein, donnant plus d'extension à la théorie de Traube, émet l'idée que l'éclampsie, comme les premiers symptômes nerveux de l'urémie ordinaire, survient lorsque, chez un sujet fortement hydrémique, la pression aortique s'élève soudainement; il se formerait alors un œdème cérébral aigu, le sérum effusé comprimerait les vaisseaux cérébraux, d'où résulterait l'anémie aiguë du cerveau. Lorsque le cerveau est seul intéressé, il se produit du coma; si les circonvolutions moyennes sont atteintes, les convulsions éclatent. Cette théorie est plausible, mais elle est insuffisante.

Les observations de Bourneville jettent de la lumière sur la pathologie, le pronostic et le traitement des convulsions. Il a étudié les *changements de la température liés avec l'éclampsie*. De neuf observations (1) il tire les conclusions suivantes : 1° Pendant la crise éclamptique, la température va en s'élevant du commencement à la fin ; 2° dans l'intervalle, elle demeure élevée, et, au moment de l'accès, elle monte encore un peu ; 3° si la crise doit se terminer fatalement, la température

(1) *Études cliniques et thermométriques, urémie et éclampsie puerpérales*, 1874.

continue son mouvement ascensionnel, jusqu'à 41° ou 42°; au moment de la mort, elle peut atteindre 43°. Si, au contraire, les accès se calment, si le coma cesse ou diminue, la température baisse progressivement, et revient à la normale. Dans l'urémie ordinaire, la température baisse.

Nous avons maintenant à discuter une question fort importante. *Quel rapport existe-t-il entre l'albuminurie et l'éclampsie?* Nous avons déjà constaté qu'elles peuvent exister l'une sans l'autre. Un troisième fait est acquis aussi : l'éclampsie est parfois si tôt suivie par l'albuminurie, qu'elle paraît en être la cause. Écartons d'abord une cause d'erreur : Litzmann a montré que l'albumine trouvée dans l'urine des femmes en couches est quelquefois la suite d'un catarrhe purulent de la vessie.

Depaul, Legroux, Lévy, Braxton Hicks, Fordyce Barker et d'autres affirment que l'albuminurie suit parfois l'éclampsie. Casati en rapporte un exemple très net (1). Il est nécessaire de distinguer les cas d'épilepsie simple qui ne sont qu'un retour d'une diathèse épileptique latente et ne sont point liés à l'albuminurie. Le raisonnement des auteurs cités ne s'appuie pas sur les cas de ce genre, mais sur ceux d'éclampsie pure; quoique Hicks affirme qu'on trouve de l'albumine dans l'urine des épileptiques, l'accès épileptique est cependant loin d'être une cause fréquente de l'albuminurie. Ainsi le Dr Gibson (2) a souvent examiné l'urine de trois épileptiques pendant les accès; il n'y a jamais trouvé de sucre ni d'albumine. L'urée dépassait un peu la moyenne; le chlorure de sodium restait au-dessous. Althaus a examiné l'urine des épileptiques après une longue série d'attaques et n'y a pas trouvé d'albumine. Les résultats de Hicks méritent d'être cités :

« Une femme, près du terme de sa grossesse, en excellente santé apparente, sans albuminurie, est prise soudain d'une attaque épileptiforme. Au bout de quelque temps, l'albumine paraît dans l'urine, d'abord peu abondante, puis en grande quantité; puis on y trouve des globules sanguins, des moules graisseux et épithéliaux. L'urine devient rare, pesante, et renferme de nombreux cristaux très colorés d'acide lithique. Le cas, qui est alors une néphrite desquamative aiguë, peut se terminer par un rétablissement graduel, l'albumine peut disparaître lentement; ou bien la mort sera causée par les efforts de l'attaque du début, de la rétention de l'urée, etc., dans l'organisme, en conséquence de l'état aigu des reins. » Hicks conclut de là : « 1° les convulsions elles-mêmes sont la cause de la néphrite; 2° convulsion et néphrite sont produites par la même cause, par exemple par la matière nocive qui circule dans le sang, irritant le système cérébro-spinal et les organes; 3° la con-

(1) *Annali univ. di medicina.* 1868.
(2) *Med. chir. Trans.* 1867.

gestion extrême du système veineux que cause le spasme glottique de l'éclampsie peut produire la complication rénale. »

Tout en acceptant les faits de Hicks, de Depaul et des autres que nous avons cités, nous pensons qu'ils ne nous donnent pas la solution complète du problème. S'il existe des cas d'éclampsie non précédée de l'albuminurie, mais suivie par elle, il n'en est pas moins vrai que les cas sont beaucoup plus fréquents, où l'albuminurie paraît d'abord, ou tout au moins est abondante, non au bout de vingt-quatre heures, mais au moment même du premier accès. Il faut donc remonter plus haut que l'accès pour trouver la cause de l'albuminurie. L'explication la plus philosophique semble être que la tension vasculaire qui presse sur le rein diminue son pouvoir excréteur et que cette cause, à laquelle viennent s'ajouter l'accumulation des matières nocives, les nécessités de la nutrition maternelle et fœtale, amène l'irritation rénale et celle des centres cérébro-spinaux. Les recherches de Mahomed expliquent en grande partie l'apparition de l'accès avant l'albuminurie, et montrent que le rein souffre déjà dans la période préalbuminurique. Ces recherches et les faits observés sont en harmonie avec les vues de Gull et de Sutton qui croient que la fibrose artérielle et l'hypertrophie cardiaque réagissent sur le rein, en produisant la maladie de Bright. L'hypertrophie du cœur est constante dans la grossesse, elle accompagne la tension élevée; la réplétion et la tension des petites artères, qui en est la conséquence, rendent l'analogie encore plus exacte.

Cette théorie est encore appuyée par la disposition aux convulsions, qu'on observe aux époques menstruelles, alors que la tension nerveuse et vasculaire est très élevée.

La tension fléchit lorsque le fœtus meurt dans l'utérus. Spiegelberg rapporte un cas où l'albuminurie et les convulsions cessèrent au moment de la mort d'un fœtus extra-utérin.

L'analogie avec la maladie de Bright, l'hydropisie aiguë causée par un refroidissement, par la scarlatine ou par des conditions semblables, éclaire puissamment la pathologie de l'albuminurie aiguë et des convulsions de la grossesse. Dans tous ces cas, nous trouvons aussi un sang détérioré, une excrétion gênée, une tension vasculaire élevée. Puis viennent les recherches de Mahomed, qui prouvent que, lorsque la tension est élevée, le rein souffre, avant que l'albumine exsude. Sur ces faits cliniques nous pouvons construire une hypothèse solide. Il existe une forte prédisposition à une action diastaltique exagérée, augmentée par la nutrition imparfaite des centres nerveux; pour détruire l'équilibre il suffit d'une cause excitante; elle se trouve dans les matières nocives que l'excrétion incomplète laisse dans le sang, et qui, irritant le centre diastaltique, provoquent la convulsion.

Théorie de l'auteur. — Diverses conditions concourent à produire les désordres : 1° l'état hydrémique de la grossesse, qui amène une nutrition imparfaite des centres nerveux et augmente : 2° la tension et l'irritabilité nerveuse normale ; et 3° la tension vasculaire normale ; il s'y ajoute : 4° l'empoisonnement du sang, produit par l'élimination incomplète des matériaux de rebut par les reins et les autres émonctoires. Cette théorie, proposée par R. Barnes en 1873, dans ses *Lumleian Lectures*, est soutenue par Hypolite en 1879 (1).

Pronostic. — Ce qui a été dit des symptômes et des terminaisons de la maladie nous donne les éléments du pronostic. Trois questions se posent à nous : 1° la malade guérira-t-elle ; 2° la grossesse ira-t-elle à terme ; 3° la malade guérira-t-elle complètement, ou conservera-t-elle une maladie du rein ? Une quatrième question concerne le sort du fœtus.

Hypolite dit que l'éclampsie survenant pendant le travail est beaucoup moins grave que celle qui éclate pendant la grossesse ; elle tend à disparaître lorsque la grossesse est terminée. Une température qui s'élève, des accès fréquents, un coma prolongé, surtout s'il continue après la délivrance, nous dictent un pronostic grave ; les conditions opposées, surtout si l'albuminurie diminue, justifient un pronostic favorable. Il ajoute que l'éclampsie s'accompagne d'une réaction fébrile, et par suite d'une élévation de la température, qui monte ou descend suivant la gravité des cas, comme Bourneville l'a montré.

Le risque de convulsion est moindre lorsque l'albuminurie et l'empoisonnement sanguin qui en résulte prennent le caractère chronique. Lorsque la grossesse survient chez une femme atteinte d'albuminurie brightique, elle aggrave la maladie. Il nous a semblé que les convulsions ont moins de chance de se produire que dans l'albuminurie aigue. Dans la maladie de Bright chronique, l'organisme subit une sorte d'accommodation, tandis que dans l'albuminurie aiguë, les centres nerveux, soudainement envahis par un sang empoisonné, ne sont pas préparés à la résistance.

Barker pose cette question et y répond : *A quelle époque la convulsion est-elle le plus dangereuse ?* Il a publié, il y a dix-huit ans, une table de cas puisés à toutes les sources, d'où il résulte que 32 p. 100 de tous les cas qui se produisent avant et pendant le travail, et 22 p. 100 de ceux qui éclatent après la délivrance, se terminent fatalement. Barker croit que depuis lors la maladie est mieux connue, que le traitement est plus efficace, et que nous pouvons espérer de meilleurs résultats. Il affirme ailleurs sa conviction que l'emploi du chloroforme peut diminuer de moitié la mortalité. Dohrn a analysé 747 cas qui donnent une mortalité de 29 p. 100.

Effet sur l'enfant. — Dans quelques cas, le fœtus paraît être affecté

(1) *De l'éclampsie puerpérale.* Paris, 1879.

par le poison qui circule dans le sang de sa mère. Il naît plus d'enfants morts que dans les circonstances ordinaires. Lorsque les convulsions se produisent à terme pendant le travail, l'enfant a les meilleures chances possibles. Cette considération a sa valeur, lorsqu'on pense à provoquer le travail. Il est certain que le fœtus vient plus souvent mort, et que la femme avorte. Il est fort probable que sa mort est due à une asphyxie lente amenée par l'altération du sang maternel; mais un grand nombre d'enfants meurent pendant le travail, surtout s'il est provoqué et artificiellement accéléré.

Quelquefois le fœtus paraît avoir des convulsions *in utero*. Le Dr James Whitehead (1) rapporte un cas de ce genre fort intéressant : il sentait le fœtus se convulser en même temps que sa mère.

Il faut noter la complication peu rare de l'albuminurie et des convulsions, avec la dégénérescence hydatiforme du chorion ; dans ce cas on ne doit pas hésiter à vider l'utérus.

Traitement. — Les principes du traitement découlent logiquement de ce que nous avons dit de l'étiologie et de la nature de la maladie. En voici les quatre points cardinaux :

1. Modérer et dominer l'irritabilité nerveuse.
2. Diminuer la tension vasculaire.
3. Empêcher les irritants ou les excitants émotionnels et périphériques.
4. Éliminer toutes les complications morbides.

Le traitement est : 1° prophylactique; 2° médicinal; 3° restaurateur.

1° Le *traitement prophylactique* s'applique à deux conditions : à la conservation de l'état gestatif normal, à l'état préalbuminurique, et à l'état albuminurique, dans le but d'éviter l'éclampsie. 2° Le traitement *médicinal* cherche à modérer les crises et leurs effets. 3° Le traitement *restaurateur* tend à établir l'équilibre dans l'économie, et à remettre les reins et les autres organes dans leur état normal.

1. *Prophylaxie.* — Les principes généraux des soins à donner aux femmes enceintes trouvent ici leur application : l'exercice, une nourriture modérée, peu de stimulants, une grande attention aux sécrétions, des bains, pour maintenir les fonctions de la peau, ce grand aide des reins ; l'examen de l'urine, l'observation du pouls avec le sphygmographe, qui nous indiquera de bonne heure l'excès de tension vasculaire; s'il se produit, nous donnerons des alcalins et de la digitale. L'hydrémie demande du fer ; nous avons obtenu de bons effets de l'administration du perchlorure et du sesquinitrate à petites doses.

Le meilleur des remèdes prophylactiques dans la période albuminurique — sauf la provocation du travail, que nous discuterons plus loin

(1) *British med. Journ.* 1867.

— est peut-être un repos absolu, c'est-à-dire l'éloignement de toute source de trouble mental, émotionnel ou physique. Ceux qui entourent la malade doivent éviter tout bruit et ne point élever la voix. Les vêtements de la malade doivent être larges, pour donner du jeu aux poumons. Une règle *dorée*, qui est pour nous de la plus haute importance, est : *toutes les fois qu'une crise est probable, de ne pas examiner la malade, de ne pas la sonder, de ne pas la forcer à prendre de la nourriture ou un remède sans la chloroformer*. La plus légère secousse, surtout le contact du doigt avec les organes génitaux, peut provoquer une crise ; toutes les manipulations nécessaires peuvent être faites pendant l'anesthésie.

Pour la même raison, éviter les vésicatoires, fort employés autrefois par la routine, et auxquels on n'a pas, croyons-nous, complètement renoncé. Nous les avons vus produire des crises ; ils ne peuvent faire aucun bien ; ils feront presque certainement du mal ; en outre la cantharidine irrite le rein.

Dans le stage préalbuminurique, nous donnerons des alcalins et de la digitale, de l'élatérium, du calomel, du podophyllin ou du jalap. Si nous voyons paraître le vertige, la congestion de la face, les troubles visuels, nous tirerons jusqu'à 12 onces de sang, nous ferons placer douze sangsues aux tempes, ou des ventouses (1) sur les lombes, nous pourrons ainsi éviter les troubles rénaux et cérébraux.

Avant d'en venir à la provocation du travail, il peut être utile d'essayer la méthode de Copeman, la dilatation du col, bien entendu pendant le sommeil anesthésique.

Prophylaxie dans la *période albuminurique ou prééclamptique*. Les règles précédentes s'y appliquent aussi. Nous avons aussi à y ajouter la diète lactée, conseillée par Tarnier (2) et qui consiste à nourrir la malade exclusivement de lait, en lui en laissant prendre autant qu'elle veut. Chantreuil raconte un cas frappant où la malade présentait une anasarque étendue, et de l'œdème des poumons, causant des attaques de dyspnée avec suffocation ; au bout de quinze jours, les symptômes étaient fort améliorés, grâce à une saignée et à la diète lactée rigoureuse ; la malade accoucha sans avoir présenté d'éclampsie.

Traitement médicinal. Traitement des accès — La première question, trop négligée dans ces dernières années, est celle de la saignée. Elle a été en grande vogue, et on en a sans doute abusé. C'est certainement le moyen le plus puissant et le plus rapide dont nous puissions disposer pour abaisser la tension vasculaire, une des causes primitives de l'éclampsie. Hall Davis la recommande dans les cas sthéniques ; Richardson la vante dans l'urémie, lorsque la température est élevée, ce qui est tou-

(1) Quoique l'auteur ne l'indique pas, ce sont sans doute des ventouses scarifiées ; plus loin, il emploie le même mot, à propos des émissions sanguines. (*Traducteur*.)

(2) *Progrès médical*, 1875, et *Leçons cliniques* de Chantreuil, 1881.

jours le cas, dit Hypolite; Fordyce Barker et Scanzoni l'emploient; Chantreuil rapporte des cas où elle a réussi; nous-mêmes nous avons constaté ses bons effets. Il y a trois manières de saigner : la phlébotomie, l'application des sangsues, les ventouses; chacune a ses indications particulières. On a attaqué la saignée avec des arguments solides en apparence. On a produit des statistiques montrant un plus grand nombre de guérisons par le chloroforme que par la saignée. Ainsi Charpentier (1) analysant 133 cas observés par Depaul, a trouvé une mortalité de 45 p. 100; par la saignée seule, 41 p. 100; par les saignées répétées, 54 p. 100; par les anesthésiques, 84 cas ont donné une mortalité de 18 p. 100 seulement. Il peut y avoir une cause d'erreur dans ces statistiques; les cas peuvent n'avoir pas tous la même gravité, et ne pas être comparables de tout point. La théorie de Traube et de Rosenstein semble expliquer l'effet fâcheux de la saignée. Schröder affirme que la déplétion soudaine du système vasculaire, en diminuant la pression artérielle, arrêtera les accès; mais, après la saignée, la quantité du sang redevient bientôt ce qu'elle était avant, par la résorption du sérum répandu; c'est un sang diminué, plus pauvre en globules rouges (2). La soustraction du sang fait d'abord du bien, mais la tension artérielle reprend bientôt, la malade est plus mal qu'avant. Si la température baisse, si les accès deviennent moins violents, il ne faut pas saigner. Quelques auteurs veulent que le chloroforme remplace la saignée. C'est une des grosses erreurs de la médecine moderne, de croire qu'un remède nouveau doit bannir les anciens. La saignée a sa valeur dans quelques cas; le plus souvent, elle doit céder le pas au chloroforme.

Une autre médication destinée à abaisser la tension vasculaire est la purgation. L'élatérium, le calomel, l'huile de croton, les purgatifs salins, en produisant des selles aqueuses, diminuent la masse du sang et soulagent la tension vasculaire; l'huile de croton est tout particulièrement utile, parce qu'on en peut mettre une ou deux gouttes sur la langue de la malade, si elle ne peut pas avaler.

Puis viennent certains sédatifs qui modèrent la tension nerveuse et l'excitation vasculaire. Parmi eux le chloral, qui peut être donné en lavement; par le rectum on ne peut pas dépasser la dose de un gramme à un gramme et demi; il est dangereux de la répéter avant quelques heures. On s'accorde à louer les inhalations de chloroforme; on ne peut en effet en dire trop de bien; il est prophylactique et curatif; administré pendant l'accès, il en diminue la durée. Si l'on guette les signes prémonitoires d'une attaque, comme les mouvements convulsifs de la face et l'agitation, et qu'on le donne à ce moment, on peut sou-

(1) Thèse de concours, 1872.

(2) *Sanguis moderator nervorum*, disait Hippocrate. (*Traducteur.*)

vent arrêter l'accès, tout au moins le mitiger. En gagnant ainsi du temps pour que le travail s'achève, on traverse la phase critique. On peut donner ainsi le chloroforme, largement mais discrètement, pendant plusieurs heures.

Le chloroforme efface la mémoire, il détruit la perception, deux sources d'émotion, il diminue l'irritabilité réflexe. De plus il écarte ou raccourcit l'accès, en produisant une sorte d'asphyxie, de même que l'accès d'épilepsie cesse sous l'influence de l'asphyxie qu'il a lui-même produite, comme Achille Foville l'a montré.

Très semblable est l'action du nitrite d'amyle. R. Barnes a eu le bonheur de guérir un cas grave de strychnisme, en l'administrant d'une manière continue ; il le conseille dans tous les cas où l'on veut obtenir le relâchement d'un spasme musculaire. On a rapporté un cas de succès. R. Barnes l'a recommandé dans ses *Lumleian Lectures*, en 1873 (1).

La *nitro-glycérine* promet beaucoup. Mr Green (2) raconte un cas où la malade en prit une goutte toutes les heures, après le travail, par conséquent alors qu'il y avait une tendance naturelle à l'accalmie. Ringer et Murrell ont prouvé dernièrement que le nitrite de sodium a des propriétés semblables ; on peut le donner par doses de 18 centigrammes.

Pendant l'accès il faut *préserver la langue*. A la clinique d'accouchement de Paris, on la repousse en pressant sur sa base avec le bord d'une serviette pliée étendue avec les deux mains, et tenue entre les mâchoires, jusqu'à ce que l'accès soit passé. Un bouchon ou un morceau de caoutchouc tenu entre les mâchoires réussit très bien.

Il faut éviter le froid sur la tête ; nous l'avons vu amener une crise.

L'injection sous-cutanée de *morphine* a donné d'excellents résultats. Barker et Hecker ont donné des preuves cliniques de sa valeur. Le Dr Bowstead (3) a rapporté deux cas dans lesquels l'injection de deux gouttes de la teinture d'aconit de Fleming, et de 2 centigrammes de morphine a réussi parfaitement ; Scanzoni l'a employée. La belladone agit utilement ; elle est très commode à employer sous la forme d'atropine en injection.

Hyernaux (4) a essayé dernièrement la *pilocarpine*. Dans notre opinion, les résultats ne sont pas encourageants.

Traitement postural. — Graily Hewitt et Routh, croyant que les troubles de la circulation abdominale et rénale causés par la pression de l'utérus gravide ont une grande influence sur la production de l'éclampsie, font placer la malade dans une position qui diminue cette pression. Routh a obtenu des résultats merveilleux de la position génu-cubitale.

(1) *Lancet*, 1873, t. Ier, p. 513, 549, 585, 619. (*Traducteur.*)
(2) *Brit. med. Journ.* 1882, t. Ier, p. 573.
(3) *Lancet*, 1869, t. Ier, p. 747.
(4) *Du chlorhydr. de pilocarpine en obstétrique.* 1879.

Il doit être souvent malaisé de mettre la malade dans cette posture, mais on peut essayer de la placer sur le côté ou à moitié couchée sur le ventre.

Une grosse question, qui souvent demande une prompte solution est : *faut-il mettre un terme à la grossesse?* Oserons-nous essayer de laisser la grossesse continuer? C'est elle qui est la cause des convulsions. L'organisme peut-il supporter le double fardeau de la gestation et de la maladie, avec des organes qui ont fait leurs preuves d'impuissance? La nature, nous l'avons vu, résout fréquemment la question; le travail se déclare spontanément; l'organisme rejette l'un des fardeaux qui l'écrasent; c'est un exemple, entre beaucoup d'autres, de l'aphorisme : l'avortement est souvent conservateur. Mais la nature, tout en nous montrant la voie, atermoie quelquefois. Nous donne-t-elle des indications qui puissent nous montrer quand et comment nous devons l'aider? Si nous avons la faiblesse de trop *procrastiner*, nous risquons de laisser échapper l'occasion de sauver la femme d'un péril imminent.

Nous dirons donc : 1° dans tous les cas où les convulsions ont éclaté, il faut provoquer l'accouchement prématuré (1); 2° lorsque l'albuminurie est marquée, s'il y a de l'œdème, de la dyspnée, un pouls rapide, une température élevée, de l'amaurose ou une autre forme de paralysie, si la saignée, les purgatifs, les calmants, n'amènent pas d'amélioration, il ne faut pas tarder à le faire; 3° il le faut encore et sans tarder, lorsque la malade a eu de l'albuminurie dans les grossesses précédentes, et si elle a une maladie de Bright et une hypertrophie du cœur. Nous ne devons pas permettre que la grossesse, en continuant, mette en danger la vie de notre malade, ou laisse après elle une maladie permanente dans les reins ou les yeux.

Bons effets du travail. — Dès le moment où le travail commence, un appel est adressé aux centres nerveux, pour la force qui se dépense dans l'utérus; c'est sa destination normale, et si l'on peut la maintenir dirigée de ce côté, pour y faire son travail normal, il y a lieu d'espérer qu'elle ne dérivera pas d'un autre côté, pour y produire une convulsion ou une autre action morbide. On observe cependant que l'action utérine excite souvent une convulsion; nous n'en croyons pas moins que le travail a un effet utile; nous craindrons moins de l'éveiller, si nous réfléchissons, d'abord qu'il faut que le travail se fasse, et qu'il ne peut se faire sans que l'utérus agisse, puis que nous pouvons beaucoup diminuer l'irritabilité, au moyen du chloroforme. La provocation du travail est la meilleure décharge de l'excès de la tension nerveuse.

Nous avons vu la toux amener le travail; dans des conditions spéciales, comme un empoisonnement du sang, ou une prédisposition héré-

(1) Pajot a énoncé une opinion contraire : *Soc. d'obst. et de gyn. de Paris*, 9 avril [18]85. (*Traducteur.*)

ditaire, elle peut amener une convulsion. Nous en avons vu un exemple dans la coqueluche. La loi de la propagation d'une excitation, d'un point de la moelle à un autre a été admirablement éclairée par une belle expérience clinique de Harvey. « Il me semble, dit notre immortel physiologiste, à les bien considérer au fond, que les douleurs de l'enfantement, tout comme l'éternûment, viennent du mouvement et de l'agitation de tout le corps. Je connais une jeune dame, qui pendant un accouchement tomba dans un coma si profond qu'aucun remède ne put l'éveiller ; elle ne pouvait rien avaler. Voyant que les injections et les autres remèdes restaient sans effet, je trempai une plume dans un puissant sternutatoire, et l'introduisis dans ses narines. Quoique la stupeur fût si profonde qu'elle ne pouvait pas éternuer ni être éveillée, l'effet de cette application fut d'exciter des convulsions dans tout le corps, commençant aux épaules, et descendant graduellement aux extrémités inférieures. Chaque fois que j'employais ce stimulant, le travail faisait un pas, tant et si bien que naquit un gros enfant bien portant, sans que la mère s'en aperçût. » Il est fort probable que la malade avait de l'albuminurie et de l'urinémie. Mais comme Harvey devait bien connaître la fonction réflexe, puisque nous le voyons s'en servir pour accélérer la marche du travail !

La relation intime qui unit le cerveau et la moelle est encore démontrée par la sympathie qui se développe entre les femmes enceintes. Si une femme arrivée près de la fin de sa grossesse en voit accoucher une autre, elle semble *prendre* chaque douleur de sa sœur souffrante ; on connaît des cas où le travail a été provoqué de cette façon. Le même fait, dit-on, se produit chez les juments et les vaches qui portent, de sorte que ceux qui les soignent ont la précaution de séparer des autres celles qui accouchent.

Mode de provocation du travail. — Tout d'abord, observer la règle importante *festina lente*, éviter la précipitation, c'est-à-dire l'accouchement forcé. Délivrer rapidement, avant que le col soit dilaté, c'est provoquer une réaction convulsive violente, risquer de lacérer l'utérus, réduire au minimum les chances du fœtus, et sacrifier ainsi d'un seul coup les deux objets de l'opération. Il faut anesthésier, vider la vessie et ponctionner les membranes, ce qui diminue aussitôt la distension et l'irritation utérines ; puis dilater le col avec les sacs de Barnes, enfin accélérer la sortie du fœtus avec le forceps, la version ou la craniotomie, suivant les indications spéciales du cas.

S'il y a de l'œdème des lèvres de la vulve, il faut d'abord vider le tissu conjonctif par des piqûres superficielles faites avec une lancette, ou avec les aiguilles de Southey (1).

(1) Ce sont des canules capillaires, montées sur un mince tube de caoutchouc ; elles donnent issue à une quantité étonnante de liquide. (*Traducteur.*)

Les considérations suivantes, qui s'appliquent aux trois cas précédents, sont la base d'arguments concluants : 1° si nous laissons aller les choses, même si la femme guérit, chaque jour ajoute à la pression subie par le rein et l'œil, et peut y établir une maladie permanente ; 2° nous ne sommes pas autorisés à lui laisser courir le risque de sa vie, ou celui de contracter une maladie grave, dans l'espoir de sauver l'enfant ; 3° en supposant que le but d'obtenir un enfant vivant doive gouverner notre conduite, il y a plus de chance de réussir dans une grossesse suivante que dans l'actuelle, qui est si gravement menacée ; 4° le sort de l'enfant est lié à celui de sa mère ; trop souvent le fœtus meurt si sa mère succombe : 5° nous sommes donc doublement obligés de chercher nos motifs d'action dans l'intérêt de la mère.

Il se peut que quelques femmes, sous notre direction, aient été jusqu'au terme de leur grossesse, et aient eu des enfants vivants sans mal apparent ; à parler franchement, nous ne voudrions pas, plus expérimentés maintenant, endosser de nouveau une si écrasante responsabilité.

Si ces arguments sont bien présentés au mari et à l'entourage, ils doivent prévaloir.

3. *Traitement restaurateur.* — Lorsque le travail est terminé, que les convulsions ont cessé, que l'albumine disparaît, le traitement consiste dans le repos, les calmants, une nourriture légère, dont le lait formera la base, et l'absence de stimulants. Le fer est indiqué, mais il faut d'abord des alcalins.

Lorsque la malade peut les supporter, elle doit prendre des bains chauds, pour faire fonctionner la peau.

Si elle est très affaiblie par les hémorrhagies ou par toute autre cause, la transfusion de solutions alcalines ou de sang défibriné pourra faire pencher la balance du côté de la guérison. Le Dr Lange (1) rapporte un cas de rétablissement, amené par l'injection de 220 grammes de sang défibriné, après trente-deux accès et un épuisement profond. Il faut examiner soigneusement l'urine de temps en temps pendant quelques semaines après l'accouchement.

B. **Affections paralytiques.** — 1. On peut observer la paralysie des sens spéciaux : l'amaurose, la surdité, la perte du goût, de l'odorat, du toucher. Nous avons décrit ces accidents comme suite ou accompagnement de l'albuminurie et des autres formes de convulsions. Sauf cela, les paralysies sont comparativement rares. Nous pouvons citer l'aphasie et l'aphonie, mentionnées aussi à propos de l'albuminurie.

2. **Paralysie réflexe, paraplégie.** — Elle est parfois associée avec l'albuminurie, mais elle peut provenir de deux causes au moins : le choc du travail, qui semble épuiser le centre spinal, et la pression de

(1) *Prager Vierteljahrssch.* 1868.

l'utérus sur les nerfs sacrés. Elle peut survenir pendant la grossesse, mais elle est plus fréquente après un accouchement difficile.

Lever a décrit deux cas de paralysie des membres qui se guérirent après l'accouchement.

La paraplégie peut être due à la rétroflexion et à la pression exercée par l'utérus gravide sur le plexus sacré. La rétroversion peut aussi causer une paraplégie réflexe (Brown-Séquard).

L'apoplexie peut se produire à toute époque de la grossesse. La gestation mettant à l'épreuve les organes, peut trouver les vaisseaux du cerveau trop faibles pour supporter la pression. Nous l'avons vue au deuxième, au troisième mois, et dans les mois suivants. Elle est peut-être plus fréquente au moment du travail; mais cette complication est rare. Dans un cas que nous observons maintenant, la malade, âgée de vingt-huit ans, a été vue, enceinte de sept à huit mois, par le Dr Wilks; elle avait été prise plusieurs fois de faiblesse du côté droit, de dysphasie et de paralysie droite. Elle eut une hémiplégie et une aphasie complète. Arrivée à six mois de grossesse, elle s'était remise partiellement de l'hémiplégie, et presque complètement de l'aphasie. On ne trouva pas d'albumine jusqu'à la convalescence, où il en parut une trace. L'hémiplégie persista, mais l'accouchement se fit à terme, et naturellement.

Le Dr Wilks nous communique un second cas, celui d'une primigeste, âgée de vingt-deux ans, qui fut prise de paralysie étant enceinte de trois mois. L'attaque commença par une violente névralgie de la tête; puis survinrent de l'assoupissement et de la léthargie, du stertor, une hémiplégie gauche, une déviation de la tête et des yeux, des convulsions précédèrent la mort. « On trouva un caillot dans la substance du cerveau, » et un caillot formé avant la mort dans le sinus latéral gauche; cela fait supposer que la thrombose vasculaire a été la cause de l'hémorrhagie.

Si la paralysie est unilatérale, elle est probablement causée par une apoplexie cérébrale, associée ou non avec une albuminurie. Nous croyons l'apoplexie de la grossesse rare, en dehors de l'albuminurie et des convulsions. Dans deux cas que nous avons vus, l'attaque se produisit pendant la période expulsive du travail, lorsque la glotte était fermée, et la tension des artères cérébrales à son maximum. L'une de ces femmes avait passé quarante ans, il est donc probable que ses artères cérébrales étaient en voie de dégénération. Nous trouvâmes des caillots. Ce groupe secondaire est intimement lié avec le groupe A. En fait, on observe constamment que les affections qui attaquent principalement un organe ou un liquide, *chevauchent* sur les affections primitives ou secondaires des autres organes.

Le Dr Hughes Bennett (1), dans une leçon instructive, a rapporté six cas

(1) *Brit. med. Journ.* 1881, t. Ier, p. 261.

d'hémiplégie chronique. Deux fois, la maladie commença dans la grossesse; une fois, subitement après l'accouchement; deux fois, peu après; une fois, trois semaines après un avortement. L'albuminurie n'a été notée dans aucun de ces cas, lorsque les malades arrivèrent auprès de Bennett, longtemps après l'attaque. Il les résume ainsi : 1° ces six cas d'hémiplégie chronique sont dus à une lésion destructive dans la partie du cerveau arrosée par l'artère cérébrale moyenne ; 2° la maladie a débuté soudainement, dans l'état puerpéral, qui était la cause prédisposante ; 3° la cause occasionnelle était probablement une embolie ; 4° cet embolus était le résultat d'une endocardite aiguë, ou dû à une hyperinose sanguine, peut-être aux deux causes réunies. Il faut noter que quatre de ces cas se sont produits après le travail, c'est-à-dire à un moment où la disposition à la thrombose est la plus grande ; nous en reparlerons plus en détail, à propos des maladies de l'état puerpéral.

La *thrombose cérébrale* est, croyons-nous, une affection rare pendant la grossesse. L'embolie est un accident essentiellement puerpéral, qui sera plus utilement étudié dans la pathologie des suites de couches.

La thrombose des sinus cérébraux, dit Wilks, se rencontre surtout chez les femmes anémiques.

C. **Désordres mentaux (y compris la folie puerpérale).** — Pour rester dans le cadre de cet ouvrage, nous étudierons la **folie** dans ses rapports avec les fonctions de reproduction chez la femme, dans quatre périodes successives : grossesse, accouchement, puerpéralité et lactation. L'état du sang et des organes circulatoires, du système nerveux et du corps en général, présentent des traits particuliers qui distinguent ces époques, quoiqu'elles s'enchaînent physiologiquement. Nous examinerons donc ce sujet successivement dans ces quatre époques.

Fréquence relative de la folie aux différentes époques. — Sur 92 malades, Esquirol a noté 54 cas dans l'état puerpéral, 38 pendant l'allaitement. Marcé, sur 79 cas, en a trouvé 18 pendant la grossesse, 41 dans l'état puerpéral, 20 pendant la lactation. Toutes les statistiques concourent à prouver que la folie se déclare beaucoup moins fréquemment pendant la grossesse qu'après l'accouchement.

Les *causes* sont prédisposantes et déterminantes; elles sont, sous ce rapport, soumises aux lois qui gouvernent le développement de la folie dans les autres cas.

Parmi toutes les causes, l'*hérédité* occupe le premier rang. Esquirol a retrouvé l'influence héréditaire dans 1 cas sur 2,8; Marcé l'a constatée 24 fois sur 56 malades ; il est certain que, si l'on pouvait obtenir des informations exactes, la proportion serait encore plus grande. Elle est un facteur dans la plupart des cas, quelle que soit l'époque où la maladie éclate.

L'*anémie* produite par la grossesse, augmentée par le travail et le puerpérium, joue un rôle étiologique important ; elle peut être prédisposante en partie, en partie déterminante. Elle existait dans la plupart des cas que nous avons vus, après l'accouchement; le souffle anémique était marqué dans quelques-uns. Feu le Dr F.-W. Mackenzie, de qui nous aurons l'occasion de citer les recherches sur la phlegmatia dolens, a beaucoup insisté sur ce point. L'influence de l'anémie peut rendre compte de la fréquence comparative de la folie chez les pluripares, dont la constitution a été amoindrie par la maternité et le développement de maladies débilitantes.

Liés avec l'anémie, nous trouvons certains *états toxémiques*, surtout ceux qui dépendent de l'*albuminurie* et de la *cholémie.* Leur puissante influence est démontrée par le fait que, se rencontrant principalement chez les primigestes, ils sont fréquemment les précurseurs de la folie.

L'*allaitement* est une puissante cause prédisposante, sinon même déterminante. Il est prouvé que l'allaitement d'un garçon est plus souvent suivi de folie que celui d'une fille. Le premier fatigue la mère plus que la seconde. « Nous devons, dit Savage (1), être prêts à reconnaître dans l'hystérie, l'épilepsie, la chorée, peut-être le rhumatisme, des maladies plus ou moins intimement unies à la folie. Si l'un des ascendants est fou et l'autre phthisique, le produit court plus de risque que si l'un des deux seul était malade. J'ai vu plusieurs cas où tous les membres d'une famille qui n'avaient pas succombé à la phthisie ont présenté des troubles de l'esprit. »

Les causes déterminantes sont souvent plus apparentes que réelles. Il n'existe pas, entre un *accouchement difficile* et la folie, de rapport assez fréquent pour qu'on puisse reconnaître la dystocie comme une cause de la folie. L'*hémorrhagie* en est un facteur actif.

On a accusé l'emploi du *chloroforme;* on lui faisait souvent ce reproche dans les premiers temps de l'anesthésie obstétricale. On pourrait cependant supposer que la suppression de la douleur et de la crainte, deux grands perturbateurs du système nerveux, devrait diminuer les chances de folie. Les dangers du chloroforme ont-ils une grande valeur, en présence de la suppression de la crainte et de la douleur ? Est-il vrai que la folie est plus fréquente après l'administration du chloroforme ? A la première question, nous devons répondre que le chloroforme dispose à l'hémorrhagie (2), qui est une cause de folie. Il n'est

(1) *Guy's hosp. Reports.* 1875.

(2) Je me suis demandé souvent si la tendance à l'hémorrhagie qui suit l'administration de l'anesthésique n'est pas due à la cause qui a motivé cette administration, plutôt qu'au chloroforme lui-même ; je n'ai pas assez de cas personnels pour pouvoir conclure, n'ayant guère employé le chloroforme que lorsqu'il était nécessité par une opération. (*Traducteur.*)

pas aisé de donner une réponse précise à la seconde ; mais il est certain que le chloroforme ne garantit point contre la folie. Tout obstétricien doit avoir vu la folie survenir après l'administration du chloroforme. On peut affirmer, tout en faisant quelques réserves, et quelque dur que cela puisse paraître, que la douleur du travail remplit une fonction utile en réglant la force nerveuse et en la dirigeant sur sa destination propre. Une des réserves que nous devons faire s'applique à la sensibilité excessive de certaines femmes vivant dans le luxe, et chez qui la douleur a un effet écrasant, qui dépasse son utilité physiologique. Il faut aussi remarquer que l'on donne le plus souvent du chloroforme aux femmes dont le système nerveux est le plus développé, et qui sont le plus disposées à succomber à l'*épreuve* de la grossesse.

L'influence d'une *émotion morale* ou d'un *choc*, très souvent observée, n'est pas douteuse.

Le *retour de couches* a souvent été le signal d'un accès de folie. Baillarger l'a fait observer à R. Barnes, lorsqu'il étudiait à la Salpêtrière. Barnes a vérifié ce fait dans sa clientèle, et a de plus remarqué que les règles suivantes ont été accompagnées par des exacerbations.

Dans bien des cas, plusieurs des causes indiquées entrent en action.

L'idée de Marcé était qu'il existe une sympathie entre l'utérus et le cerveau ; c'est l'idée des anciens. Nous avons vu la rétroflexion, l'hyperplasie, la congestion de l'utérus, associées avec la folie ; nous avons la conviction qu'en guérissant ces complications nous avons guéri la folie. Graily Hewitt parle de même.

Boyer raconte le cas d'une dame qui fut prise de folie pendant sa première grossesse. Dix ans plus tard, l'aliénation ayant reparu, on en conclut qu'elle était enceinte de nouveau. Boyer lui fit l'ablation d'un polype utérin ; la guérison ne se fit pas attendre.

Folie de la grossesse. — Bien des femmes sont prises de troubles nerveux divers, au début de la grossesse ; la nouvelle situation amène une étrange révolution physique et morale. Nous avons vu des femmes du caractère le plus solide, point sujettes aux fantaisies, point *introspectives*, point désireuses de céder à leurs impressions subjectives, ou d'exciter la sympathie, être affectées d'hallucinations de la vue et de l'ouïe qui les faisaient sortir de leur lit, pour fuir leurs perceptions subjectives, et se jeter dans un danger réel.

Leurs sens non seulement les trompent, mais leur font défaut ou faiblissent. L'acuité de la vue et de l'ouïe est diminuée, il se produit une amaurose temporaire ; le goût est complètement perverti, leurs mets favoris leur répugnent, ceux qu'elles détestaient leur font envie. Les *envies* de femmes grosses sont connues de tout temps, et les femmes savent bien les alléguer pour obtenir l'objet de leurs désirs. Il n'en est pas moins vrai que ces *envies* sont fréquemment l'expression d'un trouble physique et mental irrésistible.

Savage remarque (1) qu'il a vu des cas dans lesquels « des envies anormales chez la mère ont reparu chez l'enfant, sous la forme de mélancolie et de folie. » Ce fait apporte une forte présomption en faveur de l'alliance de ces envies, lorsqu'elles dépassent les limites ordinaires, avec la folie.

On observe quelquefois la dipsomanie et la cleptomanie.

Un trait remarquable de l'état mental des femmes enceintes est la crainte dont elles sont poursuivies, que leur accouchement leur coûtera la vie. Cette idée saisit avec plus ou moins de force la plupart des primigestes; quelques-unes en sont dominées et écrasées; elles deviennent mélancoliques, puis folles. La forme la plus commune d'aberration mentale chez les femmes enceintes est la mélancolie. Outre le désordre mental, on observe des troubles somatiques : la digestion est dérangée, le foie et les reins fonctionnent mal. Nous avons vu souvent la jaunisse précéder ou compliquer la folie.

Chez beaucoup de femmes les aberrations psychiques se calment à mesure que la grossesse avance.

Dans quelques cas de mélancolie, la tendance au suicide est très marquée.

Savage a observé que la crainte d'être empoisonnée est commune; la plupart des femmes qui en étaient atteintes essayèrent de se suicider.

Les hallucinations sont communes; la manie est une forme de folie observée dans la grossesse.

La grossesse a-t-elle une influence favorable sur la folie? Quelques auteurs l'ont nié. Esquirol dit que les cas sont rares, où la folie a été guérie ou modifiée dans un sens favorable. Dubois et Désormeaux (2) concluent ainsi :

« La manie et surtout la démence sont souvent influencées favorablement par la grossesse ; mais on ne peut guère espérer une influence durable ou une guérison complète, dans ces cas et dans les autres maladies chroniques, que lorsqu'elles tiennent à une lésion de la menstruation, ou à certaines affections de l'utérus. Hors cette circonstance, je pense que la grossesse est plutôt nuisible qu'utile, non par elle-même, mais par la faiblesse qui suit l'accouchement. »

Notre expérience personnelle confirme ces opinions.

Traitement. — Il est en général désirable de séparer la malade de son entourage. Les remèdes qui diminuent la tension nerveuse et vasculaire sont spécialement indiqués.

(1) *Guy's hosp. Reports*. 1875.

(2) *Dict. de méd. en* 30 *vol.*, art. GROSSESSE.

Savage se prononce vivement contre la provocation du travail ; il dit qu'elle convertirait certainement la folie gestative ou une folie puerpérale.

Effets sur l'enfant in utero. — Marcé, se fondant sur un petit nombre de cas, montre que les produits de mères folles pendant leur grossessé, ont plus de risque de venir morts, lorsque la folie s'est déclarée pendant la gestation que lorsque les femmes étaient folles au moment de la conception. L'explication de ce fait semble être qu'une maladie aiguë, survenant chez une femme enceinte, produit plus de désordres ; il est probable aussi que dans quelques cas l'albuminurie est associée avec la folie.

Quelle est l'influence du travail sur la folie ? Le travail est rarement troublé. Un point intéressant est l'inconscience de la douleur ; quelquefois la malade a été délivrée sans s'en douter ; souvent elle refuse de croire que l'enfant qu'elle a mis au monde est le sien. Il est donc nécessaire de surveiller une femme enceinte folle, de crainte qu'elle ne s'expose à un danger qu'elle ne reconnaît pas, et que son enfant ne périsse.

Aberration mentale temporaire pendant le travail. — Cette forme est généralement admise ; on peut la rencontrer chez des femmes qu'on ne croit pas prédisposées à la folie ; c'est un délire momentané. On l'observe communément lorsque la tète dilate le col ou la vulve, alors que la douleur est le plus violente, et que tout l'organisme est sous l'empire du système réflexe. Il n'est pas surprenant qu'un désir frénétique d'être délivrée à tout prix de sa souffrance éteigne chez la femme tout empire sur elle-même.

Une femme peut ainsi se livrer sur elle-même ou sur son enfant à des actes de violence, au moment où la tête sort, ou un peu après. Ces cas, il est vrai, sont plus fréquents chez les filles, auxquelles la maternité cause, en outre de vives souffrances physiques, une douleur morale poignante et fait entrevoir un avenir misérable.

Le chloroforme ou l'éther suppriment entièrement cette forme de manie transitoire.

Dans la grande majorité des cas, cette sorte de délire passe au bout de quelques minutes ou de quelques heures, mais, chez les femmes disposées à la folie, cette manie aiguë peut être le point de départ d'une insanité persistante ; il en est de même lorsqu'il existe de l'albuminurie.

Simpson, dans le feu de son enthousiasme pour le chloroforme, l'a proclamé un prophylactique contre la folie puerpérale. L'expérience lui a donné tort : nous connaissons des cas où la folie a éclaté après l'administration du chloroforme dans l'accouchement. Il est douteux qu'il puisse diminuer en quoi que ce soit le risque de folie, à moins qu'il n'agisse en calmant l'éclampsie albuminurique, qui est quelquefois un précurseur de la folie.

Folies des nouvelles accouchées. — C'est la plus commune des variétés de folie liée aux fonctions reproductives. On observe la manie, la mélancolie, les hallucinations, la monomanie et une forme particulière de faiblesse mentale qu'on rencontre après les hémorrhagies abondantes et qui n'est pas difficile à guérir par un traitement tonique.

La *manie* est la forme la plus fréquente ; elle peut exister avec ou sans fièvre. Nous n'avons pas trouvé d'élévation de la température, mais la peau est souvent sèche. La malade a une langue sèche, de la soif, de l'insomnie, de l'excitation ; ses actions et son langage sont violents ; elle présente quelquefois des idées érotiques, le plus souvent elle prend son mari et son enfant en aversion. Simpson a remarqué dans un cas que l'albuminurie a suivi trois attaques successives, et a disparu au moment de la guérison. Le fait est intéressant, mais il n'est pas constant.

La manie éclate dans bien des cas à deux moments distincts : dans les huit premiers jours, et à la cinquième ou à la sixième semaine. Dans le premier cas la manie peut être expliquée par l'action du choc causé par le travail, et par l'instauration de la sécrétion mammaire, et, dans le second, par le retour de la menstruation. Deux jours environ après la délivrance, quelques femmes deviennent excitées, incohérentes; elles ne dorment pas, elles ont la face congestionnée, et présentent une légère élévation de la température.

Pronostic et durée. — Le pronostic porte sur deux points : 1° danger pour la vie ; 2° chances de guérison. Un certain nombre de cas se terminent fatalement dans l'espace de peu de jours ou de semaines. Le plus grand nombre, les trois quarts probablement, des femmes qui survivent recouvrent leur raison. Gooch disait que la question n'est pas : guériront-elles ? mais *quand* guériront-elles ? L'observation cependant nous oblige à modifier son dire. Le plus grand nombre guérissent dans l'année ; beaucoup dans un temps bien plus court. Parmi les cas qui durent plus d'un an, un grand nombre sont incurables.

La guérison de la mélancolie demande plus de temps que celle de la manie. Savage dit que la plupart des cas de manie guérissent en trois mois, et que la guérison de la mélancolie demande six mois.

La cause immédiate de la mort est en général le délire aigu (Marcé). D'autres cas se terminent par la tuberculose pulmonaire, la pneumonie, la pyohémie, la maladie de Bright.

D'une manière générale, on peut dire que la manie puerpérale menace la vie, et que la mélancolie menace la raison.

Folie puerpérale propre. — Le passage de l'agitation violente du travail au puerpérium est ordinairement calme. Mais, dans ce nouvel état, la disposition à l'aberration mentale se réveille. Quelles sont les causes qui mettent cette disposition en activité? La doctrine des anciens, doctrine humoristique, était que la folie est causée par la suppression des lochies et de la sécrétion lactée; il y aurait métastase de ces liquides. Cette théorie demeure dans les idées populaires : « Son lait lui est monté à la tête », entendons-nous dire. Littéralement cette théorie n'a pas de place dans la science, mais elle contient une parcelle de de vérité. Broussais (1) énonçait ainsi son opinion ; « La folie, si commune après l'accouchement, ne se produit pas sous l'influence d'un seul organe; tous sont dans un état de surexcitation; à ce moment si remarquable, la congestion est imminente pour tous les organes, et, si les évacuations nécessaires sont suspendues, la moindre cause peut se fixer sur le cerveau comme sur tout autre appareil viscéral, et cette cause déterminante est souvent d'ordre moral. » L'éminent auteur, acceptant la théorie humorale, cherchait dans les conditions complexes de la grossesse la solution du problème, en assignant néanmoins à la congestion une part active.

Quant à la suspension des lochies, on a observé que parfois le flux est supprimé prématurément, que parfois il continue à se faire, et qu'il n'est pas rare que la folie éclate après qu'il a suivi son cours normal. On en peut dire autant du lait. Mais pour ce qui concerne cette sécrétion, il est plus difficile d'arriver à une conclusion : si une femme devient maniaque, on ne la laisse guère allaiter, le lait tarit; il est difficile de décider si c'est la manie qui a tari le lait. Nous avons vu un cas où la folie éclata peu de jours après l'accouchement; la femme allaitait; l'enfant fut enlevé à sa mère, qui fut placée dans un asile. Elle y demeura deux mois, en sortit guérie et reprit son enfant; le lait revint abondant.

Folie des nourrices. — La folie qui a commencé pendant la grossesse ou le puerpérium, peut continuer pendant l'allaitement; elle peut aussi débuter après l'accouchement. Les cas où elle éclate à cette époque sont beaucoup moins fréquents que ceux dont l'origine est puerpérale. Ce fait s'explique en partie parce que les femmes prédisposées à la folie succombent souvent à l'*épreuve* de la grossesse, du travail, de la puerpéralité, et que si elles y ont résisté, elles ont fait preuve d'une santé relativement solide.

D'une manière générale, les causes de la folie des nourrices sont les mêmes que celles qui agissent pendant l'accouchement et le puerpépérium; mais l'allaitement présente des conditions spéciales qu'il est nécessaire de noter.

Tous les cas de folie survenue pendant la lactation peuvent être rangés en deux classes : 1° ceux qui éclatent dans les six ou sept semaines qui suivent l'accouchement; ils sont intermédiaires entre les cas puerpéraux et les cas de l'allaitement; 2° ceux qui paraissent beaucoup

(1) *De l'irritation et de la folie.* 1839.

plus tard, après huit, dix, onze, vingt mois de lactation, ou peu de jours après le sevrage. La folie est rare dans la période intermédiaire.

Les facteurs les plus apparents de la folie survenue pendant un allaitement prolongé, sont l'anémie et la faiblesse. Dans quelques cas, nous avons pu noter la complication d'une nouvelle grossesse; dans quelques autres, le retour des règles. Ces conditions, en apportant de nouveaux éléments de troubles nerveux et vasculaires, semblent déterminer l'explosion de la maladie. Chez bien des femmes pauvres, l'effort fait par l'organisme pour fournir aux nécessités de l'allaitement est rendu plus pénible par le manque de nourriture et les mauvaises conditions hygiéniques. Si malgré l'anémie, les femmes continuent à nourrir, s'il survient de l'insomnie, les troubles nerveux et nutritifs ne tardent pas à paraître et à rendre l'organisme accessible aux influences morbifiques. On voit survenir l'amaigrissement, la pâleur des muqueuses, la langueur de toutes les fonctions; un danger spécial se présente, signalé par Nasse, le ramollissement de la cornée, que Magendie a observé chez les chiens inanitiés. Elle cesse lors du sevrage, et reprend avec l'allaitement. Mr Power nous a parlé d'un accident semblable, mais il l'attribue à une éraflure de la cornée.

Chez d'autres malades, ce sont les symptômes nerveux qui prédominent; on observe la névralgie, les paralysies partielles, les contractures musculaires, qui ont quelquefois un aspect tétanoïde. On voit survenir la démence aiguë; la catalapsie n'est pas rare.

Effets du sevrage. — Parfois le sevrage en temps opportun arrête la folie, ou empêche son explosion. Mais quelquefois elle éclate au moment du sevrage, ou à peu près. Ce fait s'explique d'abord parce que le sevrage a été nécessité par l'épuisement du système nerveux; dans ces cas ce n'est pas le sevrage qu'il faut accuser. Deuxièmement, le lait a tari à la suite d'un choc physique ou émotionnel; la folie, dans ce cas, est due au choc qui a, de plus, arrêté la sécrétion lactée. Troisièmement, la folie peut quelquefois éclater quelques jours après le sevrage, sous l'influence d'autres causes. La révulsion causée par l'arrêt soudain de la sécrétion lactée constitue-t-elle un danger spécial? Cette sécrétion agit-elle comme un émonctoire, sa suspension laisse-t-elle dans le sang un élément délétère qui puisse irriter le système nerveux? Il n'est pas facile de répondre à ces questions.

Dans un grand nombre de cas, on a noté que la folie survenue pendant l'allaitement n'a pas arrêté la sécrétion mammaire.

La manie et la mélancolie s'observent aussi fréquemment l'une que l'autre pendant la lactation.

Le *pronostic* est généralement favorable; la folie peut durer quelques mois, mais il n'est pas rare de la voir guérir en quelques jours ou en quelques semaines.

Traitement. — La première indication est évidemment de faire cesser la cause de l'épuisement, de faire sevrer, puis de régulariser les sécrétions, de donner une bonne nourriture à la malade et de la placer dans les meilleures conditions de calme et d'hygiène. Les opiacés, les bromures, la quinine, le fer, rendent de grands services. Les douches en pluie sont souvent utiles.

Une fois guérie, la femme doit-elle retourner vers son mari? Dans le cas où la folie a été associée à une maladie utérine qui est guérie, notre expérience est favorable à la reprise des rapports conjugaux. Nous avons vu des grossesses survenues dans ces conditions suivre leur cours normal.

Quant à la question du mariage des femmes qui ont été folles, notre expérience, assez considérable, concorde avec celle de Savage, qui dit : « Il est satisfaisant de savoir qu'on voit des malades guéries de la folie, se marier et avoir des enfants sans que la maternité leur soit funeste ; je suis disposé à croire que nous serons un jour capables de déterminer certaines variétés de maladies mentales qui n'ont guère plus de chances de reparaître, que les fractures osseuses » (1).

Responsabilité des femmes enceintes, en travail et en couches. — La discussion de cette question médico-légale nous ferait sortir du cadre de cet ouvrage ; nous ne ferons donc qu'indiquer les points principaux :

1. Dans le cas d'une femme qui a été indubitablement folle avant la grossesse actuelle, la présomption, *prima facie*, est que tout acte extravagant ou criminel qu'elle commettra, surtout s'il n'est pas dans son caractère, a été commis sous l'influence de la folie.

2. Puisqu'il n'est pas rare que les femmes aient au début de la grossesee des hallucinations passagères qui peuvent influer sur leurs actions, il est probable qu'elles peuvent, dans cet état, faire des choses dont on ne peut les tenir comme responsables. Les hallucinations temporaires, les illusions, le délire des épileptiques, sont des conditions analogues.

3. Le délire momentané ou l'aberration mentale, au moment de la délivrance, lorsque la femme est mise hors d'elle-même par la douleur et les émotions, en un mot, qu'elle est sous la domination du système nerveux réflexe, a toujours été considéré comme un état pendant lequel il est difficile de prouver qu'elle soit responsable de ses actes.

Les tribunaux anglais ont rarement condamné une fille pour un infanticide commis peu après l'accouchement. La folie peut être une fureur de courte durée, qui s'épuise dans l'accomplissement impulsif du crime.

Il sera utile de terminer cette étude des maladies convulsives par quelques observations générales.

(1) Le Dr A. Campbell Clark a publié quelques cas intéressants de folie puerpérale. *Lancet*, 1883, t. II, p. 97, 180, 277.

En observant la marche d'une douleur vers la fin du travail, on se rend bien compte de la ressemblance qu'ont les douleurs expulsives avec les convulsions. Un frissonnement prémonitoire, précurseur de l'orage, quelquefois un frisson de froid, parfois un vomissement, annoncent la douleur, comme nous le voyons dans l'accès épileptique. Quelques femmes nous ont dit qu'à ce moment elles se sont senties sur le point d'avoir une convulsion.

Nous connaissons plusieurs cas où l'acte sexuel a produit à plusieurs reprises un accès épileptique. Voisin en cite un ; La Motte a connu une femme qui, n'étant pas grosse, vomissait toujours *sola actione coitûs.*

Considérations générales. — Nous ne pouvons manquer d'être frappés par les traits de ressemblance ou par les rapports qui existent entre les formes diverses de maladies convulsives qu'on observe dans la grossesse. Nous devons comprendre dans cette comparaison la syncope, le vertige, la migraine, l'apoplexie, la paralysie, le délire, la folie, qui forment souvent les anneaux d'une seule chaîne. Il faut étudier la syncope et le vertige dans leurs rapports avec l'épilepsie; l'apoplexie dans ses relations occasionnelles avec l'éclampsie puerpérale ; la paralysie dans ses rapports avec l'apoplexie et l'épilepsie ; et la folie dans ses relations avec l'épilepsie, l'éclampsie et la chorée. Toutes les maladies convulsives peuvent atteindre leur maximum, dans la manie ou la démence.

Quelle est donc la cause déterminante de l'épilepsie dans un cas, du vomissement dans un autre, de la chorée dans un troisième, du tétanos dans un quatrième, de l'éclampsie dans un cinquième ? Il faut invoquer un état particulier antérieur des centres nerveux, inconnu, ou non soupçonné jusqu'au moment où il se déclare sous l'influence de l'ordalie de la grossesse. C'est ce que nous voyons dans l'histoire de la chorée, qui, nous l'avons montré, ne paraît jamais, ou du moins rarement pour la première fois dans la grossesse, les sujets l'ayant déjà eue pendant leur enfance ; dans celle de l'épilepsie, dont les accès pendant la grossesse ne surviennent guère que chez des sujets qui en ont été atteints auparavant, ou présentant une disposition héréditaire. Pour la fièvre intermittente, il faut qu'il ait existé des accès antérieurs; nous ne pouvons pas concevoir la fièvre intermittente produite par les conditions propres à la grossesse; nous savons que d'autres conditions pourront la faire reparaître.

Exagération pathologique des affections physiologiques du cœur et des autres organes circulatoires. — En traçant l'histoire normale de la grossesse, nous avons esquissé les traits qu'elle imprime sur le sang, le cœur et les autres organes de la circulation ; nous renvoyons le lecteur à ce chapitre comme à la base de ce qui nous reste à dire sur les phénomènes résultant de l'excès pathologique des dispositions normales.

Le *sang* peut être extrêmement pauvre ; il peut présenter une leucocytose exagérée, et même ce qu'on appelle l'anémie idiopathique aiguë ou pernicieuse. Ce sont des conditions favorables aux effusions séreuses, à l'œdème et même à l'hémorrhagie.

Virchow (1) combat l'opinion générale que la chlorose n'est due qu'à l'altération du sang, en arguant qu'il existe des changements de structure dans l'appareil vasculaire ; il soutient que l'origine des affections inflammatoires du cœur se trouve dans les causes mécaniques. Il s'accorde avec Raciborski, qui dit que la chlorose laisse presque toujours des traces ineffaçables. Il a trouvé souvent dans les autopsies une endocardite *récente* et *récurrente*, et dit qu'on l'interprète fréquemment mal, en l'attribuant à la fièvre puerpérale ordinaire. Elle se complique souvent de maladies évidentes de l'utérus et de ses annexes. L'endocardite n'est donc qu'une complication de l'état puerpéral. Il affirme que l'endocardite puerpérale trouve une prédisposition spéciale dans une conformation défectueuse du système vasculaire, qui est mise en action par la grossesse et la puerpéralité. L'altération gravidique et puerpérale de la nutrition augmente cette disposition et donne lieu à un développement excessif des organes défectueux.

Les embolies atteignent surtout trois organes : les reins, la rate, la rétine ; puis la choroïde et les articulations.

Maladies du cœur. — Sous l'influence de l'anémie excessive, et probablement d'autres causes, dont les principales sont la tension nerveuse et l'irritabilité, l'hypertrophie cardiaque peut dépasser les limites ordinaires. Ollivier (2) dit que, si l'irritation dépasse une certaine limite, le myocarde peut s'enflammer et subir la dégénérescence graisseuse. Il cite le cas rapporté par Spiegelberg, de mort subite trois jours après l'accouchement, par suite d'une *rupture du ventricule gauche*, causée par une myocardite aiguë ; la dégénérescence graisseuse était très avancée. Le cœur était flasque et friable ; les valvules étaient saines (3).

Ollivier cite Danyau et Mordret qui ont observé des cas de myocardite.

La dégénération graisseuse des fibres musculaires du cœur ne doit pas être considérée comme une preuve absolue d'une inflammation antérieure. Dans nombre de cas de mort subite pendant ou après l'accouchement, nous avons observé cette dégénérescence ; c'était chez des

(1) *On chlorosis and the related anomalies of the vascular apparatus, especially with Endocarditis puerperalis*. 1872.

(2) *Arch. gén. de méd.* 1873.

(3) R. Barnes a vu aux *Cliniques*, dans le service de Dubois, un cas singulier de rupture du cœur pendant la défécation, amenée par l'éclatement d'un kyste hydatique de la paroi de l'aorte. Le kyste s'ouvrit dans le péricarde. La malade était bien portante du reste, primigeste, et attendait ses couches.

femmes usées par des grossesses répétées, et mal nourries. Il ne faut pas oublier que l'excès normal de tissu musculaire développé par la grossesse doit disparaître par une sorte de processus semblable à celui de l'involution utérine. Néanmoins cette altération graisseuse observée chez les femmes mortes quelques jours après l'accouchement doit être regardée comme étant en rapport avec ce processus.

L'endocardite est admise. Elle peut, dit de Lotz, être primitivement chronique, ou suivre une endocardite aiguë ou subaiguë. Millard, cité par Ollivier, décrit un cas d'endocardite aiguë simple survenue vers la fin de la grossesse, caractérisée par un bruit systolique rude au niveau de la pointe, un pouls fréquent, parfois irrégulier et un peu de dyspnée. Les symptômes s'amendèrent graduellement, et avaient presque entièrement disparu au bout de dix semaines. Simpson a décrit la forme vraiment aiguë.

Il est extrêmement probable que l'albuminurie existait dans quelques cas. L'introduction d'une matière nocive dans le sang peut déterminer la maladie.

Le rhumatisme puerpéral peut être la cause de l'endocardite (1).

Comme nous l'avons déjà dit et répété, la *thrombose* et l'*embolie* sont surtout des maladies dues à la tension vasculaire basse qui accompagne l'involution puerpérale. Toutes leurs formes sont rares pendant la grossesse. Elles peuvent, il est vrai, commencer pendant la gestation, mais elles ne font explosion qu'après le travail, lorsque les matériaux abondants de désassimilation sont jetés dans la circulation. Nous avons cependant vu quelques exemples de phlegmatia dolens pendant la gestation, un en particulier, très net, chez une dame arrivée au sixième mois de la grossesse, et présentant tous les caractères de la phlegmatia dolens.

Lorsque l'embolisme existe, il est probablement la suite d'une endocardite ayant débuté avant la grossesse ; la fibrine déposée sur les valvules déjà malades peut se détacher, donner naissance à des emboli qui seront portés dans les poumons ou le cerveau. Le cœur gauche est le plus souvent le siège de cette maladie pendant la gestation, le cœur droit pendant l'état puerpéral. Nous ne faisons ici que citer le sujet pour le classement. Nous le décrirons complètement dans l'étude des maladies des couches ou du puerpérium. Comme nous l'avons dit plus haut, elle peut causer l'apoplexie et la paralysie.

Péricardite. — Ollivier n'a pas vu de péricardite primitive pendant la grossesse, mais il ne semble pas improbable qu'elle puisse exister.

« Les maladies, » dit le Dr Macdonald (2), « qui peuvent être causées

(1) V. Simpson, 1856.

(2) *The Bearings of chronic diseases of the heart on Pregnancy, Parturition and Childbed.* 1878.

par la grossesse, sous l'influence des maladies du cœur, semblent pouvoir être rangées dans deux classes :

« 1° Destruction de l'équilibre circulatoire établi dans les maladies du cœur par la compensation. Il semble qu'elle est causée par la haute tension vasculaire et l'hypertrophie coïncidante du cœur qu'on observe dans les derniers mois de la grossesse ;

« 2° Survenue de nouvelles lésions inflammatoires des valvules et de la membrane interne d'un cœur déjà affaibli par la maladie. Ces altérations affectent le type de l'endocardite plastique ordinaire, ou celui de l'endocardite ulcéreuse. »

Ollivier affirme que la découverte des modifications que peut subir l'endocarde pendant la grossesse, donne dans quelques cas l'explication de ce qu'on appelle l'*hémiplégie puerpérale*. En conséquence de la marche progressive de la lésion vasculaire et des troubles circulatoires causés par l'utérus gravide, des dépôts fibrineux, des végétations peuvent se détacher, former des emboli qui seront portés dans les artérioles de la base du cerveau. Il cite un cas où il n'y avait ni rhumatisme, ni chorée, ni fièvre, ni syphilis.

R. Barnes a vu plusieurs cas d'hypertrophie cardiaque survenue en apparence pendant la grossesse, se terminer fatalement peu après l'accouchement. Ils se sont produits chez des femmes approchant de la quarantaine. Voici probablement comment les choses ont marché : le développement utérin, la nécessité d'entretenir le fœtus exigent une plus grande force cardiaque; de là l'hypertrophie, qui doit disparaître par l'involution. Dans un organisme affaibli, l'involution se fait mal, la dégénérescence graisseuse subsiste, et la malade meurt de maladie du cœur. Cet accident a plus de chance de se produire si la première grossesse survient à un âge avancé, lorsque l'organisme ne peut plus suffire à ces impulsions rapides d'évolution et d'involution, et à ces phénomènes de nutrition et d'atrophie qu'amène nécessairement la grossesse.

Goître simple. — Une des conséquences les plus intéressantes de l'hypertrophie du cœur est le *goître*, ou l'hypertrophie du corps *thyroïde*. Ce goître diffère probablement dans sa nature, et certainement dans son origine, de celui qu'on observe dans quelques pays de montagnes. Laycock (1) a trouvé le goître beaucoup plus commun chez les femmes que chez les hommes ; il n'a vu que 26 hommes goîtreux sur 351 cas.

J.-L. Petit, en 1840, a reconnu l'influence de la menstruation, de la grossesse, de l'accouchement et de l'état puerpéral sur la production du goître. Sur dix femmes, Petit a observé que cette affection peut

(1) *Edinb. med. Journ.* 1863, t. IX, p. 8. (*Traducteur.*)

persister, et augmenter dans les grossesses suivantes, et que la glande peut s'enflammer et suppurer.

Le Dr E.-W. Jenks (1) a écrit une excellente monographie sur ce sujet, à laquelle nous renvoyons nos lecteurs pour supplément d'information.

Dans ces dernières années, la relation qui unit la grossesse et le goître a été généralement reconnue. Nous en avons vu, et nous avons en observation en ce moment, des exemples frappants. Guillot, en 1859, a écrit un bon mémoire à ce sujet, et Ollivier, en 1873, l'a décrite soigneusement. Il dit que le goître paraît ordinairement vers le troisième ou le quatrième mois de la grossesse. Il en décrit une forme subaiguë ou temporaire, qui ne gêne jamais la respiration, et dans laquelle le goître n'est pas le siège de battements, ce qui la distingue du goître vasculaire ou exophthalmique. Cette espèce de bronchocèle disparaît après l'accouchement. Une autre espèce peut se développer rapidement et causer des troubles sérieux. Tarnier rapporte un cas où les symptômes devinrent tellement menaçants qu'il fallut provoquer le travail; il admet que l'hypertrophie diminue un peu après l'accouchement, mais qu'elle disparaît rarement tout à fait. Notre expérience concorde entièrement avec la sienne; une fois l'hypertrophie produite, ses conséquences ne s'effacent jamais complètement.

Le goître peut se développer *lentement pendant la grossesse;* dans ce cas, l'hypertrophie est expliquée par la haute tension vasculaire qui maintient l'engorgement des vaisseaux de la glande. Il peut se développer *rapidement pendant le travail.* Indépendamment de la grossesse, on a vu de violents efforts musculaires causer le goître. Le Dr Luton (2) en donne des exemples. Sous l'influence des efforts du travail, la pression que supportent les vaisseaux du corps thyréoïde est certainement fort augmentée. Le corps thyréoïde ne sert-il pas ainsi de diverticulum, et n'épargne-t-il pas le cerveau, en recevant une grande quantité de sang?

Le gonflement, la tension, la gêne de la thyréoïde hypertrophiée présentent une augmentation à chaque menstruation. Dans un cas que nous avons suivi pendant plusieurs mois, ce gonflement périodique était fort accusé. La tumeur disparut presque entièrement lorsque la dysménorrhée, causée par une étroitesse de l'orifice externe du col eut été guérie par l'incision cervicale, aidée par un traitement général.

Graves a fait une théorie de la *boule hystérique*, qui mérite de fixer notre attention. Il rattache cette sensation à une augmentation momentanée de volume de la thyréoïde, produite par les palpitations. Elle

(1) *The relations of goitre to pregnancy and derangements of the generative organs of Women. Amer. Journ. of obst.* 1881, p. 1.

(2) *Nouveau Dict. de méd. et de chir.*, vol. XVI, p. 472.

ne dure, dit-il, pas plus longtemps que le paroxysme de la palpitation. La *boule* dont la malade se plaint lui semble souvent occuper la situation exacte du corps thyréoïde.

Macdonald conseille de défendre le *mariage* aux emmes qui souffrent d'une maladie chronique du cœur, surtout d'une sténose del a valvule mitrale, ou d'une insuffisance aortique sérieuse. La dyspnée, l'hémoptysie, les palpitations amenées par l'exercice, sont aussi des contre-indications.

Il faut défendre l'*allaitement* et les exercices violents aux femmes qui présentent cette maladie.

Goître ophthalmique, maladie de Graves et de Basedow. Le droit de Basedow à donner son nom à cette affection est primé par le droit antérieur de Graves. Avant 1825, Parry a décrit le rapport qui existe entre l'hypertrophie du cœur et celle de la thyréoïde. Graves (1) a posé les conclusions suivantes : Dans certaines circonstances, l'action cardiaque peut subir une excitation permanente, prouvée par sa rapidité, son irrégularité, et l'augmentation de sa force ; cet état s'accompagne de trois phénomènes remarquables : la turgescence du corps thyréoïde, l'augmentation du volume des artères du cou, et la saillie des globes oculaires ; on l'observe fréquemment chez les femmes, avec l'hystérie, la névralgie et les maladies de l'utérus. On ne saurait décrire plus exactement la maladie. L'augmentation de l'action cardiaque se rencontre, très accusée, dans la grossesse, pendant laquelle se produisent un grand nombre de cas.

Avec l'hypertrophie de la thyréoïde, il n'est pas rare d'observer l'exophthalmie ; ces deux accidents ont certainement la même origine ; tous les deux ont leur point de départ dans la tension vasculaire élevée de la grossesse, exagérée par l'hypertrophie et l'irritabilité du cœur. Les premiers symptômes sont les palpitations, la rapidité du pouls, qui monte jusqu'à 140, la faiblesse nerveuse. Puis viennent l'augmentation de volume du corps thyréoïde, les battements des carotides, enfin, la projection des globes oculaires. Ce dernier symptôme est souvent pénible à voir, et rappelle les yeux pédiculés de quelques crustacés.

La glande thyréoïde donne quelquefois au toucher un frémissement vibratoire, et le stéthoscope fait entendre un son musical.

Les théories avancées pour expliquer son étiologie peuvent être classées en nerveuses et vasculaires. Les deux systèmes sont certainement intéressés, et il est difficile d'assigner la priorité ou la prédominance à l'un ou à l'autre. La cause immédiate se trouve assurément dans le système vasculaire, qui apporte à la glande le sang, le *sine quâ non* de l'hypertrophie ; mais il se peut que dans certains cas le système nerveux soit engagé, et excite le cœur à chasser le sang avec une force

(1) *Diseases of the Heart.* 1854.

exagérée. Si donc le système nerveux est le premier à agir, il le fait par l'intermédiaire du système vasculaire; ainsi les nerfs peuvent causer et entretenir une action trophique. Le rôle essentiel joué par le système vasculaire est démontré par l'importante observation de Warburton Begbie (1), qui dit que l'albuminurie accompagne presque toujours le goître exophthalmique, et qu'on l'observe, non seulement à une époque avancée de la maladie, lorsque le cœur est troublé dans ses fonctions, mais déjà au début. George Johnson a observé le même rapport. Alexander Robertson, Morell Mackenzie et Meynert ont rapporté chacun un cas où la folie a succédé au goître exophthalmique.

La structure du goître n'est parfois que celle de la glande normale hypertrophiée; parfois il se forme dans la glande des kystes, qui peuvent être la suite d'effusions apoplectiques résorbées. Dans une autre forme, qu'on nomme *vasculaire*, les artères sont dilatées et sinueuses, les veines sont gonflées. Cornil dit que les vaisseaux présentent des dilatations sacciformes.

Une tumeur mal classée est le *goître emphysémateux* de Larrey, le goître *pneumo-guttural*, qui se forme au devant du cou, principalement sur les côtés du larynx. Il atteint parfois un volume considérable. Heidenreich en cite plusieurs exemples. La tuméfaction n'occupe pas exactement la thyréoïde. Nous en avons vu plusieurs cas, survenus pendant la période expulsive du travail; un d'eux sous l'influence de l'ergot.

Traitement. — Une fois parue, la maladie continuera probablement sa marche, si la cause persiste. C'est donc une question sérieuse que de décider si une femme qui a vu cette maladie progresser pendant sa grossesse, peut allaiter son enfant. Tant que la tumeur s'accroît, les chances de l'arrêter se fondent sur la possibilité de modérer l'action du cœur et d'améliorer la qualité du sang. Dans ce but, la digitale, les bromures, le fer, sont indiqués; nous pouvons affirmer leur valeur. Dans l'état chronique, l'iode et le fer sont utiles. Si la tumeur est grosse et solide, les injections d'ergotine ou d'iode, et le galvanisme donnent de bons résultats. Dans la forme kystique, on peut essayer l'aspiration et les sétons de crins pour drainer les kystes et y exciter une inflammation adhésive. Morell Mackenzie a guéri plusieurs cas par des injections de chlorure ferrique. Dans les cas de dyspnée intense, Duncan Gibb a proposé de diminuer la pression subie par le larynx, en divisant l'isthme. Dernièrement, Sydney Jones (2) a recommandé l'excision de l'isthme et a rappelé un cas de succès; l'opération a été suivie de l'atrophie de la substance glandulaire. Cette méthode remplacera certainement l'opération dangereuse de l'extirpation de la glande.

(1) *Edinb. med. Journ.* 1870.
(2) *Transactions of the Clinical Society.* 1883.

Phlébectasie, varices, hémorrhoïdes. — Ce sujet a été décrit méthodiquement par Briquet (1) et Budin (2). Les varices s'observent : 1° aux extrémités inférieures ; 2° dans les organes génitaux externes et internes ; 3° à l'anus et dans le rectum ; 4° dans l'urèthre et la vessie ; 5° sur le tronc.

1. La phlébectasie des *membres inférieurs* peut affecter les *veines superficielles* et les *veines profondes*. Les veines peuvent n'être que dilatées ou élargies et épaissies, ou dilatées inégalement, ou bien elles peuvent présenter ce qu'on a nommé la veinosité. Dans la dilatation simple ou accompagnée d'épaississement, le calibre de la veine est augmenté, mais la veine demeure cylindrique.

Dans la troisième forme, la veine est allongée et flexueuse, elle peut avoir deux ou trois fois sa longueur normale ; ses tuniques sont altérées, sa paroi moyenne est amincie par places, épaissie ailleurs ; il se forme donc des projections à l'intérieur du vaisseau, et des saillies variqueuses, semblables à des sacs anévrysmaux. Ces dilatations se trouvent au-dessus et au-dessous des valvules ; quelquefois les valvules sont repliées ou même déchirées. Les veines ainsi affectées ne peuvent fonctionner normalement, la circulation est gênée, la thrombose peut se produire. Cornil a montré qu'il se forme dans les veines un nouveau tissu conjonctif, et qu'il en résulte des sinus veineux.

Dans le cas de grosses varices, les tissus voisins sont épaissis, lardacés, et, par places, il semble que les parois minces et compressibles ont été creusées dans les tissus indurés.

Le siège habituel des varices superficielles est au niveau de la saphène interne ; parfois on en trouve le long de la saphène externe et à la partie interne de la cuisse. L'œdème n'est pas constant.

La phlébectasie peut occuper les veines profondes de la jambe. Un des symptômes, dit Verneuil, est une forte douleur dans la plante du pied ; il ne faut jamais négliger ce signe, qui paraît dans la station verticale, et disparaît dans le décubitus. La douleur peut s'expliquer par la pression subie par les nerfs. Verneuil appelle aussi notre attention sur un signe commun chez les sujets qui ont des varices ; les membres variqueux sont le siège d'une moiteur constante, et d'une abondante desquamation épidermique.

Causes. — Les varices peuvent se développer dans la première grossesse, et dans les premiers mois, mais elles sont plus communes chez les plurigestes, et plus développées dans les derniers mois. On les a attribuées à la pression de l'utérus gravide, qui sert à expliquer divers phénomènes gestatifs. Puisqu'elles peuvent exister au début de la grossesse, et même paraître pendant les règles, la pression ne peut en

(1) *Mém. sur la phlébectasie. Arch. de méd.* 1825.
(2) *Des varices chez la femme enceinte.* Thèse de concours. 1880.

être la cause essentielle; de plus, elles sont rares dans les gros kystes de l'ovaire, comme Kiwisch l'a fait remarquer. Trois facteurs au moins concourent à leur production : 1° l'augmentation du volume du sang; 2° l'accroissement de la tension artérielle et, 3° de la tension nerveuse.

Sous la pression qu'ils supportent les vaisseaux faibles cèdent, surtout ceux dans lesquels le courant centripète est exposé à être gêné, comme c'est le cas pour les veines des extrémités inférieures, sous l'influence de la grossesse. Kiwisch attribue une influence considérable à « la crase du sang » dans la grossesse.

Les *ulcérations* sont rares chez les femmes grosses; mais elles présentent parfois de l'érysipèle. L'ulcération peut ronger les parois des veines et produire une *hémorrhagie* difficile à arrêter, quelquefois même mortelle. Murat en rapporte un cas, Robert Barnes en a vu aussi un; Bryant raconte un cas où une varice se rompit sous la peau, et forma une grosse tumeur à la partie interne de la cuisse; elle se résorba.

La *thrombose* et la *phlébite* ne sont pas fréquentes dans la grossesse; mais il se forme parfois des caillots dans les veines variqueuses. Waldeyer, Cornil et Ranvier, contrairement à Virchow, affirment que le caillot ne s'organise pas, et que les modifications qu'on observe sont le résultat des changements subis par la paroi de la veine. Il se produit quelquefois de l'inflammation et de la suppuration au siège de la thrombose. Blot a décrit une cure radicale spontanée, produite de cette manière.

Traitement. — Les femmes affectées de varices larges et tortueuses ne peuvent pas supporter un exercice violent. Il est utile d'établir une compression égale avec des bas ou un bandage, pour soutenir les parois affaiblies des vaisseaux; la malade doit se soulager, en se couchant de temps en temps. Il faut noter qu'on connaît des cas où la compression des veines a paru provoquer l'avortement ou d'autres accidents. Tout en n'ignorant pas leur existence, nous ne croyons pas qu'ils doivent nous faire négliger un traitement qui rend souvent de grands services.

Martin et Spiegelberg ont cherché la guérison radicale en faisant des injections d'ergot dans le voisinage des varices. Cette méthode est douloureuse, non sans danger; son efficacité est douteuse, puisqu'il faut lui adjoindre le repos. Lorsque les varices deviennent énormes et menacent de se rompre, il peut être prudent d'en faire la ligature.

2. *Varices de la vulve et du vagin.* — On les observe surtout dans les grandes lèvres; elles forment quelquefois des masses encéphaloïdes faisant saillie parfois d'un seul côté, parfois des deux. Les varices s'observent aussi dans le vagin, sous forme de circonvolutions violettes. Dans un cas cité par R. Barnes, il en sortait hors de la vulve une masse que la femme prenait pour le pied de l'enfant; elle fut délivrée sans accident; les veines se rétrécirent après l'accouchement.

Les varices peuvent crever et donner lieu à une hémorrhagie abondante; J.-Y. Simpson rapporte un cas de mort, Tarnier en rapporte un, à la suite d'un coup sur la vulve ; Simpson un autre, dans lequel l'hémorrhagie, causée par le coït, faillit coûter la vie à la malade. On a vu les varices crever pendant le travail, et donner lieu à une hémorrhagie.

L'hémorrhagie peut aussi venir du clitoris déchiré. Si la rupture se fait sous la muqueuse, et si celle-ci n'est pas déchirée, le sang s'amasse dans le tissu conjonctif et forme un *thrombus*. Nous étudierons à propos cet accident de l'hémorrhagie. Lorsque l'hémorrhagie vient de la rupture de varices vaginales pendant la grossesse, le tamponnement donne de bons résultats.

Il peut aussi se former des varices *dans le col;* nous les décrirons en parlant de l'hémorrhagie.

Varices des ligaments larges. — Sous l'influence de la menstruation, le plexus utéro-ovarien devient parfois tortueux, et les vaisseaux surdistendus peuvent crever, et former une sorte d'hématocèle rétro-utérine. Ces varices sont plus fréquentes et plus considérables dans la grossesse; elles peuvent aussi causer une hématocèle rétro-utérine. C'est probablement ce qui s'est passé dans le cas cité plus loin. Au début de la grossesse, l'état variqueux du plexus utéro-ovarien peut quelquefois être reconnu par le toucher rectal.

Les varices des ligaments ronds ont été notées par Haller; on les observe à l'origine des veines de ce ligament. Sappey dit qu'elles sont le résultat de la compression que subissent les larges veines qui ramènent le sang au cœur.

3. *Varices anales et rectales.* — *Hémorrhoïdes.* — On les observe pendant la grossesse et le travail. Budin affirme que lorsqu'elles se produisent pendant la grossesse, c'est presque toujours à la suite de la constipation. Nous croyons qu'il ne tient pas assez compte de l'influence de la tension vasculaire élevée et de l'engorgement général des vaisseaux pelviens, si caractéristiques de la grossesse. On peut, *à priori*, s'attendre à ce que les veines hémorrhoïdales, qui sont disposées à former des varices même en dehors de la grossesse, subiront la même dilatation sous l'influence de la turgescence vasculaire, si marquée et si rapide, de la gestation. Nous croyons qu'il en est ainsi. Les hémorrhoïdes, plus ou moins gênantes, sont très communes, même chez les primigestes. La constipation joue cependant un rôle important dans leur production. Duret décrit un système de *veines dérivatives*, qui emportent des veines hémorrhoïdales l'excès du sang qu'elles renferment lorsqu'elles sont comprimées. Ainsi, dit-il, pendant la défécation normale, le sang est retenu dans les vaisseaux hémorrhoïdaux ; ils sont gonflés ; au moment où le sphincter se relâche pour laisser passer le bol fécal, le sang, soumis à une forte pression, s'échappe promptement par les canaux de

dérivation, dans les veines hémorrhoïdales externes, et de là dans le système de la veine cave inférieure. Dans les cas de constipation, ce n'est pas seulement la pression des matières qui cause les hémorrhoïdes, mais surtout les violents efforts que font les malades, et qui amènent une distension des parois de la veine cave et surtout des veines hémorrhoïdales. Puis, comme les efforts sont souvent infructueux, le sphincter ne s'ouvre pas, et la stagnation du sang dans les veines hémorrhoïdales internes augmente, surtout dans leur réseau et dans leurs ampoules. Fordyce Barker dit que la diarrhée a le même effet. La diarrhée et le ténesme, avec ses efforts, peuvent agir de même.

Les hémorrhoïdes de la grossesse sont fort pénibles; elles peuvent saigner très abondamment. On connaît des cas où l'hémorrhagie a été mortelle.

Il est utile de compléter l'histoire des hémorrhoïdes en décrivant rapidement l'*influence du travail* sur elles. Au moment du travail, on voit souvent des hémorrhoïdes sortir de l'anus. Tout concourt à ce moment à leur production ou à leur aggravation. La tête presse sur les parois du rectum et celles du bassin, de façon à ralentir beaucoup la circulation et à dilater les vaisseaux hémorrhoïdaux; les efforts expulsifs augmentent cette dilatation; lorsque la tête distend le périnée, les veines hémorrhoïdales subissent une compression directe, l'anus s'ouvre et découvre la muqueuse rectale; on voit quelquefois les veines dilatées sous la forme de vraies ampoules gorgées de sang, et comme prêtes à éclater.

Traitement. — Aussitôt après l'accouchement, les hémorrhoïdes peuvent rentrer dans le rectum, mais il se passe souvent quelques jours avant qu'elles y rentrent, et, tant qu'elles sont retenues au dehors, elles sont étranglées, gonflées et douloureuses.

Dans le cas d'une déchirure du périnée, menaçant d'intéresser de gros vaisseaux hémorrhoïdaux, il faut faire une incision sur l'un des côtés du périnée.

Chacun reconnaît la nécessité d'éviter la constipation. Pendant la grossesse, nous n'avons rien trouvé de plus utile que la poudre de réglisse composée de la pharmacopée allemande (1). Il faut l'administrer régulièrement, afin de maintenir l'habitude d'une selle quotidienne. Fordyce Barker conseille de se garder de l'huile de ricin, qui, dit-il, expose aux hémorrhoïdes (2). Suivant son avis, nous ne l'avons jamais donnée dans ces cas, depuis plusieurs années, mais il se peut que les

(1) Follicules de sené 2; racine de réglisse pulv. 2; fenouil pulv. 1; soufre lavé 1; sucre pulv. 6; *Misce*. Le codex allemand donne cette préparation sous le nom de *pulvis pectoralis;* Dorvault, de même. Je me suis fort bien trouvé des pilules connues sous le nom de *pilules Deville*, qui, je crois, contiennent un peu de belladone. (*Traducteur.*)

(2) Elle peut, du reste, avoir un effet excitant sur l'utérus. (*Traducteur.*)

soins qu'on apporte maintenant à sa préparation l'aient débarrassée de ses propriétés irritantes. L'extrait aqueux d'aloès associé à la belladone est un laxatif fort utile. Nous ne pouvons pas nous louer des eaux minérales à la mode ; elles sont cependant parfois utiles pour accélérer l'effet des autres remèdes.

Lorsque la turgescence est considérable, et que les hémorrhoïdes sont étranglées, on applique souvent des sangsues. Nous sommes arrivés à la conclusion qu'il faut y renoncer. Ce sont des animaux peu intelligents, refusant souvent de mordre où il faudrait; on ne sait guère la quantité de sang qu'elles tirent; elles peuvent être malpropres, et porter avec elles l'infection. Ils vaut mieux scarifier avec une lancette propre; la lancette fait exactement ce que l'on veut, le mieux et le plus sûrement possible. Barker recommande la dilatation forcée de l'anus pendant l'anesthésie, après l'expulsion du fœtus, pour faciliter la réduction des hémorrhoïdes externes.

4. *Les varices de l'urèthre et de la vessie* s'observent quelquefois ; elles ont été bien décrites par Winckel et Skene.

5. *Varices du tronc.* — On en voit quelquefois dans le voisinage des seins, sur les parois abdominales et dans la région fessière.

En résumé, il faut se rappeler les conditions ordinaires qui gouvernent toutes les formes de phlébectasie : l'augmentation de la masse du sang, l'élévation de la tension nerveuse et vasculaire, la tendance à la turgescence veineuse et capillaire. C'est là que nous devons chercher les indications du traitement. Les alcalins, les sédatifs, la digitale, les bromures et les laxatifs doux seront presque toujours utiles ; dans les cas graves, il faudra faire une saignée ; ce remède a une efficacité suprême pour a aisser la tension vasculaire, et, par suite, pour faire cesser une pression dangereuse.

Anémie pernicieuse progressive. — J.-J. Bischoff (1) a rapporté un cas très net de cette maladie. Une jeune femme mal nourrie, fut prise, peu après avoir conçu, de vives douleurs dans le ventre ; ses forces déclinèrent, elle perdit du sang très puant. Au bout d'un mois, elle avait le facies d'une anémie profonde, de l'œdème des jambes, le pouls battait 96, le thermomètre marquait 38°,2, la respiration avait une mauvaise odeur ; la malade avait l'air épuisé. On enleva du vagin des fragments de l'œuf. Alors les gencives commencèrent à enfler, à s'amollir, à s'infiltrer et à saigner ; les vomissements et l'indigestion parurent. Il n'y avait pas d'augmentation du volume de la rate, pas de frisson, pas d'élévation de la température suffisante pour faire croire à une septicémie ; la perte sanguine était trop faible pour expliquer l'anémie. Elle succomba six semaines après la date probable de la conception.

(1) *Correspondenz-Blatt f. Schweiz. Aerzte.* 1879.

L'autopsie révéla un œdème des poumons, de nombreuses ecchymoses punctiformes dans les deux ventricules ; le cœur droit et le gauche contenaient un peu de sang rose-pâle, et des caillots pâles ; le cœur était très gros, et présentait des plaques graisseuses. Reins fort anémiés, rate non augmentée. Tout prouvait une anémie extrême, et faisait conclure qu'une oligocythémie antérieure, qui ne produisait que peu de troubles dans les conditions ordinaires, était devenue pernicieuse à la première épreuve que l'organisme traversait.

La leucocythémie peut se produire dans la grossesse. Les principaux traits sont bien tracés dans le résumé de trois cas rapportés par R. Paterson (1). Deux de ces femmes étaient primigestes ; les vomissements furent excessifs pendant les premiers mois : vers la fin de la grossesse, la peau devint de plus en plus jaune et blafarde, il n'y avait pas de bile dans l'urine ; puis le foie et la rate grossirent, les glandes du cou se gonflèrent, le pouls s'accéléra, la fièvre hectique se déclara. Le travail fut normal, les enfants vinrent vivants, robustes ; les accouchées eurent une abondante hémorrhagie. Quelques jours après, leur état devint mauvais, la peau prit une teinte bronzée, elle devint chaude, le grossissement du foie, de la rate et des ganglions augmenta beaucoup. La mort fut causée chez les deux primipares par l'asphyxie due au gonflement des glandes du cou. Il y avait un globule rouge pour quatre blancs. Paterson recommande de prendre garde à la couleur blafarde de la peau dans la grossesse, et à l'accroissement de la rate et du foie, et d'examiner le sang avec le microscope.

Poumons. — L'asthme peut s'aggraver beaucoup dans l'épreuve de la grossesse et du travail.

Hémorrhagies. — Des altérations sanguines et circulatoires à l'hémorrhagie, la transition est toute naturelle et facile. Sous une tension artérielle et une congestion capillaire considérables, le sang rompt ses vaisseaux. Nous décrirons dans un chapitre à part les hémorrhagies de la grossesse les plus communément étudiées, celles qui ont le plus de rapport avec l'œuf et l'utérus. Celles que nous allons étudier sont celles qui se font en d'autres parties du corps, éloignées du siège de la grossesse. On peut les classer ainsi : 1° hémorrhagie des muqueuses ; 2° de la peau ; 3° des cavités séreuses ; 4° des parenchymes organiques du cerveau, de l'œil, des poumons, des reins, du foie, de la rate.

Les hémorrhagies à la surface des muqueuses sont à la fois les plus communes et les moins dangereuses. Comme Trousseau l'a fait remarquer, toutes les hémorrhagies physiologiques se font sur des muqueuses. En étendant un peu cet aphorisme, nous pouvons affirmer qu'un grand nombre des hémorrhagies de la grossesse ont un but phy-

(1) *Edinb. med. Journ.* 1870.

siologique direct, que, si elles se font sur une surface muqueuse, elles sont en grande partie conservatrices dans leur tendance, et font au médecin un reproche d'avoir abandonné sa lancette, et que, si elles se font dans des cavités séreuses, elles n'en sont pas moins conservatrices dans le principe, mais qu'une *erreur de lieu* les rend dangereuses ou même fatales.

Nous avons vu bien des hémorrhagies du *canal alimentaire* pendant la grossesse, sous forme de vomissement (*melæna*), ou de perte d'un sang rutilant par le rectum. Les hémorrhoïdes saignent souvent, mais nous parlons maintenant des cas où le sang venait de plus haut. Quelquefois la perte était assez considérable pour produire une anémie profonde. Nous avons aussi vu des cas d'effusion sanguine dans la *vessie*, et nous avons déjà signalé la disposition aux hémorrhagies rénales dans l'état préalbuminurique et albuminurique.

L'*hémorrhagie des bronches* et des ramuscules bronchiques n'est pas rare. Cet accident cause une alarme sérieuse : hémoptysie passe presque pour synonyme de phthisie ; mais nous avons noté bien des cas où une hémoptysie abondante s'est produite dans plusieurs grossesses successives, et a cessé avec la gestation. Nous pouvons en citer un en particulier. En mars 1872, nous vîmes une jeune dame, alors enceinte de six mois ; c'était sa première grossesse ; elle crachait du sang, elle avait chaque matin la bouche pleine d'un sang rutilant et écumeux. Les bruits respiratoires étaient un peu plus intenses dans les deux poumons, il n'y avait pas de murmure expiratoire ; la malade avait des palpitations et un léger souffle anémique ; les pieds et les mains étaient enflés. La digitale amenda un peu les symptômes, mais ils ne disparurent complètement qu'au moment de la délivrance. La malade a eu dès lors quatre enfants, et les accidents ont reparu à chacune de ses grossesses ; pendant la gestation, le sphygmographe accusait une tension exceptionnellement élevée. Elle est maintenant, dix ans après les premiers accidents, très forte, et ne présente aucun signe de phthisie.

L'*épistaxis* n'est pas très rare.

Les *hémorrhagies sous-conjonctivales* s'observent quelquefois. Nous ne nous souvenons pas d'avoir vu d'hémorrhagie à la surface libre de la conjonctive ; le siège de l'effusion est dans les couches conjonctivales ou dans le tissu connectif sous-jacent.

A cette classe d'hémorrhagies appartiennent les effusions sanguines de la muqueuse, au fond du vagin et dans le col utérin. Cette région est non seulement soumise à la tension vasculaire générale de tout le système, mais elle se trouve dans la sphère spéciale d'attraction du sang, dont l'utérus est le centre. Nous les décrirons en détail en parlant de l'avortement et des hémorrhagies utérines de la grossesse.

Il est intéressant de remarquer que des hémorrhagies semblables, venant des muqueuses, se produisent sous l'influence de la menstruation, état analogue à la grossesse.

La nature nous indique le moyen par lequel l'excès de tension peut être soulagé. Ces hémorrhagies agissent principalement comme des régulateurs de la machine circulatoire. A leur défaut, ou à défaut d'autres régulateurs, la femme court un danger imminent d'hémorrhagies internes ou d'autres catastrophes.

L'*hémorrhagie de la peau* a été observée sous la forme d'un suintement, mais elle se présente plus souvent sous la forme d'une rupture des veines variqueuses.

La *purpura hœmorrhagica* s'observe lorsque la grossesse se complique de variole.

Hémorrhagie des cavités séreuses. — Nous ne parlons pas des cas d'hémorrhagies dans le péricarde ou la plèvre, mais nous en connaissons, où d'abondantes effusions sanguines se sont faites dans le péritoine. Le sang venait des plexus utéro-ovariens, qui crevaient comme les veines variqueuses cèdent sous une pression devenue soudainement excessive. Dans un cas, l'effusion se fit rapidement au septième mois de la grossesse ; le sang s'enkysta, et la grossesse alla à terme. Lorsque le travail commença, une tumeur ferme, située derrière le segment utérin inférieur, s'opposait au passage de la tête ; bientôt un gros caillot écrasé sortit à travers une déchirure du fond du vagin, qui avait cédé sous l'effort expulsif. La malade se remit.

Bernutz rapporte un cas d'*hémorrhagie dans le péritoine*, accompagnant une jaunisse aiguë chez une femme enceinte. Nous reviendrons sur la tendance hémorrhagique de cette dangereuse maladie.

Nous n'avons guère à considérer ici l'hémorrhagie venue de la rupture d'un sac gestatif tubaire ou ectopique.

Hémorrhagie dans la cavité séreuse du cerveau. — Quoiqu'elle puisse s'observer indépendamment de l'albuminurie, il faut tenir compte des rapports de ces deux maladies. Nous renvoyons le lecteur à la section de cet ouvrage qui traite de l'albuminurie et de l'apoplexie.

Apoplexie pulmonaire. — Dans des conditions semblables, il peut se produire des effusions sanguines dans la substance des poumons. Dans quelques cas, il est probable que la première effusion se fait dans les ramuscules bronchiques et dans les cellules aériennes ; mais celles-ci se rompent, et le sang envahit le parenchyme pulmonaire. Nous l'avons observé dans des cas où il n'y avait aucun soupçon de tubercules ; dans d'autres cas, les poumons étaient malades.

L'*apoplexie placentaire*, qui présente quelques points d'analogie avec celle des poumons, sera étudiée avec les maladies du placenta.

Hémorrhagies parenchymateuses. — Ce qui a été dit sur les effusions sanguines dans la séreuse de l'encéphale s'applique peut-être *à fortiori* à l'hémorrhagie dans la substance cérébrale. Cependant quelques cas sont liés à l'embolie. Sans doute, la thrombose et l'embolie sont surtout des accidents puerpéraux. Les hémorrhagies simples, analogues à celles que nous avons vues se faire sur les muqueuses et sur les séreuses sont plus caractéristiques de la qualité du sang et de la dynamique circulatoire qui existent dans la grossesse.

Ces hémorrhagies parenchymateuses du cerveau peuvent se produire :

1° Sous l'influence d'un excès de tension vasculaire. Nous en avons vu un cas mortel, à trois mois de grossesse ;

2° Sous l'influence de l'effort momentané qui expulse le fœtus ;

3° Sous l'influence d'une hypertrophie du cœur concomitante, ou d'autres affections modifiant la qualité du sang ou la dynamique circulatoire.

Pertes séreuses ou aqueuses. — Il n'est pas rare d'observer des pertes aqueuses pendant la grossesse. Le liquide vient surtout du col, quelquefois de la cavité déciduale, et, à une période avancée de la grossesse, la perte peut être due à un suintement à travers les membranes, ou même à une rupture de l'œuf. Ces pertes ont reçu le nom d'*hydrorrhœa gravidarum*. Les glandes du col hypertrophiées peuvent laisser échapper en peu de temps une grande quantité de liquide. Sans entrer dans une discussion critique des diverses théories proposées pour l'expliquer, nous nous bornerons à constater que le liquide paraît bien pouvoir provenir des trois sources indiquées ci-dessus.

1° *Perte venant du canal cervical.* — Dans un cas que nous avons observé de près, l'hydrorrhée, dont la quantité montait jusqu'à un demi-litre et plus chaque jour, se produisit pendant les trois derniers mois de la grossesse ; elle venait certainement du col. D'autres cas, en dehors de la grossesse, prouvent que les glandes cervicales peuvent sécréter une grande quantité de liquide, et qu'il n'est pas en général nécessaire de chercher plus haut sa source. Cette sécrétion cervicale est analogue à la salivation et au pyrosis de la grossesse. Tout le système glandulaire est fort actif pendant la gestation ; les glandes du col surtout sont développées, puisqu'elles se trouvent dans la sphère de l'activité vasculaire.

2° *Origine déciduale.* — Dubois dit que l'hydrorrhée est le résultat de la séparation des membranes de l'utérus, et que les vaisseaux laissent échapper le sérum. Cette théorie s'applique probablement aux cas d'hydrorrhée des derniers mois. Pour celle des premiers, nous croyons que la théorie d'Hégar (1) est plus exacte. Il a décrit les glandes de la muqueuse au sixième mois, et il croit que leur disparition soudaine

(1) *Monatssch. f. Geburtsk.* 1863.

dans les mois suivants est peu probable. Dans un cas d'hydrorrhée au commencement du huitième mois, il a trouvé dans la caduque vraie un corps glandulaire énormément développé. A la base de cette glande, il a vu une hypertrophie générale de la caduque et de ses glandes, qui donnaient une sécrétion exagérée. Dans un cas rapporté par Graef (1) la malade eut des pertes aqueuses répétées dans les trois derniers mois; l'utérus s'élevait et s'abaissait au fur et à mesure de l'accumulation et de l'évacuation du liquide. Les membranes ne présentaient aucune fissure. Graef regarde ce cas comme une hydrorrhée catarrhale.

Dans ces deux cas, le liquide diffère du liquide amniotique.

3° *Perte amniotique.* — Nous avons dit que, sous l'influence de la pression, le liquide peut *transsuder* à travers les membranes. Il est certain que dans bien des cas d'hydrorrhée, dont la source ne put pas être trouvée dans les glandes cervicales, les membranes demeurèrent intactes, et que les lois hydrostatiques permettent un suintement rapide. Dans quelques cas, l'explication est différente. L'amnios peut former au-dessous du chorion plusieurs couches, laissant entre elles des espaces remplis d'un liquide séreux. Les plus externes de ces couches peuvent se rompre, et laisser échapper leur contenu, la couche interne demeurant intacte jusqu'au moment du travail. La plupart des musées possèdent des préparations où l'on voit cette structure lamellaire de l'amnios. Il se peut aussi que toute l'épaisseur des membranes cède, sans que le travail commence aussitôt.

4° Le liquide peut provenir d'une *dégénérescence hydatidiforme de l'œuf.*

5° La perte peut venir d'*une excroissance en chou-fleur* de la portoin vaginale. Ces pertes peuvent être fort embarrassantes ; elles éveillent la crainte d'un avortement ou de l'accouchement prématuré. On appelle en hâte le médecin, parce que « les eaux ont percé ». Si, à l'examen, il trouve le col fermé, un peu ouvert, il peut attendre ; à plus forte raison, s'il perçoit le ballottement, qui lui prouve que le fœtus flotte encore dans l'utérus, et, s'il n'y a pas de douleurs actives, il peut rentrer chez lui, et attendre tranquillement qu'on le rappelle. Il faut toujours examiner dans ces cas.

L'*hydrorrhœa puerperarum* sera décrite en sa place.

Métrorrhée séreuse. — Chassinat (2) désigne sous ce nom la perte d'un liquide jaune transparent, à une époque plus ou moins avancée de la grossesse. Ruysch, Röderer, Dance, l'ont attribuée à la rupture des vaisseaux lymphatiques, ou à des hydatides du col ou du fond de l'utérus; Stuart, Böhmer, Sigwart, croyaient que ce liquide vient d'un œuf abortif; Delamotte et Cruveilhier, d'un kyste situé près de l'œuf;

(1) *Jenaische Zeitschrift.* 1865.

(2) *Gazette méd. de Paris.* 1858. *Monat. f. Geburtsk.*, juin 1860.

Cazeaux, de l'espace compris entre l'amnios et le chorion ; Astruc, Deleurye, Puzos, Gregorini, P. Dubois, Devilliers neveu, et Nægelé, de la surface interne de l'utérus, et qu'il est sécrété par la surface externe de l'œuf. Dubois dit que cette hydromètre est le résultat de la séparation des membranes d'avec l'utérus, et que les vaisseaux laissent échapper le liquide.

Sa quantité est ordinairement plus abondante que celle des *eaux;* il n'a pas d'odeur, il ressemble au sérum du sang ou au liquide des effusions séreuses dans le sac péritonéal. Sa présence n'empêche pas la continuation de la grossesse.

Désordres du canal alimentaire. — Nous pouvons compléter l'histoire des pertes aqueuses, en étudiant celles qui se produisent dans le canal alimentaire. Commençons par la *salivation :* parmi les glandes qui présentent une énergie exagérée pendant la grossesse (1), les glandes salivaires se font remarquer par leur activité. La salive est habituellement produite en quantité plus considérable, mais, dans certains cas, les glandes salivaires sont excitées à l'excès. Lorsqu'une activité de ce genre a commencé à se manifester dans un organe glandulaire, il devient un centre d'énergie, de sorte que le processus dont il est le siège devient puissant et permanent. La quantité du liquide ainsi produit est quelquefois énorme, suffisante pour affaiblir l'organisme. Tant qu'elle ne dépasse pas certaines limites, on peut la regarder comme un dérivatif et un évacuant naturels qui diminuent la masse sanguine et régularise la tension nerveuse et vasculaire. Mais, comme on l'observe dans d'autres phénomènes naturels de la grossesse, l'équilibre se fait aisément. Une dame vint un jour nous consulter, tenant sous un châle un pot d'un demi-litre et plusieurs mouchoirs dont elle se servait à chaque instant; elle nous assurait qu'elle remplissait ce pot plusieurs fois par jour. Les parotides et les sous-maxillaires étaient gonflées et douloureuses; la malade était amaigrie et anémique ; elle était grosse de cinq mois environ. Elle avait subi divers traitements, sans succès, à Birmingham ; nous ne fûmes guère plus heureux. Les remèdes essayés furent les opiaces, le bismuth, le kina et d'autres astringents, le borax, le chlorate de potasse, la belladone (2).

Le liquide rendu par la bouche peut venir en partie du pancréas et de l'estomac.

La salivation de la grossesse diffère du ptyalisme hydrargyrique par l'absence de la fétidité. La muqueuse buccale est parfois tuméfiée et

(1) Galippe a trouvé que la salive des femmes enceintes est acide (V. *Gazette des hôpitaux*, 1885, p. 131). (*Traducteur.*)

(2) Quoique je n'aie pas l'expérience de ces cas rares et extrêmes, je me suis bien trouvé, dans des cas de salivation abondante, de l'emploi des bromures. (*Traducteur.*)

congestionnée; les gencives sont rarement douloureuses, spongieuses, ou ulcérées.

Dewees a guéri une femme par un régime uniquement animal.

Une méthode thérapeutique consiste dans l'établissement d'un flux dérivatif, par exemple dans l'administration des cathartiques hydragogues. Les lotions créosotées ont donné de bons résultats.

Pyrosis. — Quelquefois ce sont les *glandes gastriques qui sécrètent trop abondamment.* C'est sans doute l'action réflexe qui amène le vomissement qui porte l'excitation de ce côté. Le vomissement ramène presque toujours plus ou moins de mucus séreux, mais parfois la quantité est énorme, et monte jusqu'à un litre ou un litre et demi par jour. Nous avons étudié ce sujet comme un accompagnement du vomissement, et nous ne faisons que le mentionner ici à côté des autres supersécrétions.

Diarrhée. — Parfois le courant de l'énergie nerveuse et vasculaire se dirige sur le canal intestinal, et produit la diarrhée aqueuse. Elle peut être causée par une matière irritante, par les influences épidémiques, ou être la suite d'un refroidissement. Elle peut être due à la septicémie, comme lorsqu'elle accompagne le vomissement incoercible. Mais, dans bon nombre de cas, le flux a une origine physiologique.

Ces pertes aqueuses, venues de l'utérus, de l'estomac ou de l'intestin, obéissent aux mêmes lois qui déterminent les hémorrhagies, dans d'autres cas. En quantité modérée, elles règlent la tension nerveuse et vasculaire; en excès, elles ont un caractère morbide et présentent le danger d'une maladie; elles peuvent épuiser à tel point la force de la malade, que le médecin soit amené à considérer la nécessité de provoquer le travail. Si nous en croyons notre expérience, elles causent rarement l'avortement. On peut essayer les remèdes qui abaissent la tension vasculaire et nerveuse, la digitale, la belladone, les bromures. Le bismuth, le plomb, l'ipécacuanha, rendent quelquefois des services; nous en sommes quelquefois réduits à un traitement empirique. Avant d'en venir à la provocation du travail, on doit essayer la méthode de Copeman, la dilatation du col; nous l'avons trouvée utile (1).

Constipation. — Outre les troubles alimentaires constitués par des pertes, nous devons examiner la *constipation*, cette compagne désagréable de la grossesse. Nous devons la traiter de bonne heure, sinon même la prévenir. L'exercice, le régime, les laxatifs doux, les lavements, s'il le faut, l'*habitude* d'une selle quotidienne, peuvent éviter un grand mal.

Affections du foie. — Ces affections, encore imparfaitement connues, tiennent une grande place dans la pathologie de la grossesse. Nous

(1) Les cautérisations du col avec le nitrate d'argent ont réussi dans quelques cas. (*Traducteur.*)

avons vu que Tarnier décrit une forme particulière de modification graisseuse, comme étant l'état normal. Cet état, que nous avons constaté nous-même, diffère tellement de l'état de santé habituel, que, sous l'influence de la moindre augmentation de travail, la limite entre la physiologie et la pathologie est aisément franchie. Et le supplément de travail qui retombe sur le foie est énorme. Si sa capacité fonctionnelle est surtaxée, il en peut resulter des troubles dans l'accomplissement de ses devoirs : 1° dans la sécrétion de la bile ; 2° dans sa fonction glycogénique ; 3° dans l'excrétion de la cholestérine.

Robin a reconnu deux organes distincts dans le foie ; un organe biliaire et un organe glycogénique. Austin Flint (1) a prouvé expérimentalement l'excrétion cholestérique. Il est probable que ni l'une ni l'autre de ces fonctions ne peut être troublée sans que l'autre ne s'en ressente ; mais nous devons les étudier séparément.

1. *Fonction biliaire.* — C'est celle qui est le plus facile et le plus fréquent de voir dérangée. Les deux principales formes de dérangement sont : la *jaunisse simple* et la *jaunisse maligne*, associée avec l'atrophie jaune aiguë. La première est essentietlement fonctionnelle, la seconde dépend d'une maladie organique.

2. *Fonction glycogénique ;* elle présente aussi deux dérangements principaux : l'*excès simple de formation glycosique*, qu'on observe dans l'urine, et une forme dans laquelle la balance physiologique est renversée, et se développe une condition analogue au *diabète sucré.*

3. L'*excrétion cholestérique* est probablement sujette à une obstruction de degré variable. Dans le moins élevé, la guérison se fait, soit par un effort heureux du foie, soit par un travail compensateur exécuté par les autres organes. Dans les formes plus graves, l'organisme peut succomber à la variété de toxémie que Flint appelle *cholestérémie.*

Il n'est guère possible de se figurer le foie luttant seul ; tous les organes sécréteurs et excréteurs agissent solidairement. Ainsi, lorsque le foie est oppressé, les reins ressentent la gêne et souffrent, et les modifications du sang causées par les troubles hépatiques se compliquent de celles qui résultent du travail défectueux fait par les reins.

Jaunisse simple de la grossesse. — En voici un cas typique, qui l'éclairera parfaitement. Une jeune dame, L. H., devint grosse aussitôt après son mariage, et ne tarda pas à souffrir beaucoup de vomissements ; elle avait de temps en temps des attaques bilieuses, accompagnées de constipation, de douleur dans le côté droit, et d'une effusion soudaine de bile sous la peau, de langueur, d'affaissement, de céphalalgie : elle s'en remettait au moyen d'une diète légère et d'une purgation saline. La

(1) *Physiology.*

teinte ictérique ne disparut jamais entièrement depuis le commencement de la grossesse. Le travail commença normalement, le deux cent soixante-treizième jour après le mariage. L'enfant vint vivant, bien portant, et ne présentait pas de symptôme ictérique. L'allaitement se fit normalement. Le dixième jour après l'accouchement, éclata une éruption d'urticaire sur le tronc, les bras et les jambes, qui disparut en trois jours. La malade se remit parfaitement; elle a eu dès lors plusieurs enfants sans accident. Elle n'avait qu'un trouble fonctionnel du foie. Ficinus (1) raconte un cas où la jaunisse a reparu dans quatre grossesses successives.

Le cas suivant montre une autre forme de dérangement de la fonction hépatique. Une jeune dame, Mme A. C., fit une fausse couche peu après son mariage. Dans les cinq ou six premiers mois de sa seconde grossesse, elle souffrit beaucoup de vomissements. Pendant le septième mois, elle fut très fatiguée par des coliques et de la diarrhée; il se forma des groupes d'ulcères aphtheux dans la bouche; la cavité buccale était par moments si douloureuse que la malade ne pouvait manger; elle s'émacia et devint anémique. L'acide nitrique, la cusparia et le laudanum modérèrent la diarrhée; le peracétate de fer lui fit beaucoup de bien. Cependant, durant le dernier mois, elle avait chaque jour une ou deux selles décolorées, la peau avait une teinte ictérique marquée. L'accouchement eut lieu à terme, facilement; l'enfant était bien portant. Le lendemain, les selles, blanches jusque-là, étaient formées presque uniquement de bile. L'accouchée se trouva mieux, mais elle eut bientôt une excitation fébrile, qui dégénéra en une manie violente. Elle fut séquestrée pendant quelque temps, se remit complètement, et a eu depuis lors des enfants sans accident.

Le *prurit* est une complication pénible de la grossesse; parfois la démangeaison est insupportable.

Le *traitement* de cette forme est très simple : les altérants, les mercuriaux et les alcalins sont indiqués; la question de l'accouchement prématuré ne se pose que s'il se présente des symptômes urgents.

Le cas suivant, encore inédit, est un cas typique d'*atrophie jaune aiguë du foie*. En 1863, nous vîmes en consultation avec le Dr Asher Mme J., âgée de trente-cinq ans. Elle avait eu plusieurs grossesses normales. Elle n'a pas souffert beaucoup de vomissements jusqu'au cinquième mois de sa grossesse actuelle; à cette époque, les vomissements devinrent très pénibles, et furent suivis d'une jaunisse et d'une profonde prostration. Le 15 septembre, la teinte ictérique était fort accusée; le pouls battait 80; il avait été plus élevé et variable. La malade était languissante, prostrée, mais avait toute son intelligence et répondait aux ques-

(1) *Zur Casuistik des Icterus Gravidarum*, *Monatssch. f. Geburtsk.*, 1863.

tions. L'utérus, très mobile, remontait à moitié chemin de l'ombilic. L'orifice regardait vers le sacrum; l'utérus occupait sa position normale et n'exerçait de pression nulle part. Les selles étaient rares et argileuses, l'urine fortement colorée. Nous remîmes à plus tard la question de l'accouchement prématuré. Le lendemain, la malade était presque dans le coma ; elle tirait cependant lentement sa langue quand on le lui ordonnait; elle n'avait pas parlé. Elle s'asseyait de temps en temps; les pupilles, dilatées, se contractaient sous l'influence de la lumière. Quelques heures auparavant, le Dr Asher avait trouvé les pupilles très irritables; elles se contractaient rapidement à la lumière. L'ictère était plus intense sur la face et le cou, peu marqué aux mains et aux pieds ; la malade n'a pas vomi depuis la veille au soir. Nous nous décidâmes à provoquer l'accouchement, et nous ponctionnâmes les membranes. Le liquide amniotique était d'un jaune intense. A 10 heures du soir, la coloration de la peau était plus foncée, le coma plus profond, les bras étaient agités convulsivement. L'examen vaginal l'inquiétait et la faisait souffrir. Le liquide amniotique était complètement évacué; l'utérus était contracté sur le fœtus, mais l'orifice n'admettait qu'à peine le bout du doigt. Pas de douleur dans la région hépatique; la pression digitale sous les cartilages ne découvre pas le foie. Nous extrayons 10 onces d'urine pour l'examiner. Le 17, à 8 heures et demie, la malade s'affaiblit, le pouls bat 120; la teinte ictérique est encore plus foncée, et plus marquée aux extrémités, les pupilles sont dilatées, elles répondent encore faiblement à la lumière. La malade succombe peu après.

Elle n'avait aucun motif connu de tristesse, mais elle avait eu dès le début la conviction inébranlable que sa maladie l'emporterait. Dans sa maladie, elle ne perdit jamais de sang par les selles; mais, une semaine avant le début, elle avait eu une forte hémorrhagie par le rectum; elle avait eu des hémorrhoïdes. Pendant son ictère, elle vomit fréquemment une grande quantité de mucus sanglant. Un mois avant le début de la maladie, elle eut de la langueur, et de la douleur dans l'hypochondre *gauche*, et de la démangeaison à la peau.

Le Dr Letheby examina l'urine et la trouva d'un jaune vert foncé, trouble; elle déposait un sédiment jaune sale, elle avait une odeur particulière putride, comme celle d'une urine mêlée à de la bile en putréfaction. Densité : 1018, 2. Elle contenait 3,32 p. 100 de matières solides, le résidu ressemblait à un mélange de bile et d'extrait d'urine; il était déliquescent; incomplètement inciméré, il donna 0,78 d'une substance saline blanche. Sa cendre n'était pas alcaline, elle consistait principalement en chlorure de sodium, avec un sulfate alcalin et du phosphate de chaux. L'urine elle-même était un peu acide; l'acide nitrique y développait les réactions de la bile; l'acide chlorhydrique lui donnait une belle couleur verte; le réactif de Pettenkofer lui faisait prendre une belle couleur rouge. Le microscope découvrit dans le dépôt de nombreux globules gras, des globules incolores de leucine, et des globules jaunes de la même substance, agglomérés et consistant en des lamelles concentriques, semblables à de petits calculs prostatiques. Elle contenait aussi de nombreux globules jaunes de tyrosine, quelques-uns lisses à la surface, d'autres couverts de petits cristaux aigus, et une grande quantité d'une matière granuleuse d'un jaune pâle, enfin de larges touffes d'urée en cristaux, du sel commun et de l'urée. Avec l'acide chlorhydrique, elle donnait des cristaux d'acide urique, comme l'urine normale.

L'analyse complète de l'urine donne à ce cas un intérêt particulier. Son histoire est assez détaillée pour présenter un bon tableau de la marche de cette cruelle maladie. Rien ne pouvait faire soupçonner une maladie sérieuse du foie ou des reins, avant que l'attaque ait éclaté. Son début n'a été précédé par aucun symptôme prémonitoire, sauf l'hématémèse et la perte sanguine rectale. La coloration ictérique, de plus en plus foncée, le coma progressif, la marche rapide des symptômes vers une une issue fatale, sont des faits observés dans d'autres cas. La disposition à l'hémorrhagie est caractéristique; dans un cas il se produisit une hématocèle rétro-utérine. Dans deux autres cas observés par R. Barnes, l'un chez un jeune homme, l'autre chez une femme après la ménopause, qui tous les deux se terminèrent bientôt par la mort, la cause prochaine était des chagrins écrasants.

Pour ne pas citer les cas rapportés dans les ouvrages très connus, nous ne ferons que mentionner celui raconté dans la *Lancet* de 1874, observé par le Dr Head au *London Hospital*. Son histoire générale est semblable à celle du cas ci-dessus : l'urine présentait les mêmes caractères. La malade accoucha d'un fœtus de huit mois mort, qui n'avait pas la jaunisse. Le travail fut normal, sans hémorrhagie extraordinaire. Même dans l'inspiration forcée, on ne pouvait sentir le rebord du foie. La malade mourut dans le coma. L'autopsie faite par le D. Sutton donne à ce cas un intérêt spécial.

Il y avait de nombreuses taches hémorrhagiques semées sous la peau. Le cuir chevelu, le crâne, la dure-mère étaient légèrement teintés de bile. La pie-mère était saine, peu colorée. La substance grise des circonvolutions était plus pâle qu'à l'état normal; les ventricules latéraux renfermaient un peu de liquide coloré par la bile; les plèvres étaient ussi colorées; les poumons étaient congestionnés, mais normaux sauf ela; les bronches contenaient du mucus sanguinolent, leur muqueuse était tachée de bile; il y avait quelques petites extravasations sanguines sur le péricarde, qui était aussi coloré en jaune. Le ventricule droit était contracté; son endocarde présentait une petite extravasation sanguine; sa paroi avait une couleur jaune-rougeâtre sale. Le myocarde était ramolli, facile à déchirer ; une des valvules aortiques était un peu épaissie. Le péritoine était sain, un peu taché de sang. On ne put voir le foie en sectionnant et en relevant les parois abdominales; mais, en écartant les anses intestinales, on le trouva ratatiné, couché sous les côtes au-dessous du diaphragme. Il était très petit et très aplati d'avant en arrière, flasque, et se pliait dans la main, sous son seul poids. Il pesait 900 grammes. Son revêtement péritonéal présentait d'anciennes adhérences avec le diaphragme et les parois abdominales. Sa surface était lisse et d'un jaune rougeâtre pâle. A la coupe, il avait la couleur jaune de la rhubarbe de Turquie ; la structure lobulaire avait presque entièrement disparu. Çà et là on trouvait encore des parties plus saines; par places, on voyait des veines intra-lobulaires et de petites extravasations sanguines. La substance hépatique n'était ni ramollie ni indurée. La vésicule était presque vide; elle contenait une ou deux cuillerées à café d'une substance mucoïde grisâtre; le réactif de Pettenkofer et l'acide nitrique ne donnaient aucune des réactions de la bile. Au microscope on retrouva la disposition lobulaire ; quoique les conduits biliaires semblassent plus petits qu'à l'état normal, leur contour était distinct, les cellules étaient profondément altérées, presque complètement désagrégées; à leur place on trouvait une grande quantité de débris granulaires. Il y avait beaucoup de granules perméables à la lumière, des granules graisseux, des granules jaunes, qui semblaient du pigment biliaire. La charpente fibreuse était très visible. La capsule était en grande partie normale; mais de sa surface inférieure s'étendaient dans la substance hépatique un grand nombre de corpuscules qui semblaient de nouvelles productions ayant commencé à se former au moment de la mort. La *rate* avait à peu près son volume normal; elle était fixée par d'anciennes adhérences aux tissus voisins, et aux parois; elle était ramollie. Sa coupe était pâle. Les *reins* étaient couleur de bile, et avaient à peu près leur volume normal ; la muqueuse des bassinets présentait quelques ecchymoses. Sauf cela, ils étaient sains. L'*estomac* contenait beaucoup de liquide *marc de café*, difficiles, ainsi que le mucus, à enlever par le lavage; la muqueuse présentait des extravasations sanguines. L'*utérus* était gros, ses parois pulpeuses; il n'était pas fermement contracté ; sa muqueuse était pulpeuse et couverte de petits caillots. Le *fœtus* pesait 2 kil. 900; sa peau n'était pas jaune; il avait encore sa membrane pupillaire; il était bien nourri. Son foie occupait l'espace habituel il était pourpre et sain en apparence. Tous les organes étaient sains. Le liquide pleural et péritonéal paraissait teint de sang.

Le D[r] Mc Dougall (1) rapporte un cas d'atrophie jaune aiguë, démon-

(1) *Edinb. med. Journ.*, 1872.

trée pendant la vie par le ratatinement de l'organe, et par l'examen anatomique, qui présentait quelques traits particuliers. La malade avait eu un enfant bien portant ; le placenta était fermement adhérent à l'utérus ; de petits abcès étaient semés à sa surface. La malade s'était plainte de langueur et de jaunisse intermittente ; elle vomissait souvent, deux mois avant son accouchement ; après la délivrance, elle fut prise de phthisie, elle tomba dans le coma ; des pétéchies parurent sur sa peau, son urine renfermait de la leucine et de la tyrosine. Les faits remarquables de ce cas sont la longue durée de la maladie, son développement lent, et l'apparence tardive de la leucine et de la tyrosine, seulement après que l'atrophie hépatique eut paru.

Dans 21 cas survenus pendant la grossesse, réunis par Oppolzer, Frerichs, Scanzoni, Spæth, Kiwisch, Roper, Wilks, Mall, Braun, V. Halseberg, Grainger-Stewart, Paul Davidson, Head, et moi-même, l'âge des malades varie de dix-sept à quarante-deux ans ; sans prédominance à aucun âge ; la plupart des malades étaient primigestes. Dans un cas, la jaunisse parut au troisième mois ; dans trois cas, au cinquième ; dans cinq, au sixième ; dans six, au septième, dans trois, au neuvième. Dans la plupart des cas, les malades avaient eu auparavant des troubles mentaux ; presque toujours elles avortèrent ; presque toujours elles eurent des métrorrhagies. Dans tous les cas dont nous avons l'histoire complète, le coma, le délire, les convulsions, ou d'autres symptômes cérébraux se produisirent vers la fin.

La théorie de la pression, si constamment invoquée pour rendre compte des troubles de la grossesse, a encore été mise en avant ici ; elle n'y suffit pas, et l'apparition de la maladie au troisième mois suffit pour l'exclure. De plus l'atrophie jaune aiguë du foie s'observe chez les femmes en dehors de la grossesse, et chez les hommes.

Virchow a vu une jaunisse chez une femme enceinte, chez laquelle un lobe du foie, avec la vésicule, étaient relevés en haut de telle sorte que la bile était arrêtée par la tension des conduits biliaires. J.-P. Frank a observé un cas où la vésicule biliaire se rompit pendant l'accouchement.

La participation des *reins* à la maladie a été notée par Späth, Hecker, Frerichs, Grainger-Stewart, et Paul Davidson, qui ont trouvé ces organes en dégénérescence graisseuse. Sutton a trouvé les reins parfaitement sains. Des altérations de l'urine, la disparition de l'urée, l'occurrence temporaire de l'albuminurie, indiquent tout au moins un trouble dans la fonction rénale. La *rate* est ordinairement grosse.

A l'occasion de ces cas, nous devons noter la modification décrite par Tarnier comme étant commune dans la grossesse, et les observations de Hecker (1) sous le titre « Contribution à l'étude de la dégénérescence

(1) *Monats. f. Geburtsk.* 1867.

graisseuse chez les femmes en couches et les nouveau-nés. » Il se croit en position d'affirmer que les femmes en couches sont sujettes à une maladie marchant rapidement, soudainement même, vers la mort, dont les symptômes sont obscurs, sans jaunisse et sans hémorrhagie intestinale, qu'on ne reconnaît qu'à l'autopsie comme étant une dégénérescence graisseuse aiguë, et qui débute dans la grossesse. Le cas de Mc Dougall cité plus haut paraît entrer dans les idées de Hecker.

Trousseau observe que « la diminution de volume du foie est d'autant plus remarquable qu'un grand nombre des cas se sont rencontrés chez des femmes enceintes, à sept, huit et neuf mois de grossesse; et nous savons que le foie, en dehors de tout état morbide, est gros à cette époque. » Il ajoute : « L'école allemande se trompe, en appliquant le mot *atrophie* à cette altération des cellules. Charles Robin a raison en faisant observer qu'il y a *destruction* et non atrophie, avec ou sans changement de volume ou de consistance du foie. » Il s'accorde avec Budd, pour croire que le point de départ est la toxémie. Le poison peut venir du dehors, il peut être analogue à celui qui engendre la fièvre typhoïde; il peut aussi être autochthone.

Hecker insiste sur la simultanéité des affections du cœur, du foie et des reins; il dit que la maladie est une inflammation parenchymateuse aiguë du foie; il prétend qu'il existe de la toxémie et que l'albuminurie est constante. Il n'y avait pas d'albuminurie dans le cas de R. Barnes.

Il est fort intéressant de comparer la jaunisse de la femme enceinte avec celle du nouveau-né.

Quelle est la cause du coma et du délire qui surviennent à la fin? est-ce la circulation de la bile dans le sang? Frerichs dit qu'il s'est assuré, par de nombreuses injections, que la présence des éléments de la bile dans le sang est innocente; on a souvent trouvé de la leucine dans le sang. Mais Frerichs ne tient pas compte de la cholestérine. Nous croyons pouvoir attribuer les symptômes cérébraux à la circulation de cette substance et des excrétions urinaires dans les vaisseaux.

L'altération du sang est prouvée par les hémorrhagies qui sont presque constantes, sous forme d'épistaxis, d'hématémèse, de selles sanglantes et de métrorrhagie. L'effusion sanguine dans l'utérus est probablement un facteur important dans l'avortement, qu'on a presque toujours observé. Le sang ne s'épanche pas seulement sur les muqueuses, mais aussi sous la peau. On le voit sous forme d'ecchymoses dans le parenchyme de plusieurs organes : les reins (V. Haselberg), le foie (Mall), sous le péricarde (Grainger-Stewart).

Le *fœtus* ne souffre pas nécessairement; on l'a vu naître bien portant, quelquefois avec un ictère. On a vu le liquide amniotique fortement teinté; il l'était remarquablement dans le cas de R. Barnes; il tacha le plancher sur lequel il coula.

Voici, selon nous, comment les choses se passent : 1° la tension vasculaire et nerveuse est à la base de tous les phénomènes de la grossesse ; 2° accumulation de matières excrémentitielles dans le sang, à la suite de l'incapacité des organes excréteurs à suffire à la besogne qui leur incombe ; 3° la nutrition imparfaite des tissus, surtout des organes excréteurs et des centres nerveux, augmente leur incapacité fonctionnelle ; 4° exsudation de matière albumineuse dans le foie et les reins, avec tendance à la dégénérescence graisseuse de l'épithélium des surfaces sécrétantes ; 5° survenue subite d'une commotion physique ou psychique du système vasculaire et nerveux, qui, s'ajoutant à l'effort exigé des reins et du foie malades, augmente la toxémie, de sorte qu'on voit paraître toutes les conséquences de la suppression de sa sécrétion.

La théorie de l'inflammation du parenchyme demande à être prouvée.

Traitement. — Voici où gît l'intérêt de la question : existe-t-il des conditions morbides antécédentes, nécessaires au développement de cette maladie, qu'on puisse réconnaître à une époque où le traitement peut les écarter? Une fois la maladie commencée, nous ne possédons rien, à présent du moins, pour arrêter sa marche fatale. Un des caractères les plus décourageants de cette maladie est sa soudaineté, ou plutôt l'insidiosité de son début. On pourrait croire que cette invasion subite, causée souvent en apparence par quelque choc psychique violent, prouve que la maladie éclate sans prédisposition. Il ne faut pas trop se hâter de conclure dans ce sens. Rien n'est plus subit, en apparence, que l'arrivée des convulsions urémiques ; il est cependant certain que le sang et les reins étaient déjà depuis quelque temps dans un état sans lequel l'explosion ne se serait pas produite. La découverte de l'état préalbuminurique par Mahomed permet d'espérer qu'on trouvera un état *préictérique* ou *précholestérémique*, qui nous engagera à instituer de bonne heure un traitement utile. Nous devons le chercher par une analyse attentive, chimique et microscopique, des matières fécales et de l'urine, et par une observation clinique soigneuse de toutes les fonctions. Nous sommes fort enclins à croire que le premier facteur est l'altération du sang dans la grossesse ; le second, l'excès de travail imposé au foie ; le troisième, la circulation dans les vaisseaux des produits sécrétoires et excrétoires du foie ; et le quatrième, les modifications organiques de la structure du foie. On trouvera probablement que la rétention de la cholestérine dans l'organisme joue un rôle important dans le processus morbide.

Si nous pouvions avoir une idée de ce qui se passe avant l'époque où se produisent les modifications organiques, la provocation du travail pourrait écarter le danger ; lorsque la maladie a éclaté, il est trop tard pour le faire.

L'histoire générale de la maladie montre qu'un grand nombre des cas d'atrophie jaune aiguë du foie se produisent sous l'influence de la grossesse. Le Dr Bardineta a décrit une *épidémie* qui a été observée à Limoges, et a frappé treize femmes enceintes; d'autres auteurs ont décrit des épidémies semblables. Ces faits indiquent bien l'utilité de mettre un terme à la grossesse, si l'on peut le faire assez tôt.

En résumé, l'ictère des femmes enceintes peut présenter deux formes: 1° l'ictère simple, sans fièvre ni symptômes cérébraux; on le décrit souvent sous le nom d'*ictère catarrhal;* il ne produit en général pas l'avortement; s'il dure longtemps, le fœtus souffre; 2° l'ictère accompagné de symptômes fébriles et cérébraux, celui de l'atrophie jaune aiguë.

Glycosurie; melliturie; diabète. — L'étude de cette maladie, vu ses relations physiologiques, doit suivre celle de la jaunisse. Nous avons déjà décrit la glycosurie qui semble rester dans des limites physiologiques; nous avons maintenant à esquisser cette maladie dans les cas où elle entre dans le domaine de la pathologie. Le processus qui aboutit à l'état pathologique repose sur les conditions normales de la grossesse; telle est la proposition qui peut servir de base à cette étude. Le début de la maladie se trouve dans l'association entre la modification graisseuse ordinaire du foie, décrite par Tarnier, et le développement des seins pour leur préparation à la sécrétion lactée. Les recherches de Sinéty, déjà citées, établissent l'existence d'un rapport entre la formation du lait et l'apparition de la glycosurie. Nous devons aussi avoir présent à l'esprit le phénomène de la glycogénie chez le fœtus, établi par Claude Bernard. Il a démontré que le sucre apparaît de bonne heure dans le placenta et qu'au troisième mois il a atteint son maximum. Vers ce moment, lorsque la matière glycogène fait son apparition dans le foie, les organes glycogéniques du placenta s'atrophient, et ont disparu un peu avant la naissance. Les observations ont été faites sur des fœtus de vaches. On trouve dans le placenta des cellules épithéliales pleines de matière glycogène.

Hors de la grossesse, la glycosurie est plus rare chez la femme que chez l'homme; mais nous ne connaissons pas de chiffres, dignes de foi, indiquant quel est le rapport entre le nombre des cas de glycosurie chez la femme grosse et chez la femme non enceinte. D'après notre expérience, le diabète, hors l'état de grossesse, est plus fréquent au moment de la ménopause, et, dans quelques cas, il peut être un souvenir de la grossesse.

Le Dr Matthews Duncan (1) a réuni les cas publiés de diabète compliquant la grossesse, et en a ajouté quelques-uns, dont il ne donne pas la

(1) *Obstetrical Transactions*, 1883, p. 256.

source : « Ces cas comprennent 22 grossesses chez 15 femmes, entre vingt et un et trente-huit ans. Pour autant qu'on peut le savoir, toutes, sauf une, étaient pluripares. Chez quelques-unes, la mort a été causée par le collapsus plutôt que par le coma. Sur ces 22 grossesses, y compris celles qui ont été à terme et celles qui se sont terminées par un avortement, 4 se sont terminées par la mort; l'accouchement prématuré a été provoqué dans un de ces derniers, pour éviter que la malade mourût sans être délivrée. Ces 4 morts sont donc, au point de vue de leur époque, des morts puerpérales. L'hydramnios est fréquent ; une fois on trouva du sucre dans le liquide ; dans un autre cas, sa consistance sirupeuse paraissait prouver qu'il en renfermait. Dans 7 grossesses sur 19, sur 14 femmes, le fœtus mourut pendant la grossesse, ayant atteint l'âge de la viabilité. Dans 2 autres, le fœtus, très faible, mourut peu d'heures après sa naissance, ce qui donne une issue malheureuse dans 9 grossesses sur 19. Dans un autre cas, le fœtus avait le diabète. Les fœtus morts sont souvent énormes, leur poids est extraordinaire, ce qui est dû probablement à une infiltration hydropique, comme dans l'un de ces cas. »

Un cas rapporté par Bennewitz (1) est particulièrement instructif. Le diabète parut dans la quatrième, la cinquième et la sixième grossesse. Il disparaissait après chaque grossesse. Le cinquième enfant vint mort, avant terme ; il pesait 12 livres. On saigna la mère une fois ; il se forma dans la palette un gros caillot rouge brun, non visqueux ; le sérum était clair et avait une odeur et un goût légèrement sucrés. L'urine contenait à ce moment 60 grammes de sucre par livre.

Il est très regrettable que nous ayons si peu de données sur l'état du sang dans ces cas. L'influence de la grossesse comme cause du diabète, ou du moins de son réveil, est prouvée par le cas de Bennewitz et d'autres ; le fait qu'il se produit pendant la grossesse et disparaît lorsqu'elle est terminée, prouve qu'il est dû à des phénomènes physiologiques qui, sous l'influence d'une excitation anormale, deviennent pathologiques. Dans la discussion des mémoires de Duncan, R. Barnes a fait un parallèle entre l'histoire de l'albuminurie et de la glycosurie pendant la grossesse, pour montrer que la glycose, de même que l'albumine, se rencontre fréquemment dans l'urine des femmes grosses, sans donner lieu à des symptômes graves, et disparaît avec la grossesse. Dans les deux cas, si les limites physiologiques sont dépassées, il se produit les accidents les plus graves. Le développement ou l'absence de ces accidents dépend sans doute d'une tolérance ou d'une accoutumance individuelle.

Séparer les cas pathologiques des cas physiologiques, serait rejeter

(1) *Edinb. med. Journ.*, 1828, p. 217, cité par Duncan.

les enseignements les plus clairs de l'observation clinique, fermer nos yeux aux expériences les plus lumineuses instituées par la nature pour la démonstration de ce grand problème.

Le diabète a-t-il une pathologie ? en d'autres termes, est-il toujours une cause ou une erreur physiologique, et ne dépend-il jamais de modifications des tissus ? Dickinson affirme qu'il est associé à des modifications organiques du cerveau, qu'il en dépend même. Pavy prétend que, quelles que soient les altérations organiques trouvées après la mort, la condition primitive est un phénomène chimique anormal. Nous sommes convaincus qu'une étude soigneuse du diabète physiologique et pathologique de la grossesse confirmera la proposition de Pavy.

Dans l'intéressante discussion qui eut lieu en 1883 à la Société pathologique, plusieurs pathologistes présentèrent des pièces qui démontraient les lésions de divers organes. Dickinson établit qu'à un examen rapide, « le cerveau paraissait normal, quoique généralement durci, souvent injecté, plus rarement taché d'ecchymoses sanguines superficielles. A la coupe, on voyait souvent des pores, arrangés comme un crible, élargissant les points vasculaires, sur le centre ovale et la substance blanche sous les ventricules latéraux. Dans les parties où l'œil nu reconnaissait cette disposition, le microscope montrait ordinairement une dilatation des vaisseaux sanguins, de petites extravasations sanguines, un élargissement des gaines circavasculaires et de la substance nerveuse qui limite les cavités. Les parois des cavités étaient souvent parsemées de nombreux grains de pigment sanguin ; dans bien des cas la substance nerveuse à leur surface était rendue gélatineuse et translucide par quelque dégénérescence. »

Dickinson, contre l'opinion qui veut faire des modifications cérébrales observées dans le diabète le résultat de la circulation d'un sang malade, invoque le témoignage de l'expérience clinique, qui prouve que le début de cette maladie est toujours la conséquence d'une impression mentale ou d'un état cérébral ; c'est le fait le mieux reconnu de tous ceux qui concernent le diabète. Cet argument est corroboré par les expériences de Claude Bernard, qui a fait naître la glycosurie en irritant le plancher du quatrième ventricule.

Pavy a institué une série d'expériences très soigneuses, d'où il résulte que, dans le foie, par une action de même nature que celle qui fait passer un hydrocarbure d'un groupe dans un autre, dans certaines circonstances, les hydrocarbures sortent du groupe et se convertissent en un corps incapable de devenir du sucre sous l'action de l'acide sulfurique. Lorsque les hydrocarbures sont absorbés par un individu sain, ils se convertissent, non en glycose, mais en dextrine ou maltose, et plus tard sortent entièrement de la série hydrocarbonée ; c'est ainsi qu'ils sont assimilés dans l'état de santé ; les diabétiques ont perdu cette faculté; chez eux, l'amidon et le sucre deviennent de la glycose, et se retrouvent dans le sang, d'où les reins l'éliminent. Cette conversion exige un ferment glycosique, qui existe dans le foie, dans certaines circonstances. Si le foie reçoit un sang exclusivement veineux, il convertit les hydrocarbures en maltose; si le sang est en partie artériel, il se forme de la glycose. On peut démontrer de différentes manières qu'un excès d'oxygène dans le sang de la veine porte produit la glycosurie. Pavy est convaincu que cet excès d'oxygène est dû à une dilatation des artères des organes chylopoiétiques, amenée par une paralysie vaso-motrice.

L'hérédité ou la diathèse est-elle un facteur dans le développement de cette maladie? Cela est probable, pour plusieurs raisons. La glycosurie de la grossesse a des traits personnels. Comme la chorée, la fièvre d'accès et d'autres affections, elle peut exister à l'état latent, pour s'éveiller sous l'influence de l'état gestatif. Cette considération donne un point de contact et d'appui aux théories anatomiques et chimiques. On peut raisonnablement supposer que, comme pour la chorée, une modification structurale des centres nerveux en est un facteur essentiel, endormi et inconnu jusqu'au moment où la grossesse *éprouve* l'organisme en mettant en action la tension nerveuse et vasculaire et les autres modifications caractéristiques de la grossesse. Sous son influence, les altérations latentes jusqu'alors des centres nerveux s'accentuent, et les altérations qu'on trouve après la mort se produisent.

Le *pronostic* de la glycosurie qui a franchi les bornes physiologiques est grave pour la mère et l'enfant.

Pour le *traitement*, nous n'avons pas de base rationnelle. La grosse question est la même qui s'élève dans toutes les complications sérieuses de la grossesse : la provocation du travail; et la réponse est douteuse. Dans le cas d'Aubrey Husband, cité par Duncan, R. Barnes fut consulté sur l'opportunité de la provocation de l'accouchement. Si nous pouvions être avertis à temps de l'arrivée de la maladie, il nous serait possible de l'arrêter en coupant court à la grossesse; mais trop souvent la maladie arrive à un degré dangereux avant que l'indication puisse être saisie. C'est du côté des progrès de la chimie que nous devons chercher les ressources prophylactiques et thérapeutiques. On en peut découvrir en cherchant patiemment sur la voie ouverte par Pavy, et en faisant des expériences sur les femelles pleines. Le traitement peut, en attendant, se fonder sur les principes admis pour les cas de diabète non compliqué de grossesse.

Rate. — Il n'y a guère à ajouter à ce qui a été dit au sujet de la rate, dans le chapitre de la grossesse, et à propos de l'albuminurie et des maladies du foie. Une chose est à noter cependant : la persistance du développement de cet organe après la fièvre intermittente. Nous en reparlerons lorsque nous étudierons les rapports de la fièvre avec la grossesse.

Reins. — Leurs modifications les plus communes ont été décrites à propos de l'albuminurie. Il nous reste à noter l'existence occasionnelle de la *pyélite* et des changements structuraux acquis avant le début de la grossesse. Quoiqu'il soit certain qu'une « violente attaque d'albuminurie, avec ou sans éclampsie, peut laisser le rein parfaitement sain », il n'en est pas moins vrai que c'est parfois ainsi que s'établit une maladie rénale. La maladie granulaire peut avoir d'autres causes. Dans tous les cas, lorsque la grossesse vient s'y ajouter, la maladie rénale est exposée à une exacerbation. Il ne peut exister de complication plus malheureuse que celle de la grossesse avec une maladie de Bright. De même que nous redouterions une issue fâcheuse à une grosse opération chirurgicale chez un brightique, de même nous devons craindre que la marche de la grossesse ne soit troublée. Dans ce cas, le danger couru par la mère et par l'enfant est tellement sérieux, que nous pouvons rarement hésiter à diminuer le danger de la mère en mettant un terme à la grossesse. Cela fait, le rein est soulagé d'autant, et le traitement dirigé contre la maladie se fera dans des conditions d'autant plus favorables.

Vessie. — L'affection la plus importante de la vessie pendant la grossesse est sa distension par la rétention de l'urine, due à la rétroversion de l'utérus.

La rétention prolongée amène la congestion, l'inflammation, même l'exfoliation de la muqueuse, puis il y a la possibilité de l'obstruction rétrograde à la fonction rénale, amenant la pyélite et l'urinémie.

L'irritabilité vésicale est fréquente ; elle peut aller jusqu'à l'incontinence. Elle est due à la pression de l'utérus gravide, et quelquefois aux altérations de l'urine : la lithiase, la glycosurie et l'excès d'acide urique. Ces affections seront décrites à leur place, à propos de leur cause, la rétroversion.

La *cystite simple*, au début de la gestation, est rare, mais Monod (1) a observé et recueilli quelques cas. Elle s'accuse par une grande douleur pendant la miction, surtout pendant l'expulsion des dernières gouttes de l'urine ; quelquefois l'urine est mélangée de sang, elle renferme presque toujours un mucus visqueux ; l'hypogastre est douloureux spontanément et à la pression ; il y a de la fièvre. Quelquefois la cause a été l'impression du froid sur la muqueuse fort hypérémiée ; parfois l'infection blennorrhagique s'est étendue le long de l'urèthre jusqu'à la vessie.

Les séreuses et le tissu conjonctif peuvent être le siège d'effusions

(1) *De la cystite chez la femme*, 1880.

séreuses, suites le plus souvent d'albuminurie, comme il a été dit. Mais l'œdème et l'anasarque se présentent sans l'albuminurie, sous l'influence de la pression qui retarde le retour du sang veineux, ou d'une maladie du cœur, ou d'une hydrémie.

La *peau* est souvent le siège de maladies, conséquences directes de la grossesse, ou ranimées et exacerbées par elle. L'augmentation de l'activité du système glandulaire a été indiquée comme un fait physiologique. Sous son influence, le système pileux est en général stimulé, quelquefois à l'excès, jusqu'à donner lieu à ce qu'on a nommé *hirsuties gestationis*. Le Dr Slocum (1) en rapporte un exemple : la femme a eu, dans trois grossesses successives, de la barbe qui lui poussait sur les joues et le menton, dès le début de ses grossesses, en même temps qu'apparaissait la démangeaison.

Le *prurit* peut être général, ou limité aux parties génitales. Il est souvent très pénible, empêche le sommeil, et contraint la malade à se gratter, quelquefois jusqu'au sang.

L'*eczéma* est quelquefois la cause de ce prurit ; quelquefois il paraît sans altération visible. La démangeaison peut être due à la glycosurie, à la jaunisse, aux qualités irritantes de l'urine ; parfois on ne peut la rattacher qu'à une irritabilité nerveuse. La guérison a été obtenue dans un cas en fumant une cigarette chaque jour.

Le *psoriasis* est rarement causé par la grossesse ; mais lorsqu'il est antérieur à la gestation, il en est certainement aggravé.

L'*herpès de la grossesse* a été décrit par le Dr Liveing (2). Il le dit rare ; c'est une maladie d'origine nerveuse, caractérisée par une éruption de petites bulles et par un prurit excessif. Wilson en a décrit des cas sous le nom d'*herpes circinatus bullosus*. Le Dr Bulkley, de New-York, en a décrit neuf cas. Les bulles laissent sur la peau des taches pourprées, foncées ou pigmentées brunes ; il ne disparaît pas ordinairement aussitôt après l'accouchement. Dans le cas de Liveing, les bulles étaient entremêlées de papules solides ; elles parurent pendant l'allaitement.

Pemphigus. — Klein (3) en rapporte un cas qui dura trois mois, et disparut après l'accouchement. Le mari n'était pas syphilitique.

Pityriasis. — Startin a vu une forme de pityriasis chez les femmes enceintes. Nous en avons vu plusieurs cas.

Chloasma uterinum. — Hebra et Kaposi (4) décrivent, sous le nom de *chloasma symptomatica*, l'affection pigmentaire observée sous l'influence de la menstruation et de la grossesse. Ils disent que les taches sont souvent confondues avec celles du *pityriasis versicolor*. On observe sou-

(1) *New-York med. Record.*, 1875. — V. *Un. med.* 1875, t. II, p. 792. (*Traducteur.*)

(2) *Allgem. Wiener med. Zeitung*, 1867.

(3) *Lancet*, 1878, t. I, p. 783.

(4) *Diseases of the skin, New Syd. Society.*

vent sur la face une pigmentation brunâtre, qui s'étend sur le front jusqu'à la racine des cheveux, et présente un jaune ou un brun foncé uniforme, ou çà et là des taches plus pâles. Les traînées ne correspondent pas toujours avec les plis de la peau, et ne suivent pas toujours une ligne horizontale ; elles sont assez souvent irrégulières, obliques, parsemées çà et là, ou se dirigent d'une bosse frontale à l'autre. Dans d'autres cas, la pigmentation est limitée à deux taches symétriques, entre lesquelles la peau a conservé sa couleur normale. Elles forment souvent un arc au-dessus des sourcils. Parfois la peau de la paupière supérieure ou de l'inférieure est teinte en brun, ce qui donne à la face un aspect de souffrance. Chez un grand nombre de sujets, toute la peau de la face est colorée en brun noyer jusqu'à l'angle de la mâchoire inférieure. La ligne blanche abdominale et l'aréole mammaire sont fréquemment le siége de taches et de lignes pigmentées. Toutes ces modifications pigmentaires sont le résultat de phénomènes physiologiques; on peut le croire, puisqu'elles ne paraissent jamais avant la puberté, que dans bien des cas on ne les observe que pendant la menstruation et la grossesse, et qu'elles s'effacent ou disparaissent lorsque les règles ou la gestation sont passées.

Swayne décrit (*Obst. Transactions*, vol. IV, p. 18) un cas remarquable de coloration de l'avant-bras pendant la grossesse.

Seins. — L'hyperémie intense et le développement rapide du tissu glandulaire peut aller jusqu'à l'inflammation aiguë. La mastite est plus commune après l'accouchement; on l'observe néanmoins pendant la grossesse. Chez les primigestes à constitution délicate et à développement cutané et glandulaire imparfait, l'engorgement, l'induration et l'endolorissement de la glande ne sont pas rares dans les premiers mois. La malformation du mamelon peut en être la cause ; le froid ou un traumatisme peuvent aussi la produire. Mais nous croyons que dans quelques-uns des cas que nous avons observés, il fallait accuser des manipulations lascives ; nous avons vu l'inflammation aller jusqu'à produire un abcès. Le traitement est le même que celui de la mastite post-puerpérale.

Maladies greffées sur l'état gravidique. — Parmi les plus importantes, sont les maladies zymotiques : la fièvre typhoïde, le typhus, la variole, la fièvre d'inanition, la scarlatine, la rougeole, l'érysipèle, le choléra, la fièvre jaune, la diphthérie, la fièvre intermittente.

On peut établir en proposition générale, que la grossesse ne confère aucune immunité contre les maladies zymotiques ; mais nous croyons que les femmes enceintes sont moins susceptibles d'être infectées que celles qui ne sont pas grosses (1). Mais le cas est tout opposé pour les

(1) « Lorsqu'une femme est enceinte, » dit Gardien, t. II, p. 29, « les probabilités

femmes en couches ; l'état puerpéral augmente considérablement la susceptibilité à l'infection. Nous pensons que, chez les femmes enceintes exposées à une infection, la zymose n'évoluera pas comme dans les conditions ordinaires ; il semble que, grâce à la tension vasculaire, qui concentre les forces de l'organisme sur le travail de construction des tissus, la fermentation ou le développement du germe est arrêté (1). Les germes sont, ou détruits, ou rejetés, ou restent endormis, latents, jusqu'au moment du travail ; alors l'absorption centripète commence, et l'évolution zymotique est favorisée. De là l'éruption fréquente de fièvres hétérogènes dans l'état puerpéral. Examinons d'abord la *fièvre typhoïde ;* cette complication n'est pas rare. Si nous considérons le nombre considérable des cas de fièvre typhoïde à certains moments, nous serons surpris de l'immunité relative des femmes enceintes, nous sommes portés à croire à la vertu protectrice de la grossesse. Baratte (2) a réuni 94 cas. Il partage l'opinion générale que la typhoïde présente une tendance à l'hémorrhagie. La proportion des avortements a été de 57 à 60 p. 100. Sur 62 cas, réunis par Duguyot, en 1879, il y eut 40 avortements. Sur 42 enfants dont il donne le bulletin, 5 seulement survécurent ; le pronostic est donc beaucoup plus grave pour le fœtus que pour la mère.

Gusserow (3) a réuni des données importantes. Il dit que la fièvre typhoïde est rare chez les femmes grosses. Pendant une épidémie à Bâle, 83 p. 100 des cas se terminèrent par l'avortement, et 58 à Vienne ; cette différence est attribuée au traitement. Gusserow n'a jamais trouvé de fièvre chez le fœtus ; la plupart des cas de morts du fœtus arrivent dans la seconde ou la troisième semaine de la maladie, lorsque la température est élevée. Les fausses couches des premiers mois s'accompagnent souvent d'hémorrhagies abondantes. L'auteur regarde comme une erreur dangereuse la provocation du travail.

Variole. — L'étude des rapports de la variole avec la grossesse est pleine d'intérêt. Cette maladie présente deux variétés : 1° la variole pure ou confluente ; 2° la variole discrète ou modifiée ; 3° l'influence de la vaccination.

Le Dr Gayton, inspecteur de l'hôpital des varioleux de Homerton,

de sa vie augmentent. » Il cite des cas de femmes qui n'étaient bien portantes que pendant leurs grossesses. (*Traducteur.*)

(1) Je connais une dame qui, vers la fin de sa quatrième grossesse, fut exposée à l'infection scarlatineuse, tous ses enfants soignés par elle ayant pris la maladie. Aussitôt qu'elle se vit près d'accoucher, elle quitta le foyer d'infection, pour aller faire ses couches dans une partie éloignée de la ville, où il n'y avait pas de scarlatine. L'enfant vint au monde forte, et fut prise de fièvre et d'angine ; elle mourut le quatrième jour, l'éruption n'ayant pu bien se faire. La mère n'eut aucun symptôme de scarlatine. (*Traducteur.*)

(2) Thèse de Paris, 1882. *De la fièvre typhoïde dans la grossesse.*

(3) *Berlin med. Wochenschrift,* 1880.

nous a fourni les statistiques de cet établissement. Il a vu 9,671 cas, parmi lesquels 95 femmes enceintes. Sur 29 femmes grosses de trois à huit mois, prises de variole confluente, demi-confluente ou hémorrhagique, 22 succombèrent, 7 guérirent; 30 femmes affectées de variole discrète guérirent toutes. Sur 26 femmes prises de variole confluente, demi-confluente ou hémorrhagique, 21 succombèrent, 5 guérirent, toutes avortèrent ; 10 femmes atteintes de variole discrète avortèrent, 1 seule en mourut.

Quant au produit : dans un cas, où la mère mourut à huit mois sans accoucher; le fœtus ne portait aucune trace de variole. Des jumeaux nés morts à huit mois d'une femme qui succomba, ne portaient aucun signe de petite vérole; un enfant né vivant à six mois ne tarda pas à succomber; il avait des signes douteux ; un enfant, né vivant à huit mois et demi, présenta bientôt de la cyanose et mourut, sans que rien n'indiquât la variole ; un fœtus de quatre mois avait des vésicules douteuses sur le thorax; un enfant de huit mois qui vécut cinq heures ne portait pas de marques. Sur les fœtus de 10 femmes atteintes de variole discrète, un né à huit mois vécut vingt-quatre heures, sans présenter de variole; un de huit mois et demi vécut quatre heures, et mourut de convulsions, sans marques ; un de huit mois, dont la mère mourut de métrite, vécut huit heures ; un fœtus à terme ne présenta pas de signe de petite vérole, il fut vacciné le lendemain de sa naissance, et de nouveau le cinquième jour, sans succès ; il resta un mois dans l'hôpital exposé à la contagion, et quitta sa mère en parfait état.

Serres (1) a observé 23 avortements sur 27 cas de variole. Chambrelent a vu 4 avortements sur 5 cas.

1. Quel est l'effet de la variole sur la femme enceinte? *a. La variole confluente*, ou la variole hémorrhagique, dit Gayton, sera probablement mortelle, que la malade soit ou non enceinte ; mais nous croyons le danger encore plus grand dans la grossesse ; *b.* La forme *discrète* ne paraît guère plus dangereuse chez la femme enceinte que chez celle qui ne l'est pas ; l'état puerpéral paraît être l'époque la plus périlleuse. Il est probable que la grossesse tend à donner à la variole la forme hémorrhagique.

2. Quel est son effet sur la grossesse? L'avortement est presque constant. Les fœtus non viables périssent, naturellement, de sorte que la mortalité des produits est très élevée. Dans quelques cas, l'enfant est mort-né, il a succombé à des influences dont nous parlerons plus tard. Quelques-uns, viables, meurent peu après leur naissance ; les enfants qui survivent sont des exceptions.

3. Les enfants sont-ils affectés dans l'utérus par la maladie? Ils le

(1) *Gazette médicale*, 1832.

sont dans une proportion inconnue. Quelques-uns sont réfractaires à la vaccine et à la variole ; quelques-uns naissent avec des vésicules ou des cicatrices qui prouvent qu'ils ont eu la variole dans le sein maternel.

Desnos, cité par Chambrelent, raconte qu'une femme enceinte prit la variole. Au moment de la dessiccation des pustules, elle accoucha d'un enfant bien portant, sans trace d'éruption. Il résista à la vaccination faite avec une lymphe qui avait réussi sur d'autres enfants. Chambrelent rapporte un cas semblable, qu'il a observé. Fumée, de Montpellier, cite un cas plus remarquable : la femme eut des jumeaux ; un seul présentait des pustules varioliques.

Il est intéressant de rapporter des exemples observés par les classiques avant la découverte du vaccin, car les cas sont maintenant peu nombreux. Dans le quatrième volume des œuvres de John Hunter nous trouvons un bon résumé, et le cas suivant : « Madame Ford fut prise, le 5 décembre 1776, de frissons et des symptômes ordinaires de la fièvre ; elle était dans le sixième mois de sa grossesse. Le 8 la variole parut ; elle supporta bien la maladie, et accoucha le 31. Le corps de l'enfant était couvert de pustules, dont quelques-uns étaient pleines de pus. Le Dr Leake a fait observer qu'il serait nécessaire de savoir si les adultes qui passent pour échapper entièrement à la variole, n'en ont pas été atteints pendant la vie intra-utérine. L'enfant fut donc vu par le Dr Leake, les deux Hunters, Cruiskshank, et Mr Falconer, qui furent d'accord que son éruption était variolique. » Hunter dit que tous les enfants qu'il a vus présenter cette éruption *in utero* ont échappé à la contagion. Sir George Baker mentionne (1) le cas de deux femmes enceintes qui furent inoculées à Hertford ; elles eurent toutes les deux une variole normale, et mirent au monde des enfants bien portants ; ces deux enfants furent inoculés à trois ans, avec succès. Le Dr Watson (2) raconte le fait suivant, très intéressant. « Une femme grosse ayant eu la variole longtemps auparavant, soigna sa servante pendant toute la durée de cette maladie. Elle accoucha à terme d'une belle fille, sur le corps de laquelle il découvrit les traces évidentes d'une variole, qu'elle avait dû contracter dans l'utérus ; il affirma que cette enfant serait réfractaire à l'infection. Quatre ans plus tard, elle-même et son frère furent inoculés en même temps avec le même pus ; le garçon présenta l'éruption normale, et se remit ; le bras de la fille ne présenta aucune inflammation ; le dixième jour, elle devint pâle tout à coup, resta languissante pendant deux jours, puis se rétablit. Ce cas prouve que la mère peut servir de véhicule au virus variolique, sans en être affectée elle-même (3). »

(1) *Med. Transactions*, vol. II.

(2) *Philos. Transactions*, vol. XLVI.

(3) Ce cas est fort semblable au cas de scarlatine fœtale rapporté en note à la page 274. (*Traducteur.*)

Feu Mr Streeter soutenait que le fœtus, lorsqu'il prend la maladie de sa mère, en suit les phases à des époques différentes de celle-ci ; c'est-à-dire que chez lui la maladie présente ses stages d'incubation et d'éruption après ceux de la mère. Il a observé que le fœtus n'en était encore qu'à la phase d'incubation, alors que la mère avait déjà des pustules en maturation.

Les recherches de Chambrelent (1) présentent un intérêt physiologico-pathologique considérable. Il a trouvé que le microbe du choléra des poules, inoculé à des femelles pleines, pénètre jusqu'au fœtus, et que le sang de ce jeune, cultivé dans le liquide Pasteur, puis inoculé à d'autres animaux, reproduit la maladie, et qu'elle est mortelle.

« Comment se fait-il, » demande Chambrelent, « que la variole affecte quelques fœtus *in utero*, tandis que d'autres y échappent? Il prétend que le microbe variolique trouve dans le sang de quelques-uns un sol propice à son développement, tandis que le sang des autres est impropre à sa culture.

Effet de la vaccination sur la femme enceinte et sur son fruit. — Nous ne possédons pas autant de données précises qu'on pourrait le croire. Behm (2) rapporte 33 cas de vaccination de femmes grosses dans le huitième, le neuvième et le dixième mois. Dans la plupart des cas on a employé la lymphe humaine. Dans 4 cas, l'opération manqua, 22 fois elle réussit complètement, 7 fois en partie. Sur les 33 enfants, 25 furent vaccinés avec succès; les autres, sans résultat; mais 6 fois la lymphe n'était pas de bonne qualité; dans un cas la lymphe, quoique bonne, n'eut pas d'effet; c'est le seul cas où le fœtus a été protégé par l'action subie dans l'utérus. Les nouveau-nés, dit l'auteur, éprouvent moins de troubles constitutionnels de la vaccination, que lorsqu'ils sont vaccinés plus tard.

En 1870, Thorburn vaccina plusieurs femmes enceintes avec succès; il ne trouva pas d'immunité chez leurs enfants.

Un assez grand nombre d'expériences prouvent que souvent les enfants des femmes qui ont eu la variole pendant leur grossesse, sont réfractaires à la vaccine, alors même qu'ils n'ont pas eu la maladie dans l'utérus. Il peuvent donc acquérir l'immunité variolique, sans avoir la maladie dans sa forme usuelle.

La vaccination des femmes enceintes produit des faits analogues; Burkard, de Bâle, a revacciné 28 femmes grosses; sur 8 vaccination de leurs enfants, 4 fois la vaccine ne prit pas.

Rikett et Roloffs ont inoculé 700 brebis pleines, dans les dernières semaines du port. Leurs jeunes furent inoculés quatre ou cinq semaines après leur naissance avec de la lymphe de *sheep-pox;* l'inoculation

(1) *Recherches sur le passage des éléments figurés à travers le placenta*, 1882.
(2) *Centralblatt f. Gynäk.*, 1882.

manqua constamment, elle réussit chaque fois, sur 36 agneaux dont les mères n'avaient pas été inoculées.

Masse (1) résume ainsi cette question : « Les espèces qui semblent jouir actuellement d'une certaine immunité la doivent peut-être à ce que tous leurs ascendants ont eu la maladie. Leur immunité actuelle peut être due à une vaccination qu'ils ont reçue par hérédité. »

Il se peut donc que la pratique presque universelle de la vaccination dans les générations successives ait agi : 1° en diminuant la susceptibilité de nos enfants ; 2° en diminuant la virulence de la variole, c'est-à-dire en remplaçant par une maladie atténuée, la maladie virulente dont étaient affectés nos ancêtres non vaccinés.

Il est fort intéressant d'examiner *de quelle manière la variole fait avorter, et tue le fœtus.* Dans quelques cas l'avortement suit la mort de l'embryon, mais souvent l'enfant naît vivant. Nous examinerons bientôt les preuves qui témoignent que l'embryon ou le fœtus meurt presque sans faute lorsque la température maternelle demeure longtemps à 41°, ou davantage.

Examinons maintenant pourquoi il vient au monde vivant avant le terme. L'influence abortive, dans ce cas, doit s'exercer uniquement, ou du moins en grande partie sur la mère. R. Barnes a établi les propositions suivantes (2) :

a. La nature ne tolère que rarement la concomitance d'une maladie active avec la grossesse.

b. Si la maladie a un caractère zymotique, le virus, dont l'action est aggravée par l'empoisonnement sanguin résultant de l'arrêt ou des troubles des fonctions sécrétoires, si importantes dans la grossesse, agit sur tout l'organisme, produit de la fièvre, augmente l'irritabilité du système nerveux, gêne la nutrition des muscles, y compris le plus important de tous, l'utérus, et l'irrite directement. Marshall Hall, Brown-Séquard et d'autres ont bien établi qu'un sang pauvre en oxygène et riche en acide carbonique, cause la contraction des muscles de la vie organique. L'expérience montre que les femmes enceintes qui souffrent d'asphyxie aiguë ou chronique sont fort disposées à avorter. Le sang des fébricitants a besoin d'être oxygéné ; il ressemble en cela au sang des asphyxiés. Mais, outre cet état, existent les produits morbides, et les autres impuretés sanguines conséquentes, qui probablement agissent de même sur les muscles organiques. Il s'ensuit que l'utérus est excité à la contraction, et que le travail est provoqué.

c. Il semble exister cette différence entre l'action de l'empoisonnement aigu ou chronique du sang sur l'embryon et la grossesse, que,

(1) *Des inoculations préventives dans les maladies virulentes.*

(2) *The History of small pox complicated with pregnancy. Obst. Transact.*, 1868, p. 102.

dans une maladie aiguë, où la respiration est gênée et où le sang s'empoisonne rapidement, l'utérus est le premier affecté ; dans l'empoisonnement chronique, comme dans la syphilis, l'embryon peut être le premier frappé. Sa nutrition est minée, il périt et, le développement utérin étant arrêté et l'involution se faisant, la contraction commence, entre sept et vingt et un jours, et le fœtus mort est expulsé.

d. L'avortement peut se produire d'une autre façon dans les maladies zymotiques. Le sang est dans un état favorable à l'extravasation. Il se produit une apoplexie placentaire ou des effusions entre l'utérus et le placenta, et la contraction utérine s'éveille.

e. L'avortement ou l'accouchement prématuré peut se produire encore d'une autre manière. L'impression soudaine ou le choc subis par le système nerveux peuvent forcer l'utérus à expulser son contenu. Nous avons vu cet accident se produire sous l'influence d'une attaque d'apoplexie; c'est, à tout le moins, le principal facteur du travail, lorsque les convulsions éclatent pendant la grossesse.

Effet de la vaccination pendant le puerpérisme. — Ceci est une question pratique. Une femme fut vaccinée (1) le lendemain de son accouchement. Le lait tarit; l'enfant mourut faute d'une nourriture suffisante. Le *coroner*, cette mort ayant été la suite de la vaccination, censura le médecin qui avait vacciné. Y a-t-il donc un danger à vacciner ou à revacciner une femme récemment accouchée ? Sans approuver la censure parfaitement arbitraire du coroner, nous croyons que c'est dangereux. Toute zymase introduite dans le sang d'une femme en couches, pendant le processus involutif, troublera probablement ce processus et allumera la fièvre.

Cependant la question de la vaccination d'une femme en couches doit être régie par les circonstances. S'il existe une violente épidémie de variole, si l'accouchée vit dans un milieu qui l'expose au risque d'être contagionnée et de transmettre la maladie, la vaccination peut être justifiée.

Voici les questions pratiques soulevées par ce sujet : 1° est-il avantageux pour la mère de provoquer l'avortement ou l'accouchement prématuré, lorsqu'elle a la variole ? nous ne le croyons pas, il est fort probable qu'elle avortera spontanément. Le processus abortif agit de bonne heure, et rien ne prouve qu'il y ait aucun avantage à précipiter l'expulsion fœtale ; 2° la provocation de l'accouchement prématuré offre-t-elle une chance de plus de sauver le fœtus ? Les cas où le fœtus est né spontanément et a vécu, et ceux où il est né mourant, ou bien est mort peu après sa naissance, nous permettent de croire que la provocation du travail, au bon moment, en soustrayant le fœtus à des

(1) Voyez le *Times* du 28 mai 1883.

influences mortelles, lui donnera quelque bonne chance, sans ajouter beaucoup au danger que court sa mère. Lorsque nous étudierons l'influence des hautes températures sur le fœtus *in utero*, nous trouverons des raisons qui appuient cette conclusion,

Est-il bon de vacciner les femmes enceintes qui semblent insuffisamment protégées contre la contagion? Cette question en éveille une autre : Quel est l'effet de la vaccination sur la femme enceinte? Le Dr Yarrow, qui a eu de bonnes occasions pour étudier ce sujet, me dit qu'il n'hésite pas à vacciner les femmes enceintes, et qu'elles ne s'en trouvent pas mal. Rien ne prouve qu'elles en soient plus disposées à avorter. Les enfants des femmes vaccinées seront-ils protégés? On a vu que quelques enfants nés dans ces conditions ont résisté à la vaccination; mais, comme on peut l'inférer du fait que quelques enfants dont les mères, pendant qu'elles les portaient, n'ont pas été protégées par cela, il est probable que la plupart des enfants ne seront pas garantis par la vaccination de leurs mères.

Quelques médecins croient cependant que les enfants nés de mères vaccinées pendant leur grossesse seront réfractaires. Il est néanmoins utile de les vacciner pour plus de sûreté, et l'intérêt public exige que ces enfants n'en soient pas moins soumis à la règle hygiénique de la vaccination.

Fièvre de famine ou fièvre à rechute (*relapsing*). — Murchison dit que les femmes grosses qui prennent cette fièvre avortent invariablement, quelquefois au premier accès, plus souvent au second. L'avortement est parfois, mais non toujours, une cause de mort. Le travail est quelquefois suivi par une hémorrhagie abondante, ou par un affaissement rapide et la mort; mais habituellement la mère guérit. Même lorsque la grossesse est avancée, l'enfant est toujours mort-né, ou ne vit que quelques heures. Murchison fait observer que, dans la supposition que la fièvre à rechute n'est qu'une variété atténuée de typhus, il est bien remarquable que, dans l'une, l'avortement et la mort du fœtus soient constants, tandis que, dans l'autre, l'avortement soit l'exception, et que s'il est près du terme, le fœtus vive presque toujours. Wardell, dans l'épidémie de 1843-1844, en Écosse, a vu un bon nombre de cas de typhus chez les femmes enceintes, et ne se souvient pas d'un cas d'avortement.

Si nous acceptons les affirmations de Murchison, qui concordent avec nos propres observations, nous pourrons voir dans la réaction de la femme enceinte contre la fièvre à rechute et le typhus des différences qui les distinguent.

Scarlatine. — On a assez fréquemment l'occasion d'observer la complication de la grossesse par la scarlatine. Cette complication est grave, quoique nous ayons vu, comme d'autres, bien des cas où la grossesse est allée à terme, sans que la mère ni l'enfant aient paru en souffrir. Elle augmente certainement la disposition à l'avortement, cela, de deux façons : 1° en tuant le fœtus ; 2° en mettant l'utérus en contraction.

Feu le Dr Woodman nous a raconté le cas d'une primigeste de dix-huit ans, qui prit la scarlatine vers trois mois et demi de grossesse ; la maladie lui laissa un murmure mitral systolique. Six semaines avant d'accoucher, elle présenta des mouvements choréiques bilatéraux très violents, qui, pendant le travail, devinrent éclamptiques. Elle mourut après avoir donné le jour à un enfant mort. L'urine avait été albumineuse tout le temps. Ce cas suggère la conclusion que la scarlatine, qui soumet les reins à une rude épreuve, augmente les risques d'albuminurie. C'est de ce côté qu'est le plus grand danger. Ce danger est moindre chez les femmes qui ont eu déjà la scarlatine.

Les enfants nés de femmes ayant eu la scarlatine pendant leur grossesse ont-ils l'immunité scarlatineuse? Les observations manquent. Le cas suivant, rapporté par le Dr M. Williams, de Liverpool (1), prouve que la maladie peut se transmettre au fœtus *in utero*. Une femme, enceinte de huit mois, qui avait eu déjà la scarlatine, la reprit de ses enfants. Elle débuta par des vomissements ; la desquamation se fit, et la malade guérit. Elle fut délivrée à terme d'une belle enfant dont la peau se desquamait. Au bout d'une semaine, l'enfant eut un érysipèle qui débuta par le nombril, et se guérit ; un abcès se forma au pied gauche ; l'enfant guérit.

Thorburn cite le cas suivant : G.-K. étant enceinte, fut exposée à la contagion scarlatineuse ; une quinzaine plus tard, un peu avant terme, elle accoucha d'une fille.

Cette enfant, à sa naissance, était couverte d'écailles desquamatives, ce qui n'est pas rare ; mais, au bout d'un ou deux jours, elle eut de la suppuration des glandes cervicales, et son urine resta trois ou quatre jours fortement albumineuse.

Quinze jours après, la mère fut prise d'une scarlatine qui fut assez violente. La mère et l'enfant guérirent. Thorburn ajoute : « Je ne puis guère m'empêcher de conclure que l'enfant absorba le virus et en souffrit les premiers effets avant sa naissance, la mère restant réfractaire à ce moment ; plus tard, sans doute sous l'influence de la faiblesse puerpérale, elle devint susceptible et fut infectée par son enfant. »

Si une femme prend la scarlatine vers l'époque de l'accouchement, l'explosion de la maladie paraît attendre jusqu'après la délivrance. Alors la dyscrasie involutive du sang prend un caractère dangereux. L'accouchée présente une des formes les plus malignes de fièvre puerpérale hétérogénétique. Nous en parlerons à propos des maladies puerpérales.

Le traitement est le même que celui de la scarlatine chez les malades non enceintes. La question dominante est celle de la provocation du

(1) *British med. Journ.*, 1875.

travail. Notre opinion est que, dans les conditions ordinaires, il ne faut pas interrompre la grossesse. Mais, quand le fœtus est viable et vivant, si la vie de la mère court un danger imminent, il faut provoquer l'accouchement, dans l'espoir de sauver l'enfant. De même, s'il existe de l'albuminurie, il faut, dans la règle, provoquer l'accouchement.

Choléra. — La marche effroyablement rapide de cette maladie ne laisse guère le temps d'observer son action sur la grossesse, et *vice versa*. Nous en avons vu deux épidémies graves, mais nous n'avons pas d'observation sur le choléra compliqué par la grossesse. La carbonisation intense du sang doit disposer à l'avortement et faire mourir le fœtus.

Quatre mémoires sur les rapports du choléra avec la grossesse renferment à peu près tout ce que nous savons sur ce sujet; ce sont ceux de Bouchut (1), A. Drasche (2), Baginsky (3), et Hening (4). Hening, d'observations prises pendant une épidémie à Leipzig, conclut que les femmes enceintes ne sont pas disposées au choléra, et que la mortalité est moindre chez elles que dans le reste de la population. Sur 38 cas, 13 moururent. Le plus grand nombre était des femmes arrivées à la seconde moitié de la grossesse. La mort a eu lieu le plus souvent au troisième jour de la maladie. Dans l'hôpital des cholériques de Berlin, Baginsky a trouvé une mortalité de 61 p. 100. Il a vu 23 femmes grosses prises du choléra; 10 avortèrent, 7 moururent sans avorter; il est probable que quelques-unes de ces dernières auraient avorté, si elles avaient vécu un peu plus longtemps.

L'avortement ou l'accouchement prématuré se sont faits dans un grand nombre de cas.

Le stage de l'expulsion placentaire n'a pas présenté de tendance spéciale à l'hémorrhagie.

On peut avoir à décider la question de l'accouchement rapide par les voies naturelles ou par l'opération césarienne, lorsque la femme est moribonde, ou quelques minutes après la mort, dans l'espoir de sauver l'enfant.

Diphthérie. — Nous n'avons aucune expérience personnelle de l'influence de la diphthérie sur la grossesse, et nous n'en connaissons aucune observation précise.

Rougeole. — Cette maladie zymotique est très rare chez les femmes grosses. Bourgeois, sur 15 cas, a noté 8 avortements. La maladie ne paraît pas avoir été aggravée par la grossesse. L'enfant porte les traces de l'éruption (5).

(1) *Gazette méd. de Paris*, 1849.
(2) Vienne, 1860.
(3) *Deutsche Klinik*, 1866.
(4) *Monat. f. Geburtsk.*, 1868.
(5) Voir un mémoire intéressant sur ce sujet par le Dr V. Gautier. *Annales de*

Grippe. — En 1837, il y eut une forte épidémie de grippe à Paris ; presque toutes les femmes enceintes de la Maternité la prirent ; Jacquemier dit que la marche de la grossesse n'en fut pas sensiblement troublée ; mais Cazeaux observa que l'avortement était plus fréquent.

Erysipèle. — La femme enceinte n'a pas d'immunité contre l'érysipèle, mais nous connaissons peu de choses à ce sujet.

Considérations générales. — L'immunité apparente des femmes enceintes pour les maladies zymotiques s'explique en partie par le fait qu'elles ont déjà eu ces maladies, et leur fréquence relative chez les femmes en couches indique une disposition nouvelle au développement des maladies zymotiques.

Montgomery et Ramsbotham ont soutenu que l'état de grossesse est une sauvegarde contre les maladies infectieuses ; mais Ramsbotham affirme que cette immunité est plus que compensée par l'excès de susceptibilité qu'elles acquièrent après l'accouchement. Il a observé que, pendant les épidémies, la maladie envahit toute une famille ; la mère seule, si elle est enceinte, reste indemne ; mais, si elle entre en travail avant la fin de l'infection, elle ne manque pas d'être prise, et elle souffre plus que tous les autres membres. Nous avons vu souvent des femmes enceintes soigner assidûment leurs enfants atteints de scarlatine, et échapper elles-mêmes à la maladie.

Fièvre intermittente. — Ritter (1) conclut que, dans les pays à malaria, les femmes enceintes prennent rarement cette fièvre, tandis que les femmes en couches y sont très sujettes pendant les trois premières semaines. C'est une croyance populaire que la grossesse est un préservatif contre la fièvre d'accès. Ce fait vient à l'appui de la théorie que nous avons énoncée que, lorsque la tension vasculaire est élevée, l'organisme n'est pas enclin à l'absorption extérieure, et que l'absorption est au contraire favorisée par la basse tension de l'état puerpéral.

Le fœtus peut prendre la fièvre dans l'utérus ; la rate des enfants, dans les pays à malaria, est très grosse.

La maladie cède à la quinine (2) et à l'arsenic, comme chez les femmes non enceintes. Elle dispose à l'avortement. Göth a vu 46 femmes atteintes de cette fièvre ; 19 avortèrent ; les accès n'ont pas leur périodicité habituelle ; les contractions utérines sont irrégulières ; les accès reviennent après l'accouchement. D'autres observateurs ont constaté que des femmes qui avaient échappé à la fièvre pendant leur grossesse l'ont prise après leur accouchement.

Gyn., 1879, t. I, p. 321, et une communication d'Angus Mac Donald à la *Société obst.* d'Édimbourg, traduit dans *Journ. de méd. de Paris*, 1885, t. I, p. 849. (*Traducteur.*)

(1) Virchow, *Archiv.*, 1867.

(2) V. Plantard, *Du sulfate de quinine pendant la grossesse*. Paris, 1875. (*Traducteur.*)

Influence de la température maternelle sur le fœtus. — Une température élevée de la mère accélère le pouls du fœtus, et, si elle se maintient, peut le tuer. La limite au delà de laquelle il succombe semble être entre 40° et 41°.

Il faut considérer les complications, par exemple, la présence de substances nocives dans le sang; la température peut n'être qu'un indice de la septicémie.

Lorsque le thermomètre reste à 40° et que le cœur fœtal demeure rapide, la provocation du travail est indiquée.

Runge (1) a fait des recherches expérimentales sur l'influence d'une température élevée simple, en soumettant des chiennes et des lapines à la chaleur d'une étuve. Il a trouvé, dans une série d'expériences, où la température vaginale de la mère ne dépassait pas 41°, que tous les fœtus vinrent vivants; dans une autre série, où le thermomètre montait au-dessus de 41°5, les petits mouraient, surtout lorsque la température était maintenue assez longtemps élevée.

Kaminsky, ayant observé 87 femmes atteintes de typhus ou de fièvre à rechute, arrive à la même conclusion. Il dit que l'effet sur le fœtus d'une température élevée de la mère se fait sentir non seulement dans les maladies zymotiques, mais aussi dans la pneumonie et les autres maladies aiguës. Les battements du cœur deviennent obscurs, tumultueux, arhythmiques, puis s'arrêtent; les mouvements fœtaux sont d'abord très fréquents, puis convulsifs, puis ils cessent. A l'autopsie, le fœtus présente des ecchymoses de siège varié; le cerveau, le foie, la rate sont gorgés de sang; le placenta présente aussi de l'engorgement. En règle générale, l'expulsion du fœtus mort ne se fait qu'au bout de quelque temps; dans le typhus et la fièvre à rechute elle ne se fait souvent pas avant la convalescence (2).

Kaminsky prétend qu'un facteur constant de l'effet éprouvé par le fœtus *in utero* est l'élévation de la température; pour lui, l'empoisonnement du sang ou la cause qui élève la température n'a qu'une influence moindre. L'avortement se produisit une fois sur deux, dans les 43 cas de pneumonie réunis par Ricau, tandis que, sur 13 cas de pleurésie, il n'y eut que 2 avortements. Cette différence peut s'expliquer par l'élévation relative de la température dans la pneunomie (3).

Hohl (1833) a observé qu'une basse température chez la femme enceinte pendant la grossesse et le travail ralentit le pouls fœtal, et qu'une haute température l'accélère. Hüter, en 1861, a remarqué que le pouls fœtal répond au pouls de la mère, lorsqu'elle souffre de fièvre. Fiedler,

(1) *Archiv f. Gynäk.*. 880.

(2) *Deutsch. Klinik*, 1866.

(3) V. Vincent, *Influence de la temp. de la mère sur la vie du fœtus*. Paris, 1881. Doré (*Archives de Tocol.*, 1884, p. 257) conclut, contrairement à Runge, qu'une température de 42° n'entraîne pas la mort du fœtus. (*Traducteur.*)

dans 5 cas de fièvre typhoïde, a vu le pouls du fœtus présenter, comme celui de la mère, des accélérations vespérales et des rémissions matutinales. Kaminsky, en 1860, et Winckel, ont fait de nouvelles recherches, qui leur ont prouvé qu'en général, lorsque la température est restée quelque temps élevée, les battements du cœur fœtal sont un peu accélérés, et qu'ils vont de pair avec la température maternelle. Lorsque la température demeure élevée un certain temps, le fœtus naît mort ou asphyxié.

Nous avons des preuves, insuffisantes cependant pour permettre une conclusion précise, qu'une température élevée dans l'éclampsie peut tuer le fœtus.

Diathèses congénitales et acquises. — Quelques mots d'abord sur les *strumes* et la *phthisie tuberculeuse*. Lorsqu'elles existent, la marche de la grossesse peut ne pas en être appréciablement troublée ; le travail peut se faire sans accident spécial. Mais nous avons eu fréquemment l'occasion d'observer combien les femmes strumeuses sont disposées aux abcès du sein et aux inflammations périmétriques. La placentite et la dégénérescence calcaire du placenta se rencontrent souvent.

Poumons; asthme, etc., tuberculose.

Phthisie. — *Ses rapports avec la grossesse.* — On a cru que la grossesse garantit contre la phthisie. Scanzoni lui-même a favorisé la propagation cette opinion. Il a examiné plusieurs centaines de femmes mortes de fièvre puerpérale, et n'a jamais trouvé la tuberculose pulmonaire, Cette preuve négative n'est pas concluante.

Le Dr Warren, dans un mémoire élaboré (1), plein d'arguments statistiques et assez vague, rassemble les opinions favorables à cette idée. Il cite entre autres Andral, Eberlé, Heberden, Chailly, Montgomery, Burns, Denman, Jacquemier et Churchill. Il conclut que la grossesse retarde la marche de la phthisie en faisant une sorte de dérivation et de révulsion, qui empêchent le sang de se porter vers les poumons. Larcher dit aussi : « Le cœur envoyant le sang vers le fœtus, il est dérivé loin des poumons. »

Cette théorie de l'immunité est contraire aux faits cliniques et à l'histoire physiologique. Le témoignage négatif de Scanzoni tombe devant la réalité. La théorie de la dérivation est trompeuse, elle est en contradiction avec les faits ; l'organisme entier, y compris surtout la muqueuse pulmonaire, ressent l'augmentation de la pression cardiaque, il est plus vasculaire. L'affirmation de Rokitansky, que le poumon est comprimé, est inexacte. Küchenmeister soutient que la capacité pulmonaire est augmentée. Certainement le poumon a plus à faire. La respiration est plus rapide. Le poumon reçoit davantage de matériaux

(1) *Amer. Journ. of med. sc.*, 1857.

excrémentitiels à éliminer. Puisqu'il fonctionne sous une plus forte pression, on peut s'attendre à ce que, comme les autres organes, il soit plus exposé à être malade. Ainsi Grisolle (1) donne l'histoire de 27 cas de phthisie compliquant la grossesse; 24 fois elle commença pendant la gestation. Dans aucun cas la maladie ne fut enrayée; au contraire, elle fit de rapides progrès. Dubreuihl, qui a aussi examiné la question au point de vue clinique, rejette la théorie de l'antagonisme; Louis la rejetait aussi.

Nous croyons que les expériences confirmeront la doctrine de Dubois (1860) : la grossesse peut devenir la cause de nombreux états pathologiques; elle aggrave la plupart de ceux qui existent déjà; elle ne préserve d'aucun. Toute l'histoire des maladies de la grossesse confirme cette opinion. De Cristofori (2) dit que ses observations lui ont prouvé l'influence désastreuse de la grossesse. Il a vu maintes fois la phthisie avancée s'aggraver rapidement dans le troisième trimestre, les poumons se détruire promptement, et les malades courir à la mort plus rapidement qu'elles ne l'eussent fait dans d'autres conditions. Ce fait est expliqué par la congestion pulmonaire, conséquence de l'hypérémie artérielle mécanique des parties supérieures. Le tissu pulmonaire devient moins perméable; il s'infiltre de sérosité. Ces deux conditions, s'ajoutant à l'existence des dépôts tuberculeux, ont pour effet direct une hématose imparfaite. Le ramollissement des tubercules en est favorisé. Il dit que l'autopsie a fait découvrir de l'œdème, aussi bien que des dépôts tuberculeux.

Les rapports de la phthisie avec les opérations chirurgicales corroborent cette idée. Paget (3) dit : « Dans tous les cas de phthisie aiguë ou progressive, toute opération constitue un grand danger. Les risques de l'excitation, des troubles fébriles durant plusieurs jours, de la perte sanguine, de la douleur, et de toutes les conséquences analogues des opérations, sont beaucoup au-dessus de la moyenne, pour ne point parler des chances spéciales de pneumonie. Je suis certain d'avoir vu des malades chez lesquelles la phthisie est devenue plus aiguë, et d'autres chez qui les premières phases de la phthisie ont été accélérées par suite d'opérations. Le cas est tout autre dans la phthisie chronique ou arrêtée; ceux-là bénéficient de la disparition de la cause irritante. »

Une question connexe à la précédente est celle de l'*accélération de la phthisie après l'accouchement*. On y croit en général. Notre expérience, très étendue, nous oblige à affirmer que : 1° la grossesse ne donne aucune immunité contre l'invasion de la phthisie; 2° elle n'en retarde

(1) *Arch. génér. de méd.*, 1857.
(2) *Annali univers.*, 1863.
(3) *Clinical Lectures.*

point la marche ; 3° la phthisie subit une aggravation rapide dans l'état puerpéral.

Quel est l'*effet de la phthisie sur la grossesse?* Nous n'avons pas de preuve positive qu'elle provoque l'avortement ou l'accouchement prématuré, à moins qu'elle ne précipite la mort de la malade ; dans ce cas, pendant l'agonie ou un peu avant, lorsque l'acide carbonique s'accumule dans le sang, la contraction utérine est parfois mise en train ; le travail précède immédiatement la mort.

Effet sur le fœtus. — Le fœtus, vrai parasite, *draine* la mère pour vivre. Il naît en général bien développé, et si, comme le dit Rokitansky, il ne présente que rarement de la tuberculose, cette maladie se développera bien probablement plus tard, sous la forme de la pneumophymie, de la méningite, de la péritonite ou de quelque maladie de la même famille. Quant au placenta, nous avons maintes fois observé que les femmes tuberculeuses sont plus exposées que les autres aux dépôts calcaires du placenta.

Encore une question : *Devons-nous engager les phymiques à se marier?* Au point de vue médical, la réponse se trouve dans ce qui précède. Pour la santé de la femme et celle des enfants qu'elle peut avoir, nous dirons : Non. On a supposé que ces femmes sont peu disposées à concevoir ; nous croyons le contraire ; nous sommes même portés, à défaut de statistique, à croire tout l'opposé.

Quelquefois la phymie se déguise en une pneumonie grave et rapidement mortelle.

La **diathèse syphilitique** exerce l'influence la plus désastreuse sur la mère et l'enfant. Les lésions de toutes les muqueuses intéressent celle de l'utérus et la caduque. La maladie peut commencer par l'ulcère primitif, ou par la propagation d'accidents secondaires ou tertiaires par l'intermédiaire du fœtus. Nous étudierons cette question à propos de l'avortement ; nous nous contentons de dire maintenant que la syphilis venue du fœtus présente, d'après Hutchinson, les symptômes suivants : une cachexie particulière, marquée par une teinte pâle terreuse, l'amaigrissement, la faiblesse, du découragement, et des douleurs vives dans les os, au moindre refroidissement. On observe souvent en outre les signes spécifiques : la chute des cheveux, des ulcères sur la langue, des fissures aux commissures buccales, des éruptions tertiaires, comme le psoriasis, les condylomes, les nodosités. Il est remarquable que la cachexie s'observe parfois sans les signes spécifiques ; cela arrive surtout chez les femmes qui n'ont conçu qu'une fois, ou dont la santé est assez vigoureuse pour résister jusqu'à un certain point à l'influence du virus.

La **diathèse rhumatismale** préexistante à la grossesse peut aussi porter sur le placenta et y faire naître des effusions fibrineuses ; mais son effet principal est la douleur. Nægelé et E. Rigby ont insisté sur la disposition qu'a l'utérus à être affecté de rhumatisme pendant la grossesse (1). Kiwisch la nie. Nous sommes disposés à nous ranger du côté de Nægelé et de Rigby. Cette maladie est caractérisée par de fortes douleurs utérines pendant la grossesse.

Le rhumatisme aigu est certainement rare ; mais on en connaît des exemples indiscutables. Un cas a eu un intérêt national (2) ; il se termina par une ankylose du genou. Si nous nous rappelons l'hypérinose sanguine et les autres caractères de la grossesse, analogues à ceux du rhumatisme aigu, nous pourrons même nous attendre à trouver cette maladie plus fréquente. Lorsqu'elle se produit, elle est essentiellement semblable au rhumatisme non gestatif. Le danger de la péricardite est sérieux. Si la fièvre est intense, et la température fort élevée, il ne faut pas hésiter à faire une saignée du bras ; la question de l'accouchement prématuré se pose, mais l'opportunité de sa provocation reste douteuse.

Bourgeois cite deux cas d'arthrite rhumatismale chez des femmes enceintes ; l'une d'elles, qui avait un rhumatisme général aigu, avorta. Grenser en rapporte des exemples (3). Dans l'un, la femme allaita, le rhumatisme s'amenda pendant quelques jours, puis reprit, devint chronique et dura plusieurs mois.

Sous le nom de **diathèses nerveuses**, nous comprenons la folie, la chorée, l'épilepsie et la fièvre intermittente. Les premières ont été étudiées, il ne nous reste à examiner que la dernière.

Fièvre intermittente. — On peut discuter sur la place que nous lui donnons ; mais, si nous remarquons que ses symptômes sont surtout nerveux et alliés aux convulsions, nous verrons qu'il est commode et instructif de la décrire sous ce titre.

R. Barnes, dans ses *Lumleian Lectures*, a cité des exemples de fièvres de marais latentes réveillées par la grossesse. Il en conclut que la fièvre intermittente amène très probablement une modification persistante dans la nutrition des centres nerveux ; de sorte que si, chez une femme considérée comme guérie depuis des années, survient l'épreuve d'une grossesse, la fièvre, en reparaissant, prouvera que la guérison n'était qu'apparente. Il en est de même d'un traumatisme. Verneuil a signalé le fait que les opérations ressuscitent la fièvre latente. Paget (4) dit : « Les malades affectés de fièvre intermittente supportent

(1) V. *Du rhumat. de l'utérus, envisagé spécialement au point de vue de la grossesse et de l'accouchement*, par V. Gautier. Genève, 1858 ; j'en ai observé quelques cas. (*Traducteur.*)

(2) C'est, si ma mémoire ne me trompe pas, celui de la princesse de Galles. (*Traducteur.*)

(3) *Monatssch. f. Geburstk.*, 1865.

(4) *Clinical Lectures.*

les opérations aussi bien que les autres; mais, dans leur convalescence, ils peuvent nous alarmer en présentant un ou plusieurs accès de fièvre en tout semblables à ceux de la pyohémie. Mieux encore : si un malade a eu la fièvre intermittente une fois, et que, plusieurs années plus tard, on lui fasse une opération, la fièvre paraît renouvelée peu après le choc ou l'hémorrhagie, ou toute opération. J'ai si fréquemment observé ce fait que, toutes les fois que je vois de gros frissons survenir après une opération, je m'informe s'il n'y a pas eu de fièvre intermittente auparavant (1). »

Le Dr Billon (2) a bien étudié ce sujet. Assimilant l'accouchement à un traumatisme, il a décrit la diathèse ou l'intoxication de la fièvre intermittente comme un *impaludisme chronique*. Dans les cas qu'il cite, la fièvre a été évoquée pendant la grossesse, pendant le travail ou après l'accouchement. Dans quelques-uns, les accès semblèrent suspendus pendant la grossesse, pour éclater d'autant plus violents après l'accouchement. L'involution utérine ne fut pas retardée ; les lochies continuèrent.

Désormeaux cite un cas d'après Schweig : une femme enceinte de six à sept mois fut prise d'une fièvre quarte ; au début de chaque mois, le fœtus était agité de tremblement ; après sa naissance, il eut la fièvre quarte.

Sir Thomas Watson rapporte le cas d'une femme qui « avait la fièvre tierce ; tous les jours apyrétiques, elle sentait le fœtus trembler, de sorte que la mère et l'enfant avaient tous les deux la fièvre tierce, mais leurs accès alternaient. »

Un point clinique important est de ne pas confondre le frisson, la fièvre et la sueur de la septicémie avec les stades de froid, de chaleur et de sueur de la fièvre intermittente. Leurs principaux traits distinctifs sont la plus grande persistance des symptômes de la septicémie et l'histoire de la fièvre maremmatique et la périodicité de ses accès. La quinine est utile dans les deux cas ; il peut être avantageux de l'administrer en injections sous-cutanées.

CHAPITRE VII

AVORTEMENT.

L'avortement peut être considéré comme un *accident de la grossesse*, mais il a tant d'intérêt au point de vue physiologique, pathologique et clinique, qu'il réclame une étude particulière. Il est de la plus haute importance d'analyser avec soin les causes prochaines et éloignées qui

(1) J'ai publié un cas de fièvre intermittente survenue peu après l'accouchement, dans *Amer. Journ. of obst.*, 1883, p. 1057. (*Traducteur.*)

(2) Thèse de Paris, 1882.

produisent interruption de la grossesse. Cette étude jettera un flot de lumière sur de nombreux problèmes qui sans elle demeureraient insolubles, laissant le médecin chercher à tâtons les indications thérapeutiques.

La plupart des conditions décrites dans les chapitres précédents sur les maladies, les complications, les accidents de la grossesse, peuvent produire l'avortement; ils contiennent donc une grande partie de l'histoire de cet *accident*. Il nous reste, pour la compléter, à étudier méthodiquement le sujet, à décrire les phases de l'avortement et le traitement prophylactique et thérapeutique.

Une étude attentive des cas d'avortement établira un point trop négligé : l'avortement est souvent une protestation pratique de l'organisme contre la grossesse. La grossesse étant une épreuve physiologique de la santé du sujet, s'il se trouve malade, et incapable de supporter cet effort, la nature utilise sa seule ressource, l'avortement.

Nous pouvons tirer de là ce corollaire physiologique : l'*avortement peut être regardé comme un processus conservateur;* nous y ajouterons ce corollaire thérapeutique : il faut chercher les indications du traitement dans l'état constitutionnel, aussi bien que dans l'état local.

L'avortement nous présente trois facteurs à considérer : 1° le père; 2° l'embryon; 3° la mère. L'état de la mère résume les trois facteurs, surtout dans les cas où le père est en puissance de maladie ou de diathèse.

L'avortement peut être, ou ne pas être, précédé par la mort de l'embryon. La mort de l'embryon amène nécessairement l'avortement.

Définition. — L'avortement est l'arrêt de la grossesse à une époque où le fœtus n'est pas encore viable.

Il est *complet*, lorsque l'embryon et les membranes sont expulsés. Il est *incomplet*, lorsque l'embryon est expulsé, et que les membranes sont retenues.

L'*avortement est caché* (Stoltz) quand l'œuf entier demeure dans l'utérus après la mort de l'embryon. C'est absurde de lui avoir donné le nom d'*avortement manqué*, car, comme le dit Mc Clintock, on peut dire de toute femme délivrée à terme qu'elle a manqué d'avorter.

Avortement est l'équivalent scientifique du mot vulgaire : *fausse couche*.

Avortement criminel est le terme légal employé pour désigner les tentatives abortives, faites pour tout autre motif qu'un but strictement médical, que ces tentatives aient réussi ou non.

Dans l'esprit du vulgaire, *avortement* éveille l'idée d'interruption voulue ou criminelle de la grossesse. Pour éviter une interprétation erronée, il est donc utile d'employer le terme *fausse couche*. Le vulgaire parle souvent d'une « petite fausse couche » entendant par là un avortement fait de bonne heure. Nous ne nous servirons que du mot *avortement*, qui comprend tous les cas d'expulsion prématurée de l'embryon.

L'*accouchement prématuré* se distingue de l'avortement en ce qu'il se produit après l'époque où le produit est viable, mais avant sa maturité complète (1).

Travail manqué signifie la rétention hypothétique d'un fœtus mûr dans l'utérus après le terme naturel de la grossesse, les signes du travail s'étant manifestés à l'époque normale. Tous les cas présumés tels rentrent dans les avortements cachés ou les grossesses ectopiques.

Si nous soumettons tous les cas d'avortement à une analyse théorique rapide au point de vue étiologique, nous verrons qu'on peut les ranger en deux classes : 1° cas où la cause déterminante vient de la mère ; 2° cas où la cause déterminante vient du père ; mais on peut, à strictement parler, dire que, quelle soit la cause, elle agit *à travers* la mère ; il n'en est pas moins vrai que la cause léthale est souvent uniquement paternelle : l'œuf, au moment de la fécondation, reçoit du père les prémisses de la vie et de la mort, et la mère peut être, ou ne pas être, affectée par l'entremise de l'embryon. Les cas ne sont pas rares où une femme a avorté fréquemment pendant son mariage avec un homme, et a donné des enfants vivants à un autre.

La méthode analytique est indispensable à la description. Nous sommes obligés d'examiner les causes d'avortement dans une sorte de succession, mais, dans la clinique, nous trouvons souvent une impossibilité à isoler la cause particulière de l'avortement; souvent le cas est complexe : les causes paternelles et maternelles ont agi ensemble ; nous ne pouvons pas toujours distinguer l'influence prédominante ; les causes que nous allons indiquer et celles indiquées par d'autres s'enchevêtrent souvent.

L'état de l'œuf et de ses annexes peut quelquefois jeter un peu de lumière théorique sur les traits cliniques du cas. On peut dire qu'en général, mais non toujours, le sceau paternel est plus marqué sur l'embryon et ses enveloppes propres, l'amnios et le chorion, tandis que le cachet de la mère se retrouve plus net sur les enveloppes maternelles, la caduque et le placenta maternel. Les maladies de l'œuf, y compris le placenta, seront étudiées avec plus d'avantage toutes ensemble, à propos des causes fœtales d'avortement, puisqu'il n'est que rarement possible de distinguer précisément les causes qui débutent respectivement dans les éléments fœtaux ou maternels.

Les actions réciproques de la mère et de l'embryon constituent un sujet d'étude nécessaire à la juste appréciation des causes de l'avortement.

Proposition. — Le sang du fœtus reçoit les matériaux morbides du

(1) Je puis ajouter que le mot embryon ne doit s'appliquer qu'au produit non viable : expulsion de l'embryon signifie donc expulsion du produit avant l'époque où il peut vivre à l'extérieur. (*Traducteur.*)

sang de sa mère ; cela paraît évident de soi ; le fœtus ne peut s'accroître que grâce à ce que sa mère lui transmet, il doit prendre ce que le sang maternel lui donne. Mais il est certain qu'il existe, au point de contact du sang maternel avec le sang fœtal, un agent sélecteur qui arrête ou modifie les matériaux nuisibles. Nous ne pouvons pas expliquer autrement la résistance réelle du fœtus à la variole et aux autres virus. Le placenta exerce une fonction analogue à celle des glandes lymphatiques, et modifie ou rejette les substances nocives qui lui sont apportées. Cette fonction est limitée, il est vrai, mais elle existe.

Les expériences prouvent cependant que, outre ses éléments constitutifs, le sang maternel peut charrier d'autres substances. Flourens a donné de la garance à des femelles pleines ; les os des embryons en furent colorés. Magendie a injecté du camphre et de l'huile dans les vaisseaux de femelles pleines ; il a bientôt retrouvé ces corps dans le fœtus. David Williams, de Liverpool, a fait des expériences semblables, avec les mêmes résultats.

Frerichs dit que la bile des femmes ictériques passe dans le fœtus. Bonetus décrit un fœtus né d'une femme atteinte d'ictérie, « *ita flavus ut e cerâ confectus puer, non partus humanus, videretur* ». Wrisberg et Finke ont fait des observations semblables. Mais, pour en arriver là, il faut que la jaunisse dure longtemps. Frerichs dit que, chez les fœtus de femmes ayant avorté entre cinq et quinze jours depuis le début de la jaunisse, il n'a pu trouver aucune altération de couleur ; et, dans un cas de jaunisse ayant duré jusqu'au moment de l'accouchement, le fœtus n'était pas affecté.

Réciproquement, le sang de la mère peut recevoir des éléments nocifs de celui du fœtus. Cela aussi paraît évident de soi. Le sang de la mère est le canal naturel par lequel sont emportés les matériaux excrémentitiels du fœtus. Savory l'a, du reste, prouvé par des expériences directes. Ayant ouvert l'utérus d'une brebis pleine, il injecta un peu de strychnine sous la peau de son petit ; bientôt après, la mère fut prise de strychnisme.

Hutchinson fournit des preuves qui semblent concluantes, que la syphilis constitutionnelle peut se communiquer à la mère par l'entremise d'un œuf malade. Abraham Colles, Baumès, Égan et Diday affirment que, tandis que l'on cite de nombreux exemples de nourrices infectées par les ulcères buccaux de leurs nourrissons, on n'en connaît pas un seul où la mère ait été contaminée par son propre enfant. Comme les mères allaitent leurs enfants plus souvent qu'elles ne les confient à des nourrices, elles devraient, si elles étaient susceptibles d'infection, présenter très fréquemment des ulcères du mamelon. D'où vient cette immunité ? Nous ne pouvons résoudre ce problème qu'en admettant que la mère a été contaminée par son rejeton avant sa naissance. Balfour, Harvey, Langston Parker, Montgomery, confirment cette théorie de l'infection de la mère par le fœtus. Parker ajoute : « Lorsque le père infecte l'œuf seul, la mère échappe souvent à l'infection (1). »

Nous pouvons ajouter le cas remarquable, observé par nous-mêmes, d'une femme qui a eu des enfants sains d'un premier mari, et a avorté pendant son union avec un second.

Analyses des causes d'avortement. — Tout en reconnaissant que l'analyse ci-dessous esquissée est exposée aux objections qui atteignent la plupart des analyses pathologiques, nous pouvons l'accepter comme nous donnant un schéma provisoire de classification, une base pour l'étude et un fil conducteur pour l'examen clinique.

La table suivante servira d'index classificateur des cas d'avortement, qu'on peut diviser en :

1. Cas où la cause déterminante est maternelle.
2. » » » paternelle.
3. » » » embryonnaire.

AVORTEMENT.

CAUSES MATERNELLES.

I. *Poisons circulant dans le sang maternel.*

1. Communiqués. *Hétérogénétiques.* Fièvres, malaria, syphilis.
   Gaz : oxyde de carbone, acide carbonique.
   Minéraux : plomb, cuivre, mercure.
   Végétaux : ergot, sabine (2).
2. Produits pathologiques. *Autogénétiques.* Jaunisse, albuminurie.
   Acide carbonique de l'asphyxie, mère moribonde.
3. Anémie, superlactation, vomissements graves.
   Maladie de Bright, lithiase, jaunisse.

II. *Maladies amenant un trouble dynamique dans la circulation.*

Quelques maladies du foie, obstruction du système porte.
Maladies du cœur, tension vasculaire excessive.
Maladies pulmonaires, tumeurs thoraciques et abdominales.

III. *Causes agissant par l'intermédiaire du système nerveux.*

Quelques maladies nerveuses.
Choc physique et psychique.
Diversion ou épuisement de la force nerveuse : vomissement. Actions réflexes.
Convulsion. Apoplexie.
(Ces deux dernières causes agissent en partie par l'asphyxie, en produisant de l'acide carbonique dans le sang.)

IV. *Maladies locales ou pelviennes.*

De l'utérus, inflammation, hypertrophie, tumeurs, maladies déciduales, ano-

(1) Vidal (*Gaz. des hôp.*, 6 nov. 1841) raconte le cas d'une femme qui, sans jamais présenter de syphilis visible, a eu d'un premier mari syphilitique des enfants infectés ; mariée une seconde fois, elle eut, d'un mari sain, des enfants syphilitiques. Cazenave (*Traité des syph.*, p. 133) cite des cas analogues. V. aussi Orth, *Ueber die Immunität der Mutter bei Syphilis des Vaters, und angeboren Syphilis des Kindes*, 1850.

(2) On pourrait ajouter l'ipéca, même à dose expectorante et les émétiques, qui me paraissent avoir une action abortive. V. ma communication au Congrès de Copenhague, *Compte rendu de la Section d'obst.*, p. 125. (*Traducteur.*)

malies mécaniques, flexions et versions, fissures du col, compression de l'utérus par des tumeurs, adhérences de l'utérus, s'opposant à son développement.

V. *Avortement de l'adolescence et de l'âge critique.*

Utérus infantile ou
Utérus involué (sénile).

VI. *Avortement causé par une violence.*

Coups, écrasement, ponction de l'utérus, lésions de l'œuf (1).
Avortement épidémique.
Avortement sympathique.

CAUSES FOETALES.

I. Maladies ovulaires.

Primitives, ou causées par les maladies des tissus ou du sang maternel.

II. *Maladies de l'embryon, causant en général sa mort prématurée.*

Défaut de développement.
Maladies du système nerveux.
» des reins.
» du foie.
» générales, syphilis.
» mécaniques; torsion du cordon; tout ce qui cause la mort de l'embryon.

Hémorrhagie. — Un grand nombre de causes, maternelles ou fœtales, produisent l'*hémorrhagie*. Elle peut être une cause *apparente* d'avortement; elle est le premier signe objectif de ce qui se passe; mais nous ne pouvons guère imaginer une hémorrhagie purement primitive. L'hémorrhagie a une cause, qui est la vraie cause de l'avortement.

CAUSES MATERNELLES.

I. **Poisons circulant dans le sang maternel, communiqués ou hétérogénétiques.** — Les plus importants sont ceux des fièvres zymotiques: la variole, la scarlatine, le typhus, la fièvre typhoïde, la rougeole, le choléra, la diphthérie, l'érysipèle, la malaria. Dans le chapitre qui traite des maladies de la grossesse, nous avons étudié l'influence abortive de ces maladies; nous y renvoyons le lecteur.

Les causes immédiates de l'avortement dans les fièvres sont surtout les suivantes: 1° l'irritation de la fibre utérine par le poison spécifique porté par le sang maternel, et qui excite l'utérus à se contracter; elle est prouvée par l'expulsion d'un embryon ou d'un fœtus vivant; 2° l'irritation de la fibre utérine par un sang surcarbonisé, résultant de la zymose et d'une respiration imparfaite; celle-ci peut agir directement sur l'utérus; 3° la température élevée de la mère. Nous avons vu que l'embryon succombe presque infailliblement lorsque la tempé-

(1) On pourrait ajouter l'avortement amené par la secousse du vomissement dont l'effet s'ajoute à celui des émétiques, mentionné dans la note précédente. (*Traducteur.*)

rature dépasse 41° ; 4° l'embryon peut être tué par le poison de la fièvre. Dans ces deux derniers cas, l'embryon meurt d'abord, puis l'avortement se fait nécessairement.

Désordres ou poisons diathésiques ; syphilis secondaire ou héritée, strumes, tuberculose.

La syphilis primitive peut être rangée parmi les *poisons hétérogénétiques*. Un chancre contracté pendant la grossesse risque bien plus que la syphilis secondaire ou chronique de la mère, ou la syphilis secondaire ou tertiaire du père, de produire l'avortement. Lorsque la mère est affectée d'une syphilis secondaire ou tertiaire, la muqueuse utérine, qui sert à former la caduque et l'élément maternel du placenta, est exposée, comme la muqueuse du gosier et la peau, à être affectée. Le *nid* fœtal étant infecté, l'œuf est mal nourri, le placenta dégénère, l'avortement se produit. Nous étudierons ces accidents en détail, à propos des maladies du placenta.

La disposition à l'avortement est variable. — Les femmes qui ont eu elles-mêmes la syphilis primaire sont très exposées à avorter ; celles qui ont été infectées par l'embryon courent moins de risques. Chez celles-ci, comme l'a noté Hutchinson, le fœtus ne tient sa constitution morbide que de l'un de ses parents, chez qui la maladie est probablement déjà *usée*. Il est évident qu'un fœtus engendré par un père qui n'a plus que les traces constitutionnelles de la syphilis, nourri par une mère saine en tout, excepté dans ce qu'elle a pu recevoir de l'embryon lui-même, a bien des chances de vivre. C'est un fait, que le plus grand nombre des enfants syphilitiques naissent avec les apparences de la santé, et ne présentent des signes de la maladie que vers une ou deux semaines. L'explication la plus probable de ce fait est que, dans la plupart des cas, la mère est saine, et que le père seul est infecté. Recevant de l'utérus des éléments tout préparés en abondance, le fœtus vit et prospère ; ses organes d'assimilation n'ont rien à faire ; une fois né, il perd cet avantage, et, avec une constitution affaiblie par son infection, il est obligé de digérer sa nourriture, d'hématoser et d'élaborer son sang. De là la prompte manifestation de la maladie, latente jusque-là. Dans les cas où le fœtus naît mort, l'épiderme détaché ou la peau couverte d'une éruption, on peut conclure que la mère a eu elle-même la syphilis primaire, ou bien a été, par des grossesses répétées, saturée de l'infection tertiaire.

Les *strumes* et la *tuberculose* peuvent aussi intéresser la muqueuse utérine, s'opposer à la formation d'un placenta sain, et causer ainsi l'avortement. En dehors de ce mode d'action, que nous croyons avoir reconnu dans quelques cas, il ne semble pas que ces diathèses soient des causes fréquentes d'avortement.

Gaz nuisibles. — Nous connaissons bien l'influence abortive de l'*acide carbonique* et de l'*oxyde carboneux*. Breslau (1) en rapporte un exemple instructif. Deux femmes couchaient dans une salle d'une maternité, où du gaz se répandit; toutes les deux furent asphyxiées et devinrent insensibles ; l'un des fœtus, vivant auparavant, vint au monde mort, le lendemain. Le gaz était un produit de la distillation du bois ; il contenait beaucoup d'oxyde de carbone.

On dit que, dans une des campagnes d'Algérie, des centaines d'Arabes qui se réfugièrent dans des souterrains furent suffoqués par des feux qu'ils allumèrent. Un grand nombre de femmes avortèrent.

Nous avons pu rattacher quelques cas d'avortement à l'action du *gaz des égouts*.

1. **Imprégnations métalliques.** — *Arsenic.* — Le Dr du Vivier (2) traitait par l'arsenic deux femmes enceintes affectées de psoriasis. Toutes les deux mirent au monde à sept mois des fœtus morts. A. Guérin a observé les mêmes effets avec le mercure. Mais nous ne croyons pas que des doses modérées, si on ne les continue pas trop longtemps, puissent produire l'avortement.

Plomb. — M. Paul (3), dans les observations qu'il a faites dans les fonderies de caractères, a trouvé 4 femmes ayant eu 15 grossesses ; 10 se terminèrent par l'avortement, 2 par l'accouchement prématuré; 1 de ces enfants était mort-né, l'autre mourut au bout de 24 heures. Dans une seconde série, 5 femmes avaient eu 9 enfants avant de travailler dans le plomb, et n'avaient jamais avorté. Après avoir été exposées à son influence, elles eurent 36 grossesses; 26 de ces gestations se terminèrent par l'avortement, 1 par l'accouchement prématuré, 2 par la naissance d'enfants morts-nés; 5 enfants moururent, dont 4 dans la première année. Une ouvrière fut enceinte 5 fois, elle avorta toujours; elle quitta le métier et eut un enfant; une autre quitta le métier, elle eut 2 enfants; l'ayant repris, elle avorta 2 fois. Dans d'autres observations, Paul a trouvé que les mêmes effets se produisent lorsque le père travaille dans le plomb. Ces observations ont la valeur d'expériences.

Le Dr Lizé (4) raconte une histoire intéressante sur l'influence du mercure. Il a observé les effets de ce métal dans la manufacture des chapeaux, qui emploie ce métal. Il a rangé les cas en trois séries : 1° les hommes seuls sont exposés : Sur 10 grossesses, 2 se terminèrent par la naissance de morts-nés; 3 enfants moururent dans la première enfance; 5 survécurent, mal portants ; 1, né avant que le père ne travaillât dans le mercure, était sain; 2° maris et femmes exposés tous les deux : 14 grossesses, 5 naissances à terme, 5 morts-nés; 2 morts avant

(1) *Monatssch. f. Geburtsk.*, 1859.
(2) *Annales de dermatologie*, 1869.
(3) *Arch. gén. de méd.*, 1860.
(4) *Union médicale*, 1862.

la troisième année, 4 avant cinq ans, 3 en santé douteuse; 3° femmes seules exposées: 7 grossesses, 3 avortements.

Dans bien des cas où l'enfant naît vivant, sa constitution est profondément altérée, il meurt souvent jeune.

Ces observations d'empoisonnement métallique soulèvent des questions d'un haut intérêt. Si nous admettons que, dans les cas où le père seul était intoxiqué, le fœtus n'a reçu le poison que de lui, et que la mère n'a servi que de véhicule, elles nous donnent des exemples d'une transmission semblable à celle de la syphilis; c'est une question riche en applications physiologiques et pathologiques. Il ne faut cependant pas oublier que la femme, vivant en contact immédiat avec un homme mercurialisé, ne peut guère éviter la contamination. Ces cas témoignent hautement en faveur du traitement intra-utérin du fœtus, lorsqu'on le croit malade. De nouvelles observations sont nécessaires.

Le *fer* a souvent été accusé de causer l'avortement. Quelques médecins croient encore à sa propriété abortive; mais nos observations, répétées depuis longtemps, sont décidément contraires à cette idée (1). Il se peut que de fortes doses, ou certaines préparations de fer, amènent des troubles tels que l'avortement en soit la conséquence, mais dans la règle, son action est avantageuse; il combat l'anémie gravidique, il contribue ainsi à prévenir l'avortement et les hémorrhagies du travail.

A propos du fer, il est utile de dire quelques mots de l'identité présumée des ecboliques, des emménagogues et des abortifs. C'est une idée dominante chez les hommes de loi, et soutenue par quelques médecins, que les agents réputés emménagogues ont la vertu de provoquer l'avortement. Quoiqu'il puisse y avoir un fond de vérité dans cette croyance, rien n'est moins scientifique. Les causes de l'aménorrhée et de l'avortement sont multiples; elles diffèrent souvent dans leur nature, de sorte que les agents utiles pour ramener la menstruation peuvent n'avoir aucun effet abortif. Il est extrêmement important de bien saisir la différence. On a fondé des accusations criminelles sur l'administration de doses médicales de fer, sans tenir compte de ce qu'il est indiqué dans l'anémie de la grossesse, pour prévenir l'avortement.

Substances végétales. — Sabine, ergot, quinine, pouliot.

La *sabine* à haute dose peut provoquer l'avortement; Letheby en rapporte un cas.

L'*ergot* a certainement la propriété de faire contracter l'utérus, mais, dans une grossesse normale, son action est fort incertaine (2). Il échoue

(1) Mon expérience s'accorde entièrement avec celle de Barnes; je donne journellement le fer dans les cas où les règles sont arrêtées, alors même que je soupçonne une grossesse, et je n'ai jamais vu un cas d'avortement qui parût produit par ce médicament. (*Traducteur.*)

(2) L'ergot me semble n'avoir guère que la propriété d'augmenter ou de réveiller les contractions. Il ne peut guère faire naître des contractions *dans un utérus calme.*

fréquemment entre les mains du médecin lorsqu'il cherche à provoquer le travail avant le terme. Nous reviendrons sur ce sujet, en étudiant les méthodes de provocation du travail.

L'*eau de pouliot* n'a, croyons-nous, aucun effet quelconque.

On peut admettre que les remèdes irritants peuvent produire l'avortement, quand on les donne à doses vraiment irritantes; c'est ce qui arrive avec les purgatifs drastiques à haute dose. Mais dans les cas où l'avortement suit l'administration de ces médicaments, il est probable que la femme était prédisposée à avorter. On peut résumer la question par cet axiome: *L'œuf sain adhère à l'utérus sain avec une ténacité surprenante.*

2. **Produits d'une action morbide. Poisons autogénétiques.** — A côté des poisons venus du dehors, nous trouvons une classe de poisons produits dans l'organisme de la mère. Tels sont ceux qui prennent naissance dans la jaunisse, l'albuminurie, l'asphyxie lente causée par les maladies du cœur et des poumons, l'asphyxie rapide qui accompagne les maladies du cerveau, comme l'apoplexie, et l'agonie. Elle ne nous semble pas commune dans les formes ordinaires de la jaunisse qu'on rencontre dans la grossesse, à moins qu'elle ne s'accompagne de vomissements graves, d'avortemeut ou d'accouchement prématuré.

Dans l'ictère malin ou dans l'atrophie jaune aiguë du foie, l'avortement est presque certain; l'organisme entier est profondément troublé. Il se produit une tendance aux hémorrhagies en différents points du corps; l'hémorrhagie utérine manque rarement. Une effusion sanguine dans les membranes ovulaires est une cause efficiente d'avortement; mais elle n'est probablement pas seule à agir.

Les vomissements opiniâtres produisent souvent l'avortement, s'ils se prolongent assez pour causer un empoisonnement sérieux du sang, qui est amené par l'absence de nourriture venue du dehors, si bien que non seulement les matériaux de rebut ne sont pas éliminés, mais l'organisme, se nourrissant de lui-même, résorbe ses propres tissus dégradés; l'irritabilité morbide des centres nerveux répond bientôt à l'irritation excentrique, l'avortement se fait, trop tard en général, d'après nos observations, pour sauver la malade: lorsqu'elle avorte elle est déjà moribonde.

Les rapports qui unissent l'avortement à l'*albuminurie* sont bien établis. Nous avons déjà tracé l'histoire de l'albuminurie gravidique; il nous suffit donc d'observer que trois facteurs concourent à causer à l'avortement :

1° La tendance hémorrhagique est augmentée, et favorise l'extravasation du sang dans les membranes ovulaires;

Au surplus, je le trouve très infidèle comme ecbolique utérin; il semble faire contracter le col aussi bien que le corps utérin, ce qui enferme le corps à expulser, au lieu de le rejeter. (*Traducteur.*)

2° Les rebuts des aliments qui demeurent dans les vaisseaux maternels et fœtaux peuvent tuer l'embryon;

3° Ce poison, agissant sur le centre diastaltique excité et sur la fibre utérine, provoque les contractions de la matrice. L'acide carbonique s'accumule dans le sang pendant le coma, et devient une cause efficiente d'avortement.

Dans l'asphyxie ou la cyanose, lente d'abord et intermittente, puis rapide et intense, de certaines formes de maladies cardiaques et pulmonaires, l'accumulation de l'acide carbonique est probablement le facteur le plus actif de l'avortement qu'on y observe si fréquemment. Cela peut s'expliquer par l'action de ce poison sur la fibre utérine, que Marshall Hall et Brovn-Séquard ont signalée fréquemment, ou par l'irritation directe du centre diastaltique, enfin par la disposition du sang à s'extravaser.

Le rôle actif que joue l'acide carbonique dans la production de l'avortement est clairement démontré par l'*asphyxie des moribondes.* Dans le coma de l'apoplexie cérébrale, j'ai vu l'avortement se faire, accompagné d'hémorrhagie, dans l'agonie finale, alors qu'aucune autre cause ne paraissait agir.

Intimement uni avec les exemples ci-dessus d'empoisonnement antogénétique, est l'état du sang qu'on observe dans l'anémie ordinaire et pernicieuse, *dans la superlactation* et les *vomissements opiniâtres*, la *maladie de Bright vraie*, qu'il faut distinguer de l'albuminurie gravidique simple, dans la *lithiase* et la *jaunisse*. Dans l'anémie, l'élimination des matériaux de désassimilation se fait mal; la nutrition étant imparfaite, les attaches de l'œuf à l'utérus ne sont pas solides; les vaisseaux sanguins laissent volontiers échapper du sérum, dont l'effusion affaiblit encore les attaches utéro-vasculaires, et, l'irritabilité nerveuse étant exaltée, l'avortement est aisément provoqué.

Superlactation. — Lorsqu'une nourrice conçoit, elle risque fort d'avorter. En voici les causes : 1° la dégradation du sang, ou l'anémie et l'empoisonnement qui l'accompagne; 2° la malnutrition de l'embryon et de ses attaches utérines; 3° la tendance aux exsudations séreuses; 4° la double irritation excentrique de la fonction diastaltique venue de l'utérus et des seins. Ce dernier facteur, d'après Tyler Smith, a une influence prépondérante; nous croyons que les trois premiers ont une grande importance. On peut dire que peu de femmes sont capables de supporter le fardeau de trois organismes : il faut en sacrifier un; la nature rejette le moins important, l'embryon; elle y est souvent aidée par les ovaires, qui, reprenant leur activité fonctionnelle, attirent le sang vers l'utérus, y amènent une extravasion et augmentent l'activité de la fonction diastaltique.

Anémie est un terme bien large, et comprend peut-être des états sanguins essentiellement différents ; l'anémie produit souvent l'avortement. On peut supposer que le sang maternel, sans porter de vrais poisons au produit, peut le tuer par ses qualités négatives et par l'insuffisance de ses qualités nutritives et dépuratives.

La *lithiase* a souvent été la seule cause à laquelle on pût attribuer l'avortement. Elle indique probablement une action défectueuse du foie et des reins, et une rétention consécutive des matériaux de rebut dans le sang.

II. **Maladies troublant dynamiquement la circulation.** — Les maladies du foie, qui gênent le retour du sang par le système porte, les maladies du cœur, surtout l'insuffisance et l'hypertrophie, les maladies du poumon accompagnées d'une dyspnée intense, peuvent causer l'avortement. Ces maladies sont rarement simples; à la gêne mécanique de la circulation s'ajoute bientôt quelque altération du sang.

Une tension vasculaire excessive est une forme de trouble dynamique qui peut amener l'avortement. Lorsqu'elle ne dépasse pas les limites normales, l'organisme s'y accommode; mais, si elle est excessive ou s'accroît subitement, l'avortement risque fort de se produire. C'est un exemple du caractère conservateur de l'avortement : l'œuf rejeté, le danger cesse avec l'excès de tension vasculaire.

Les tumeurs thoraciques et abdominales peuvent agir en comprimant les organes circulatoires.

III. **Causes agissant par l'intermédiaire du système nerveux.** — A parler exactement, toutes les causes supposent une action nerveuse; mais nous examinons en ce moment celles qui agissent d'emblée ou secondairement plus spécialement par les troubles nerveux. Nous croyons qu'on a en général exagéré l'influence des impressions nerveuses, comme les émotions, le choc, l'excitation réflexe ou diastaltique. L'œuf sain adhère à l'utérus avec une ténacité surprenante; à moins que les attaches utéro-ovulaires ne soient affaiblies, les plus fortes émotions seront supportées impunément. Un choc presque fatal, mortel même, a pu se produire sans que l'avortemant se soit fait. On a amputé des membres, enlevé des tumeurs ovariques, sans que la grossesse en ait été troublée. Il semble que, lorsque les impressions nerveuses agissent sur l'utérus, il y ait quelque chose de défectueux dans la grossesse. Dans les cas d'anémie profonde, par exemple, l'embryon peut être mal nourri, les attaches utéro-placentaires peuvent tendre à la dégénérescence. Dans ces conditions, un choc nerveux violent, surtout s'il se produit à une époque menstruelle, peut déterminer du côté de l'utérus un raptus sanguin qui amènera une effusion sanguine dans les membranes et par suite l'avortement. L'extravasion est mécanique.

Si nous supposons qu'on remplace la force du cœur par celle d'une seringue, nous pourrons assimiler l'extravasation que cause le choc ou l'émotion chez la femme vivante à celle que produit une trop forte injection des artères utérines sur le cadavre.

Les échecs fréquents de l'irritation appliquée sur le col dans le but de produire l'avortement, prouvent que la simple excitation réflexe n'est pas très puissante. L'irritation appliquée plus haut, sur le fond utérin, amène presque nécessairement une rupture des attaches de l'œuf.

Les *convulsions*, comme les vomissements, l'épilepsie, l'éclampsie, agissent indirectement, et par la dérivation de la force nerveuse de sa destination normale, par les troubles sanguins qui en résultent, par la mort de l'embryon, par l'asphyxie, et par la secousse qui retentit mécaniquement sur l'utérus. On ne peut pas dire que l'apoplexie agit par la convulsion; elle le fait, croyons-nous, presque toujours par l'asphyxie qu'elle amène.

Une toux violente et répétée, comme celle de la coqueluche, peut produire l'avortement, par la secousse et le trouble qui en résultent dans l'œuf; elle agit plus sûrement à la fin de la grossesse. Nous avons vu souvent la toux précipiter le travail.

IV. **Maladies locales ou pelviennes.** — Les maladies utérines sont une cause fréquente d'avortement. Whitehead et Bennet ont avec raison beaucoup insisté sur l'influence de l'inflammation et de la congestion du col. Whitehead a rattaché à une maladie du segment utérin inférieur 275 avortements, sur 378. Quoique le col n'ait aucune relation directe avec l'œuf, il est dans une solidarité assez étroite avec le corps utérin pour qu'une hyperémie cervicale excessive, avec ses conséquences pathologiques, ne puisse guère manquer d'amener un afflux sanguin considérable et des désordres nerveux dans le corps. Il peut donc se produire dans les membranes une extravasation sanguine, d'où résulte l'avortement. Puis une endométrite ancienne a dû donner naissance à une muqueuse malade, qui se désagrège au début de la grossesse, et devient une cause d'avortement. Souvent, il est vrai, l'endométrite empêche la grossesse; mais, si elle est guérie en partie, la grossesse peut se produire, durer un peu de temps, et se terminer par l'avortement.

L'*insertion vicieuse du placenta* (*placenta prævia*) dans laquelle l'œuf se greffe dans la zone inférieure de l'utérus, en un lieu impropre à son développement, se termine souvent par l'avortement.

Les *anomalies mécaniques de l'utérus*, comme les versions et les flexions, sont des causes fréquentes d'avortement. Nous en parlerons ailleurs.

Les *tumeurs* des parois utérines et les tumeurs extra-utérines causent souvent l'avortement. Ces complications ont été décrites avec les maladies de la grossesse.

Les *fissures du col*, suites du traumatisme subi dans un accouchement antérieur, peuvent, d'après Whitehead et Emmet, amener l'avortement.

Les *adhérences de l'utérus*, à la suite d'une péritonite, peuvent causer l'avortement, en gênant le développement et l'évolution de l'utérus.

V. **Avortement de l'adolescence et de l'âge critique.** — Les deux extrêmes de la vie de reproduclien se font souvent remarquer par l'avortement. La fécondation peut se faire avant que l'utérus soit assez développé pour porter son fardeau jusqu'au terme ; lorsqu'il ne peut plus suivre le développement rapide de l'œuf, l'avortement se fait aussi.

D'autres conditions s'ajoutent à cette incapacité provenant de l'immaturité de l'organe. Il n'est pas douteux que la grossesse, chez une femme très jeune, se termine souvent par l'avortement. Whitehead dit que le mariage avant la puberté est fréquent à Manchester et que l'avortement est fréquent aussi (1). Les excès sexuels agissent sans doute dans ce sens.

Serres a trouvé l'avortement à cinq ou six semaines, fréquent chez les jeunes prostituées.

L'avortement est très commun dans la période de déclin sexuel. Les organes générateurs semblent faire un dernier effort pour produire un enfant, mais l'évolution atrophique coupe court à la grossesse. L'ovulation et la maturation des ovules commencent avant et continuent après la capacité de l'utérus à suivre le développement de l'embryon. A l'âge critique, la structure musculaire de l'utérus commence à dégénérer, l'organe s'atrophie. La muqueuse subit des modifications qui la rendent impropre à se changer en caduque. Ces changements, ajoutés à une disposition ménorrhagique dépendant d'une circulation hépatique rapide, déterminent l'avortement à deux ou trois mois, ou plus tôt. Un facteur fréquent de l'avortement, aux deux extrêmes de la vie, surtout à l'âge critique, est une disposition à l'hémorrhagie.

VI. **Avortements causés par des violences.** — Des coups ou une forte pression sur l'abdomen peuvent rompre les attaches utéro-placentaires, et amener l'avortement. Nous connaissons plusieurs exemples de femmes ayant avorté pour avoir été serrées dans une foule. Dans ces cas, la femme risque en outre d'avoir une métrite ou une périmétrite ; la rupture même de l'utérus a été produite ainsi.

Puis viennent les *violences exercées directement sur l'œuf*, le plus souvent dans le but de procurer l'avortement. Ce sont en général la perforation et la déchirure de l'œuf, faites à l'aide d'instruments introduits dans l'utérus.

Tardieu (2) énumère les moyens suivants, employés pour procurer l'avortement :

(1) Chez les ariens, le mariage n'était permis à la femme que depuis l'âge de douze ans, dans la crainte que les enfants naquissent morts ou faibles. V. la communication du Dr Zambaco au Congrès de Copenhague, *Compte rendu de la Section d'Obst.*, p. 178 et suiv. (*Traducteur.*)

(2) *Étude méd.-légale sur l'avortement.*

1. *Moyens indirects :* — La saignée, qui n'a généralement aucun effet; les bains; l'exercice forcé.

Médicaments : — Il ne croit pas à l'efficacité de la scille, de la salsepareille, du gayac, de l'aloès, de la camomille, de la matricaire, du safran, du borax, du genièvre, de l'iode, de la sabine, de la rue, de l'ergot, du taxus baccata.

2. *Méthodes directes :* — L'introduction de stylets, les injections. Tardieu cite un grand nombre de morts venues à la suite de tentatives criminelles de ce genre.

Opérations chirurgicales. — Il sera utile de donner ici un résumé des rapports des opérations chirurgicales avec la grossesse. Ce sujet a été discuté par R. Barnes (1) et par Cohnstein (2).

La saignée et l'avulsion d'une dent ne causent pas un grand risque d'avortement. Cohnstein a réuni 11 cas de herniotomie chez des femmes enceintes de trois à six mois; dans 3 cas l'avortement suivit de près l'opération; une fois la mort arriva par péritonite; 7 fois la grossesse ne fut pas troublée, les opérées eurent à terme des enfants vivants. La hernie crurale était la forme la plus fréquente; la cicatrisation fut rapide. Si nous considérons que l'opération n'a été faite qu'après plusieurs essais de taxis, nous ne pouvons pas croire que la grossesse ait eu d'influence sur le résultat.

Les plaies pénétrantes de l'abdomen, une chute sur les dents d'une fourche, un coup de faux, un coup de corne de taureau, ont le plus souvent produit l'avortement, même lorsque l'utérus n'a pas été directement intéressé. — Dans un cas classique, un taureau a fait avec sa corne une opération césarienne. Ces plaies se sont promptement guéries.

La trachéotomie a été faite dans 6 cas : 3 fois la mort est survenue dans les quarante-huit heures; c'est-à-dire que l'opération n'a pas sauvé la malade; 2 fois l'opérée a avorté. Il est probable que le défaut d'oxygénation du sang, dû à la maladie qui a motivé l'opération, a été un facteur effectif de l'avortement.

Il ne paraît pas que les fractures des os soient plus fréquentes que chez les femmes hors l'état gravidique; elles se consolident aussi bien. Des fractures, même compliquées, n'ont pas causé l'avortement. On connaît le cas d'une femme qui se jeta, sans avorter, d'une grande hauteur pour échapper à un incendie. On a rapporté 4 cas d'amputation des membres (3); deux fois l'avortement se fit, une femme mourut de septicémie.

On peut impunément faire des opérations, même sur les organes

(1) Édition de Lane du *Surg. Dict. de Cooper.*

(2) *Volkmann's klinische Vorträge*, 1870-75. Voir aussi le mémoire de Verneuil, *Revue de méd. et de chir.*, 1877, p. 493. (*Traducteur.*)

(3) V. Napper, *Obst. Trans.*, 1866, p. 12, qui en rapporte un cas.

génitaux : on peut drainer l'œdème vulvaire avec les tubes de Sourthey. On peut amputer les lèvres cancéreuses ou condylomateuses ; R. Barnes a enlevé une énorme masse de condylomes ; la malade s'est remise sans accident. Si les polypes utérins font saillie dans le vagin, on peut les enlever ; le meilleur moyen est d'employer l'écraseur à fil métallique.

L'ulcération du col a été très souvent traitée par les caustiques, sans entraîner l'avortement (1). Nous devons néanmoins affirmer que ce traitement est rarement nécessaire : on a pris l'hyperémie intense et la chute épithéliale produites par la grossesse, pour une inflammation et une ulcération, même pour un épithélioma.

L'amputation du col, du moins de la portion vaginale, a été faite souvent par nous et par d'autres, sans produire aucun accident.

On a aussi amputé, sans accident, le sein cancéreux. La ponction d'une ascite ne présente pas de danger spécial. La sécurité relative de l'ovariotomie a été notée. Griesinger dit que les opérations faites sur les femmes enceintes diabétiques peuvent être mortelles.

Lorsque se pose la question d'une opération, nous devons nous laisser diriger par la nature et l'urgence de l'indication chirurgicale. Si cette indication est nette, nous pouvons, au point de vue pratique, ne pas tenir compte de la grossesse. Nous ne serions pas justifiés à laisser une femme, parce qu'elle est enceinte, courir de grands dangers, en lui refusant les secours de la chirurgie qui peut arrêter son mal. Si l'on a pu avoir autrefois des doutes sur ce point, les progrès de la chirurgie et du *listérisme* les ont levés.

La cicatrisation paraît même être favorisée par l'état gravide ; les chances de septicémie sont moindres. Mais quel est l'effet du chloroforme ? La narcose chloroformique ou éthérée dispose-elle à l'avortement ? Nous sommes disposé à le croire, mais cette crainte ne doit pas peser plus lourd dans la balance que l'indication du traitement chirurgical.

On a décrit un *avortement épidémique ou endémique*. Dans certaines saisons et dans certains pays, on a compté tant d'avortements, qu'on a cru à une influence épidémique. L'avortement est-il plus fréquent pendant les épidémies de fièvre, chez les femmes qui ne présentent pas les caractères habituels de la maladie ? Il n'est pas impossible que la femme grosse puisse absorber le poison zymotique, qui la fait avorter soit en tuant l'embryon, soit en faisant contracter l'utérus.

Dans les époques de grande agitation politique, la terreur peut faire avorter un grand nombre de femmes en même temps, mais on peut croire que les influences météorologiques agissent de même. Le fœtus,

(1) On a même conseillé la cautérisation du col dans les vomissements graves de la grossesse. (*Traducteur.*)

qui ne respire pas directement, respire *à travers* sa mère ; il est donc exposé à l'influence de l'air dans lequel elle vit. Si le vent du midi domine en hiver, si cette saison est pluvieuse, si le printemps est froid, les femmes sont exposées à avorter ; si elles vont à terme, leurs produits sont faibles et languissants (1).

L'*avortement sympathique* se rapproche des conditions ci-dessus. Les femmes enceintes, à mesure qu'elles approchent du terme, éprouvent souvent des contractions utérines à la vue d'autres femmes qui accouchent. On observe le même fait chez les vaches. Une doctoresse enceinte ne doit pas assister à un accouchement, sous peine de complications désagréables.

Mécanisme de l'avortement. — Dans la plupart des cas d'avortement produit par les causes indiquées plus haut, on observe non seulement une congestion très accusée, mais des extravasions de formes diverses dans les membranes et le placenta. L'avortement est causé de deux façons : L'embryon est ou n'est pas détruit avant l'expulsion de l'œuf. Son détachement est graduel ou rapide. Mais la principale distinction que l'observation pathologique nous indique est entre les avortements venus à la suite d'une congestion simple et ceux qui sont produits par une congestion compliquée d'extravasation. Dans le premier cas, voici ce qui se passe : dans des conditions de santé de la mère qui produisent une détérioration graduelle du sang, la congestion placentaire est passive ; les échanges nutritifs et éliminateurs exigés par le fœtus, ne se font qu'imparfaitement, le fœtus ne souffre que graduellement ; sa mort peut tarder. Dans les avortements de cette classe, la mort du fœtus est le *premier* acte. Le *second* est la mort du placenta, qui le plus souvent, mais non toujours, suit l'arrêt de l'attraction que créait la vie de l'embryon. Le placenta fœtal meurt promptement, aussi sûrement que le poumon de l'animal qui respire dans l'air. Le placenta maternel survit pendant un temps indéterminé (2), mais, que le placenta entier meure aussitôt après le fœtus, ou que la portion maternelle conserve quelque temps ses attaches vasculaires à l'utérus, il est fort probable que l'embryon ne tardera pas à être expulsé. Il arrive souvent, surtout dans les avortements qui se font après le quatrième mois, que l'embryon est rejeté avant le placenta et les membranes, et que ceux-ci restent quelque temps plus ou moins intimement fixés à l'utérus. Dans les avortements précoces, spécialement dans ceux du troisième ou du second mois, l'œuf sort

(1) *Clinique des hôpitaux des enfants*, 1842.

(2) J'ai vu un cas où un gros fragment placentaire n'a été expulsé, *parfaitement vrais*, que le cent onzième jour ; la femme avait perdu irrégulièrement pendant tout ce temps ; elle me fit appeler le cent huitième jour. Je lui donnai une forte dose de quinine ; elle accoucha de ce fragment, avec des douleurs semblables à celles de l'accouchement. (*Traducteur.*)

ordinairement en bloc. Mais pour que cela se produise il faut qu'un *troisième* stade soit achevé : la mort du placenta fœtal et maternel et des enveloppes arrivant progressivement, les connexions vasculaires entre l'utérus et le placenta sont arrêtées; l'utérus lui-même, n'étant plus stimulé à s'accroître, revient à l'état de non gravidité; il involue, sa circulation sanguine devient moins active, son tissu musculaire subit la métamorphose graisseuse ; l'organe entier diminue en tout sens. En même temps, la caduque subit une involution de même nature. La fin de cette involution muqueuse est une exfoliation ou un détachement. Une observation minutieuse d'un nombre considérable d'œufs abortifs, dans les cas où l'avortement a suivi la mort de l'embryon, nous a prouvé que ce détachement graduel de la muqueuse se fait par une métamorphose graisseuse de ses éléments. Cette séparation effectuée, l'œuf est libre dans la cavité utérine; il n'est plus qu'un corps étranger. Lorsque la rétraction utérine qui accompagne l'involution est arrivée à un certain point, l'œuf mort touche les parois de la cavité rétrécie. La rétraction, qui jusque-là n'a été que passive et atrophique, est alors remplacée par une contraction musculairé active, éveillée par l'excitation réflexe ou diastaltique. Cette action spasmodique forme le *quatrième* acte de l'avortement : l'expulsion de l'œuf. Mais parfois le stimulus de la contraction utérine est différent : l'arc diastaltique n'a pas son commencement et sa fin dans l'utérus lui-même. Les ovaires reprennent la direction des affaires ; l'époque prochaine va stimuler l'utérus ; l'effusion sanguine menstruelle précipitera le détachement.

La séparation peut être violente. On peut juger de sa violence par un fait que nous avons souvent observé ; l'utérus, se contractant avec une fureur spasmodique, n'expulse pas seulement sa muqueuse, mais encore de nombreuses fibres musculaires rompues. On les voit au microscope, attachées à la caduque, à la surface externe de l'œuf.

Tel est le mécanisme de l'avortement, lorsque la mort de l'œuf, due à une congestion passive ou à une asphyxie lente, en est le premier acte. Mais l'avortement est souvent plus soudain. Sous l'influence d'une des causes qui produisent la congestion, il se peut que, grâce à une disposition hémorrhagipare, la force exagérée avec laquelle agit la congestion, ou plus souvent, grâce à l'intervention de quelque facteur puissant, l'utérus soit pris d'une congestion active, qui naturellement s'étend à la caduque, ou placenta maternel. Bientôt du sang s'épanche dans le parenchyme placentaire. Si l'extravasation est assez étendue pour rendre *soudainement* inutile une grande partie du placenta, le fœtus meurt aussitôt et très probablement la commotion que reçoit l'utérus va jusqu'à y faire naître une contraction active, qui détache et expulse l'œuf. Quelquefois pourtant, lors même que l'extravasation est étendue, l'embryon ne succombe pas immédiatement, mais l'œuf se détache d'abord, puis est rejeté, et l'embryon vient vivant. L'œuf est alors habituellement crevé par la compression, et l'embryon sort avant les membranes.

En théorie et en fait, les causes de l'avortement sont *prédisposantes* et *déterminantes;* cliniquement, il est important de le reconnaître. Sans doute, une émotion, un choc, le coït, l'irritation de l'ovaire, des mamelles, du canal digestif, peuvent sembler être les causes de l'avortement, mais l'avortement produit uniquement par ces facteurs est très rare. L'utérus sain, renfermant un œuf sain, n'est pas à la merci d'un accident émotionnel ou diastaltique. L'admettre serait nier la prévoyance conservatrice de la nature ; ces influences n'agissent que s'il existe des conditions favorables à l'avortement. En un mot, l'action diastaltique est la force mécanique qui complète l'avortement ; elle n'en est pas la cause première.

Époque la plus commune de l'avortement. — La plupart des avortements se font probablement au second et au troisième mois, alors que les éléments fœtaux et maternels ne sont pas encore bien amalgamés. Il est probable aussi qu'un grand nombre d'œufs périssent de bonne heure, par suite d'un défaut originel de vitalité.

Symptômes et diagnostic de l'avortement. — Les deux symptômes principaux sont l'hémorrhagie et la douleur. Dans la plupart des cas, l'hémorrhagie est précédée par une perte muqueuse peu épaisse ou aqueuse, la douleur ne se fait pas sentir. Cela dure deux ou trois jours, ou davantage, puis, tout à coup ou graduellement, la perte devient sanglante. Si l'hémorrhagie est abondante, surtout s'il se produit des caillots, la douleur s'éveille. Lorsque ces deux symptômes coexistent, l'avortement est imminent. Au début, la douleur ressemble à des coliques hypogastriques ; plus tard, elle est comparable aux douleurs du travail. Les coliques indiquent la distension de l'utérus par le sang, les douleurs indiquent la contraction expulsive de l'utérus ; mais il faut savoir que l'avortement peut se produire sans douleur et sans hémorrhagie.

Le diagnostic de l'avortement commencé exige celui de la grossesse. Pour le distinguer de la dysménorrhée et de la ménorrhagie, nous avons : 1° l'histoire d'une ou deux époques manquées ; 2° un utérus développé uniformément, en proportion du temps écoulé depuis les dernières règles, et les signes objectifs de la grossesse ; 3° nous chercherons à éliminer les états qui pourraient expliquer l'arrêt de la menstruation et le développement de l'utérus.

L'examen nous fournit des indications utiles : le *vagin est relâché, lubrifié par du mucus, l'utérus est bas*, et, s'il y a des contractions, il se produit *une dilatation caractéristique du fond du vagin*, qui forme une cavité réelle ; ses parois sont séparées l'une de l'autre. Cette séparation est due à la contraction des fibres musculaires des ligaments ronds et larges, qui tirent en haut et en dehors le fond du vagin, tandis que le corps utérin est poussé en bas dans le canal. E. Martin a décrit ces phénomènes. Joints aux douleurs et à l'hémorrhagie, ils sont presque pathognomoniques de l'avortement ; ils peuvent être simulés par l'expulsion d'un polype, mais les symptômes concomitants suffisent presque toujours pour fixer le diagnostic. Puis on trouve le ramollissement et la dilatation du col, et lorsque l'avortement progresse, on sent dans le col un corps mou, qui est un caillot ou une portion de l'œuf.

Pour reconnaître un avortement terminé, nous examinerons ce que la malade a rendu. Si nous y reconnaissons des villosités choriales, la preuve est suffisante. En leur absence, il est prudent de ne pas nous prononcer ; nous pouvons généralement conclure que l'avortement n'est pas complet, et qu'il reste quelque chose dans l'utérus, si l'hémorrhagie et les douleurs continuent.

Suivant l'âge de la grossesse et d'autres circonstances, l'œuf expulsé affecte différentes formes. Dans les avortements de six à huit semaines, l'embryon est souvent expulsé dans son amnios et son chorion ; on voit les villosités blanches, recouvrant une petite vessie pleine d'un liquide clair, le liquide amniotique. La caduque peut demeurer quelque temps fixée à l'utérus. Dans les avortements de trois à quatre mois, l'embryon est quelquefois rejeté seul, le premier ; viennent ensuite l'amnios, le chorion et la caduque (1). Mais l'œuf peut être expulsé en bloc. C'est ce qui arrive le plus souvent lorsque l'embryon est mort quelque temps avant son expulsion, et lorsque la régression des attaches utéro-placentaires est déjà avancée. Les œufs malades sont souvent rejetés en masse.

Il est important de toujours examiner ce qui est sorti, afin de savoir si l'utérus est réellement vide.

Traitement. — La malade doit être tenue au lit. Le premier point à considérer est : Peut-on éviter l'avortement ? La grossesse peut-elle continuer ? Nous devons renoncer à tout espoir si nous trouvons une partie de l'œuf dans la perte, ou si l'hémorrhagie et les douleurs continuent, et si le col se dilate (2). Dans ces conditions, plus tôt l'utérus est vide, mieux cela vaut ; cela ne veut pas dire qu'il faille précipiter l'évacuation de l'utérus. Tant que l'hémorrhagie est modérée, il peut être prudent d'attendre, et de donner aux forces naturelles le temps de rompre les attaches utéro-ovulaires. On peut diminuer la douleur et

(1) J'ai recueilli un œuf entier, âgé de 6 mois et demi, expulsé par une femme éclamptique. *Revue des Maladies des femmes*. 1885, p. 281. (*Traducteur*.)

(2) J'ai obtenu d'excellents résultats, même dans les conditions indiquées par Barnes (l'expulsion d'une partie de l'œuf exceptée) de l'emploi *du viburnum prunifolium*. V. *Compte rendu de la Section d'obst. du congrès de Copenhague*, p. 125. (*Traducteur*.)

l'hémorrhagie, au moyen de la digitale, de l'*hamamelis virginica* et de l'opium; si l'on juge utile d'activer la contraction utérine, on peut donner de l'ergot (1). Il faut surveiller la malade, et estimer comment elle supporte sa perte. Si l'hémorrhagie continue, si le pouls s'accélère, s'affaiblit, s'il y a de la tendance à la syncope, on peut conclure que l'expectation n'est plus de saison, et qu'on doit vider l'utérus.

Comment vider l'utérus? Si le col est assez ouvert pour admettre un doigt ou deux, nous anesthésierons la malade, et la ferons coucher dans la position obstétricale. Nous introduirons alors un ou deux doigts de la main gauche dans l'utérus, pendant que la droite pressera le fond à la rencontre des doigts explorateurs. Nous pouvons ainsi visiter toute la cavité utérine et détacher l'œuf. Cette manœuvre, souvent difficile, exige beaucoup de délicatesse, elle est fort douloureuse sans l'anesthésie. Il n'est pas rare qu'on soit obligé d'introduire toute la main dans le vagin. Il faut de la fermeté, de la douceur et de la patience.

Levret et d'autres se servaient de pinces à faux germes, et de cuillères pour extraire l'œuf; on a réinventé des instruments dans ce but (2). Sans les condamner absolument, nous devons dire que l'expérience nous les a fait abandonner. Aucun instrument ne peut rivaliser avec le doigt qui sent ce qu'il fait, et, tout en agissant, nous dit ce qu'il fait, et nous avertit quand son ouvrage est terminé.

Il faut avoir soin de vider l'intestin. Un grand lavement d'eau savonneuse, additionnée d'une cuillerée à potage de térébenthine, est fort utile.

Un cas peut se présenter : L'hémorrhagie et l'état général de la malade indiquent qu'il faut vider la matrice, mais le col, fermé, ne permet pas la manœuvre que nous venons de décrire. Que faire ? On peut tamponner le vagin avec des bourdonnets de *lint* ou d'éponge, imbibés d'une solution phéniquée au cinquantième, fixés chacun à un fil pour faciliter leur extraction. On obtient ainsi un double avantage. L'hémorrhagie est diminuée, sinon arrêtée, et la dilatation cervicale est excitée par une action diastaltique. Le plus souvent, le tampon diminue et se durcit tellement par le sang qui le pénètre, qu'il ne remplit plus le vagin, et que le sang peut couler tout autour. Mais il ne faut guère laisser un tampon plus de huit heures ; on peut en placer un autre, si cela est

(1) C'est dans ces cas que le sulfate de quinine m'a rendu d'immenses services. (*Traducteur.*)

(2) Le meilleur, à mon avis, est la pince d'Hickinbotham. C'est une pince dont les cuillères s'appliquent exactement l'une sur l'autre, la convexité de l'une étant reçue dans la concavité de l'autre. Sa prise est excellente, et l'instrument tient peu de place. Ses branches ne croisent pas. Wülfing-Lüer en a construit sur mes indications, avec une légère modification. Du reste, je partage l'avis de Barnes : le doigt est le meilleur instrument. (*Traducteur.*)

nécessaire. Pendant qu'il est en place, il faut s'assurer si la vessie peut se vider; on peut avoir à sonder la malade.

Si le tamponnement ne réussit pas, ou si l'urgence du cas indique une action plus rapide, il faut dilater le col lui-même. On peut y introduire une ou deux tiges de laminaria ou des éponges, et les fixer par un tampon vaginal. Elles donnent en six ou huit heures une dilatation suffisante, et, pendant ce temps, l'hémorrhagie est arrêtée (1).

Si l'hémorrhagie persiste après l'évacuation de l'utérus, et que la malade soit en danger, nous essaierons l'ergot, les acides, l'opium, la térébenthine; si elle ne s'arrête pas, il faudra faire un traitement local. Nous commencerons par placer un morceau de glace dans l'utérus; si nous échouons, nous injecterons doucement de l'eau chaude à 43°, puis de l'eau froide, puis une solution de teinture d'iode au dixième, enfin, nous nous adresserons à un puissant styptique, le chlorure ferrique, dont nous badigeonnerons l'utérus avec une éponge imbibée d'une solution au dixième (2).

Il est très rare que l'avortement amène une hémorrhagie mortelle, mais la perte peut être assez abondante pour exposer la malade à d'autres dangers.

Les *suites d'un avortement* sont semblables à celles d'un accouchement:

1. *Phénomènes physiologiques.* — Quand l'avortement est terminé, la perte sanguine diminue graduellement, elle devient plus aqueuse, puis muqueuse, puis leucorrhéique. L'utérus se rétracte, il involue, puis il revient à l'état non gravide dans l'espace d'un mois. Parfois, il se produit un écoulement menstruel, un mois après l'avortement, mais une époque peut manquer.

2. *Phénomènes pathologiques.* — La malade est exposée aux maladies causées par une basse tension nerveuse et vasculaire.

Traitement consécutif. — Même dans les cas de « petite fausse-couche », il est sage de tenir la malade au lit pendant une semaine au moins; elle est exposée à toutes les maladies qui surviennent après l'accouchement; localement, elle risque la métrite, la périmétrite, la thrombose et la rétroversion, si elle se lève trop tôt; comme maladie constitutionnelle, elle peut prendre la septicémie.

Pour prévenir ces accidents, l'alimentation doit être modérée; il faut en général éviter les stimulants; l'ergot, la quinine, la digitale, l'opium sont utiles pendant la première semaine. Il faut laver le vagin avec des

(1) Chassagny se loue beaucoup de son *double ballon;* l'un de ces ballons, étant extrêmement mince, s'insinue dans toutes les anfractuosités. Chassagny affirme, et je le crois, qu'il pénètre dans le col, et le dilate. Il a dernièrement préconisé son *élytroptérygoïde;* je n'en ai jamais fait usage. (*Traducteur.*)

(2) A la réunion annuelle de la *British medical association* de 1884, le Dr Richardson, de Rhayader, a vanté l'efficacité d'un mélange de fer et d'alun, placé, sous forme de cristal, *sur le col* (Voir *Annales de gynéc.*, 1884, t. II, p. 231). (*Traducteur.*)

injections phéniquées au cinquantième. Si la perte est fétide, le médecin doit faire lui-même des injections intrà-utérines.

En cas de septicémie, il faut explorer l'utérus pour s'assurer qu'il n'y reste ni fragment ovaluire, ni caillots, ni matière putride.

Le *traitement restaurateur* est indiqué. La guérison obtenue, il faut songer au *traitement prophylactique*. Les causes qui ont produit l'avortement peuvent persister ou revenir. Il faut revoir, si possible, l'histoire de la malade, et instituer un traitement en conséquence. Voici une règle, selon nous, d'une grande importance : si la malade a souffert de rétroversion ou de prolapsus utérin, il faudra lui placer un pessaire de Hodge lorsqu'elle se lèvera, et le lui faire porter deux ou trois mois, jusqu'à ce que les tissus pelviens et l'organisme aient recouvré assez de tonicité.

CHAPITRE VIII

MALADIES DE L'EMBRYON.

Les preuves ne manquent pas que l'embryon peut être malade, difforme, et mourir par suite de défauts qu'il tient de son père, sa mère restant saine. Dans ce cas, l'embryon lui-même peut être considéré comme la cause prochaine de l'avortement. L'hérédité paternelle explique donc quelques avortements. Nous avons déjà établi que nous devons regarder l'œuf, dès le moment de l'imprégnation, comme un animal distinct, ayant son individualité propre ; qu'il trouve dans l'utérus un nid dans lequel il peut passer le temps de son incubation, et que là, quoique dépendant de sa mère pour sa nourriture et pour ses excrétions, il n'est pas, à strictement parler, une partie de sa mère, mais un organisme greffé sur elle. Il est réellement un parasite.

En cherchant à connaître les maladies de l'embryon, nous sommes nécessairement conduits à examiner le placenta, qui est en réalité une partie de l'embryon. Nous commencerons donc l'étude des maladies embryonnaires par celle de l'élément fœtal du placenta. De l'autre côté, nous aurons à examiner les maladies de la mère, structurales et humorales, dans la partie maternelle du placenta. Puis, les ayant étudiées séparément, nous chercherons à trouver leurs points de contact, et nous examinerons leurs réactions mutuelles. Cette étude est semée de difficultés; nous serons obligés de faire des *à priori*, quelquefois de conjecturer, mais elle récompensera largement notre travail. Nous découvrirons peut-être les germes de la pathologie de l'enfant et de l'adulte, nous remonterons plus haut à l'origine de la diathèse, ce grand problème pathologique, un des plus importants par son influence sur la race humaine.

CLASSIFICATION DES CAUSES FŒTALES DE L'AVORTEMENT.

A. *Maladies de l'embryon causant en général sa mort prématurée.*

Défaut de développement; quelques monstruosités.

Maladies du système nerveux.

» des reins, du foie.

» générales, comme la syphilis.

Causes mécaniques; tout ce qui cause la mort de l'embryon: torsion ou étranglement du cordon, pression exercée par un jumeau.

Inflammation des séreuses; péricardite, péritonite, pleurite.

Sclérème, ichthyose, goître, bronchocèle.

B. *Maladies de l'œuf, des membranes et du placenta.*

Les membranes sont composées des *éléments maternels* et des *éléments fœtaux.*

Nous aurons donc à étudier *les maladies de l'élément fœtal*, venues pour la plupart du fœtus et du père, et *les maladies de l'élément maternel*, venues surtout de la mère.

1. Maladies de *l'élément fœtal*, c'est-à-dire de l'amnios et du chorion; congestion et inflammation.

Hydropisie, hypertrophie, atrophie, dégénérescence cystique ou hydatiforme, graisseuse, calcaire.

2. *Maladies de l'élément maternel du placenta.*

Maladies de la caduque, non encore constituée en placenta, inflammation, syphilis, strumes.

Maladies de la caduque, lorsqu'elle forme une partie du placenta: congestion, inflammation, abcès, apoplexie ou hématome, « môle charneuse », effusions fibrineuses, induration, hypertrophie, atrophie, dégénérescence graisseuse, calcaire, et fibreuse.

Distinction entre la dégénérescence et la métamorphose graisseuses; la dégénérescence graisseuse attaque les tissus vivants, elle est pathologique; la métamorphose graisseuse est une modification des tissus morts.

Les môles charneuses, fibrineuses, fibreuses, se distinguent des vraies môles, placentaires ou ovulaires.

L'esquisse qui va suivre de la pathologie embryonnaire n'est pas limitée à la description des conditions ou des cas qui mènent à l'avortement; elle ne donnerait qu'une vue incomplète du sujet. Il est donc plus commode et plus instructif de tracer, dans une histoire non interrompue, les malformations et les maladies de l'embryon et du fœtus, qu'elles aboutissent ou non à l'avortement. On peut vraiment dire, en un sens, que nombre de sujets qui ont eu une maladie ou une malformation intrà-utérine, et ont vécu, sont des produits abortifs. Ils sont plus ou moins incapables de vivre, et sont souvent voués à une mort prématurée.

Malformation. — Autrefois, et jusqu'au dix-huitième siècle, l'imagination se donnait libre carrière sur les monstruosités. On dessinait des têtes de chiens, de chats, de cochons, sur des corps humains; la « *mulier formosa supernè, quæ desinit in piscem*, » a même été exhibée de nos jours (1). Mais ces créations de l'imagination se sont évanouies

(1) Voir *Traité des monstres et description anatomique*, etc., par M. Jean Palfyn. Leide, 1708, et *Traité des monstres*, par Ernest Martin. Paris, 1880. (*Traducteur.*)

devant la science et ont été remplacées par des faits bien observés. L'étude de l'embryogénie fournit une base à une saine interprétation de la genèse des différentes formes.

Le cadre de cet ouvrage ne nous permet pas de donner même une esquisse des monstruosités qu'on peut rencontrer. Nous renvoyons le lecteur aux admirables livres de Förster (1) et d'Ahlfeld (2), où elles sont décrites et figurées. Nous devons nous contenter d'en décrire les variétés les plus communes, celles qui présentent un intérêt clinique spécial, soit parce qu'elles influent sur le travail, ou qu'elles demandent un traitement peu de temps après la naissance. Les aberrations de forme qui compliquent l'accouchement seront décrites à propos de la dystocie.

Définition. — D'une manière générale, les malformations sont des *vitia primæ conformationis*, y compris toutes les aberrations de forme, dues à un trouble dans les premiers stages de l'évolution embryonnaire. L'usage a donné diverses désignations aux différents degrés. Ainsi, lorsqu'une malformation affecte une grande partie du corps qui présente un aspect repoussant, le produit est appelé *monstre* ou *teras* (τέρας, signe, présage sinistre, monstre informe); si le corps en général est bien conformé, on dit qu'on a affaire à un *lusus naturæ*, une anomalie, une difformité, dont les degrés peu marqués sont appelés *variétés*.

On a proposé plusieurs *classifications ;* celle de Geoffroy-Saint-Hilaire est la base du plus grand nombre.

Voici ce que dit Simpson : « L'idée féconde qu'a conçue l'esprit de Harvey, que certaines malformations sont le résultat, non de la *substitution* d'un type nouveau et anormal de construction de la partie affectée, mais de la seule *permanence* d'un type fœtal qui devrait n'être que transitoire, a été résumée dans les trente dernières années (avant 1839), par les fécondes recherches de Wolff, Autenrieth, Meckel, Saint-Hilaire, et d'autres, dans les lois certaines et générales de l'anatomie tératologique. »

Ahlfeld discute les diverses théories mises en avant pour expliquer l'origine des malformations. Il met en tête la *séparation de germes non encore distincts*. Ce sont les *formations doubles*. D'abord la *scission entière du germe :* 1° Jumeaux homologues; 2° Omphalopages (monstres unis par l'ombilic); 3° Thoracopages (monstres unis par la poitrine); 4° *Craniopages*, et leurs variétés; 5° *Sacrotératomes;* 6° *Inclusions :* inclusion abdominale (inclusion double); inclusion testiculaire; ovarique; sous-cutanée; médiastine; pulmonaire; cranienne.

Transplantations fœtales.

Scission partielle du germe.

(1) *Missbildungen der Menschen*, 1861.

(2) *Missbild. der Menschen.* Atlas, 1880-82.

Scission multiple du germe.

Trijumeaux homologues.

Tricéphales.

Scission d'organes simples ou duplication. — Extrémités, mains, pieds, doigts, orteils doubles; dichotomie de l'ongle, de la glande mammaire, ou polymastie; double mamelon, multiplication des vertèbres, queue, tumeurs en forme de queue, multiplication des côtes.

Formations gigantesques.

Développement gigantesque. — Développement excessif de toute une moitié du corps, de tout le cœur; développement considérable d'une moitié de la tête; développement unilatéral d'un membre; accroissement gigantesque des mains et des pieds, de l'oreille externe, des joues; macroglossie; énorme volume d'une dent; strumes congénitales; hypertrophie du sein, du cœur, des reins, de la vessie, de l'utérus, du clitoris, du pénis.

Nous parlerons plus tard des *défauts d'union sur la ligne médiane antérieure.*

Défauts d'union sur la ligne médiane postérieure. — Collections aqueuses le long du canal cérébro-spinal; hydrocéphalie; ossification défectueuse de la voûte crânienne; os intercalés; hernie cérébrale; encéphalocèle; hydrencéphalocèle, occipitale et frontale; hernie cérébrale de la base; microcéphalie, parencéphalie; cyclopie; hémicéphalie; hémicranie; cranioschisis; spina bifida; kystes du sacrum.

Nous allons signaler les principales difformités qu'il faut reconnaître pour les traiter chirurgicalement. Nous devons le résumé suivant en grande partie à Mr Noble Smith, à qui ses recherches et son expérience de ces questions donnent une autorité que nous ne possédons pas.

DIFFORMITÉS PAR ARRÊT DE DÉVELOPPEMENT.

1. Absence de réunion, plus ou moins étendue, des parties antérieures du corps, des arcs viscéraux.

a. Toute la partie antérieure du corps reste ouverte, laissant les viscères thoraciques et abdominaux à découvert, et souvent déplacés.

b. Ouverture du thorax seul.

c. Ouverture de l'abdomen seul.

d. Ouverture de la région pubio-hypogastrique.

Il se peut qu'il n'y ait qu'une fente du sternum, ou une absence de sa partie inférieure, ou du tissu musculaire.

2. Fente de la face, palais ouvert, bec-de-lièvre.

3. Ouverture du crâne (acranie). On en a fait différentes espèces, suivant l'étendue de la malformation.

4. Absence d'union des lames dorsales, spina bifida.

5. Hydrocéphalie.
6. Acéphalie; fœtus sans tête.
7. Absence ou formation défectueuse du tronc.
8. Absence ou formation défectueuse des extrémités.
9. **Cyclopie.**
10. **Absence de la mâchoire inférieure.**

DIFFORMITÉS PAR EXCÈS DE DÉVELOPPEMENT.

I. *Inclusion.* — On en connaît des exemples remarquables. Nous avons vu au musée de Munich un fœtus presque complètement développé, inclus dans la poitrine d'un officier.

II. Monstres parasitaires.

III. Monstres doubles.

IV. Parties surnuméraires : bras, jambes, doigts, orteils, etc.

MONSTRUOSITÉS.

Sous ce titre, nous comprenons les déformations considérables, pour lesquelles la chirurgie est inutile, et dont les porteurs naissent morts, ou meurent peu après leur naissance; et les cas de fœtus réunis, à propos desquels on peut se poser la question d'une opération.

Jumeaux réunis. — S'ils sont juxtaposés et unis sur une large étendue, il n'est pas possible de les séparer. En faisant l'autopsie des frères siamois, le Dr Pancost a reconnu que la grande proximimité des deux foies, et les larges anastomoses des circulations portes auraient rendue mortelle une opération faite sur les monstres à l'âge adulte; la séparation eût peut-être pu être faite peu après leur naissance.

Fœtus parasite. — Dans cette monstruosité, un fœtus imparfait, ou une partie du fœtus, est fixé par une attache plus ou moins large à un fœtus vivant, sain d'ailleurs. Si l'opération ne présente pas d'obstacle insurmontable, tel que l'implication d'organes vitaux, il faut la faire dans la première enfance, en choisissant un moment où l'enfant est bien portant.

DIFFORMITÉS DE LA TÊTE ET DU COU.

La hernie de l'encéphale peut présenter la forme d'une *méningocèle*, hernie d'un sac rempli de liquide, et communiquant avec les ventricules du cerveau, ou d'une *encéphalocèle*, dans laquelle le cerveau sort du crâne, couvert de ses membranes; ou encore, le sac herniaire peut contenir une portion du cerveau et du liquide.

La **cause** de ces accidents est probablement toujours l'hydrocéphalie; leur **situation** est généralement médiane, entre la racine du nez et la base de l'occipital; mais ces hernies peuvent se rencontrer partout où les os sont unis par des portions membraneuses, à la partie interne ou supérieure de l'orbite, sur le côté du crâne, à la base même; dans ce dernier cas, on a vu la tumeur faire saillie hors de la bouche.

Diagnostic. — La présence d'une tumeur congénitale en un de ces points constitue déjà une forte présomption. Les symptômes suivants la confirment :

1. Transparence.
2. Symptômes cérébraux, quand on comprime la tumeur.
3. Pulsation, qui pourrait être due à un cancer pulsatile de l'os, affection qu'on n'a jamais vue à la naissance.
4. Irréductibilité par la pression.

Mais ces symptômes peuvent faire défaut; le diagnostic est alors très difficile. Il faut être très prudent dans l'expression de son opinion.

Une tumeur sébacée ou enkystée peut être très mobile sur le crâne. Une encéphalocèle peut être couverte et cachée par du tissu érectile.

Traitement. — Il faut soutenir la tumeur par une cuirasse de gutta-percha. Si elle grossit, on peut essayer la compression; la méningocèle, si elle augmente assez rapidement pour faire craindre la mort, peut être traitée par l'injection de l'iodo-glycérine de Morton. L'injection d'iode a réussi quelquefois ; mais une opération sur ce genre de tumeur est des plus sérieuses et presque désespérée; si même elle réussit, l'enfant court grand risque de succomber plus tard à l'hydrocéphalie.

Solution de continuité dans les os du crâne. — Par suite d'un développement incomplet des os crâniens, la boîte osseuse peut présenter des ouvertures ; elles sont tout à fait distinctes des accidents suivants :

Fontanelles non ossifiées.

Hydrocéphalie.

Os craniens surnuméraires.

Épaississement du muscle sterno-mastoïdien ; c'est sans doute une hypertrophie ; on peut la guérir par des lotions d'eau chaude et l'application d'une pommade à l'iodure de potassium.

Monstres acéphales. — Le Dr Dickinson (1) en a décrit en détail un exemple. Comme tous les autres monstres de la même espèce, c'était un jumeau ; il n'avait ni tête, ni cœur, ni poumons, ni foie. Les docteurs Young, Brodie et A. Cooper ont trouvé, comme toujours dans ces cas, les deux cordons attachés au placenta, et anastomosés. Le cœur de l'autre fœtus, bien développé, entretenait la vie du monstre.

Le bec-de-lièvre peut se rencontrer seul ou avec une fissure palatine. La forme la plus commune est une division latérale de la lèvre supérieure, au-dessous du centre de la narine (2).

(1) *Med. chir. Trans.*, 1863.

(2) Cette question est traitée *in extenso* dans : *Sur les quatre os intermaxillaires, le bec-de-lièvre*, etc., par P. Albrecht, Bruxelles, 1883. (*Traducteur.*)

Variétés. — 1° Fente du tissu muqueux seul, la peau et la membrane muqueuse étant normales; bientôt les téguments cèdent, et il se forme une ouverture. La partie supérieure de la fente peut être seule couverte.

2° Bec-de-lièvre double.

3° Bec-de-lièvre double avec mobilité et saillie de l'os intermaxillaire; cet os supporte un nombre variable de dents.

4° Absence de l'os intermaxillaire ; la division se trouve, dans ce cas, au milieu de la lèvre.

Opération. — A quel âge faut-il la faire? Si l'enfant n'a pas de difficultés à téter, Noble Smith est d'avis qu'on peut attendre qu'il ait deux mois, ou qu'il soit en bonne santé; mais s'il souffre de ne pouvoir parfaitement téter, il ne faut pas tarder à l'opérer. Dubois était absolument partisan de l'opération hâtive. Il faut *chloroformer* si l'on peut empêcher l'écoulement du sang dans la trachée, ce qui est fort malaisé.

La division de la lèvre inférieure est très rare.

Division latérale de la bouche.

Division latérale du nez.

Le traitement de ces malformations ne présente pas de grandes difficultés.

Division du palais. — La luette peut être seule fissurée, ou bien la division intéresse plus ou moins le voile du palais. Les deux moitiés du palais osseux peuvent n'être pas unies sur la ligne médiane jusqu'au bord alvéolaire ; si la fissure continue plus en avant, elle passe d'un côté ou de l'autre, dans quelques cas des deux côtés de l'os intermaxillaire. La fissure se voit parfois, mais rarement, au milieu du palais, les parties s'étant réunies en avant et en arrière de la solution de continuité. Dans les cas les plus graves l'os intermaxillaire est séparé du maxillaire supérieur et ne tient qu'à la cloison du nez. Il existe des variétés entre ces extrêmes.

Traitement. — L'incapacité de l'enfant à téter le met souvent en danger; il faut donc le nourrir artificiellement : le biberon, *rempli du lait de sa mère*, doit être fait de telle sorte que le liquide coule aisément dans le pharynx.

L'*opération* a pour but principal de permettre à l'enfant d'apprendre à parler ; il faut la faire lorsqu'il aura deux ou trois ans.

Absence d'un ou plusieurs os de la face.

Défaut d'union des maxillaires supérieurs.

Mâchoire inférieure surnuméraire.

Luxation de la mâchoire.

Dans ces cas, il y a toujours quelque malformation osseuse.

Atrésie de la bouche. — L'occlusion complète de la bouche est très rare ; elle est parfois la suite d'un développement défectueux de la mâchoire inférieure.

Traitement. — Incision transversale et application d'un appareil pour prévenir la réunion de la plaie.

Microstome. — Une étroitesse excessive de la bouche est aussi fort rare ; elle est parfois associée à des défauts des parties voisines.

Le *traitement*, s'il s'impose, consiste dans la dilatation graduelle ou une opération.

Absence du nez.

Absence d'un œil ou des deux yeux.

Absence des paupières.

Absence ou malformation de l'iris.

Cataracte. — Feu Mr Critchett nous a dit que la cataracte congénitale n'est pas rare.

Absence, malformation, error loci des oreilles, atrésie. — Le pavillon peut présenter divers degrés de malformation, ou être rudimentaire ; on peut en trouver de mal placés, sur le cou.

Traitement. — Les oreilles mal formées peuvent être corrigées par des moyens mécaniques appropriés.

Si le méat est fermé, et que l'organe auditif semble parfait, on peut penser à une opération. On peut enlever les pavillons surnuméraires. Dans ces cas, il faut opérer de bonne heure.

Les **fissures ou fistules**, venant d'un défaut d'occlusion des arcs branchiaux, peuvent donner entrée dans la trachée, le pharynx ou d'autres organes.

Traitement. — L'injection de liquides corrosifs a été faite, mais avec des résultats peu satisfaisants, parfois même fâcheux. L'accident n'exige pas une opération, mais, si l'on en désire une, c'est l'autoplastie qu'il faut faire.

(Voyez aussi **anomalie de chaque organe.**)

Occlusion de l'œsophage. — Ce canal peut être fermé sur une partie de sa longueur ; assez souvent dans ce cas, il communique avec la trachée ; la nourriture est rejetée, ou étouffe l'enfant.

Si l'on ne rétablit pas le cours normal des aliments, l'enfant meurt, cela va sans dire ; les chances d'y réussir sont bien minimes.

Rétrécissement de l'œsophage, dilatation sacciforme. — Le rétrécissement congénital de la partie inférieure du canal est rare ; une partie est dilatée, probablement par le fait que la nourriture a été arrêtée au point rétréci ; cependant on a observé la dilatation congénitale.

Malformation de la colonne vertébrale. — Il peut exister des vertèbres surnuméraires ; et il en peut manquer ; une partie d'une vertèbre peut faire défaut, ce qui donne lieu à une **incurvation latérale congénitale.** Une ou deux vertèbres peuvent être fondues ensemble.

Spina bifida (Hydrorachis). — Cette altération peut intéresser toute la longueur, ou seulement une partie, de la colonne. Les arcs vertébraux ne se réunissent pas, et, dans l'intervalle, les membranes spinales font hernie; le sac ainsi formé est plein de liquide.

Le *revêtement du sac* peut être formé par la peau normale ou ridée; le plus souvent, sa paroi est mince et transparente; la peau peut ne pas exister à ce niveau.

La tumeur peut, ou non, renfermer de gros nerfs rachidiens.

La présence ou l'absence d'une portion de la moelle ou de la queue de cheval dans le sac a une grande importance, car elle nous guide pour le traitement.

Diagnostic. — La tumeur occupe la ligne médiane et adhère aux os. On peut en général sentir l'ouverture qui pénètre dans le canal médullaire; la pression se fait sentir sur les fontanelles, qui deviennent plus tendues. On peut constater la paralysie ou quelques symptômes nerveux, comme le pied-bot.

Si le liquide contient du sucre de raisin, nous saurons que nous avons ouvert la cavité arachnoïdienne; mais le contraire ne prouve pas que la tumeur n'est pas un spina bifida. Sans traitement, la plupart des enfants succombent.

Traitement. — Si la tumeur est petite, il faut lui appliquer une pelote concave, et essayer l'effet d'une douce pression. Mais si nous ne voyons aucun signe d'une tendance naturelle vers la guérison, nous devons penser à une opération. S'il se produit des symptômes de compression spinale ou cérébrale, ou si la tumeur s'accroît malgré le bandage, il faut opérer. L'injection d'iodo-glycérine, faite par Morton, de Glasgow, est certainement la meilleure et la moins dangereuse opération qu'on puisse faire. Noble Smith, qui a une expérience étendue du traitement de ces cas, a eu l'occasion de disséquer un enfant qu'il avait opéré ainsi plusieurs années auparavant, et qui était mort d'une autre maladie; il trouva l'ouverture fermée par un tissu fibreux dense.

Dans tous les cas, l'opération est fort dangereuse, surtout si le sac renferme de gros nerfs.

Le faux spina bifida peut être constitué par :

1. Le sac d'un vrai spina bifida dont le collet s'est fermé.
2. Une tumeur congénitale.
3. Les restes d'une inclusion fœtale.

Le faux spina bifida doit être traité d'après les principes généraux. Ces tumeurs peuvent être en rapport avec quelques-uns des organes pelviens.

La coexistence du spina bifida et de l'hydrocéphalie n'est pas rare; leur origine est analogue.

Les *tumeurs sacro-coccygiennes* ont un intérêt clinique en obstétrique. Elles peuvent donner lieu à une erreur de diagnostic sur la présentation, et leur volume peut causer la dystocie. Elles ont été décrites par

Ammon (1) et figurées par Hutchinson (2). Le musée de Saint-Thomas possède un dessin d'un beau spécimen, figuré dans les *Obstetric operations* de Barnes (3e édition, p. 368). J.-Y. Simpson (3) en a figuré quelques exemples. Ces tumeurs ressemblent quelquefois à une queue; quelques-unes sont des variétés d'hydrorachis. Meckel croyait que quelques-unes étaient des inclusions. Leur structure est très variable; elles ne sont parfois constituées que par des substances grasses; d'autres fois, elles contiennent des os rudimentaires, ou plus ou moins développés, ou des dents; en fait ce sont des kystes dermoïdes. On y a trouvé des anses intestinales herniées.

On a pu quelquefois réussir à enlever la tumeur.

Noble Smith a attiré notre attention sur la pièce n° 296 du musée du Collège royal de médecine; l'enfant succomba à l'ulcération de la tumeur. La coupe montre qu'elle aurait probablement pu être enlevée avec succès.

Le **thorax en général** peut rester étroit, par suite d'un arrêt de développement; les poumons et le cœur restent petits aussi et mal développés.

On peut rencontrer des hernies du cœur et des poumons, causées par un développement incomplet des parois thoraciques, comme dans la malformation suivante.

Absence complète ou partielle du sternum.

Fissure du sternum.

Absence d'une ou plusieurs côtes, côtes incomplètement développées.

Côtes fourchues, fusion des côtes.

Le **bassin en général** peut être mal construit; il présente parfois une ankylose de la symphyse sacro-iliaque.

Fissure de la paroi abdominale. — Les muscles antérieurs de l'abdomen présentent quelquefois un défaut de réunion semblable à celui qu'on rencontre danc le sternum, et qui laisse à découvert le contenu du ventre; la ligne abdominale médiane peut présenter un affaiblissement dû à l'absence de son tissu musculaire.

Hernie. — Lorsque la hernie est congénitale, elle a toujours une tendance à la guérison spontanée, pourvu que l'intestin soit maintenu dans l'abdomen. Il faut placer une pelote circulaire sur la partie faible, et soutenir tout le ventre.

La figure 51 représente un exomphalos, ou hernie ombilicale.

Les opérations plastiques ont réussi dans ces cas (4).

(1) *Angeborene chirurgische Krankheiten.*

(2) *Illustration of clinical Surgery.*

(3) *Med. Times and Gazette*, 1859.

(4) Le professeur Luton, de Reims, m'a dit qu'il réussissait souvent, dans les hernies ombilicales des nouveau-nés, en faisant rentrer la partie herniée, puis en tra-

Simpson rattache cette hernie à la péritonite. Il a probablement raison dans quelques cas; mais elle est due le plus souvent à un défaut de développement. Chez l'embryon, l'intestin sort par le canal vitellin; et, si la paroi abdominale ne se referme pas derrière l'intestin, la hernie persiste; c'est ce que représente la figure 51. Dans la hernie congénitale, l'intestin descend dans la tunique vaginale; il peut tomber jusque dans le scrotum, ou rester dans le canal; cette hernie ne présente pas de vrai sac péritonéal. Elle peut être enkystée, et séparée du testicule par un septum de la vaginale. C'est ce qu'on nomme la hernie infantile.

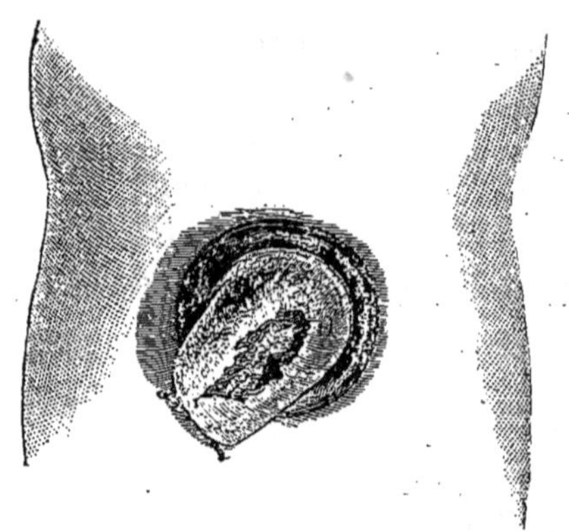

Fig. 51. — Exomphalos ou hernie de l'anneau ombilical (R. Barnes).

La hernie diaphragmatique peut être congénitale.

La *hernie ovarique* aussi peut être congénitale. Les ovaires descendent le long du canal de Nück, et font saillie dans les aines; l'intestin peut suivre le même chemin.

On rencontre diverses *malformations intestinales*, que Simpson attribue à l'inflammation.

Extroversion de la vessie. — L'absence d'une partie de la paroi abdominale et de la vessie peut mettre à découvert la cavité vésicale. Quoique cette anomalie ne soit pas nécessairement dangereuse pour la vie, elle produit beaucoup de souffrance et de désagréments. On peut y obvier momentanément par des appareils spéciaux. Les opérations plastiques réussissent quelquefois partiellement. On n'a pas encore réussi à détourner l'urine dans le rectum.

La meilleure méthode, dans bien des cas, est probablement de transplanter de la peau sur la muqueuse vésicale, pour la convertir en une surface non irritable.

L'**épispadias** consiste dans l'absence d'une partie plus ou moins étendue de la portion antérieure du pénis, laissant l'urèthre ouvert sous forme d'une gouttière. On le rencontre fréquemment avec l'extroversion de la vessie.

Les os du bassin peuvent ne pas s'être réunis, au niveau de la symphyse.

Traitement. — On peut, par une opération plastique, chercher à fermer l'urèthre découvert.

rsant l'anneau par deux épingles en croix, qui y font naître une inflammation hésive. Cette méthode, que je n'ai pas eu l'occasion d'employer, me semble très tionnelle. (*Traducteur.*)

L'**hypospadias** est le résultat d'une absence plus ou moins étendue de la partie inférieure du pénis ou du scrotum (V. Hermaphrodisme).

Dans ces cas, le pénis peut être fixé au scrotum, de sorte que l'érection ne puisse pas se faire normalement.

Une opération est indiquée, lorsque l'orifice de l'urèthre est trop petit pour permettre l'écoulement facile de l'urine.

Lorsque l'orifice est situé tellement en arrière que l'émission du sperme dans le vagin paraisse devoir être gênée, il peut être nécessaire de construire un canal.

Quoique l'ouverture de l'urèthre se trouve près du scrotum, il se peut que l'urèthre se continue jusqu'au gland, et s'y termine par un cæcum. On peut alors perforer le gland au niveau du méat normal, et fermer l'ouverture postérieure par une opération plastique.

Il peut exister une fistule urinaire périnéale.

L'**urèthre.** — 1. Peut manquer, comme dans les cas d'extroversion;

2. Être clos en un point quelconque de son trajet, et n'être membraneux que sur une petite longueur ;

3. Être rétréci ;

4. Être le siège d'un épispadias et d'un hypospadias.

Traitement. — Si le canal est fermé, il faut opérer immédiatement.

Imperforation de l'anus et du rectum. — L'occlusion peut être complète ou incomplète ; elle peut se trouver au niveau de l'anus ou en un point quelconque du rectum ; elle peut n'avoir que l'épaisseur d'une membrane ou être très étendue. L'anus ou le rectum, ou tous les deux, peuvent faire complètement défaut.

Dans chacun de ces cas, on peut rencontrer une fistule stercorale entre l'intestin et la vessie, l'urèthre, le vagin, ou la surface du corps.

Traitement. — S'il n'y a pas d'issue pour les matières fécales, il va de soi qu'il faut opérer sans tarder; mais, si l'intestin ne paraît pas être situé très profondément, il vaut mieux attendre, tant que les symptômes ne sont pas urgents, dans l'espoir que le méconium accumulé formera une saillie qui nous indiquera la position du rectum. Lorsque l'occlusion est trop étendue pour qu'on puisse atteindre le rectum en remontant depuis l'anus, il faut faire la côlotomie.

Dans le cas d'ouverture fistuleuse de l'intestin dans d'autres cavités, il faut tâcher de créer un autre passage pour les matières.

L'S iliaque peut se tourner à droite au lieu de le faire à gauche; il peut exister deux fistules congénitales.

Si les organes génitaux sont situés plus en arrière qu'à l'état normal, il est probable que l'enfant n'a pas de rectum.

On a vu l'**occlusion de la partie inférieure de l'intestin grêle.**

Fistules ombilicales. — L'ouraque peut rester ouvert, et donner passage à l'urine ; il peut aussi s'aboucher dans l'intestin.

Traitement. — On peut essayer du cautère actuel, de la ligature, ou d'une opération plastique ; mais ces cas sont d'une guérison très difficile.

Hernies. — Un défaut de structure des parois abdominales peut donner lieu à différentes sortes de hernie.

L'anomalie peut être :

Ombilicale........................... Inguinale..............................	Formes communes.
Vaginale................................. Elle peut se faire à travers la ligne blanche. — — au-dessus de l'ombilic....	Formes rares.

Traitement. — Réduction de la hernie, contention par une pelote et un bandage, qui presse sur les bords et ne bouche pas l'ouverture ; la guérison se fait en général naturellement.

Hernie inguinale et rétention du testicule. — La hernie est causée par le séjour du testicule dans le canal inguinal ; l'intestin est souvent fixé au testicule.

Rétention du testicule. — Il ne faut pas chercher à rectifier la position de la glande, à moins qu'on puisse placer un bandage entre elle et l'anneau. Si le testicule est douloureux, il faut le garantir par une pelote creuse, ou bien le repousser en haut et placer une pelote sur l'ouverture. Il est quelquefois utile d'en faire l'ablation.

Ectopie du testicule. — Cette glande peut se trouver hors de sa situation normale, dans le périnée, par exemple.

Traitement. — On peut avoir à garantir le testicule par une pelote creuse, ou à l'enlever.

Hydrocèle. — Le traitement doit commencer de bonne heure. On peut faire des lotions de substances volatiles ou irritantes, comme l'alcool ou l'acétate d'ammoniaque. L'iode, sous différentes formes (Noble Smith recommande l'iodure de potassium en onctions), doit être essayé pendant quelques semaines.

Si l'on ne réussit pas, il faut ponctionner la tumeur et extraire le liquide, puis appliquer un bandage sur le canal inguinal.

Les **kystes dermoïdes** du testicule et les restes d'une inclusion fœtale seront décrits plus tard. Il faut enlever de bonne heure ces tumeurs, car elles sont disposées à s'accroître rapidement.

Phimosis. — Le prépuce, plus ou moins contracté, peut avoir sa longueur normale ou une longueur excessive. Il faut toujours opérer ; mais, si l'enfant n'a pas beaucoup de difficulté à uriner, il faut attendre qu'il ait quelques mois et soit en bonne santé.

Noble Smith conseille de diviser le prépuce avec des ciseaux à ressort et de bien suturer les bords, et de ne faire la circoncision que si le prépuce est très long. Il dit que cette malformation peut être simulée par l'attachement du prépuce au gland.

Hermaphrodisme. — Les malformations des organes sexuels qui constituent l'hermaphrodisme varient beaucoup dans leur degré. Dans les cas peu accentués, il n'est pas malaisé de reconnaître le sexe auquel appartient l'enfant ; parfois il est très difficile de faire la distinction. Comme la détermination du sexe est fort importante, nous avons jugé utile de résumer les points principaux de cette anomalie.

1. La fille peut simuler un garçon par un ou plusieurs des points suivants :

a. Par la grosseur de son clitoris.

b. Le gland présente une dépression au point où se trouve le méat du mâle, ou bien il est réellement perforé par un canal plus ou moins long.

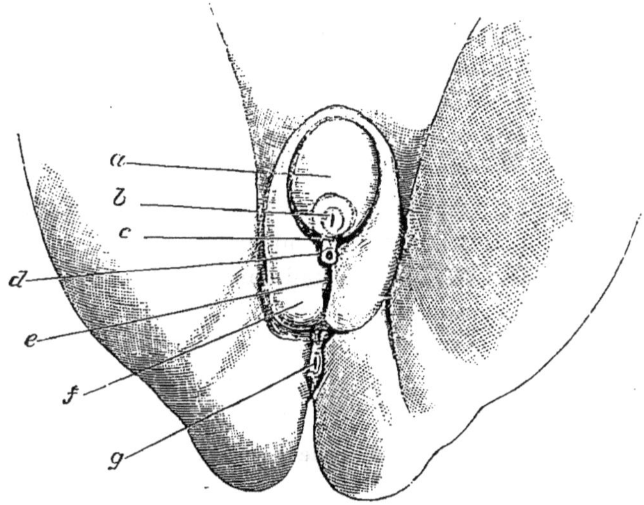

Fig. 52. — Hermaphrodite femelle (Fancourt Barnes).

a, clitoris grossi ; *b*, dépression simulant le méat ; *c*, frein ; *d*, canal par où sortait l'urine ; *e*, sillon interlabial ; *f*, grande lèvre ; *g*, anus.

c. La vulve est close par une forte membrane hyménale ; les lèvres, réunies, ressemblent à un scrotum. Ces conditions sont bien indiquées dans la figure 52, prise sur une enfant née au British Lying-in hospital, dans les salles de Fancourt Barnes (1).

d. Les ovaires, situés dans les lèvres, simulent les testicules.

e. Des amas arrondis de graisse, situés dans les lèvres, simulent les testicules.

La difficulté du diagnostic peut être augmentée plus tard par un développement masculin général du reste du corps. Les traits deviennent masculins, il vient du poil sur la face et la poitrine, les mamelles restent rudimentaires, la voix devient rude et basse.

(1) *Obstetrical Trans.*, 1883, p. 188.

2. Le garçon peut être pris pour une fille pour les raisons suivantes :

a. Extroversion de la vessie simulant la vulve;

b. État rudimentaire des organes génitaux externes;

c. Adhérence de la face inférieure du pénis, fixé au scrotum par une bande tégumentaire;

d. Hypospadias, ou fissure plus ou moins étendue des parties sous-péniennes; séparation des deux moitiés du scrotum, fissure périnéale.

On a rapporté des cas d'*hermaphrodisme vrai*, dans lesquels quelques-uns des organes des deux sexes existaient chez le même individu.

Malformation du vagin. — Adhérences de la partie antérieure des parois; assez fréquente, elle est prise parfois pour une imperforation vaginale.

Traitement. — Il faut rompre l'adhérence membraneuse avec les doigts ou un instrument mousse et maintenir les surfaces séparées au moyen de *lint* huilé. Il faut le faire aussitôt que possible après la naissance.

Imperforation du vagin. — Le degré d'imperforation varie suivant les cas. Avant de commencer une opération, on doit s'assurer soigneusement de l'espace qui existe entre la vessie et le rectum. L'opération doit être en général faite dans la première enfance.

L'*atrésie du vagin* est étudiée en détail dans les *Maladies des femmes* de Barnes (1). On peut rencontrer une oblitération complète du vagin, coexistant quelquefois avec l'absence ou la formation incomplète de l'utérus. On ne se doute le plus souvent de ce défaut qu'à l'âge de la puberté.

Nous avons déjà mentionné la **hernie du vagin**.

Tumeurs.

Transpositions, anomalies de construction, absences des viscères thoraciques, abdominaux et pelviens.

DIFFORMITÉS DES EXTRÉMITÉS.

Absences.

a. Absence de l'une des extrémités ou des deux.

b. Absence d'une partie intermédiaire, la main sortant de l'épaule, ou le pied de la hanche.

c. Brièveté des membres.

d. Absence de quelques os.

e. Fusion de quelques os ensemble.

f. Membres tronqués.

1. Par arrêt de développement.

(1) Page 163 de la traduction française. (*Traducteur.*)

2. Par amputation et par la constriction exercée par le cordon ou une bande membraneuse.

Ces cas sont incurables, sauf ceux des membres tronqués, qui peuvent être complétés par des membres artificiels.

Les membres peuvent être excavés, présenter des constrictions, ou être lésés en quelque façon par la pression du cordon ou d'une bande membraneuse; cette compression, longtemps continuée, peut aboutir à l'amputation dont nous venons de parler.

Les fractures intra-utérines ont été observées. Le Dr Richardson, dans son *Fothergillian essay* sur les maladies du fœtus, a réuni la plupart des cas connus, entre autres celui de Chaussier : l'enfant présentait 112 fractures ; il ne vécut que vingt-quatre heures. La mère avait eu quatre enfants. Baudelocque rapporte un cas où l'enfant avait 43 fractures; sa mère n'avait subi aucun accident pendant sa grossesse. L'accouchement avait été facile et rapide. Quelques-unes des fractures étaient consolidées, d'autres étaient en voie de réunion. Montgomery rapporte plusieurs cas (1). L'un est celui d'une femme enceinte de huit mois, qui tomba de 9 mètres de haut, sur la figure; elle se luxa la hanche ; l'utérus ne fut pas rompu. Elle accoucha la nuit suivante d'un fœtus mort, dont plusieurs os étaient brisés. Elle se remit parfaitement. Feu le Dr Herbert Barker (2) rapporte un cas intéressant. Une femme accouchait pour la quatrième fois; ses enfants étaient bien portants; elle-même ne présentait aucune trace de cancer, de tuberculose, ni de syphilis; le père était sain aussi. Elle était tombée plusieurs fois dans l'escalier, une fois sur le ventre. Pendant le travail, on sentait les os crépiter au moindre mouvement. Le fœtus n'avait pas de crâne osseux; il cria, et mourut au bout de dix minutes; ses membres étaient difformes, excessivement courts; tous les os longs étaient fracturés; tous les os de la base du crâne étaient bien développés, il n'y avait que des traces des os de la voûte; la colonne vertébrale était bien développée; les os étaient très fragiles. Les os contenaient 66,66 p. 100 de matière organique et 33,34 de matière inorganique; c'est la proportion qu'on trouve dans les os rachitiques.

Quant aux fractures des os crâniens, Montgomery observe : « Osiander, W. J. Schmidt, Schnuhr, d'Outrepont et Grætzer ont rapporté des cas de lésions avant la naissance. Plus récemment, Flügel et Schelling ont publié trois cas remarquables dans lesquels on a trouvé des os fracturés, dans des tumeurs sanguines. Les premiers cas observés ont été attribués à des violences par Haller, Rosa et d'autres; leur erreur a été reconnue par Rœderer et Baudelocque. »

Ces cas présentent un grand intérêt obstétrical et médico-légal. Ils

(1) *Signs and symptoms of pregnancy*, 2e édit., p. 682. (*Traducteur.*)
(2) *British med. Journ.*, 1857.

prouvent : 1° que de nombreuses fractures des os longs et des os du crâne peuvent se produire, sans qu'on puisse les attribuer à des violences subies avant ou pendant le travail ; 2° que, quoiqu'elles puissent être dues à un traumatisme infligé à la mère pendant sa grossesse, on en peut voir qui ne reconnaissent pas cette cause ; 3° qu'on en voit des exemples chez des femmes bien portantes, et dont les autres enfants sont bien portants aussi, ainsi que le père.

Les fossettes et les dépressions qu'on observe souvent sur les membres des enfants ont été attribuées à des fractures survenues de bonne heure pendant la vie intra-utérine.

Amputation intra-utérine des membres. — Il reste peu à ajouter aux descriptions de sir J. Simpson et de Montgomery (1). On voit des enfants naître avec un ou plusieurs membres défectueux ; on en a vu vivre avec les quatre membres tronqués (2). Quelques-uns présentent un moignon bien cicatrisé ; d'autres ont de petits appendices plus ou moins semblables aux doigts ou aux parties absentes. On peut formuler deux hypothèses : ou la force nécessaire au développement était insuffisante, et il en est résulté la non-formation ou l'arrêt de la croissance des parties absentes ; ou bien il y a eu une vraie amputation. Dans ce dernier cas, les bourgeons saillants représenteraient ce qui se passe chez les crustacés, qui ont la faculté de reproduire un membre perdu. Le jeune embryon humain ressemble sur d'autres points aux animaux inférieurs ; il leur est probablement semblable en ce point aussi.

L'amputation peut certainement se faire. Ainsi Montgomery rapporte le cas du Dr Watkinson, qui accoucha une dame d'un fœtus qui avait la jambe coupée un peu au-dessus du cou-de-pied ; le moignon était presque guéri, l'enfant vivait ; le membre séparé fut trouvé dans l'utérus, presque cicatrisé. Ce pied était beaucoup plus petit que celui de l'autre côté. Dans ce cas et d'autres, l'amputation a été faite par l'étranglement graduel exercé par des bandes amniotiques, suite d'une inflammation de l'amnios. Les auteurs que nous avons cités figurent des amputations en voie d'exécution. Un grand nombre de ces cas frappants sont reproduits dans l'atlas de Martin (3).

Doigts et orteils unis ou palmés. — On peut attendre, pour les opérer, que l'enfant ait six mois ou un an.

Les membres surnuméraires seront étudiés avec les fœtus parasitaires.

(1) Montgomery, *loc. cit.*, p. 626 et *seq.* Voir les figures. (*Traducteur.*)

(2) Entre autres anomalies de ce genre, on peut citer le peintre Ducornet, qui est né sans bras, et l'*homme tronc* (*La Nature*, 23 janvier 1886, p. 113), qui est marié et a des enfants bien conformés. (*Traducteur.*)

(3) *Atlas of obst. and gyn.*, édition anglaise, par Fancourt Barnes, 1880. — Voir aussi Hillairet, *Amput. spont. du cou par le cordon.* (*Traducteur.*)

Les doigts surnuméraires doivent être opérés aussitôt qu'il n'y a pas de doute sur la nécessité d'une opération. Il faut prendre garde de léser l'articulation lorsque le doigt surnuméraire a une jointure commune avec un doigt normal ; il faut laisser un petit morceau de l'organe anormal. Dans un cas de double phalange terminale, Noble Smith a réuni les deux moitiés, et obtenu un pouce assez présentable.

On peut observer **une main surnuméraire**, qui peut être fort utile, ou, au contraire, doit être enlevée.

Hypertrophie des doigts et des membres. — Il faut commencer de bonne heure le traitement par la compression, et, s'il échoue, penser à l'amputation.

Luxations. — On a observé des luxations congénitales dans la plupart des articulations ; elles peuvent sans doute se rencontrer dans toutes ; la hanche et l'épaule sont les plus exposées aux déplacements. On les a attribuées à diverses causes ; il existe souvent quelque malformation des extrémités des os formant la jointure.

Le *traitement*, pour avoir quelque chance de succès, doit commencer de bonne heure.

Sous ce titre, on peut ranger les malformations articulaires dans lesquelles les mouvements de la jointure sont renversés ; la jambe, par exemple, se fléchissant en avant, et non en arrière. Dans ce cas, la rotule est en général imparfaitement développée ou même absente.

Malformations causées par la rétraction musculaire. — Les plus communes sont les formes variées du *pied bot.* On observe aussi :

La main bote ;

Le torticolis ;

La rétraction des muscles du bras et de l'avant-bras ;

La rétraction des muscles de la jambe et de la cuisse.

Traitement. — On obtient de bons résultats par des manipulations faites de bonne heure. Plus tard, l'extension au moyen d'attelles, de bandages plâtrés ou d'appareils, après ou sans la ténotomie, achèveront la guérison. Pour les indications thérapeutiques, voir : *The surgery of deformities*, par Noble Smith.

Paralysies musculaires. — Des difformités variées, surtout des membres, peuvent être produites par cette cause.

DIFFORMITÉS AFFECTANT UNE PARTIE QUELCONQUE DU CORPS.

Les tumeurs fibro-kystiques congénitales peuvent s'observer en un point quelconque du corps ; les tumeurs purement kystiques n'ont pas été rencontrées dans les membres. Elles sont très fréquentes au cou, assez souvent elles entourent les carotides, la trachée, l'œsophage. On les voit dans la bouche et sous la langue, ou dans cet organe.

Diagnostic. — A la tête, il faut les distinguer de la méningocèle, du cancer, des tumeurs graisseuses et des kystes sébacés.

Traitement. — Si elles n'ont pas envahi des tissus importants, il faut les enlever aussitôt que l'enfant a la force de supporter l'opération ; car, quoiqu'elles disparaissent parfois spontanément, elles sont fort sujettes à s'accroître très rapidement et à causer la mort; et, plus l'enfant est âgé, plus est grand le danger de leur ablation. Si la tumeur intéresse des organes importants, on peut la laisser aussi longtemps qu'elle paraît ne pas tendre à se développer; puis on fera une opération, s'il se peut.

Les tumeurs graisseuses congénitales s'observent rarement. Leur ablation n'est pas difficile en général.

Les kystes dermoïdes, contenant des cheveux et de la matière sébacée ou du liquide séreux, se développent ordinairement dans le tégument. On les trouve communément dans la région supérieure et externe de l'orbite. Ils sont très mobiles sous la peau, et, quoiqu'en apparence superficiels, ils s'étendent souvent profondément.

Traitement. — Il est nécessaire de disséquer la tumeur avec soin, aussitôt que l'enfant est assez fort pour supporter l'opération, sinon, elle s'accroîtra en surface et en profondeur, et son ablation deviendra de plus en plus difficile et dangereuse.

Tumeurs sébacées. — Ces tumeurs sont souvent congénitales, et, comme elles sont disposées à pénétrer à travers les tables des os crâniens, il faut les enlever avec précaution aussitôt qu'on le peut.

Les **nævi** consistent dans une dilatation anormale des capillaires sanguins. On les trouve dans la peau et la muqueuse, ou dans le tissu cellulaire sous-jacent de toutes les parties du corps.

Diagnostic. — Les nævi superficiels sont faciles à reconnaître ; les sous-cutanés doivent être distingués des tumeurs graisseuses ou autres. Ils se gonflent et prennent une couleur foncée lorsque l'enfant fait un effort expiratoire, comme pour crier, etc. Si le nævus est situé trop profondément pour présenter ce symptôme, on peut le ponctionner avec une aiguille cannelée. On a pris une méningocèle pour un nævus et Mr Holmes a vu opérer un cancer des os du crâne, pris pour une tumeur vasculaire.

Traitement. — S'il est situé sur un os, on peut essayer de la compression. Il faut opérer de bonne heure, car le nævus peut, à un moment quelconque, prendre un accroissement rapide. Voici les moyens employés en général : 1° excision avec le bistouri; 2° ligature ; 3° caustiques; 4° sétons.

On peut en faire l'*excision* lorsqu'il est désirable de ménager la peau; cette méthode expose au danger de l'hémorrhagie secondaire. La *ligature* est le meilleur moyen dans la plupart des cas. Les *caustiques* sont utiles contre les petits nævi. On peut passer un séton, lorsque l'excision est contre-indiquée.

Nous pouvons ajouter que l'injection d'une forte solution ferrique est très dangereuse, surtout dans les nævi de la face et du cou; la solution, transportée au cœur, a parfois causé une thrombose et une mort subite. La vaccination sur le nævus ne donne pas de résultats satisfaisants.

Môles. — *Influence de l'imagination sur l'embryon.* — De tout temps, on a étudié, travaillé le problème, et on a inventé. La crédulité a atteint le ridicule. Y a-t-il là matière à une discussion philosophique et place pour des conclusions entre les deux extrêmes de la déraison? Nous le croyons, mais nous ne pouvons nous y arrêter longtemps. Nous ne voulons que poser la question.

Une femme met au monde un fœtus, simple ou double, présentant une difformité. Elle-même, ou ses amies, se rappellent qu'elle a été impressionnée, à un moment de sa grossesse, par quelque objet plus ou moins ressemblant à la difformité de l'enfant. On a objecté : 1° que l'impression est un souvenir qu'on recherche au fond de sa mémoire et n'est guère qu'une image faite après coup et ne reposant sur rien de sérieux (1); 2° que, s'il y a eu une impression, elle a été si faible et si fugitive, qu'on ne peut pas supposer qu'elle ait produit un effet quelconque sur le fœtus ; 3° que les femmes éprouvent souvent pendant leur grossesse des impressions très vives, qui leur font craindre que leur enfant ne soit marqué, et qu'il vient néanmoins au monde sans tache ; 4° que, si l'on observe une monstruosité chez un enfant dont la mère a subi une impression vive, ce n'est qu'une simple coïncidence; 5° que des difformités semblables à celles qu'on attribue à ces impressions ont été souvent observées sur des enfants dont les mères n'avaient éprouvé aucune impression; 6° que toutes les difformités peuvent être rattachées à des défauts de développement que les lois connues de l'embryologie suffisent à expliquer; 7° qu'on ne peut pas comprendre comment un embryon qui s'est développé normalement jusqu'au moment de l'impression accusée peut dès lors changer de forme : par exemple, une femme accouche d'un anencéphale, comment le fait que la mère voit un enfant anencéphale peut-il détruire le cerveau de son fœtus âgé de cinq mois? 8° que les monstruosités sont fréquentes chez les animaux inférieurs, les oiseaux et les plantes; 9° qu'un grand nombre de difformités sont

(1) Voici un fait cité par Darwin. Dans une des grandes maternités d'Angleterre, pendant plusieurs années on a interrogé, avant leurs couches, toutes les femmes sur les faits qui pouvaient les avoir frappées pendant leur grossesse ; leurs réponses étaient aussitôt sténographiées. *Pas une seule fois* on n'a pu constater la moindre coïncidence entre les réponses et les anomalies qu'ont présentées leurs enfants. Mais très souvent, après avoir eu connaissance de l'anomalie, les mères accusaient des impressions qu'elles ne se rappelaient qu'alors (Voir *Histoire des monstres*, par E. Martin, p. 287). (*Traducteur.*)

le fait de l'hérédité, surtout paternelle. Comment explique-t-on que les femmes mariées à des hommes sans bras ou sans jambes mettent au monde des enfants bien conformés ?

Les faits suivants méritent notre attention. On sait que les juments mettent bas des poulains qui ont les caractères du père, et cela dans les portées suivantes qu'elles ont d'un autre mâle (1). Rollins affirme que le mulet a souvent des rayures aux jambes. D'après M. Gosse, dans certaines parties des États-Unis, neuf mulets sur dix ont les jambes rayées, ce qui peut être attribué à l'hérédité. Mais on connaît le cas fameux de l'hybride de lord Morton, produit par une jument brune et un quagga. Non seulement cet hybride, mais les produits issus de la mère et d'un étalon arabe noir avaient les jambes plus zébrées que le quagga. Darwin, qui a si bien observé la nature, rapporte plusieurs faits analogues et les commente. L'histoire de la jument et du quagga est en harmonie avec les faits connus des éleveurs, qui prouvent que le premier père marque de son cachet tous les produits suivants de la jument saillie par lui. L'hérédité peut-elle les expliquer ? L'imagination ou l'impression mentale ressentie par la jument influence-t-elle le résultat ? Pouvons-nous conclure que la jument et les autres femelles ne sont pas, comme les femmes, sujettes aux impressions ?

On peut expliquer ce fait par l'hypothèse du Dr Harvey d'Aberdeen, dont les recherches sur ce sujet sont pleines d'intérêt : le sang de la mère (nous dirions plutôt la structure intime du tissu moléculaire) a été modifié par la première grossesse, et a acquis quelques-uns des caractères du premier produit. Le changement du caractère et de l'entrain qu'on a remarqué chez la jument remplie par un âne en est une preuve (2).

Influence de l'imagination du père. — Le capitaine Speke raconte l'histoire suivante : « Ayant tué une daine kudu pleine, j'ordonnai à mon chasseur, un homme marié, de l'ouvrir pour voir son petit ; il refusa, craignant que la vue du faon, en frappant son esprit, n'eût l'effet de faire faire à sa femme un enfant semblable à ce produit. »

Une préoccupation violente du père au moment d'un coït fécondant peut-elle influer sur la forme du produit ?

Les enfants d'ivrognes présentent souvent dans leurs traits physiques et moraux des traces du vice paternel. *Ebrii gignunt ebrios*, dit Plutarque.

Maladies du système nerveux. — *Maladies du cerveau.* — Jacobi, de

(1) Le fait est consigné dans la lettre d'Abd-el-Kader sur le cheval arabe. (*Traducteur.*)

(2) L'influence du premier mari sur les enfants de sa femme dans un second mariage est prouvée par plusieurs faits cités par Montgomery, *loc. cit.*, p. 30 et *seq.* Voir aussi Vidal, *Gaz. des hôp.*, 6 nov. 1841, et Cazenave, *Traité des syphilides*, p. 133. (*Traducteur.*)

New-York, dit qu'une cause fréquente de l'épilepsie est une synostose prématurée des os crâniens. Nous parlerons des maladies cérébrales attribuées à la syphilis, en étudiant la syphilis fœtale.

Encéphalite et myélite. — Virchow dit que bon nombre d'enfants nouveau-nés qu'on croit morts d'apoplexie ont en fait succombé à l'encéphalite ou à la myélite. La lésion consiste dans la métamorphose graisseuse des cellules nerveuses. Ces éléments augmentent de volume, se remplissent de globules graisseux, et forment de gros corps granuleux ronds, dont le noyau disparaît bientôt. Ces corps granuleux et ces masses de globules de graisse se trouvent surtout dans la substance blanche. Virchow croit que cette dégénérescence est la suite de l'inflammation.

Il l'a observée surtout dans la syphilis et dans les exanthèmes aigus dont la mère seule a été affectée. Il se demande si cet état ne peut pas avoir une influence active sur la production de la paralysie infantile et de l'ictère.

Maladies de l'œil. — Feu Mr Critchett nous a dit qu'il a fréquemment vu la cataracte complète dans les premières semaines, avec une pupille très mobile, une conjonctive et une cornée saine et sans trace d'inflammation d'aucun des tissus oculaires. Les cas où l'opacité est limitée au noyau du cristallin prouvent bien le caractère intra-utérin de la cataracte congénitale.

Les convulsions peuvent se produire dans l'utérus, et le fœtus en peut mourir; la mère sent ses mouvements convulsifs, et l'enfant vient mort peu après. Leur cause peut être un poison maternel, une maladie ou un poison venu de l'extérieur, comme la strychnine, ou bien encore la fièvre intermittente.

Il est probable qu'elles viennent plus souvent d'une méningite tuberculeuse, d'une inflammation ou d'une malformation des centres nerveux. L'hydrocéphalie est certainement une maladie intra-utérine, liée à la tuberculose.

Bronchocèle ou goître. — Simpson et Weber en ont rapporté des cas.

Sclérème, ichthyose. — On en voit des exemples dans plusieurs musées, entre autres celui de Guy's.

Accidents mécaniques causant la mort du fœtus. — *Torsion, nœuds, étranglement du cordon.* — On a rapporté un grand nombre de cas dans lesquels la mort du fœtus paraissait due à l'une de ces causes; on ne peut pas douter qu'elle ne puisse se produire ainsi. La ligature du cordon, assez serrée pour effacer le calibre de ses vaisseaux, équivaut à celle des vaisseaux pulmonaires ou de la trachée de l'adulte; l'une comme l'autre produit l'asphyxie. La plupart des musées renferment des spécimens de cordons tordus ou noués. L'embryon et le fœtus, jusqu'à une époque avancée de la grossesse, conservent une grande liberté de mouvements dans l'utérus, surtout lorsqu'il y a beaucoup de liquide. Un exercice violent, l'action des muscles abdominaux, les efforts de la défécation, peuvent changer la position des fœtus, une pression extérieure, comme celle qui s'exerce dans le coït, peut le faire tourner. Mais comment expliquer les nœuds? L'embryon doit passer à travers une anse funiculaire, et se suicider ainsi ; parfois il s'étrangle presque. On a trouvé des nœuds compliqués le long du cordon, et le fœtus est cependant né vivant (1). Chacun sait que l'enfant à sa naissance présente parfois plusieurs circulaires autour du cou; c'est le premier *temps* du nœud, le fœtus n'a pas passé tout entier à travers le cordon dont l'anse a été arrêtée par l'épaule. Dans ces cas, le fœtus ne meurt pas toujours dans l'utérus ; le danger commence au moment du travail, lorsque, la tête descendant, le cordon est tiraillé. S'il est coupé à temps, l'enfant est sauvé. La cause la plus probable est une longueur excessive du cordon, qui forme plusieurs anses dans le segment utérin inférieur. Dohrn (2) a décrit la torsion du cordon et les rétrécissements funiculaires qui en résultent. Ruysch et d'Outrepont les ont décrits aussi. Meckel (3) affirme que la torsion est due aux évolutions du fœtus, et qu'elle est plus fréquente chez les mâles. Le point le plus faible se trouve environ à 18 millimètres de l'ombilic. Hohl croit que la torsion cause les résultats les plus fâcheux, lorsqu'elle se produit quand la tête du fœtus repose sur le plancher de l'œuf, et que les rétrécissements du cordon sont rares chez les enfants à terme. Dohrn en rapporte un cas : une femme conçut en décembre; en juin, à la suite d'une peur, elle ne sentit plus remuer son enfant; en décembre, le travail se déclara ; elle accoucha d'une fille présentant le développement de sept mois, macérée et ratatinée. Le cordon faisait vingt-huit tours; son bout fœtal présentait une constriction longue de 75 millimètres; le nombril était tiré au dehors; en ce point, il n'y avait ni épaississement ni gelée de Wharton. Les vaisseaux étaient perméables, mais fort étrécis.

Dans la grande majorité des cas où il s'est produit une sténose, le cordon était tordu dans tout le reste de sa longueur. Meckel a vu un cordon de 275 millimètres présenter 95 tours sur lui-même. On connaît cependant des cas où des cordons rétrécis en un point n'étaient que peu tordus sur le reste de leur longueur. Mais, dans ces cas même, les évolutions du fœtus sur son axe longitudinal peuvent être la cause du rétrécissement. Cet accident semble, dans bien des cas, avoir suivi des chocs violents.

(1) R. U. West, *Brit. med. Journ.* — V. aussi Montgomery, *loc. cit.*, p. 671 et *seq.* (*Traducteur.*)

(2) *Monatsschr. f. Geburtsk.*, 1861.

(3) *Müller's Archiv.*

Dohrn a trouvé le cordon tordu de droite à gauche onze fois, et neuf fois de gauche à droite. Dans la plupart des cas, le fœtus a succombé à sept mois. Lorsqu'il était mort depuis quelque temps, le placenta était atrophié, et présentait parfois de nombreux points apoplectiques. Quelquefois le fœtus était hémicéphale.

Chiari, Braun et Späth (1) décrivent une oblitération du cordon causée par la pression de bandes amniotiques.

Des jumeaux se sont tués l'un l'autre par l'enchevêtrement de leurs cordons, ou par le passage de l'un d'eux dans une anse du cordon de l'autre. L'atlas de Martin renferme des figures qui représentent diverses sortes de nœuds.

Séreuses. — *Péritonite.* — Simpson en a recueilli et observé plusieurs cas. *Quelques-uns sont attribuables à la mère.* Ainsi, dans quelques cas la mère a été exposée au froid, à la fatigue ; elle avait une mauvaise santé; dans un cas elle avait eu deux fois une péritonite pendant sa grossesse, et avait une syphilis. Dans d'autres cas, elle présentait des symptômes vénériens. D'autres cas sont attribuables aux fœtus.

L'étranglement de l'intestin, l'occlusion de l'urèthre, la rétention d'urine, ont été notées. La péritonite peut être mortelle pendant la grossesse ; le fœtus vient rarement vivant. Dans la plupart des cas elle ne dépend pas de la syphilis. Simpson rapporte l'histoire de jumeaux dont l'un mourut de péritonite, et l'autre naquit vivant et bien portant. La péritonite est probablement toujours la suite de quelque état morbide. Le volume de l'abdomen peut être assez considérable pour causer la dystocie.

La pleurite a été très rarement observée.

Le rachitisme commence assez souvent pendant la vie intra-utérine. Winckler en décrit deux formes : le *rachitis micromelica*, et le *R. annulans.* Le premier est caractérisé par un raccourcissement accentué des extrémités et un épaississement des diaphyses; le second peut se transformer en micromelica; il a une valeur pratique douteuse. Ses causes sont obscures. On ne peut guère l'attribuer essentiellement à une nutrition défectueuse, puisque, dans un cas de Klein, l'un des jumeaux était bien portant, l'autre rachitique.

On a observé les **strumes**.

La syphilis est une des maladies du fœtus les mieux connues. On observe son action sur la peau, le thymus, les poumons, le foie, la rate, les capsules surrénales, le pancréas, les intestins, les séreuses et les os; la rate et les os sont le plus souvent affectés. Comme Spiegelberg le remarque, les altérations sont mieux marquées chez les fœtus qui ont approché du terme, que chez ceux qui ont succombé de bonne heure;

(1) *Klinik der Geburtsk.*, 1855.

chez ceux-ci, la maladie n'a pu se développer, et la macération a changé l'apparence des lésions. La *peau* présente de nombreuses ecchymoses et des indurations sous-jacentes, des éruptions vésiculeuses, comme le pemphigus et la varicelle syphilitiques confluents. Quelquefois les bulles contiennent du pus ou un liquide sanguinolent. Elles sont plus fréquentes à la paume de la main, à la plante des pieds, sur les doigts et les orteils. Lorsqu'elles sont confluentes, le derme est dénudé sur de larges surfaces, quelquefois la peau se détache par larges plaques sur les mains et les pieds. On peut s'y méprendre et croire que le fœtus est macéré. On a noté dans quelques cas ces bulles comme épidermiques. Sur la *muqueuse* de la bouche, du nez, du gosier, des conduits aériens, on peut voir des taches et des fissures qui suppurent parfois, de sorte que le palais présente des plaies, et que les cordes vocales peuvent être détruites en partie.

Les séreuses peuvent, comme la peau, présenter de nombreuses plaques, et des bulles remplies de sérum sanguinolent. Martin les a décrites sous le nom de *hydrops sanguinolentus*, caractéristique de la syphilis ; mais Spiegelberg dit que la macération peut produire des lésions semblables.

Lorsque le *thymus* est affecté, il est grossi et contient de petits abcès (Dubois).

Dans les *poumons* et les gros organes abdominaux, les lésions sont plus fréquentes et plus importantes. Elles paraissent sous la forme de gommes, de néoplasmes cellulaires, voués à la dégénérescence comme ceux de la syphilis de l'adulte ; ce sont ces dégénérescences qui, si elles n'ont pas tué le produit pendant la vie intra-utérine, le feront mourir après sa naissance.

Dans les poumons, on rencontre des nodules en grand nombre, du volume d'un pois, séparés du parenchyme voisin par des plaques de couleur plus pâle ; d'abord d'un rouge grisâtre, plus tard jaunâtre ; ils se ramollissent et contiennent un pus caséeux. Ils laissent après eux des cicatrices dures. On y trouve aussi des lésions semblables à l'induration ou à l'hépatisation blanche.

Cory décrit ainsi le foie d'un nouveau-né syphilitique. Le foie était gros, pesait 195 grammes, trois fois le poids de celui d'un fœtus sain ; la surface de la coupe était d'un jaune clair, marbrée de taches de couleur normale. Le tissu connectif qui entourait les vaisseaux portes paraissait augmenté, mais les veines hépatiques étaient normales. Tout l'organe était parsemé de taches grisâtres. Dans deux cas, les anses intestinales étaient collées les unes aux autres par une forte couche de fibrine. Les taches étaient nombreuses et ressemblaient à des productions gommeuses. Spiegelberg a trouvé par places les nodules remplacés par des cicatrices.

Le *pancréas* offre des modifications semblables à celles du foie ; on y trouve une hypertrophie interstitielle et de l'induration, de sorte que l'organe est grossi et alourdi.

L'hypertrophie de la *rate* est des plus communes. On la trouve même chez le fœtus macéré.

Les capsules surrénales ne sont pas souvent affectées.

Dans le *système osseux*, les lésions du crâne sont les moins fréquentes; elles sont très rares dans la table interne; mais, d'après Weber, les modifications des os larges sont presque constantes. On trouve toujours des traces de syphilis au point où la diaphyse touche aux cartilages épiphysaires; la partie inférieure du fémur est la plus intéressée. Outre l'ostéochondrite, on observe une altération de la moelle, diffuse ou en foyer.

La **mort intra-utérine du fœtus** présente plusieurs points d'intérêt pathologique et clinique. Quelle qu'en soit la cause, elle amène presque toujours l'avortement. L'histoire que nous avons faite des maladies maternelles et fœtales de la grossesse renferme l'étiologie de cette terminaison. C'est dans cette étude que nous devons chercher les indications rationnelles pour la prévenir. L'observation clinique prouve que quelques femmes mettent habituellement au monde des enfants morts; il est probable que la cause de la mort du premier continue d'agir dans les grossesses suivantes.

On a soutenu que la femme peut contracter l'*habitude d'avorter*, en dehors de toute maladie. Cette idée n'est pas entièrement dénuée de fondement physiologique. Nous avons observé que, dans les cas où l'accouchement a été provoqué artificiellement dans plusieurs grossesses successives, l'utérus répond aux appels avec une facilité croissante; si bien que le travail finit par être presque spontané au moment voulu; dans ces cas le fœtus peut être vivant; mais cette règle ne peut guère s'appliquer à un fœtus mort; on ne peut guère admettre que le fœtus meure sous l'influence d'une habitude de sa mère. Nous sommes forcés de croire que l'un ou l'autre est malade.

Toutes les fois donc qu'une femme accouche d'un enfant mort avant le début du travail, nous devons chercher, en faisant l'autopsie, en examinant le placenta, dans les antécédents et l'état actuel du père et de la mère, la cause probable de cet accident et diriger notre traitement en conséquence. Lorsque nous soupçonnons la syphilis, nous traiterons le père aussi bien que la mère, même avant le début d'une nouvelle grossesse. Une cure à Aix-les-Bains est peut-être le traitement le plus sûr. S'il ne réussit pas, nous ferons suivre ponctuellement le traitement ordinaire. Lorsqu'une grossesse surviendra, la mère continuera les remèdes. Le chlorate de potasse tant vanté par Simpson nous a donné d'heureux résultats. Lorsque deux ou plusieurs enfants sont morts avant de naître, il pourra être utile de provoquer le travail avant l'époque où ils ont succombé dans les grossesses précédentes, ce qui nous permettra de traiter directement et plus efficacement le fœtus, né vivant.

Signes de la mort du fœtus dans l'utérus. — Ce sont d'abord l'absence des signes de la vie, des battements du cœur, des mouvements actifs, et l'arrêt du développement. La mère peut présenter des désordres digestifs, un frisson, un facies pâle, abattu, accuser une sensation

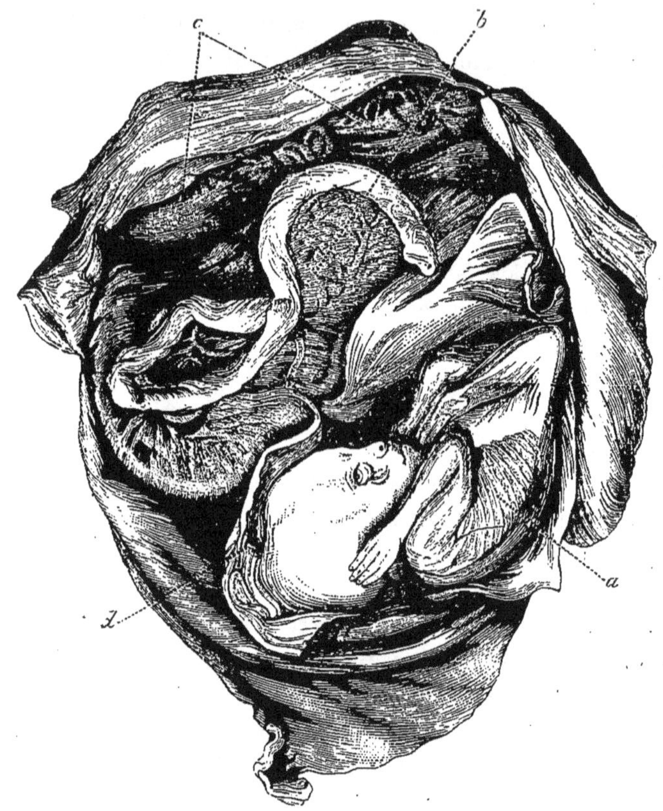

Fig. 53. — Momification du fœtus.

a, fœtus ratatiné ; *b*, placenta ; *c*, membranes ; *d*, membranes.

de froid et de pesanteur dans l'hypogastre et le bassin, semblable à celle du poids d'un corps étranger ; l'utérus et l'abdomen cessent de s'accroître, l'utérus diminue même, et n'a plus ses mouvements rhythmiques ; il s'amollit et descend ; la femme a une perte aqueuse rougeâtre ; les seins s'affaissent et le lait tarit, la température utérine baisse. La couleur foncée du vagin s'efface lorsque le fœtus meurt ; le toucher fait constater que le fœtus ne flotte plus dans le liquide, qui peut avoir été évacué ; parfois, on sent les os craniens ballotter sous le cuir chevelu flasque, et des lambeaux d'épiderme restent sur le doigt. Dans ce cas, le diagnostic n'est pas douteux ; il faut penser à vider l'utérus. Le diagnostic entre un fœtus mort dans l'utérus et d'autres conditions est assez souvent très difficile.

Les altérations principales que subit le fœtus mort dans l'utérus sont la macération et la momification. Lorsque l'embryon est très jeune, il peut disparaître complètement par liquéfaction graisseuse, ce qui fait croire qu'il a été résorbé. Mais, après le quatrième mois, ce n'est plus guère possible. Ces altérations varient suivant que l'air pénètre, ou non, dans l'utérus, et qu'il reste du liquide, ou non.

S'il reste du liquide amniotique, le fœtus se macère; les parties molles tombent en lambeaux; l'épiderme se détache le premier; il s'élève en larges bulles et se sépare aisément. Le derme se gonfle et s'infiltre de sérum qui lui donne une couleur rouge-brunâtre. Les tissus internes s'affaissent, se décolorent, s'infiltrent d'hématine; des liquides sanguinolents s'amassent dans les cavités; l'abdomen est souvent tellement distendu qu'il éclate. Le cerveau se change en une pulpe rouge-grisâtre. Le foie subit les métamorphoses les plus sensibles. Les articulations s'amollissent et les os se séparent. Le placenta devient mou, ses vaisseaux deviennent exsangues; le cordon s'amollit aussi et se décolore; il s'épaissit à son extrémité fœtale, il devient friable. Les membranes résistent plus longtemps à la macération (V. fig. 53).

La *momification* se produit surtout lorsque le fœtus est sec; elle ressemble à ce qui se passe dans les pièces anatomiques conservées dans l'alcool. Le tissu connectif sous-cutané disparaît; la peau est en contact immédiat avec les muscles; ceux-ci sont d'une couleur rouge foncé uniforme. Dans les séreuses, on ne trouve que des traces d'un liquide foncé; les intestins sont mous et petits. Le corps peut avoir conservé sa forme, mais il est souvent aplati, en proportion de la compression qu'il a subie.

La momification s'observe surtout dans la grossesse gémellaire; elle affecte le fœtus qui a succombé à l'enroulement ou aux nœuds du cordon.

L'œuf mort peut demeurer longtemps dans l'utérus. Ordinairement il est expulsé dans l'espace de trois semaines. Sa rétention n'est pas nécessairement un danger pour la mère.

Traitement anténatal, ou intra-utérin du fœtus. — Sir J.-Y. Simpson est le premier (1) qui ait traité l'enfant avant sa naissance; il cherchait à combattre la diathèse syphilitique en donnant du chlorate de potasse à la mère. Il supposait que ce sel fort oxygéné donnerait au sang maternel un supplément d'oxygène, qui combattrait le mal, et que le sang maternel suroxygéné aurait le même effet sur le sang et les tissus fœtaux. Cette hypothèse n'est pas facile à justifier rigoureuse-

(1) Leake l'a indiqué en 1782 (*Introd. Lecture to the Theory and Practice of Midwifery*, p. 22). (*Traducteur.*)

ment, mais elle est fort intéressante et pleine peut-être d'applications importantes. Les observations cliniques nous donnent au moins une présomption en sa faveur. Par exemple, une femme met au monde plusieurs enfants syphilitiques, morts, ou chez lesquels la syphilis se déclare bientôt. Dans ses grossesses suivantes, on la traite par le mercure, l'iode, le chlorate de potasse; elle accouche d'enfants sains. Thorburn (1), dans un remarquable mémoire, étudie ses observations cliniques. Le traitement mercuriel lui a donné de bons résultats dans la syphilis; le bromure de potassium, dans les maladies nerveuses. Nous de même, comme tant d'autres qui ont imité Simpson, nous avons vu des femmes qui avaient eu dans plusieurs grossesses des enfants morts ou malades, aller à terme, ou tout au moins avoir des enfants sains, grâce à un traitement approprié.

CHAPITRE IX

MALADIES DU PLACENTA.

Après avoir étudié les maladies qui semblent affecter d'abord la mère, puis celles qui semblent s'attaquer premièrement au fœtus, nous pouvons examiner celles qui intéressent l'organe fœto-maternel, le placenta, dans lequel l'organisme de la mère et celui du fœtus s'entremêlent et agissent l'un sur l'autre.

La description complète du placenta et des relations fœto-maternelles, tracée dans les chapitres précédents, nous permet de ne faire que récapituler brièvement les points qui nous serviront de guide dans la pathologie du placenta. Nous rappellerons en peu de mots les résultats des recherches originales entreprises par R. Barnes et Hassall, publiés dans les *Medico-chirurgical Transactions* de 1851, et ceux de R. Barnes, publiés dans le *British and Foreign medico-chirurgical Review* de 1854 à 1856.

On peut résumer ainsi la doctrine généralement acceptée de l'anatomie placentaire. Cet organe est formé par une portion maternelle et une portion fœtale. La partie maternelle est constituée par les vaisseaux utéro-placentaires, artères et veines, qui se continuent sans interruption; en pénétrant dans le placenta, ces vaisseaux poussent devant eux une mince couche de la caduque, qui vient de la paroi interne de l'utérus. La partie fœtale consiste dans les vaisseaux ombilicaux ou fœto-placentaires, artères et veines, parfaitement continus eux aussi; en se ramifiant au sortir du cordon, pour entrer dans le placenta, ils entraînent avec eux une couche du chorion, membrane externe de l'œuf.

(1) *Liverpool and Manchester med. and surg. Reports*, 1875.

Dans le placenta, ces deux parties (départements) arrivent au contact l'une de l'autre. Les échanges qui s'effectuent entre les systèmes se font à travers les parois des vaisseaux et leur revêtement décidual et chorial.

La description faite par Goodsir diffère en un point de celle de Barnes et Hassall : il soutient que les cellules qui recouvrent les villosités sont continues avec la caduque. « J'ai vu », dit-il, « que le grand système de cellules est une portion de la caduque, *séparée seulement* de la masse principale par l'énorme développement du réseau vasculaire décidual, *néanmoins réunie à elle par de petites rangées de cellules remplissant les cavités des filaments placentaires.* » Il nous semble que des faits précis lui donnent tort. 1° La structure de la membrane qui revêt les capillaires ombilicaux, qu'il décrit comme faisant partie de la caduque, est très différente de celle de la caduque en d'autres points ; 2° la continuité de cette membrane avec la caduque n'est pas nettement démontrée ; 3° elle adhère intimement au tissu sous-jacent des vaisseaux ; 4° lorsqu'on l'enlève, on ne trouve entre elle et les parois des vaisseaux aucune membrane ; 5° sur des œufs très jeunes, on peut voir qu'elle est *continue avec la couche externe du chorion* ; 6° à l'extérieur de cette couche de cellules que nous prétendons être choriale, on trouve des cellules semblables à celles de la caduque.

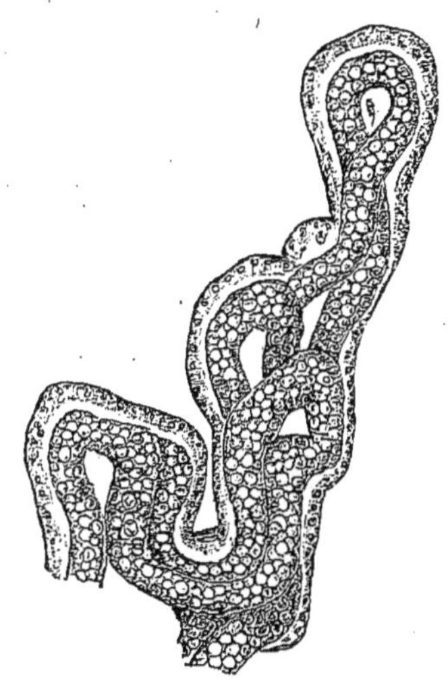

Fig. 54. — Villosité choriale renfermant un vaisseau sanguin, plein de globules normaux (R. Barnes).

Nous admettrons donc que cette couche appartient au chorion, par conséquent au fœtus, et que ses altérations pathologiques sont d'origine fœtale, primitive ou secondaire.

Plutôt pour la facilité de la description, et tout en ne la présentant pas comme l'expression d'une méthode strictement physiologique, nous avons adopté la classification suivante :

1. États morbides débutant dans le tissu placentaire fœtal.
2. États morbides résultant des altérations du sang maternel qu'il reçoit, ou d'un contact avec les tissus utérins malades.
3. États morbides succédant à une maladie ou à un défaut de force active de l'embryon.

Les lésions qu'on peut ranger sous ce titre sont : les traumatismes, comme les déchirures de tissus, la congestion, l'extravasation sanguine, que quelques auteurs appellent apoplexie ou anévrysme, l'inflammation, la dégénérescence hydatidiforme du chorion. La dégénérescence graisseuse du placenta est quelquefois primitive; plus souvent, il est probable, secondaire. On ne sait pas si l'atrophie et l'hypertrophie sont primitives. Les dépôts calcaires et osseux sont le plus souvent liés à l'état constitutionnel de la mère, leur siège le plus habituel est dans les tissus maternels. Nous pouvons mettre de côté les lésions mécaniques, comme la déchirure, qui n'éveillent guère l'idée de maladie. Le premier état morbide, le moins éloigné de l'état sain, est la *congestion.*

Comme le placenta renferme deux circulations, il peut présenter deux formes de congestion : celle du placenta maternel, celle du placenta fœtal. A parler exactement, dans la grande majorité des cas, chacune de ces formes est associée à quelque condition anormale de l'appareil circulatoire, ou du sang maternel ou fœtal. Mais l'une ou l'autre de ces formes, même la forme mixte, dans laquelle les placentas maternel et fœtal sont congestionnés, peut ne dépendre que de causes locales. Dans un placenta déjà âgé, il doit souvent être difficile de déterminer si c'est la congestion maternelle ou la congestion fœtale qui prédomine. Dans les œufs jeunes, dans lesquels les placentas ne sont encore que juxtaposés, on peut plus aisément distinguer l'état vasculaire de l'un et de l'autre. Nous croyons que la congestion du placenta maternel est plus fréquente dans les œufs jeunes, et que la congestion fœtale, ou la forme mixte, est plus commune dans les œufs plus âgés. On peut voir la congestion fœtale dans sa forme la plus simple, au moment de l'accouchement à terme, l'enfant étant né vivant, lorsqu'on lie les deux bouts du cordon avant de le couper; les vaisseaux sont très distendus, et semblent variqueux. Si l'on suit les vaisseaux en remontant vers le placenta, on constate que la surface fœtale de cet organe a la même apparence. Tout le placenta est ferme, gonflé, gorgé de sang, et d'une couleur pourpre. Les vaisseaux des villosités, vus au microscope, sont bordés de corpuscules sanguins et élargis par la distension. On peut dire qu'ils sont le siège d'une hypérémie mécanique.

La description donnée par Simpson marque un second degré, plus élevé, de la congestion. Il parle de l'état du placenta lorsque la tête du fœtus a été longtemps retenue dans le bassin; il ressemble à celui que nous venons d'esquisser. Rokitanski fait une description exactement semblable. On trouve la contre-partie de la congestion placentaire dans le gonflement livide de la face du fœtus, suite de la stagnation du sang causée par une longue compression; ce sont des exemples d'une congestion fœtale ou choriale. Si nous songeons à la ressemblance physiologique du placenta et du poumon, nous n'aurons pas de peine à comprendre comment le placenta peut être exposé à la congestion, à l'inflammation et aux effusions produites par des causes semblables à celles qu'on observe dans les poumons. Chez l'adulte, la mort par asphyxie se lit dans le poumon; chez le fœtus, dans le placenta.

La vraie trachée du fœtus est constituée par les artères utéro-placentaires qui portent au tissu caverneux du placenta le sang oxygéné de la mère. Si cette circulation est arrêtée, le fœtus meurt asphyxié. Si du sang insuffisamment oxygéné ou mêlé de quelque substance nuisible y est envoyé, le fœtus meurt aussi asphyxié ou empoisonné, tout comme l'adulte mourrait s'il respirait de l'acide carbonique. Cette question est éclairée par les observations suivantes, qui sont comme des expériences instituées *ad hoc.* Dans un cas, nous crûmes nécessaire de provoquer l'accouchement au septième mois ; lorsque le travail fut un peu avancé, le cordon tomba dans le vagin ; nous pûmes donc surveiller le pouls du fœtus.

Lorsque l'utérus était au repos, les artères battaient quatre-vingts fois par minute, fortement. L'utérus fut excité par le galvanisme; pendant chaque contraction, le pouls faiblissait, devenait intermittent, et s'arrêtait; si nous n'avions pas interrompu l'action galvanique, le fœtus serait mort asphyxié; lorsqu'on la suspendait, le sang coulait de nouveau vers le placenta, la circulation fœtale reprenait, les pulsations reparaissaient. Un peu plus tard, les contractions utérines se produisirent spontanément, les mêmes phénomènes se répétèrent. Dans un autre cas, l'enfant vint au monde prématurément, à peine viable, le cordon ne fut pas lié; l'utérus se contractait fortement; les contractions fortes arrêtaient la circulation placentaire; la vie de l'enfant dépendait de sa respiration aérienne; il respirait convulsivement; le cœur battait 90 fois par minute, la respiration s'arrêta, le pouls descendit à 60; on fit la respiration artificielle, le pouls remonta à 90, puis tomba de nouveau à 60. Cette sorte de flux et de reflux continua longtemps, même après la section du cordon. Le même effet de la contraction sur les battements du cœur avait été observé auparavant à l'aide du stéthoscope : le pouls tombait à chaque contraction et se relevait pendant le relâchement. Nous ne connaissons aucune observation qui prouve aussi nettement l'équivalence de la respiration aérienne et placentaire. Il serait fort intéressant d'instituer sur des animaux inférieurs des observations sur l'influence de l'asphyxie maternelle sur la circulation placentaire et sur le fœtus.

Cette sorte de congestion peut être appelée fœtale. Dans les placentas approchant de la maturité, la congestion fœtale est probablement dans la plupart des cas accompagnée de congestion maternelle, constituant ensemble une forme mixte, la congestion placentaire générale. De même que l'asphyxie de l'animal à respiration aérienne produit la congestion du poumon, de même l'interruption de l'écoulement du sang maternel vers le placenta, ou l'asphyxie du fœtus qui respire ce sang, amène la congestion des vaisseaux fœtaux du placenta.

Causes de l'extravasation sanguine dans le tissu placentaire. — Cer taines altérations des tissus placentaires, comme la dégénérescence graisseuse, en sont les facteurs les plus constants. D'autres causes peuvent la produire : ainsi tout ce qui amène la détérioration du sang maternel, l'anémie et l'hypérémie, la faiblesse de la circulation, une tension vasculaire excessive, peut causer la congestion, puis l'extravasation. L'énumération de ces conditions serait une liste de toutes les maladies qui produisent la dyscrasie sanguine, ou la toxémie. Les zymoses, le typhus, la variole, la scarlatine, le rhumatisme aigu, les inflammations aiguës, surtout la pleurite et la pneumonie ; un grand nombre de maladies chroniques, la scrofule, le scorbut, les maladies du cœur avec obstruction, la cirrhose hépatique, la dégénérescence granuleuse du rein, quelques maladies utérines et ovariques, et les maladies qui amènent l'épuisement, comme l'hémorrhagie et la superlactation.

Formes qu'affectent les extravasations sanguines placentaires. — Dans l'avortement des premiers temps de la grossesse, on voit bien que le sang vient de la mère. Dans les œufs jeunes, la caduque entière est souvent énormément épaissie par une infiltration de sang en partie liquide, en partie fraîchement coagulé, en partie condensé en masses fibrineuses fermes. Le plus communément, la cavité déciduale, l'espace compris entre la caduque utérine et la caduque réfléchie, ne renferme pas de sang ; mais celui qui est épanché dans la substance de la caduque comprime ces deux feuillets et efface cette cavité. Parfois, l'effusion est limitée à la caduque ; parfois aussi le sang sort des limites de cette membrane et coule dans le tissu lâche formé par les villosités choriales. Très rarement le chorion ou l'amnios est rompu, de sorte qu'on trouve du sang dans la cavité amniotique. Lorsque cela se produit, c'est sans doute par suite de la compression violente produite par la contraction utérine. Mais, quoiqu'il déchire rarement le sac amniotique, le sang épanché ou forcé dans le tissu lâche des villosités ou du placenta en voie de formation, constitue des masses arrondies, repoussant devant elles l'amnios qui forme des élévations noueuses ; vues de dedans, elles ressemblent par leur couleur bleu noirâtre, par leur irrégularité, à des veines variqueuses. C'est ce que Baudelocque et Granville décrivent sous le nom « d'œuf tuberculé » ; nom malheureux, qui donne une idée fausse de la nature pathologique de l'affection. On voit, dans la plupart des musées, des spécimens de ce genre.

L'hémorrhagie peut aussi se faire entre l'utérus et la caduque, ou entre les deux feuillets de cette membrane. Parfois, le sang épanché forme une couche uniforme très épaisse entre la caduque et le chorion, de sorte qu'il entoure complètement l'œuf.

Dans les œufs un peu plus âgés, lorsque le placenta se dessine, il est très rare de trouver du sang dans la caduque, sans qu'il y en ait aussi dans la substance du placenta. Dans cet organe, le sang est en masses plus ou moins arrondies, les villosités et le tissu parenchymateux sont déchirés, de sorte que, sans le microscope, on pourrait méconnaître le tissu placentaire.

Dans les œufs un peu plus âgés encore, lorsque le placenta est complètement formé, l'hémorrhagie présente une autre apparence. La caduque n'est plus aussi épaisse ni aussi vasculaire; le placenta est devenu le siège principal du développement vasculaire; on ne trouve guère de sang que dans le placenta lui-même.

Les effusions sanguines dans le placenta présentent trois formes principales : 1° le sang épanché se creuse une large cavité irrégulière dans le centre d'un cotylédon, communiquant souvent avec de plus petites cavités voisines. Pour qu'une excavation se forme ainsi, il faut qu'une grande quantité de sang s'épanche subitement, et cela ne va pas sans déchirure des tissus délicats. Le tissu qui entoure la cavité est teint par l'imbibition en couleur foncée rouge brun. La déchirure du tissu placentaire et la pression du sang répandu font qu'on ne peut que rarement trouver les restes des villosités dans l'extravasation; mais on en rencontre, altérées de diverses façons, autour de la cavité. L'état du sang varie avec le temps écoulé depuis son effusion : il peut être liquide, demi-coagulé, ou solide. 2° L'extravasation peut affecter la forme lobulaire, et être enfermée dans des cavités nettement définies, dont le volume varie depuis celui d'une fève jusqu'à celui d'une noix. Ces cavités peuvent se trouver près de la face fœtale ou de la face utérine, et constituer des saillies qu'on voit et qu'on sent sous les tissus normaux. 3° Scanzoni décrit une autre forme, dans laquelle on rencontre un ou plusieurs cotylédons, de couleur foncée, durs au toucher, à tissu plus friable, mais pas de cavité pleine de sang. A la coupe, on trouve néanmoins des foyers piriformes, rouge brun, contenant du sang fluide, entourés de tissu hypertrophié : Scanzoni a trouvé cette forme seulement dans les cas où une compression longtemps continuée du cordon, comme il arrive dans les accouchements par le siège, un prolapsus du cordon, etc., ont arrêté la circulation. Il en conclut que ces extravasations viennent de la rupture des vaisseaux fœtaux.

Modifications subies par le sang épanché. — Si l'avortement et l'expulsion du placenta ne suivent pas immédiatement l'hémorrhagie parenchymateuse, le sang perd bientôt sa fluidité et sa couleur foncée. D'abord, la masse se divise en deux parties, l'une séreuse et l'autre fibrineuse; le sérum devenu libre qui infiltre le tissu sain avoisinant s'absorbe graduellement; la portion qui entoure la fibrine contractée sert de liquide macérateur, et aide à l'extraction de la matière colorante; la fibrine continue de se contracter, se durcit, perd sa couleur.

La fibrine, débarrassée du sérum, occupe moins d'espace que le sang effusé ; le tissu placentaire n'est pas contractile ; le tissu voisin du caillot ne se rétracte pas sur la masse contractée ; il doit donc rester un espace vide. On voit des *kystes* ou des cavités de volume variable, parfois aussi grosses que des noix ; nous croyons que c'est ainsi qu'ils se forment. Nous avons trouvé le tissu qui entoure ces kystes plus dur qu'à l'état normal, les villosités plus ou moins atrophiées, oblitérées; quelquefois elles avaient disparu. Ces kystes peuvent bien être nommés kystes apoplectiques et sont semblables à ceux du cerveau. On peut considérer les phénomènes que nous venons de décrire comme représentant l'un des modes de guérison de l'hémorrhagie placentaire. Dans un cas où nous trouvâmes cinq de ces kystes et une induration placentaire voisine, causée certainement par du sang extravasé, la grossesse alla à terme, l'enfant naquit vivant, mais petit et faible. On trouve généralement ces kystes, comme l'ont fait remarquer Millet et Bustamente, sur la face fœtale du placenta.

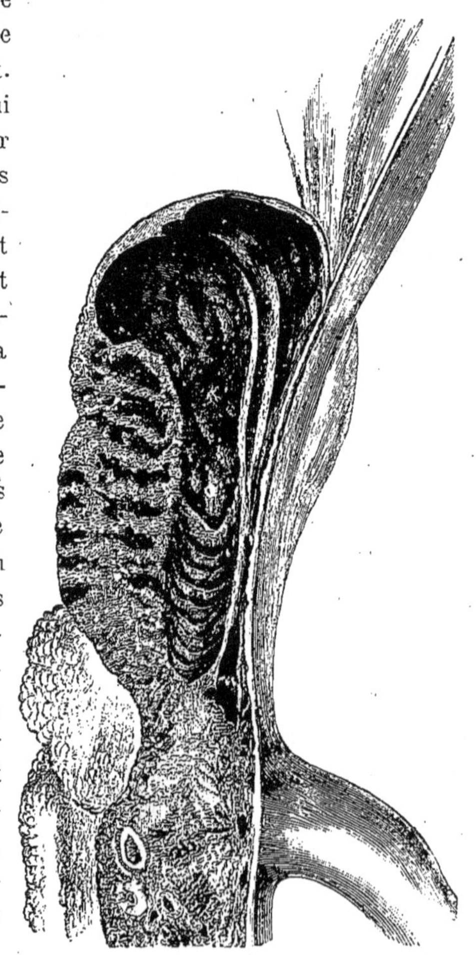

Fig. 55. — Apoplexie du placenta (Cruveilhier).

Dans quelques cas l'extravasation n'est pas assez subite ni assez étendue pour causer un avortement immédiat ; elle ne dépend pas d'une cause momentanée, qui la laisse isolée, laissant saine une large portion du placenta, et tendant vers la guérison. L'état morbide peut être persistant, progressif même ; l'hémorrhagie reparaîtra. C'est ce qu'on voit dans quelques cas de dégénérescence graisseuse ; c'est alors que le placenta présente l'aspect si bien décrit par Cruveilhier (voy. fig. 55). Nous pourrons suivre dans le même placenta toutes ou presque toutes les transformations que peuvent subir les effusions sanguines. Confiné dans un seul cotylédon, ou en occupant plusieurs, nous verrons un foyer composé de plusieurs couches nettement définies, déposées concentriquement, fort semblables aux dépôts successifs des tumeurs anévrysmales. A la coupe, nous verrons la masse malade enfouie dans le tissu propre de l'organe; les couches périphériques sont composées de fibrine condensée et débarrassée de la matière colorante. Ce sont évidemment les résultats d'une effusion bien antérieure à l'expulsion du placenta. Dans ces feuillets se trouvent des couches de fibres moins serrées, mais dépouillées de la matière colorante, suites d'effusions plus récentes. Le centre est occupé par du sang partiellement coagulé encore noir ou rouge foncé, suite d'une effusion qui a précédé immédiatement la sortie du placenta. En outre, on trouve ordinairement le tissu qui entoure le foyer apoplectique, plus ou moins infiltré de sang, et partiellement induré par le sang durci.

Dans une autre forme d'hémorrhagie placentaire à répétition, le sang ne s'épanche pas comme dans le cas précédent en un ou deux larges foyers, mais en petites masses rondes nombreuses, semées çà et là dans tout l'organe, et séparées par du tissu sain. Sur un placenta ainsi affecté, nous verrons parfois des foyers pleins de sang ou de fibrine à diverses phases de leur métamorphose, indiquant qu'il s'y est fait des extravasations à diverses époques; et d'autres foyers dont quelques-uns contiennent de la fibrine durcie, incolore, et dont d'autres renferment du sang fraîchement épanché. Dans ces cas, il existe habituellement une maladie placentaire, comme la dégénération graisseuse, qui dispose les vaisseaux à céder sous une tension modérée.

Une autre forme d'hémorrhagie placentaire, qui mérite une attention spéciale, est celle causée par un détachement partiel, comme dans le *placenta prævia*. On peut observer dans toute leur simplicité les phénomènes de l'extravasation sanguine dans le placenta. L'hémorrhagie ne dépend que de causes mécaniques; les éléments placentaires peuvent eux-mêmes être parfaitement sains. Là aussi, nous avons souvent l'occasion d'observer les apparences diverses que présente le sang épanché à différentes époques. C'est un fait bien connu que, lorsque le placenta est inséré sur le segment inférieur de l'utérus, la femme est exposée à des hémorrhagies revenant à des intervalles plus ou moins éloignés. Gendrin a avancé, et J.-Y. Simpson a soutenu, que l'arrêt de l'hémorrhagie observé parfois dans ces cas est dû à la coagulation du sang épanché dans la portion détachée du placenta. Cette coagulation se fait, ce n'est pas douteux; mais elle ne suffit pas pour expliquer tout le phénomène. Nous verrons, en étudiant l'insertion vicieuse, comment la perte s'arrête. Le sang qui s'écoule est certainement celui de la mère, qui présente des signes non équivoques d'hémorrhagie, tandis que le fœtus ne paraît pas perdre du sang, à moins que, par accident, quelque gros vaisseau ombilical n'ait été rompu.

Il n'est pas rare de trouver dans le placenta des *masses fibrineuses*. Quelle est leur *signification?* On en rencontre souvent de nettement définies au milieu du tissu placentaire sain, le plus fréquemment immédiatement au-dessous de la face fœtale. L'enfant naissant vivant et à terme, on peut croire qu'elles ont peu d'importance pathologique.

Autre question : quelle est leur *origine?* On peut croire qu'elles sont les restes d'extravasations sanguines, ou d'une simple exsudation fibrineuse, ou d'un épanchement inflammatoire. Contre l'idée qu'elles ont été des caillots sanguins, nous trouvons le fait qu'elles sont parfaitement homogènes, et n'offrent aucune trace de globules sanguins ou d'hématoïdine, différant en cela des extravasations apoplectiques que nous venons de décrire. Contre l'hypothèse de l'inflammation, nous avons leur exacte délimitation par du tissu sain, et l'absence de tout symptôme de phlogose. Nous croyons qu'elles viennent le plus souvent d'une exsudation fibrineuse des vaisseaux fœtaux. Le sang fœtal est hypérinosé, ces masses siègent presque toujours près de la face fœtale, près des gros vaisseaux qui se rapprochent pour se réunir dans le cordon. Nous devons néanmoins noter qu'on les trouve fréquemment autour du bord du placenta, près du sinus circulaire. Nous en avons vu des exemples remarquables, et nous avons le dessin d'un cas où existait une couche épaisse de fibrine blanc-jaunâtre, entourant complètement le placenta, et qui, en se rétractant, en avait relevé le bord, de sorte que l'organe présentait la forme d'une tasse. W. Hunter, qui a décrit un cas de ce genre, donne au sang le nom de sang pleurétique. On comprend que cette rétraction marginale concentrique puisse détacher en partie le placenta et produire une hémorrhagie, ou bien elle peut comprimer les gros vaisseaux ombilicaux et y gêner la circulation. Mais aucun fait ne le prouve; quelquefois la masse est nettement lamineuse, comme si elle s'était faite par dépôts successifs.

Dans un cas nous avons cru que l'inflammation en était la cause. Feu M. Pretty nous apporta un placenta avec l'histoire suivante : La femme avait souffert pendant sa grossesse de vives douleurs hypogastriques, qui la privaient de sommeil. Elle arriva à terme, et eut un enfant vivant; elle était faible et délicate. Une grande partie du placenta avait, à l'extérieur, conservé son aspect normal; mais à la coupe, on y découvrit de nombreuses portions indurées, dont quelques-unes présentaient de petites cavités. Un point isolé contenait un caillot récent, entouré de tissu induré, semblable, au toucher et à la coupe, au tissu hépatique. Les villosités des portions indurées étaient très petites, exsangues; quelques-unes de leurs extrémités étaient noires et noueuses, leur tissu était friable. Il y avait eu probablement dans ce cas une inflammation qui avait causé une effusion fibrineuse, une hépatisation (?), et une dégénérescence partielle des villosités comprimées.

Modifications subies par les masses fibrineuses. — Comme les dépôts semblables en d'autres points, ces masses subissent volontiers la métamorphose graisseuse. A l'œil nu, vues en masse, elles semblent des morceaux de graisse, pour lesquels on les a constamment prises. Avec le microscope, on n'y voit pas de tissu placentaire, on ne trouve que des fibrilles de fibrine condensée, pleines de granules huileux. Le squirrhe, les tubercules, les tumeurs stéatomateuses des anciens ne sont que des dépôts de fibrine comme ceux que nous décrivons. Denman leur donne le nom de *substance adipeuse*, Wilde, de *placenta obesa*. On en a parlé sous le nom de « dégénérescence graisseuse ou stéaroïde » du placenta, et on en a pris occasion pour imaginer que la découverte de R. Barnes de la dégénérescence graisseuse placentaire n'était qu'une *redécouverte*. Les deux états sont complètement distincts. Pendant qu'il poursuivait ses recherches, on lui a apporté comme placentas graisseux plusieurs placentas pleins de dépôts fibrineux. La dégénérescence graisseuse vraie, comme on va le voir, est une modification granulaire des éléments propres de l'organe, et non une conversion moléculaire de masses fibrineuses effusées accidentellement.

Placentite. — On peut, *à priori*, dire que l'inflammation placentaire est possible. Partout où se trouvent du sang et des vaisseaux sanguins, on peut croire à la possibilité de l'inflammation ; de plus, le sang de la mère et celui du fœtus sont hyperinotiques. C'est néanmoins une étude difficile. Les traces les plus visibles de l'affection se trouvent dans les membranes. Un cas rapporté par Dançe, sous le nom d'inflammation de la face fœtale du placenta, nous paraît être d'une espèce un peu douteuse. Le cas d'Ollivier est moins équivoque. Les membranes étaient épaissies, blanchâtres, opaques, villeuses à leur face interne, et traversées par des vaisseaux très fins. La malade avait souffert et avait eu un peu de fièvre, au quatrième mois de sa grossesse. Elle accoucha à terme d'un enfant vivant. L'épaisseur et l'opacité des membranes n'est pas rare ; nous avons rencontré des cas où elles étaient si épaisses et si résistantes qu'elles gênaient l'accouchement ; les eaux ne purent sortir avant qu'on eût fait une ponction de la poche. Les bandes et les cordes qu'on trouve parfois dans le sac amniotique, et qui étranglent les membres du fœtus, ou qui forment des adhérences entre le fœtus et les membranes ou le placenta, ressemblent fort à des effusions inflammatoires. Dubois accepte cette idée, et dit que les adhérences causent des monstruosités.

L'inflammation du placenta a été décrite par Brachet (1828). Il compare la placentite à la pneumonie. Hennig dit que les cellules déciduales se gonflent et se divisent pour former un canevas de tissu connectif. Ainsi des septa jaunes ou blancs pénètrent entre les masses villeuses. Les villosités, d'abord gonflées, sont comprimées et deviennent graisseuses, de même qu'une grande partie du placenta. Il se forme sur la face fœtale des effusions sanguines et des kystes, sur la face utérine des saillies brun-noir, qui, semblables à des coins à tranchant dirigé en bas, pénètrent entre les villosités. Plus tard, le placenta prend l'aspect du foie granulé (hépatisation) ; les membranes ou le placenta adhèrent à l'utérus, ce qui rend la délivrance difficile. Les parties décolorées, prises d'inflammation, se ratatinent, se durcissent et forment des boutons rouges, couleur de citron ; l'exsudation, formée en grande partie de cordons de tissu connectif, pénètre dans le tissu utérin, de sorte que le placenta se décolle difficilement, ou bien l'exsudation suppure ; il se forme des abcès lobulaires dans le placenta (Chiari, Braun, et Spaeth) d'où peut provenir la pyohémie de la femme enceinte ou du fœtus. La dégénérescence graisseuse ou calcaire ont moins d'importance.

La femme enceinte ressent parfois pendant des semaines ou des mois, au niveau du siège de l'inflammation interne, un brûlement ou une douleur sourde ; si la péritonite utérine survient, elle souffre d'une douleur pongitive ou déchirante, dans certaines positions, ou lorsqu'elle fait une inspiration profonde.

Dans les villosités, l'inflammation cause d'abord une exsudation gélatineuse (infiltration moléculaire), puis les villosités s'atrophient. Le sort du fœtus dépend de l'étendue de l'altération.

On observe une tendance au retour des mêmes symptômes et de la placentite, dans les grossesses successives.

Inflammation chronique. — Hennig a vu une fois sur les membranes une exsudation croupale ; des filaments pâles pénétraient jusqu'à la face fœtale. Il existait une couche qui unissait étroitement l'amnios et le chorion ; les membranes étaient épaissies.

Dans le placenta, l'inflammation chronique produit du tissu connectif et l'épaississement des artères. Cet épaississement amène l'hyperplasie ; la lumière des vaisseaux est rétrécie ou fermée ; le tissu villeux restant est comprimé, atrophié, graisseux. Les conséquences de cette maladie sont sérieuses pour le fœtus ; elle peut causer l'élargissement du cœur, qui amène la persistance de la communication des cavités, et la cyanose.

Il faut toutefois noter que de bons observateurs nient l'existence de l'inflammation ; ils n'acceptent même pas comme preuve la production d'un abcès. Robin dit que ce qu'on a pris pour de l'inflammation n'est qu'un état caractérisé par les transformations des effusions sanguines à divers degrés ; ce qu'on a pris pour du pus, ce sont de fines granulations moléculaires solubles dans l'acide acétique, des globules blancs, et quelquefois des globules rouges. Si l'on trouve du vrai pus, il vient des tissus et des vaisseaux utérins.

Nous croyons qu'il y a grande apparence de la possibilité de l'inflam mation déciduale. L'endométrite existe sans nul doute chez la femme non enceinte. La dysménorrhée membraneuse, dépendant de l'inflammation, n'exclut pas absolument la grossesse, qui se termine le plus souvent par l'avortement. Il se peut que l'inflammation de l'élément maternel du placenta se produise sous l'influence de la variole ou de la scarlatine, qui atteignent ordinairement toutes les muqueuses.

Dépôts fibrineux. — Il est intéressant de considérer l'analogie de la structure du placenta avec celle du foie. Les deux organes présentent un grand volume de sang se mouvant lentement. On peut supposer que les impuretés fœtales, en arrivant au contact du sang maternel, peuvent amener la précipitation de la fibro-albumine. La forme et le volume des dépôts qu'on trouve sur la face fœtale font croire qu'ils sont jetés dans le tissu caverneux du placenta maternel pour autant que leur volume le permet. Les villosités, autour de ces dépôts, peuvent être parfaitement saines ; parfois des villosités atrophiées sont prises dans les bords des masses fibrineuses.

Sclérose. — Bustamente décrit, sous le nom de sclérose, une altération qui paraît sous la forme d'une masse charneuse, rouge, lobulée, lisse, homogène et dense, dont le tissu ressemble à celui du thymus. La portion affectée adhère partiellement à la face fœtale du placenta ; le tissu sain est comprimé et tiré en arrière. Au niveau de la masse malade, la couche muqueuse de la face maternelle peut être détachée, ce qui est impossible à l'état normal.

Dépôts calcaires. — Il n'est pas rare que la face maternelle présente un grand nombre de petites taches blanchâtres opaques, immédiatement au-dessous de la caduque. Ces taches paraissent grenues au toucher; ce sont en effet des dépôts terreux. Ils sont ordinairement amorphes, mais parfois ils présentent des cristaux aciculaires; ils donnent une effervescence en présence de l'acide chlorhydrique et se colorent en jaune en présence du nitrate d'argent. La caduque recouvre les taches, comme un vernis transparent; par place, on dirait que le revêtement décidual a été enlevé ; les taches sont alors à nu. La partie absente de la caduque est sans doute restée sur l'utérus, lors du détachement du placenta ; dans ce cas, cet organe est souvent très adhérent. C'est principalement une maladie déciduale ; car on peut suivre les septa entre les cotylédons placentaires, et on trouve les mêmes dépôts dans les prolongements de la caduque ; de plus, les vaisseaux et les autres tissus fœtaux n'offrent pas de trace de la maladie ; ils peuvent être parfaitement sains, pleins de sang ; le fœtus peut naître vivant et robuste. On est surpris de voir dans quelques cas combien le dépôt peut être étendu, sans que la fonction du placenta soit perceptiblement troublée, ou que le fœtus souffre. Parfois, la face maternelle est couverte de croûtes épaisses, terreuses ou osseuses, qui lui forment comme une enveloppe.

Ces dépôts sont, d'après nos observations, fréquemment associés à la scrofule, à la tuberculose, à la misère physiologique. Nous ne croyons pas que ce rapport ait été noté. Voici un cas qui prouve cette association : Mrs A., grosse pour la première fois, vient à quatre mois consulter R. Barnes pour une rétroversion ; Barnes réduit l'utérus; Mrs A. paraît en bonne santé. Deux mois plus tard, elle revient, souffrant d'émaciation, de sueurs nocturnes, de diarrhée, d'expectoration purulente et sanguinolente, de raucité de la voix ; dernièrement, elle a craché des morceaux crétacés, qu'elle pouvait écraser entre ses doigts ; elle vomit beaucoup. Entrée en travail, quoique très faible, elle accoucha sans difficulté d'un gros garçon vigoureux. La face maternelle entière du placenta était parsemée de petits points calcaires enfouis dans une substance cartilagineuse ; sauf cela, le placenta était normal. L'accouchée mourut de phthisie trois semaines après sa délivrance. Chez une autre femme, nous avons noté cette altération dans trois grossesses successives. La malade avait une diathèse scrofuleuse, et eut des abcès mammaires après chacun de ses accouchements. Lorsqu'on trouve ces dépôts calcaires chez des sujets sains, on peut les considérer comme le résultat d'un excès de la matière calcaire mise en réserve pour le fœtus.

Le rapport qui existe entre les dépôts calcaires dans le placenta et la phthisie est très fécond, surtout si nous songeons aux dépôts ostéophytiques qu'on observe parfois dans les membranes du cerveau. Il est très intéressant de remarquer qu'on les rencontre dans les poumons de la mère, et dans leur analogue, le placenta; ils se forment dans la partie maternelle du placenta, la caduque.

On trouve dans les *vaisseaux du fœtus* une autre forme d'altération calcaire, dont la signification est tout à fait différente de celle que nous venons de décrire. Lobstein l'a observée, et on l'a prise pour l'athérome des vaisseaux placentaires. D'après notre expérience, on la trouverait plus fréquemment associée à la dégénérescence graisseuse des villosités et des vaisseaux fœtaux. Les extrémités des villosités deviennent opaques; les villosités et leurs vaisseaux sanguins ne peuvent plus fonctionner, le sang n'y circule plus ; par suite, si la maladie envahit une portion considérable du placenta, le fœtus succombe. La maladie calcaire des tissus fœtaux diffère donc en ce point de celle qui affecte les tissus maternels. On peut cependant rencontrer les deux formes réunies.

On trouve aussi des concrétions calcaires dans les *masses fibrineuses* du placenta.

Il est intéressant de noter qu'il semble exister une tendance spéciale aux dépôts ou à la conversion calcaire dans l'utérus et les tissus voisins. Elle se voit dans les phlébolithes, dans l'enveloppement calcaire du fœtus extra-utérin, dans la calcification des fibromes. Nous devons aussi tenir compte de ce qu'il faut de la matière calcaire pour construire le squelette du fœtus.

L'*œdème* ou *hydropisie du placenta* n'est pas rare. On voit parfois un placenta très gros, friable, plus pâle que l'organe normal, et plein d'eau. Quand on le tient suspendu, il en sort une grande quantité de liquide séreux, et ce qui reste du placenta est un peu plus volumineux et plus lourd que le placenta normal du même âge. Nous avons observé avec l'hydropisie, les conditions suivantes : 1° la dyscrasie, l'hydrémie de la mère ; 2° quelquefois celle-ci présente de l'ascite ou de l'anasarque, qui peuvent être dues à une maladie du cœur, du foie ou des reins, nous l'avons vue accompagnée d'albuminurie ; 3° l'hydropisie et la péritonite du fœtus.

L'hydropisie placentaire suppose presque nécessairement l'hypertrophie des villosités placentaires. Lorsque la mère envoie au placenta un sang aqueux, pauvre en oxygène et en matériaux nutritifs, l'organisme fœtal fait un effort pour compenser la qualité insuffisante, en appelant à lui une plus grande quantité de ce sang peu concentré. Les villosités et les vaisseaux s'accroissent, c'est-à-dire s'hypertrophient, pour en transporter davantage. On observe ordinairement la dégénérescence graisseuse.

Le résultat de l'hydropisie est habituellement la mort du fœtus ou l'accouchement prématuré. L'avortement peut se produire de deux façons : 1° le développement du placenta ne peut suffire aux besoins du fœtus, de sorte qu'il meurt à six, sept ou huit mois, et que le travail se fait ; 2° le placenta s'accroît si rapidement qu'il dépasse la capacité d'accommodation de l'utérus, qui entre alors en contraction. Dans ce cas, il se peut que le fœtus naisse vivant.

L'*hypertrophie* et l'*atrophie* sont spécialement des maladies du placenta fœtal. Il faut distinguer l'hypertrophie de l'hyperplasie. Hypertrophie signifie augmentation du développement, addition de tissus normaux. Hyperplasie suppose l'addition de nouveaux tissus dans la substance des tissus propres, ou au dehors. Cependant on peut dire que l'hyperplasie implique généralement plus ou moins d'hypertrophie.

Le placenta doit suivre le développement du fœtus, il existe en général un rapport de volume entre le fœtus et le placenta ; Gassner l'a démontré par ses pesées. Si le sang de la mère est riche, un petit placenta peut suffire ; s'il est pauvre et aqueux, il le faut plus grand ; c'est une cause d'hypertrophie.

L'état anatomique consiste dans une énorme multiplication des capillaires fœtaux. Le microscope peut révéler dans les vaisseaux et dans le chorion une légère altération de structure.

Il nous semble qu'Ercolani a confondu la vraie hypertrophie avec l'hyperplasie et la fibrose.

L'atrophie, de même que l'hypertrophie, est en général secondaire. Nous croyons que le spécimen décrit et figuré par Cruveilhier comme une atrophie du placenta est un exemple de métamorphose graisseuse, survenue après la mort du fœtus. L'atrophie peut survenir comme résultat d'une compression des vaisseaux du fœtus par des effusions dans la substance du placenta; elle peut aussi être la conséquence de la faiblesse originelle du fœtus. Le placenta atrophié est pâle, petit. On peut trouver quelques villosités à peu près saines, charriant du sang rouge; même dans ce cas, les villosités sont plus pâles que celles d'un placenta sain. Quelques points, sur la face maternelle, en général au milieu des cotylédons, offrent des connexions vasculaires récentes avec l'utérus; c'est dire que l'élément maternel conserve quelque vitalité.

Pigmentation. — Ercolani a figuré un bel exemple de *mélanose* des cellules de la sérotine; Hennig affirme qu'on trouve du pigment dans les villosités et dans leurs pédicules, après des stases chroniques causées par une maladie cardiaque ou sanguine du fœtus.

Danyau et d'autres ont décrit des *tumeurs* placentaires. Danyau a probablement raison de les regarder comme dues à des effusions sanguines. Un spécimen remarquable, déposé au musée de Saint-Georges (XVIII, 8, *a*) que nous avons examiné, nous semble être de cette nature.

On peut affirmer provisoirement qu'en général la plupart des altérations morbides du placenta ont leur origine dans des exsudations ou des extravasations de sang ou d'éléments sanguins.

Placenta syphilitique. — Virchow décrit un œuf abortif de deux à trois mois, provenant d'une femme infectée de syphilis après son mariage. Les principales altérations se trouvaient dans le placenta maternel. La caduque reposait sur une *endométrite papulosa et tuberosa.* Virchow croit que les tubercules étaient des condylomes; il en a observé sur la muqueuse utérine des malades syphilitiques. Dohrn décrit et figure (1) un cas qui éclaire les vues de Virchow. Cependant Ercolani dit que les recherches faites sur les lésions syphilitiques prouvent qu'on rencontre aussi dans les placentas non syphilitiques une maladie analogue aux larges condylomes, ou papules muqueuses de Virchow, et qui n'est autre qu'un angiome. Hennig adopte cette idée. Nous pensons néanmoins qu'il existe une forte présomption en faveur de l'existence d'une affection déciduale spéciale à la syphilis; la muqueuse utérine ne peut guère éviter le sort des autres muqueuses. Il faut consulter Lebert sur ce sujet.

Dégénérescence graisseuse du placenta. — Robert Barnes (2) le premier a décrit cette affection et indiqué son importance comme cause de mort de l'embryon et d'hémorrhagie. Sous le titre: *Une nouvelle maladie*

(1) *Mon. f. Geburtsk.*, 1868.
(2) *Med. chir. Transactions*, février 1881.

du placenta, Kilian (1) a publié, avant lui, une partie de sa découverte. Peu après, d'autres observateurs, Robin entre autres, ont continué ces recherches. C'est la même maladie qui attaque le cœur, les vaisseaux cérébraux, le foie, les reins, les muscles de l'adulte. A mesure qu'elle progresse, elle rend les tissus qu'elle envahit incapables de remplir leurs fonctions ; la vie du fœtus court un danger proportionnel à l'importance de ces fonctions. Elle envahit les tissus maternels et fœtaux du placenta ; on ne peut pas toujours reconnaître lesquels ont été les premiers à souffrir ; mais il n'est guère douteux que les uns et les autres ne tarderont pas à être intéressés.

Il faut d'abord distinguer la *dégénérescence*, qui commence dans les tissus vivants, et la *métamorphose*, qui envahit les tissus morts.

Métamorphose graisseuse. — Lorsqu'un placenta demeure dans l'utérus après la mort de l'embryon, il peut subir la conversion graisseuse, qui est analogue à l'adipocire. Elle est générale et universelle; tous les points des tissus déciduaux et choriaux sont également affectés. On ne trouve pas de sang dans les vaisseaux du chorion ; le revêtement chorial propre des vaisseaux est perdu dans une graisse granulée ; il se sépare aisément des vaisseaux; ceux-ci ne conservent qu'à peine des vestiges de leur tissu propre. A l'œil nu, le placenta est plus petit qu'à l'état normal; il est pâle, d'apparence graisseuse plus ou moins nette, *friable*, et non lacérable comme le placenta normal. On voit en général au centre des cotylédons un caillot sanguin, trace d'un vaisseau déchiré au moment de la séparation.

La *vraie dégénérescence graisseuse* diffère beaucoup de l'affection que nous venons de décrire. Elle est en général partielle, envahit un ou plusieurs cotylédons, forme dans bien des cas des masses malades entourées d'un tissu comparativement sain, ce qui prouve qu'elle a commencé pendant la vie du fœtus. On trouve en effet quelquefois un fœtus vivant avec un placenta partiellement affecté; d'autres fois la maladie est plus avancée, le fœtus est mort, une partie du placenta est restée saine ; les vaisseaux contiennent encore du sang. A l'œil nu, le placenta présente des masses de couleur jaunâtre, plutôt solides que spongieuses, entourées de tissus sains, et friables. Le microscope fait reconnaître exactement quels sont les tissus affectés.

L'élément maternel, la caduque, présente les caractères indiqués dans la figure 56. Les cellules déciduales sont parsemées de sphérules huileuses, quelques-unes à la surface, d'autres sur les parois des vaisseaux et dans les cavités des cellules. Parfois la caduque est fibreuse.

La partie fœtale, constituée par les subdivisions des vaisseaux ombilicaux et leur revêtement chorial, présente les traits suivants : Lors-

(1) *Neue Zeitssch. f. Geburtsk.*, 1850.

qu'on en place un fragment dans l'eau, la première chose qui frappe les yeux, c'est que les touffes des villosités ne se mettent pas à flotter et ne se séparent pas, comme le font celles du placenta sain; et, si on les écarte avec des aiguilles, on voit qu'elles sont friables. Vues avec une loupe d'un demi-pouce de foyer, les villosités paraissent déchirées, opaques, plus pâles qu'à l'état normal, surtout près de leurs terminaisons, qui réfléchissent une couleur jaunâtre. A un grossissement de 420 diamètres, on les voit parsemées de sphérules huileuses (fig. 57); le chorion est très altéré, épaissi, les noyaux ont disparu; les parois des vaisseaux ont aussi perdu leurs noyaux; on trouve des sphérules huileuses dans le chorion, dans les parois des vaisseaux sanguins et dans leurs intervalles; les cavités des vaisseaux ne présentent que peu de dépôts graisseux; enfin les vaisseaux ne renferment pas de sang. Quelques lobes, qui à l'œil nu ont un aspect normal, semblent cependant être en voie de destruction; on y voit une altération graisseuse; les noyaux des parois vasculaires et le chorion sont quelquefois envahis. Dans ces parties, la distribution des molécules graisseuses suit le cours du sang dans les vaisseaux; ce qui prouve que l'état du sang lui-même a un rapport intime avec l'origine du dépôt.

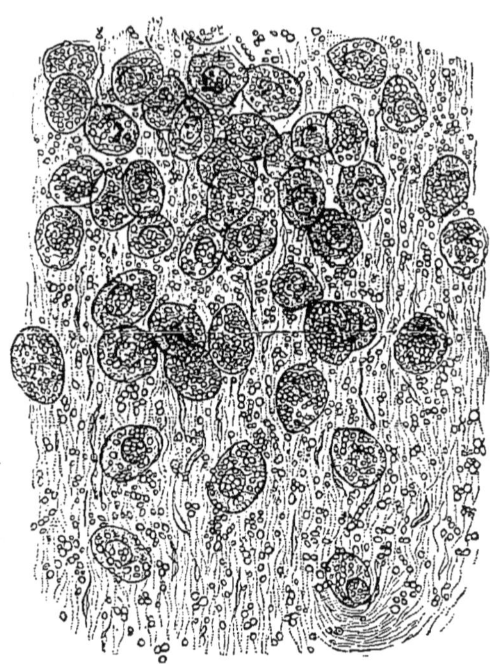

Fig. 56. — Cellules choriales dans la dégénérescence graisseuse (R. Barnes).

Quelles sont les conséquences de la dégénérescence graisseuse du placenta?

1. Elle amène l'*avortement*. Si l'altération débute dans le chorion ou les vaisseaux fœtaux, ces tissus ne peuvent plus remplir leurs fonctions; la circulation et l'osmose cessent. Si une petite partie seulement des villosités fœtales est affectée, le reste du placenta peut suffire pour la nutrition du fœtus, qui peut ainsi naître vivant; mais, si la dégénérescence est quelque peu étendue, le fœtus succombera. Lorsqu'il meurt, la circulation utéro-placentaire se ralentit aussitôt, puis cesse. Puis le placenta s'atrophie graduellement, ainsi que la caduque et les vaisseaux

utéro-placentaires; ces derniers conservent quelque temps une attache avec l'utérus; la partie fœtale est morte avec l'embryon, la partie maternelle languit. C'est ce qu'on remarque surtout dans les avortements précoces dont la cause semble se trouver dans l'embryon. L'attraction causée par le développement fœtal ayant cessé, l'utérus lui-même subit l'atrophie régressive; il revient sur lui-même, sa capacité diminue; bientôt ses parois pressent sur l'œuf, la fonction diastaltique entre en action, les contractions s'éveillent, détachent et expulsent l'œuf.

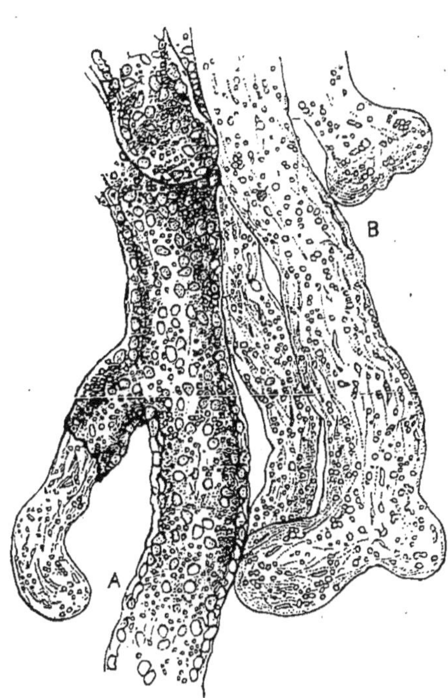

Fig. 57. — Villosités en dégénérescence graisseuse (R. Barnes).

A, vaisseaux recouverts de chorion; B, vaisseaux privés de chorion, vides de sang.

Cette théorie est éclairée par les cas de grossesse extra-utérine où un embryon périt de bonne heure, tandis que l'autre continue de vivre. L'œuf mort n'est pas détaché, parce que l'embryon vivant maintient le stimulus qui est la cause du développement utérin. Le placenta du fœtus mort se métamorphose en graisse, et ne conserve que peu de connexions vasculaires avec l'utérus.

Si la dégénérescence commence dans la caduque, comme c'est probable lorsque la mère est malade, la circulation fœtale ne tarde pas à souffrir; le tissu malade de la caduque n'est pas propre à l'osmose, le sang qu'elle reçoit est pauvre, la circulation embryonnaire souffre donc secondairement. Dans ce cas, qui est, selon nous, celui des femmes syphilitiques, l'avortement se produit plus tôt que lorsque sa cause vient de l'embryon.

2. *Rapports avec l'hémorrhagie.* — Dans bien des cas l'altération ne marche pas avec la même rapidité dans toutes les parties du placenta. Les parties malades diffèrent des parties saines par leur consistance; elles ne sont plus spongieuses, mais plus ou moins solides; leurs connexions vasculaires avec l'utérus sont affaiblies. Les parties malades ne pouvant répondre aux mouvements péristaltiques de l'utérus, les attaches vasculaires affaiblies se déchirent, la rupture s'étend aux vaisseaux sains, l'hémorrhagie se produit, et l'avortement se fait.

Dans quelques cas cependant, lorsque l'altération est générale, la circulation est si peu active, avant que le placenta soit détaché, que, lorsque l'expulsion se fait, il se produit peu d'hémorrhagie. Le placenta tombe comme une feuille sèche tombe d'un arbre.

La dégénérescence graisseuse peut expliquer quelques cas d'hémorrhagie pendant la grossesse, qu'on attribue à l'insertion vicieuse.

« On a longuement discuté, dit Ercolani, pour savoir si les altérations du placenta sont l'effet ou la cause de la mort de l'embryon. La plupart des auteurs modernes s'accordent à soutenir qu'elles sont la cause de sa mort, mais quelques-uns sont de l'avis d'Aristote, que c'est la mort du fœtus qui est la cause de ces altérations. » Sans doute, dans quelques cas, l'observation clinique ne permet pas de déterminer si la maladie a commencé par le fœtus ou par le placenta ; d'un autre côté, de nombreux faits établissent que la plupart des maladies que nous avons décrites peuvent se produire et progresser pendant la vie du fœtus. C'est ce qui rend leur étude si intéressante au point de vue physiologique et pathologique.

L'accord qui règne maintenant en faveur de la proposition de R. Barnes, tellement discutée au moment où il l'a énoncée, que la dégénérescence graisseuse est une cause d'hémorrhagie et d'apoplexie, paraît concluant. Bailly n'admet pas que l'apoplexie se produise dans un tissu sain ; Robin dit que l'apoplexie est la conséquence nécessaire de la dégénérescence graisseuse ; Charpentier accepte son idée ; Ercolani de même. Il dit que la cause pathologique des hémorrhagies, inconnue jusqu'ici, est la dégénérescence graisseuse des cellules de la sérotine. C'est, dit-il, ce qui explique la fréquence de l'avortement amené par l'hémorrhagie dans les premiers mois. Il fait remarquer que R. Barnes a été le premier à la signaler (1).

Étiologie de la dégénérescence graisseuse. — Une hypothèse invoquée par Druitt (2) est que cette altération est un processus normal, destiné à préparer le détachement du placenta. C'est une hérésie physiologique. Si, comme nous l'avons vu, l'effet constant de cette altération est de détruire la capacité fonctionnelle des tissus affectés, le fœtus ne pour-

(1) « Ad ogni modo credo che Barnes (1853) e Robin (1854) fossero i primi a fare « speciale parola di questa lesione patologica, che indicarono, come ho detto, coi « nomi di alterazione grassosa o di degenerazione fibro-grassosa della placenta. » Cette citation est nécessaire pour la revendication de la priorité. Le Dr Moore Madden, dans l'article *Diseases of the Placenta* du Dictionnaire de Quain (1882), écrit le passage suivant : « Feu Sir James Simpson, Virchow, le Dr Druitt, et des auteurs plus récents, ont discuté la nature de cette affection, sur laquelle les mémoires de Barnes, publiés dans le 34e et le 36e volumes des *Medico-chirurgical Transactions*, ont jeté un jour nouveau. » Le fait est que les *Mémoires* de Barnes ont été publiés en 1851 et 1853, que Simpson a parlé de ce sujet, très imparfaitement, en 1856, et que Druitt avoue avoir suivi les recherches de Barnes, dont les *Mémoires* ont été lus à la *Med. chir. Soc.* en 1853. Madden a reconnu fort gracieusement son erreur. Mais le *Dictionnaire* de Quain n'est pas corrigé. Nous sommes donc obligés de faire notre revendication.

(2) *Med. chir. Transactions*, 1853.

rait pas vivre. A mesure que la grossesse avance, le développement fœtal marche de plus en plus rapidement, le fœtus exige de plus en plus de sang et de placenta. Le fait est, comme Barnes l'a consigné dans son premier mémoire, que tous les placentas présentent une altération granuleuse, mais pas assez accentuée pour qu'elle puisse en aucune façon être considérée comme favorable au détachement.

Le point où la modification graisseuse normale est le plus commune est le bord du placenta. L'atrophie des villosités superficielles dans la partie du chorion dont le placenta n'a pas besoin se fait par dégénérescence graisseuse.

Le détachement du placenta est un phénomène brusque, violent, mécanique.

Nous croyons que l'altération graisseuse du bord du placenta, observée par Druitt, porte surtout sur les villosités qui n'ont pas pu contracter des rapports normaux avec la caduque, et se sont atrophiées, comme celles qui sont éloignées du placenta.

Hypothèse de l'inflammation. — Elle se vérifie probablement dans quelques cas, mais son exactitude n'est pas encore prouvée clairement. Ercolani soutient que ce n'est qu'une hyperplasie de l'élément celluleux du parenchyme des villosités, qui peut être simple ou se compliquer de fibrome de l'organe glanduleux (la sérotine). Nous ne doutons pas que l'hyperplasie soit un facteur important, dans bien des cas; mais l'altération affecte évidemment les vaisseaux fœtaux, non moins que leur revêtement chorial, et quelquefois débute dans les parois de ces vaisseaux.

Les causes les plus fréquentes sont : 1° Le défaut originel de force de l'embryon; 2° le défaut d'éléments nutritifs dans le sang maternel; 3° l'association de ces deux causes.

Dégénérescence kystique du chorion; myxome (Virchow).

Dégénérescence hydatiforme du placenta, *môle vésiculaire* (*Blasenmole*, *Traubenmole* en allemand; ὑδατὶς, — ὕδος, vésicule aqueuse de Galien). De toutes les maladies placentaires, celle-ci est la plus évidemment choriale; elle n'est pas très fréquente, mais elle est très connue. On en trouve des spécimens dans la plupart des musées. Lorsqu'elle est avancée, on ne peut pas la méconnaître. A son début, dans des cas d'avortements très prématurés, nous l'avons vue passer inaperçue, jusqu'au moment où l'on a examiné le chorion avec une loupe ou un faible microscope. Les noms qu'on lui a donnés : môle vésiculaire, *Blasenmole* décrivent suffisamment l'apparence qu'elle présente à l'œil nu, et qui est dessinée dans la figure 58. Un coup d'œil sur cette figure fera cesser une erreur assez commune; on croit que la môle hydatidiforme est semblable à une grappe de raisin. Voici la différence : la grappe est formée par une tige centrale qui émet des rameaux et des ramuscules, dont chacun porte un seul grain ; la môle a pour base une membrane, le chorion, de la surface de laquelle sort une nouvelle génération de kystes, dont chacun peut donner naissance à un ou plusieurs kystes-frères. Les grains sortent d'autres grains, et les ramuscules ne réunissent pas les grains avec les tiges principales, mais les grains avec les grains, et enfin avec le kyste-père central. La môle vésiculaire est plus semblable au cactus, dans lequel chaque feuille ou tige donne naissance à d'autres tiges, qui en forment d'autres à leur tour. C'est un bourgeonnement continu. Il faut donc rejeter le mot allemand *Traubenmole*.

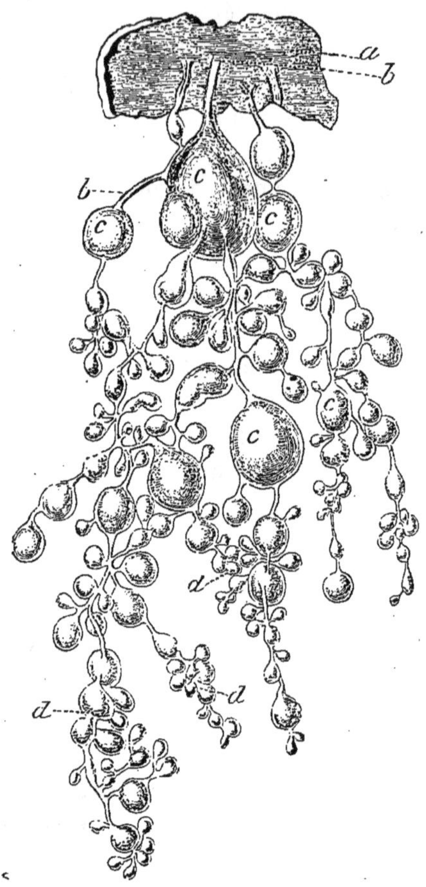

Fig. 58. — Branche d'un placenta hydatigène tel qu'on le voit à l'œil nu (Ercolani).

a, chorion; *b*,*b*, troncs et branches des villosités; *c*, *c*, vésicules hydatigènes; *d*, *d*, branches de vésicules.

Nous pouvons faire justice d'une autre erreur que suggère le mot *môle hydatique*, parfois employé. On a cru que les vésicules sont de vraies hydatides, et on rapporte que Percy, en 1811, a défendu la vertu de deux femmes qui avaient fait des môles hydatiques. Il vit dans ces vésicules des signes de vie. Personne n'en a vu depuis lors, de sorte que ces cas ne trouvent de créance que chez les gens crédules.

Il n'en est pas moins vrai que les véritables hydatides peuvent se frayer un chemin à travers la paroi utérine ; aucun tissu n'est absolument à l'abri de leurs attaques ; Braxton Hicks et Hewitt en citent des exemples.

Pour nous faire une idée exacte de l'origine et de la nature de cette maladie, nous devons revenir sur la structure et le développement des jeunes villosités. Elles s'accroissent par des procès en forme de boutons (fig. 60), piriformes, claviformes ou fusiformes ; leur partie étrécie les unit comme une tige à l'extrémité ou au côté de la villosité ; parfois l'extrémité d'une villosité paraît grossie, et divisée en plusieurs lobes, sans partie étroite semblable à une tige ; parfois les procès ont une apparence vésiculaire, sans qu'il y ait d'état morbide. Dans l'œuf peut-être le plus jeune que nous ayons examiné, qui nous a été envoyé par le Dr Sharpey, et qui n'avait probablement que quatre semaines, l'extrémité de toutes les villosités semblait un lobule simple ou composé; quelques-unes avaient des prolongements latéraux. A une époque plus avancée de leur développement, au lieu de processus claviformes ou fusiformes, on voit des cylindres plus ou moins longs, mais toujours à extrémités dilatées; ce sont de jeunes villosités. On rencontre souvent sur celles-ci des bourgeons secondaires. Le développement rapide du fœtus vers la fin de la grossesse, exigeant un accroissement du placenta, il se forme de nouvelles villosités. On observe donc ces bourgeons sur les villosités de placentas presque mûrs; ils y sont cependant moins abondants que dans les œufs jeunes.

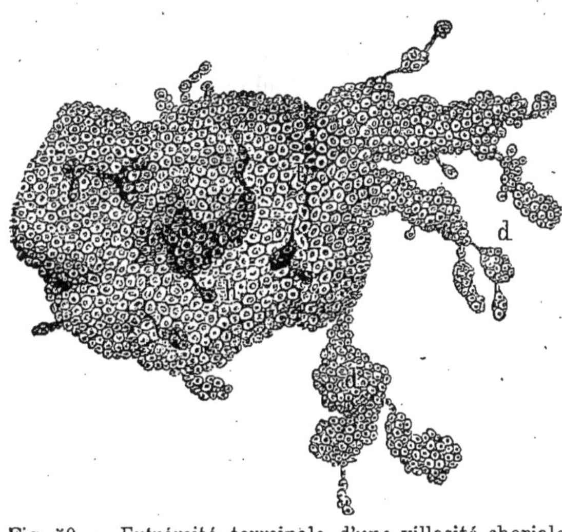

Fig. 59. — Extrémité terminale d'une villosité choriale hypertrophiée (Ercolani).

d,d, néoplasmes épithéliaux sortant de la surface d'une villosité.

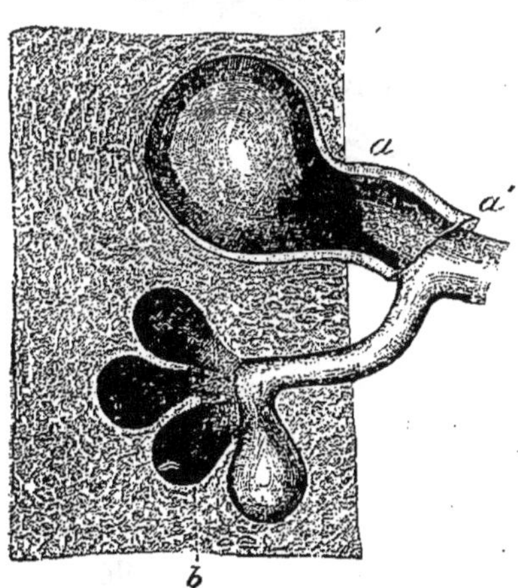

Fig. 60. — Bourgeonnement des villosités choriales.

a, revêtement chorial de la villosité; *a'*, chorion enlevé; *b*, bourgeon.

Il paraît que, sous l'influence d'une force pervertie, les bourgeons, au lieu de croître pour former des villosités portant des vaisseaux sanguins, peuvent se dilater en vraies vésicules ou kystes hydatiformes. Il en résulte nécessairement une destruction des fonctions respiratoires du placenta et la mort de l'embryon. Ayant examiné un grand nombre d'œufs de différents âges, nous nous sommes familiarisés avec les aspects qui ne sont ni ceux du placenta sain, ni ceux du placenta hydatidiforme. Nous avons vu attachés aux villosités des corps qui, quoiqu'ayant évidemment la même origine que les villosités bourgeonnantes ordinaires, en étaient assez différents par quelques-uns de leurs caractères, pour qu'on pût reconnaître qu'ils n'avaient pu devenir des villosités, et qui cependant ne pouvaient être pris pour des kystes hydatidiformes. Nous sommes disposés à les considérer comme représentant un stade transitoire précédant la dégénérescence kystique (1).

Paget décrit ainsi un stade plus avancé : « Quelques-unes des villosités choriales, déviant de leur forme normale, et augmentant énormément de volume, forment des kystes qui demeurent unis au reste de l'organe par le tissu villeux, qui s'allonge et s'hypertrophie graduellement. A la surface externe des kystes nouvellement formés, dont chacun, si l'on peut dire ainsi, répète le chorion, s'élance une nouvelle pousse de villosités, de même structure que les villosités propres. Dans cette pousse se forme une seconde série de kystes, et ainsi de suite à l'infini. Chaque kyste, à mesure qu'il grossit, semble amener la destruction des cellules qui l'avoisinent; s'éloignant de la villosité dans laquelle il a pris naissance, il tue la base de la villosité, qui se fortifie et forme le pédicule auquel le kyste reste suspendu. » Cette affection présente le curieux exemple d'un tissu doué d'une force de formation indépendante, continuant à s'accroître comme un vrai parasite, et chassant le parasite original, l'embryon.

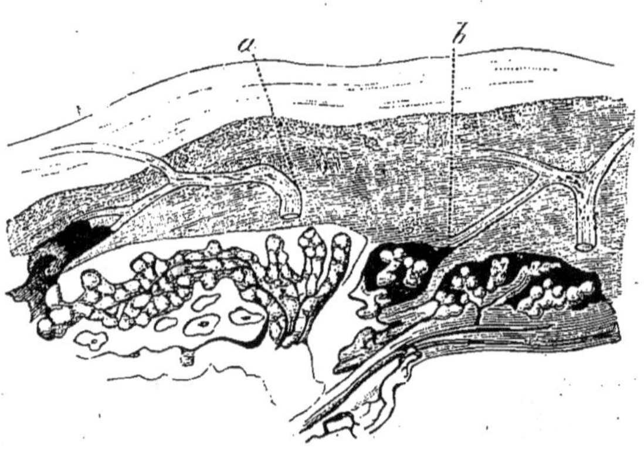

Fig. 61. — Pénétration des villosités choriales dans les sinus utérins (Schrœder von der Kolk).

a, vaisseau; *b*, villosités dans les sinus utérins.

La dégénérescence kystique envahit en général toutes les villosités choriales, même celles qui ne sont pas destinées à former le placenta. Michael décrit (2) un cas où une touffe de villosités choriales kystiques se développait à quelque distance d'un placenta sain.

Dans bien des cas, les villosités malades envoient des prolongements profonds dans la paroi utérine, les kystes pénètrent entre les éléments du tissu maternel. On devait s'y attendre, puisque les villosités normales s'avancent dans les sinus (fig. 61). La différence est que les kystes sont accompagnés par une substance néoplastique, et que l'attache des deux tissus devient quelquefois très forte, parfois même ils sont inséparables. R. Cory en donne un exemple très remarquable, dans lequel les villosités choriales pénétraient profondément, non seulement dans

(1) *On the diseases of the placenta* (*Brit. and Foreign med. chir. Review*, 1854-56).
(2) *Beale's Archives*, n° IV.

la paroi interne de l'utérus, mais formaient un fibrome polypoïde dans la cavité de cet organe. La malade mourut d'hémorrhagie. R. Barnes(1) rapporte un cas semblable; la malade présentait en outre un fibroïde; elle succomba.

On trouve constamment avec la dégénérescence kystique, l'hypertrophie de la caduque et du tissu chorial, et la dégénérescence graisseuse. Ercolani dit que l'épithélium des villosités choriales présente une néoplasie remarquable. Wedl et Robin décrivent cette affection comme une hydropisie des villosités, ce qu'Ercolani dénie; il rejette aussi la théorie de Virchow, adoptée par Hennig, qui disent que c'est un myxome des villosités. Il faut cependant reconnaître qu'on trouve constamment dans le tissu muqueux situé entre le vaisseau central et l'épithélium de la villosité, un tissu de tout point semblable au myxome. Virchow et H. Müller attribuent l'origine de l'altération hydatiforme à l'épaississement morbide de la caduque, lui donnant ainsi une cause maternelle.

Les *causes* de la dégénérescence hydatiforme sont obscures. On l'observe chez des femmes jeunes et apparemment bien portantes. Nous avons vu fréquemment des femmes porter à terme un ou plusieurs enfants bien portants, puis une môle hydatiforme, puis avoir des grossesses normales, toujours du même mari; dans quelques cas, nous avons pu exclure avec assez de certitude le soupçon de syphilis, des deux côtés; dans bien des cas, nous n'avons pu découvrir aucune trace d'une autre diathèse. Il se peut cependant que la syphilis, en altérant la caduque, constitue une prédisposition. Dans bon nombre de cas, il existait en outre une maladie de Bright ou une albuminurie. Le Dr Woodman rapporte des cas (2), et nous en avons observé nous-mêmes, dans lesquels il paraissait certain que la maladie rénale avait commencé avant la grossesse. Si nous pensons à la coïncidence des trois formes d'hydropisie : l'anasarque maternelle, l'hydropisie kystique du placenta, l'hydropisie du fœtus, il nous semblera qu'il existe entre elles un rapport causal. D'autre part, dans bien des cas on n'a pas trouvé d'albuminurie, et il est certain que dans quelques cas l'albuminurie est due à l'influence de la grossesse molaire, comme elle peut l'être de la grossesse normale. Le Dr Hugh Thomas (3) rapporte un cas où l'on retira de l'utérus une masse hydatiforme, pesant 3 livres et demie. La jaunisse qui coexistait disparut après l'évacuation de l'utérus.

Nous avons à discuter deux théories sur ce sujet, à cause de leur importance clinique et médico-légale. D'après l'une, la grossesse molaire date de la mort de l'embryon; d'après l'autre, elle peut débuter

(1) *Obst. Trans.*, vol. X.
(2) *Obst. Trans.*, vol. VII, p. 113.
(3) *Brit. med. Journ.*, 1883, t. I, p. 911.

dans un fragment placentaire demeuré adhérent à l'utérus après un accouchement ordinaire. Ces théories ont une base en partie commune : toutes les deux supposent que l'altération est indépendante de l'embryon. Si nous parvenons à nous faire une opinion précise sur l'une ou l'autre, nous serons d'autant plus près de leur solution. Examinons d'abord la théorie d'après laquelle l'altération suit la mort de l'embryon ; elle a pour avocats Mikschik et Graily Hervitt.

Le fait général que, lorsqu'elle est étendue, on ne trouve pas d'embryon, est une présomption en sa faveur ; mais ce fait n'est pas sans exception. Le musée de Saint-Thomas possède une pièce où l'on voit un embryon de quatre mois avec un placenta hydatiforme ; l'amnios paraît sain. D'autre part, des fœtus bien portants sont nés avec un placenta vésiculaire. Perfect raconte qu'il fut appelé dans un cas où la femme avait perdu beaucoup d'eau ; le travail languissait ; l'enfant, qui était gros, vivait ; la mère se leva au bout de dix jours. Le placenta, dit Perfect, avait une particularité « que je ne me souviens d'avoir vue ni avant, ni après ; une partie de sa surface externe était vasculaire et divisée en petits lobes ; l'autre partie, formée d'une substance gélatineuse, présentait des vésicules pleines d'eau. » L'accouchée dit à Perfect que, depuis le second mois de sa grossesse, elle perdait fréquemment de l'eau.

Villers (1) raconte qu'une femme expulsa d'abord des hydatides, puis un fœtus long de 25 centimètres, ayant le développement de cinq mois : un peu avant sa naissance, on pouvait entendre de faibles battements cardiaques. Le cordon se terminait par quelques filaments séparés, qui s'enfonçaient dans une masse d'hydatides. Un lambeau de membrane adhérait si fortement à l'utérus, qu'il fallut l'abandonner. La malade mourut de métrite.

E. Martin, de Berlin (2), rapporte trois cas. Dans le cas 1, l'avortement se fit à la fin du troisième mois ; on trouva un embryon dont la grosseur correspondait à cette époque ; les villosités choriales étaient affectées de dégénérescence hydatiforme. Dans le cas 2, l'accouchement commença par une hémorrhagie au huitième mois ; l'enfant était vivant ; un grand nombre de portions du placenta présentaient de larges vésicules pleines d'un liquide clair, séparées par du tissu sain. Le cas 3 était semblable. Une hémorrhagie précéda le travail vers la fin du huitième mois ; l'enfant naquit mort ; le placenta présentait des vésicules de diverses grosseurs.

Krieger (3) raconte une histoire intéressante. Une femme accoucha prématurément d'un enfant qui mourut immédiatement. Le placenta

(1) *Schmidt's Jahrbuch*, band XXXIX.
(2) *Monatssch. f. Geburtsk.*, band XXIX.
(3) *Ibid.*, 1864.

était affecté de dégénérescence hydatiforme, excepté sur une surface large comme un dollar. Le fœtus était hydropique, ses reins étaient très gros, la mère avait aussi eu de l'œdème vers la fin de sa grossesse; son urine ne contenait pas d'albumine. Dans la grossesse suivante, elle eut aussi avant terme un enfant hydropique; une grande partie du placenta était hydatiforme, mais plus de la moitié était normale; l'enfant mourut bientôt; la mère avait de l'œdème. Elle eut encore de l'œdème dans sa troisième grossesse; on provoqua l'accouchement; l'enfant mourut hydropique; les bords du placenta présentaient quelques vésicules; le reste était sain.

L'hypothèse, analogue à la précédente, d'après laquelle le placenta demeuré dans l'utérus peut subir la dégénérescence kystique est plus difficile à réfuter; elle n'est guère plus aisée à prouver. Comment savons-nous que l'affection a débuté après la mort du fœtus? Il est utile de raconter un cas comme il se présente dans la pratique. Une femme accouche à terme; trois mois plus tard, elle rend une môle vésiculaire. On peut croire que tout l'arrière-faix n'est pas sorti pendant l'accouchement, et on en conclut que la partie demeurée dans l'utérus a subi l'altération kystique. Le mari est absent peut-être; la question de chasteté se pose. Accepterons-nous la théorie de la conversion kystique, ou bien conclurons-nous à l'existence d'une nouvelle conception? Ruysch, Burns, Ramsbotham, Murphy affirment que la conversion hydatiforme *post partum* se produit parfois. Morgagni, le plus sagace des pathologistes, soutient que l'altération commence toujours avant l'expulsion de l'enfant. Nos observations nous engagent à adopter l'opinion de Morgagni.

1. Les cas de naissance d'enfants vivants, avec un placenta kystique, prouvent que la mort du fœtus n'est pas un facteur nécessaire de cette maladie. 2. L'histoire des cas prouve que la maladie commence souvent de bonne heure, et marche promptement au développement de larges môles. 3. Nous avons démontré l'existence de la maladie dans des œufs de six semaines à peine. 4. Fait remarquable : les vésicules sont presque invariablement répandues sur toute la superficie de l'œuf. Il signifie que l'altération a débuté si tôt, qu'elle a envahi tout le système de villosités qui couvrent le chorion, et empêché l'atrophie de certaines parties, qui se produit à l'état normal, lorsque le placenta se concentre sur un espace limité. Il n'y a pas de concentration des villosités ou des vaisseaux vers le cordon dans les cas où il n'y a pas d'embryon. On peut en conclure que la désorganisation rapide des villosités a tué l'embryon pendant qu'il était petit et mou, de sorte qu'il a facilement disparu par liquéfaction graisseuse. Nous l'avons vue en progrès; elle explique l'absence de l'embryon. Si la conversion se fait moins rapidement, comme cela arrive dans des cas exceptionnels, l'embryon peut survivre

et se développer ; le stimulus qu'il excite maintient ou produit un assez grand volume de placenta actif.

Nous croyons donc que l'hypothèse de la conversion du placenta mûr doit être rejetée. Le cas que nous avons supposé admet une explication qui peut s'accorder avec la chasteté de la malade : l'un des œufs d'une grossesse double peut se développer normalement; l'autre, subir la dégénération kystique, l'embryon périssant. L'œuf sain peut venir au monde, tandis que l'œuf kystique demeure quelque temps dans l'utérus. Sa rétention peut s'expliquer par l'enchevêtrement de la môle dans le tissu utérin. Lorsque cette explication n'est pas admissible, nous pouvons croire que l'altération kystique a commencé avant l'expulsion du fœtus, ou qu'elle est le résultat d'une conception postérieure à l'accouchement.

Hall Davis raconte (1) un cas de grossesse double, dans lequel on trouva un fœtus avec son placenta normal, tandis que l'autre œuf était converti en une môle vésiculaire, sans embryon. Hildebrandt (2) rapporte un cas où l'un des œufs subit la dégénérescence hydatidiforme; l'autre contenait un fœtus hydropique.

Montgomery (3) raconte le cas suivant, historique. Une dame enceinte de quatre à cinq mois expulsa une quantité d'hydatides; plus tard, au terme normal, elle accoucha d'un enfant vivant, qui devint le célèbre Béclard. Ne se peut-il pas que ce soit un cas de grossesse double, l'œuf expulsé le premier ayant subi la dégénérescence, tandis que l'autre, bien portant, acquit son développement normal? Cette supposition est appuyée par le cas d'Ingleby (4). « Une femme, après une hémorrhagie prolongée, expulsa un placenta hydatidiforme, sans fœtus; le col utérin se referma, et à la grande surprise de chacun, elle accoucha, peu de semaines plus tard, d'un enfant bien développé, avec ses secondines. »

Évolution clinique de la dégénérescence hydatiforme du placenta. — Au début, la marche de la grossesse ne peut guère se distinguer de celle de la grossesse ordinaire. A mesure que la gestation avance, une observation attentive peut faire reconnaître que l'évolution de l'utérus et de l'abdomen diffère de la normale. Le volume de l'utérus, par exemple, ne correspond pas à celui qu'indique le calcul de l'époque. Puis, vers deux ou trois mois, il se produit des pertes de sang ou de liquide sanguinolent. En examinant de près, on trouve parfois des vésicules flottant dans la perte. L'avortement peut se faire au bout de peu de semaines, l'œuf peut sortir en bloc et, si on ne l'examine pas avec la loupe ou le microscope, les vésicules peuvent passer inaperçues; nous

(1) *Obst. Trans.*, vol. III, p. 177.
(2) *Monat. f. Geburtsk.*, 1861.
(3) *Signs and sympt. of pregnancy*, 2e édition, p. 267. (*Traducteur.*)
(4) Montgomery, *loc. cit.*, p. 374. (*Traducteur.*)

croyons que cela arrive assez souvent. Dans d'autres cas, les pertes aqueuses et sanguines reparaissent; l'abdomen et l'utérus grossissent, mais pas avec la régularité qu'on observe dans la grossesse normale. Enfin, et souvent tout à coup, une hémorrhagie profuse se produit, avec des douleurs, et la môle peut être expulsée, moulée sur la forme de l'utérus, et présentant une masse solide formée par la caduque hyperplasiée, infiltrée de sang, et le chorion dégénéré. Dans cet état, les môles diffèrent des pièces qu'on voit dans les musées ; dans celles-ci, les villosités et les kystes flottent; dans quelques spécimens récents, toutes les parties sont comprimées en une masse, et on ne trouve les vésicules que lorsqu'on les cherche bien ; on envoit cependant, en général, quelques-unes à la surface. Quand on incise la masse, on tombe dans une cavité tapissée par une séreuse lisse, l'amnios.

Dans d'autres cas, la masse se désagrège déjà dans l'utérus; le tissu conjonctif de la caduque a subi la dégénérescence graisseuse, les villosités malades se séparent, des morceaux s'en détachent et sont expulsés avec du sang et de l'eau; on les a comparés assez exactement à du jus de groseille dans lequel nageraient des vésicules. Il se produit de temps en temps des pertes de ce genre, avec des douleurs; le volume de l'utérus varie. Enfin, les restes de la môle sont expulsés avec les signes ordinaires du travail. Lorsque la maladie a duré plusieurs mois, la quantité du liquide et des masses vésiculaires peut être considérable, et atteindre 4 ou 5 litres, et plus. Dans quelques cas, la môle n'est pas expulsée en entier, les hémorrhagies continuent, résistant à l'ergot, à l'expression, et exigent le détachement manuel. La malade peut succomber à la perte de sang ; mais, lorsque l'utérus est bien vidé, les phénomènes sont ceux qui succèdent au travail normal; l'utérus se contracte, il involue, et les seins sécrètent du lait.

La malade est extraordinairement exposée à tous les accidents puerpéraux; elle peut prendre une métrite, une thrombose, une phlegmatia dolens, une septicémie; ces complications sont probables surtout dans les cas où le chorion n'a pu être complètement détaché, par suite de la pénétration des villosités dans les sinus utérins et dans la paroi utérine.

Récidive. — La maladie peut reparaître; ainsi, dans le cas de Krieger, elle est revenue trois fois. M. Osborn a rapporté, en 1865, le cas fort intéressant d'une jeune femme, bien portante en apparence, qui, dans quatre grossesses successives, accoucha de môles vésiculaires. Il est remarquable que ses deux premières grossesses furent d'un premier mari, les deux autres d'un second. Son histoire tend à faire croire que la maladie n'est pas d'origine embryonnaire.

Traitement. — Le traitement rentre dans les règles générales de celui de l'avortement. Aussitôt que nous sommes assurés de la formation des vésicules, s'il se produit des hémorrhagies et des pertes aqueuses, nous pouvons croire que l'avortement va se faire. Si le col est ouvert, il faut en général enlever l'œuf avec le doigt, ce qui peut se faire dans le sommeil anesthésique. Mais, dans les cas où le chorion malade envoie des prolongements dans les parois utérines, le détachement, même avec la main, n'est pas toujours possible. Ramsbotham, R. Barnes et Waldeyer rapportent des cas où l'on ne put pas trouver de ligne de démarcation entre le placenta et l'utérus. Dans un cas de R. Barnes, la paroi utérine était ramollie, friable, de sorte qu'il était difficile de ne pas la déchirer. La malade guérit.

La plus grande attention est nécessaire dans ces cas. On doit, dans la règle, enlever tout ce qu'on peut détacher sans violence, et abandonner le reste. Il est mieux d'encourir le reproche d'avoir « laissé un morceau du délivre », que le risque de déchirer l'utérus. Au bout de deux ou trois jours, on peut faire une nouvelle tentative. Sous l'action ecbolique de l'ergot, de la quinine, de la digitale, l'utérus se contractera et comprimera les vésicules intruses, qui disparaîtront par métamorphose graisseuse, et se résorberont, ou sortiront avec les lochies. Il est généralement utile de badigeonner la cavité utérine avec de la glycérine iodée au cinquième, une fois par semaine, pendant quelques semaines.

Peut-on faire un traitement prophylactique ? Nous n'en connaissons pas de rationnel. Lorsque la maladie s'est produite une fois, l'indication générale est de ramener la santé locale et générale par tous les moyens. Puisque, dans bon nombre de cas, l'hyperplasie utérine est un facteur, il sera utile de badigeonner la muqueuse utérine avec de l'iode, de l'acide phénique et de la glycérine.

Môles. — Ce mot est employé en général pour désigner les substances solides expulsées par l'utérus. L'utérus rejette des substances plus ou moins solides, avec des symptômes qui ressemblent à ceux de l'avortement.

Les substances dénommées sous le nom général de môles sont : 1° les *caillots sanguins*, conservant tous les éléments du sang, excepté une portion du sérum ; 2° les *caillots fibrineux*, le sérum, les globules et la matière colorante ont déjà disparu par expression ; on les nomme parfois môles charnues ; 3° du *tissu décidual* épaissi, avec du sang condensé ; 4° un *œuf jeune*, dont la caduque est épaissie par du sang infiltré ; 5° un *œuf plus âgé*, dont le chorion et la caduque sont durcis par du sang condensé ; 6° une *môle hydatiforme* ou *vésiculaire ;* 7° un *polype* ou une *tumeur fibroïde.*

Nous devons y ajouter le *polype fibrineux* et le *polype placentaire*, observés le plus ordinairement après un avortement ou un accouchement.

Le premier point à établir est la présence ou l'absence d'un tissu ovulaire.

1 et 2. Les caillots sanguins ou fibrineux présentent souvent une mince membrane brillante, qui fait penser à l'amnios, mais cela ne suffit pas pour prouver que la môle a une origine embryonnaire. En désagrégeant ce caillot, on n'y trouve que les éléments du sang et de la fibrine en fibrilles.

3. Le tissu de la caduque, mêlé ou non à du sang, peut être réuni en une masse compacte, ou sous forme de filaments. Mais, à moins que nous trouvions des villosités choriales, la môle doit être considérée comme étant d'origine exclusivement utérine.

4 et 5. Les œufs, plus ou moins jeunes, se reconnaissent à deux caractères distinctifs : la présence des villosités choriales, et une cavité tapissée par une séreuse lisse, le sac amniotique. On y trouve aussi en général un embryon ; mais, dans les œufs jeunes et dans les môles vésiculaires, on n'en trouve pas.

6. La môle hydatiforme se reconnaît à ses vésicules.

7. Le polype fibroïde se distingue par sa solidité, sa texture et l'absence de villosités. Nous avons été appelés près de la femme d'un collègue, qui, disait-on, venait d'avorter ; elle avait rendu, ce qu'on prenait pour un œuf, un corps aussi gros qu'un œuf de poule ; c'était un polype fibroïde. Si cette dame avait été célibataire, ou si elle n'avait pas vécu avec son mari, on l'aurait accusée ; il y avait une pièce apparente de conviction.

CHAPITRE X

TRAVAIL.

Mécanisme de l'accouchement : expulsion du fœtus : expulsion du placenta.

Les accouchements sont divisés en : 1° spontanés ; 2° artificiels. On en a fait d'autres divisions : celle-ci nous paraît la plus simple ; mais il y faut des subdivisions.

1° L'*accouchement spontané* est celui qui est terminé par les seules forces de la nature. Il est *facile* ou *favorable* et rentre dans l'*eutocie* (εὖ, bien, τόκος, accouchement) ; ou *laborieux* et *difficile*, et rentre dans la *dystocie* (δὺς, mal, τόκος, accouchement).

L'*accouchement artificiel* est celui qui exige le secours de l'art. Tous les accouchements artificiels rentrent donc dans la dystocie.

Le travail peut se faire *à terme*, c'est-à-dire à la fin du dixième mois lunaire, ou *prématurément :* à un moment quelconque depuis l'époque où le fœtus est viable. L'accouchement, dans ce cas, peut être spontané ou artificiel.

Quel est le terme naturel de la grossesse ? Cette question a été décidée, ou plutôt discutée à propos de la durée de la gestation (chap. II, p. 138).

Quelle est la cause de l'accouchement ? — C'est un problème d'un haut intérêt. On en a donné plusieurs solutions, dont chacune renferme peut-être une parcelle de vérité. Nous pourrions demander aussi : pourquoi la pomme mûre tombe-t-elle de l'arbre ? Elle tombe parce qu'elle est mûre ; c'est presque répondre par la question elle-même. L'explication d'un grand nombre de phénomènes naturels n'est guère plus satisfaisante. Nous pouvons poursuivre plus ou moins à fond les phénomènes naturels, sans être pour cela capables de sonder les causes finales. On peut considérer l'accouchement comme un fait ultime, expression d'une loi dont quelques-uns des facteurs nous échappent. Il est néanmoins utile d'exposer ce que nous en savons, ou ce que nous en pouvons conjecturer.

Les *causes de l'accouchement* sont *efficientes* et *déterminantes.*

Causes efficientes. — On a cru que, de même que la sortie de l'oiseau hors de sa coquille, l'issue de l'enfant hors du sein de sa mère est due en partie à ses propres efforts. Il suffit de rappeler le fait qu'un fœtus mort peut être chassé de l'utérus, quoique la vie du fœtus facilite l'accouchement, et qu'un fœtus mort puisse le gêner. Lorsque le fœtus est vivant, ses mouvements excitent une action normale dans l'utérus, qui répond plus aisément à cette excitation naturelle, parce que son système nerveux et vasculaire est dans le plein de sa tension et de son activité physiologique. Lorsqu'au contraire, le fœtus est mort depuis quelque temps, la circulation vasculaire et nerveuse de l'utérus et son irritabilité centrique sont diminuées ; le fœtus, masse inerte, ne peut produire le stimulus normal de la contraction. Son défaut de tonicité lui permet d'être roulé en boule, de sorte que la pression ne porte pas utilement sur les deux points principaux d'irritabilité : le fond et le col. Un fœtus mort est donc une cause de dystocie ; il ne s'ensuit pas qu'un fœtus soit une cause efficiente du travail.

Les vraies *causes efficientes du travail* sont : 1° les contractions de l'utérus ; 2° les contractions des muscles abdominaux.

Quelles sont les *causes déterminantes ?* celles qui provoquent la contraction, et l'expulsion du contenu de l'utérus.

A. *Causes fœtales.* — Vers la fin de la grossesse, les mouvements du fœtus sont plus étendus, ils agissent sur un organe dont l'irritabilité est à son maximum. Le fœtus a sa part dans la provocation du travail.

B. *Causes venant de modifications ovulaires.* — Druitt, J.-Y. Simpson, Schrœder et d'autres, ont soutenu que, vers la fin de la grossesse, il se produit un détachement partiel de l'œuf, par suite d'une dégénération graisseuse de l'élément décidual des membranes. Nous ne pouvons l'admettre, car nous doutons de l'existence de ce détachement et de la dégénérescence graisseuse supposée. Nous avons discuté cette question à propos des maladies du placenta (chap. IX, p. 339 et *seq.*), et nous avons avec nous Langhans, Dohrn, de Sinéty et Leopold. Ce dernier cependant avance une nouvelle hypothèse (1). Il dit que la caduque réfléchie, la sérotine, et même la caduque vraie, deviennent de plus en plus minces vers la fin de la grossesse. Il confirme Friedländer qui affirme qu'il se forme constamment, à l'état normal vers la fin de la grossesse, des thromboses veineuses dans la paroi utérine, au voisinage de la sérotine et dans la sérotine elle-même. Ces thromboses obstruent les veines affectées ; d'où hyperémie collatérale et stase du sang maternel qui revient du placenta. Leopold demande ensuite si ce n'est pas une des causes du travail, puisque Brown-Séquard a montré que l'irritabilité de l'utérus ne cesse d'augmenter avec l'âge de la grossesse, de telle sorte qu'à la fin la présence dans le sang maternel de l'acide carbonique, puissant excitant de la contraction, suffirait pour provoquer le travail.

C. *Causes déterminantes venues de l'organisme maternel.* — Scanzoni affirme que, dès le huitième mois, l'utérus ne se développe plus par hypertrophie, mais par distension. Ce tiraillement finirait par irriter l'organe, qui se contracterait sur l'œuf et l'expulserait. Il partage l'opinion de Tyler-Smith, qui soutenait que le nisus ovarique du dixième mois détermine un surcroît d'afflux sanguin vers l'utérus, et, par suite provoque le travail.

Brown-Séquard insiste sur le grand développement, vers la fin de la grossesse, du système veineux qui apporte à un muscle irritable un volume considérable d'acide carbonique.

Des observations récentes sur les modifications du col pendant la grossesse, dont nous avons parlé (chap. II, p. 81) suggèrent une autre théorie. Nous avons vu que le col s'amollit de bas en haut ; qu'il se produit des contractions indolores pendant toute la durée de la grossesse ; et que, pendant la dernière quinzaine, le ramollissement du col ayant envahi tout son tissu, l'orifice interne s'ouvre pour augmenter la capacité de l'utérus. On en conclut que, tant que le ramollissement est limité à la partie inférieure du col, le tiraillement du muscle utérin n'a pas pour effet de dilater le col, ni, par suite, d'amener l'œuf au contact de la partie inférieure du col ; lorsque le ramollissement a envahi le col entier, les contractions utérines, agissant efficacement, ouvrent l'orifice interne ; l'œuf arrive à toucher la zone inférieure du canal cervical ; les contractions actives sont alors excitées : le travail commence.

C'est la théorie de Stoltz et de Bandl, qui rappelle l'hypothèse de Power, reprise par Dubois et Depaul. Ces auteurs soutiennent qu'il existe une analogie complète entre l'expulsion du produit de la conception et l'excrétion de l'urine et des fèces : la structure de l'utérus est compa-

(1) *Die Uterusschleimhaut während der Schwangershaft.*

rable à celle de la vessie et du rectum; ceux-ci, comme l'autre, sont constitués par un réservoir dilatable, muni d'un sphincter irritable, à fibres circulaires; lorsque le contenu presse sur le sphincter, la contraction réflexe est éveillée. Mais l'irritation directe du sphincter n'est pas suffisante pour mettre en jeu la contraction; la distension du réservoir et le tiraillement des fibres musculaires agissent dans le même sens.

Les arguments de Tyler-Smith nous paraissent trop puissants pour être rejetés. La grande loi de la périodicité menstruelle n'est jamais suspendue. Nous avons comparé la menstruation à l'accouchement; si nous considérons l'accouchement comme l'équivalent des règles, ou leur représentant, nous nous attendrons à le voir se produire à une époque menstruelle; et c'est ce qui arrive fréquemment. L'influence ovarienne périodique agit de même pour provoquer l'avortement et l'accouchement prématuré.

Nous devons donc résumer les causes déterminantes de l'accouchement en un groupe de facteurs agissant synergiquement ou dans une suite nécessaire : la maturité de l'œuf, les modifications subies par les tissus placentaires, les thromboses des parois musculaires de l'utérus, l'accumulation d'acide carbonique dans le sang qui circule dans l'utérus, le ramollissement du col, qui aboutit à faire presser l'œuf sur le segment utérin inférieur et le col, l'accroissement du tissu musculaire de l'utérus, et l'augmentation de l'irritabilité de l'utérus et des centres, le tiraillement du muscle utérin, enfin l'irritation ovarique, qui, reparaissant au moment de la tension maximum, produit l'explosion finale de la force nerveuse dont le résultat est le travail.

Il y a trois facteurs dans l'accouchement. — 1° Le corps à expulser; 2° la force expulsive; 3° la résistance. A.-R. Simpson les nomme ainsi : 1° le passager; 2° la puissance; 3° le chemin.

Phénomènes de l'accouchement. — Le terme de la grossesse étant arrivé, certains phénomènes annoncent l'approche du travail. Chez nombre de femmes, le travail survient soudainement; chez d'autres, le plus grand nombre peut-être, surtout chez les primipares, on observe des *signes précurseurs* ou *prémonitoires*, subjectifs et objectifs : 1° l'abaissement du fond de l'utérus, qui se produit entre quinze et huit jours avant le début du travail. A ce moment quelques femmes éprouvent presque soudainement une grande détente : la digestion est plus aisée, la respiration plus libre, les mouvements sont plus vifs. D'autres sont affectées différemment ; elles sont moins disposées à se mouvoir; elles éprouvent une sensation de pesanteur dans le bas-ventre, de pression sur la vessie et le rectum, du ténesme, de la diarrhée ; elles urinent souvent ; 2° la circulation veineuse des membres inférieurs est plus embarrassée, la vulve est gonflée ; 3° un liquide visqueux, blanc ou jaunâtre, sort du vagin. Ce mucus est parfois strié de sang, à la suite d'un détachement de la caduque ou du chorion au niveau du segment utérin inférieur. Cette *marque*, comme on l'appelle, indique ordinairement que le travail va se faire ; 4° en même temps, les contractions latentes, qui se sont produites pendant toute la grossesse, deviennent plus fréquentes, plus fortes, et la femme éprouve une sensation de resserrement dans le bas-ventre et les lombes ; cette constriction est parfois douloureuse plusieurs jours avant le début du travail. Les douleurs prémonitoires peuvent venir par paroxysmes, durer une heure ou plus, donner lieu à une fausse alerte, qui fait qu'on appelle trop tôt le médecin.

Enfin, le travail se déclare, et nous observons *une série de phénomènes physiologiques*, au nombre de *cinq* : 1° les contractions de l'utérus et des muscles abdominaux ; 2° la dilatation du col ; 3° la formation de la poche des eaux et sa rupture ; 4° l'écoulement d'un mucus mêlé de sang ; 5° la dilatation du vagin, du périnée et de la vulve. Ces phénomènes n'apparaissent pas isolément ; ils forment deux groupes, qui correspondent à deux périodes distinctes du travail. La *première période* commence avec le travail et dure jusqu'à la dilatation complète de l'orifice ; c'est la *période de dilatation*. La *seconde période* commence où finit la première, et se termine avec l'expulsion du fœtus : c'est la *période d'expulsion*. La *troisième période* est constituée par l'expulsion du placenta, c'est la *période placentaire*.

1. *Contractions utérines*. — Pendant la grossesse, les contractions sont faibles et indolores ; elles deviennent énergiques et douloureuses au moment du travail. La contraction est un acte strictement physiologique ; à l'état normal, elle ne s'accompagne pas de douleur. *La douleur est la conséquence et l'expression d'une résistance*. Comme pour la défécation et la miction, si l'effort expulsif et la résistance sont exactement équilibrés, et si les tissus de l'organe qui se contracte et les orifices sphinctériens sont sains, la fonction s'accomplit sans douleur. Chez quelques femmes types, l'accouchement se fait sans douleur ; quelques-unes ne le trouvent pas pire que la défécation ordinaire ; d'autres ont accouché en dormant.

Il ne faut point l'oublier, car lors même que la douleur est habituelle, et qu'elle est souvent un facteur physiologique important, comme Marshall Hall et Tyler Smith l'ont expliqué, elle est pathologique dans son essence. C'est dans ce fait que se trouve la justification des anesthésiques. Nous faisons une métonymie, lorsque, confondant la cause avec l'effet, nous disons *douleurs*, au lieu de contractions expulsives. Le degré de la douleur dépend principalement de deux conditions : la sensibilité du sujet ; l'état des tissus actifs et des tissus résistants : si ces tissus sont hyperhémiés, enflammés, s'ils sont le siège d'une action morbide ou d'un dépôt pathologique, s'ils sont extraordinairement rigides, la douleur en est d'autant accrue.

La contraction se traduit par d'autres signes que la douleur subjective. Si nous plaçons notre main sur l'abdomen lorsque la contraction survient, nous sentons l'utérus se durcir. Ce durcissement est perçu un moment avant la sensation douloureuse; on peut ainsi annoncer à la femme que la douleur va venir, avant qu'elle la sente; l'utérus reste dur un peu après que la douleur a disparu. Le toucher vaginal aussi nous permet de percevoir la contraction : nous trouvons l'orifice plus rigide pendant la contraction, la poche des eaux est tendue et bombe dans l'orifice; si les membranes sont rompues, il s'écoule un peu de liquide amniotique au commencement de la contraction.

Sous l'influence de la contraction, *l'utérus change de situation et de forme.* Ordinairement incliné à droite, il s'approche de la ligne médiane, tandis que le fond et la paroi antérieure se portent en avant contre la paroi abdominale, qu'ils soulèvent. Lorsque les muscles de l'abdomen entrent en jeu, le fond utérin est repoussé contre la colonne. On a vérifié ce fait sur les mammifères, dans les vivisections; il est dû en partie à la contraction des ligaments larges et surtout des ligaments ronds. La muscularité de ces ligaments, démontrée par Rainey, augmente aux époques menstruelles et pendant la gestation.

La *forme* de l'utérus change. Sa contraction concentrique le rendrait sphérique, n'était la résistance de l'ovoïde fœtal. Ainsi, lorsque le fœtus a perdu son élasticité par un commencement de décomposition, les contractions utérines le roulent en boule, et l'utérus devient sphérique. Mais dans les conditions normales, sa forme est cylindrique. Le diamètre antéro-postérieur s'allonge, le diamètre transversal s'accourcit; le diamètre longitudinal devrait diminuer aussi, mais, grâce à une force que Schatz nomme *la force de restitution de la forme*, il s'allonge. En fait, la pression utérine déterminée par la contraction redresse le fœtus fléchi sur son plan antérieur, et augmente la longueur de l'ovoïde fœtal. Le fœtus réagit sur les parois utérines; d'un côté il repousse le fond utérin, qui pendant la contraction présente une voûte correspondant à son siège, de l'autre côté il s'appuie par son pôle inférieur, sa tête, sur le segment inférieur de l'utérus. A la fin du travail, le fœtus garde cette nouvelle attitude de redressement, même dans l'intervalle des contractions. D'après Braune, la longueur de l'utérus au début du travail est environ 26 centimètres; elle augmente de 6 centimètres entre le début du travail et le commencement de la période d'expulsion. L'utérus prend donc pendant le travail la forme cylindrique, et non sphérique.

A l'ordinaire, *les contractions sont générales*, et non partielles; elles occupent tout l'organe. Mais elles ne sont pas universelles dès le commencement; elles envahissent successivement les différentes régions de l'utérus; dans l'ordre *péristaltique* de Tyler Smith, elles progressent de haut en bas ; elles sont parfois *antipéristaltiques*, et marchent de bas en haut, comme Kehrer l'a décrit. Ces mouvements sont rhythmiques.

Les contractions utérines sont *involontaires :* la parturiente ne peut ni les faire naître, ni les suspendre, ni les accélérer, ni les retarder. Les *émotions morales* néanmoins les influencent : la crainte les ralentit, la confiance les rappelle.

L'*intermittence* est un caractère essentiel des contractions; elles reviennent à des intervalles à peu près égaux dans une même période du travail ; mais l'intervalle qui les sépare est différent dans les différentes périodes. Au début, elles reparaissent à peu près toutes les vingt minutes ; pendant la période de dilatation, elles sont séparées par un intervalle de dix minutes environ ; vers la fin même, elles ne sont plus éloignées que de cinq minutes; pendant la période d'expulsion, elles se succèdent de deux en deux ou de trois en trois minutes. Mais ces intervalles sont très variables ; parfois elles se suspendent, s'accélèrent ou se ralentissent sans cause appréciable ; quelquefois il semble que l'utérus, fatigué, prend un repos; puis il se remet à agir vigoureusement. L'intermittence est la loi de toutes les contractions musculaires ; comme le cœur, l'utérus est soumis à cette loi.

La *durée de la contraction est variable* dans toutes les périodes. Elle est généralement plus courte au début qu'à la fin ; elle dure d'abord trente secondes, puis elle monte à soixante ; elle dépasse rarement cent secondes.

Dans quelques cas anormaux, la contraction devient *continue et tétanique*.

Quelle est l'*intensité* des contractions ? Elle varie avec les stages ; elle est plus grande pendant l'expulsion et vers la fin de la dilatation, qu'au début de cette période. Les contractions vont en général en augmentant de force, à mesure que le travail avance, à moins qu'elles ne se relâchent par suite de la fatigue de l'utérus; mais alors le travail est pathologique, et l'*inertie* se produit. L'intensité et la fréquence des contractions vont en général de pair : plus les contractions sont rapprochées, plus elles sont fortes.

Les contractions vont par paire, c'est-à-dire qu'une forte contraction est suivie par une faible. L'intensité de la contraction varie pendant sa durée : elle présente une période d'augment, un maximum et une période de décroissance. Les trois périodes d'une contraction constituent la *systole ;* le repos est la *diastole* de l'utérus.

On a essayé de chiffrer l'*intensité des contractions utérines*, ou la *force nécessaire à l'accouchement*. — Poppel, Matthews Duncan et Ribemont-Dessaignes l'ont mesurée au moyen de la force nécessaire à la rupture des membranes, affirmant qu'elle représente à peu près l'intensité de la contraction utérine.

Les expériences de Poppel, faites sur un morceau de membrane de 10 centimètres de diamètre, ont donné 6k,162, comme moyenne de la résistance à la rupture ; celles de M. Duncan, sur un orifice de 112 millimètres, ont donné une moyenne de 7k,587 ; les extrêmes sont 2 et 18 kilogrammes. Ribemont-Dessaignes, qui a mis un soin particulier à ses expériences, faites sur un lambeau de 10 centimètres, a trouvé qu'il se rompait sous une pression de 10k,309 (1). Joulin estimait le maximum de la force contractile de l'utérus à 50 kilogrammes.

Haughton (2) a trouvé que la force involontaire ou utérine est de 3 livres,4 par pouce carré, et que la force volontaire ou abdominale vaut 38l,6 par pouce carré, ce qui donne un total maximum de force expulsive égal à 42 livres par pouce carré. « La tête du fœtus ayant un diamètre de 4 pouces 5, on arrive à l'énorme total de 593 livres, qui *peut* agir dans l'accouchement. » Haughton n'ignorait pas qu'une petite partie seulement de cette puissance entre en action dans la plupart des cas.

Duncan croit que le maximum de puissance expulsive développée dans l'accouchement, y compris les contractions utérines assistées par les efforts, ne dépasse pas 80 livres. La différence des deux estimations montre le peu d'exactitude des méthodes. L'estimation de Duncan est celle qui se rapproche le plus des résultats de l'observation clinique.

Mais ces estimations ne sont pas dignes de foi. Elles sont trop variables pour permettre de tirer des conclusions exactes : les conditions des expériences diffèrent essentiellement de celles du travail ; les membranes qui ont servi sont un tissu mort, par suite moins résistant que le tissu vivant; on les a liées à un anneau rigide, tandis que dans l'accouchement les membranes sont un tout, poussé par la contraction contre un anneau élastique ; la nature applique la force par des impulsions intermittentes qui, pour ainsi dire, *essayent* la force de résistance, et ne donnent toute leur énergie que lorsque le moment de l'éclatement est arrivé. La différence des conditions vicie le résultat des expériences instituées ainsi. De plus il est certain que la résistance que ces expériences attribuent aux membranes est inférieure à la force qu'exige l'expulsion du fœtus ; par suite, elle n'exprime pas toute la force expulsive des contractions utérines. Spiegelberg aussi dit que toutes les expériences sur la résistance des membranes sont trompeuses. Ces expériences ne prouvent que la force de résistance d'un lambeau de membranes mortes. Schatz (3) a procédé d'une manière toute différente. Il a mesuré la force expulsive au moyen d'un appareil qu'il nomme *tocodynamomètre*, et qui fonctionne à peu près comme un sphygmographe. Il a trouvé

(1) *Arch. de tocol.*, 1879. (*Traducteur.*)

(2) *Dublin med. Press*, 1870.

(3) *Beiträge zur physiol. Geburt.* (*Arch. f. Gynäkol.*, 1873).

que la pression exercée par l'utérus et les muscles abdominaux varie de 17 à 55 livres. Il faut remarquer que ces chiffres ne représentent pas seulement la pression de l'utérus sur les membranes, mais la somme totale des forces expulsives.

Poullet, de Lyon, s'est servi d'un appareil semblable à celui de Schatz (1), qu'il appelle *tocographe*, et qui lui a permis de mesurer séparément la pression utérine et la pression abdominale (2).

Nous possédons un bon critérium clinique qui nous permet de juger de la valeur de ces estimations. Des fœtus de 5 à 18 livres sont expulsés par les seules forces de la nature. La parturiente étant couchée sur le côté, le poids de l'enfant n'aide en rien à son expulsion, et le frottement s'y oppose. Ce dernier facteur est variable, il est vrai, mais il est souvent considérable; il donne une quantité inconnue à ajouter au poids du fœtus (3). Nous pouvons en toute sécurité avancer que les chiffres de Schatz ne sont pas exagérés. Leur écart est expliqué par la diversité des facteurs poids et frottement. La force expulsive est réglée par la résistance. *Nil natura frustra facit;* la force s'adapte à la résistance; elle est rarement en excès, plus souvent elle est en défaut; dans ce cas, nous avons un travail lent qu'il faut aider par une force artificielle appliquée *à fronte* ou *à tergo*.

Nous pouvons formuler ainsi cette loi: *La force expulsive est mesurée par les résistances.*

Le *caractère des douleurs* diffère dans les trois périodes.

Pendant la dilatation, les douleurs sont irritantes, déprimantes; la femme semble souffrir sans résultat. Dans la période expulsive, les douleurs sont plus aiguës, mais elles sont mieux supportées; elles s'accompagnent d'une sensation de distension, même de déchirement; elles sont pénibles, mais la femme sent que le fœtus progresse « elles portent. » La parturiente les supporte avec courage, elle est gaie dans l'intervalle; quelquefois le soulagement qui suit la douleur est tel que la femme s'endort, pour être réveillée par la douleur suivante.

Le point auquel les femmes rapportent la douleur varie. — Pendant la dilatation elles la sentent souvent dans les côtés de l'utérus ou dans les lombes; plus tard, elle rayonne dans la région pelvienne et le segment utérin inférieur. Pour lui échapper, la femme change de posture, fléchit le tronc et les cuisses sur le bassin, de sorte que le fœtus pèse sur l'orifice. Depaul dit que les *douleurs sacrées et lombaires* s'observent sur-

(1) Tarnier et Chantreuil, t. I, p. 590. — (*Arch. de tocol.*, 1880, p. 66). (*Traducteur.*)

(2) Polaillon a fait aussi des expériences (*Ann. de gyn.*, 1880, t. II, p. 267), dont il conclut que chaque contraction développe une force de 8kgm,820. (*Traducteur.*)

(3) On pourrait aussi mesurer la force expulsive par l'énergie des tractions exercées avec le forceps dans un cas d'inertie absolue, ou chez une femme morte sans avoir accouché. On mesurerait la force nécessaire à la dilatation, au moyen d'un appareil dilatateur quelconque. (*Traducteur.*)

tout lorsque la partie qui se présente est maintenue éloignée de l'orifice par un vice de conformation du bassin ou une présentation de l'épaule ou de la face (1).

Les femmes sentent parfois ce qu'on nomme des *fausses douleurs*, pour les distinguer des *vraies douleurs efficaces du travail*. Ces fausses douleurs siègent en divers points : quelquefois dans les parois de l'abdomen, dans les intestins ; elles s'accompagnent de dyspepsie, de diarrhée, ou de rétention de l'urine ou des matières fécales. L'utérus ne se contracte pas, ou, s'il s'y produit des contractions réflexes, elles sont partielles et n'ont pas d'effet sur le col. Power les appelle « douleurs métastatiques » ; la force nerveuse a dévié.

Les contractions utérines et la douleur affectent la circulation fœtale et maternelle.

1. *Effet sur la circulation fœtale.* — Si l'on ausculte pendant une douleur, on observe que les battements du cœur fœtal se ralentissent. Ils sont lents lorsque la contraction atteint son maximum ; ils reprennent graduellement à mesure que la contraction décroît ; ils ont toute leur force et leur fréquence pendant la diastole utérine. La cause probable de cette lenteur est l'interruption de la circulation placentaire par la compression des vaisseaux situés dans la paroi utérine. Kehrer et d'autres auteurs l'ont attribuée à la compression du cerveau du fœtus ; cette hypothèse est renversée par les observations de Robert Barnes (2). Il a observé la circulation du cœur, dans des cas où le fœtus, déjà expulsé, était encore lié au placenta. A chaque contraction, les pulsations se ralentissaient, puis reprenaient lorsque la contraction se relâchait. Dans ces cas, lorsque le fœtus respirait faiblement, les pulsations se relevaient, comme elles le faisaient lorsque la circulation placentaire reprenait pendant la diastole utérine, et se ralentissaient lorsque la respiration languissait. Il a ainsi démontré que la respiration et la circulation placentaire ont la même valeur pour exciter l'action du cœur. Le ralentissement des pulsations ne peut être causé par la compression du cerveau ; cela est prouvé : 1° par le fait qu'on l'observe avant l'écoulement des eaux, qui protègent la tête contre la compression : 2° par le fait que ce ralentissement s'observe après la sortie du fœtus, qui n'est alors plus soumis à la pression utérine. Mc Clintock et Hardy ont observé que l'action cardiaque du fœtus diminue sous l'influence des contractions ergotiques, et que, si elles persistent longtemps, le cœur peut même cesser de battre. Mais il se peut que l'ergot par son absorption exerce une action directe toxique sur le fœtus.

2. *Influence des contractions et de la douleur sur la circulation maternelle.* — Si la douleur est soudaine et violente, elle cause un choc

(1) *Dict. encyclop.*, t. I, p. 361. (*Traducteur.*)
(2) *London hospital Reports.*

qui déprime l'action cardiaque ; mais, dans les conditions ordinaires, les contractions et la douleur accélèrent le pouls. Hohl affirme que la relation entre les deux phénomènes est si intime, que, si l'accélération du pouls est graduelle, et atteint petit à petit son maximum, puis se maintient un certain temps, pour décliner graduellement, la contraction suit aussi une marche graduelle ; si, au contraire, le pouls s'accélère par secousses, la contraction est courte et précipitée.

Les modifications subies par le souffle utérin sous l'influence de la contraction ont été décrites par Tarnier. Au début de la contraction, le souffle devient soudainement plus fort, plus ronflant, puis, à mesure que la contraction augmente d'intensité et se généralise, le souffle diminue et devient imperceptible ; aussitôt que la contraction s'affaiblit, le souffle reprend les caractères qu'il avait au début de la contraction, et recouvre sa sonorité. Ces observations fournissent une nouvelle preuve que c'est en interrompant la circulation placentaire que la contraction ralentit le cœur fœtal.

Contractions abdominales. — Les muscles de l'abdomen entrent rarement en jeu avant une période avancée du travail, avant que la partie qui se présente ait franchi l'orifice et se soit engagée dans le vagin. Tyler-Smith l'a démontré, « lorsque les eaux se sont écoulées, lorsque l'orifice est complètement dilaté, la force motrice de l'accouchement prend une nouvelle direction. Le chemin que doit suivre le fœtus est l'axe de la partie inférieure du bassin, qui se dirige en bas et en avant. C'est à ce moment qu'entrent en action les muscles expirateurs, spécialement les muscles abdominaux, qui pressent dans cette direction. Avant la dilatation, nous devons regarder le fœtus comme un ovoïde, dont le grand axe coïncide avec l'axe de l'utérus. Après la dilatation, nous pouvons lui considérer deux axes : l'un, l'axe de la tête, son diamètre occipito-mentonnier, l'autre, l'axe du corps fœtal. L'axe de la tête, dans une présentation naturelle, correspond à peu près à celui du détroit inférieur, par lequel il doit passer, et le corps fœtal, étant flexible, passe aisément, dans sa descente, de la direction du détroit supérieur à celle de l'axe du détroit inférieur. L'utérus agit plus efficacement après la rupture des membranes, qui est aussi favorable à l'action des muscles abdominaux. Une autre adaptation se voit au moment même où les eaux percent : lorsque l'utérus est distendu par le liquide amniotique renfermant le fœtus, les muscles de l'abdomen sont tellement distendus qu'ils ne peuvent agir qu'avec difficulté. Après la diminution de volume amenée par l'écoulement des eaux, ils ont plus de facilité pour agir, et c'est alors qu'ils sont appelés à l'aide et que l'action expiratoire va pousser la tête le long du vagin... Leurs contractions sont si puissantes qu'elles sont un stimulus important de la contraction utérine. Dans cette période, lorsque les contractions utérines faiblissent, elles peuvent parfois être réveillées par les contractions volontaires des muscles expirateurs.

« Mais, continue Tyler-Smith, il existe une cause de l'intervention du système respiratoire, qui est aussi un signe de son utilité. Pendant la dilatation, les nerfs ovariques et utérins sont les principaux excitateurs des mouvements qui se produisent. Aussitôt que la tête, ayant franchi l'orifice, commence à presser sur la face interne du vagin, une autre série de nerfs excitateurs est intéressée; les nerfs vaginaux sont les excitateurs des actes expiratoires de l'accouchement. Tant que la surface de l'utérus est seule irritée, cet organe se contracte seul; mais aussitôt que le vagin est intéressé, la force expiratrice entre en jeu. Un autre fait digne de remarque est que les nerfs excitateurs de l'utérus, excepté dans la dilatation extrême de l'orifice, lorsque l'estomac est troublé, sont surtout en rapport avec la partie inférieure de la moelle, et que les nerfs excitateurs du vagin sont en relation avec le bas de la moelle et la moelle allongée. Les actions réflexes de l'utérus sont produites par la partie inférieure de la moelle et les nerfs excitateurs et moteurs qui y aboutissent, tandis que les actions réflexes de l'appareil expirateur dépendant de la moelle allongée. Si la moelle était sectionnée en son milieu, il ne se produirait probablement pas d'action expiratrice pendant l'accouchement, à moins que le pneumogastrique ne puisse servir d'excitateur pendant le travail. Aux douleurs s'ajoutent souvent des efforts volontaires, et les efforts de l'émotion, mais les actes expiratoires de cette période sont vraiment de nature réflexe ; ils se produisent même pendant l'insensibilité des convulsions puerpérales, alors que la volonté et l'émotion ont disparu. S'ils n'étaient pas de nature réflexe, l'épuisement qui suit un travail difficile serait plus profond qu'on ne le voit. C'est le propre de l'action réflexe de ne pas produire de fatigue (cette proposition demande à être modifiée). C'est ce qui fait que nous voyons des femmes faibles faire de puissants efforts, et être rafraîchies dans l'intervalle des douleurs, et calmes après plusieurs heures d'un travail pénible. »

Tyler-Smith décrit ainsi *les phénomènes moteurs de la contraction dans la période d'expulsion :* « A l'arrivée de chaque douleur, la parturiente commence par faire une profonde inspiration. Puis il se fait une expiration lente et forte par secousses, et lorsque l'air a diminué dans le thorax, elle est remplacée par des inspirations hâtives. Chaque douleur, au point de vue de la respiration, consiste dans des inspirations profondes et rapides, suivies d'efforts expiratoires laborieux et prolongés, la glotte étant partiellement ou totalement close. Quand la douleur a atteint son paroxysme, la glotte et le cardia sont entièrement fermés, la glotte s'ouvre un peu par instants ; les muscles abdominaux et les muscles extraordinaires de l'expiration se contractent avec force. Le diaphragme reste inerte, comme dans le vomissement, avec lequel, sauf que le cardia est fermé au lieu d'être ouvert, on peut comparer les efforts des muscles expirateurs dans le travail.

« Outre ces mouvements involontaires et réflexes, la malade aide à l'immobilité du thorax en tenant avec ses mains un objet fixe, ou en prenant un point d'appui ferme pour ses pieds. En outre, elle aide aux mouvements expiratoires par l'effort de sa volonté, et grâce à cette émotion causée par le travail, qui lui fait braver toutes les douleurs pour mettre au monde son enfant. A la fin, lorsque la douleur devient intolérable, la plainte étouffée devient un cri qui ouvre la glotte, et la douleur et la contraction diminuent. Ce cri est une action motrice, excitée par l'émotion de la douleur; il délivre aussitôt l'utérus de toute pression extra-utérine. On peut donc comparer la glotte à une soupape de sûreté... Grâce à la volonté, cette soupape est sous notre contrôle, et nous pouvons à notre gré la faire ouvrir ou fermer, suivant la nécessité. »

Cette ouverture de la glotte amenée par l'émotion de la douleur est une preuve de l'utilité physiologique de cette douleur.

L'*acte final de l'expulsion*, pour emprunter encore un passage à Tyler-Smith, « est le plus court, mais il est le plus important et le plus décisif. Les mouvements de la période expulsive continuent sans relâche; l'utérus se contracte de toute sa force, et les muscles expirateurs agissent avec une grande énergie. Les intervalles des douleurs diminuent de plus en plus, à mesure que le terme s'approche; on observe souvent un véritable orage de contractions, séparées par des rémissions tellement courtes, qu'on ne peut dire quand finit une douleur et quand commence la suivante. Lorsque la tête traverse la vulve, il se produit une nouvelle série d'actions. Le périnée, distendu à l'extrême, est alors retiré sur la tête par les releveurs de l'anus ; les sphincters de l'anus et de la vessie s'ouvrent subitement, le vagin se contracte sur la tête qui s'avance, et la tête glisse rapidement au dehors. La dilatation des deux sphincters entre lesquels est placé le vagin compense admirablement l'absence d'un sphincter parfait à l'entrée du canal génital. L'effet de leur dilatation soudaine est de détendre tout à coup les parties intéressées, tout juste au moment où le danger de la déchirure est le plus grand. Cette dilatation est due en partie à la sensation et à l'émotion causée par une vive douleur, et en partie à la dilatation réflexe particulière aux sphincters. Cela explique l'issue des fèces qui se produit souvent à ce moment, et qu'on a regardée seulement comme un fâcheux contre-temps. » Le relâchement du sphincter en est sans doute un facteur, mais la cause la plus active est, croyons-nous, la pression exercée sur le rectum par la tête, qui exprime le contenu de ce canal. « Au moment où les orifices du rectum et de la vessie s'ouvrent, la glotte s'ouvre aussi en général. Il en résulte que la pression expiratrice cesse tout à coup. Sans cette action combinée de la glotte et des sphincters, utile à la protection de l'entrée du vagin, les déchirures recto-vaginales seraient beaucoup plus fréquentes. »

3. *Indications fournies par la poche des eaux.* — La poche des eaux est la partie du sac amniotique qui se présente à l'orifice externe, ou fait saillie dans son ouverture. Elle paraît dans la période de dilatation, et à mesure que le col s'ouvre. Elle est un des facteurs de la dilatation du col et du segment inférieur de l'utérus. Lorsque la tête se présente, et si tous les facteurs sont équilibrés, la poche reste intacte jusqu'à ce que la dilatation soit fort avancée. Avant de se rompre, elle subit une distension et un amincissement graduels.

Pendant la douleur, la poche se tend et fait saillie, de sorte que l'orifice qui l'entoure semble un anneau serré, placé à sa circonférence; pendant la diastole utérine, la capacité utérine augmentant, les eaux refluent dans sa cavité et la poche devient flasque, elle est appliquée sur la tête, il peut même être difficile de la sentir. Ce flux et ce reflux des eaux est une indication de la systole et de la diastole utérines. Tant que la poche demeure intacte, l'action de l'utérus se dépense sur le liquide et n'exerce que peu ou pas de pression sur le fœtus (1). Le liquide incompressible cherche une issue, et il la trouve du côté de la moindre résistance, du côté de l'orifice qui est dilaté par sa pression. Le liquide amniotique remplit trois indications à la fois dans l'accouchement : il protège le fœtus, il entretient la circulation placentaire et il dilate le col. Lorsque le col est dilaté, la poche crève, le passage est préparé pour le fœtus. L'utérus, aidé alors par les muscles expirateurs, presse sur le fœtus et le pousse en avant.

Signification des différentes formes de la poche. — On peut présumer la présentation d'après les caractères de la poche. Si elle est large et plate, et que la couche d'eau soit mince, il est très probable que c'est la tête qui se présente. La probabilité augmente si pendant la diastole le doigt peut aisément déprimer les membranes sur un corps large, dur et arrondi. Parfois la poche présente ces caractères dans la présentation du siège, mais ils sont moins accusés. Si la poche s'avance lentement sous la forme d'un cylindre, et qu'on ne puisse sentir aucune partie fœtale au-dessus, il est bien présumable que la présentation est défavorable : pied, cordon ou épaule. On rencontre aussi cette forme quand, le col se dilatant lentement, la partie qui se présente ne peut s'engager

(1) Il serait plus exact de dire que la contraction s'exerçant sur le fœtus à travers un liquide est uniformément répartie sur tous les points de sa surface extérieure. Si le fœtus ne supportait pas de pression, il ne progresserait pas; or il avance réellement, même avant la rupture de la poche; cela se voit surtout lorsque les eaux tardent à percer, ou quand les membranes ne crèvent que dans le voisinage de la vulve. (*Traducteur.*)

dans le détroit supérieur, soit à cause d'une malprésentation, ou d'un volume exagéré de la tête, ou d'une malformation du bassin. Moreau a fait remarquer qu'elle peut se produire dans les cas d'obliquité utérine (1).

Tarnier décrit une poche *piriforme ;* les membranes forment une sorte de vessie dans le vagin, et présentent un étranglement au niveau de l'orifice. On l'observe souvent lorsque le fœtus est mort pendant la grossesse.

Dans le cas de jumeaux, il peut exister une *double poche;* mais le plus souvent il ne s'en présente qu'une à la fois.

Lorsque le placenta se présente, la partie accessible des membranes est épaisse et présente des saillies; on peut souvent faire avec le doigt une dépression dans le tissu spongieux du placenta.

Lorsque les membranes éclatent, le liquide qui s'écoule sert à lubrifier et à amollir le vagin. Mais le vagin n'attend pas sa lubrification de la rupture de la poche; les membranes sont perméables au liquide, sous une pression. Tarnier et Pinard ont démontré ce fait important, par trois séries d'expériences. Dans la première, ils étendirent un lambeau de membranes provenant d'un œuf récemment expulsé, sur l'une des extrémités d'un tube de verre qu'ils remplirent d'eau. Au bout de quelques heures, ils trouvèrent des gouttelettes d'eau à la surface externe de la membrane; un peu d'eau l'avait donc traversée. C'est un phénomène osmotique. Dans une seconde série d'expériences, ils employèrent du liquide amniotique; le résultat fut le même. Enfin ils soumirent le liquide à une pression; le liquide transsuda bientôt.

La perméabilité des deux membranes n'est pas la même : l'amnios est plus perméable que le chorion recouvert de la caduque. Les expérimentateurs ont trouvé qu'une certaine quantité du liquide se ramasse entre l'amnios et le chorion, et forme un vrai sac amnio-chorial. On observe un fait semblable en clinique. Lorsqu'on a déchiré l'amnios et laissé sortir un peu de liquide, on peut sentir le sac amniotique se distendre pendant les contractions; il faut le déchirer. Il est important de reconnaître ces *poches secondaires* ou *fausses poches ;* nous avons vu parfois des pertes d'eaux considérables précédant de plusieurs heures ou de plusieurs jours l'éclatement des membranes. Ces pertes peuvent être dues à la formation de poches intermembraneuses. Mais cette explication ne s'applique pas à tous les cas ; des pertes semblables, subites et abondantes, se produisent parfois au début de la grossesse et chez des femmes non enceintes; elles sont causées par une sécrétion exagérée du col.

La transsudation du liquide amniotique à travers les membranes est

(1) *Accouchements*, t. II, p. 57. (*Traducteur.*)

destinée à prévenir une tension excessive et à retarder jusqu'au moment opportun la rupture du sac amniotique, peut-être à éviter la rupture de l'utérus.

Rupture des membranes. — Les membranes éclatent en général toutes à la fois; quelquefois l'amnios crève le premier. Ribemont-Dessaignes (1) a fait d'intéressantes observations expérimentales et cliniques sur ce sujet. Parfois, la rupture ne se fait qu'à l'extérieur, la partie qui se présente étant couverte ou coiffée par les membranes; on dit alors que le fœtus est né *coiffé.* Cette coiffe passe pour avoir la vertu de préserver son possesseur de se noyer ; on voit des gens en payer fort cher.

Quelquefois aussi, *les membranes ne se rompent pas, et l'œuf est expulsé en entier;* le fœtus court alors le danger de mourir asphyxié ou noyé. Aussitôt que le placenta est détaché de l'utérus, le fœtus fait des efforts inspiratoires ; il ne peut vivre longtemps sans air. Il faut donc, dans ce cas, déchirer promptement les membranes pour sauver l'enfant ; et, quand nous le pouvons, lorsqu'elles paraissent à la vulve.

Dans un bon nombre de cas, *les membranes crèvent prématurément :* avant la dilatation du col, ce qui peut ralentir le travail ; mais il n'en est pas toujours ainsi. Si le travail se fait à terme et si c'est la tête qui se présente, la mère et le fœtus peuvent n'en pas souffrir ; mais dans les présentations de l'épaule, l'expulsion prématurée des eaux permet à l'utérus de comprimer l'enfant, et la version en est rendue beaucoup plus difficile.

Il ne s'écoule pas un temps déterminé entre l'éclatement des membranes et la naissance du fœtus, mais généralement l'action expulsive s'établit et devient efficace.

Mode d'issue des eaux. — Les eaux peuvent sortir lentement et sans bruit, ou brusquement et bruyamment. Le premier cas se produit dans la présentation de la tête. Lorsque les membranes crèvent, il ne s'écoule que peu d'eau : la tête, qui pèse sur l'anneau cervical, le bouche ; lorsque la diastole se produit, la tête, comme une soupape sphérique, recule un peu, et il s'échappe encore de l'eau. Mais il n'est pas rare qu'une grande quantité de liquide reste amassée dans la partie supérieure de l'utérus, d'où elle sort en torrent, après le fœtus.

Le liquide amniotique risque davantage de s'écouler promptement et entièrement, lorsque ce n'est pas la tête qui se présente.

L'évacuation graduelle des eaux doit être considérée comme destinée à régulariser le travail, et à maintenir ses différents facteurs dans les rapports normaux de force et de temps.

On peut tirer des indications utiles des *caractères du liquide amniotique;* aussi est-il bon de recueillir dans une petite tasse celui qui

(1) Tarnier et Chantreuil, t. I, p. 603, — et *Archives de Tocol.*, novembre 1879. (*Traducteur.*)

s'écoule au moment de la rupture de la poche. On en obtient ainsi un échantillon suffisant, et on évite de mouiller le lit. Son aspect habituel est celui d'un liquide clair ou légèrement trouble, de couleur citron, jaunâtre. Parfois il est troublé par du méconium vert foncé ; on regarde ordinairement cette coloration comme la preuve d'un effort inspiratoire fait par le fœtus qui rend prématurément du méconium ; il ne faut pas pour cela perdre l'espoir d'obtenir un enfant vivant ; mais on en doit conclure que la respiration aérienne est devenue nécessaire, et il faut hâter la délivrance, à moins de contre-indication sérieuse. Le liquide est fréquemment ainsi coloré par le méconium dans les présentations du siège.

On entend assez souvent parler de cas dans lesquels on dit que *les membranes ont éclaté des jours ou des semaines avant le travail.* On peut douter de l'exactitude de cette assertion. Cette rupture apparente des membranes n'est souvent que celle du chorion, qui laisse échapper les fausses eaux renfermées entre lui et l'amnios, ce dernier restant intact. D'autres cas sont des exemples d'une sécrétion rapide d'un liquide aqueux par la muqueuse du col et peut-être celle du vagin. L'émission involontaire de l'urine a quelquefois été prise pour la rupture de la poche. Dans ces cas, on a presque invariablement observé que les membranes crèvent au moment voulu, et laissent échapper la quantité normale de liquide, ou même davantage. On a supposé que les membranes rompues peuvent se cicatriser, et que le sac amniotique peut se reconstituer, ou qu'une quantité considérable de liquide peut transsuder à travers les membranes, grâce à la pression ; mais ce n'est point prouvé.

L'issue prématurée d'une grande quantité de liquide donne souvent une fausse alerte. Le médecin examine et détermine la signification de ces pertes ; si le palper ne lui donne aucune preuve que l'utérus agit, et si le toucher ne lui fait reconnaître aucune dilatation progressive de l'orifice, il est autorisé à conclure que le travail ne s'est pas déclaré, et il peut se retirer pour attendre un nouvel appel.

4. Marque, perte de mucus teinté de sang. — En rapport intime avec la formation de la poche, souvent même avant elle, on observe la perte muco-sanguinolente appelée *marque.* Nous avons déjà parlé de la substance crémeuse abondante qui couvre la portion vaginale du col et le fond du vagin pendant la grossesse. Ce n'est pas une sécrétion glandulaire, c'est le résultat d'une exfoliation rapide de l'épithélium pavimenteux sous l'influence d'une hyperémie active. En outre, les glandes hypertrophiées du col sécrètent un mucus visqueux qui s'amasse dans la cavité cervicale, et forme le *bouchon gélatineux.* Au début de la période de dilatation, il s'échappe des morceaux de ce bouchon, qui s'attachent aux doigts de l'examinateur, ou sortent spontanément, et tachent le linge. Il est en général jaunâtre ou couleur pruneau ; sa couleur varie avec la quantité de sang qui s'y est mêlée ; on y voit parfois du sang disposé en stries. On attribue la présence du sang à la séparation du chorion d'avec l'utérus, qui ne va pas sans la rupture de quelques vaisseaux.

Tarnier relie cette perte muqueuse avec le liquide amniotique qui filtre à travers les membranes avant leur rupture. Il acquiert ainsi de nouvelles propriétés, il devient plus onctueux, plus filant, et lubrifie mieux les parties. « Ce fait est si vrai, dit Tarnier, que, si l'on trouve le vagin à peine humide, au moment où l'on pratique le toucher, on peut presque affirmer que la dilatation est peu avancée ; au contraire, si le vagin est très lubrifié, et qu'on puisse y introduire facilement le doigt sans l'aide d'un corps gras, il est fort probable que l'orifice est déjà très dilaté. »

5. *La dilatation du vagin, du périnée et de la vulve* a été décrite dans ses phénomènes moteurs. Il nous reste à étudier quelques traits du dernier stage de la dilatation du col et du périnée, dans leurs rapports avec le mécanisme du travail, qui ont été imparfaitement appréciés avant la publication des idées de Robert Barnes (1). Vers la fin de ce stage, l'axe de l'utérus coïncide presque avec celui du bassin, son extrémité inférieure se dirige vers le milieu de la concavité sacrée. Il en résulte que le centre du col se trouve contre la concavité du sacrum et son bord postérieur, immédiatement au-dessous du promontoire, et même au-dessus, suivant le degré de dilatation, tandis que le bord antérieur du col se trouve près de la concavité du sacrum, la paroi antéro-inférieure de l'utérus coiffant la tête fœtale. Le doigt, introduit dans l'axe du détroit inférieur, n'entre pas dans l'orifice, mais tombe sur le segment antéro-inférieur de l'utérus rempli par la tête. Pour atteindre l'orifice, le doigt doit remonter fort en arrière, puis se recourber en avant sous le promontoire, où il trouve le bord antérieur de l'orifice (fig. 62, *uu*). Un coup d'œil jeté sur la figure fera voir que le segment antéro-inférieur de l'utérus forme dans le bassin un plan incliné, qui conduit nécessairement la tête dans la cavité sacrée, pour lui faire franchir le promontoire, et décrire la *courbe de Barnes*. Dans le bassin normal, cette courbe est peu accentuée, mais elle est toujours un facteur dans la direction imposée à la tête ; elle prend beaucoup plus d'importance lorsque le promontoire fait une saillie exagérée. R. Barnes a nommé valve utérine ou antérieure, première valve, cette partie du segment inférieur de l'utérus (fig. 62, *uv*). Elle est parfois entraînée jusque sur le plancher du bassin, de sorte qu'elle touche la seconde valve, ou valve périnéale, que nous allons décrire (fig. 62, *pv*). Lorsque la tête est entrée dans l'excavation, la valve utérine a joué son

(1) *Opérations obstétricales*, p. 50 de la traduction française.

rôle, elle doit se retirer ; elle le fait en général, et remonte derrière la symphyse. La tête n'a plus à traverser que la vulve. Elle rencontre alors un second plan, une seconde valve formée par le périnée ou plancher du bassin. Ce plan, considéré comme un prolongement de la courbe sacrée et coccygienne, détermine l'axe de la sortie du bassin, que doit suivre la tête. Les efforts expulsifs continuant à presser sur la colonne du fœtus, la tête s'étend et se dirige sous la symphyse, en suivant la courbe de Carus. Ainsi la valve utérine conduit la tête dans l'excavation; la valve périnéale la conduit hors du bassin dans l'axe de la sortie.

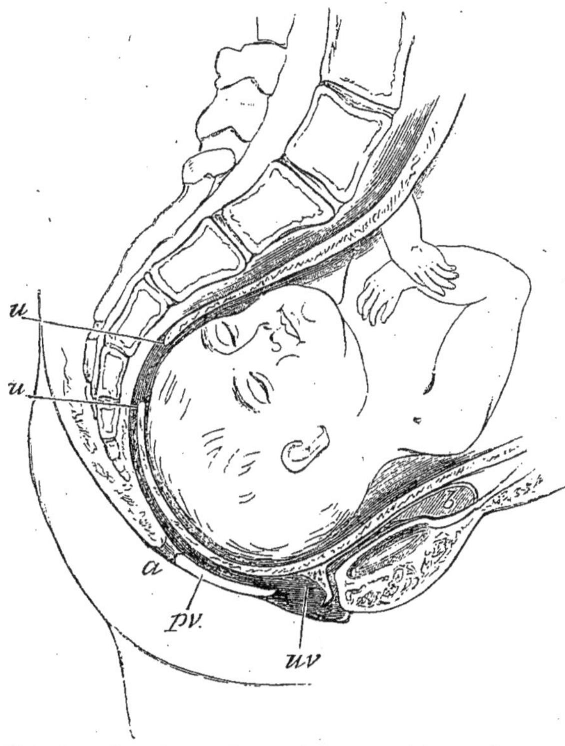

Fig. 62. — Les deux valves qui s'opposent successivement aux progrès de la tête.

uv, première valve, valve utérine ; *pv*, valve périnéale, seconde valve ; *uu*, orifice utérin ; *b*, vessie.

Lorsque la tête arrive sur le plancher, elle agrandit l'orifice de sortie, d'abord en repoussant le coccyx en arrière, puis en distendant les parties molles qui forment le prolongement du canal pelvien, et les transforme en un canal que parcourt la tête. Tous les tissus qui forment le plancher pelvien sont tiraillés, la cloison recto-vaginale est repoussée contre le rectum qui s'aplatit; l'anus, souvent entouré d'un bourrelet d'hémorrhoïdes, est largement ouvert, la muqueuse de la paroi antérieure du rectum est à découvert. Lorsque la tête fait bomber le périnée, l'anus est souvent si largement béant, et les tissus sont tellement amincis, que le doigt peut aisément entrer dans le rectum en le prenant pour le vagin. Parfois le rebord de l'anus éclate sous la traction; il en résulte des fissures douloureuses.

Lorsque l'action expulsive se suspend, la tête, qui a paru entre les lèvres vulvaires, se retire, et le périnée se relâche. Ce retrait de la tête est souvent attribué à l'élasticité des parties molles extérieures, qui repousserait l'enfant dans l'abdomen. Sa vraie cause se trouve dans le relâchement de l'utérus et des muscles abdominaux, l'action de la pression atmosphérique, et l'aspiration de l'abdomen. Après la sortie du fœtus, cette tendance au vide, ou aspiration, est manifeste. L'air peut être aspiré dans l'utérus, si la femme se met en pronation et si l'on tire le périnée en arrière. Ce fait est en faveur de l'adoption du décubitus dorsal, les épaules un peu élevées. Ainsi l'utérus permet au fœtus de rentrer en partie dans sa cavité la cavité abdominale reçoit; l'utérus, le bassin est d'autant dégagé. Lorsque l'utérus et les muscles abdominaux se contractent de nouveau, l'utérus et le fœtus sont de

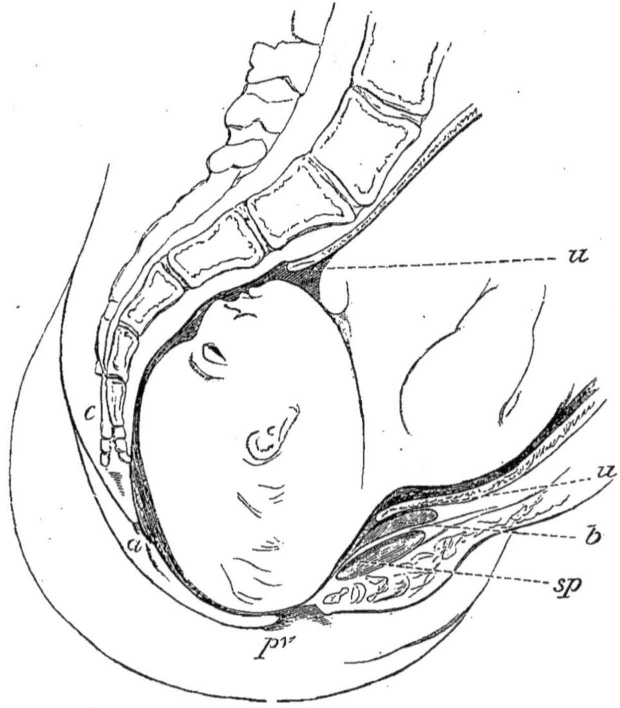

Fig. 63. — Valve périnéale ou inférieure.

a, anus; *b*, vessie; *c*, coccyx rétropulsé; *sp*, symphyse pubienne; *uu*, orifice; *pv*, valve périnéale.

nouveau poussés contre le périnée, tant qu'à la fin la tête sort; la valve périnéale se retire en arrière en glissant sur la face. Chez les primipares, le bord antérieur du périnée, la fourchette, est presque invariablement déchirée.

Les plans utérin et périnéal de Barnes sont identiques avec les segments pubien et sacré du plancher pelvien, décrits par Hart et Barbour (*V.* chap. I, p, 19).

Troisième période ou période placentaire du travail, nommée par Tyler-Smith : *stage supplémentaire*.

Pendant que les actions motrices que nous avons décrites expulsent le fœtus, l'utérus le suit dans sa descente, et l'action de cet organe, excitée par l'irritation considérable que produisent sur le vagin les progrès de l'enfant, suffit fréquemment pour détacher le placenta et le pousser jusqu'au haut du vagin. Lorsque le placenta n'est pas ainsi séparé par la dernière contraction, il reste tranquillement dans l'utérus, jusqu'à l'arrivée de la première tranchée. Pendant ce temps l'utérus se rétracte avec une assez grande force. Si le placenta a été chassé dans le vagin, sa présence y excite bientôt des douleurs expulsives et des contractions vaginales, semblables à celles qui ont agi sur le fœtus, mais beaucoup moins énergiques. Le vagin peut être considéré comme un canal musculo-élastique : il tend à se rétracter lorsqu'il est vide; mais son pouvoir contractile est sinon paralysé, du moins considérablement affaibli par l'énorme distension qu'il vient de subir; le corps sur lequel il doit se contracter est mou et plastique, il se moule aisément dans le sac que forme le vagin; il n'est pas assez solide pour être aisément poussé en avant, de sorte qu'il est ordinairement nécessaire d'aider un peu à sa sortie. On peut appliquer la force *à tergo* en comprimant l'utérus, comme nous le dirons bientôt, ou *à fronte*, en tirant sur le cordon et sur la masse placentaire.

L'enfant et le placenta étant expulsés, la contraction et la rétraction utérines sont encore nécessaires pour empêcher l'hémorrhagie. Nous décrirons en détail le processus hémostatique, à propos de l'hémorrhagie *post partum*. Il suffit de dire maintenant que, lorsque le placenta est détaché, la surface de l'utérus mise à nu devient un centre excitateur puissant; à mesure que le placenta glisse le long du vagin et à travers l'orifice vaginal, l'excitation nécessaire à la contraction et à la rétraction utérine est assurée. Le canal vagino-utérin a cela de particulier qu'à la fin du travail toutes ses surfaces sont excito-motrices, et que les contractions répondent rapidement à leur provocation. Dans un accouchement difficile, l'irritation de l'orifice et du vagin augmente souvent un peu les douleurs; l'introduction de la main excite une contraction énergique. Les excitateurs extra-utérins agissent aussi d'une façon remarquable : une légère irritation des seins amène des contractions utérines perceptibles; la déglutition d'un liquide quelconque agit de même; le fait de penser à l'enfant produit souvent une tranchée. Sous l'influence de ces excitations réflexes, la rétraction se soutient, amenant l'involution et le retour de l'utérus à l'état d'organe non moteur.

La durée du travail varie chez les différents sujets et chez la même femme. L'accouchement est, en moyenne, plus long chez les primipares, malgré l'énergie nerveuse et musculaire des jeunes primipares; la résistance des parties molles est absolument et relativement plus grande. Le muscle utérin n'est pas aussi bien développé que chez les pluripares;

sa puissance est moindre. A compter le début du travail depuis les premières douleurs, on peut établir qu'en général le travail dure de douze à quinze heures, et que la période de dilatation est à peu près égale à celle d'expulsion. On dit communément que chez les vieilles primipares, c'est-à-dire âgées de quarante ans ou davantage, l'accouchement est prolongé; c'est généralement vrai, mais les exceptions ne sont pas rares (1).

On observe des types *héréditaires* d'accouchements : on a noté la lenteur ou la rapidité du travail dans plusieurs générations successives.

Chez les pluripares, la durée moyenne de l'accouchement est sept ou huit heures, et la période de l'expulsion est souvent plus courte que celle de la dilatation. La force expulsive peut être égale à celle des primipares, ou même plus grande, tandis que la résistance est absolument ou relativement moindre. On peut s'attendre à un accouchement rapide chez les femmes jeunes accouchant pour la troisième, quatrième ou cinquième fois; lorsqu'elles arrivent à la neuvième ou à la dixième fois, et approchent de quarante ans, le travail peut être prolongé (2).

Influence de la situation sociale, de la race, du climat, sur la durée du travail. — On croit généralement que le travail est plus court dans les contrées chaudes que dans les pays froids; mais nous ne connaissons pas d'observations exactes sur ce point. Ce qu'on dit des femmes des races barbares, qu'elles accouchent sans douleur et sans danger, ne doit pas être accepté hâtivement, comme universellement vrai (3). Des auteurs dignes de foi nous assurent que les accouchements longs, difficiles, mortels même, ne sont pas inconnus chez elles. Il n'en est pas moins certain que les femmes élevées dans le luxe et la paresse accouchent plus lentement que celles qui vivent à la campagne et sont accoutumées à un labeur pénible.

Influence du travail sur les fonctions maternelles. — Les principales fonctions subissent certaines modifications, ordinairement passagères, sous l'influence des contractions utérines. Les troubles nerveux sont les plus constants et les plus variés. Il existe ordinairement au début une sensation d'angoisse, qui disparaît bientôt lorsque les douleurs se régularisent : Puis, à mesure que l'orifice se dilate, la femme s'agite. Souvent elle a un frisson : c'est un phénomène réflexe qu'on observe au commencement de la miction, même chez l'homme. Le vo-

(1) Voir Courtade, *Grossesse et accouch. chez les primipares âgées*. Thèse de Paris, 1884. (*Traducteur.*)

(2) Parmi les causes de la durée du travail il faut tenir compte du volume du fœtus. Mathews Duncan est arrivé à conclure que les femmes de 25 à 29 ans ont les plus gros enfants (*Fecundity, Fertility, Sterility*, p. 52). (*Traducteur.*)

(1) *Labour among primitive peoples*. Engelmann, 1883. Voir aussi *Cours d'obstétrique comparée*, par Verrier (*Revue des mal. des femmes*, 1884 et 1885); et Felkin, *Lage und Stellung der Frau bei der Geburt*. Marbourg, 1885. (*Traducteur.*)

missement n'est pas rare à ce moment; il amène du soulagement. Les femmes ont un vieux dicton : « les accouchements nauséeux sont propices. » Chez quelques femmes il se produit un délire momentané, surtout au moment où les contractions expulsives sont le plus violentes; cependant la susceptibilité nerveuse va en général en diminuant à mesure qu'avance la période expulsive; l'énergie nerveuse se concentre sur le foyer de l'activité physiologique, où elle est utilement employée. Les femmes se plaignent assez souvent pendant le travail, de *crampes*, qu'elles rapportent à la face supéro-interne des cuisses ou à toute la longueur des membres inférieurs. Les premières sont dues à la compression du nerf obturateur; les secondes, à celle du plexus sciatique par la tête fœtale. Les femmes se plaignent fréquemment de crampes dans une cuisse, vers la fin de la grossesse. Robert Barnes, il y a plusieurs années, a noté le siège des douleurs dont se plaignaient les femmes qui se présentaient pour faire leurs couches, et a trouvé qu'il pouvait prédire la position de la tête d'après le côté douloureux : les crampes de la cuisse gauche annonçaient la première position occipito-antérieure, celle de la jambe droite, la seconde. Il en est de même pendant le travail.

La *circulation* est accélérée, le pouls est plus fort et plus rapide; la tension artérielle est augmentée.

La *calorification* est modifiée, la chaleur du corps est augmentée; le thermomètre placé sous l'aisselle, dans la bouche ou dans le vagin, indique une température supérieure à celle de la fin de la grossesse; dans l'utérus, il monte plus haut encore. Ce fait s'accorde avec la loi d'après laquelle une augmentation de l'action physiologique entraîne un apport sanguin plus considérable et une élévation de température. C'est une *hyperthermie locale*. Peter, Schröder (1), Winckel (2) et Hennig ont trouvé que la température de l'utérus pendant le travail est plus élevée que celle du vagin, et qu'elle s'élève encore pendant la contraction. Grüber a observé que la température monte peu pendant un accouchement normal, et beaucoup dans un accouchement anormal. Nous ne devons pas oublier que ces observations ont été prises dans des Maternités dont les conditions troublent les actions normales; mais, tout en tenant compte de cette source d'erreur, il faut accepter que le travail fait monter la température générale et que la chaleur de l'utérus augmente pendant la contraction.

Quelquefois la peau reste chaude et sèche, mais elle est souvent baignée de sueur. La face devient rouge, la langue pâle et un peu sèche. Ces phénomènes s'accentuent lorsque la période de la dilatation se prolonge.

(1) *Schwangerschaft, Geburt und Wochenbett*, 1867.
(2) *Klinische Beobachtungen zur Pathologie der Geburt*, 1869.

La *respiration* est aussi modifiée ; elle est plus rapide. Winckel (1) dit que l'accélération par minute dans le rapport est de 20,7 à 18,7. Les mouvements respiratoires sont plus fréquents pendant les intervalles des contractions. Pendant les douleurs, lorsque les muscles respiratoires sont appelés à l'aide, la glotte se ferme et les mouvements sont nécessairement suspendus.

Modifications subies par les fonctions fœtales pendant le travail. — Nous avons étudié les modifications présentées par la *circulation*, en parlant de l'effet des contractions.

Respiration. — Pendant la grossesse, le fœtus ne fait pas de mouvements respiratoires. La respiration et le processus nutritif qui l'accompagne se font par osmose, c'est-à-dire par des échanges gazeux et liquides entre le sang maternel et le sang fœtal, dans le placenta. Il en est de même pendant le travail. Mais, si la fonction placentaire est interrompue, le fœtus fait des efforts inspiratoires, qui peuvent lui faire rendre du méconium ; une petite quantité de liquide amniotique peut être attirée dans les voies respiratoires.

Parfois, lorsque les membranes ont crevé, si la face se présente, ou si l'accoucheur a introduit sa main dans l'utérus pour faire quelque manœuvre, l'air peut pénétrer jusqu'à l'enfant, qui l'inspire, et alors se produit un phénomène qui a été fort discuté :

Le vagissement intra-utérin. — En faisant une expiration, le fœtus, encore dans l'utérus ou dans le vagin, peut pousser un cri. On a douté de la possibilité de ce fait. Velpeau dit, avec un scepticisme malin : « Puisque des hommes instruits, dignes de foi, disent qu'ils l'ont entendu, je le crois ; mais, si je l'avais entendu moi-même, je ne le croirais pas. » C'est, à la vérité, un fait qui demande une observation attentive, intelligente et répétée, pour emporter la conviction. Il est certain qu'on peut entendre des bruits dus à toute autre cause, qu'un esprit prévenu et impressionnable interprétera mal. Un peu d'air pénétrant dans l'utérus ou le vagin a produit des bruits que nous avons vu les assistants attribuer à l'enfant, qui était mort.

Les raisons sur lesquelles nous appuyons notre croyance dans la réalité du vagissement intra-utérin, sont les suivantes :

1° On admet généralement que le fœtus *in utero* fait de réels efforts inspiratoires lorsque la circulation placentaire est interrompue.

2° L'air peut arriver dans le vagin et dans l'utérus, et pénétrer jusqu'à la face du fœtus.

3° Pendant la diastole utérine, il se produit une aspiration vers la cavité de l'utérus, et la matrice se relâche tellement que le thorax du fœtus peut se dilater.

(1) *Loc. cit.*

4° Nous l'avons vu nous-mêmes, et d'autres l'ont vu aussi, lorsque la face se présente, et se trouve encore à quelque distance de la vulve, l'air pénètre dans le vagin, atteint la face du fœtus et est inspiré. Dans ces circonstances, nous avons entendu le fœtus crier, et la dilatation de la poitrine montrait qu'il avait respiré. On a même pu maintenir la respiration, en tenant le doigt ou un tube dans la bouche de l'enfant.

Si l'air peut entrer ainsi dans la bouche de l'enfant lorsque la face est dans le vagin, il est rationnel d'en déduire qu'il le peut aussi, lorsqu'elle est encore dans l'utérus.

Enfin, nous avons le témoignage des auteurs, l'affirmation d'hommes qu'on ne peut accuser de crédulité ignorante, et trop nombreux pour qu'on puisse la rejeter par une simple négation sceptique. Parmi les auteurs, nous citerons Marc, Baudelocque le jeune, Depaul, Winckel, et nous-mêmes. Plusieurs des cas cités sont des cas de présentation des pieds ou de l'épaule, où l'on avait introduit la main pour faire la version ou l'extraction.

Conduite à tenir dans l'accouchement simple. — Il faut observer chez la femme en travail :

1. L'aspect et l'état général.
2. Le pouls, la respiration, la température.
3. Palper l'abdomen pour estimer son volume, sa fermeté, les mouvements, la position de l'utérus, les changements qu'il subit pendant les douleurs.
4. S'informer des douleurs, de leur siège, de l'ordre de leur retour, de leur durée, de leurs intervalles. Noter les pertes muqueuses, sanguines, aqueuses.
5. *Examen vaginal.* — Graisser les doigts avec de la vaseline phéniquée à 1/30.

La première chose à déterminer est l'existence de la grossesse, puis la réalité de l'accouchement. Noter le moment où l'orifice s'ouvre; c'est le début de la *première période du travail.* Ces points fixés, le doigt note l'état de lubrifaction et de dilatabilité de la vulve et du vagin, de l'orifice, sa position, le degré de son ouverture ; est-il dilatable, change-t-il pendant la douleur ?

La présentation. — Il faut, si possible, reconnaître la poche ; bombe-t-elle pendant les douleurs? est-elle épaisse, résistante, ou mince? est-elle entière ou a-t-elle crevé ? Recevez les eaux dans une tasse, examinez-les ; sont-elles limpides, troubles, pâles, colorées ? notez-en la quantité.

On peut ausculter le cœur fœtal au moyen du stéthoscope.

Jusqu'ici, nous n'avons guère qu'à observer la marche des choses et à soutenir le courage de la parturiente. Il faut veiller à l'évacuation de l'urine. On peut donner un peu de nourriture légère. Si la douleur est violente, on pourra administrer comme calmant quinze gouttes de laudanum. Si la parturiente ou son entourage demande le chloroforme, éviter de le donner pendant cette période. La présence continuelle de l'accoucheur pendant cette période n'est pas nécessaire; mais, lorsque la dilatation marche bien chez une pluripare, il est prudent de se tenir à portée.

Pendant la période prémonitoire, ou sinon, pendant la période de dilatation, il est utile de vider l'intestin par un lavement; la suite du travail en est facilitée; la parturiente et l'accoucheur s'en trouvent bien.

Le principal devoir du médecin est de faire en sorte que le travail ne soit gêné en rien, et qu'on n'intervienne en aucune façon. La parturiente ne doit point « s'aider » en poussant; les efforts n'avancent pas le travail, et ne font qu'épuiser ses forces.

Ne pas laisser administrer de l'ergot ou un ocytocique.

Prendre garde de ne pas rompre les membranes.

Noter le moment où les membranes se rompent; c'est alors que commence la *seconde période*.

On observe alors les progrès de la partie qui se présente, la rotation et les autres mouvements, la formation de la bosse sanguine sur la tête ou sur la partie qui se présente.

Noter l'influence qu'a le travail sur la parturiente, observer le pouls, la respiration, l'état de la peau, les frissons, l'injection de la face, ou sa pâleur, les vomissements et les selles, s'il s'en produit.

Noter comment la tête est coiffée par la valve utérine puis par la valve périnéale, observer l'état de la vulve et du périnée, la rotation et l'extension de la partie qui se présente.

Observer l'évolution du fœtus à sa sortie.

Noter l'état du fœtus lorsqu'il est né: son sexe, son développement, sa vie ou sa mort, tâter le cordon, palper le thorax pour y sentir les battements du cœur, observer l'aspect de la face; est-elle pâle ou cyanosée? les membres sont-ils relâchés, sont-ils fléchis sur le tronc? Noter le caractère de la respiration

Noter les *déformations plastiques*, la forme de la tête, s'assurer que les os du crâne sont entiers.

Dès le début de cette période, la parturiente, si elle est pluripare, doit dans la règle, ne pas quitter son lit; si elle est primipare et que les douleurs soient languissantes, elle peut se lever et marcher de temps en temps. Le mouvement a pour effet d'éveiller les contractions et de diminuer l'ennui de l'attente.

Quelquefois, lorsque la tête fait bomber le périnée, la femme éprouve un besoin impérieux d'aller à la selle, elle désire se mettre sur la chaise; il ne faut absolument pas le lui permettre; nous connaissons des cas où l'enfant a été précipité dans la chaise, le cordon rompu, et l'enfant en danger de se noyer dans les excréments. De plus la mère court le danger d'avoir une hémorrhagie et une inversion utérine.

Soins au périnée. — On a discuté pour savoir s'il faut soutenir le périnée, ou ne pas s'en occuper. Nous croyons que l'opinion générale est en faveur du soutien du périnée. La question se réduit donc à savoir *quand* et *comment* il faut le pratiquer (1).

Quand il faut soutenir le périnée. — Il est inutile de commencer avant que la tête distende la vulve. Toute pression sur le plancher pelvien avant ce moment est une peine perdue et détermine une contusion fâcheuse des parties intéressées. En outre, comme Tyler-Smith l'a dit, la compression du périnée peut exciter des contractions et troubler ainsi la marche normale du travail. Le moment opportun est celui où la tête glisse à travers la vulve, distend le périnée et l'amincit tellement qu'il menace de se rompre.

Comment on doit soutenir le périnée. — Durant la période d'expulsion, on applique de temps en temps un doigt sur la tête et on le ramène jusqu'au bord antérieur du plancher, pour s'assurer de ses progrès et du degré de tension du périnée. Lorsqu'on le sent fortement tendu, et que la distension augmente, il est utile de le soutenir, pour deux raisons : la paume de la main, étendue de façon à s'appuyer sur le coccyx et sur le plancher du bassin, allonge et renforce le périnée, retarde la sortie précipitée de la tête, et donne aux parties molles le temps de se dilater; de plus, en repoussant la tête vers l'arcade pubienne, on évite qu'elle presse trop fortement sur le bord du périnée; enfin, en repoussant en avant la peau des parties postérieures et latérales, on augmente un peu la surface du plancher. On ne soutient le périnée que pendant les douleurs; on l'abandonne dans leur intervalle pour laisser la circulation se rétablir. Une large onction avec de la vaseline ou de l'huile, et des fomentations facilitent la dilatation.

La rupture du périnée peut se faire de deux manières : d'abord, communément, par une déchirure du bord libre, qui s'étend en arrière sur la ligne médiane jusqu'à la marge de l'anus, et même à travers le sphincter, ou bien la fente peut se diriger latéralement; secondement, le périnée, qui bombe en son milieu, peut éclater, et la fente peut intéresser la fourchette d'un côté et le sphincter anal de l'autre; ou bien encore le fœtus peut passer au travers du plancher, laissant le bord du périnée intact, comme le fait un clown dans un cirque, en sautant à travers un cercle de papier.

Il est visible que la paume de la main, en supportant bien le plancher pelvien, s'oppose à cet accident; en allongeant le périnée en avant, et en dirigeant la tête vers l'arcade pubienne, elle diminue le risque d'une déchirure du bord.

(1) Temple (*Brit. med. Journ.*, 1886, t. I, p. 191) croit que le mieux est de faire sortir la tête en flexion forcée ; pour cela il applique le forceps, et amène le manche de l'instrument en bas (*Traducteur.*)

Lorsque l'occiput évolue sous l'arcade pubienne, la main de l'accoucheur qui la soutient et la pousse en avant, aide beaucoup à son mouvement d'extension. Si la force expulsive manque à ce moment, une pression sur le fond de l'utérus, qui se propagera le long de la colonne du fœtus, aidera à l'extension.

Jusqu'à ce que la période d'expulsion soit avancée, le décubitus de la parturiente n'a pas une grande importance; elle peut chercher à se soulager en changeant de position. Mais, lorsque la tête s'engage dans la vulve, stage du couronnement final, la posture qu'elle affecte peut augmenter ou diminuer le danger que court le périnée. Qu'elle soit couchée sur le dos, comme en France, ou sur le côté gauche, comme en Angleterre, les cuisses doivent être fléchies sur l'abdomen, et tenues séparées pendant l'évolution de la tête. La parturiente prend d'instinct cette position, qui diminue la tension périnéale, et place l'axe pelvien favorablement pour le passage de la tête.

Le périnée peut se déchirer, si le passage des épaules est trop brusque; il faut donc le soutenir pendant ce stage.

Playfair, non sans raison, s'élève contre le terme « soutien du périnée, » et contre cette manœuvre; il propose de lui substituer « relâchement du périnée. » C'est la manœuvre que nous avons décrite : pousser la peau du périnée et des grandes lèvres en avant et vers la ligne médiane. Le périnée gagne ainsi en surface et perd de sa rigidité. Goodell place un doigt dans le rectum et repousse les tissus en avant, pour soulager la fourchette (1).

Cordon. — Aussitôt que la tête est sortie, il est utile de passer un doigt autour du cou, pour s'assurer s'il est entouré par des circulaires du cordon. Si l'on en trouve, on a deux manières de le dégager. Si la tête n'avance pas, et si les circulaires ne serrent pas le cou, on peut essayer doucement de faire passer le cordon par-dessus l'occiput et la tête. Si cette manœuvre n'est pas facile, il ne faut pas perdre de temps, car il y a deux dangers : d'abord l'étranglement du fœtus; puis le tiraillement exercé par le cordon sur le placenta et sur l'utérus, qui peut amener la rupture de la tige funiculaire à son extrémité placentaire, ou le détachement plus ou moins complet du placenta, ou, si celui-ci résiste, l'inversion utérine. En tout cas, la marche normale du travail sera gênée.

Le moyen le plus simple, le plus rapide et le plus sûr d'éviter ces accidents est de couper le cordon au point le plus accessible. Cela fait, on saisit les deux bouts et on les lie tous les deux, pour éviter que, s'il y a un second enfant et un seul placenta, celui qui reste dans l'utérus perde son sang par le bout placentaire. Mais ce cas est si peu problable qu'on

(1) Depaul prétendait que le soutien du périnée n'agit qu'en retardant la marche de la tête, et en la repoussant en avant. (*Traducteur.*)

peut presque n'en pas tenir compte. Un autre accident plus à craindre, l'hémorrhagie par le bout fœtal, met le fœtus en péril. Dans la plupart des cas, la tête étant sortie, et le corps ne tardant pas à suivre, l'air pénètre dans les poumons, la circulation prend le cours que lui donne la respiration aérienne, et le courant sanguin se détourne des vaisseaux ombilicaux.

Cependant, si nous ne pouvons pas lier les deux extrémités du cordon, — et il faut les lier toutes les deux, parce que nous ne pouvons reconnaître le bout fœtal — (1), il faut hâter la sortie du tronc, afin de pouvoir lier le cordon près de l'ombilic, comme on le fait d'habitude. On tire doucement avec les mains, et on fait *l'expression,* c'est-à-dire que l'on presse sur le fond et les côtés de l'utérus.

Il n'est pas nécessaire de lier le bout placentaire du cordon, à moins qu'on ne soupçonne l'existence d'un second fœtus; le peu de sang qui en sort ne vient pas de la mère, ce n'est que du sang fœtal qui a circulé dans le placenta.

Troisième période. — Le cordon est lié.

Sentir au-dessus du pubis l'état de l'utérus et sa contraction.

S'assurer de l'état de la vessie.

Suivre le cordon pour s'assurer si son insertion est accessible.

Observer l'état de l'accouchée, son pouls, sa respiration, la perte, l'hémorrhagie.

Palper l'utérus après la sortie du placenta. Y a-t-il un second enfant?

Le placenta est expulsé. Il faut l'examiner avec soin. Est-il entier, les membranes sont-elles complètes? Observer la distance de la déchirure des membranes au bord le plus proche du placenta. Comment le placenta a-t-il traversé la vulve? de champ, ou comme un parapluie retourné, les membranes couvrant la face maternelle? Présente-t-il des signes de maladie, de dégénérescence graisseuse, calcaire ou autre? Noter sa forme, le point d'insertion du cordon; le placenta est-il simple, diffus, présente-t-il des cotylédons aberrants?

Examiner la vulve et le périnée; sont-ils intacts ou déchirés? quelle est l'étendue de la rupture, y a-t-il des thrombus?

La parturiente entre dans l'état puerpéral. On place le bandage.

Conduite de la troisième période. — Hémorrhagie physiologique de l'accouchement. — La troisième période de l'accouchement est constituée principalement par l'expulsion du placenta. La conduite de l'accoucheur pendant cette période peut beaucoup pour prévenir les hémorrhagies et la septicémie; elle lui est dictée par l'observation de ses phénomènes. Voici ce qu'on observe :

1. Aussitôt après l'expulsion du fœtus, la tension vasculaire et ner-

(1) On le reconnaît à ce qu'il donne un jet de sang. (*Traducteur.*)

veuse diminue, il se produit une sorte de choc physiologique, en général sans dépression, mais plutôt une douce lassitude et une sensation de soulagement, comme après l'accomplissement d'une grande et fatigante fonction. La décharge rapide de la force nerveuse pendant la lutte orageuse de l'expulsion est suivie d'un calme de quelques minutes. Ce calme est nécessaire à la femme pour se remettre du choc, car elle a besoin de nouvelles forces pour l'expulsion du placenta et la contraction et la rétraction de l'utérus. Aussitôt après la contraction qui chasse l'enfant, l'afflux sanguin qui se faisait vers l'utérus pour nourrir le fœtus se détourne de l'appareil vasculaire pelvien. Le détachement du placenta commence avec l'expulsion du fœtus; les plus fortes contractions sont en général insuffisantes pour détacher le placenta, tant que le fœtus est dans la matrice, excepté dans les présentations du siège. Le détachement est dû à la rapide diminution du rapport de surface qui existait entre l'aire placentaire et le placenta lui-même. La superficie d'un placenta moyen peut être estimée à 437 centimètres carrés; et la surface de l'utérus sur laquelle il est inséré — aire ou gîte placentaire — est naturellement égale. Lorsque l'utérus se contracte, cette aire est tout à coup réduite à 56 centimètres carrés, le placenta doit donc se détacher.

La contraction utérine produit un autre phénomène. La quantité de sang qui était nécessaire à la nutrition du fœtus, du placenta et de l'utérus, devient maintenant inutile; il faut s'en débarrasser. Voici comment cela se fait : la contraction chasse dans la cavité utérine le sang contenu dans les sinus; cette perte peut être appelée l'*hémorrhagie physiologique du travail* (1). Une autre partie du sang maternel, celle qui était contenue dans le tissu spongieux du placenta, est chassée avec le placenta; en même temps, les artères utérines étant fermées par la contraction, le sang qui arrive à l'utérus est rendu à la circulation générale. Il en résulte une légère augmentation de la tension artérielle.

Généralement le détachement du placenta est achevé, ou à peu près, par les dernières contractions qui chassent l'enfant. Mais cet organe est souvent retenu quelque temps dans la matrice; tant qu'il y demeure, l'utérus reste volumineux; l'aire placentaire n'est pas encore réduite à son minimum; la femme peut perdre encore un peu de sang. Bientôt, la force nerveuse accumulée pendant le stage de repos va être appelée à agir. La présence du placenta dans l'utérus éveille la fonction diastaltique endormie; de nouvelles contractions se produisent; le volume intérieur de l'utérus et l'aire placentaire diminuent rapidement, et le placenta est chassé dans le vagin, parfois même au dehors.

Le détachement et l'expulsion du placenta sont effectués par deux forces, la rétraction et la contraction de l'utérus. Quand le fœtus est

(1) Tausky, *Am. Journ. of obst.*, 1883, p. 737, prétend que la femme ne doit pas perdre *une goutte de sang* après l'expulsion du placenta. (*Traducteur.*)

chassé de l'utérus, cet organe revient sur lui-même, et tend à reprendre sa forme et son volume, en vertu de son élasticité ou de sa rétractilité propre — tonicité — ; à cette force s'ajoute la contraction active de sa tunique musculaire.

Le placenta se détache avant les membranes. On a beaucoup discuté dans ces derniers temps sur la manière dont le placenta est chassé de l'utérus. On voit souvent le placenta renversé, lorsqu'on l'extrait du vagin; il présente sa face fœtale au dehors, le sac membraneux est retourné, la face maternelle regarde à l'intérieur; c'est l'opposé de ce qui existe pendant la gestation. D'autre part, lorsqu'on n'a exercé aucune traction sur le cordon, et que le placenta a été expulsé par les seules forces de la nature, on observe *fréquemment* que la face maternelle est restée extérieure et que le sac membraneux recouvre la face fœtale et le cordon.

Les ouvrages récents contiennent des figures comparatives de ces deux aspects, les unes représentant « le parapluie *retourné* », admis par Schultze, qui adopte la description de Baudelocque; les autres, le placenta et les membranes dans leurs rapports normaux, d'après Mathews Duncan (1). Duncan soutient que l'inversion est due à l'intervention manuelle. Cela est exact dans quelques cas, mais non dans tous. Les observations les plus minutieuses nous permettent d'affirmer que, dans un accouchement laissé absolument à la nature, le retournement peut se produire; et que des tractions modérées, jointes à la compression de l'utérus, peuvent extraire un placenta de champ, les membranes recouvrant la face fœtale.

La description de Baudelocque est parfaitement exacte. « Tantôt, dit-il, cette désunion commence par le centre du placenta, et tantôt par un point de sa circonférence; ce qui produit des phénomènes différents. Dans le premier cas, le milieu du placenta étant poussé en avant, ectte masse se renverse sur elle-même, de sorte qu'elle forme par derrière une poche qui se remplit de sang, et qu'elle présente sa surface recouverte de membranes et de vaisseaux. Il se forme une poche à peu près semblable, et le placenta vient se présenter de même, quand il commence à se séparer de la matrice par l'endroit de son bord qui est le plus éloigné de l'orifice de celle-ci; mais les choses se passent différemment lorsqu'il se détache par en bas, surtout s'il est dans le voisinage de l'orifice. Le placenta, dans ce dernier cas, se roule sur lui-même en forme de cylindre, et dans le sens de la longueur de la matrice, de manière qu'il présente au toucher sa face anfractueuse, et que sa sortie est toujours précédée d'un peu de sang fluide. » On ne sauraitmieux décrire ce mécanisme.

Tarnier affirme que l'inversion de l'œuf est ordinairement spontanée, de sorte que la face amniotique du placenta regarde habituellement à

(1) *Mécanisme de l'accouchement*, trad. Budin, p. 265. (*Traducteur.*)

l'extérieur. « Le placenta, dit-il, se détache le premier, et, en descendant sur le col et dans le vagin, il entraîne les membranes qui se détachent à leur tour ; l'œuf se retourne comme un doigt de gant, et présente à l'extérieur sa face amniotique. » C'est donc le plus souvent la face fœtale qui se présente à l'orifice, même si l'on n'a pas fait de tractions; mais Tarnier admet que le placenta peut se présenter par son bord. Ribemont-Dessaignes et Pinard, qui ont fait de nombreuses observations *ad hoc*, affirment que le placenta se présente par sa face fœtale dans la grande majorité des cas. Nous concluons que les deux présentations peuvent être spontanées; nous dirons plus, la présentation par le bord, les membranes recouvrant la face amniotique, peut se faire alors même qu'on a exercé des tractions sur le cordon. Il faut cependant admettre que, lorsque l'insertion du cordon est centrale, les tractions favorisent le retournement. Tout dépend, croyons-nous, du point d'attachement du placenta : s'il est inséré sur le fond utérin, ou quelque part dans la région polaire supérieure, le cordon est généralement fixé à son centre, et le placenta se détache le plus souvent par son centre, comme Baudelocque l'a décrit (V. fig. 64). Si le placenta s'est fixé sur les côtés, et si une partie s'avance dans le segment inférieur, le bord inférieur se détachera généralement le premier; le placenta descendra de champ, se roulera dans sa longueur, et arrivera dans le vagin, les membranes recouvrant la face fœtale (1).

Cette explication n'est pas une pure spéculation, mais le résultat de nombreuses et minutieuses observations sur les phénomènes qui accompagnent les différentes insertions placentaires. Nous y reviendrons à propos du Placenta Prævia. Baudelocque a vu l'influence du lieu d'insertion du placenta sur sa présentation. Les figures 64 et 65 représentent le mécanisme ordinaire du détachement et de l'expulsion du placenta, lorsqu'il s'est fixé dans la région supérieure de l'utérus; les figures 66 et 67 montrent ce qui se passe lorsqu'il s'est inséré sur les côtés.

Lorsque le placenta est détaché, les contractions utérines *le chassent dans le vagin*. Si l'on n'intervient pas, ce temps dure de dix à vingt minutes.

Le stage suivant consiste dans l'*expulsion au dehors*, qui peut prendre une heure ou davantage. Le vagin, qui vient d'être distendu, est rempli par le placenta; celui-ci est hors de la portée de l'utérus, le vagin possède peu de force contractile, et, si les mêmes muscles volontaires qui agissent dans la défécation n'entraient pas en jeu, le placenta pourrait y demeurer un temps indéfini. William Hunter et ses élèves, poussant à l'extrême la confiance dans la suffisance de la nature à

(1) Ce mécanisme a d'autant plus de chances de se produire, dans ce cas, que l'utérus, en se rétractant, tend à reprendre sa forme aplatie d'avant en arrière, ce qui doit décoller d'abord les bords du placenta. (*Traducteur.*)

achever un acte physiologique, avaient l'habitude de tout lui laisser faire. Il en est résulté parfois des accidents désastreux d'hémorrhagie et de septicémie, qui ont fait abandonner cette pratique négative.

Il y a quatre méthodes principales de diriger l'expulsion du placenta. La première est celle du laisser-faire, dont nous venons de parler et qui est abandonnée; parfois il n'y a rien à faire. La *seconde* est l'extraction manuelle du placenta hors de l'utérus et du vagin. La *troisième* est l'expression au moyen de la main placée sur l'utérus. On l'appelle « expression placentaire. » La quatrième est l'extraction au moyen

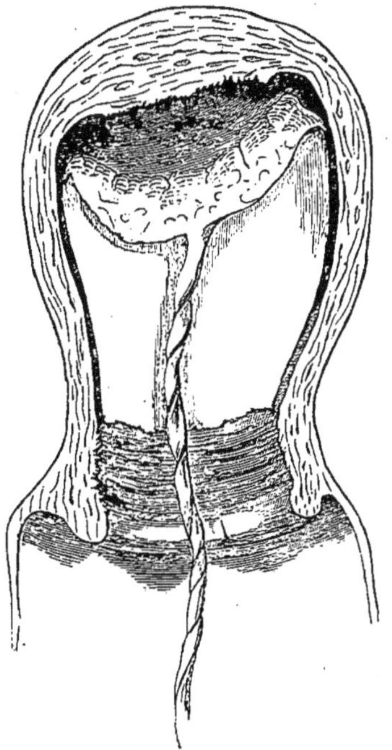

Fig. 64. — Premier temps du détachement du placenta inséré sur le fond; inversion placentaire au début (R. Barnes).

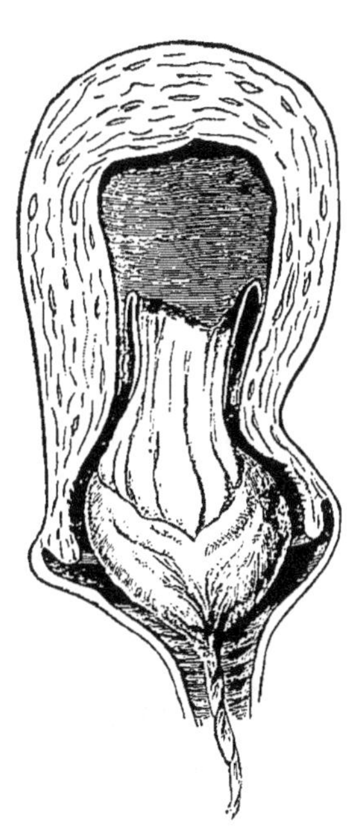

Fig. 65. — Deuxième temps du détachement du placenta inséré sur le fond; inversion complète, les membranes sont retournées sur la face maternelle (R. Barnes).

de la main introduite dans l'utérus. Elles forment une échelle ascendante, l'une après l'autre devenant nécessaire, au fur et à mesure des nécessités du cas.

Si nous sommes certains que le placenta est détaché, *la seconde méthode*, qui consiste à l'extraire par une douce traction sur le cordon est la meilleure. *Comment savons-nous que le placenta est détaché?* On peut croire que le détachement s'est opéré si, après quelques minutes de repos, la femme ressent des douleurs ou des contractions utérines, si l'accoucheur sent l'utérus se durcir et diminuer de volume et former un globe dur qui ne dépasse guère l'ombilic. Quelquefois on peut sentir l'utérus diminuer subitement de volume, ce qui prouve qu'il a expulsé son contenu.

Il faut ensuite introduire jusqu'au placenta le doigt guidé par le cordon. Si le doigt n'arrive pas à l'insertion du cordon, on peut en inférer que le placenta n'est pas détaché ; mais, si l'on sent aisément le placenta, c'est qu'il est détaché, et qu'il est descendu dans l'orifice ou dans le vagin.

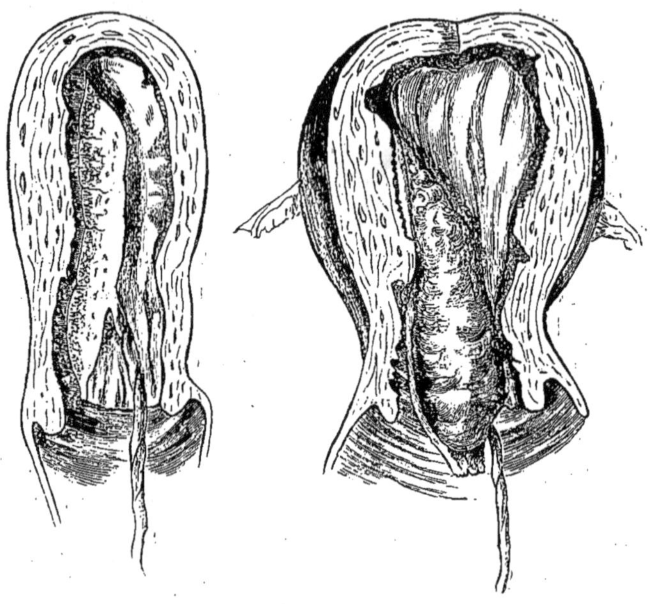

Fig. 66. — Premier temps du détachement du placenta inséré latéralement; présentation du bord (R. Barnes).

Fig. 67. — Deuxième temps du détachement du placenta inséré latéralement; roulement en long; présentation du bord; les membranes recouvrent la face fœtale (R. Barnes).

Puis vient la question de l'*extraction*. On se hâte en général trop d'intervenir, il faut attendre un peu pour permettre à l'utérus de reprendre de la force, et au placenta de se mouler sur le passage. Si l'on tire trop tôt, l'utérus irrité se contracte spasmodiquement, la marche naturelle de la contraction est troublée, l'aire placentaire est exposée à une sorte de paralysie, et le placenta, peut-être encore partiellement adhérent, est passif ou se rétracte peu; le segment utérin inférieur se contracte violemment. Le placenta, par suite, est « incarcéré », « enkysté », ou bien la *contraction en sablier se produit.* Alors, jusqu'à ce que l'utérus ait été calmé par le repos, par une dose d'opium, ou par une inspiration de chloroforme, — remède qu'il faut éviter à ce moment — le placenta ne sortira pas, à moins qu'on n'introduise de force la main dans l'utérus, ce qu'il faut éviter autant que possible; ou bien, si l'on extrait le placenta pendant que l'utérus est inerte, on risque fort de produire l'inversion.

Il faut donc agir avec douceur, et attendre un peu avant d'essayer d'extraire le placenta (1).

Une autre règle d'une grande importance est de *ne pas donner de l'ergot pendant cette période* (2). L'ergot, administré à ce moment, aura probablement l'effet contraire à celui qu'on désire; il excitera probablement des contractions spasmodiques ou tétanoïdes, qui enfermeront e placenta dans l'utérus, et rendront inutiles, dangereuses même, toutes les tentatives d'extraction.

Extraction du placenta.

1. Pendant l'expulsion de l'enfant, la garde-malade ou un assistant a dû presser constamment sur le fond utérin, et suivre le fœtus dans sa descente.

2. Il faut continuer à presser doucement sur l'utérus après la sortie de l'enfant. Si l'on masse ou frictionne l'utérus, il faut le faire avec une grande douceur; cette manœuvre peut causer une contraction spasmodique; nous avons pu dans quelques cas lui attribuer l'origine d'une métrite.

3. Après un repos de trois ou quatre minutes, on saisit le cordon avec une main, et on le suit avec un doigt de l'autre main. On peut placer deux doigts en crochet près de la racine du cordon et presser fermement, en bas, dans la direction de la vulve, en suivant la courbure du sacrum; on tire ainsi dans l'axe. On exerce en même temps une douce traction sur le cordon, et la masse placentaire glisse en bas. Par la combinaison de cette traction sur le cordon, de la pression sur le placenta et d'une pression soutenue sur le fond de l'utérus, exercée par un assistant, la force est également répartie, et on évite d'en employer trop d'aucun côté; le placenta, s'il est détaché, est extrait sûrement sans danger. Les gardes-malades engagent souvent les accouchées à tousser ou à pousser, cela peut réussir. Harvey faisait parfois expulser le placenta au moyen d'un sternutatoire. Si l'on tire trop fort sur le cordon, on risque de le rompre, et il se casse le plus souvent près de son insertion placentaire, qui est son point faible. Dans ce cas, l'accoucheur a perdu son fil conducteur, et il faut qu'il introduise la main dans le vagin, ou même dans l'utérus, pour saisir le placenta, à moins qu'il ne puisse l'exprimer comme nous allons le dire.

4. Aussitôt que le placenta a traversé la vulve, saisissez-le avec les deux mains, et faites-lui faire deux ou trois tours sur lui-même, afin de tordre les membranes en corde, ce qui leur donne plus de résis-

(1) V. l'excellente leçon clinique du professeur Pajot (*Gaz. des hôp.*, 1886, p. 132 et 161). Pajot *tend* le cordon et *attend*. (*Traducteur.*)

(2) V. les articles de Stapfer (*Un. méd.*, 1886, t. I, p. 97 et 109). (*Traducteur.*)

tance et diminue le risque d'en laisser des lambeaux. La figure 65 montre comment la masse placentaire sortant du vagin facilite cette rotation et rend aisée la torsion des membranes.

5. Le placenta sorti, on continue à presser sur le fond de l'utérus, et on reçoit dans des serviettes, ou mieux dans une tasse profonde, les caillots et le liquide amniotique. On évite ainsi de salir le lit, et on peut estimer aisément la quantité et les autres caractères de la perte.

6. Si l'on sent l'utérus toujours contracté, *dur comme une balle de cricket*, on peut appliquer un large bandage. Chez la primipare, le bandage seul peut suffire, mais chez une pluripare, dont les parois abdominales sont flasques et sans résistance, il peut être utile de placer aussi sur le fond de l'utérus un coussinet fixé par le bandage.

Lorsque le placenta est expulsé, l'utérus entre dans un état de contraction concentrique permanent : la paroi antérieure est appliquée contre la postérieure, le fond se rapproche du corps ; le segment inférieur se rétractant aussi, l'organe entier tend à reprendre la forme qu'il avait avant la grossesse. Sa cavité redevient triangulaire, les deux angles supérieurs sont occupés par les orifices des trompes ; l'angle inférieur correspond au col. A l'état normal, la juxtaposition de la paroi antérieure sur la postérieure est si exacte que la cavité est oblitérée ; mais l'énorme dilatation qu'ont subie le segment inférieur et le col, la contusion violente de ce dernier, surtout au niveau de l'orifice externe, en paralysant leurs fibres musculaires, le laissent flasque, et il reste béant un certain temps; l'aire placentaire demeure parfois paralysée quelque temps.

Quatrième méthode, introduction de la main dans l'utérus.

Si le placenta n'est pas facilement expulsé ou extrait par les moyens que nous venons d'indiquer, nous devons chercher la cause du retard.

1. Le placenta peut être entièrement détaché et n'être que retenu dans l'utérus : *rétention simple;* elle peut être due à un défaut de contraction. Comme nous l'avons dit, l'utérus, après le suprême effort qu'il a fait pour expulser le fœtus, reste quelques minutes épuisé ; il lui faut du repos pour recouvrer les forces nécessaires à l'expulsion du placenta. Si la marche du travail a été troublée, ou si l'on a fait des tentatives prématurées pour extraire le placenta, l'utérus se contracte irrégulièrement; sa polarité pourra être renversée, le segment inférieur se contractera trop fortement, le placenta sera enfermé dans la cavité.

L'hémorrhagie est fréquente dans ces conditions.

2. Le placenta peut ne pas être détaché, et rester fixé à l'utérus, partiellement ou totalement ; nous avons alors une *rétention avec adhérence*. L'adhérence peut être *naturelle* ou *morbide*. Lorsque l'adhérence est partielle, l'hémorrhagie ne peut guère manquer.

Nous ne devons pas nous hâter de croire que le placenta est adhérent. L'adhérence est la bête noire des étudiants et des jeunes praticiens; en fait, elle est très rare. C'est une bonne règle que d'agir tout d'abord comme si l'adhérence n'existait pas ou n'était que partielle, et facile à vaincre par les moyens ordinaires, et de réserver la mesure sérieuse de l'extraction manuelle pour les cas où les méthodes ordinaires échouent.

Supposant que la méthode décrite sous le n° 3 ne réussit pas, nous pouvons avoir recours à l'*expression*.

Quoiqu'elle ait été pratiquée depuis longtemps à Dublin et décrite avec précision par Mc Clintock et Hardy, en 1848, et à Londres, par nous-même, suivant des procédés un peu différents, le nom de Crédé a, dans ces dernières années, été associé avec cette manœuvre (1). Pour bien exprimer le délivre, on place l'accouchée sur son dos, près du bord droit du lit. On domine ainsi l'utérus, on peut se servir des deux mains, qui se relayent, et éviter la fatigue. On saisit l'utérus avec les mains placées de chaque côté de l'utérus, les pouces appuyés sur le fond. Agissant alors pendant la contraction si l'utérus se contracte, ou sans elle s'il est inerte, on exerce une compression concentrique avec les deux mains. L'utérus s'incline d'un côté, de sorte que sa paroi antérieure est appliquée sur la postérieure, condition normale de l'utérus vide. De cette manière, on excite une contraction normale, la polarité est rétablie, le fond se contracte plus fortement que le col ; la cavité est réduite dans tous ses diamètres ; le placenta est chassé dans le vagin, il peut même, si la pression est continuée, être expulsé au dehors. On sent à l'extérieur la diminution du volume de l'utérus ; lorsque le délivre sort de l'utérus, le volume de cet organe diminue soudain ; on sent aussi la sortie du placenta hors du vagin. La femme elle-même la perçoit très nettement. Cette manœuvre est assez douloureuse; il ne faut pas pour cela anesthésier l'accouchée. Les anesthésiques gênent certainement la contraction normale, et causent une hémorrhagie. L'accouchée doit avoir un peu de courage ; le soulagement qu'elle éprouvera la récompensera de sa souffrance.

L'expression faite au moment opportun aide à la contraction naturelle, et lui vient en aide. Faite comme on la fait quelquefois en pressant trop fortement sur le fond, et en le poussant dans la direction du petit bassin, elle a produit l'inversion utérine (Voyez un cas de Schnorr) (2). Johnson et Sinclair en rapportent aussi un cas (3). Un cas d'inversion, reçu à Saint-George's Hospital, en 1881, dans les salles de Robert Barnes, reconnaissait cette cause. En pressant trop fortement

(1) La question de l'extraction placentaire, au point de vue historique et clinique, est discutée en détail dans la thèse de concours de Ribemont-Dessaignes. Paris, 1883. — L'expression placentaire est indiquée dans les *Hermaphrodits*, de Jacques Duval, qui écrivait en 1610. Cet ouvrage a été réimprimé en 1880 ; je ne crois pas que Ribemont ait cité cet auteur. (*Traducteur.*)

(2) *Monatsschr. f. Geburtsk.*, 1867.

(3) *Practical Midwifery.*

l'utérus en bas on a produit la rétroversion. Ces accidents sérieux seront évités si l'on suit le manuel opératoire indiqué.

Un grand avantage de l'expression est qu'elle évite l'introduction de la main dans l'utérus. Dohrn a démontré qu'elle a de fâcheux résultats si on la pratique trop tôt après l'accouchement ; il faut attendre au moins quinze minutes.

Lorsque l'expression échoue, nous pouvons en conclure que le placenta est retenu : 1° par une *contraction irrégulière*, la *contraction en sablier* par exemple, et par une contraction prépondérante du segment utérin inférieur, ou 2° par une *adhérence*. Le terme contraction en sablier, quelquefois applicable à cette anomalie, donne souvent une idée fausse de l'état des choses. Il est rare de trouver un cas dans lequel une contraction circulaire divise l'utérus en deux cavités dont la supérieure renferme le placenta, et dont l'inférieure, relâchée, s'ouvre librement dans le vagin. Le plus souvent, le placenta est simplement « enkysté » dans une chambre formée près du fond par une contraction de toute la partie de l'utérus située au-dessous de l'aire placentaire. Cet accident est le produit de deux facteurs : 1° la paroi musculaire située sous l'aire du placenta est paralysée, au lieu d'être le siège d'une contraction active ; 2° la partie de l'utérus située plus bas, qui devrait être relativement inerte et relâchée, se contracte spasmodiquement. La polarité utérine est renversée. Cette anomalie est ordinairement causée par les tractions exercées sur le cordon, ou par une intervention qui trouble la marche normale du travail. Le cas se complique souvent d'hémorrhagie.

Pour triompher de cette difficulté, il est bon de commencer par calmer l'action nerveuse désordonnée par des sédatifs. On peut donner 20 ou 30 gouttes de laudanum, avec 20 gouttes de teinture de digitale, dans de l'eau camphrée (1). Si l'accouchée est extrêmement faible, il vaut mieux lui faire une injection hypodermique de soixante gouttes d'éther pur, ou lui faire respirer quelques gouttes de nitrite d'amyle. Puis on la place sur le bord de son lit, couchée sur le côté gauche. L'accoucheur, saisissant le fond de l'utérus dans sa main droite placée au-dessus du pubis, introduit sa main gauche dans le vagin, et, lui donnant la forme d'un cône, la fait passer dans l'orifice. Arrivé au point resserré, il pousse d'une façon continue en exerçant une compression avec la main droite jusqu'à ce qu'il ait fait céder la résistance. Il ne faut pas mettre de violence dans cette manœuvre, mais presser constamment comme on le fait pour fatiguer un spasme musculaire. Le point rétréci une fois franchi, on écarte les doigts pour saisir le

(1) La teinture de digitale anglaise, faite avec les feuilles, est au septième. Le laudanum n'est pas formulé dans la *British Pharmacopœa* de 1885. On y trouve la *teinture d'opium*, qui renferme à peu près un dixième de son poids d'opium, le *vin d'opium*, fait avec l'extrait, est au dix-huitième environ (*Traducteur*.)

délivre. Cherchez à prendre un bord, afin de glisser les doigts entre le placenta et l'utérus pour le détacher s'il est adhérent. Lorsqu'on tient le placenta, on l'enlève en combinant une traction en bas avec la compression extérieure. La compression extérieure doit être la force prépondérante (fig. 68).

Une fois qu'on s'est assuré que l'utérus est vide, il faut continuer à presser sur le fond, jusqu'au moment de placer le bandage.

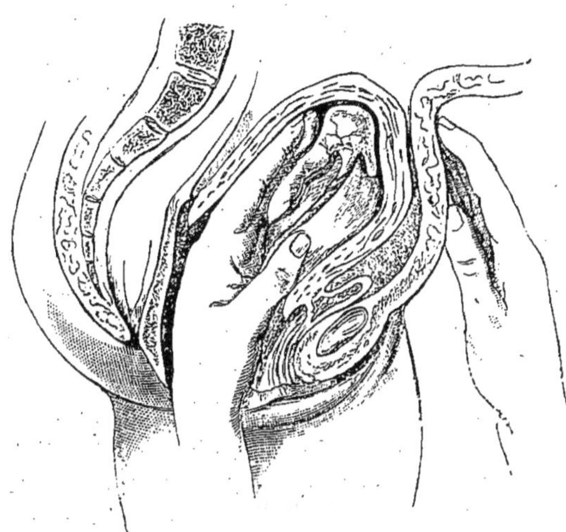

Fig. 68. — Extraction manuelle du placenta (R. Barnes).

Main gauche dans l'utérus, détachant le placenta. Main droite au dehors poussant le fond à la rencontre de la main gauche.

Si la rétention de l'arrière-faix est due à une adhérence, il faut faire comme il vient d'être dit. Dans la plupart des cas, l'adhérence n'est pas due à l'existence d'un tissu morbide et la séparation du placenta se fait aisément et complètement, en faisant pénétrer les doigts entre l'utérus et le délivre. Dans quelques cas cependant, l'adhérence est si intime qu'il est difficile de sentir où finit le placenta et où commence l'utérus; il est malaisé de ne pas faire trop de zèle. La règle de prudence, indiquée depuis longtemps par Ramsbotham, est de détacher tout ce qu'on peut sans violence, et de déchirer toutes les parties qui font saillie, afin de détruire leurs connexions vasculaires avec l'utérus. Ce faisant, on écarte la cause de l'hémorrhagie, et on évite de blesser la matrice. Il est bon de laver ensuite l'utérus avec de l'eau chaude phéniquée au cinquantième.

Nous devons nous attendre à voir de temps en temps sortir des morceaux du placenta, et à recevoir les reproches de l'entourage de l'accouchée et des commères toujours prêtes à blâmer le médecin qui « a laissé un morceau du délivre. » Supportons-les avec tranquillité, satisfaits d'avoir fait pour le mieux, et de n'avoir ni déchiré l'utérus ni causé une métrite, et prenons toutes les précautions pour que cette manœuvre incomplète n'ait aucune conséquence fâcheuse.

Le traitement consécutif est fort important. Il faut : 1° laver l'utérus avec de l'eau phéniquée ; 2° donner de la quinine et de l'ergot pour maintenir l'utérus en contraction ; 3° si l'hémorrhagie reparaît, injecter de l'eau très chaude, puis une solution iodée, et si cela ne suffit pas, du perchlorure de fer. Si l'hémorrhagie revient au bout de deux ou trois jours, il faut endormir l'accouchée, et introduire les doigts dans l'utérus pour faire une nouvelle tentative d'extraction des morceaux adhérents ; ils seront peut-être moins tenaces. Nous avons quelquefois réussi avec le fil de l'écraseur, en traitant les masses adhérentes comme des polypes. On leur a, non sans raison, donné le nom de polypes placentaires. Le fil métallique est sans danger, il ne peut pas pénétrer dans le tissu de l'utérus, il ne fait que raser les parties saillantes.

Le placenta sorti, l'accouchée entre dans la *période post-placentaire.*

Nous avons à considérer comment nous devons traiter l'accouchée pour la mettre à son aise et écarter les dangers. Et d'abord, *le bandage*. Pour bien placer le bandage, il faut faire coucher la femme sur le dos, les jambes étendues. Dans cette position le médecin commande l'utérus, et le bandage, appliqué sur les hanches, exerce une compression égale, et risque moins de remonter et de se relâcher.

Tyler-Smith dit (1) : « Des femmes sont mortes uniquement parce qu'on a omis de leur mettre un bandage. »

C'est une excellente pratique, de placer un bandage temporaire pendant la deuxième période du travail, et de le serrer à mesure que l'utérus et l'abdomen diminuent. Le bandage ne gêne point les manipulations, et il sert à soutenir les parois abdominales ; la pression qu'il exerce sur l'utérus maintient son axe et celui du fœtus dans la direction de celui du bassin ; elle provoque une ferme contraction de l'utérus, elle maintient la tension normale dans les vaisseaux abdominaux ; elle donne à la parturiente une sensation de confort et de force ; il facilite l'application du bandage permanent. En outre, il obvie à l'inconvénient du décubitus latéral que prennent les Anglaises ; il empêche l'utérus de s'écarter de l'entrée du bassin ; il est particulièrement utile chez les pluripares. Chez les primipares bien portantes, et chez quelques pluripares vigoureuses, la contraction utérine qui suit l'expulsion du délivre est ferme et persistante ; elles n'éprouvent que peu ou pas de douleurs, elles n'ont qu'une sensation de fatigue et de meurtrissure. Mais, lorsque la femme a la fibre molle, lorsque le système nerveux est très mobile, l'utérus, après s'être contracté, peut se relâcher ; la contraction va et vient, sans rhythme régulier, d'une manière désordonnée. Ces contractions sont douloureuses, on les nomme **tranchées**. Cette douleur s'explique par le fait que le relâchement de l'utérus favorise *dans sa cavité une extravasation de sang* qui, se prenant en caillots, excite une action réflexe ; la contraction spasmodique, ne chassant pas aisément les caillots, devient douloureuse, tout comme cela arrive dans la dysménorrhée par rétention.

(1) *Manual of Obstetrics.*

Une autre cause des tranchées est la *distention de la vessie.* Ce réservoir s'est probablement vidé pendant l'accouchement, mais il n'est pas rare qu'il se paralyse momentanément ; il s'emplit, et devient le siège de contractions spasmodiques, qui peuvent se propager à l'utérus.

Une troisième cause, que souvent on ne soupçonne pas, est la *rétroversion* ou la *rétroflexion de l'utérus.* Lorsqu'il est gros et mou, le fond tombe aisément en arrière, ou est repoussé par quelque manœuvre, pendant ou après l'expulsion du placenta. E. Martin, de Berlin, a montré que la rétroversion *post partum* est favorisée par l'insertion du placenta sur la paroi utérine postérieure. Cette partie, rendue plus épaisse et plus lourde que le reste, tombe en arrière. De même, l'insertion du placenta en avant favorise l'antéversion et les tranchées. La malposition et la flexion de l'utérus gênent la circulation, amènent la congestion et l'hémorrhagie, et les caillots, retenus, causent les tranchées.

Avant de quitter l'accouchée, observez son faciès, tâtez son pouls, palpez l'abdomen, *regardez* la vulve pour vous assurer s'il suinte du sang. Si elle se plaint d'une disposition à s'évanouir, si elle est déprimée, si elle sent qu'elle perd, et si vous le constatez, si le ventre grossit, détachez le bandage, sondez, comprimez fortement l'utérus pour en expulser les caillots. C'est une hémorrhagie, dont le traitement sera étudié dans un autre chapitre.

Examinez le placenta, pour voir s'il est complet, et pour reconnaître ses anomalies.

Ligature du cordon. — Lorsque l'enfant est sorti, se pose la question de la ligature du cordon. On a prétendu qu'il est superflu de le lier, et on a cité l'exemple des animaux. Sans doute, lorsque l'enfant commence à respirer, le courant circulatoire prend immédiatement une nouvelle route, et se détourne des vaisseaux funiculaires. Sans doute aussi, lorsque le cordon est coupé, les artères ombilicales se rétractent dans le cordon, et leur calibre diminue assez pour qu'il ne se produise en général pas de perte. Ribemont-Dessaignes a décrit avec soin cette disposition anatomique ; P. Dubois, Depaul et d'autres ont fait de nombreuses observations pour s'assurer de la nécessité de la ligature du cordon; ils ont trouvé que bien souvent le cordon coupé ne donne pas de sang.

Tarnier fait remarquer que, dans toutes ces expériences, la respiration était bien établie *avant* qu'on fît la section du cordon ; et nous pouvons ajouter que, dans les cas où nous avons coupé le cordon avant de le lier et avant que l'enfant eût respiré, nous avons vu le sang couler; dans quelques cas où la ligature n'était pas assez serrée, l'enfant a perdu du sang, quelques heures après avoir commencé à respirer.

La comparaison avec les animaux peut nous induire en erreur. Ils déchirent le cordon avec leurs dents ou l'écrasent sous leurs pieds, pour le diviser; cet écrasement produit un effet analogue à la torsion des artères. Pour les imiter on a recommandé de se servir de ciseaux émoussés. Cette idée a bien sa valeur, mais la ligature est plus sûre. Il ne serait pas agréable à l'accoucheur, ni favorable à sa réputation, d'être rappelé auprès de l'enfant, pour le voir mourir d'hémorrhagie funiculaire.

Malgré toute la valeur des précautions anatomiques et physiologiques prises par la nature contre l'hémorrhagie, personne ne manquera de lier le bout fœtal du cordon.

S'il faut lier le cordon, quand faut-il le faire? — Quelques accoucheurs le lient aussitôt après la sortie de l'enfant ; d'autres attendent que les battements funiculaires ne soient plus perceptibles ; d'autres attendent que la respiration soit bien établie.

La ligature immédiate devrait être abandonnée. Il existe des raisons physiologiques et cliniques pour attendre que la respiration se soit établie. Budin, sous la direction de Tarnier, a fait à la Maternité (1) des expériences pour éclairer cette question. Lorsque le cordon est coupé immédiatement, la quantité de sang que laisse échapper le bout placentaire est notablement plus considérable que lorsqu'on le sectionne après que les battements ont cessé. Que devient ce surplus, lorsqu'on lie le cordon plus tard? Il rentre dans les vaisseaux du fœtus. Hélot et Schüking (2) ont prouvé que, lorsqu'on laisse le cordon sans ligature, encore attaché au placenta avant son expulsion et qu'on pèse l'enfant aussitôt après sa naissance, puis lorsque le cordon a cessé de battre, on trouve qu'il a sensiblement gagné en poids.

Un autre argument contre la ligature immédiate est que le placenta peut avoir conservé ses relations vasculaires avec l'utérus, et que la vie de l'enfant en dépend, tant que ses poumons n'ont pas respiré.

Nous avons l'habitude d'attendre que l'enfant respire, ou au moins que le cordon ne batte plus. Ordinairement, lorsque l'enfant respire, le cordon cesse de battre ; mais les battements du cordon cessent parfois avant que la respiration commence ; dans ces cas, il n'y a rien à gagner à attendre ; on a plus de chance de faire vivre l'enfant en le séparant de sa mère, pour faire les manœuvres nécessaires. Voici ce qu'il faut faire : quand l'enfant est sorti, tournez-le sur son dos, débarrassez sa bouche et sa poitrine des membranes, des liquides et de tout ce qui peut gêner la respiration ; puis laissez-le dans le lit de sa mère, jusqu'à ce qu'il crie et respire librement. Observez le cordon : d'abord turgescent, pourpre, battant fortement, il pâlit, et mollit graduellement, les pulsations faiblissent et s'arrêtent. Vous pouvez le lier ; une ligature suffit ; il n'y a pas de bonne raison pour en appliquer une seconde sur le bout placentaire.

(1) *Gaz. des hôp.*, 1875, p. 1165. (*Traducteur.*)
(2) *Zur Physiologie der Nachgeburts Periode*, etc., 1877.

Comment faut-il lier le cordon ? — En quel point vaut-il mieux placer la ligature? On la place habituellement à 5 ou 8 centimètres de l'ombilic. La meilleure ligature est un fil fort, doublé quatre ou cinq fois; il est utile que le fil soit ciré, car il serre mieux. On fait deux tours sur le cordon, puis on fait un double nœud, en serrant fortement, mais lentement, pour enterrer le fil dans le tissu du cordon. Malgré toutes les précautions, le lien se relâche quelquefois par suite de la diminution du tissu mou du cordon; il faut donc l'examiner au bout d'une demi-heure ou davantage.

Tarnier a imaginé une manière d'assurer l'oblitération des vaisseaux; il met un morceau d'allumette parallèlement au cordon, puis le lien ordinaire, puis un lien élastique. Budin a fait des expériences qui prouvent que la ligature élastique est la meilleure. Le Dr Dickson, en 1876, se servait d'un lien élastique.

Parfois le cordon se détache au niveau de l'ombilic. Dans ce cas, nous passons une fine aiguille à travers le moignon, et nous entortillons un fil de soie en forme de 8. On peut avoir à agir de même lorsque la chute du cordon est suivie d'une hémorrhagie, comme cela arrive parfois.

Cela fait, on enveloppe l'enfant dans de la flanelle, et on le donne à la garde-malade.

CHAPITRE XI

PROCESSUS PUERPÉRAL OU HISTOIRE NATURELLE DES SUITES DE COUCHES.

La transition de la grossesse et de l'accouchement au *puerperium* est marquée par : 1° une diversion subite du courant sanguin qui se portait vers l'appareil vasculaire pelvien. Dès lors, il se dirige vers l'organisme entier; ce qui, d'après Marey, produit une augmentation de la tension vasculaire. Cette diversion est analogue à celle qui se passe dans le système vasculaire du fœtus au moment de la ligature du cordon, et coïncide avec elle.

2° La force qui attirait vers la région pelvienne le sang nécessaire au développement du fœtus est soudainement arrêtée.

3° Cette diversion du courant sanguin est causée par la contraction de l'utérus, d'abord active, puis tonique, qui, en diminuant le calibre des vaisseaux, ne permet plus à une grande quantité de sang d'entrer dans les artères utérines.

4° L'organisme subit aussi des changements : la douleur et la tension nerveuse cessent.

5° Il se produit un vide (1), qui tend à pomper l'air, à moins que les

(1) Cette tendance au vide, cette aspiration, ne sont rien moins que démontrées, à moins que la femme ne se couche sur le côté; dans ce cas l'utérus *pend* pour ainsi

parois abdominales ne soient extraordinairement vigoureuses, musculeuses et élastiques, qu'elles ne se rétractent parfaitement, pour remplir l'espace laissé libre par l'utérus qui vient de se vider. Cette suppression soudaine de la pression naturelle que supportaient l'utérus, la veine-cave, l'aorte abdominale, le foie, diminue encore la tension vasculaire, et trouble l'action du cœur, d'où la tendance à la syncope et aux thromboses.

Cette tendance au vide est prouvée par le retrait de la tête après la contraction; on la sent et on la mesure avec le forceps, qui est attiré dans le bassin, dans l'intervalle des douleurs. Quand nous faisons la craniotomie, nous pouvons sentir et entendre l'entrée de l'air attiré dans le crâne fœtal lorsque l'action expulsive se relâche, et sa sortie lorsqu'une nouvelle contraction se produit.

Cette succion favorise l'entrée des liquides nuisibles dans les sinus utérins.

Le premier pas de l'antisepsie obstétricale est donc de soutenir les parois abdominales et d'assurer la contraction utérine. La pression manuelle et celle du bandage excitent l'utérus à se contracter.

Le passage de l'état de gravidité à l'état puerpéral s'accompagne d'une grande révolution économique. Ce n'est plus le fœtus qui gouverne l'organisme, qui a subi un développement spécial dans le but de subvenir aux nécessités de la gestation. Cet état cesse tout à coup, avec toutes ses conditions spéciales; un nouveau régime commence. La gestation a exigé de certains organes un développement qui les a mis dans un état d'hypertrophie physiologique. Une fois son but atteint, ces organes entrent immédiatement dans l'état nommé involution, et dans les conditions de non gravidité.

Nous avons donc à observer deux ordres de phénomènes : les phénomènes généraux et les phénomènes locaux.

A. *Phénomènes généraux.* — Les plus frappants sont ceux qui intéressent les fonctions nerveuses, circulatoires, respiratoires, nutritives, sécrétoires et excrétoires, et les modifications connexes dans les organes de ces fonctions.

dire, et fait une aspiration de dehors en dedans. Si l'aspiration dont parlent les auteurs existait, elle se produirait en tout sens et appellerait le sang dans l'utérus; l'hémorrhagie serait constante. La pression atmosphérique s'exerce avec la même force dans toutes les directions, et ce n'est qu'au moment d'un changement de position de l'accouchée, qui fait tomber l'utérus d'un côté ou de l'autre, que l'aspiration peut se produire. On utilise cette aspiration dans certains cas en faisant mettre la malade à quatre pattes; l'utérus, tombant en avant, comme un sac vide, laisse derrière lui un vide, qui appelle l'air dans le vagin. Quant au retrait de la tête dans l'intervalle des contractions, il est dû au relâchement de la contraction et à l'élasticité des tissus. Si l'on pousse avec force un piston dans un tube de caoutchouc, puis qu'on cesse de pousser, on verra le piston reculer. Le bandage n'en est pas moins fort utile. (*Traducteur.*)

B. *Les phénomènes locaux* intéressent les fonctions des organes génitaux et les modifications qu'ils subissent.

Il faut nécessairement décrire l'un après l'autre tous ces phénomènes; mais il est essentiel de faire suivre cette étude analytique par une synthèse mentale, pour les réunir et comprendre leur solidarité. Ce sont les chaînons physiologiques d'une chaîne circulaire; ils sont tous dépendants les uns des autres. Si l'harmonieuse relation qui doit unir les fonctions générales et locales est troublée, tout le processus puerpéral est désordonné, et un état qui devrait être physiologique tend à devenir pathologique.

Les mêmes forces continuent d'agir; elles subiront peut-être l'influence des forces étrangères. Pour bien comprendre les maladies de la femme en couches, il faut donc bien connaître l'état puerpéral naturel. C'est là que s'applique la définition donnée par Robert Barnes : « La pathologie n'est que la physiologie aux prises avec les difficultés (1). »

Parmi les phénomènes généraux du *puerpérium*, le plus frappant est la chute rapide de la tension vasculaire et nerveuse. Le processus constructeur des tissus est arrêté subitement, l'énorme énergie accumulée pour l'acte effrayant du travail a été dépensée. Un nouvel ordre de choses est établi; après la construction, la démolition doit se faire; non seulement l'augmentation constante des tissus et des liquides s'arrête tout à coup, mais l'organisme doit se débarrasser rapidement des matériaux accumulés. La direction des forces physiologiques est renversée : une nutrition active cède la place à une absorption et à une excrétion rapide : l'endosmose l'emporte sur l'exosmose.

Nous pouvons nous former une idée de la grandeur de la révolution qui éclate au moment où le travail s'achève et du travail qu'elle va faire, en nous rappelant les faits établis par Gassner, et la perte de poids que subit la femme après le travail (2).

Si nous admettons le résultat de ces observations, nous en pourrons faire des applications instructives.

1. La parturiente perd presque subitement environ les $\frac{10}{100}$ en poids des liquides et des solides qui jusqu'au moment de l'accouchement faisaient partie de son corps.

2. Ce dixième, ayant un poids spécifique à peu près égal à celui du reste de ces organes, occupait un volume proportionnel, et il était contenu presque exclusivement dans le ventre. Dans l'espace d'une heure, ou moins, le corps a donc perdu un dixième en poids et autant en volume. Une pareille perte, et si rapide, ne peut que s'accompagner de modifications correspondantes dans les phénomènes chimiques et mécaniques de la nutrition. Le départ soudain du fœtus et du placenta

(1) *The Lancet*, Clinical Lectures.
(2) Voir chap. II, p. 70.

peut être comparé à une désarticulation de la hanche. Les conséquences diffèrent sans doute, mais nous ne tarderons pas à trouver entre ces deux *séparations* un ou deux points d'analogie, fort intéressants.

D'abord le *choc*. Les centres ganglionnaires cérébraux et spinaux ont subi une secousse plus ou moins violente, qui le plus souvent reste dans des bornes physiologiques; une phase de dépression, mais non d'épuisement, est bientôt suivie d'une sensation de soulagement, même de forces recouvrées, de bien-être. D'autres fois, la dépression est plus profonde, la puissance nerveuse est épuisée, elle ne se refait pas; le cœur faiblit ou manque tout à fait ; la moelle et le cerveau sont partiellement paralysés; le choc peut être si violent que la vie s'éteint; c'est une des causes de la mort dans l'état puerpéral. Entre le choc bienfaisant et le choc qui tue, existent des degrés variables avec la gravité de l'accouchement et les forces de la femme ; ces degrés intermédiaires sont marqués par la syncope, l'hémorrhagie et d'autres symptômes plus ou moins dangereux.

Après le choc, la *réaction*. Après le choc physiologique, les processus suivent un ordre régulier. La réaction qui succède aux divers dégrés du choc grave est tourmentée et désordonnée; la force nerveuse ne peut diriger ni régulariser l'action utérine et le travail circulatoire. L'équilibre physiologique est rompu, la masse sanguine est affectée dans sa quantité et dans sa qualité ; les fonctions des organes d'absorption et de sécrétion sont troublées.

Nous voyons souvent le processus puerpéral troublé après un travail pénible. Bien des maladies puerpérales ont leur origine dans le choc de l'accouchement.

Étudions d'abord les influences purement mécaniques. En traçant l'histoire de la gestation, nous avons cité la description faite par de Cristoforis (1) des troubles mécaniques causés par l'utérus gravide. Il prétend que l'utérus, en pressant sur l'aorte abdominale, les veines iliaques et la veine cave inférieure, cause : 1° une hypérémie artérielle des parties supérieures ; avec une augmentation de la tension cardiaque, et une hypertrophie de cet organe ; 2° une hypérémie veineuse des parties inférieures. La diminution subite du volume de l'utérus décharge les vaisseaux abdominaux. Il doit se produire une tendance immédiate à la cessation de l'hypérémie supérieure, la quantité de sang fournie à la tête va diminuer, le sang veineux et le sérum, arrêtés dans les membres inférieurs, vont couler sans obstacle vers l'abdomen. De là deux dangers : la syncope, due à la diminution soudaine de l'irrigation sanguine du cerveau et la perturbation du cœur, causée par le choc ; et l'hémorrhagie utérine, causée par l'irruption du sang vers la région évacuée, et la di-

(1) Voir chap. II, p. 61.

minution de la tonicité des tissus, sous l'influence du choc. Une ferme rétraction de l'utérus est l'*antidote* normal de ces dangers ; si elle est la plus forte, la circulation retrouve bientôt son équilibre, et se fait au nouveau régime. La tension cardiaque est maintenue.

Concurremment avec ces facteurs mécaniques, un autre facteur exerce une influence puissante sur la circulation. Dès que le placenta est détaché, la force constructive qui attirait irrésistiblement une grande quantité de sang dans l'utérus ayant cessé, le courant sanguin change de direction : voilà le facteur négatif. Le facteur positif est la rétraction de l'utérus, dont les fibres entrelacées resserrent les vaisseaux sanguins et refusent le passage au sang. Le sang est appelé ailleurs. Un nouveau foyer d'énergie vitale s'allume dans les mamelles ; les vaisseaux qui les nourrissent subissent une hypertrophie physiologique. Les seins remplacent l'utérus ; c'est d'eux que l'enfant va dépendre pour le maintien de sa vie. Mais l'activité de ce nouvean foyer n'est guère complète que le troisième jour. A ce processus mécanique succède :

Le processus involutif. — On peut le définir : *le processus par lequel l'utérus et d'autres organes sont ramenés à l'état ordinaire non gravide. Régression* serait donc plus correct.

Mais, avant la disparition des tissus solides, il se fait une absorption rapide et une élimination du sérum exsudé dans le tissu conjonctif des membres inférieurs et du bassin. L'œdème des jambes s'est produit pendant la grossesse ; l'œdème pelvien s'est fait aussi pendant la grossesse, mais plus encore pendant le travail. La tête, dans son mouvement de descente, a détaché partiellement des tissus sous-jacents le revêtement membraneux du canal génital ; par suite épanchement de sérum et même de sang. Aussitôt que l'utérus gravide cesse de presser sur les veines pelviennes, les liquides contenus dans le tissu conjonctif sont bientôt éliminés. L'entrée rapide de ces liquides dans la circulation aide probablement au maintien de la tension vasculaire.

Alors commence le véritable processus involutif. Les tissus nouveaux accumulés dans l'utérus, le cœur, les vaisseaux sanguins, le foie, la rate, et probablement dans le système nerveux, pour subvenir à la nutrition et au développement du fœtus et à son expulsion, doivent maintenant être rejetés. L'élimination de ces matériaux superflus présente plusieurs phases : d'abord la conversion des solides en un liquide qui puisse être repris par les lymphatiques et les veinules ; c'est une métamorphose graisseuse. C'est un phénomène strictement physiologique ; le mot *dégénération*, communément employé, est incorrect.

C'est surtout dans l'utérus que cette régression a été étudiée, mais il n'est pas douteux qu'elle se fasse de même pour les tissus à mettre *aux rebuts*. Les tissus liquéfiés forment ce que Virchow nomme le « lait physiologique » ; dans cet état, ils sont absorbables. Leur résorption se fait dans l'utérus par les vaisseaux lymphatiques et les veinules de la région pelvienne. Ceux qui pénètrent dans les lymphatiques subissent le travail des glandes lymphatiques; ceux qui sont repris par les veinules sont soumis à l'élaboration du foie en particulier, avant d'entrer dans le sang. Portés au cœur, puis aux poumons, ils sont transformés. Quelques-uns de leurs éléments y sont éliminés, d'où vient l'odeur particulière, appelée *gravis odor puerperii*. Conduits dans la circulation générale, ils se rendent dans les appareils glandulaires excréteurs, dont les principaux sont les reins, les glandes intestinales et la peau. Le foie et les poumons, qui ont déjà agi sur eux une fois, travaillent de nouveau à leur élimination; tous travaillent ensemble. L'involution, et par suite l'absorption et l'excrétion, ne sont en pleine activité que vers le deuxième ou le troisième jour, la métamorphose granulaire des nouveaux tissus demande quelque temps. Pendant deux ou trois jours, la tension vasculaire demeure élevée, et on peut énoncer en loi physiologique que : *tant que la tension est élevée, l'absorption est lente*. Il est intéressant d'observer que le début de l'involution et de l'absorption coïncide presque avec celui de la sécrétion lactée, et que le premier lait produit diffère de celui qui est sécrété plus tard, lorsque l'équilibre de la nutrition est rétabli. On peut considérer les seins, non seulement comme des organes destinés à fournir à l'enfant sa nourriture, mais encore comme des organes d'excrétion aidant à l'involution.

Combien dure l'involution? — L'involution utérine est en grande partie effectuée en sept ou huit jours, mais on peut dire que le processus involutif est rarement complet en moins d'un mois. La marche de l'involution peut être observée assez exactement : on peut mesurer l'utérus journellement avec la sonde. Par des mensurations prises ainsi, R. Barnes a trouvé que la profondeur de l'utérus, de l'orifice externe au fond, est environ 75 millimètres à la fin de la première semaine, et 63 millimètres, profondeur ordinaire de l'utérus non gravide, à la fin de la quatrième semaine. A ne considérer que l'utérus, l'organe important et qui se prête bien à l'observation, on peut dire approximativement qu'il doit passer de 1 kilogramme, son poids aussitôt après l'accouchement, à 60 grammes, son poids ordinaire dans l'état de vacuité. Il ne faut pas oublier qu'un utérus qui a été hypertrophié par la grossesse revient rarement au poids et au volume qu'il avait auparavant. La sonde peut indiquer 63 millimètres dans les deux cas, mais elle ne mesure que la cavité et ne donne aucune indication sur l'épaisseur des parois, qui conservent un certain degré d'hypertrophie. Le fond, entre les trompes, reste convexe en dehors, au lieu d'être plat; on peut en général sentir cette convexité par le palper, lorsque le fond utérin est poussé par la sonde à la rencontre de la main placée à l'extérieur.

Tarnier évalue de 900 à 1500 grammes le poids de l'utérus après l'expulsion du placenta. Spiegelberg dit que le poids moyen est environ 1 kilogramme, et que deux jours après il n'est plus que de 625 grammes; après la première semaine, il est réduit à 500 grammes; au bout de six semaines, il n'est plus que de 40 à 60 grammes, poids de l'utérus non gravide.

Hecker a fait des observations analogues. Les conclusions tirées du poids de l'utérus sont sujettes à cette objection, qu'on ne peut guère juger de l'involution normale de l'utérus sain par des observations faites sur des utérus malades, dans lesquels la maladie mortelle doit avoir troublé le processus physiologique. Les mesures prises sur la femme vivante, à l'état de santé puerpérale, sont plus dignes de foi. Cette méthode a permis à R. Barnes de conclure que la régression utérine est plus rapide que ne l'indique la balance.

Le Dr Sinclair, de Boston (1), a construit des tables contenant des mensurations prises dans l'état puerpéral. Il a trouvé dans quelques cas l'utérus long de 63 millimètres, entre quatorze et vingt et un jours. Dans une série d'observations, la cavité mesurait 88 millimètres, le seizième jour; dans une seconde série, 95 millimètres, le vingtième jour. Dans ces deux séries, le col était déchiré, ce qui peut retarder l'involution.

De Dr Milsom (2), à l'hôpital de la Charité de Lyon, a mesuré un grand nombre d'utérus, dès le jour de l'accouchement. Douze heures après l'accouchement, l'utérus dépassait le pubis de 13,50 centimètres; le onzième jour, il n'était plus qu'à 5,50 centimètres au-dessus; le quatrième jour, la cavité utérine mesurait 14 centimètres; le onzième, 10 centimètres. La diminution est plus rapide pendant les trois premiers jours que dans la suite; l'involution se fait plus lentement dans le col que dans le corps. Milsom dit que l'allaitement retarde l'involution; elle est un peu plus rapide chez les pluripares que chez les primipares, et plus complète chez les femmes qui n'ont pas allaité.

Nos mesures sont inférieures à celles des observateurs français et allemands. Si nous acceptons leurs résultats, l'involution prendrait cinq ou six semaines pour être complète. Mais il faut noter que toutes ou presque toutes leurs mensurations ont été prises dans des Maternités. L'influence du milieu que représentent ces institutions retarde le processus involutif : les conclusions tirées de ces sources ne s'appliquent pas à l'accouchée bien portante, placée dans de bonnes conditions hygiéniques (3).

Nous croyons utile de protester, dans l'intérêt des femmes, contre l'abus des mensurations utérines après l'accouchement. On ne peut

(1) *Gynæcological Transactions*, 1881 (publié en 1882), p. 327.

(2) Thèse de Lyon, 1881. (*Traducteur.*)

(3) Voir Tarnier, *Accouch.*, t. I, p. 766.

guère les prendre sans risquer de produire un trouble organique ou mental, dans une période où le repos est absolument nécessaire. Nous savons que l'hystérométrie a été suivie parfois d'une élévation de la température; elle peut favoriser l'entrée de l'air dans le vagin et l'utérus, et augmenter ainsi les risques d'empoisonnement septique.

Processus involutif ou régressif. — Examinons d'abord *la surface extra-placentaire.* Après l'accouchement, elle est généralement recouverte par des caillots. Lorsqu'on les enlève, on trouve la surface de l'utérus rouge, inégale, déchiquetée. Colin a remarqué de petites plaques jaunâtres, ressemblant à la caduque, qui a été séparée du chorion auquel elle adhérait; ce sont simplement les restes de la caduque, adhérents à la tunique musculaire. A leur surface font saillie des filaments. A la partie inférieure de l'utérus, la muqueuse se termine par un bord déchiqueté, nettement marqué, qui indique la ligne de séparation d'avec la muqueuse cervicale, demeurée adhérente à la paroi musculaire. On voit aussi des lambeaux de la muqueuse du corps, flottant dans le col.

Si l'on gratte la surface interne du corps utérin, on en détache une couche de 1 à 2 millimètres d'épaisseur, de plus en plus épaisse à mesure qu'on s'approche du fond. Cette couche est gris-rougeâtre, friable, déchirée comme une pseudo-membrane de formation récente, et très vasculaire. Au-dessous, on rencontre la couche musculaire, blanche ou grisâtre, facile à distinguer à sa couleur plus claire, à sa texture fibrillaire, et à sa fermeté.

La partie de la caduque pariétale qui demeure adhérente est composée d'un tissu interglandulaire et de restes de glandes, nombreux surtout dans le voisinage de la couche musculaire.

Les vaisseaux sanguins, les lymphatiques et les lacunes du tissu interglandulaire sont largement ouverts et communiquent avec la cavité utérine. Ces réservoirs vasculaires sont autant de portes grandes ouvertes, par lesquelles peuvent entrer les matières septiques.

Ces tissus *dégénèrent en graisse* et sont *expulsés;* puis il se *reforme* une nouvelle muqueuse.

2. *Aire placentaire.* — Elle présente une surface saillante, inégale, lobulée, qui s'élève au milieu de la surface voisine. Sa surface interne offre des traces de sa séparation d'avec le placenta ; on la nomme la *plaie placentaire.* Robin dit qu'elle est formée par la muqueuse utéro-placentaire demeurée adhérente, dont le mince feuillet superficiel seul a été déchiré par le détachement du placenta.

La rétraction utérine qui se produit après l'accouchement diminue beaucoup l'étendue de la surface saillante formée par la sérotine. Circulaire pendant la grossesse, elle devient ovale; son grand diamètre est dirigé dans le sens de la longueur de l'utérus, mais elle gagne en épaisseur. Quelques jours après l'accouchement, cette surface se plisse, devient rugueuse, comme lobulée. Son tissu est rouge-brunâtre, il s'amollit peu à peu et devient pulpeux. Ses bords, irréguliers et saillants, se continuent avec la membrane qui revêt le reste de l'utérus. Elle subit une régression semblable à celle qui élimine la caduque des autres parties.

Il se forme des *thromboses veineuses* au niveau de la sérotine, c'est-à-dire qu'il se produit des caillots dans les vaisseaux de la sérotine et de la paroi musculaire. A la surface de l'aire placentaire nous pouvons fréquemment voir les orifices des vaisseaux bouchés par des caillots rouges ou pâles. Si nous suivons ces caillots dans l'épaisseur de la muqueuse, nous ne tardons pas à rencontrer les sinus utérins sous-jacents. Nous sommes frappés par l'aspect caverneux que les anastomoses donnent à cette couche; et nous pouvons observer que les saillies de la surface utérine sont dues principalement aux caillots qui remplissent et distendent les sinus.

Les thrombus qui résultent du ralentissement, puis de l'arrêt final de la circulation dans les veines des couches muqueuses et musculaires, causés par la régression utérine, ne se produisent pas tous à la fois. Aussi trouvons-nous au septième jour des vaisseaux encore perméables, dépourvus de thrombus, à côté d'autres vaisseaux oblitérés soit par des thrombus récents, ou par des thrombus âgés de cinq ou six semaines, datant par conséquent d'un mois ou plus avant l'accouchement.

Friedländer et Leopold ont décrit une *thrombose veineuse spontanée*, qui se produirait dans la dernière période de la gestation. On la rencontre dans les veines de la couche musculaire et de la sérotine. Les cellules géantes de la sérotine existent en groupes et en traînées qui ont la longueur des canaux veineux. Dès le huitième mois, et surtout au terme de la grossesse, on voit ces cellules pénétrer dans les parois des sinus, séparer leurs éléments endothéliaux, et saillir dans leur intérieur, où ils arrêtent le sang et le font coaguler. Ainsi une partie des sinus veineux correspondant au placenta sont au terme de la grossesse, déjà bouchés par les cellules géantes de la sérotine, par des coagula et du tissu conjonctif jeune, de sorte que la circulation veineuse est gênée. Nous l'avons vu, c'est à ces phénomènes que Leopold attribue le début du travail.

D'après Leopold, la muqueuse utérine est régénérée au bout de six semaines. A ce moment, elle est percée de nombreux petits trous, représentant les orifices glandulaires, et nous offre un réseau capillaire superficiel, qui joue un rôle important dans la menstruation. L'aire placentaire peut demeurer saillante longtemps après l'accouchement, son existence constitue une preuve importante d'une grossesse antérieure. Les vaisseaux oblitérés disparaissent par métamorphose graisseuse, et subissent l'involution qui agit sur la couche musculaire.

État du col après l'accouchement. — Pendant le travail, et surtout pendant l'expulsion de la tête, le col de l'utérus subit une distension énorme, violente même. Il se produit un phénomène qui n'a pas, à notre avis, suffisamment retenu l'attention des observateurs. Le frottement produit par la descente de la tête agit naturellement surtout sur les tissus avec lesquels elle est en contact immédiat : la muqueuse et les tissus immédiatement sous-jacents. Cependant la paroi externe du segment inférieur est retenue en arrière par les annexes, les ligaments larges, le fond de la vessie, le fond du vagin et les fascias pelviens. Par suite, la muqueuse et les tissus qui sont en contact immédiat avec la tête sont entraînés sur les tissus sous-jacents par un mouvement qui rappelle le glissement des glaciers. Ce mouvement se fait sentir surtout sur la lèvre antérieure. Il en résulte : 1° un écrasement des couches superficielles de la muqueuse; 2° un déchirement des petits vaisseaux des couches muqueuses profondes et des couches superficielles de la tunique musculaire; 3° une hémorrhagie sous-muqueuse; 4° l'entraînement du col entier en bas s'accompagne d'un tiraillement, d'un allongement violent, peut-être même d'une déchirure du tissu conjonctif des parties voisines des ligaments larges et du col; ce qui produit un peu d'hémorrhagie, et toujours de l'œdème.

Outre cette contusion, il se produit presque toujours une *déchirure de l'orifice externe*, qu'on rencontre le plus souvent à gauche, du côté où porte le plus fortement la force qui fait descendre l'occiput. Elle persiste après l'accouchement; elle se guérit rarement tout à fait; les bords de a plaie se cicatrisent, mais l'orifice externe demeure assez souvent marqué d'une fissure qui va jusqu'à l'angle de réflexion du vagin.

On trouve la preuve de la violence subie par la muqueuse du col, dans l'ecchymose noire du col et de l'orifice, chez les femmes mortes peu après l'accouchement, et qui ne manque jamais. Quelques musées en possèdent des spécimens caractéristiques. Le glissement du segment inférieur et du col se reconnaît à l'œdème du tissu connectif circum-utérin. Ce traumatisme peut être le point de départ d'une périmétrite et d'une fièvre puerpérale.

La muqueuse écrasée, ou tout au moins le revêtement épithélial, nécrosés, sont presque nécessairement éliminés pendant le processus de réparation.

Après l'accouchement, l'orifice externe est mou, flasque, parfois difficile à reconnaître; il ne présente aucun obstacle à l'introduction d'un, deux ou trois doigts; ordinairement on trouve un resserrement au niveau de l'orifice interne, qui cède plus aisément à la distension, sans se rompre, et qui est en outre entouré de fibres musculaires contractiles plus actives.

Longueur du col après l'accouchement. — Breisky, Florinsky, Lott et d'autres l'ont étudiée. Lott (1) a trouvé comme longueur moyenne du col, du bord de l'orifice interne à l'orifice externe après l'accouchement, 7 centimètres : le col est donc allongé ; la lèvre antérieure est la plus longue. Lorsque le col mesure beaucoup moins de 7 centimètres, c'est en général que l'utérus est pluripare ou qu'il y a eu un placenta prævia. Le col se raccourcit graduellement pendant les jours suivants ; au douzième jour, il n'a plus que 3 centimètres, sa longueur ordinaire ; mais le corps utérin, qui a conservé un volume double de son volume habituel, continue à diminuer.

En se raccourcissant, le col s'épaissit, ses orifices se rétractent. L'orifice interne, d'après nos observations, peut avoir repris son calibre, ou à peu près, au bout de deux mois, mais l'orifice externe ne marche que rarement aussi vite. Nous avons néanmoins rencontré des cas exceptionnels où l'orifice externe avait repris la forme d'une petite ouverture ronde, à bords parfaitement lisses, tellement semblable au museau de tanche d'une femme stérile, qu'il ne serait pas prudent d'affirmer la stérilité, ou une grossesse antérieure, d'après le seul aspect de l'orifice externe.

La muqueuse ne présente plus les plis longitudinaux et circulaires ; les plis obliques de l'arbre de vie, qui avaient été effacés par la distension au moment de l'accouchement, redeviennent visibles.

Les ligaments ronds et larges, les trompes recouvrent graduellement leurs caractères habituels. Le liquide séreux répandu dans le tissu conjonctif disparaît bientôt, grâce à l'absorption énergique qui s'établit le troisième jour après l'accouchement.

Le tissu hypertrophié du cœur et celui de l'utérus se résorbent sans doute de la même façon ; mais il est difficile de l'observer directement. R. Barnes a vu néanmoins, quelques jours après l'accouchement, le cœur en état de métamorphose graisseuse ; c'était, il est vrai, principalement chez des femmes déjà mûres, et on pourrait supposer que cette modification était morbide, que c'était une vraie dégénérescence. Cette objection a de la valeur ; il est désirable que d'autres observations soient faites sur ce point.

Les conditions qui favorisent l'involution sont :

1. Un organisme solide. L'aphorisme déjà cité : la grossesse est la grande pierre de touche de la santé, s'applique bien ici. Il est nécessaire que les organes de sécrétion et d'excrétion soient dans un bon état de fonctionnement.

2. L'établissement et la continuation de l'allaitement. Nous avons tout lieu de croire que les seins sont des aides, sinon des parties intégrantes

(1) *Verhalten des Cervix uteri während des Wochenbetts*, 1872.

du système excréteur. En outre, la fonction diastaltique est utilement stimulée par l'exercice normal de cette fonction; elle excite la contraction utérine.

L'involution est plus rapide chez les femmes délivrées à terme que chez celles qui accouchent prématurément.

Il existe une différence d'opinion sur la marche de l'involution chez les primipares et chez les pluripares. Les auteurs français en général affirment (Tarnier) que l'involution est plus rapide chez les primipares; Schröder et Scanzoni croient le contraire. Serdukoff (1) soutient une troisième opinion; il croit que chez les pluripares jeunes, qui ont eu un ou deux enfants, l'involution est plus rapide que chez les primipares ou les pluripares déjà mûres qui ont eu plusieurs enfants.

L'influence de l'allaitement est contestée. Depaul, Charpentier et, tout récemment, Milsom (2) soutiennent que la lactation retarde l'involution; Pinard affirme qu'elle l'accélère.

Gassner a montré que la diminution du poids du corps est moindre chez les femmes qui n'allaitent pas, que chez les nourrices. Il semble rationnel d'en conclure que le processus général d'involution et de résorption est excité par l'allaitement; il est fort présumable que l'utérus est influencé dans le même sens.

L'exercice normal des facultés émotionnelles et psychiques, produit par la satisfaction du devoir maternel, s'étend du cerveau aux autres centres nerveux qui sont plus immédiatement intéressés dans la direction de la nutrition.

3. De bonnes conditions hygiéniques et un milieu normal. Un air pur, la propreté, une bonne nourriture sont indispensables.

Conditions qui gênent l'involution. — Ce sont naturellement les conditions opposées à celles qui la favorisent.

L'impossibilité d'allaiter peut être considérée comme une preuve de mauvaise santé. Lorsque l'organisme entier et les mamelles sont incapables d'accomplir cette fonction, non seulement le stimulus involutif et excrétoire naturel manque, mais encore on peut s'attendre à ce que d'autres organes ne soient pas à la hauteur de leurs fonctions. Lorsque l'accouchée refuse de nourrir, il en peut résulter des inconvénients semblables; elle ne doit pas compter sur l'impunité. Un grand nombre de cas de maladies utérines associées à l'involution peuvent être attribués à l'omission de l'allaitement.

Une autre cause se trouve dans la rétroversion et le prolapsus de la matrice, assez fréquents après l'accouchement. Le resserrement des vaisseaux utérins y entretient l'hypérémie, qui cause une effusion

(1) *Obstetrical Journal*, 1875-76, p. 486. (*Traducteur.*)
(2) Thèse de Lyon, 1881.

séreuse. Lorsque ces déplacements existent, l'involution ne peut guère manquer d'être retardée.

La métrite, la périmétrite, la pevi-cellulite, les fièvres, retardent l'involution, en troublant ou en arrêtant l'action glandulaire.

Retour de l'utérus à sa position primitive. — Wieland dit que, en même temps qu'il diminue de volume, l'utérus tend, durant les douze premiers jours, à abandonner l'obliquité droite ou gauche qu'il affectait pendant la grossesse, pour reprendre sa position sur la ligne médiane. Pendant les suites des couches, le relâchement des ligaments et la mobilité de l'utérus lui permettent de descendre dans le bassin; mais, à mesure que les ligaments, et surtout le vagin et le plancher périnéal, recouvrent leur tonicité, il remonte à son niveau normal.

Modifications de consistance. — Dans l'état normal, l'utérus est, suivant l'expression anglaise, dur comme une balle de cricket, aussitôt après l'accouchement, surtout si l'accouchée a pris de l'ergot. Puis il se relâche par moments. Les jours suivants, il est plus mou, mais encore rétracté; le troisième et le quatrième jours, il a la consistance du tissu fibreux ou élastique. D'après Wieland, à ce moment, qui correspond à la fluxion mammaire, l'utérus est plus mou. Puis ces alternatives de mollesse et de dureté cessent, et il recouvre à peu près la fermeté qu'il avait avant la grossesse.

Il ne faut pas oublier que, lorsque l'utérus ne se rétracte pas, son tissu, surtout chez les pluripares un peu âgées, peut être tellement mou que que le doigt ou la sonde poussés trop fortement puissent traverser sa paroi.

Changements de forme. — Après la délivrance, l'utérus devient globulaire, un peu ovoïde. Ses bords et son fond deviennent un peu convexes, et ne reprennent jamais la rectilinéalité de l'utérus nullipare.

Lochies. — *Définition.* — Ce sont les pertes qui se font par le canal génital après l'accouchement, pendant la période involutive. Cette coïncidence des lochies avec l'involution et l'excrétion suffit pour prouver qu'elles font partie du même processus physiologique. Nous voyons, en effet, que, lorsque les lochies sont suspendues tout à coup, l'involution est troublée.

Nous devons distinguer des lochies : 1° la première perte de sang, l'*hémorrhagie physiologique*; 2° les hémorrhagies secondaires ; 3° certaines pertes accidentelles.

Lorsque l'utérus se contracte pour détacher et expulser le placenta, le sang superflu contenu dans les artères et les sinus en est chassé ; une partie est refoulée dans la circulation générale, une partie est versée dans la cavité; cette partie constitue l'*hémorrhagie physiologique*, à laquelle succèdent les lochies. Durant les premières heures, la perte est *sanguinolente*, puis elle est *séro-sanguinolente*, pendant huit ou dix jours.

Ce sont les *pertes rouges*, ou *eaux rouges*, qui sont formées par un liquide séro-sanguinolent, contenant des caillots généralement petits, quelquefois gros. Au bout de six jours, les lochies perdent ordinairement leur couleur rouge ; la perte est séreuse, d'un vert jaunâtre, trouble : ce sont les *eaux vertes*. Puis elles deviennent plus blanches, *purulentes* ou *puriformes* pendant dix ou quinze jours ; quelques femmes perdent ainsi jusqu'à ce que la menstruation se soit rétablie. Dans ce cas, c'est une vraie leucorrhée qui indique une involution imparfaite ou un endocatarrhe.

La quantité des lochies varie dans des limites physiologiques. Gassner estime à 2 livres la perte des trois premiers jours, à 280 grammes la perte du quatrième et du cinquième jour, et à 205 grammes celle du sixième au huitième jour ; de sorte que, dans la première semaine, l'accouchée perdrait encore 3 livres par les lochies. Dans la pratique, on juge grossièrement de la quantité perdue par le nombre de de serviettes salies.

Les lochies ne sont pas toujours les mêmes, dans leur ordre d'apparition, leur aspect et leur quantité. Par exemple, lorsque la sécrétion lactée commence, elles diminuent quelquefois, ou se suspendent, pour reprendre lorsque la sécrétion est bien élablie.

Les perturbations accidentelles du système nerveux troublent la marche normale des lochies. C'est ce que font, comme chacun le sait, les émotions : parfois elles arrêtent l'écoulement, plus souvent elles causent une hémorrhagie. Les femmes très sensibles perdent souvent du sang, pendant les premiers jours de l'allaitement, chaque fois qu'on met l'enfant au sein. Il semble que l'émotion, ou la douleur, ou l'irritation réflexe suspend les fonctions modératrices des nerfs qui gouvernent la circulation.

On a dit que les lochies sont plus abondantes chez les femmes qui ne nourrissent pas (1), et plus abondantes aussi chez les pluripares que chez les primipares.

On a dit que quelques femmes n'ont pas de lochies ; cette affirmation demande à être prouvée. Cazeaux, cependant, en rapporte un exemple. D'autre part, R. Barnes a décrit (2) la persistance d'un flux immodéré de liquide limpide pendant plusieurs semaines après l'accouchement ; c'est une sorte d'hydrorrhée. L'auteur croit que ce liquide vient surtout des glandes du col utérin, et constitue une perte analogue à l'*hydrorrhœa gravidarum*.

Les lochies ont une odeur particulière, à laquelle on attribue communément le « *gravis odor puerperii*. » Mais nous croyons que quelques

(1) On a dit aussi le contraire (Depaul). *Clinique obstét.*, p. 783. (*Traducteur.*)

(2) *Amer. gynec. Transactions* de 1876, p. 145. — Pour les lecteurs qui voudront retrouver le passage, fort bref d'ailleurs, le volume de ces comptes rendus porte, à l'extérieur, le millésime de 1877. (*Traducteur.*)

femmes exhalent aussi cette odeur par la peau et les poumons, ce qui prouve l'absortion des lochies; dans ces cas, les accouchées ont un teint blême et un peu de fièvre, ce qui doit nous engager à laver l'utérus par des injections phéniquées ou bichlorurées faibles.

La description suivante des caractères microscopiques et chimiques des lochies est résumée d'après Tarnier et Chantreuil.

Caractères microscopiques des lochies. — Ch. Robin a montré que le sang que perdent la plupart des femmes après l'accouchement contient des leucocytes, dans la proportion de 1 à 5 pour 100 globules rouges; même proportion dans les lochies du premier jour. Mais il n'est pas possible de déterminer si ces globules blancs viennent seulement du sang; ou si, ce qui est probable, un certain nombre sont produits à la surface interne de l'utérus. Après le premier jour, les lochies ne contiennent plus environ qu'un tiers de globules rouges, et deux tiers d'autres éléments en suspension dans un liquide séro-muqueux. Ces autres éléments sont des globules blancs ou leucocytes, en nombre un peu moindre seulement que les hématies ; ils sont isolés ou agglutinés les uns aux autres, et forment ainsi des amas de volume variable. Ce sont encore des cellules épithéliales provenant du col et présentant le type pavimenteux ou le type caliciforme, suivant la région d'où elles se sont détachées. Wertheimer (1) a trouvé des corpuscules du tissu conjonctif embryonnaire, ou en voie de formation. Ce ne sont que des débris de la caduque qui sont demeurés adhérents au moment du détachement du placenta. Il y a trouvé aussi des cristaux de chlolestérine.

Le liquide visqueux qui tient ces éléments en suspension est parsemé de granulations moléculaires grisâtres très nombreuses, et d'un certain nombre de petits granules graisseux.

A partir du deuxième jour, tandis que les globules rouges diminuent, les leucocytes augmentent en nombre ; ils l'emportent bientôt en quantité sur les hématies, et les lochies deviennent bientôt roussâtres ou grisroussâtre, puis grises, ou d'un blanc jaunâtre, ou grisâtres. Après le cinquième jour, les hématies sont très rares ; les leucocytes dominent; quelques-uns sont volumineux, pleins de granules, et forment ce qu'on appelle les *globules granuleux.* Avec ces éléments on trouve des cellules épithéliales de l'épithélium vaginal, imbriquées, en lamelles, auxquelles adhèrent les autres éléments ; puis quelques cellules polyhédriques ou sphéroïdales, semblables à celles des couches profondes de l'épithélium vaginal ou du col utérin.

Vers la fin de l'écoulement lochial, les leucocytes, qui ont subi la dégénération graisseuse, ont diminué de quantité ainsi que les granules graisseux.

(1) *Archiv für pathol. Anat. und Physiolog.* Bd XXI, Heft 3.

Les lochies peuvent encore contenir, dès les premiers jours, certains *protozoaires*, comme le *Trichomonas vaginalis* de Donné, et les bactéries communes observées par Haussmann et Hugh Miller (*bacterium termo*).

D'après Doléris, dont les observations ont été faites dans le laboratoire de Pasteur, on rencontre presque toujours, dans les lochies purulentes, le *micrococcus en point double*. Il peut encore se rencontrer chez les femmes bien portantes; mais alors il est rare, et ne devient dangereux que s'il se multiplie. On ne rencontrerait au contraire que chez les femmes malades le *micrococcus en chapelet*, que Pasteur est disposé à regarder comme le microbe de la fièvre puerpérale. Tous ces microbes pullulent dans un milieu alcalin; les solutions acides, et particulièrement les solutions phéniquées au 30e, les font périr. Eustache, en 1884, a trouvé ces microorganismes à l'état sain comme à l'état de maladie (1).

Composition chimique. — Pendant les premiers jours qui suivent, l'accouchement, la réaction des lochies est alcaline; à partir du huitième jour, elle devient neutre ou acide. Au début, elles renferment de l'albumine; plus tard, de la mucine, de la graisse saponifiée, des chlorures, des phosphates alcalins et à base de chaux ou d'oxyde de fer.

Modifications des principales fonctions pendant l'état puerpéral. — Si le travail a été facile et pas prolongé, la femme ressent du bien-être: la peau est fraîche, le pouls est normal ou même lent, la température n'est pas élevée. Après un travail difficile et prolongé, l'épuisement est plus ou moins accusé.

La face est congestionnée, les yeux parfois injectés, la peau chaude, le pouls fréquent; quelques accouchées tombent dans un profond sommeil, d'autres sont agitées et excitées. Quelques femmes ressentent un frisson immédiatement après l'expulsion de l'enfant ou du placenta. Ce phénomène est uniquement réflexe et n'a aucune importance sérieuse (2). Stoïcesco (3) a observé sur les tracés thermosphygmiques pris au moment du frisson, qu'il n'est jamais accompagné d'élévation de la température ni d'accélération du pouls, ce qui le différencie complètement du frisson pathologique.

Trois choses demandent une observation attentive pendant le puerpérium: le pouls, la respiration, la température. A l'ordinaire, le pouls et la température montent ensemble, et lorsqu'ils s'élèvent, la respiration est presque constamment affectée aussi: la respiration s'accélère et s'accourcit. Tant que ces phénomènes sont normaux et con-

(1) Voir son mémoire dans: *Arch. de Tocol.*, 1883, p. 385 et suivantes. (*Traducteur.*)

(2) Je l'attribue à la déplétion rapide de l'utérus, et au changement brusque que subit la statistique de la circulation, dont les auteurs ont parlé dans les pages précédentes. Il est analogue à celui qu'on éprouve en vidant sa vessie lorsqu'elle était fort remplie. (*Traducteur.*)

(3) *Thèse inaugurale.* Paris, 1876, et Tarnier, p. 785.

servent entre eux leurs rapports naturels, nous pouvons être assurés que le processus puerpéral suit sa marche physiologique; dès que, au contraire, nous remarquons un changement dans leurs conditions et leurs rapports, nous devons nous attendre à des complications pathologiques.

1. *Pouls.* — Chez la femme adulte, le pouls bat ordinairement de 75 à 80 fois par minute; il s'accélère un peu pendant la grossesse et l'accouchement. Aussitôt après la délivrance, il tombe souvent à 60 ou 55, quelquefois au-dessous; mais ce ralentissement est en général bientôt suivi d'une accélération, qui dure quelques heures; puis il se ralentit souvent de nouveau. Ce ralentissement a été décrit pour la première fois par Blot (1); le pouls le plus lent qu'il ait observé battait 35. Nous avons nous-mêmes, chez une femme parfaitement portante, dont le pouls battait 75 avant l'accouchement, compté 40 pulsations le second jour. Deux chiffres ont frappé Blot, comme étant les plus communs; 44 et 56. Ce ralentissement peut durer de un à douze jours; et il se continue en général plus longtemps chez les pluripares que chez les primipares. On observe des différences individuelles dans son apparition; le plus souvent il se produit dans les vingt-quatre heures qui suivent l'accouchement; il s'accentue dans les vingt-quatre heures suivantes, puis s'atténue graduellement, et le pouls reprend sa normale.

Le ralentissement cesse parfois entièrement lorsque se produit l'hypérémie qui précède la sécrétion du lait; habituellement on observe une simple diminution dans le degré du ralentissement.

Lorsqu'on observe ce ralentissement chez une femme récemment accouchée, on peut être certain qu'elle est en parfaite santé: c'est donc un signe favorable. Tarnier dit que la fréquence des pouls lents dans les Maternités peut être considérée comme la preuve d'un bon état sanitaire; le contraire indique l'existence d'influences nocives, qui demandent à être promptement recherchées et combattues. L'expérience de Fancourt Barnes dans deux Maternités confirme l'exactitude de ces conclusions.

Quelle est la cause du ralentissement du pouls? — Les observations sphygmographiques de Blot et Marey établissent qu'il est en rapport avec un certain degré d'augmentation dans la tension artérielle, et ces auteurs pensent qu'on peut expliquer cette tension par l'arrêt presque soudain de la circulation qui se faisait dans l'utérus pendant la grossesse. Le sang, qui jusqu'alors traversait l'utérus, s'accumule dans le système artériel de la grande circulation; il en résulte une tension plus élevée, qui amène une obstruction ventriculaire, et par

(1) *Archives générales de médecine*, mai 1864.

suite le ralentissement du pouls. Plus tard, l'équilibre se rétablit. Cette théorie a pour elle le fait que, s'il se produit une hémorrhagie qui diminue la tension, le pouls s'accélère. Nous attribuons une plus grande influence à l'hypertrophie gravidique du cœur.

Bon nombre d'observateurs ont examiné et critiqué les affirmations de Blot; la plupart les ont confirmées. Une observation minutieuse de plusieurs années nous a convaincus de leur exactitude.

Hémey (1) a montré que, chez un certain nombre de femmes récemment accouchées le pouls est sujet à des variations de force et de fréquence. Ces altérations dans le rhythme accompagnent le ralentissement du pouls ; elles disparaissent ordinairement au bout de peu de jours. Depuis la publication du mémoire d'Hémey, Robert Barnes a étudié cette question et il est à même de confirmer ses observations; il n'a rien trouvé d'anormal dans le cœur.

Le ralentissement et l'irrégularité du pouls après l'accouchement doivent être étudiés soigneusement dans leur rapport avec la marche du processus involutif.

Modifications du sang après l'accouchement. — Nous avons vu que pendant la grossesse, la fibrine, l'eau et les globules blancs sont augmentés, tandis que les hématies sont moins nombreuses. Ces conditions se rencontrent après l'accouchement, à un degré plus élevé. Andral et Gavarret, Becquerel et Rodier, et plus récemment Laurent, ont établi ces faits. Les recherches de Malassez, de Bouchut et Dubrisay, de Fouassier, ont démontré très nettement que le nombre des globules blancs augmente, et que cette augmentation, nommée par Peter *leucocytose physiologique*, atteint son maximum douze heures après l'accouchement.

Il est à désirer qu'on fasse de nouvelles observations chimiques et microscopiques sur la constitution du sang dans la grossesse et l'état puerpéral; elles jetteraient certainement un jour utile sur plusieurs problèmes physiologiques et pathologiques.

Murmures cardiaques dans l'état puerpéral. — Le Dr Money (2) a fait d'intéressantes observations dans le *General Lying-Hospital.* Il en conclut qu'on entend des murmures systoliques chez 75 accouchées sur 100. Ces bruits sont de trois sortes : le murmure *endocardiaque* se propage à une distance variable ; on peut l'entendre dans toute la région précordiale. Le deuxième ressemble à un *bruit de frottement*, il ne se propage pas ; son siège constant est immédiatement au-dessus et à gauche de l'appendice xiphoïde ; le troisième est très bruyant, d'une tonalité singulière, très capricieux, et ne se propage pas. Les plus nombreux de la première variété s'entendent mieux au niveau du

(1) *Archives générales de méd.*, août 1868.
(2) *Med.-chir. Transactions*, 1882.

ventricule droit, près du bord sternal. Ils n'indiquent pas un état grave; ce sont des murmures fonctionnels.

Nous croyons que ce sont simplement des murmures hématiques, dus aux changements subis par le sang, et à l'état du cœur, dont le tissu doit être modifié comme celui de l'utérus.

Les mouvements respiratoires sont inséparablement liés avec l'état du sang. Les femmes bien portantes après l'accouchement respirent de 15 à 18 fois par minute, guère moins souvent que pendant la grossesse. Dohrn a recherché avec un grand soin la capacité relative du thorax chez les femmes, hors l'état de grossesse, pendant la gestation et les suites de couches; 60 fois sur 100, il a trouvé cette capacité augmentée chez les femmes récemment accouchées ; 24 fois, une légère diminution, et 16 fois, aucune différence. D'autres observateurs affirment qu'après l'accouchement la capacité respiratoire est diminuée; des observations méthodiques avec le spiromètre sont nécessaires.

Variations de la température dans l'état puerpéral. — Dans les conditions normales, individuelles et extérieures, la température ne s'élève pas beaucoup. Les observations prises dans les Maternités donnant une élévation supérieure à 0°,3 ne représentent pas la normale. On a observé, douze ou vingt-quatre heures après l'accouchement, un léger abaissement, qui fait bientôt place à la normale.

Les petites oscillations s'expliquent par l'élévation vespérale ordinaire, par les émotions passagères ou les écarts de régime. Les variations momentanées n'ont pas lieu de nous inquiéter ; c'est tout autre chose lorsque la température reste constamment élevée.

Modifications de la sécrétion urinaire. — Pour en juger, nous devons nous rapporter au chapitre II, p. 64, où nous avons noté les caractères de l'urine des femmes grosses. Lehmann dit que l'urine des enfants très jeunes et des femmes, enceintes contient fort peu de phosphate de chaux. L'urine des femmes, hors l'état de grossesse, contient plus d'eau et moins de sels et d'urée que celle des hommes. Ces différences sont plus accusées dans la gestation ; dans les derniers mois, l'urine contient souvent si peu de phosphate de chaux, qu'il est difficile d'y reconnaître la présence de la chaux.

Winckel (1), Kleinwächter (2), Quinquaud (3) et d'autres ont étudié l'urine dans l'état puerpéral. Ils sont à peu près d'accord pour dire que la quantité de l'urine augmente pendant les vingt-quatre premières heures. Elle peut monter jusqu'à 2,360 grammes ; la moyenne est 1,600 grammes. Chez quelques femmes, cette polyurie momentanée paraît le deuxième ou le troisième jour. Winckel dit que le poids moyen de

(1) *Studien üb. d. Stoffwechsel bei d. Geburt u. Wochenbett*, 1865.

(2) *Das Verhalten der Harnes*, etc. (*Arch. f. Gynäk.*, 1876.)

(3) *Essai sur le puerpérisme infectieux*, 1872.

l'urine rendue pendant les huit premiers jours par une femme bien portante est 12 livres, ou 1,175 grammes par jour. Les reins, on le voit, éliminent beaucoup d'eau.

La densité de l'urine est ordinairement réduite à 1010 ou 1018, le premier et le second jour. Si la fièvre s'allume, elle peut monter à 1020 et 1022. A partir du troisième jour, elle s'élève à 1022 ou au-dessus, même alors qu'il n'y a pas de fièvre. Quinquaud dit que chez les nourrices elle peut aller à 1025. Les nouvelles accouchées qui n'ont pas de fièvre pendant l'accouchement rendent moins d'urine que pendant la grossesse. Quinquaud dit : « La quantité d'urée éliminée en vingt-quatre heures pendant la grossesse, dépasse la moyenne physiologique, et varie de 30 à 38 grammes ; elle tombe à 20 ou 22 grammes, dans les vingt-quatre heures qui suivent l'accouchement. »

Le second jour, l'urée augmente, mais dépasse rarement la normale, s'il n'y a pas de fièvre. Le troisième jour, si l'accouchée n'a pas de fièvre, l'urée peut dépasser 30 grammes.

Dès le quatrième jour, s'il n'y a pas de fièvre, si l'accouchée a du lait et si l'enfant tette bien, l'urée diminue sensiblement ; elle descend à 19 grammes par vingt-quatre heures. Chez les nourrices, la moyenne est de 20 à 22 grammes.

Les chlorures suivent les variations de l'urée : ils diminuent le premier jour, augmentent le deuxième et le troisième, puis diminuent de nouveau lorsque la sécrétion lactée s'est établie.

D'après Winckel, les sulfates et les phosphates diminuent pendant les quarante-huit premières heures.

Les produits des oxydations organiques, l'urée en particulier, seraient plus abondants dans l'urine, s'ils ne s'éliminaient pas aussi par les lochies, la sueur et le lait. Les fonctions cutanées sont fort actives pendant les premières heures, et continuent à l'être pendant cinq ou six jours. Les différentes sécrétions : cutanées, rénales, lochiales, mammaires, semblent se suppléer mutuellement. La suractivité de l'une peut ammener la diminution des autres. Ainsi, quand le lait est abondant, le flux lochial diminue en général.

L'augmentation des excrétions, l'élimination abondante des produits d'oxydation, la métamorphose régressive de l'utérus et des autres tissus, doivent amener une perte de poids chez l'accouchée. Gassner et Hecker ont établi que, pendant les huit premiers jours, elle perd en moyenne 4571 grammes, ou environ le douzième de son poids.

Glycosurie. — L'affirmation de Blot que l'urine des nouvelles accouchées renferme souvent du sucre a été confirmée. De Sinéty (1), qui a mis un soin particulier à l'étude de cette question, a prouvé qu'on peut

(1) *Recherche sur l'urine pendant la lactation*, 1873.

à volonté produire la glycosurie, en supprimant brusquement le lait. Le sucre se montre aussi dans l'urine, toutes les fois qu'il existe un obstacle à la sécrétion ou à l'excrétion du lait. Lorsque sa production et son écoulement se balancent exactement, le sucre disparaît. Vers le second ou le troisième jour, la sécrétion laiteuse est abondante, l'enfant tette peu, on trouve du sucre dans l'urine. Tarnier et de Sinéty ont avancé que le sucre éliminé par les reins est probablemenl produit par le foie en vue de la sécrétion lactée, et qu'il n'est pas utilisé par suite de la suppression momentanée de cette fonction. S'il en était ainsi, pourquoi, de tous les constituants du lait, le sucre serait-il le seul qui s'élimine par l'urine ? A cette objection, Gubler a répondu que le passage du sucre, corps cristalloïde et dialysable, est beaucoup plus facile que celui de l'albumine, corps colloïde, qui ne traverse pas les dialyseurs, et que l'albuminurie suppose toujours une hypérémie rénale qui confine à l'inflammation, tandis que la glycosurie n'exige aucune altération anatomique des seins.

De Sinéty remarque aussi que le microscope révéle toujours dans l'urine sucrée des nourrices, la présence de nombreuses granulations graisseuses, insolubles dans l'acide acétique et colorées en brun foncé par l'acide osmique.

Modification des seins, sécrétion lactée. — Il ne faut pas perdre de vue un fait anatomo-physiologique fondamental. Les mamelles sont de vraies glandes cutanées; elles forment une partie spécialement développée du grand appareil glandulaire de la peau. Sans doute la sécrétion des seins affecte une forme particulière, elle est destinée à un but spécial, la nourriture de l'enfant. Mais les mamelles ne cessent pas pour cela de prendre part au grand processus éliminateur auquel est soumis le système glandulaire de tout le corps. Il y a un rapport physiologique entre la sécrétion du lait et la conversion en graisse des tissus produits en vue de la grossesse.

Les femmes élevées dans le luxe, qui ont nourri et cultivé leurs facultés émotionnelles et intellectuelles aux dépens de leur système musculaire, acquièrent rarement un développement glandulaire complet. La peau, devenue un objet de luxe et de beaute, n'est plus guère un organe de santé ; elle succombe à l'épreuve du puerpérium et de l'allaitement; les seins ne peuvent accomplir leur devoir, et leur besogne retombe sur d'autres organes qui eux aussi probablement ne suffiront pas à leur tâche. C'est pour cela que nous voyons si constamment les femmes des classes aisées ne pouvoir allaiter. Elles font quelquefois des efforts consciencieux, mais, lorsqu'elles ont nourri difficilement pendant quelques jours, durant lesquels l'enfant souffre et dépérit, le lait tarit, les seins se flétrissent ou s'enflamment, il faut abandonner l'espoir tant caressé.

Époque de la formation du lait. — Chez quelques femmes, on peut pendant la grossesse, faire sortir des seins un peu de lait; chez d'autres, il coule de lui-même et tache le linge; ce fait a parfois fait soupçonner une grossesse. Mais, le plus souvent, le lait ne se produit réellement qu'après l'accouchement. Il paraît ordinairement le troisième jour, rarement plus tôt; parfois il se fait attendre jusqu'au quatrième ou cinquième jour, quelquefois on peut dire qu'il n'a point paru.

La capacité de sécréter le lait nous fournit encore une application de l'aphorisme : « La grossesse est une épreuve de la santé. » La femme peut avoir porté son enfant et l'avoir mis au monde plus ou moins facilement, et faillir après l'accouchement. C'est surtout le cas pour les femmes riches. La formation du lait s'accompagne de certains *phénomènes locaux*. Immédiatement après l'accouchement, les seins sont habituellement flasques ou mous, leur volume est celui qu'ils ont atteint pendant la grossesse. Au bout de deux ou trois jours, leur volume augmente, ils deviennent fermes, durs même. Leur peau est tendue, lisse, brillante, sillonnée par des veines bleues qui parfois rejoignent celles du sein opposé; le mamelon devient moins saillant, ce qui rend la tétée difficile.

Tarnier a fait remarquer un œdème sous-cutané, qui se produit quelquefois dans la région aréolaire; il est plus fréquent chez les primipares, assez commun chez les femelles domestiques.

Modifications des tissus propres du sein accompagnant la formation du lait. — La description suivante est empruntée à Virchow, Kölliker et Robin (1). Virchow, parlant de l'analogie qui existe entre le sein et les glandes sébacées, dit que ces organes sont produits par une prolifération progressive des feuillets internes de l'épiderme, les glandes à cérumen de l'oreille et les grosses glandes de l'aisselle appartiennent à la même catégorie. Dans toutes, la graisse, qui est le principal constituant du lait, du moins en ce qui concerne son apparence extérieure et qui fournit la sécrétiou sébacée, se forme dans les cellules épithéliales, qui disparaissent graduellement presque en entier, et laissent la graisse libre. Les glandes sébacées sont en général situées sur les côtés des follicules pileux, à quelque distance de la surface; on y trouve une série de petits globules qui renferment un prolongement du réseau muqueux. Les cellules de ce réseau se multiplient, grossissent, et remplissent les sacs glandulaires d'une matière presque solide. Puis la graisse commence à se sécréter dans leur intérieur, d'abord en petites particules qui grossissent bientôt; peu après on ne peut plus distinguer nettement les cellules les unes des autres, on ne voit que des agglomérations

(1) L'étudiant doit se reporter à la description de l'anatomie mammaire (chap. I, p. 45).

(1) *Cellular Pathologie.*

qui s'élèvent hors de la glande dans le follicule pileux. Cette sécrétion est purement épithéliale, comme celle du sperme. Ce processus nous explique la *formation du lait*. On n'a qu'à supposer les conduits beaucoup plus longs, et les acini terminaux très développés; le processus est essentiellement le même; les cellules se multiplient abondamment, elles subissent la métamorphose graisseuse; enfin il n'en reste guère que des gouttelettes de graisse. Au début de l'allaitement, la production du colostrum découvert par Donné, nous présente la ressemblance la plus exacte de ce qui se passe dans la sécrétion de la matière sébacée, *Un corpuscule colostral est le globule encore cohérent qui résulte de la métamorphose graisseuse d'une cellule épithéliale.* La formation du colostrum et de la matière sébacée ne diffère qu'en ce point, que dans le premier cas, les granules graisseux restent plus petits, et que, tandis qu'on voit bientôt de grosses gouttes dans la matière sébacée, dans le colostrum les dernières cellules qu'on observe contiennent de très petits granules graisseux, qui donnent à toute la cellule une couleur brunâtre, quoique la graisse n'ait pas de couleur propre. C'est le *corps granuleux* de Donné. C'est à Reinhardt que nous devons la découverte de cette transformation graduelle des corps cellulaires en granules graisseux.

Nous hésitions cependant à étendre cette importante découverte de la formation du colostrum à l'histoire du lait en général, parce que vers la fin de l'allaitement on ne trouve plus de corps granuleux. Mais la seule différence est que le processus colostral marche plus lentement, et que les cellules restent plus longtemps cohérentes, tandis que le processus lacté est aigu, et que les cellules périssent promptement. Le colostrum parfait contient un fort grand nombre de corpuscules granulés, et un certain nombre seulement de grosses et de petites gouttes de graisse mêlées ensemble, les corpuscules lactés, qui ne sont que des gouttes graisseuses et, comme la plupart des gouttes de graisse qu'on rencontre ailleurs, sont entourées par une membrane albumineuse délicate, nommée par Ascherson *membrane haptogénique*, c'est-à-dire produite par contact. Mais les gouttes isolées, les corpuscules laiteux, correspondent aux gouttes que nous voyons dans la matière sébacée. Elles sont produites par la coalescence des petits granules qu'on voit dans la sécrétion du colostrum.

L'existence de cette membrane haptogénique était admise par Henle, Dumas, Robin, Frey et Kölliker, mais de Sinéty (1) paraît avoir démontré qu'elle n'est qu'accidentelle. Ainsi, lorsqu'on examine le lait aussitôt tiré, et qu'on ne le laisse pas se coaguler, on ne trouve pas cette enveloppe.

(1) *Archives de physiol.* de Brown-Sequard, Charcot et Vulpian.

Les corpuscules du colostrum caractérisent le premier lait. Au bout de quelques jours, ils disparaissent en général et l'on ne voit plus au microscope que des gouttelettes huileuses ou graisseuses très réfringentes, de volume variable.

D'après Kölliker, Donné a avancé que le lait prend la nature du colostrum, dans les inflammations et les tumeurs mammaires qui se produisent durant l'allaitement. D'Outrepont et Münz (1) l'ont contredit. Donné et d'Outrepont ont trouvé des corpuscules colostraux pendant les règles. R. Barnes a vérifié ce fait; il a vu des corpuscules colostraux reparaître à chaque époque menstruelle, et persister pendant sept jours ou plus, pour disparaître dans l'intervalle. Lehmann affirme qu'ils se produisent dans le cours de toute affection aiguë survenant pendant l'allaitement. Donné les regarde comme une preuve de la mauvaise qualité du lait. Herberger et Donné ont trouvé que le lait des femelles affectées du fourchet, se rapproche du colostrum. Dans le lait aigri, on trouve la caséine coagulée en granules, et les globules laiteux se réunissent peu à peu en grosses gouttes. Le lait bleu et jaune contient, d'après Fuchs (2), des infusoires incolores, qu'il nomme *vibrio cyanogenus et xanthogenus*. Ces vibrions, placés dans du lait sain, le colorent; Lehmann a confirmé ce fait pour le lait bleu. D'après Baillent (3) et Lehmann, il existe aussi un champignon dans le lait coloré. C. Nægelé a vu du lait rouge, et y a trouvé un végétal de la nature du protococcus. Mais le lait rougeâtre peut être soupçonné de contenir des globules sanguins; Hassall en a trouvé et les a figurés.

Le lait est constitué par une partie liquide, ou plasma, qui tient en suspension d'innombrables corpuscules ronds, brillants, de couleur foncée, et de volume variable; ce sont les globules laiteux, qui donnent au lait sa couleur blanche. Dans le lait frais, ces corpuscules sont animés d'un mouvement brownien.

Anomalies mammaires. — 1. *Par défaut.* — Quelques femmes ont des seins si petits qu'ils ne peuvent sécréter du lait.

2. *Par excès.* — Mamelles et mamelons surnuméraires.

Si nous réfléchissons à l'identité histologique des glandes sébacées et des mamelles, nous n'aurons pas de peine à comprendre le développement accidentel des seins chez l'homme, et la sécrétion du lait chez eux. Parmi un grand nombre d'autres exemples, nous citerons seulement celui que rapporte John Hunter dans ses *Notes and Essays*, publiés par Owen. Un homme de cinquante ans épousa une femme qui avait eu, quatorze ans auparavant, des jumeaux, garçon et fille. Pour calmer le garçon, le père lui donnait à téter son mamelon gauche; l'enfant y

(1) *Neue Zeitschrift für Geburskunde.*

(2) Comptes rendus, XVIII.

(3) Scherer, art. *Milch*, dans *Handbuch der Physiologie.*

trouva du lait et s'en nourrit. Cet homme traita de même huit enfants l'un après l'autre, partageant avec sa femme les devoirs de l'allaitement. Ce qu'il y a de plus curieux, c'est qu'il a présenté un écoulement constant de lait, longtemps après avoir sevré. Les lymphatiques, les vaisseaux sanguins et les glandes agglomérées de ses seins présentaient l'apparence qu'ils ont chez la femme. Cet homme a remarqué que, lorsqu'il allaita son premier enfant, toutes ses sécrétions diminuèrent, particulièrement la sueur, qu'il produisait abondamment auparavant, et qu'il n'eut plus de désirs vénériens durant plusieurs mois après.

Durée de la sécrétion lactée. — On peut fixer à neuf mois la capacité ordinaire pour l'allaitement. Mais, chez un grand nombre de femmes, principalement dans les classes ouvrières, l'allaitement est prolongé jusqu'à un an et même au-delà ; nous connaissons des cas où des femmes, ayant perdu leur mari, ont concentré leurs instincts féminins sur leur nourrisson, et ont continué à l'allaiter pendant plus de deux ans ; nous avons vu un enfant monter sur une chaise, et se tenir debout pour téter. Dans ces cas, les mamelles conservent leur prépondérance sur les ovaires ; la menstruation peut se faire, mais elle est souvent troublée ou suspendue.

On observe un phénomène semblable chez les nourrices mercenaires ; elles continuent quelquefois à nourrir pendant dix-huit mois ou davantage. Nous connaissons le cas d'une nourrice espagnole qui a allaité trois enfants de suite dans la même famille ; et on nous a affirmé que c'est l'habitude, dans quelques parties de l'Espagne, d'engager une nourrice, qui, après avoir allaité le premier enfant, nourrit ensuite tous les enfants que sa maîtresse peut avoir, elle-même vivant dans la continence. Nous connaissons une dame, fort belle, fort intelligente, artiste, qui, vivant avec son mari, et étant menstruée régulièrement, a eu du lait pendant cinq ans après la naissance de son unique enfant, qu'elle n'a allaité que peu de temps.

Ce qu'il faut observer chez l'accouchée et son enfant. — La sonde, le thermomètre et le stéthoscope sont nos instruments d'étude.

Observations objectives. — 1. Compter le pouls, noter son rythme et sa force. Le sphygmographe peut être utile.

2. Compter les respirations, noter leur profondeur.

3. Prendre la température dans la bouche ou l'aisselle, exceptionnellement dans le vagin.

4. Noter le facies, l'*habitus* extérieur, la manière de parler, l'état de la langue.

5. Appliquer la main sur l'abdomen pour juger de sa flaccidité ou de sa tension, et de la douleur. S'il y a de la tension et de la douleur, noter la forme du ventre et les limites de la matité et de la résonnance. Si la matité s'étend à l'ombilic ou dans son voisinage, sonder.

6. État des organes génitaux. Il est utile de toucher pour s'assurer si l'utérus occupe sa position normale. Examiner le périnée, pour voir s'il est entier. Observer la perte. Surveiller l'involution utérine, d'après son retrait vers le pubis.

Les seins. Forme, volume, intégrité des mamelons; forme, consistance, sensibilité des seins, sécrétion laiteuse; quantité et qualité du lait, facilité de sa sortie, caractères microscopiques.

Observations que doit faire l'accoucheur, le jour après l'accouchement et les jours suivants. — Interroger toutes les fonctions. L'aspect de l'accouchée, sa contenance, sa voix, la façon dont elle répond aux questions, nous disent assez quel est son état mental. Souffre-t-elle? Elle est en général meurtrie et fatiguée. Le palper de l'abomen nous apprend s'il est douloureux, tendu ou flasque. S'il est sensible ou saillant, cela peut tenir à la distension des intestins ou à la réplétion de la vessie. Il faut savoir comment se comportent la vessie et les intestins. Le rectum s'est probablement vidé pendant le travail, et reste paresseux pendant deux ou trois jours. S'il y a de la diarrhée, nous devons chercher les symptômes qui l'accompagnent. Demandez à l'accouchée si ses mouvements sont libres; elle ne doit avoir d'autre difficulté à se mouvoir, que celle produite par la sensation du brisement. Notez trois points spécialement: le pouls, la température et la respiration. Le pouls doit battre de 70 à 80; s'il est plus lent, mais ferme, c'est bien. La température doit marquer 37°,3, les respirations, 18 ou 20 tout au plus, et être faciles et profondes.

Faites-vous présenter les linges salis, palpez les seins. Le second et le troisième jour, ils peuvent n'avoir pas changé, mais, à la fin du troisième jour, et le plus souvent le quatrième, les seins sont en général pleins, fermes, un peu sensibles; on peut en voir sourdre un peu de lait.

Informations subjectives, renseignements donnés par la garde et l'entourage. — 1. Fonctions de nutrition : appétit, digestion (vomissements? coliques?), défécation, miction. L'accouchée urine-t-elle et va-t-elle à la garde-robe naturellement?

2. Respiration: difficulté à respirer? Circulation : palpitations?

3. Innervation: sommeil; sensation de bien-être, lassitude ou dépression; céphalalgie, état des cinq sens; la parole et la contenance sont-elles naturelles? Examinez les mouvements. Frissons; douleurs abdominales et utérines, douleurs dans les membres et les articulations.

4. Peau: chaleur, moiteur, transpiration, odeur.

5. Excrétions pulmonaires cutanées, intestinales, vésicales, vaginales. Quantité, couleur, odeur des lochies; renferment-elles des lambeaux de membranes; y a-t-il quelque complication anormale? Règle importante: ne laissez pas la garde répondre aux questions que vous posez à votre accouchée.

Les *signes favorables* sont : le pouls à 90 ou au-dessous, la température à 37°,3, l'abdomen souple, indolore, l'évacuation spontanée de la vessie, la gaîté.

Il faut prendre toutes ces observations en dérangeant le moins possible l'accouchée. Quelques-unes peuvent être faites sans qu'elle s'en doute et sans attirer l'attention de son entourage; quelques-unes peuvent être parfois omises. Il faut les faire dans un certain ordre, afin de n'en oublier aucune qui soit importante, et de ne pas les répéter, ce qui fatiguerait l'accouchée. Ces observations, prises avec méthode, serviront à rappeler les points principaux de l'histoire de l'accouchée. En se reportant à la description des phénomènes, le lecteur se rappellera aisément la signification des points à observer. Il jugera des écarts de la normale ; s'il observe quelque fait nouveau, il en tirera des indications diagnostiques, pronostiques et thérapeutiques. Enfin, et c'est un point qui n'est pas à dédaigner, il ajoutera à sa propre instruction de praticien scientifique une série d'études riches en applications physiologiques et pathologiques.

Soins à donner à l'accouchée et à son enfant. — 1. Nos mains, qui ont aidé à l'expulsion du placenta ou seulement secondé les contractions utérines, nous font connaître l'état de l'utérus. S'il est bien contracté, nous pouvons laisser l'accouchée prendre un peu de repos, pour refaire de la force nerveuse, tout en veillant pour savoir si l'utérus ne se relâche pas. Chez les pluripares, on peut alors donner 30 gouttes d'extrait d'ergot pour aider à la rétraction ; mais il faut ne pas oublier que c'est faire de mauvaise thérapeutique que de donner de l'ergot avant que l'utérus ait chassé le placenta et les caillots. L'ergot peut causer dans le segment utérin inférieur des contractions spasmodiques, qui emprisonneront les corps solides qu'il contient.

2. Si l'accouchée a des douleurs spasmodiques ou des coliques après la sortie du placenta, la première chose à faire est de nous assurer que la vessie est vide. Nous sonderons, puis nous presserons fortement avec la main sur l'utérus pour le faire contracter.

3. Lavage des parties génitales. Si nous nous servons d'éponges, il faut les tremper dans une solution d'acide phénique au cinquantième. Il vaut mieux faire couler le liquide sur la vulve que de frotter et d'essuyer. On peut écarter doucement les grandes et les petites lèvres, pour laisser sortir les caillots du vagin. Il vaut mieux se servir de coton, et le brûler après s'en être servi.

Si le vagin contient du sang ou des caillots, on peut le seringuer doucement avec la solution phéniquée.

4. Il est temps de nous assurer si la vulve et le périnée sont intacts. S'il n'y a qu'une petite déchirure, aucune opération n'est nécessaire; si la déchirure s'étend jusque près du sphincter anal, à plus forte

raison si elle l'intéresse, il faut la suturer avec du fil d'argent; trois ou quatre points sont en général nécessaires. Le premier doit être passé profondément, près de l'extrémité anale de la fente, les autres de moins en moins profondément, à mesure que nous nous rapprochons du bord antérieur du périnée.

5. Le pansement de la vulve est fait ordinairement avec des serviettes pliées. Nous engageons fortement les accoucheurs à changer de système : nous sommes rarement certains que le linge blanchi soit parfaitement propre. Il vaut mieux se servir de coussinets préparés avec de l'acide phénique, ou tout autre antiseptique sûr, ou de la gaze antiseptique qu'emploient les chirurgiens. On les renouvelle à mesure qu'ils se salissent, et on les brûle. On écarte ainsi un danger de l'accouchée, et on évitera aussi le risque d'infecter d'autres malades.

6. *Bandage.* — On s'est élevé il y a quelque temps contre l'emploi traditionnel du bandage après l'accouchement; cette révolution n'a pas réussi : les objections qu'on lui a faites ne sont pas fondées, et son utilité est nette et positive. Chez les pluripares surtout, les parois abdominales sont très flasques. L'expulsion rapide d'une masse égale au dixième du poids du corps fait disparaître soudainement la pression que supportaient les vaisseaux et les organes de la poitrine, de l'abdomen et du bassin; il en résulte parfois une tendance au vide. Le bandage, en soutenant les parois abdominales, rétablit l'équilibre; et la pression exercée sur l'utérus agit comme un excitant permanent de la contraction; la femme se sent soutenue, et en éprouve du bien-être. Les parois abdominales soutenues ainsi regagnent bientôt leur tonicité, et recouvrent plus complètement leur ancienne force et leur forme première. L'accouchée recouvre plus complètement l'élégance de sa taille à laquelle avec raison elle tient beaucoup.

Application du bandage. — S'il existe un grand vide au niveau de l'hypogastre, il est bon de le combler avec un coussin fait de coton phéniqué, enveloppé de gaze préparée. Une large serviette solide peut servir de bandage, mais il vaut mieux couper un bandage *ad hoc*, qui s'ajustera mieux et restera mieux en place. L'accouchée est couchée sur le dos, les jambes étendues; le bord inférieur du bandage prend bien les hanches; la pression est uniforme, et le bandage a moins de tendance à remonter. Ainsi placé, *le bandage est un des agents les plus efficaces de l'obstétrique antiseptique;* il maintient les parois utérines et vaginales en contact réciproque, s'oppose à l'accumulation des liquides et des caillots, et ne permet pas l'entrée de l'air.

Avant de quitter l'accouchée, il faut examiner les parties, pour voir s'il n'y a pas de perte.

Après ces soins immédiats, commencent les soins consécutifs. Il faut, s'il est possible, revoir l'accouchée cinq ou six heures après la délivrance.

CHAPITRE XII

LE NOUVEAU-NÉ.

Modifications au moment du passage de la vie intra- à la vie extra utérine. Asphyxie. — Pendant la vie intra-utérine, toutes les fonctions d'hématose et de nutrition se font au travers du placenta. On considère habituellement le placenta comme l'équivaleut du poumon de l'animal qui respire dans l'air. Robert Barnes a montré il y a longtemps (1) que le placenta fait bien plus encore : non seulement il remplit l'office des poumons, mais en grande partie celui de la peau, des intestins, du foie, des reins, ces organes n'entrant réellement en fonctions qu'après l'établissement de la respiration aérienne; ce qui est une nouvelle preuve de la solidarité de ces organes. Le remplacement du placenta par le poumon est le signal d'une grande et soudaine révolution. Le nouveau régime fonctionnel s'accompagne de modifications physiques dans les organes. Les changements les plus importants se passent dans la circulation; les autres sont secondaires.

Nous étudierons ces changements dans l'ordre naturel, et nous examinerons les organes circulatoires, la composition du sang, le pouls, la respiration, la calorification, la digestion, la sécrétion rénale, la peau, la sécrétion lactée, et le développement général du nouveau-né.

Il nous semble utile de récapituler brièvement les traits principaux de la circulation fœtale. Le sang, hématosé dans le placenta, revient au fœtus par la veine ombilicale. Il se divise bientôt en deux courants: l'un qui se dirige rapidement par le canal artériel et la veine cave inférieure vers l'oreillette droite; l'autre, accessoire, traverse le foie, suit les ramifications de la veine porte et des veines hépatiques, pour arriver aussi à l'oreillette droite. En outre, la veine cave supérieure amène dans cette même oreillette le sang venu de la tête et des extrémités supérieures. Le ventricule gauche reçoit une petite quantité de sang venant des poumons. Lorsque le cœur se contracte, une partie du sang de l'oreillette droite, ou, plus exactement, le sang venu par la veine cave inférieure, est poussé dans l'oreillette gauche par le trou de Botal. Une petite partie seulement du sang qui arrive à l'auricule droite, parvient au ventricule du même côté; de ce que celui-ci reçoit, une faible partie traverse toute la longueur de l'artère pulmonaire; la plus grande partie est chassée dans l'aorte, par le canal artériel. Le ventricule gauche reçoit tout le sang qui arrive à l'oreillette gauche, soit par le trou de Botal ou par les veines pulmonaires, et le chasse dans l'aorte, où il se mêle bientôt avec celui qui vient dans le canal artériel. De l'aorte, le sang va se distribuer

(1) *Medico-chir. Review.* Article PLACENTA, 1854.

par les artères à la tête, aux bras, au tronc, aux membres inférieurs, et enfin atteint les artères ombilicales qui le ramènent au placenta.

La transformation de cette circulation provisoire en circulation définitive est effectuée par l'oblitération des vaisseaux ombilicaux, du canal veineux, du trou de Botal et du canal artériel.

Étudions ces phénomènes dans leur ordre.

Oblitération des vaisseaux ombilicaux, chute du cordon. Lorsque le courant sanguin ne se rend plus au placenta, les vaisseaux funiculaires s'oblitèrent; les artères se rétractent et se bouchent, un caillot se forme dans la veine. Pendant les jours qui suivent, le bout du cordon qui est resté attaché à l'ombilic se ratatine, sèche, enfin devient une membrane plate, cornée, transparente, où l'on voit des lignes noires, restes des vaisseaux. Le cordon desséché est devenu un corps étranger pour les tissus vivants de l'ombilic. Au niveau du nombril, la peau rougit; au point de jonction de la peau avec le cordon, se forme un sillon circulaire rempli par un liquide limpide, séro-purulent. Ce sillon se creuse de plus en plus, et le cordon tombe au bout de cinq jours environ. La petite plaie qu'il laisse après lui se couvre de granulations et se cicatrise ordinairement au bout de huit ou dix jours.

La plaie ombilicale peut se remplir de saletés, de bactéries; c'est une porte ouverte aux matières septiques, elle peut être l'origine d'un érysipèle ou d'autres maladies. La chute du cordon peut tarder lorsqu'il est fort gros, ou lorsque, comme Tarnier l'a observé, on le panse avec de l'acide phénique. Lorsque l'enfant est malade, le cordon, au lieu de sécher, reste humide, se putréfie et donne une mauvaise odeur.

Richet avance que le cordon meurt parce qu'il est étranglé par une bande de fibres musculaires, qui forment un sphincter ombilical. Parrot, au contraire, soutient qu'il meurt parce qu'il n'a pas de vaisseaux nourriciers, de sorte que, lorsqu'il n'est plus alimenté par le liquide amniotique et par le sang qui coule dans ses vaisseaux, il périt : c'est l'opinion générale. Le cordon se détache comme une eschare.

Oblitération des vaisseaux ombilicaux dans l'abdomen. — Ce processus a été étudié par Robin : il commence avant la chute du cordon ; il est très avancé à la fin de la troisième semaine, et se termine avec la première année. Les deux tuniques internes des artères se rétractent vers le pubis, et finissent par occuper les côtés de la vessie ; la veine se rétracte vers le foie, et forme le ligament falciforme. Cette rétraction commence de quatre à huit jours plus tôt pour les artères que pour la veine. Leurs tuniques internes s'atrophient, leurs tuniques externes s'hypertrophient dans toute leur longueur. Enfin, les parois des vaisseaux s'accollent par leur face interne. C'est ainsi que se fait l'oblitération des vaisseaux dans l'abdomen. Les vaisseaux demeurent sous la forme de trois cordons fibreux, adhérents à l'anneau ombilical. Les ligaments artériels, insérés dans la cicatrice cutanée, la tirent en bas, de sorte qu'il se produit à la partie inférieure de l'ombilic une dépression en croissant à concavité supérieure.

Oblitération du canal veineux. — Ce canal, qui n'est qu'une subdivision de la veine ombilicale, s'oblitère comme elle, et se transforme en un cordon fibro-cellulaire, après la naissance.

Oblitération du trou ovale. — Le septum interauriculaire reste perforé pendant toute la durée de la vie fœtale ; il se bouche après la naissance, dans des conditions qui méritent d'être étudiées. Ce septum présente un pli en forme de croissant, dont la concavité regarde en arrière. Un pli membraneux, une valvule, s'avance à sa rencontre, destiné à aider à l'occlusion du trou de Botal. Ce pli part du côté gauche de l'ouverture de la veine cave inférieure ; il se développe d'avant en arrière ; son bord antérieur est en forme de croissant, comme le bord postérieur du septum interauriculaire. Les deux extrémités du croissant de la valvule du trou ovale se terminent par deux colonnes, l'une supérieure, l'autre inférieure, qui s'insèrent sur la paroi antérieure de l'oreillette. Ainsi entouré, le trou s'étrécit à mesure que la valvule se développe ; il se ferme ordinairement dans l'espace de quinze jours. Dès lors, la valvule en s'avançant couvre le bord antérieur du trou, et double le septum. Au bout de quelques mois, la valvule a une épaisseur presque égale au septum interauriculaire. Il est rare que la partie du bord antérieur comprise entre les deux colonnes adhère complètement à la paroi de l'oreillette gauche sur laquelle ce bord s'applique : on peut en général passer sous ce bord une sonde qui est bientôt arrêtée dans un cul-de-sac ; plus souvent elle passe d'une oreillette dans l'autre. Da Costa Alvarenga n'a trouvé l'oblitération complète que 8 fois sur 213.

Robert Barnes a fait des observations semblables. Mais de ce qu'il existe une communication anatomique entre les auricules, il ne s'ensuit pas que le sang puisse passer d'une oreillette dans l'autre. Pendant la systole auriculaire, le sang presse la valve contre l'ouverture, ce qui la ferme mécaniquement ; en outre, l'impulsion physiologique dirige le courant sanguin de l'oreillette dans le ventricule du même côté. Il est très possible que deux courants ayant chacun leur destination coulent côte à côte sans se mélanger quoiqu'ils ne soient pas séparés par une cloison. Nous voyons deux courants couler l'un à côté de l'autre aux confluents de deux rivières. Lorsque les attractions et les impulsions physiologiques sont troublées, et que les malformations anatomiques sont accusées, les deux courants peuvent se mélanger.

Oblitération du canal artériel. — Elle se fait à peu près en même temps que celle du trou ovale. Les observations récentes de Walkhoff, vérifiées par Parrot, montrent le mécanisme de cette oblitération. A partir du deuxième jour, la tunique moyenne s'épaissit par suite de la prolifération nucléaire de ses cellules fusiformes. La tunique interne subit une modification semblable ; les noyaux de son épithélium et de la couche superficielle de son feuillet conjonctif se multiplient et forment une triple rangée, qui donne au canal un aspect velouté. Le cinquième jour, les éléments prolifèrents de la tunique moyenne poussent en dedans la tunique interne, qui se plisse. Des concrétions fibrineuses achèvent l'occlusion du canal, vers le cinquième jour. Le canal artériel est ainsi converti en un cordon, dans lequel on trouve parfois de l'hématoïdine et du carbonate de chaux.

Pendant que ces branches circulatoires se ferment et s'atrophient, d'autres vaisseaux s'ouvrent pour distribuer le sang à de nouvelles destinations. Ainsi le tronc de l'artère pulmonaire s'élargit pour que le sang qui passait jusque-là à travers le trou ovale et le canal artériel puisse suivre l'artère pulmonaire et ses ramifications qui le portent aux poumons. Les veines pulmonaires qui le ramènent à l'oreillette gauche, se développent de même.

Les organes digestifs, inertes pendant la vie fœtale, commencent leurs fonctions ; et leurs vaisseaux, principalement le système porte, se développent considérablement. Le ventricule gauche, qui était plus mince que le droit, se développe rapidement, et acquiert bientôt une épaisseur proportionnelle à celle qu'il aura chez l'adulte.

La tension artérielle du nouveau-né, suivant Vierordt, fait équilibre à 111 millimètres de mercure ; elle est moins élevée que celle de l'adulte, chez lequel elle correspond à 200 millimètres.

Pouls du nouveau-né. — Billard, Jacquemier, Trousseau, Valleix, Parrot, ont étudié ce sujet. L'artère radiale est difficile à sentir, il faut ausculter le cœur. Trousseau dit qu'il bat à peu près deux fois aussi rapidement que celui de l'adulte ; il présente 137 pulsations pendant les deux premiers mois ; 128, de deux à six mois, 120 de six mois à un an, 118 de un an à vingt et un mois. L'état de veille ou de sommeil le fait varier ; le pouls peut battre 142 lorsque l'enfant est éveillé, et 124 lorsqu'il dort. Parrot a trouvé de grandes variations sous l'influence des mouvements, du cri, et des impressions extérieures. Le pouls est moins fréquent chez les enfants vigoureux que chez les enfants délicats. Chez le nouveau-né bien portant, les pulsations sont régulières, fortes, nettes et uniformes. L'existence d'un bruit de souffle démontre une malformation du cœur, comme la persistance du trou ovale, ou une communication entre les ventricules.

Sang du nouveau-né. — Welcker estime sa quantité à 1/20 environ du poids du corps du nouveau-né, tandis que chez l'adulte elle est 1/13. Sa densité est moindre aussi. Denis l'a trouvée égale à 1045 ou 1049 ; chez l'adulte, elle est de 1052 à 1057.

Le professeur Hayem (1) a étudié les caractères du sang du nouveau-né. Dans les premières heures, le sang qui sort des capillaires cutanés est noir comme le sang veineux de l'adulte. Cette couleur, très accusée chez l'enfant qui n'a fait que quelques inspirations, devient bientôt moins foncée. De même la face de l'enfant, pourpre avant qu'il ait bien respiré, passe à une couleur plus claire dès que la respiration se fait bien. Cette couleur foncée peut ne pas être si marquée chez le fœtus tant qu'il respire par le placenta ; elle peut n'exister que pendant la transition de la respiration placentaire à la respiration aérienne. Cependant, pendant les dix premiers jours, le sang du nou-veau-né est plus foncé que celui de l'adulte.

Les globules rouges sont beaucoup moins uniformes que ceux de l'adulte ; les plus gros sont plus volumineux, les plus petits, moins volumineux, que ceux de l'adulte ; en d'autres termes, on trouve des cellules *géantes* et des cellules *naines*. Leurs proportions varient : Hayem et Cadet ont trouvé les globules rouges plus abondants que dans le sang de l'homme fait ; Neumann dit que quelques-uns des globules rouges ont un noyau. L'hémoglobine s'y trouve en quantité à peu près égale à celle qu'on rencontre dans le sang de l'adulte.

Au moment de la naissance, les globules blancs sont plus petits et plus nombreux que chez l'adulte ; on en trouve un sur 300 hématies, tandis que chez l'homme fait, il n'y en a qu'un sur 800.

Les *hématoblastes* ressemblent à ceux de l'adulte, mais ils sont beaucoup moins nombreux : on en trouve 1 sur 33 hématies chez le nouveau-né, 1 sur 19 chez l'adulte. Pendant les premiers jours, tant que l'enfant perd de son poids, le nombre des globules blancs tombe à 6000, à 4000 même, tandis que celui des globules rouges augmente ; puis il se produit un mouvement inverse ; dans la deuxième semaine, les globules blancs sont au nombre de 7 à 9000, et les globules blancs ont diminué de 500 000. En un mot, tous les éléments du sang, globules rouges ou blancs, hématoblastes, tous les éléments varient constamment de nombre ou de forme, ce qui, comme le dit Hayem, caractérise le sang en voie d'évolution.

Respiration. — Un enfant bien portant respire aussitôt né, et crie. Quelle est la cause de la première inspiration ? Marshall Hall prétendait que le premier mouvement inspiratoire est un acte réflexe, provoqué par le contact de l'air avec la peau du fœtus, au moment où il sort. Vierordt soutenait qu'il est dû à l'excitation de la moelle allongée par le sang chargé d'un excès d'acide carbonique, amenée par la suppression de la respiration placentaire. Cette explication est confirmée par le fait que le fœtus, pendant sa vie intra-utérine, fait des

(1) *Comptes rendus de l'Acad. des sciences*, 1877. (*Traducteur.*)

efforts inspiratoires lorsqu'il est menacé d'asphyxie. Robert Barnes croit que ces deux facteurs agissent, et qu'il s'y en joint un troisième. Ainsi : 1° le fœtus ne recevant plus du placenta son sang purifié, essaie de respirer, qu'il soit ou non dans l'utérus ; 2° l'influence de l'air sur les nerfs respiratoires est trop visible et trop connue pour être contestée ; 3° la suppression soudaine de la compression supportée par le thorax et l'abdomen de l'enfant, produit une expansion rapide des parois de la poitrine et de l'abdomen, qui tend à produire un vide. On voit ce phénomène se produire dans l'application des méthodes de respiration artificielle. Ces trois causes agissent concurremment dans presque tous les cas.

L'air pénètre dans les poumons, et, si l'on ausculte à ce moment, comme l'ont fait Tarnier et Cornil, on entend un râle crépitant fin, dû probablement au déplissement des alvéoles pulmonaires.

Les mouvements respiratoires sont plus fréquents chez le nouveau-né que chez l'adulte. Parrot les a comptés chez vingt-deux enfants endormis, et en a trouvé en moyenne 51,54, et, chez douze enfants éveillés, 51,56 ; la respiration est donc un peu plus lente pendant le sommeil. Il n'y a pas grande différence entre les garçons et les filles, sous ce rapport.

Le *type* respiratoire est d'abord *abdominal*. L'augmentation du volume du thorax se fait surtout par la descente du diaphragme ; la paroi abdominale antérieure bombe fortement pendant l'inspiration. Depaul dit que pendant la veille le type respiratoire se rapproche davantage du type costal.

Bouchaud estime à 45 grammes par vingt-quatre heures l'exhalation pulmonaire d'un enfant de cinq jours.

Le meilleur moyen de prendre la *température* est de placer le thermomètres dans le rectum. Au moment de la naissance, la température est de 37°25, un peu plus élevée que celle du vagin de la mère. Mais Parrot affirme qu'elle est un peu inférieure à celle de l'utérus, qui pendant le travail monte à 38°, 38°,35 ou davantage (1). Dans tous les cas, la température baisse sensiblement dans la première demi-heure et d'autant plus que l'enfant est plus faible et plus éloigné du terme. Le nouveau-né n'a que peu de pouvoir calorifique ; il dépend en grande partie de la chaleur qui leur vient de l'extérieur. A la Maternité de Paris, Tarnier place les enfants faibles ou nés avant terme dans une couveuse *ad hoc*.

La température des enfants bien portants se relève bientôt, lorsque la respiration s'établit ; elle arrive à 37°,5 ou 37°6. Tarnier insiste sur ce fait que, le pouls du nouveau-né étant fort variable, le thermomètre est fort utile pour juger de la fièvre.

Digestion. — Pour téter, l'enfant saisit le mamelon entre la mâchoire

(1) V. *Obs. : on the Diagnosis of Pregnancy, with special reference to temperature of the genital canal*, par Fry (*Amer. Journ. of obst.*, 1884, p. 1009). (*Traducteur.*)

et la lèvre supérieure d'une part et la langue et la lèvre inférieure, d'autre part; le voile du palais s'abaisse alors, et ferme la cavité buccale en arrière; l'aspiration se fait par un mouvement de la langue et de la mâchoire inférieure qui crée un vide, en se portant en arrière. On voit les joues s'enfoncer entre les rebords alvéolaires. Le lait vient alors dans la bouche, les joues se gonflent, l'enfant avale, et on entend le bruit de la déglutition. Les défauts de conformation des organes buccaux empêchent le vide de se faire : ainsi le bec-de-lièvre, et les fissures du palais peuvent amener l'inanition.

Le lait ne subit presque aucune transformation dans la bouche. Les aliments amylacés peuvent-ils être transformés en sucre par l'action de la salive, comme ils le sont chez l'adulte, sous l'influence de la ptyaline? Burdach, Joerg, Bidder soutiennent que, pendant six ou huit semaines, les glandes salivaires sont si peu développées, qu'elles ne peuvent guère sécréter. Vogel prétend qu'elles produisent assez de salive pour avoir quelque action, et Zweifel, qui a fait des observations sur chaque espèce de glandes à part, a trouvé que la ptyaline n'existe que dans les parotides du nouveau-né, et que les sous-maxillaires n'en produisent que plus tard. En tout cas, leur pouvoir transformateur est très faible, et il faut se garder de gaver de bouillie les enfants nouveau-nés.

Digestion stomacale. — L'estomac du nouveau-né est petit, Fleishmann estime sa capacité à 46 centimètres cubes pendant la première semaine, de 72 à 82, pendant la deuxième, de 80 à 92, pendant les deux suivantes, à 140 dans le troisième mois, à 260 dans le cinquième, et à 375 dans le neuvième. Mais il y a de grandes variations. Au moment de la naissance, la direction de l'estomac est presque verticale, et non horizontale, comme chez l'adulte, de sorte que les aliments le traversent rapidement, lorsque l'enfant est tenu verticalement. Ses parois musculaires sont peu développées. Il faut donc donner les aliments en petite quantité, et à de courts intervalles, et les aliments albuminoïdes doivent être de facile digestion, puisqu'ils ne font qu'un court séjour dans l'estomac.

Dans l'estomac, le lait est coagulé par le suc gastrique, et le petit-lait se sépare de la graisse et de la caséine. Le petit-lait ou sérum est absorbé directement. La caséine et les autres substances albuminoïdes sont transformées en substances solubles, aisément assimilables. Zweifel et d'autres ont prouvé que l'albumine de l'œuf est plus difficile à digérer que la caséine, et, chose importante à noter, que cette substance elle-même est moins facile à peptoniser quand elle provient du lait de vache que quand elle résulte de la coagulation du lait de femme. Un excès d'acidité du suc gastrique peut déterminer la formation de gros caillots de caséine, difficiles à digérer. L'acide du suc gastrique peut dissoudre les substances gélatineuses qu'on donne quelquefois à l'enfant;

il peut aussi dissoudre les sels de chaux, dont l'absortion est utile pour le développement du système osseux. Le suc gastrique a de plus la propriété d'empêcher la putridité de se produire.

Le sucre de lait est transformé par l'estomac en sucre de raisin, mais cette transformation se fait surtout dans l'intestin.

Digestion intestinale. — Les substances albuminoïdes qui n'ont pas été dissoutes dans l'estomac passent dans le duodénum, où le suc pancréatique transforme leur réaction, qui devient alcaline d'acide quelle était dans l'estomac, et les dissout ensuite en les peptonisant à l'aide d'un ferment que Kühne appelle *trypsine*. Zweifel a montré que le suc pancréatique dissout les substances albuminoïdes, mais ne peut transformer l'amidon en sucre. Il a prouvé aussi que, comme chez l'adulte, le suc pancréatique a la propriété d'émulsionner les graisses, et de les dédoubler en acides gras et en glycérine.

Il partage la propriété d'émulsionner les graisses avec la bile qui est versée dans le duodénum en même temps que lui, et qui doit être abondante, car le foie est très gros, et les matériaux de la bile se rencontrent en grande quantité dans les fèces.

Lorsque la bile et le suc pancréatique ne sont pas sécrétés en quantité suffisante, les matières grasses ne sont pas complètement absorbées, et se retrouvent dans les selles ; ce sont les *selles graisseuses* de Wegscheider.

L'absorption est très active dans l'intestin grêle, grâce aux villosités et aux replis nombreux de la muqueuse.

La bile empêche la putréfaction du contenu intestinal dans un milieu alcalin, comme le suc gastrique le fait dans le milieu acide de l'estomac. Le passage rapide des aliments dans le tube digestif s'oppose aussi à leur putréfaction. C'est pourquoi les selles des enfants sont en général inodores, à moins que l'ordre et la relation des phénomènes digestifs ne soient troublés.

Évacuations. — A la fin de la vie fœtale, il s'accumule dans le gros intestin une substance nommée *méconium* (de μήκων, pavot à cause de sa ressemblance avec le suc épaissi du pavot). C'est une matière visqueuse, de couleur vert-bouteille, composée de mucus, de cellules épithéliales et des matériaux de la bile, qui lui donnent ses propriétés antiputrides. Il n'est en général pas expulsé avant la naissance. L'évacuation est un acte respiratoire ; lorsque la respiration est établie, le diaphragme et les muscles abdominaux se contractent et vident les intestins. Les cas exceptionnels d'évacuation du méconium avant la naissance seront décrits à propos des présentations du siège, de la tête, et des accouchements où la circulation a été interrompue.

Le méconium est en grande partie expulsé dans les douze premières heures; cette évacuation continue deux ou trois jours. Depaul estime à

74 grammes la quantité de méconium contenue dans l'intestin, au moment de la naissance.

Lorsque tout le méconium a été rendu, les selles contiennent les résidus de la digestion, et leurs qualités varient avec le régime. Lorsque l'enfant est allaité par sa mère, et qu'il tette du colostrum pur ou du lait mêlé de colostrum, ses fèces sont peu consistantes, d'une couleur jaune-clair ; ces caractères peuvent persister pendant plusieurs semaines. Si l'enfant prend le sein d'une nourrice de qui la sécrétion lactée est bien établie, et qui n'a plus de colostrum, il n'est pas rare de voir les selles devenir jaunes dès les premiers jours.

Lorsque la digestion se fait bien, les gardes-robes sont d'un beau jaune clair ; elles ont la consistance d'une bouillie épaisse, elles sont homogènes et inodores. Leur couleur est due à la bilirubine, matière colorante de la bile.

Parfois les fèces sont verdâtres au moment de leur expulsion, ou elles verdissent quand elles sont exposées à l'air. Cette coloration est un signe de mauvaise digestion ; elle est due à la biliverdine,, et, dans ce cas, on constate aussi la présence de petites quantités d'acides de la bile non transformés, tels que les acides du groupe formique; acides caprique, stéarique, palmitique. Les fèces présentent alors une odeur analogue à celle du lait aigre. Quelquefois on peut remédier à ces mauvaises digestions par l'usage des alcalins, comme la chaux et la soude, qui, en neutralisant les acides, s'opposent à l'oxydation de la bilirubine et à sa transformation en biliverdine ; mais il est souvent nécessaire de changer l'alimentation de l'enfant.

Les fèces des enfants à la mamelle sont habituellement homogènes et se composent de différentes substances bien mélangées, débris épithéliaux, mucus, caséine, graisses neutres, sous formes de globules graisseux. Si l'on délaye les fèces dans l'eau, on voit ces globules surnager.

On trouve parfois dans les fèces de gros flocons blanchâtres, qui ne sont pas intimement mélangés avec les autres éléments ; c'est ce qu arrive surtout dans l'alimentation artificielle. Ces flocons indiquent « une digestion imparfaite, soit que l'alimentation ne convienne pas à « l'enfant, soit que ses repas soient trop copieux. » (Tarnier) On les regarde généralement comme des *coagula* de caséine. Mais, pour Wegscheider, ce ne sont que des graisses neutres mêlées à des débris épithéliaux.

Le nombre des selles d'un enfant bien portant est de deux à quatre par jour dans le commencement, puis de une à deux. Des écarts accentués de ces moyennes, en plus ou en moins, prouvent que la digestion se fait mal, ou que l'alimentation n'est pas convenable.

Reichardt a trouvé environ 15 p. 100 de résidu sec par l'évaporation des selles d'un enfant de trois mois. Dans le résidu sec des fèces d'un enfant de six jours, Simon a trouvé, parmi d'autres substances, 50 p. 100 de graisse et 18 p. 100 de caséine.

Urine. — La vessie du fœtus contient toujours une certaine quantité d'urine au moment de la naissance, à moins que le ventre n'ait été comprimé pendant l'accouchement, comme cela arrive dans les présentations du siège. Dans ces cas, les sphincters se relâchent, et l'urine et le méconium s'échappent. A l'ordinaire, l'urine est expulsée dans les vingt-quatre premières heures, parfois aussitôt après la naissance. La quantité d'urine rendue par la première miction est de 10 centimètres cubes environ. Pendant les deux ou trois jours suivants, l'urine est peu abondante, parce que l'enfant prend peu de lait. Bouchaud estime que 643 grammes d'urine correspondent à 1,000 grammes de lait absorbé.

Pendant les premiers jours, et tant que l'enfant perd de son poids, l'urine peut être aussi colorée que celle de l'adulte; mais elle devient bientôt de couleur paille très claire, ou presque incolore. La première urine pèse 1,005 ou 1,006 ; plus tard, sa densité est 1,003 ou 1,004.

Sédiments urinaires. — L'urine du nouveau-né dépose : 1° des cellules épithéliales provenant de la surface interne des organes urinaires : vessie, uretère, bassinet et tubes de Bellini; 2° des cristaux d'acide urique, en petites lames rhomboïdales, transparentes ; 3° de l'oxalate de chaux en cristaux octaédriques ; 4° de l'oxalate de soude, en bâtonnets ovoïdes ou en sphérules.

Caractères chimiques. — Suivant G. Sée, l'analyse de l'urine peut donner sur la nutrition de l'enfant des renseignements plus exacts que les pesées. La *réaction* de l'urine normale de l'enfant nouveau-né est neutre. Si elle devient acide, Parrot en conclut que l'enfant ne se porte pas bien.

Quantité d'urée. — L'urine du nouveau-né contient de l'urée, mais en si petite quantité qu'on en a contesté l'existence. Le troisième jour, elle devient plus appréciable, et augmente dès le dixième jour ; entre deux et trois mois, l'excrétion journalière est de 3 grammes ; dans la troisième année, elle s'élève à 14 grammes, environ la moitié de ce qu'en rend l'adulte. Ce sont les résultats obtenus par Martin et Ruge; mais Parrot et A. Robin en ont obtenu de différents; ils admettent cependant que la quantité de l'urée augmente après le dixième jour. Parrot dit qu'un enfant tenu dans un milieu chaud excrète davantage d'urée que s'il est exposé à une basse température.

On trouve de l'*acide urique* dans l'urine des nourrissons, Sa quantité augmente pendant les premiers jours, puis elle diminue, puis augmente encore, pour devenir plus abondante que celle qu'on trouve chez l'adulte.

Les *infarctus uratiques des reins* se rencontrent chez le nouveau-né On y trouve des concrétions de sels uriques sous la forme de petits cylindres jaunes, remplissant les tubes des pyramides, dans le voisinage du hile. Lorsqu'on presse le sommet des pyramides, on en fait sortir une poussière jaunâtre ; on retrouve une poussière semblable dans les calices, le bassinet, la vessie, l'urèthre et quelquefois le prépuce. Virchow dit que ces infarctus uratiques sont composés d'urate d'ammoniaque ; Parrot a montré que c'est de l'urate de soude. Virchow les regarde comme normaux. Parrot croit qu'ils sont le résultat de l'athrepsie. Il se produit, dit-il, une combustion incomplète des déchets nutritifs, car l'hématose, affaiblie, n'apporte plus la quantité d'oxygène nécessaire à cette combustion ; les éléments de désassimilation, au lieu d'être transformés en urée, restent donc à l'état d'acide urique. D'autre part, les vomissements et la diarrhée qu'on observe dans l'athrepsie amènent une déperdition considérable dans l'élément aqueux du sang, de sorte qu'il ne reste plus assez d'eau pour dissoudre les sels qui résultent de la combinaison de l'acide urique avec la soude. C'est ainsi que se forment ces dépôts, qui sont pathologiques, et qu'on ne trouve pas chez les enfants bien portants.

Vierordt signale aussi dans l'urine du nouveau-né, une substance qu'on appelle allantoïne, et qui est un produit de l'oxydation de l'acide urique, moins avancé que l'urée. On ne la rencontre que pendant les premiers jours ; elle disparaît dans la seconde semaine, pour être remplacée par l'urée.

Dohrn a trouvé des traces *d'albumine* aussitôt après la naissance. Elle est plus abondante chez les enfants qui ont subi des troubles circulatoires pendant le travail, et surtout chez les mort-nés. Parrot et A. Robin disent que l'urine des enfants en santé ne contient pas d'albumine.

D'après Pollak, l'urine des enfants à la mamelle renferme un peu de *sucre de raisin*, mais ce fait n'a pas été confirmé.

Substances inorganiques. — On y trouve des chlorures, des phosphates et des sulfates. L'urine du nouveau-né ne contient que de faibles traces de chlorures et de sulfates.

Modification de la peau chez le nouveau-né. — On peut les classer en trois espèces : changement de coloration, desquamation et excrétion cutanée.

Changement de couleur. — Le fœtus en naissant est couvert d'un enduit sébacé, blanchâtre, qui peut masquer la couleur de sa peau. Lorsqu'il a bien respiré, sa peau est rouge ou d'un rose foncé. Cette teinte dure trois ou quatre jours, en s'atténuant un peu ; mais elle peut persister davantage. Elle est plus prononcée et plus durable chez les enfants faibles et les avortons. Elle témoigne d'une gêne circulatoire, et c'est aux extrémités, qui sont bleuâtres, qu'elle persiste le plus longtemps. Fréquemment vers le troisième jour, elle fait place à une teinte subictérique. Le plus souvent, ce n'est pas un ictère vrai, mais un *ictère hémaphéique*, dû à la transformation de la matière colorante du sang, qui remplit les capillaires cutanés et sous-cutanés. Les formes graves de l'ictère semblent dues à une disposition héréditaire. Robert Barnes a vu un enfant dont les parents semblaient sains, qui fut enlevé en peu de jours par une jaunisse d'intensité graduellement croissante. Les sept enfants précédents étaient morts de la même maladie.

Les enfants des nègres n'ont pas la peau noire dès leur naissance ; c'est au voisinage de l'ombilic et au scrotum, ou aux grandes lèvres, que la pigmentation est le plus marquée.

On observe quelquefois des *naevi materni*. Nous ne parlons pas ici des naevi pathologiques, mais des taches qui paraissent chez un bon nombre d'enfants, et qui s'effacent bientôt. Elles sont d'un rouge plus foncé que le reste de la peau, s'effacent sous la pression du doigt, et semblent dues à une vascularisation excessive ; elles ne font pas saillie sur la peau, sont irrégulières, souvent nombreuses, et se voient surtout sur la face, le front et les lèvres. Elles disparaissent presque toujours dans l'espace de quelques mois.

On trouve parfois sur la peau de la face une sorte d'acné sébacée qui s'est produite pendant les derniers mois de la vie intra-utérine.

Desquamation. — Peu après la naissance, la peau se fendille et forme des lambeaux épidermiques qui ne tardent pas à se détacher. Parfois cette exfoliation se fait par petites écailles, comme dans la desquamation furfuracée de la rougeole. D'après Parrot, « elle n'apparaît chez les avortons que très tardivement, tandis que chez les enfants nés à terme elle commence le premier ou le second jour, et est en pleine activité du troisième au cinquième. Elle se termine à une époque très variable, le trentième, le quarantième, et même le soixantième jour. On l'observe principalement sur le ventre et les parois thoraciques. »

L'épiderme ancien est remplacé par un épiderme de nouvelle formation. Quelquefois dans l'aisselle le nouvel épiderme est encore imparfait, lorsque les débris de l'ancien se détachent ; il en résulte un suintement, sinon un véritable intertrigo. Depaul a observé des cas où la desquamation avait commencé avant la naissance. Il ne faut pas confondre ces cas avec ceux des fœtus morts macérés.

Excrétion cutanée. — La desquamation épidermique est en rapport avec les nouvelles fonctions que la peau va avoir à remplir. La transpiration cutanée, nulle jusqu'alors, va s'établir. Les glandes de la sueur sont peu développées ; cependant, les nouveau-nés enveloppés dans du coton transpirent quelquefois abondamment.

Bouchaud évalue à 55 grammes par vingt-quatre heures la transpiration d'un enfant, à partir du huitième jour.

Sécrétion lactée chez le nouveau-né. — On observe parfois un phénomène auquel les gardes attachent une importance d'autant plus grande qu'elles sont plus ignorantes, c'est la formation du lait dans les seins des nouveau-nès. Natalis Guillot et Gubler considèrent ce fait comme normal et constant. La sécrétion lactée s'établit ordinairement du quatrième au dixième jour. De Sinéty (1) l'a étudiée avec soin. Les seins se gonflent, rougissent parfois, la glande s'enflamme, elle peut abcéder. D'après nos observations, la suppuration est le plus souvent due à l'indiscrétion de la garde, qui croit qu'il faut faire sortir le lait. Mais, dans les cas normaux, une légère pression fait sourdre du mamelon un liquide qui a toutes les apparences du lait de femme. On trouve du lait dans les mamelles des garçons comme dans celles des filles.

L'analyse chimique de ce lait, nommé par les Allemands Hexenmilch (lait de sorcière), a été faite par Quevenne (V. Gubler) (2). Il a montré que ce liquide contient toutes les substances principales du lait de femme : beurre, caséum, sucre de lait. Il renferme des cellules épithéliales en dégénération graisseuse, et des globules graisseux. D'après de Sinéty, les cellules épithéliales y apparaissent d'abord, et correspondent à la période du colostrum, puis viennent les globules gras qui correspondent à la sécrétion du véritable lait.

Augmentation de poids. — Le nouveau-né perd de son poids pendant les deux ou trois premiers jours, jusqu'à ce qu'il ait une nourriture suffisante. Il est difficile de fixer un poids normal moyen pour le nouveau-né. Les enfants bien portants à terme pèsent de 6 livres et demie à 8 et 9 livres, mais on en a vu dépasser ce poids ou rester au-dessous. Un nouveau-né au-dessous de 6 livres et demie peut bien être soupçonné d'être venu avant terme (3). Il est difficile de fixer un maximum : 10 livres sont le poids d'un très gros enfant; 12 livres sont celui d'un petit géant; Robert Barnes a pesé un mort-né de 17 livres et demie.

Le poids moyen des garçons est supérieur à celui des filles. Le poids varie aussi avec la race. Nos cousins d'Amérique prétendent qu'ils produisent les plus gros enfants. La perte de poids du premier jour est due principalement à l'évacuation du méconium et de l'urine, et à l'exhalation pulmonaire et cutanée. Cette exhalation peut être plus considérable le second jour, mais il s'y ajoute la perte de poids causée par l'absorption de la graisse. L'enfant continue à diminuer, jusqu'à ce que sa nourriture s'assimile bien. Dès lors, l'enfant commence de gagner du poids. Nous croyons qu'en général il a regagné son poids initial, à la fin de la première semaine. Les enfants des pluripares reprennent plus tôt que ceux des primipares, parce que la sécrétion lactée

(1) *Recherches sur la mamelle des enfants nouveau-nés* (*Arch. de physiol*, 1875, p. 291).
(2) *Société de Biologie*, 2e série, t. II, p. 283.
(3) J'ai vu naître une enfant de 625 grammes; elle a maintenant 27 ans. (*Traducteur.*)

des premières se fait plus aisément. D'après Tarnier, les enfants allaités par une femme de qui la sécrétion lactée est établie prospèrent plus tôt que s'ils sont nourris par leur mère, de qui le lait est en évolution. Ribemont-Dessaignes dit que la ligature tardive du cordon favorise l'accroissement rapide de l'enfant, et, pour cette raison, ajoutée à d'autres, doit être préférée à la ligature immédiate.

Accroissement quotidien du nouveau-né (Tarnier).

MOIS.	BOUCHAUD.	BOWDICHT.	ALBRECHT.	FLEISCHMANN	BIEDERT.	POIDS en grammes. — MOYENNE.
1er mois...	25	35	30	35	28	30.6
2e — ...	23	32	29	32	39	31.0
3e — ...	22	28	29	28	30	27.4
4e — ...	20	22	24	22	24	22.4
5e — ...	18	18	20	18	16	18.0
6e — ..	17	14	18	14	11	14.8
7e — ...	15	12	14	12	11	12.8
8e — ...	13	10	11	10	13	11.4
9e — ...	12	10	11	10	12	11.0
10e — ...	10	9	9	9	5	8.4
11e — ...	8	8	8	8	5	7.4
12e — ...	6	6	7	6	3	5.6

Si nous considérons la dernière colonne de ce tableau, nous constatons que l'accroissement quotidien diminue chaque mois jusqu'à la fin de la première année. En pratique, il suffit de savoir qu'un enfant doit gagner de 30 à 20 grammes pendant les quatre premiers mois, de 20 à 10 pendant les quatre mois suivants, et de 10 à 5 pendant les quatre derniers mois de la première année.

Ces chiffres sont très importants. Si l'accroissement est de beaucoup inférieur au minimum, c'est que l'enfant ne va pas bien, soit que sa nourriture ne lui convienne pas, ou qu'il ne reçoive pas les soins nécessaires.

Un enfant en bonne santé, bien nourri, bien soigné, s'accroît rapidement, et gagne de jour en jour à vue d'œil; sa figure est pleine, son corps ferme, sa peau tendue, ses fesses saillantes, fermes, et parsemées de petites dépressions ou fossettes; la peau de cette région est rouge, presque violette, marbrée.

En France, on se sert beaucoup de la balance, comme donnant des indications précises sur l'état de l'enfant. Il faut le peser toutes les semaines quand il paraît bien, et tous les jours s'il semble ne pas prospérer, en tenant compte de la perte de poids causée par les évacuations. Il est utile de marquer les pesées sur un tableau, comme on le fait pour la température. L'examen au moyen des pesées est souvent utile dans les recherches médico-légales.

Accroissement de taille de l'enfant. — Quételet, en 1833 (1), a trouvé que la moyenne de l'allongement de l'enfant est de 40 millimètres pendant le premier mois, de 30 dans le second, et de 10 à 15, dans chacun des suivants. Bouchaud est arrivé à des résultats presque identiques.

Accroissement de la taille (TARNIER).

		Millimètres.
Dans le cours	du 1er mois	40
—	du 2e —	30
—	du 3e —	20
—	de chaque mois suivant	10 à 15
—	de la 1re année	198
—	de la 2e —	90
—	de la 3e —	73
—	de chacune des deux années suivantes	64

Cet accroissement n'est pas uniformément réparti sur tout le corps; la tête, qui est relativement très volumineuse chez le nouveau-né, augmente plus lentement que les membres.

Modifications des sutures et des fontanelles. — Chez le nouveau-né bien portant, les sutures et les fontanelles s'élargissent, tandis qu'elles diminuent chez les athrepsiques. D'après Elsässer, la largeur de la grande fontanelle est en moyenne $21^{mm},6$, au moment de la naissance, et atteint $31^{mm},3$ au neuvième mois. Dès lors, elle diminue, et disparaît dans la deuxième ou la troisième année, excepté chez les enfants rachitiques ou hydrocéphales. La fontanelle postérieure et les fontanelles latérales s'effacent dans la première année (Sappey).

L'observation des fontanelles nous fournit d'utiles indications cliniques : si elles sont enfoncées, nous pouvons soupçonner que l'enfant se nourrit mal ; si le cerveau atteint son niveau normal, l'enfant est bien nourri.

Soins au nouveau-né. — Aussitôt que l'enfant a été expulsé du vagin, il faut le débarrasser des anses du cordon qui peuvent exister autour de son corps ou de son cou. Puis on le place près de sa mère, pour éviter de tirailler le cordon, et on enlève de sa bouche tous les liquides, comme le sang et les mucosités, qu'il peut avoir avalés pendant son passage dans le vagin. Il faut le faire immédiatement, car les liquides aspirés dans les lobules pulmonaires peuvent causer une inflammation des poumons, même la septicémie.

Dès que l'enfant a bien crié, on peut sectionner le cordon, envelopper le nouveau-né dans de la flanelle et le confier à la garde. On lie le cordon avec un fil fort, en deux endroits : à deux ou trois pouces de l'ombilic, et à deux ou trois pouces plus près du placenta ; puis on le divise entre les deux ligatures. La plupart des accoucheurs actuels attendent

(1) *Annales d'hygiène*, t. X.

quelques minutes après la sortie de l'enfant, et ne font la ligature que lorsque les battements funiculaires se sont ralentis et affaiblis. Les expériences de Budin et de Ribemont-Dessaignes ont prouvé que la ligature immédiate prive l'enfant d'une grande quantité de sang (1) qu'il reçoit du placenta tant que les pulsations funiculaires demeurent distinctes. On enveloppe ordinairement le nouveau-né dans une couverture chauffée et on le place sur un lit ou sur un sopha, jusqu'à ce qu'on ait appliqué le bandage de l'accouchée, et enlevé l'alése. Cela fait, il faut laver l'enfant des pieds à la tête avec de l'eau chaude. Au premier bain il n'est pas nécessaire de chercher à enlever tout l'enduit sébacé ; si l'on n'épargne pas le savon, ce qu'on en a laissé disparaîtra dans le second ou le troisième bain.

Aussitôt que l'enfant est essuyé et bien séché, on enveloppe le bout ombilical du cordon dans un morceau de linge sec, propre et légèrement roussi, et on le fixe par un bandage de corps.

Lorsque l'enfant est habillé, on peut lui donner une ou deux petites cuillerées d'eau chaude sucrée (2), ou, si la mère compte nourrir, on peut le mettre au sein. Le nouveau-né a besoin de chaleur extérieure, et il est particulièrement nécessaire, pendant les premiers jours, de le tenir chaudement et à l'abri des courants d'air. On a vu, chez les enfants faibles, la température descendre à 33°, dans la demi-heure qui suit la naissance. Cela prouve combien le nouveau-né a peu de chaleur propre.

Les vêtements doivent être légers et chauds, et pas assez serrés pour gêner les mouvements. Il est bon de ne pas placer un bandage de corps serré, qui empêche le diaphragme de descendre, et s'oppose ainsi à l'entrée de l'air dans les lobules pulmonaires. Si l'enfant a une hernie ombilicale, qui exige une pelote, il faut un bandage peu serré (3). Il vaut mieux fixer tous les vêtements avec des attaches, qu'avec des épingles ; on peut cependant se servir d'*épingles de sûreté*. Les bras, les épaules et les jambes doivent être couverts. La *couche* qu'on a l'habitude de placer entre les cuisses de l'enfant pour recevoir ses déjections doit être changée dès qu'elle est salie ou mouillée. La négligence de cette précaution de propreté amène des excoriations et des éruptions cutanées qui fatiguent le système nerveux de l'enfant, et le rendent mal portant. Il est utile de prendre la température de temps en temps. Si on la

(1) Budin dit 92 grammes. (*Soc. Biol.*, 11 déc. 1875.) Hamilton (*Midwifery*, 1781, p. 108) conseillait déjà de ne pas faire la ligature immédiate, pour ne pas brusquer le changement de fonctions. (*Traducteur.*)

(2) L'eau sucrée a l'inconvénient de dégoûter l'enfant du sein, dont le colostrum est amer. S'il n'y a pas encore de lait, l'enfant peut parfaitement rester sans rien prendre. (*Traducteur.*)

(3) Je préfère de beaucoup une boulette de cire molle, placée sur l'anneau ombilical, et maintenue par un morceau de diachylon. Guéniot a récemment (*Soc. obstr. et gyn. de Paris*, 12 nov. 1885) proposé un bandage analogue. (*Traducteur.*)

trouve inférieure à la normale pendant plusieurs jours de suite, il est probable que l'enfant n'est pas assez couvert; il faut alors ajouter quelque pièce à son vêtement, jusqu'à ce qu'il ait repris la température normale.

Causes et prophylaxie de l'ophthalmie. — Dans ces dernières années, on a très généralement employé le collyre au nitrate d'argent, pour prévenir l'ophthalmie. Cette pratique est fondée sur l'hypothèse que l'ophthalmie est due à ce que les yeux de l'enfant ont été en contact avec des pertes irritantes, pendant son trajet dans le vagin. On prétend en outre que, le plus souvent sinon toujours, la matière irritante est gonorrhéique. Cela est vrai, sans doute, pour un certain nombre de cas, mais nous ne saurions croire qu'il en soit ainsi dans tous tous les cas, ni même dans la plupart. Nous avons assisté à l'accouchement d'une dame qui, nous pouvons l'affirmer, n'avait aucune perte de mauvaise nature; en outre, l'enfant vint au monde dans le sac amniotique non déchiré. Nous prîmes l'enfant avec nos mains propres; ni nos mains, ni l'enfant ne touchèrent les parties maternelles; l'ophthalmie parut néanmoins au bout de quatre jours. On a cité des cas d'ophthalmie chez des enfants nés par l'opération césarienne. Il n'est pas besoin de chercher bien loin la cause du mal : elle se trouve dans l'emploi d'éponges et de linges qui n'ont pas été convenablement nettoyés. Les linges « revenant du blanchissage » sont une source de dangers pour l'enfant comme pour la mère. Les éponges qui servent pour l'enfant doivent être scrupuleusement désinfectées, et les serviettes, non moins que les garnitures, doivent être lavées à la maison, ou désinfectées avant l'usage. Si l'on prend un grand soin de ces détails, et si la garde veut bien désinfecter ses mains après avoir touché l'accouchée, nous sommes convaincus que l'ophthalmie sera extrêmement rare, et qu'on pourra abandonner le barbare badigeonnage des yeux de tous les nouveau-nés avec les caustiques.

L'érysipèle partant du nombril, a sans doute souvent son origine dans un lavage fait avec une éponge sale, ou à quelque autre source d'infection.

Effet de la nourriture et des médicaments sur le lait maternel.

1. *Effet de la nourriture sur le lait.* — Comme fait général, il est exact qu'il existe un certain rapport entre la nourriture et la quantité et la qualité de lait sécrété. On le voit bien pour les vaches. Le lait que donnent les vaches tenues dans l'étable, et nourries avec de l'orge de brasseur, qui semble augmenter la sécrétion mammaire, est certainement inférieur en qualité à celui que fournissent les vaches nourries de foin et d'herbe, dans les champs.

Le *stout* a chez la femme à peu près le même effet sur la sécrétion lactée, que l'orge des brasseurs sur les vaches. On croit généralement chez nous que les nourrices doivent boire beaucoup de stout. Sans doute, nombre de femmes se trouvent bien de ce régime, et conservent leur lait; mais beaucoup d'autres en souffrent; peut-être en prennent-elles trop, absolument et relativement. Les femmes accoutumées à un rude travail peuvent digérer 1 ou 2 litres de stout par jour, et avoir de bon lait; d'autres réussiront mieux avec un demi-litre. Il faut régler la quantité dans chaque cas particulier, se contenter du moins possible, et ne pas oublier que nombre d'Anglaises et de femmes d'autres nations allaitent fort bien, sans prendre de stout. Les femmes qui ont l'habitude du vin en peuvent boire la quantité habituelle, pourvu qu'elle soit modérée.

Une objection sérieuse contre tout excès alcoolique chez les nourrices, est que l'enfant risque fort d'en souffrir. L'alcool passe dans le lait. *Ebrii gignunt ebrios.*

Plus le régime de la nourrice est simple, mieux cela vaut. Du mouton, du bœuf, de la volaille, du poisson, apprêtés simplement; du beurre, des œufs et du lait, préparés de diverses manières, du pain et d'autres farineux en forment la base. La femme qui nourrit a besoin de plus de liquide qu'à l'ordinaire; on satisfait à cette nécessité avec du lait, de l'eau, simple ou gazeuse. Elle peut prendre un peu de thé ou de café léger. Le cacao lui est bon dans certains cas.

La nourrice doit prendre un exercice régulier en plein air, autant que cela est possible; elle doit éviter les refroidissements et les émotions. Aucune sécrétion ne peut être troublée sans que les autres le soient aussi. Il faut donc régulariser les fonctions intestinales, de préférence au moyen de quelque purgatif doux, comme l'eau Hunyadi-Janos, de Friedrichshall, ou d'Esculape, ou la poudre de réglisse composée (1).

Si la femme a une dyspepsie aiguë ou chronique, son lait ne peut manquer d'être chargé des produits d'une nourriture mal digérée; et l'enfant en souffrira. Des coliques, prouvées par les mouvements des jambes, qu'il ramène contre le ventre, la tension des muscles abdominaux, ses cris, ses vomissements et sa diarrhée, ses selles vertes et caillées, prouveront que la nourriture ne lui convient pas. Il faut dans ce cas traiter la mère aussi bien que l'enfant. Le traitement consistera principalement dans une diminution du régime, surtout des stimulants.

2. *Effets des remèdes sur le lait.* — Il est probable que tous les médicaments, pris par la mère à dose médicamenteuse ou toxique, passent dans le lait, et affectent le nourrisson. Robert Barnes a retrouvé dans le lait l'iodure de potassium donné à la mère. On peut donc guérir un enfant syphilitique, en donnant le médicament à sa nourrice. La quinine, si utile pour la mère, a été abandonnée quelquefois parce qu'elle donnait des coliques à l'enfant; il en est de même de la coloquinte,

(1) Séné en poudre fine, racine de réglisse ãã 2, sucre fin 6, poudre de fenouil 1, soufre sublimé 1. (*Traducteur.*)

Il se peut que des doses qui agissent physiologiquement sur la mère, soient toxiques pour l'enfant, dont l'organisme est plus susceptible. Cela s'observe surtout pour les poisons narcotiques et convulsivants.

Choix d'une nourrice. — Trousseau a particulièrement insisté sur les conditions suivantes :

1° Que la nourrice ait déjà élevé un enfant. La vache donne plus de lait après après sa troisième portée. Une femme qui a déjà allaité a plus de chance d'avoir des seins bien développés. Lorsqu'il s'est produit antérieurement un phlegmon du sein, on peut présumer qu'une partie de la glande a souffert dans son tissu, et que l'abcès peut se répéter dans les nourritures suivantes. Si donc une femme a nourri un ou deux enfants sans avoir d'abcès, on peut la considérer comme étant à l'abri de ces accidents. On peut, en un mot, penser qu'elle a fait la preuve de sa bonne santé en accomplissant ce dernier acte de la maternité.

2° La nourrice doit avoir accouché depuis cinq ou six semaines, parce que les fissures et les inflammations qui en résultent paraissent en général avant cette époque.

Quand il est appelé à choisir une nourrice, le médecin doit examiner les points suivants : Quand a-t-elle accouché? qui l'a assistée ? quelles sont ses habitudes et sa santé antérieures ? Il doit examiner avec soin la nourrice et son nourrisson, constater la quantité du lait dans les deux seins, déterminer sa qualité, chercher les traces de phymie, de scrofules, de syphilis, les ulcères primitifs, les plaques muqueuses, l'engorgement glandulaire, le caractère des dents indiqué par Hutchinson, s'assurer enfin que sa santé la rend parfaitement capable d'être une bonne nourrice, et que son bébé est bien portant. Natalis Guillot estime à une once et demie ou deux onces la quantité de lait que prend l'enfant pendant le premier mois (1), de 8 à 10 onces ce qu'il tette pendant le troisième mois, et de 13 à 14 onces, ce qu'il prend à un an. Ces chiffres sont déduits de ses pesées; cette méthode n'est pas fidèle. La quantité indiquée pour le premier mois est certainement au-dessous de la réalité.

Succédanés du lait d'une nourrice. — Un bon remplaçant est le lait d'ânesse; on peut le donner presque pur. Puis vient le lait de vache, qu'il faut donner coupé avec 1/3 d'eau de chaux chaude, et un peu sucrée.

Il faut avoir grand soin de faire traire deux fois par jour, et de tenir le lait dans un vase couvert, au frais, ou dans la glace. Si l'on ne peut pas le renouveler souvent, il est nécessaire de le chauffer jusqu'à un point voisin de l'ébullition. Peut-être le lait qui se rapproche le plus du lait humain

(1) Bouchaud l'estime à 300 grammes (*mort par inanition*, p. 13) et encore l'enfant n'épuise-t-il pas le sein de la nourrice. On ne comprend, du reste, pas comment un enfant pourrait gagner 30 gr. par jour en ne prenant, au maximum, que 60 gr. d'un lait qui contient près de 90 p. 100 d'eau. N. Guillot, dont je n'ai pas le mémoire sous les yeux, voulait peut-être dire 2 *onces par tetée*. (*Traducteur.*)

est-il le lait de jument condensé, proposé par le Dr Carrick. Sa composition est presque identique à celle du lait de femme. On l'a employé en grande quantité, avec succès, dans les hôpitaux d'enfants trouvés de Pétersbourg et de Moscou. Fancourt Barnes l'a employé au *British Lying-in Hospital*, et n'a eu qu'à s'en louer.

Puis viennent toutes les formes de lait préparé. La plus employée est le lait suisse condensé.

Rien ne peut remplacer le lait. — C'est le seul aliment complet, il forme donc la base de tous les aliments artificiels qu'on peut donner aux enfants *pour les nourrir*.

Les différences qui existent entre le colostrum et le lait sont que, dans le colostrum, les corpuscules ne sont pas intimement mêlés avec le sérum; tandis que, dans le lait, les gouttelettes graisseuses sont véritablement émulsionnées dans le sérum. En outre, le colostrum se coagule quand il bout, ce qui prouve qu'il contient de l'albumine. Le lait ne se coagule pas, parce que l'albumine s'est transformée en caséine.

Constitution chimique du lait. — D'après Becquerel et Vernois, le lait contient 889 parties d'eau, et 111 d'éléments solides, dont 39,24 de caséine, 26,66 de beurre, 43,64 de sucre de lait, et 1,38 de sels inorganiques, y compris le phosphate de chaux.

Sa densité varie un peu, sa réaction est alcaline.

Asphyxie des nouveau-nés. — Le premier point intéressant est de déterminer si l'enfant vit, puis les chances qu'il a de continuer à vivre. Dans la plupart des cas, les cris du nouveau-né et les mouvements de ses membres enlèvent tout doute à ce sujet. Mais parfois ces preuves de vigueur manquent ou se font attendre.

Dans ce dernier cas, quelquefois l'enfant est réellement mort; dans d'autres, la vie n'est que suspendue. Il est fort important d'être fixé là-dessus, afin de pouvoir prendre, sans tarder, les mesures nécessaires pour entretenir et ranimer la flamme vacillante de la vie. « *Latet scintillula forsan* » était le mot favori de Marshall Hall. Qu'il soit le nôtre, il nous inspirera la constance nécessaire pour sauver plus d'une vie encore mal assurée (1).

A quoi reconnaît-on que l'enfant est né vivant? — La question paraît renfermer sa réponse ; mais, en pratique, cette réponse n'est pas toujours aisée; elle a, néanmoins, une grande importance médico-légale. On ne peut commettre un infanticide sur un mort-né. Les règles pour l'inhumation ne sont pas les mêmes pour un enfant né vivant et pour un mort-né.

La vie est prouvée par l'existence de l'une quelconque des fonctions :

(1) Il est bon de se rappeler le cas de Voltaire laissé pour mort-né sur un fauteuil. Quelqu'un s'assit sur lui — respiration artificielle involontaire — et entendit un cri. Cet enfant a bien prouvé, tout malingre qu'il fût, qu'il était bien vivant pendant les 84 ans de son existence. (*Traducteur.*)

par les mouvements des membres, les pulsations du cœur, la respiration ; chacun de ces mouvements est un acte vital. La respiration peut ne pas se faire, mais les battements du cœur peuvent se soutenir un certain temps, et, tant qu'ils durent, on peut espérer que les centres nerveux répondront aux incitations qu'on leur adressera pour ranimer l'enfant. En pratique, le cœur est l'*ultimum moriens*. Le cœur de la grenouille, par exemple, peut continuer à battre plusieurs minutes après son extraction, on peut en conclure qu'il possède une *vis insita*, qui n'est, il est vrai, que de courte durée.

L'établissement de la respiration est une preuve plus forte de la vie ; elle a une valeur pratique ; lorsque la respiration se fait, la vie est manifeste et incontestable ; elle laisse, en outre, après elle, des traces de son existence dans les poumons et les parois thoraciques. Il y a une grosse objection à accepter cette preuve comme étant la seule absolue, c'est que la respiration s'établit souvent d'elle-même, ou sous l'influence d'un traitement, après plusieurs minutes, même une demi-heure après la naissance ; la seule preuve de la vie jusque là, était les battements du cœur. Si l'on ne reconnaît pas d'autre preuve de vie que la respiration, il en résultera qu'un enfant étranglé immédiatement, et n'ayant par conséquent pas respiré, n'a pu être victime d'un infanticide. La loi admet toutes les preuves de la vie, quelles qu'elles soient ; détruire un enfant né avant terme et non viable, qui donne un signe de vie, c'est commettre un infanticide.

Il est néanmoins certain que la vie, même latente, ne peut se soutenir longtemps sans la respiration (1). Si l'enfant ne respire pas, il asphyxie.

On peut reconnaître *trois formes d'asphyxie :*

A. *Asphyxie simple.* — C'est celle qui résulte de l'interruption de l'hématose, ou de l'arrêt de la respiration placentaire, avant l'établissement de la respiration pulmonaire.

B. *Asphyxie paralytique*, elle est causée par l'incapacité des centres nerveux.

C. *Asphyxie causée par un développement imparfait, ou atélectasie*

A. *Asphyxie simple.* — Les causes principales sont : 1° celles qui agissent *avant la naissance* ou avant le travail, ainsi : le détachement complet ou considérable du placenta, les contractions non interrompues amenées par l'ergot, la cyanose ou l'hématose incomplète de la mère causée par une maladie, une hémorrhagie ou l'agonie ; 2° *pendant l'accouchement*. Outre les accidents énumérés ci-dessus, la compression

(1) J'ai mis au monde, par la version, un enfant chez qui je n'ai pu percevoir les battements du cœur ; le cordon laissé à dessein sans ligature, n'a donné une goutte de sang qu'au bout de plus d'un quart d'heure de manœuvres. Je l'ai lié à ce moment, puis la respiration s'est établie. J'ai revu cet enfant à l'âge de quatre ans. (*Traducteur.*)

du placenta, les nœuds ou la compression du cordon, qui peuvent se produire dans les cas de prolapsus funiculaire, ou d'enroulement du cordon autour du corps ou du cou de l'enfant. Le cou de l'enfant peut aussi être serré par l'anneau étroit de la vulve, après la sortie de la tête. Dans ce cas, le sang ne peut pas revenir de la tête dans le corps, la face bleuit, se gonfle, l'enfant risque d'être étranglé.

L'asphyxie de cette espèce est caractérisée par la lividité de la face, peut-être aussi du corps; c'est l'asphyxie bleue ou cyanotique.

B. *L'asphyxie paralytique* est produite par la compression ou une lésion du cerveau et de la moelle allongée. Elle se produit surtout dans les accouchements où il y a disproportion, dans les cas de forceps ou de version. Quelques-uns de ces cas s'expliquent par une syncope.

Dans quelques cas mortels, on trouve une lésion du cerveau, des effusions sanguines dans les méninges, tout au moins de la congestion du pont de Varole et de la moelle allongée. La peau et la face sont généralement pâles, les membres flasques; il y a paralysie musculaire. Ces deux formes peuvent être désignées sous le nom d'*asphyxie pâle*.

C. *Dans l'asphyxie par développement incomplet*, les cellules aériennes ne sont pas développées; il existe de l'*atélectasie*, et des défauts correspondants du côté du cœur. C'est la forme que présentent les enfants nés avant terme et non viables. On l'observe cependant parfois chez les enfants à terme.

Symptômes, diagnostic et traitement de la forme A. — On observe de la cyanose et du gonflement de la face et de la peau du corps; le cœur bat faiblement, les membres se tordent pendant les efforts inspiratoires; le fœtus aspire les liquides dans lesquels il baigne; il rend parfois de l'urine et du méconium. Quand la respiration s'établit, la cyanose s'efface, la peau devient rosée, l'enfant ouvre les yeux. Nous avons rapporté à la page 342 des observations expérimentales qui prouvent l'équivalence de la respiration placentaire et de la respiration pulmonaire; l'arrêt de l'une ou de l'autre produit les mêmes effets. Hecker, Krahmer, Schwartz et d'autres ont prouvé que, lorsque la respiration placentaire est gênée, le fœtus fait spontanément, par action réflexe, des efforts pour la remplacer par la respiration aérienne (1). Hüter, en 1856, a raconté l'histoire d'un enfant qui criait et respirait dans un œuf intact (2). Nous trouvons les preuves de ces efforts dans la présence du liquide amniotique, d'écailles épidermiques, et de méconium dans les voies aériennes, et

(1) Le cas rapporté par Legallois le prouve : Une vache pleine mourut gelée, vers la fin de la gestation. Legallois trouva un glaçon dans la bouche du fœtus. La respiration placentaire lui manquant, le jeune animal fit des efforts inspiratoires qui amenèrent dans sa bouche du liquide amniotique. Celui-ci se congela. Ce fait a été avancé à l'appui de la théorie qui veut que le fœtus se nourrisse du liquide amniotique. C'est une erreur. (*Traducteur.*)

(2) Cet enfant était sans doute une sirène. (*Traducteur.*)

dans l'existence d'ecchymoses sanguines punctiformes sous la plèvre et le péricarde. Ces efforts sont le résultat de l'accumulation d'acide carbonique dans le sang; le fœtus a un besoin urgent d'oxygène, et cherche à inspirer pour s'en procurer. Nos observations prouvent l'influence directe de la respiration, placentaire ou aérienne, dans l'entretien des battements cardiaques. Brodie a démontré il y a longtemps que la respiration artificielle entretient l'action cardiaque chez l'animal adulte. Il est donc bien établi que : 1° les contractions utérines du travail, spontanées ou provoquées, diminuent l'action du cœur; 2° la respiration placentaire ou aérienne excite et entretient l'action cardiaque; 3° à moins que la respiration aérienne ne continue chez le nouveau-né, l'action cardiaque faiblira et s'arrêtera. Nous devons scientifiquement en conclure qu'il faut faire la respiration artificielle lorsque la respiration spontanée ne se fait pas.

Traitement. — Dans la plupart des cas, il n'y a pas d'obstruction dans les voies aériennes; il n'y a qu'un retard dans la première inspiration. Comment la produire? Un facteur important dans la production de la première inspiration est, nous l'avons dit, la dilatation du thorax, soudainement déchargé de la pression qu'il subissait au passage; puis le besoin de respirer produit par l'accumulation de l'acide carbonique dans le sang; la respiration placentaire étant gênée par les contractions expulsives; puis l'action diastaltique excitée par le contact de l'air et par l'évaporation qui se fait à la surface de la peau de l'enfant. Cela nous indique le traitement. Nous pouvons faire appel d'abord à l'action diastaltique. 1° Soufflez sur la face de l'enfant, projetez un peu d'eau froide sur la face et le thorax, de l'eau-de-vie sur la poitrine, frottez doucement; frappez le thorax et les fesses avec le coin d'une serviette mouillée, trempez l'enfant un instant dans l'eau à 32°,3 (90° Fahrenheit) (1).

2° Si l'irritation réflexe échoue, passez à la *respiration artificielle.* Il y a deux méthodes principales : 1° l'insufflation directe des poumons; 2° la dilatation des parois thoraciques, pour produire un vide qui appelle l'air dans les poumons. La première méthode est la plus ancienne; elle se faisait de bouche à bouche, ou en interposant une pièce de mousseline. On a observé que l'air passait souvent par-dessus la trachée, et pénétrait dans l'estomac; on se servit alors d'un tube qu'on introduisait dans la trachée, et par lequel on insufflait l'air. L'accoucheur doit d'abord emplir et vider profondément plusieurs fois de suite ses poumons, pour diminuer la proportion d'acide carbonique contenu dans l'air qu'il va insuffler, puis souffler doucement pour éviter la rupture des délicats alvéoles aériens. Dans les *Opérations obstétricales* nous avons

(1) Cette température est basse, G. Lebon a indiqué 50°. (*Traducteur.*)

figuré l'appareil de Richardson (1). Il est composé de deux poires en caoutchouc, qui s'abouchent dans un tube muni d'une canule qu'on place dans l'une des narines de l'enfant, l'autre étant fermée. Les valvules des poires sont calculées pour que l'une s'ouvre en dedans, l'autre en dehors, de sorte que l'une sert à l'insufflation, l'autre à l'expiration. Si l'on craint que l'air ne pénètre pas dans les poumons, on peut comprimer la narine du côté opposé. On serre les deux poires simultanément; l'air aspiré par l'une est chassé dans les poumons; il revient par celle qui aspire et fait l'expiration fœtale. Il est important d'insuffler de l'air chaud et sec, et de ne pas employer trop de force. Mais Richardson affirme que, si l'on laisse libre une des narines, les lobules pulmonaires ne peuvent pas subir une pression trop forte. Notre expérience nous permet de nous louer de cet appareil.

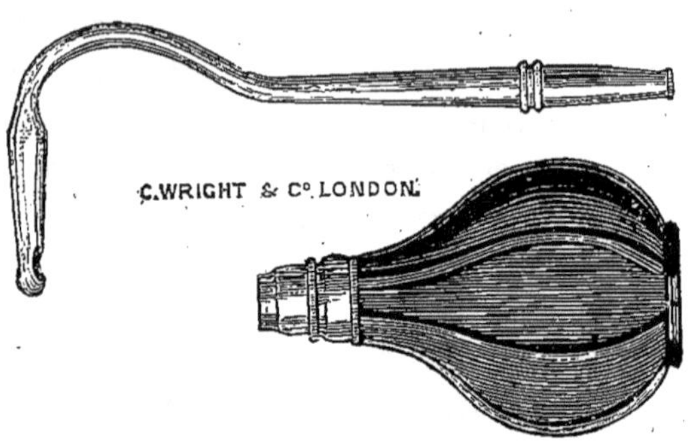

Fig. 69. — Insufflateur de Ribemont-Dessaignes.

On emploie depuis longtemps plusieurs sortes de tubes laryngiens; les accoucheurs avaient l'habitude de porter avec eux un de ces tubes. Les vésicules aériennes sont délicates et crèvent aisément quand on les insuffle; il faut donc prendre des précautions, lorsqu'on insuffle au moyen d'un tube. Le meilleur insufflateur paraît être celui de Ribemont-Dessaignes : L'extrémité laryngée est conique, et s'adapte par suite exactement au calibre du larynx, et s'oppose à la régurgitation de l'air. Pour introduire l'instrument, on passe l'index gauche dans le pharynx jusque derrière la glotte; l'instrument, saisi comme une plume, de la main droite, est glissé le long de la cavité buccale jusqu'à ce qu'il ait atteint l'extrémité du doigt gauche; on relève alors un peu l'autre extrémité du tube, et il pénètre dans le larynx. La résistance opposée par ce canal, que le tube remplit exactement, avertit l'opérateur qu'il a pénétré assez avant. Il est plus commode pour faire cette opération de coucher l'enfant sur le dos. Après avoir introduit l'instrument, il est utile de commencer par aspirer les liquides dont la trachée peut être obstruée, ce

(1) P. 144 de la trad. fr. J'ai dû renoncer à employer l'appareil de Richardson. L'air que l'une des poires doit envoyer dans la trachée fuit souvent par l'autre, qui doit faire l'aspiration, sans avoir passé par les poumons du fœtus. J'ai donc fait construire par Galante une poire en caoutchouc, percée, outre l'ouverture qui la fait communiquer avec le tube insufflateur, d'un orifice sur lequel s'applique le doigt, qui fait ainsi l'office d'une soupape qui s'ouvrirait dans le sens que l'on désire. (*Traducteur.*)

qu'on fait en vidant la poire, et en la laissant aspirer ce que contient ce canal. Le grand avantage de l'insufflateur de Ribemont-Dessaignes est que son extrémité laryngienne est construite sur les courbes de la bouche, et des voies aériennes, de sorte qu'il s'y adapte sans violence ni lésion.

Les méthodes fondées sur l'élasticité des parois thoraciques, qui produit un vide et une aspiration, ont cet immense avantage de ne pas exiger d'instrument; l'accoucheur ne se sert que de ses mains; elles méritent parfaitement le nom de *méthodes naturelles.* Nous l'avons dit, une cause active de la première inspiration est la décharge soudaine des parois thoraciques de la compression qu'elles ont subie en franchissant la vulve; elles se dilatent et produisent un vide qui attire l'air dans les poumons. Les méthodes de Marshall Hall, de Sylvester, de Howard, de Pacini et de Bain imitent ce phénomène naturel.

1. Marshall Hall a nommé son procédé : *méthode facile* (*ready method*). On couche l'enfant sur le dos, la tête un peu élevée, puis on lui fait exécuter un peu plus d'un quart de tour, on le tourne sur le côté jusqu'à ce que la poitrine regarde en bas, puis on le retourne pour le remettre sur le dos; on répète ce mouvement de douze à seize fois par minute; le poids du corps comprime le thorax, dont l'élasticité le dilate lorsque la compression cesse, et l'air est attiré dans les poumons. Bientôt, si la manœuvre réussit, l'excitation de l'air dans les poumons fait battre le cœur plus fort, et la respiration ne tarde pas à se faire spontanément. On a pu au moyen de cette méthode, ou d'autres analogues, ranimer des enfants au bout d'une demi-heure ou davantage.

Les conditions essentielles à toutes les méthodes sont que l'air soit chaud et sec, puis que le corps du fœtus et sa tête soient protégés contre le froid par une flanelle chaude et sèche.

2. *Méthode de Sylvester.* — Couchez l'enfant sur le dos, la tête un peu élevée; saisissez les mains ou les avant-bras avec chacune de vos mains, et étendez-les pour amener les mains au-dessus de la tête, puis ramenez-les sur les côtés du thorax; répétez cette manœuvre de douze à seize fois par minute. La poitrine est ainsi dilatée par la traction qu'exercent les muscles pectoraux, et elle s'affaisse lorsqu'on ramène les bras en bas.

3. *Méthode de Howard.* — Voici comment nous avons vu Howard la pratiquer : Il tient sur son bras gauche l'enfant couché sur le dos, la tête pendante, ce qui ouvre le larynx, puis, avec la main droite, il comprime et relâche, de douze à seize fois par minute, le thorax et l'abdomen de l'enfant.

4. *Méthode de Pacini.* — Couchez l'enfant sur le dos, et, debout derrière sa tête, passez vos mains en arrière dans les aisselles, puis tirez les épaules à vous et laissez-les revenir. Faites de même de douze à seize fois par minute.

5. *Méthode de Bain.* — C'est une modification des méthodes de Sylvester et de Pacini. L'enfant étant couché sur le dos, placez vos doigts en avant des aisselles, les pouces sur les extrémités postérieures des clavicules, et tirez les épaules vers vous. Quand vous cessez de tirer, les épaules reprennent la position qu'elles avaient auparavant.

6. Une autre méthode, plus communément employée, consiste à saisir les bras de l'enfant et à les tirer en haut et sur les côtés, pour élargir la poitrine, puis à les ramener sur les côtés et à comprimer le thorax avec les mains, puis à répéter cette manœuvre; l'élasticité du thorax est aidée par les mouvements des bras.

Nous ne ferons que mentionner la méthode de Schultze (1), qui consiste à balancer et à secouer l'enfant; elle n'a pas d'avantage qui puisse compenser sa brutalité.

Appréciation de ces méthodes. — Nous les avons toutes essayées, sauf celle de Schultze. Chacune nous a donné des succès. Les oscillations de la tête, dans le procédé de Marshall Hall, ne sont pas sans inconvénient; mais il a l'avantage de permettre la sortie des liquides que renferment les poumons, comme l'a fait remarquer le Dr Bowles, le plus autorisé des vulgarisateurs des idées de Marshall Hall. Les méthodes de Sylvester et de Bain sont plus faciles. Un comité nommé par la *Société médicale et chirurgicale*, dans laquelle se trouvaient C.-J.-B. Williams, Brown-Séquard, le Dr Burdon-Sanderson et M. Savory, a conclu que les méthodes de Bain et de Sylvester aspirent plus d'air que celle de Hall ou de Pacini. Nous croyons que celle de Howard a la même valeur. Les expériences du comité ont été faites sur des animaux et des cadavres d'adultes. Les résultats des essais du Dr Champneys sur des mort-nés l'ont conduit aux mêmes conclusions (*Med. Chir. Transactions*, 1883). Ces expériences de laboratoire ne sont pas sans valeur, mais il ne serait pas prudent de les accepter comme des équivalents exacts des expériences faites sur des enfants en état de mort apparente. Non seulement chez ces derniers l'étincelle vitale est un facteur important, qui ne se trouve pas chez l'enfant mort, mais les parois thoraciques perdent bientôt après la mort l'élasticité qui agit puissamment chez l'enfant vivant. Un inconvénient de toutes ces méthodes, moins accentué dans celles de Bain, de Howard, et celle du n° 6, se trouve dans la prolongation des manœuvres subies par l'enfant. Nous avons des raisons de conclure que dans quelques cas, ces mouvements étendus ont fait plus de mal que de bien; elles sont violentes et produisent un choc; elles peuvent contribuer à éteindre l'étincelle, qu'un traitement plus doux aurait ranimée. Le Dr Bowles fait remarquer qu'il ne faut pas trop compter sur l'expansion du thorax amenée par les tractions faites

(1) Décrite avec plus de détails, dans les *Opérations obstétricales*, p. 140 de la trad. fr. (*Traducteur.*)

sur les bras : les muscles pectoraux tirent en réalité sur le thorax. Pour conclure, nous dirons que les méthodes de Hall et de Howard seules ou combinées ensemble sont les meilleures.

Nous avons néanmoins perdu de notre enthousiasme pour ces méthodes. Lorsqu'on ne peut pas éveiller l'action réflexe, nous croyons qu'il vaut mieux ne pas persévérer trop longtemps dans ces méthodes artificielles, mais envelopper l'enfant dans une flanelle chaude, et le placer devant le feu. Dans cette inaction apparente, voulue, sinon magistrale, l'étincelle mourante pourra se ranimer et la respiration s'établir. Les assistants ont souvent été surpris d'entendre crier un enfant qui passait pour mort, mais ceux qui regardent ont rarement la compétence nécessaire pour apprécier l'inaction, qui peut être la meilleure méthode, mais qui paraît de la négligence. Plus d'un médecin a gagné la confiance des assistants, par des efforts qui faisaient réellement du mal à l'enfant.

Lorsque l'enfant a été étranglé par des circulaires du cordon ou par la rétraction de la vulve, il est utile, avant de lier le cordon, d'en laisser couler une cuillerée à café de sang. C'est un des exemples les plus remarquables et les plus encourageants des phénomènes respiratoires et circulatoires, que de voir la cyanose et le boursouflement de la face disparaître rapidement et être remplacés par une teinte saine, rosée, dès que la respiration s'est établie. Un cri vigoureux remplit un but physiologique important : il chasse rapidement le sang dans tout le corps, tous les capillaires deviennent aussitôt perméables, et les centres nerveux reçoivent le stimulus nécessaire.

Marshall Hall a beaucoup insisté sur l'*asphyxie secondaire*. Après l'établissement de la respiration, et la disparition apparente de l'asphyxie primitive, il peut rester dans le sang un excès d'acide carbonique, qui augmente graduellement et se traduit enfin par le retour d'une asphyxie profonde, qui peut devenir mortelle. Il faut donc surveiller constamment les enfants qui ont subi la respiration artificielle. Les soins consécutifs sont de la plus haute importance. Si l'enfant a crié vigoureusement, il ne risque guère de rechuter. Mais il est toujours prudent de l'envelopper soigneusement dans une flanelle chaude et sèche, de le tenir près du feu, et de lui frotter de temps en temps la poitrine.

Couveuse (1). — En 1881, Tarnier a introduit à la Maternité un appareil destiné à maintenir la chaleur chez les nouveau-nés délicats. Il est divisé en deux compartiments : l'inférieur contient de l'eau chaude disposée de telle sorte que la température reste constante à 34° environ ; le supérieur renferme le berceau. Le compartiment inférieur échauffe un courant d'air qui va chauffer le compartiment où est l'enfant. Budin a

(1) *De la couveuse pour enfants*, A. Auvard, 1883.

modifié cet appareil, il y a ajouté une cloche d'alarme, qui sonne lorsque la température est trop haute ou trop basse.

Cet appareil a rendu de grands services dans la cyanose simple, la cyanose accompagnée d'œdème, l'athrepsie, la syphilis, la faiblesse que présentent les enfants après un accouchement difficile, la prématurité. Tant que les enfants sont dans la couveuse, ils sont nourris avec du lait d'ânesse, à la cuillère; tous les biberons et les bouteilles sont interdits à la Maternité. Les observations prouvent que le pouls, la température et la respiration ont été améliorés par ce traitement.

Une idée analogue a conduit Winckel à essayer l'effet des bains prolongés. Ses observations ne sont pas assez nombreuses pour nous permettre de tirer des conclusions définitives, mais nous pouvons faire appel à tous les nageurs, qui reconnaîtront que les mouvements respiratoires sont plus faciles lorsque l'abdomen et la poitrine sont plongés dans l'eau.

L'*atélectasie* est l'état dans lequel les poumons, soit par un développement incomplet, soit par défaut de pénétration de l'air, conservent en partie l'état fœtal. Les lobules aériens ne s'ouvrent pas; les lobes inférieurs surtout, et les angles restent solides (1). L'atélectasie se rencontre surtout chez les enfants nés avant terme; on l'observe aussi chez ceux qui sont nés à terme dans un état d'athrepsie; enfin, dans les cas où l'enfant ne pousse pas ce cri vigoureux par lequel le nouveau-né annonce son arrivée dans le monde, et qui réjouit le cœur de la mère.

La respiration est caractéristique dans l'atélectasie, elle est courte, incomplète et l'effort inspiratoire, au lieu de développer les poumons et de faire bomber le thorax semble attirer les parois thoraciques en dedans. Il en résulte que les côtes sont aplaties des deux côtés du sternum, ou même fléchies en dedans comme si elles allaient à la rencontre de la colonne vertébrale.

Les effets éloignés de l'asphyxie ont été fort bien étudiés dans un mémoire (2). « Sur l'influence de l'accouchement anormal, difficile, ou prématuré, et de l'asphyxie des nouveau-nés, sur l'état mental et physique de l'enfant considérés spécialement au point de vue des difformités » par le Dr Little. L'auteur prouve que la rigidité spasmodique des extrémités qui produit les difformités, peut être causée par un accouchement difficile.

Le Dr Crischton Browne (3) est un des rares observateurs qui aient rattaché l'idiotie aux accouchements difficiles.

(1) V. le mémoire de Champneys sur l'Atélectasie, *Brit. med.* y 1886, t. I, p. 722. (*Traducteur.*)

(2) *Obstetrical Transactions*, 1862, p. 293.

(3) *Physical Diseases of Early Life. Journal of med. sc.*, 1860.

Hémorrhagies du nouveau-né. — La principale source du sang est l'om-bilic. Les hémorrhagies ombilicales ne sont pas fréquentes ; la diversion physiologique du courant sanguin, qui l'éloigne des artères hypogas-triques est une garantie contre ce danger. Néanmoins, il arrive parfois que, la ligature étant mal appliquée, ou se relâchant par suite du des-sèchement du cordon, l'hémorrhagie se produit après que l'enfant es habillé ; le nouveau-né peut mourir exsangue avant qu'on ait reconnu la cause. Lorsqu'on la découvre assez tôt, on peut sauver l'enfant par une ligature appliquée immédiatement. Mais nous avons vu des hémor rhagies ombilicales se produire au moment de la chute du cordon. Nou avons alors fermé les vaisseaux en enfonçant à angle droit deux aiguille dans les parois abdominales, au-dessous du point qui donnait le sang et en entortillant un fil autour des aiguilles.

Ploucquet, Baudelocque et d'autres, ont démontré que l'interruptio de la respiration cause une disposition à l'hémorrhagie. La tension ar-térielle étant augmentée et la diversion normale de la circulation étai troublée, le courant sanguin se porte avec plus de force vers les vais-seaux ombilicaux.

On peut soupçonner l'hémorrhagie ombilicale ou funiculaire, lors que l'enfant devient soudainement très pâle et froid. Il faut ne pa perdre un instant, et le déshabiller, pour l'examiner complètement.

Ribemont-Dessaignes (*Les hémorrhagies chez le nouveau-né*, 1880) réuni plusieurs cas d'hémorrhagie stomacale et intestinale. Il donn un tableau de cas, pris à différentes sources, d'hémorrhagie vulvair

Dans un grand nombre de cas, l'hémorrhagie est due à une dyscras grave ; la qualité du sang est profondément altérée. Quelquefois l'enfa est hémophile, mais cette affection n'est pas très fréquente. L'influen de la syphilis n'est pas bien déterminée. Weber, de Kiel, croit que jaunisse qui accompagne si fréquemment les hémorrhagies dyscrasiqu du nouveau-né est, dans le cas de syphilis, sous la dépendance d'u lésion du parenchyme hépatique ; mais Parrot affirme que l'ictère vr est rare chez les enfants syphilitiques. Lancereaux rapporte un cas da lequel le foie et la rate ont été affectés par la syphilis, et qui se termi par une omphalorrhagie mortelle. On a observé souvent la coïnciden de l'ictère avec les hémorrhagies. La dyscrasie qui cause l'hémorrhag ombilicale peut aussi amener une hémorrhagie d'une autre partie, sur tout des intestins.

L'*athrepsie* est fréquente chez les nouveau-nés. Le mot a été propo par Parrot pour désigner l'état résultant des causes qui gênent la nutr tion : causes physiques, malformation de la bouche de l'enfant ou du sei de la nourrice ; causes morbides : érysipèle, œdème, faiblesse congéni tale, quelquefois syphilitique, péritonite, fièvres éruptives, etc.

L'athrepsie s'accompagne assez souvent d'hémorrhagie. La pre mière condition paraît être une altération du sang. L'hémorrhagie peut se faire par un quelconque des organes internes.

Hémorrhagies traumatiques. — Elles peuvent être internes, et résulter du traumatisme subi pendant l'accouchement. L'enfant peut sans doute être blessé par un objet extérieur, comme une épingle. On a vu une hémorrhagie survenir sur la plaie de la vaccination, à la suite de la section du frein lingual, faite si souvent sans nécessité. Dans ce cas on peut l'arrêter avec le cautère actuel, ou le nitrate d'argent.

CHAPITRE XIII

FACTEURS DU TRAVAIL

DÉFINITIONS. — DIAGNOSTIC DES PRÉSENTATIONS ET DES POSITIONS. — STRUCTURE DE LA TÊTE FŒTALE, SES PARTIES CONSTITUANTES. — DIAMÈTRES. — PROPRIÉTÉS DE LA TÊTE FŒTALE. — MOULAGE. — FRACTURES. — POITRINE. — TRONC. — SIÈGE. — PHENOMÈNES PLASTIQUES. — BOSSE SANGUINE. — CÉPHALÉMATOME. — MÉCANISME DE L'ACCOUCHEMENT ; TÊTE, FACE, POSITIONS OBLIQUES OU TRANSVERSALES. — VERSION SPONTANÉE. — EXPULSION SPONTANÉE. — JUMEAUX. — TRIJUMEAUX.

Il est nécessaire d'indiquer quel sens on attache aux mots : *présentation*, *position*, *vertex*, dont on se sert dans la description du mécanisme de l'accouchement.

1. *En obstétrique*, *présentation* signifie : la partie du fœtus ou de l'œuf qui se *présente* au détroit supérieur et à l'orifice. Ainsi, lorsque la tête s'offre au détroit supérieur, nous disons qu'il y a une présentation de la tête.

Les présentations sont naturelles et anormales (1). — D'après Nægelé, *sont naturelles les présentations* dans lesquelles le grand diamètre du fœtus coïncide à peu près avec l'axe du bassin. Ce sont donc les présentations de la tête et de l'extrémité pelvienne.

Sont anormales les présentations dans lesquelles le long diamètre du fœtus s'éloigne sensiblement de l'axe du bassin. Ce sont les présentations du tronc et de l'épaule. On les appelle aussi présentations transversales ou obliques (2).

(1) A dessein, j'ai traduit par anormale le mot *preternatural* et non par contre-nature, qui est vieilli, et a l'inconvénient de n'être pas exact. C'est en effet la nature, et non l'art, qui produit les présentations dites contre nature. (*Traducteur.*)

(2) Ce ne sont pas celles que, à Genève du moins, on appelle présentation *en double*. J'entendais souvent dire : l'*enfant est venu doublé*, et je croyais à une évolution spontanée; par cette expression, le vulgaire désigne la présentation du siège. (*Traducteur.*)

Une caractéristique des présentations naturelles est que l'accouchement peut se terminer par les seuls efforts de la nature. Dans les présentations anormales, au contraire, il faut pour que l'accouchement puisse se faire que la Nature ou l'art corrige la présentation.

2. *Position* indique le rapport de la partie qui se présente avec les diamètres du bassin. Lorsque, par exemple, la tête se présente avec l'occiput dirigé en avant du bassin maternel, on dit qu'on a une *position* occipito-antérieure.

3. Le *vertex* de la tête est son sommet, l'espace compris entre les fontanelles et les bosses pariétales.

Diagnostic des présentations et des positions. — Tout d'abord, se présentent à nous deux problèmes : *Quelle est la présentation ?* puis: *Quelle est la position ?*

La *tête*, si elle se présente par le vertex, se reconnaît à la dureté de ses os convexes, à ses fontanelles et à ses sutures, au chevauchement des pariétaux au niveau de la suture sagittale.

Nous étudierons le *diagnostic* des positions, quand nous décrirons le mécanisme de l'accouchement dans chaque position.

Le fœtus au point de vue obstétrical. — Nous décrirons d'abord la tête. Il faut étudier premièrement sa forme générale, telle qu'elle existe avant l'accouchement, avant qu'elle ait été soumise à la compression, puis le moulage qu'elle subit dans la filière pelvienne.

La forme générale de la tête avant l'accouchement, se rapproche de celle d'une sphère ; si l'on y comprend la face, elle présente un long diamètre qui va du point le plus saillant de l'occiput à la pointe du menton ; examinée ainsi, elle est ovoïde.

Structure et parties constituantes de la tête. — La tête est la partie du fœtus qui offre le plus d'intérêt au point de vue de l'obstétrique. C'est la partie la plus dure et la plus volumineuse. Elle se compose de deux parties distinctes ; le crâne et la face. La *face* est formée par quatorze os, dont deux, le vomer et le maxillaire inférieur, sont impairs, et six pairs : le maxillaire supérieur, l'os palatin, l'os nasal, l'os unguis, l'os malaire et le cornet inférieur.

Le *crâne* est formé par huit os, dont quatre sont impairs, et deux pairs : le frontal, l'occipital, l'ethmoïde, le sphénoïde, les pariétaux et les temporaux. Le frontal est d'abord composé de deux moitiés symétriques ; les côtés du crâne sont formés par les pariétaux et la portion squameuse des temporaux ; la partie postérieure est formée par l'écaille de l'occipital, la base est constituée par le sphénoïde, l'éthmoïde, la portion rocheuse des temporaux, et la portion basilaire de l'occipital.

Les os de la base, quand les sutures ne sont pas ossifiées, sont assez unis pour n'être guère mobiles ; mais, au niveau de la voûte, il n'en est pas de même : les os ne se touchent pas, ils sont réunis par des membranes flexibles. Les lignes d'union sont nommées *sutures* et *fontanelles*. Cette disposition permet aux os de chevaucher s'ils sont comprimés. L'occiput présente, entre sa portion écailleuse et sa portion basilaire, une sorte de charnière, qui permet quelques mouvements.

Les *sutures* sont: 1° la suture *sagittale* ou *antéro-postérieure*, qui court de la racine du nez à l'angle supérieur de l'occipital; en avant, elle sépare les deux moitiés du frontal, en haut et en arrière, les deux pariétaux. Elle se croise avec: 2° la suture *fronto-pariétale*, *transverse* ou *coronale*. Elle est située au niveau de la réunion du frontal et du pariétal; elle finit de chaque côté au niveau de la portion squameuse des temporaux; 3° la suture *occipito-pariétale*, ou *lambdoïde*, ainsi nommée à cause de sa ressemblance avec un λ grec; elle est formée par l'union des bords postérieur et inférieur des pariétaux avec la portion squameuse des temporaux et par l'union de l'occipital avec les bords postérieurs des pariétaux. Le sommet de cette suture se trouve au niveau de l'angle supérieur de l'occipital; on peut la considérer comme la bifurcation de la suture sagittale.

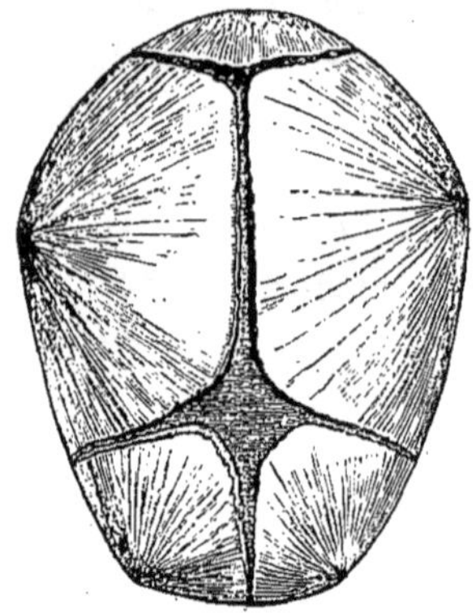

Fig. 70. — Sutures du sommet; sagittale, coronale, lambdoïde; fontanelles.

Les *fontanelles* sont au nombre de deux; ce sont des espaces membraneux situés au niveau de la rencontre des sutures.

1. L'*antérieure*, *grande* fontanelle, fontanelle *bregmatique* ou simplement *bregma*, se trouve au niveau du croisement des sutures sagittale et coronale, qui se rencontrent à peu près à angle droit; elle a la forme d'une losange et présente quatre bords et quatre angles. Les bords postérieurs, les plus courts, sont formés par les pariétaux; les bords antérieurs sont formés par les moitiés du frontal. En pratique il n'est pas rare que pendant l'accouchement cette losange paraisse au doigt avoir la forme d'un triangle.

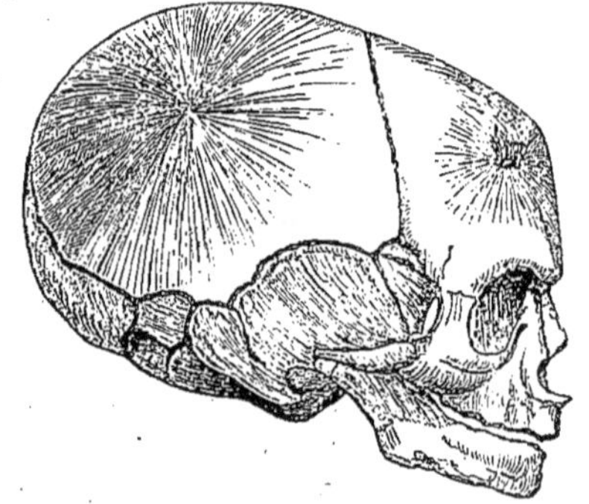

Fig. 71. — Profil de la tête et de la face.

2. La *fontanelle postérieure* se trouve au niveau de la réunion des sutures lambdoïde et sagittale. A parler exactement, les os sont souvent tellement rapprochés à ce niveau, qu'on peut à peine dire qu'il y existe une vraie fontanelle; elle est petite et triangulaire.

Les deux *fontanelles latérales*, fontanelles de Gasser, sont situées au point où la suture lambdoïde rejoint la temporale ; on ne peut guère les sentir pendant l'accouchement; elles ont peu d'intérêt au point de vue obstétrical.

Parfois des centres d'ossification détachés des pariétaux ou de l'occipital forment des os séparés; on les nomme *ossa triquetra* (os wormiens).

Charnière ou *sillon occipital.* — Budin décrit, sous le nom de charnière occipitale, une sorte de charnière fibro-cartilagineuse qui permet aux deux parties de l'occipital des mouvements de flexion et d'extension l'une sur l'autre. Elle une a grande importance dans le moulage de la tête.

L'*articulation de la tête sur la colonne vertébrale* a une importance extrême, surtout au point de vue de la version. L'articulation de l'occipital avec l'atlas est très serrée, et ne permet que des mouvements très limités. Les mouvements de flexion et d'extension de la tête se passent surtout entre les vertèbres cervicales. Le point d'union du crâne avec la colonne est plus proche de l'occiput que du front, d'où il suit que le bras antérieur du levier formé par la tête est le plus long. Si donc pendant l'accouchement les résistances sont réparties également sur tous les points de la voûte crânienne, la force qui lui est transmise le long de la colonne fera descendre le bras occipital de ce levier, c'est-à-dire fléchira la tête. La courbure générale du corps fœtal en avant agit aussi dans le sens de la flexion. Le *mouvement de rotation* qui fait tourner la tête à droite ou à gauche se passe dans l'articulation axoïdo-atlantoïdienne, qui permet un mouvement d'un quart de cercle. Peut-on faire exécuter à la tête un mouvement plus étendu, sans déchirer les ligaments et la moelle ? Tarnier croit qu'on peut, sans produire de lésion, amener la face à regarder directement en arrière. Nous croyons que cela se peut, dans des cas exceptionnels, mais nous avons vu une dislocation mortelle produite par une rotation moins étendue (1).

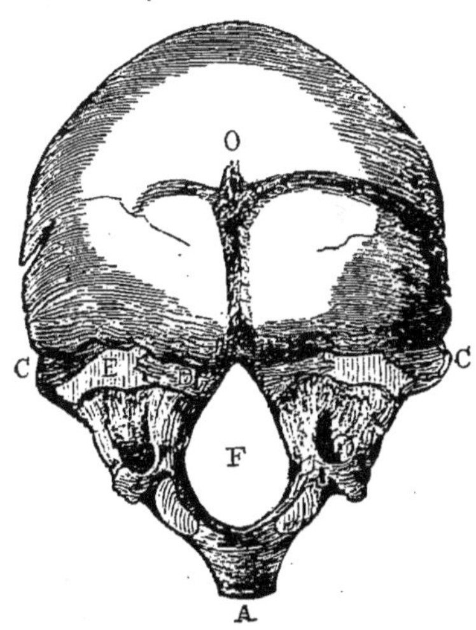

Fig. 72. — Base du crâne, charnière occipitale (Budin).

A, portion basilaire de l'occipital; O, écaille de l'occipital; CC, lamelles cartilagineuses externes; E, lamelle fibreuse; F, trou occipital; D, charnière occipitale.

Diamètres et circonférences de la tête. — Le volume et la forme de la tête du fœtus constituent des facteurs de première importance dans le mécanisme de l'accouchement. On peut dire qu'en règle générale,

(1) V. le cas de Budin, *Anat. topog. du fœtus*, par Ribemont, p. 32. (*Traducteur.*)

que la tête se rapproche par son volume et sa forme du volume et de la forme du canal pelvien ; la preuve en est que la tête traverse ce canal avec quelque difficulté, ce qui montre un rapport exact, et sans lésion pour la mère et le fœtus, ce qui démontre une accommodation réciproque.

Presque tous les traités d'obstétrique donnent les dimensions de la tête, prises après l'accouchement, c'est-à-dire après qu'elle a été moulée par la filière du bassin. Les dimensions prises ainsi, quel que soit leur nombre, sont trompeuses ; elles représentent, non pas ce que l'on cherche, l'état de la tête au début du travail, ses dimensions primitives, mais l'état secondaire dans lequel l'a mise l'accouchement. Nous ne croyons donc pas utile de reproduire les tableaux qu'on trouve partout, et dont les chiffres sont infidèles.

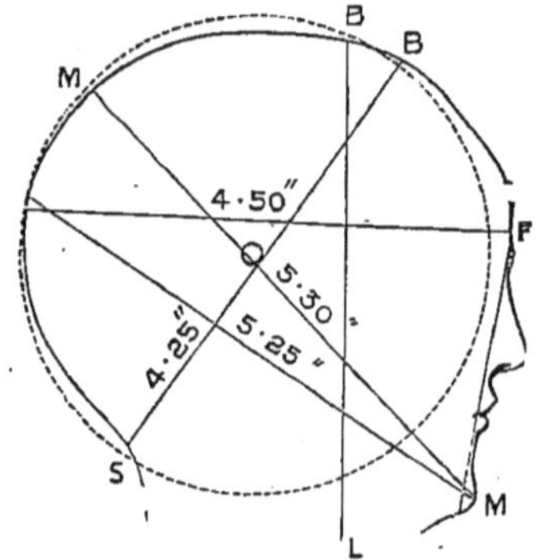

Fig. 73. — Diamètres longitudinaux. La ligne ponctuée montre la sphère inscrite.

MM, diamètre maximum ; OM, occipito-mentonnier ; OF, occipito-frontal ; SB, sous-occipito-bregmatique ; LB, laryngo-bregmatique.

Les mesures que nous allons donner ne reposent pas, il est vrai, sur un nombre imposant de chiffres, mais sur des exemples typiques, choisis avec soin. Nous partirons de l'état originel ou *præ partum*, que nous comparerons à l'état secondaire ou *post partum*.

Si l'on fait abstraction du bas de la face, et en particulier du menton, on voit que la forme de la tête se rapproche davantage de la sphéricité qu'on ne le représente en général (fig. 73). Nous considérerons à la tête des diamètres longitudinaux, transversaux et verticaux.

Il y a quatre diamètres longitudinaux : 1° le *diamètre maximum* (MM, fig. 73), mesuré depuis la pointe du menton au point du crâne le plus éloigné, qui se trouve en général sur la suture sagittale, entre la pointe de l'occiput et la fontanelle postérieure ; 2° l'*occipito-mentonnier* (OM, fig. 73), qui va de la partie la plus saillante de l'occiput à la pointe du menton ; on le nomme souvent diamètre maximum, mais on peut toujours en trouver un plus long, que nous venons d'indiquer ; 3° l'*occipito-frontal*, OF, s'étend de la pointe de l'occiput à la racine du nez ; 4° le *sous-occipito-bregmatique*, SB, qui part du point de jonction de l'occipital avec la nuque, pour aller au milieu de la grande fontanelle.

Il y a trois diamètres transversaux : 1° le *bi-pariétal* (PP, fig. 74), qui va d'une protubérance pariétale à l'autre ; 2° le *bi-temporal*, TT, qui va de la naissance de la suture fronto-pariétale d'un côté à celle de l'autre côté ; 3° le *bimastoïdien* (MM, fig. 75 et 76) qui réunit les deux apophyses mastoïdes.

Il y a *deux diamètres verticaux :* 1° le *mento-frontal* (FM, fig. 73), partant du point le plus élevé du frontal et allant à la pointe du menton ; 2° le *cervico-bregmatique* ou *laryngo-bregmatique* (LB, fig. 73) va du milieu de la fontanelle antérieure à la partie antéro-supérieure du cou, près du larynx.

Circonférences.—Les principales sont : 1° la *grande circonférence*, qui fait le tour de la tête au niveau de son diamètre maximum, et 2° la *petite circonférence*, qui passe par le plan du diamètre sous-occipito-bregmatique ; 3° la *circonférence équatoriale*, qui passe dans le plan du diamètre occipito-frontal (fig. 73).

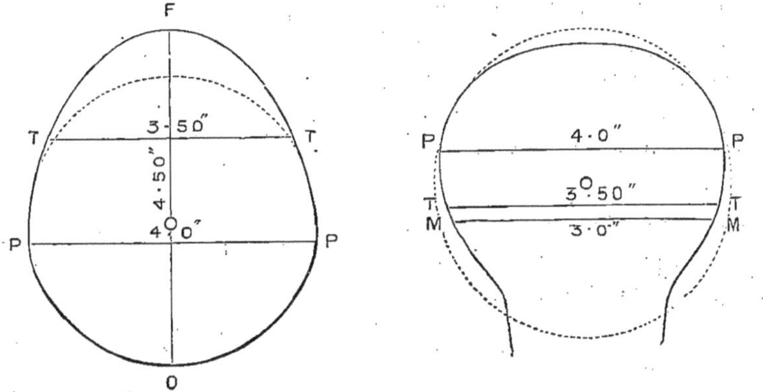

Fig. 74 et 75. — Contours et diamètres de la tête, O, et ces diamètres transversaux. Le cercle ponctué est la sphère inscrite.

OF, diamètre occipito-mentonnier ; TT, bitemporal ; PP, bipariétal ; MM, bimastoïde.

Les garçons ont la tête plus grosse que les filles. J.-Y. Simpson a prouvé que l'accouchement des garçons présente de plus grandes difficultés ; et on a reconnu qu'il y a plus de mort-nés parmi les garçons. On a, de plus, remarqué qu'il meurt plus de garçons, dans les premières semaines, à la suite des lésions subies pendant l'accouchement. Enfin, dans la plupart des cas, l'ossification du crâne est plus avancée chez eux ; sa plasticité est donc moindre. Il est prouvé que le volume de la tête fœtale a augmenté avec les progrès de la civilisation, et on observe le même rapport entre les têtes des sauvages et celles des races civilisées. On ne trouve nulle part, dans l'anatomie humaine, de contraste plus marqué que celui qui existe entre le volume du crâne et le développement des Boschimans et des habitants de la Nouvelle-Hollande, et ceux des races caucasiques. L'éducation dans les différentes classes d'une même race affecte le volume du cerveau et celui du crâne.

Les chapeliers ont constaté que la tête est plus grosse chez les gens de la ville que chez les campagnards de la même classe, chez les gens instruits, que chez les ignorants. Simpson croyait que la difficulté comparative de l'accouchement pour un garçon, s'étend aux fœtus des races civilisées, et il attribue la difficulté de l'accouchement chez les femmes civilisées à la grosseur de la tête fœtale. Nous n'avons aucune donnée exacte sur les changements que la civilisation peut avoir fait subir au bassin.

Dimensions et poids de l'enfant. — Nous devons noter certaines propriétés que possèdent ces diamètres. Le bi-pariétal, qui est le plus long, n'est pas constant ; il s'accourcit sous l'influence d'une compression ; il peut perdre ainsi un demi-pouce ou davantage ; il peut se réduire par la fracture ou l'inflexion de l'os en dedans.

Le bi-temporal passe par le sphénoïde et ne peut diminuer. C'est une quantité invariable, et nous devons tenir compte de cette fixité dans l'accouchement. Nous verrons que le bi-pariétal, même à la limite de son raccourcissement, reste encore plus long que le bi-temporal.

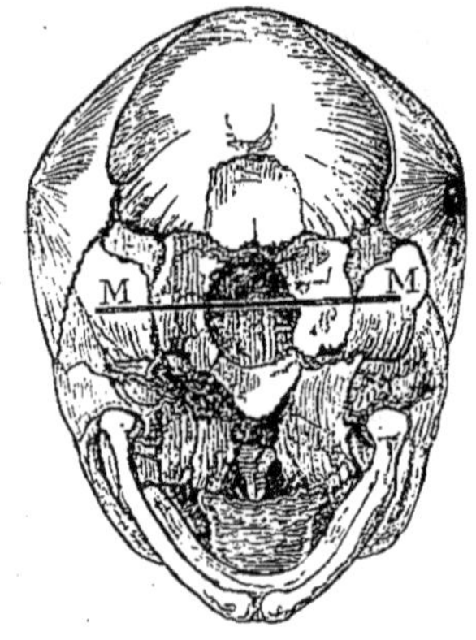

Fig. 76. — Base du crâne fœtal.

MM, diamètre bimastoïdien.

Le bi-frontal est plus court que le bi-pariétal. Dans l'accouchement, lorsque le promontoire est saillant, ce diamètre s'engage quelquefois dans le diamètre conjugué du bassin ; ce qui évite la difficulté qu'aurait amenée l'engagement du bi-pariétal.

Les diamètres verticaux peuvent s'accourcir ; le cervico-bregmatique est nécessairement accourci lorsque le crâne subit une compression circulaire. Son raccourcissement est compensé par l'allongement des diamètres longitudinaux.

Le mento-frontal est plus fixe. Cependant sa partie frontale peut s'accourcir, et la face céder un peu. Ce diamètre acquiert de l'importance après la craniotomie.

Les deux diamètres longitudinaux se modifient pendant l'accouchement. Dans l'accouchement ordinaire par la tête, ils s'allongent ; dans certaines conditions, ils peuvent diminuer.

Diamètres étalons de la tête, avant le moulage.

Longitudinaux.	Symbole.	Longueur (millimètres).
1. Maximum	M.M	133,35 (1)
2. Occipito-mentonnier	O.M	127,6
3. Occipito-frontal	O.F	116,84
4. Sous-occipito-bregmatique	S.B	107,95

(1) Dans les réductions de pouces anglais, j'ai compté le pouce = 25 millim. 4 comme les auteurs l'ont fait eux-mêmes, lorsqu'ils ont réduit les mesures anglaises en mesures françaises. (*Traducteur.*)

Transversaux.		
1. Bipariétal................	P.P..................	100
2. Bitemporal................	T.T..................	87,5
3. Bimastoïdien..............	M.Mas................	75 à 81,25
Verticaux.		
1. Mento-frontal.............	F.M..................	53,75
2. Laryngo-bregmatique......	L.B..................	93,75

Nous avons vu que le volume de la tête s'ajuste si exactement au bassin, qu'elle passe avec quelque difficulté; si la tête était absolument incompressible, et le bassin absolument inextensible, la tête ne passerait guère, poussée par les seules forces de la nature. Mais la tête se moule sur la filière qu'elle traverse, c'est-à-dire que sa forme change; les modifications qu'elle subit sont d'un grand intérêt.

Les points principaux de ce moulage sont étudiés dans un mémoire de Robert Barnes (1). La méthode qu'il a adoptée consiste à tracer les contours de la tête après l'accouchement et à corriger ses tracés d'après les mesures prises avec le compas d'épaisseur. Des moulages seraient plus fidèles, mais les résultats obtenus sont assez exacts, lorsqu'ils sont contrôlés par un grand nombre d'observations.

Moulage de la tête dans les positions occipito-antérieures. — L'allongement de l'occiput, ou la *tête en pain de sucre*, est la déformation la plus commune ; mais les déformations latérales et asymétriques qui l'accompagnent ont été peu ou point étudiées ; les tracés que nous avons publiés montrent que, quelle que soit la présentation, si la tête est arrêtée dans son passage à travers le détroit supérieur, elle est inégalement déformée des deux côtés. Le côté qui a porté contre le promontoire est un peu aplati, tandis que le côté opposé, qui en général a été moins comprimé, a mieux conservé sa rotondité normale.

La tête subit une autre déformation, que les diagrammes, les coupes et même la photographie, ne peuvent guère représenter. Le canal pelvien peut être comparé à un fusil rayé ; il est ainsi construit que la tête ne peut le traverser qu'en tournant sur elle-même. Elle subit un mouvement de rotation sur son axe, comme une balle conique qui passe dans le canon d'un fusil rayé. La différence principale est que la tête, au départ, est presque globulaire, et acquiert sa conicité dans sa course. Ce cône, formé par un corps plastique qui suit une course hélicine, est un peu tordu en pas de vis, et la partie inférieure, celle qui se présente, ne se trouve pas sur la ligne médiane, mais sur l'un des côtés de la suture sagittale. La déformation est donc triple : 1° allongement ou conification ; 2° aplatissement asymétrique d'un côté ; 3° *taraudage* de la partie conifiée.

(1) *On the Varieties of Form imparted to the fœtal Head by the Various Modes of Birth, Obstet. Transact.* 1866, p. 171. Budin a fait des observations intéressantes sur ce sujet.

Après la naissance, grâce à l'élasticité des éléments du crâne, et à l'expansion de son contenu, la tête présente une tendance très marquée à reprendre sa forme originelle. Il faut donc prendre les mesures, environ une heure après la naissance. Tarnier dit que, si nous désirons avoir des données exactes sur l'état *præ-partum* de la tête, nous devons prendre les mesures deux ou trois jours après la naissance, car elle a à peu près repris sa forme originelle. Tout en admettant pour une grande partie l'exactitude de cette proposition, nous croyons que la tête du fœtus recouvre rarement son ancienne forme. Elle garde en partie la déformation qu'elle a subie pendant le travail, souvent pendant des années, parfois même pendant toute la vie.

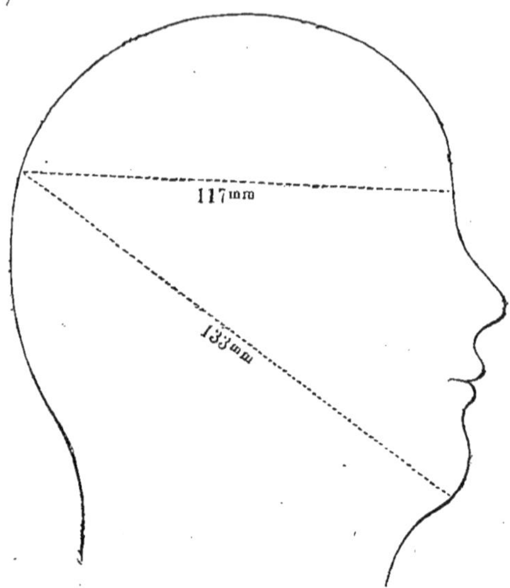

Fig. 77. — Diamètre longitudinal du crâne fœtal.

Un observateur attentif qui regarderait les têtes des personnes qu'il rencontre dans une assemblée, pourrait avec assez d'exactitude dire la manière dont la plupart sont venues au monde. On constate que la forme en pain de sucre prédomine. Il est vrai que la tête conserve quelque temps après la naissance un certain degré de plasticité ; cette propriété est utilisée par quelques peuples — pas autrement barbares — pour lui donner la forme que veut la coutume ou leur idéal de beauté. Nous ne croyons pas qu'on ait jamais cherché à reproduire le vrai type sphérique. Ce moulage artificiel de la tête de l'en-

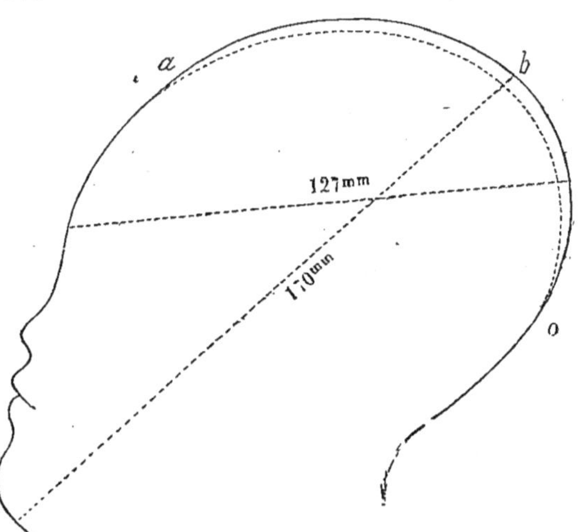

Fig. 78. — Tête moulée par l'accouchement (R. Barnes).

1 à 2, occipito-frontal (112 millimètres) ; 1 à 3, occipito-mentonnier (131 millimètres) ; *a*, os frontal ; *b*, pariétal ; *o*, occipital.

fant peut être justifié dans quelques cas de déformation extrême (1).

Si nous comparons la tête, avec ses os flexibles, ses membranes et sa peau, remplie par le cerveau, matière pulpeuse, avec une poche pleine d'eau, nous verrons *que le crâne est incompressible.* S'il cède en un point, il bombe en un autre ; sa forme change, mais son volume reste le même. Pour traverser un anneau ou un cylindre comme le canal génital, le crâne sphérique, si son équateur a un diamètre plus long que celui du canal, doit être étiré et allongé de telle sorte qu'il présente dans la direction de l'axe du bassin, un pôle de l'ovoïde qu'il forme après cette déformation, à moins que le bassin ne soit extensible. L'élargissement du canal ne peut se faire qu'aux dépens des parties molles ; le bassin osseux qui les soutient ne cède pas sensiblement (V. chap. I, p. 10).

Nous trouvons donc deux résistances dans le problème de la propulsion du fœtus : le passage, qui est le canal génital, et le passager, le fœtus, qui cherchent à s'accommoder l'un à l'autre, l'un en se moulant, l'autre en s'élargissant. Lorsque cette accommodation ne se fait pas, le travail s'arrête, à moins que, par une opération, on ne réduise le volume du fœtus, ou qu'on n'élargisse le bassin ; si ces moyens ne réussissent pas, il faut tourner la difficulté au moyen de l'opération césarienne.

Le moulage de la tête se fait surtout par la diminution de son équateur ; c'est une zone tracée perpendiculairement à la suture sagittale, passant au-dessus des protubérances pariétales, descendant sur les oreilles, et se terminant à la base du crâne dans la direction du diamètre sous-occipito-bregmatique (fig. 73, SB). La résistance de la tête à ce niveau varie chez les différents sujets. La partie de cette circonférence qui passe sur le sphénoïde et la base de l'occipital est à peu près incompressible. La flexion que subit le crâne est due à l'ossification incomplète des pariétaux, du frontal et de l'occipital, un peu à celle de la portion squameuse des temporaux, beaucoup à leur mobilité, et au mouvement de l'occipital sur sa charnière, décrite par Budin (fig. 72). Les pariétaux basculent en dedans, autour de leurs points d'attache aux temporaux et à l'occiput ; leurs bords supérieurs se rapprochent, et même chevauchent, au niveau de la suture sagittale. Cette réduction au niveau de l'équateur est compensée par une saillie en arrière et un allongement de l'occiput.

Les *épaules*, à leur tour, offrent une résistance. Le diamètre moyen d'une épaule à l'autre, diamètre *bis-acromial*, a de 127 à 152,4 millimètres. Il peut être réduit de beaucoup par la flexion des épaules en avant.

(1) Le lecteur trouvera dans l'admirable petit ouvrage du professeur Flower beaucoup de renseignements intéressants sur la pratique de différents peuples pour donner au corps et à la tête la forme qui leur plaît.

Après qu'une tête de moyen volume a passé, le canal est assez élargi pour ne pas opposer beaucoup de résistance aux épaules ; cette résistance n'est cependant pas négligeable. Le diamètre bis-acromial est pratiquement diminué par l'accommodation suivante : l'une des épaules descend la première ; au lieu de descendre ensemble sur le même plan, elles viennent obliquement (1). On imite avec fruit ce mécanisme, lorsque la sortie des épaules se fait attendre, en accrochant l'épaule avec un doigt, où, dans les cas difficiles, en plaçant un crochet mousse sous l'aisselle du fœtus.

La *poitrine* aussi peut s'allonger, mais elle oppose rarement une grande résistance, lorsque la tête et les épaules lui ont ouvert le passage.

L'*abdomen* passe aussi sans grande difficulté.

Enfin vient le *siège*. Son grand diamètre est le bi-trochantérien. Le bassin du fœtus n'étant pas complètement ossifié, le siège est réductible. Le siège, à lui seul, n'est guère arrêté ; mais, lorsqu'il s'y ajoute les cuisses fléchies, leur volume réuni peut avoir autant de peine à passer que la tête.

La compressibilité de la masse cérébrale est limitée. F. Weber (2) a trouvé des déchirures de la dure-mère, des ruptures des tissus cérébraux et des hémorrhagies à la surface et à la base du cerveau, quelquefois assez considérables pour envelopper le cervelet et la moelle allongée, dans des cas où les os avaient souffert, soit qu'on eût, ou non, employé les instruments.

Le crâne fœtal est *fragile*. Le frontal, le pariétal le temporal et l'occipital peuvent se fracturer. Cet accident est rare dans l'accouchement spontané ; mais, il est important, au point de vue médico-légal, de savoir qu'il est possible, et, au point de vue clinique, de connaître les conditions qui peuvent le produire.

Le Dr Cory a expérimenté sur 15 enfants, comme l'a fait Chaussier ; il est arrivé à des résultats semblables. Il les laissait tomber la tête la première, d'une hauteur de 45 centimètres. Sur les 15 enfants, 11 présentèrent une fracture de l'un des pariétaux, ou de deux. Ces résultats montrent qu'un enfant, né soudainement, pendant que sa mère est debout, risque fort de se fracturer le crâne. On a constaté une forte dépression sur le pariétal, au point sur lequel a porté le promontoire, dans l'accouchement spontané, tête première ou tête dernière.

La fracture du crâne, cela va de soi, est plus fréquente dans l'accouchement instrumental, et particulièrement lorsque le bassin est déformé : 1° le pariétal, qui doit tourner autour du promontoire saillant,

(1) C'est l'épaule antérieure qui descend la première, la seconde suit et balaie le périnée, tandis que l'antérieure reste fixée sous le pubis. (*Traducteur.*)

(2) *Beiträge zur pathol. Anatomie der Neugeborenen* (1851-54).

peut se déprimer et même se fracturer. Cet accident se produit surtout lorsque la tête vient la dernière, et principalement quand le diamètre conjugué du bassin est raccourci ; 2° il peut aussi se produire lorsque la tête vient la première, quand on applique le forceps au dessus du détroit supérieur, si le rétrécissement est accusé.

Les os de la voûte cranienne sont nécessairement brisés par le crâniotome et le céphalotribe. Le céphalotribe peut écraser la base du crâne, mais Braxton Hicks a démontré que ce n'est pas toujours le cas.

Degré de compressibilité de la tête fœtale compatible avec la vie. — Il est très difficile, sinon impossible, de le déterminer.

L'*élasticité* est une propriété que le fœtus vivant possède à un haut degré, et qu'a presque entièrement perdue le fœtus mort. *La tête est fort élastique.* Après avoir été comprimée, la tête, nous l'avons vu, reprend en partie sa forme première. Ce fait est dû en partie au mouvement de ressort des pariétaux, du frontal, des temporaux et de l'occipital sur leurs points d'attaches inférieurs, et en partie à leur redressement, comme un mince morceau de métal en forme de coupe reprendra sa forme, après avoir été aplati par une compression. Un autre facteur agit aussi, lorsque le fœtus est vivant. La pression n'agissant plus sur le crâne, la circulation reprend dans les vaisseaux cérébraux, et l'augmentation du volume qui en résulte agit excentriquement sur le crâne, et s'ajoute à son élasticité.

Elasticité de la colonne vertébrale. — Cette propriété est un facteur important dans le travail. Le raccourcissement de l'utérus agit d'abord sur le siège fœtal situé au fond ; la force se propage le long de la tige élastique formée par la colonne; la tête est ainsi poussée contre le col. Celui-ci opposant une résistance, le corps du fœtus se ploie un peu, mais il tend constamment à se redresser ; de sorte que le contenant, l'utérus, cède graduellement en son point faible, le col, qui s'ouvre. C'est en partie de cette propriété que dépend le succès de la version spontanée ou artificielle.

La *poitrine* aussi est élastique ; elle peut, sous l'influence d'une compression, subir un allongement considérable, puis reprendre sa forme antérieure. Ce phénomène n'a pas une grande importance au point de vue du mécanisme de l'accouchement, mais elle en a beaucoup dans l'établissement de la respiration. Le thorax, comprimé dans son passage à travers le canal génital, se dilate aussitôt sorti, et aspire l'air extérieur. C'est, d'après Robert Barnes, un des principaux facteurs de la première inspiration.

La compressibilité de l'*abdomen* est prouvée par l'expression du méconium, au moment du passage du tronc ; il ne faut pas la confondre avec l'évacuation qui se produit parfois sous l'influence des efforts respiratoires, et qui est un phénomène vital.

La *ductilité* est autre chose, c'est une forme de la plasticité. La colonne vertébrale est assez extensible pour subir un allongement appréciable sous l'influence d'une traction. Cette propriété n'a guère l'occasion de se manifester dans les accouchements par la tête; mais, lorsque celle-ci vient la dernière, et qu'il faut appliquer une *vis a fronte*, les tractions exercées sur les membres inférieurs se font sentir sur le rachis. Il est difficile d'estimer, même approximativement, la force qu'on peut déployer sans déchirer les ligaments vertébraux. Les expériences de laboratoire faites sur des fœtus morts, qui consistent à suspendre des poids de plus en plus lourds au corps du fœtus pour mesurer sa force de résistance, n'ont pas de valeur clinique, les conditions sont essentiellement différentes de celles que présente le fœtus vivant. Il est certain d'abord qu'un fœtus vivant, ou mort pendant le travail, supporterait une traction plus forte; puis il est impossible de mesurer la résistance opposée par le bassin et les autres éléments du problème. En pratique, nous avons, avec les ménagements nécessaires, amené vivant un fœtus, en employant une force qui aurait déchiré le corps d'un fœtus mort. Les conditions sont trop différentes dans les deux cas, pour pouvoir être comparées.

Il est important de connaître *le point le plus faible de la colonne*, elle cède au niveau de l'articulation cervico-occipitale, probablement parce que la force se concentre en ce point; la tête étant retenue au détroit supérieur lorsqu'on tire en bas, l'articulation cervico-occipitale est le point sur lequel porte la fore.

Phénomènes plastiques de l'accouchement. — Déformations subies par le fœtus pendant le travail. — Quoique les parties molles maternelles soient dilatables, elles opposent à la dilatation une résistance suffisante pour faire subir quelques déformations au fœtus. C'est à elles presque seules que sont dues les *bosses séro-sanguines* qu'on observe sur le corps du fœtus après sa naissance. Les mêmes conditions qui produisent ces bosses peuvent aussi *déformer les os craniens;* on les rencontre alors même que le bassin est bien fait, et lorsque l'enfant naît vivant et viable.

Lorsque nous décrirons l'accouchement dans les différentes présentations et positions, nous étudierons les caractères spéciaux des tumeurs séro-sanguines et les déformations craniennes. Nous ne ferons pour le moment qu'en esquisser les traits généraux et les conditions étiologiques dominantes.

Les *déformations du crâne* sont produites par la compression que supporte la tête poussée à travers le bassin. Avant d'entrer dans le bassin, la tête est presque sphérique; son équateur peut être trop large pour passer; il se produit alors une accommodation qui réduit les diamètres équatoriaux et augmente les autres. C'est l'*accommodation par moulage*.

La plus typique de ces *bosses séro-sanguines* est celle qui se forme sur la tête, et qu'on nomme *caput succedaneum*, comme s'il se formait une tête secondaire. Quelle que soit la partie qui se présente, il se forme des tumeurs semblables, à moins que l'accouchement ne soit rapide et facile.

L'explication la plus naturelle de ces tumeurs est qu'elles sont produites par une constriction annulaire. Le gonflement primitif est dû à l'orifice utérin qui entoure comme un anneau étroit la partie de la tête qui se présente ; les artères du cuir chevelu envoient le sang dans la portion qui fait saillie dans l'anneau ; les veines ne peuvent pas le ramener ; il se fait une extravasation séreuse, parfois sanguine. Le gonflement secondaire est dû à une constriction semblable exercée par la vulve. On voit donc que *la formation du caput succedaneum*, et des bosses analogues qu'on observe sur la face, le siège, les épaules *est un phénomène vital*, dépendant de la circulation.

Céphalématome. — Dans la plupart des cas l'effusion est principalement ou uniquement séreuse; parfois la tumeur contient aussi du sang; c'est une ecchymose. Ces infiltrations ont pour siège le tissu conjonctif sous-cutané. C'est la forme ordinaire du caput succedaneum, qui ne présente aucun danger : les liquides épanchés sont bientôt absorbés, de sorte qu'après deux ou trois jours, il reste à peine une trace des bosses les plus larges. Mais il existe une autre classe d'infiltration dans laquelle il se produit une extravasation sanguine entre l'os et le périoste. Le périoste est soulevé par une couche de sang noir; l'os est teint en rouge, les capillaires du diploé sont gorgés de sang. La dure-mère à ce niveau est aussi détachée par une mince couche de sang noir liquide; les sinus de la dure-mère sont remplis d'un sang noir ; la pie-mère est rougeâtre, ses capillaires sont gorgés de sang; les plexus choroïdes sont d'une couleur plus foncée qu'à l'ordinaire. Ces cas sont sérieux l'enfant succombe assez souvent, soit aux effets immédiats de l'effusion, soit à la compression du cerveau ou à d'autres lésions.

Dans ces derniers cas, une force supérieure à la résistance des parties molles du bassin a été en action. Le plus souvent ils se produisent à la suite d'une distorsion pelvienne, ou de l'application des instruments.

On peut tirer quelques leçons importantes, cliniques et médico-légales, de l'étude de ces tumeurs séro-sanguines et des déformations craniennes.

Nous avons vu que la formation de la bosse séro-sanguine est un acte vital; l'enfant, même s'il ne naît pas vivant, était en vie pendant l'expulsion. Puis, en examinant soigneusement pendant le travail, nous pouvons observer la formation de la bosse, et en déduire que l'enfant vit.

Troisièmement, nous pouvons, après la naissance, déterminer très exactement la présentation et la position.

Quatrièmement, la déformation du crâne nous indique la plasticité de la tête fœtale. La place qu'occupe la bosse sanguine simple varie avec la position de la tête.

A. *Bosse sanguine dans les positions occipito-antérieures.* — L'occiput est situé plus bas que le front, et le pariétal situé en avant près de la symphyse est plus bas aussi, plus près du centre de l'orifice que le pariétal postérieur. La tumeur se forme donc surtout sur le pariétal situé en avant, et sur son angle supéro-postérieur, près de l'union de la suture sagittale avec la lambdoïde. Ainsi, dans la première position, — O.I.G.A. — la bosse se forme sur l'angle supéro-postérieur du pariétal droit, et empiète sur la petite fontanelle et l'occiput. Dans la seconde — O.I.D.A. — elle se forme sur le côté gauche du crâne.

B. *Bosse sanguine dans les positions occipito-postérieures.* — La tumeur occupe l'angle supéro-antérieur du pariétal, qui correspond à l'arcade pubienne ; elle empiète un peu sur la grande fontanelle et même sur l'os frontal.

L'observation de la place qu'occupe la bosse nous permet de faire un diagnostic rétrospectif de la position. Si la tête traverse rapidement le vagin et la vulve, le gonflement primitif reste simple ; si la tête, après sa rotation, est retenue longtemps après avoir franchi l'orifice externe, il se forme une tumeur secondaire près de la ligne médiane. Le premier gonflement peut attirer moins l'attention que le second ; mais il reste toujours un gonflement latéral, qui indique la position que la tête occupait au détroit supérieur.

C. *Bosse sanguine dans les présentations de la face.* — Lorsque la face se présente, la bosse sanguine se forme sur la face. Dans les positions mento-antérieures, le gonflement se trouve sur la partie inférieure de la région malaire et sur le côté de la bouche ; et, dans les mento-postérieures, sur le haut de la région malaire et sur l'œil. Le gonflement est marqué surtout là où le tissu cellulaire est le plus lâche : les paupières sont tellement enflées qu'elles ne peuvent pas s'ouvrir. La face est hideuse, et porte l'empreinte d'une grande violence. La lèvre supérieure et la région malaire peuvent être le siège d'une effusion abondante. Le gonflement peut s'étendre au tissu sous-muqueux, de sorte que l'enfant soit incapable de téter pendant plusieurs jours. Les parties gonflées sont d'un bleu foncé ou noires. Le gonflement, formidable au moment de la naissance, s'efface avec une rapidité étonnante, de sorte qu'il n'en reste presque plus de trace au bout de trois jours.

D. *Bosse sanguine dans les présentations du siège.* — Lorsque le siège se présente, la bosse sanguine se forme surtout sur une fesse, et envahit ordinairement les organes génitaux. Dans les positions sacro-iliaques antérieures, la bosse se forme sur la fesse droite, et sur la fesse gauche, dans les positions gauches. Les parties génitales de la fille se gonflent moins que celles du garçon. L'ecchymose du scrotum et du pénis, leur volume et leur couleur bleu foncé ou noire peuvent faire croire à ceux qui n'en ont pas l'habitude, que l'accoucheur les a violemment meurtries. Ce gonflement disparaît rapidement, et ne laisse aucune lésion. Quand les genoux se présentent, ils sont le siège de bosses semblables, mais peu marquées.

E. *Quand l'épaule se présente*, la bosse se forme au point le plus saillant de l'épaule, si celle-ci a occupé le centre du bassin; la bosse s'étend en avant ou en arrière, suivant que l'épaule s'incline vers la partie antérieure ou postérieure du bassin. Si le bras ou l'avant-bras fait procidence, la bosse se trouve sur ces parties. Quand l'épaule se présente et que le bras prolabe plus tard, celui-ci peut se gonfler énormément, et devenir noir, si la compression de l'épaule dure longtemps.

MÉCANISME DE L'ACCOUCHEMENT.

Connaissant maintenant les facteurs du travail, le bassin (chap. I), le fœtus, et la force qui le pousse, ou, comme le dit Alexander Simpson, le passage, le passager et la puissance, nous pouvons étudier le mécanisme du travail.

On commence habituellement l'étude du mécanisme de l'accouchement au moment de l'adaptation sur le détroit supérieur de la partie qui se présente, puis on suit les progrès du fœtus le long du canal pelvien, jusqu'à sa sortie. On laisse ainsi de côté une partie fort importante de sa course. La traversée du bassin n'est qu'une partie de son voyage ; avant de la commencer, il a dû faire un voyage suprapubien (1), qui détermine sa traversée pelvienne, et décide bien souvent de la position de la tête ou du siège.

Il est vrai que souvent, surtout chez les primipares, la tête s'est engagée partiellement dans le bassin, avant le début du véritable travail. Mais, même dans ces cas, nous devons admettre l'existence d'un stage préliminaire, sans contractions actives, pendant lequel la partie qui se présente, surtout si c'est la tête, traverse la portion sus-pubienne de la courbe obstétricale, poussant devant elle le segment utérin inférieur. Ce mouvement préliminaire se fait souvent quelques jours ou une quinzaine avant le travail actif, qui est caractérisé par la dilatation du col. Ce n'en est pas moins une partie du travail.

En jetant les yeux sur la figure 79, on verra que le fœtus doit suivre

(1) Ce sujet est discuté dans un mémoire de Robert Barnes, inséré dans les *Obst. Trans.* de 1884 (p. 258), et intitulé : « Le mécanisme de l'accouchement, principalement dans ses rapports avec l'obliquité de Naegelé ; influence de la courbure lombo-sacrée » : Le même volume (p. 286) contient une importante communication du Dr Galabin sur le même sujet.

une route déterminée par la forme de la colonne lombaire, la concavité sacrée et l'ouverture inférieure du canal. Ce chemin a pour éléments constitutifs deux courbes principales : 1° La courbe sacro-lombaire, décrite du promontoire sacré pris comme centre, avec un rayon qui passe par le centre du plan du détroit supérieur. C'est la courbe de Barnes (fig. 79, *e*, *f*). La seconde est la courbe de Carus ; elle est constituée par un arc de cercle dont le centre est au niveau de la symphyse, et qui suit à peu près l'axe de la cavité pelvienne (fig. 79, *g*, *h*). Ces deux courbes se coupent vers le milieu du bassin ; leur point d'intersection peut être considéré comme le lieu où la tête quitte la courbe de Barnes pour suivre celle de Carus, et cesse de suivre l'axe du détroit abdominal, pour entrer dans celui du détroit inférieur.

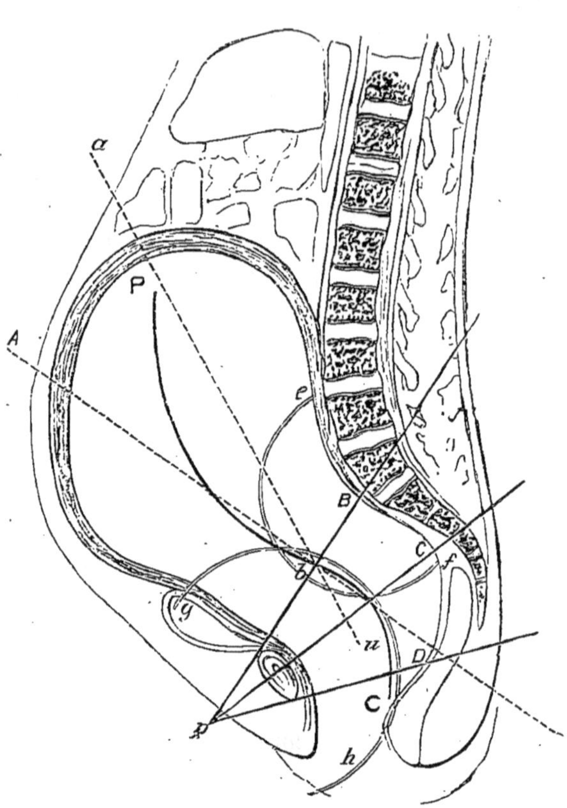

Fig. 79. — Construite sur la coupe de Chiara, faite sur un cadavre congelé, pour montrer les axes et les courbes de l'utérus et du bassin (Robert Barnes).

AD, axe du détroit supérieur ; *au*, axe de l'utérus ; A*ba*, angle que fait l'axe utérin avec l'axe pelvien ; *p*B, plan du détroit abdominal ; *p*D, plan de la sortie ; *ef*, courbe de Barnes, *gh*, courbe de Carus ; PC, courbe obstétricale.

Ces deux courbes se réunissent pour former la vraie *courbe obstétricale*, qui est double ou serpentine, et peut être comparée à la *ligne de beauté* de Hogarth (fig. 79, PC). On a généralement négligé la partie supérieure de cette courbe. On peut étudier la courbe lombo-sacrée dans ses deux parties, celle qui se trouve au-dessus du bassin ou du promontoire, et celle située au-dessous. La partie supérieure a un rayon de courbure plus grand que l'inférieure. Sa base est la colonne lombaire, qui se termine au promontoire. La colonne lombaire forme un plan incliné légèrement courbé, sur lequel se moulent l'utérus et le fœtus qu'il contient. La paroi utérine postérieure présente une concavité qui s'adapte à la convexité des lombes; et le corps du fœtus, renfermé dans la matrice, présente aussi une concavité qui regarde la colonne de la mère. Nous croyons que c'est cette accommodation qui détermine la fréquence de l'attitude dorso-antérieure du fœtus (1). Voici comment les choses se passent : la colonne lombaire forme une surface arrondie inflexible, la colonne du fœtus est la partie la plus ferme de son corps; elle forme en long et en large une courbe saillante. Lorsque deux courbes viennent à s'adosser par leur convexité, celle qui est mobile doit être rejetée sur le côté; la pression continue des parois abdominales, aidée peut-être par les mouvements de l'utérus (2) aide à la rotation qui amène en avant le dos du fœtus. Mais l'utérus et le fœtus affectent presque constamment une direction oblique; Tarnier affirme que l'utérus est tordu suivant son grand diamètre. La partie supérieure du fœtus et le fond utérin regardent généralement à droite de la ligne médiane; l'axe de l'utérus et celui du fœtus ne coïncident donc pas avec celui du détroit supérieur, comme l'affirment Küneke et d'autres, qui, se fondant sur cette prétendue coïncidence, ont nié l'obliquité de Naegelé.

L'examen des coupes de Braune et de Chiara, faites sur des cadavres congelés pendant le travail, prouvent que l'axe utérin fait avec celui du détroit supérieur un angle de 15° environ. Schatz le démontre (3).

La conséquence nécessaire de cette disposition est que, la tête descendant le long du plan incliné lombaire ou de la partie supérieure de la courbe de Barnes, entre obliquement dans le bassin, et non synclitiquement, comme le prétendent Duncan, Küneke, Leishman et d'autres.

On dit que le travail tend à redresser l'utérus, et que son axe se rapproche ainsi de celui du détroit supérieur. Cela est vrai, mais il n'est pas prouvé que les deux axes arrivent à coïncider. L'action propre de l'utérus tend au redressement, mais les muscles abdominaux, qui repoussent fortement en arrière la paroi antérieure et surtout le fond de la matrice, agissent en sens inverse, et pressent l'utérus vers la colonne de la mère; Schatz l'a vu comme nous. De plus, chez les primipares, la tête du fœtus est en général déjà engagée en partie dans le bassin avant que l'utérus soit entré en contraction, et alors que son axe ne coïncide point avec celui du bassin. Enfin, l'axe de l'utérus n'est pas rectiligne; c'est une ligne courbe correspondant à la courbure du corps du fœtus et à la courbe obstétricale.

Il est utile de décrire ici les *trois obliquités de la tête fœtale*. Ce sont :

(1) C'est sans doute aussi cette concavité postérieure de l'utérus qui prédispose les accouchées à la rétroflexion. (*Traducteur.*)

(2) Voir la loi de Pajot : « Lorsqu'un corps solide... » (*Traducteur.*)

(3) *Der Geburtsmechanismus der Kopfendlagen*, 1868.

1. *Celle de Rœderer, obliquité occipito-frontale.* On peut imaginer que la tête tourne sur son axe transversal, de sorte que l'occiput plonge dans le bassin, et se trouve plus bas que le sinciput.

2. *Obliquité de Solayrès.* — Solayrès, en 1771, a montré que la tête entre dans le bassin suivant un diamètre oblique (1).

3. *Obliquité de Naegelé.* — Voici comment il la décrit : « Dans la présentation la plus commune de la tête, celle-ci ne s'engage pas par l'occiput, mais par le vertex ; elle présente le pariétal droit ; la fontanelle postérieure est tournée vers la cavité cotyloïde gauche. Si l'on examine une pluripare au début du deuxième stage, lorsque l'orifice s'ouvre, le doigt, introduit dans la direction de la ligne médiane du bassin, arrive sur le pariétal droit, près de sa protubérance ; les deux fontanelles sont le plus souvent à la même hauteur ; parfois l'antérieure, plus fréquemment la postérieure, est un peu plus bas que l'autre. En entrant dans le bassin, la tête prend une direction absolument oblique ; de sorte que la partie la plus basse n'est ni le vertex, ni la suture sagittale, mais le pariétal droit. La suture sagittale est beaucoup plus près du promontoire que du pubis, et divise l'orifice, qui regarde en arrière et en général un peu à gauche, en deux segments très inégaux. »

Naegelé appuie encore cette observation sur celle de la bosse sanguine, qu'on trouve sur le quart postéro-inférieur du pariétal droit, dans la première position, et, si la tête est retenue, sur toute la surface de cet os et une partie de l'occiput.

Naegelé a aussi insisté sur le fait que la tête conserve un peu l'obliquité de Solayrès, au niveau du détroit inférieur et à sa sortie. Ce fait, qui n'était pas généralement accepté lorsque Naegelé écrivait, est maintenant admis par tous les auteurs, Küneke seul excepté. Naegelé a prouvé que *son* obliquité persiste jusqu'à la fin. Voici ce qu'il dit : « Lorsque la tête a plongé complètement dans la cavité du bassin et approche de la sortie, la fontanelle postérieure correspond encore au trou sous-pubien gauche... On sent distinctement la bosse pariétale droite sortir entre les lèvres, avant la gauche ». La tête est donc encore oblique à ce moment.

Ces faits, nous allons le voir, sont incompatibles avec la *théorie du synclitisme*, qu'on a tant prônée dans ces derniers temps. Nous allons l'énoncer rapidement. La représentation la plus simple du synclitisme est une pompe. Elle consiste en un cylindre droit, dans lequel va et vient un piston qui obture exactement son calibre intérieur. L'ouverture du cylindre, qui le coupe à angle droit, représente un plan. Nous pouvons imaginer un nombre quelconque de plans parallèles à ce premier plan, et menés au-dessous. La tige du piston représente l'axe du

(1) Deventer avait déjà démontré que les diamètres antéro-postérieurs de la tête ne s'engagent pas suivant les diamètres homologues du bassin. (*Traducteur.*)

cylindre. Le disque du piston est fixée exactement à angle droit sur sa tige, qui se trouve au centre de ce disque. Quand le piston descend, le disque restant nécessairement dans le plan perpendiculaire au cylindre, et rencontrant une égale résistance en tous les points de sa circonférence, est en équilibre stable; son plan demeure parallèle avec le plan perpendiculaire au cylindre dans lequel il se meut. C'est là le synclitisme : la coïncidence du plan du disque avec les plans perpendiculaires au cylindre, en tout point de sa course.

Comparez ce cas avec celui de l'utérus, du fœtus et du bassin; on prétend que le canal parturient est l'analogue du corps de pompe. Il n'est pas rectiligne, mais il présente une courbe sigmoïde; son calibre n'est pas cylindrique, puisqu'il s'élargit au-dessous du promontoire (V. chap. I, p. 30, la table des mensurations, et les figures 13 et 14); la force utérine, qui représente la force appliquée sur le piston, n'agit pas perpendiculairement au plan du détroit supérieur, mais suivant un angle ouvert en arrière; le disque, — la base de la tête fœtale, — n'est pas fixée au point d'application de la force; elle est mobile. Toutes ces conditions sont l'opposé de celles qui seraient nécessaires pour la production et le maintien du synclitisme.

Il faut noter que, tandis que Küneke combat pour le synclitisme jusqu'au bout, Duncan, Leishman, et les autres l'abandonnent au niveau du plancher pelvien, et se joignent à Naegelé pour admettre le synclitisme au moment de la sortie de la tête.

Plans de l'utérus et des autres parties molles comme facteurs déterminant la position et la marche de la tête fœtale. — Les plans de l'utérus et du plancher pelvien, parties intégrantes de la courbe obstétricale, sont étroitement unis à la courbe lombo-sacrée. On les a négligés dans l'étude du problème. Nous les avons représentés dans les figures 62 et 63.

Nous pouvons maintenant compléter cette description en y ajoutant celle du plan sus-pubien de l'utérus, qui est formé par la paroi utérine postérieure, reposant sur la courbure lombo-promontorienne. C'est ce plan qui donne la première direction à la tête dans sa descente. La tête, appuyée sur un plan incliné solide, rencontre nécessairement une plus grande résistance du côté du sacrum que du côté du pubis. Cette résistance est prouvée par l'aplatissement, l'enfoncement même quelquefois, que subit le côté de la tête qui porte sur le sacrum et qu'on observe presque constamment. La force qui la pousse en bas la fait tourner sur son grand axe, le côté situé sous le pubis décrit un arc de cercle plus grand que l'autre côté; en d'autres termes, le côté de la tête situé en avant descend plus bas que l'autre : l'obliquité de Naegelé se produit dès le début du travail.

Arrivée au détroit supérieur, la tête doit changer la direction de sa marche, pour *doubler* le promontoire. La valve utérine antérieure prend une action prépondérante, et dirige la tête dans la concavité du sacrum. Le côté de la tête qui porte sur le promontoire rencontre toujours le plus de résistance, le côté situé en avant descend plus rapidement; l'obliquité de Naegelé s'accentue davantage.

Arrivée dans l'excavation, la tête change encore de direction, pour sortir en suivant la courbe de Carus; elle rencontre la valve périnéale postérieure, ou vulvo-vaginale, le plancher pelvien (fig. 63), qui la dirige en avant. Quoique le côté antérieur de la tête rencontre alors la plus grande résistance, il n'en reste pas moins le plus bas par rapport aux plans pelviens; l'obliquité de Naegelé persiste pendant tout le travail : du commencement à la fin, le synclitisme demeure la loi.

Il est utile de réfuter les *objections qu'on a faites à la doctrine de Naegelé.* — Voici les principales :

1. L'objection fondamentale, soutenue par Küneke, et acceptée par Duncan, Leishman et d'autres, est que les axes du détroit supérieur, de l'utérus et du fœtus coïncident. Nous avons vu que c'est une erreur grave; ils ne coïncident pas.

2. Leishman affirme que Naegelé ignorait l'inclinaison du bassin sur l'horizon. Cette assertion est en opposition directe avec les démonstrations de Naegelé.

3. On n'observe pas l'obliquité en question; Duncan affirme que « Naegelé s'est trompé, parce qu'il n'a pas pris ses observations au niveau du détroit supérieur, et là seulement. » C'est une assertion sans fondement : Naegelé dit expressément qu'il a tenu son doigt sur la partie qui se présentait, dès le début du travail.

4. Il est impossible d'expliquer le mécanisme de cette obliquité (Duncan); elle ne sert à rien (Leishman); il y a beaucoup de place pour le passage de la tête en ligne directe (Küneke). Ces trois objections n'en font qu'une. Nous avons vu la raison de l'obliquité, dans la forme du canal, dans la saillie du promontoire, dans la brièveté du diamètre conjugué, dans l'élargissement du bassin au-dessous du promontoire, dans la forme de la tête et dans l'action des plans utérins. Nous avons vu que le diamètre bi-pariétal est le plus long, et qu'il y a avantage à ce qu'il soit remplacé par le sous-pariéto sus-pariétal (Galabin).

5. Leishman objecte encore : « plus la tête est élevée, plus elle est oblique, ce qui fait qu'on peut en général, sans difficulté, sentir les oreilles, ce qui ne serait pas si elle était droite. » La tête n'est pas d'autant plus oblique qu'elle est plus élevée, mais il ne s'ensuit pas qu'elle ne soit pas oblique, au niveau du détroit supérieur.

6. Les opposants objectent que la situation de la bosse sanguine, invoquée par Naegelé, varie dans les diverses phases du travail, de sorte que ce qu'on voit à la fin de l'accouchement, peut à tort être pris pour

ce qui s'est produit au commencement. Cet argument a quelque valeur; on ne conteste cependant pas que l'existence de la bosse sanguine ordinaire puisse s'accorder avec la théorie de Naegelé; nous avons fait nous-mêmes des observations minutieuses *ad hoc*, dans des accouchements faciles et difficiles, terminés avec le forceps dans la plupart des cas, et nous pouvons affirmer que la tête, saisie au détroit supérieur ou dans son voisinage, a traversé le bassin en conservant la bosse sanguine formée au début sur la protubérance pariétale droite et sur l'angle postérieur du pariétal, et n'a présenté aucun changement depuis lors.

Il semble que la simple observation des phénomènes de l'accouchement suffit à résoudre cette question. Cependant, soit sous l'influence d'une théorie préconçue, soit à cause de la difficulté de la détermination exacte de la position relative des parties, les observateurs sont arrivés à des conclusions différentes. Nous ne nous en tenons donc pas à notre expérience personnelle, quoiqu'elle soit déjà vieille, et que nous croyions avoir observé avec habileté et conscience. Personne ne peut espérer dépasser Naegelé comme observateur. Nous en appelons à l'étude des facteurs du travail, pour la solution de cette question fondamentale.

Résumons-nous.

1. L'obliquité de Naegelé est un phénomène réel, et probablement constant, du travail.

2. Elle est la conséquence nécessaire de l'action combinée et des relations des facteurs engagés dans le mécanisme du travail : la courbure lombo-sacrée, l'adaptation de l'utérus et du fœtus à cette courbure par l'effet de la pression des parois abdominales, le rejet du fond en arrière qui en résulte et repousse l'axe utérin en arrière de celui du détroit supérieur; la saillie en avant du promontoire, qui rend le diamètre conjugué plus court que le diamètre bi-pariétal de la tête fœtale, la facilité que la tête gagne par la substitution du diamètre oblique, qui est plus court, l'élargissement circulaire de l'excavation au-dessous du promontoire, qui force la tête, guidée par le plan utérin antérieur, pour obéir à la loi d'accommodation, à s'adapter à l'espace qui se trouve sous l'angle sacro-vertébral.

3. Comme E. Rigby le dit : « la tête entre dans le bassin, le traverse et en sort obliquement, non seulement par rapport à son propre diamètre transversal, mais aussi par rapport à l'axe du détroit supérieur; un côté de la tête est toujours situé plus bas et plus profondément que l'autre dans le bassin. Cela montre la perfection du mécanisme de l'accouchement, puisque, grâce à cette obliquité, la plus grande largeur — et la plus grande longueur — de la tête ne se présente à aucun moment à l'un des diamètres pelviens. »

Naegelé examine les autres présentations de la tête et du siège, et montre qu'elles obéissent à la même loi.

NOTE. Nous recommandons aux étudiants de suivre la description des positions et de les répéter sur un bassin de femme, avec une tête de fœtus. Il vaut mieux avoir un fœtus entier. Le mannequin de Budin et Pinard est une imitation presque parfaite de la nature. A défaut d'un mannequin obstétrical, on peut se servir d'une carte percée d'une ouverture ayant la forme du détroit supérieur, et d'un mannequin articulé de peintre. Il est important de se servir d'un fœtus ou d'un mannequin entier, car on est induit en erreur si l'on ne se sert que d'un crâne fœtal.

Présentation de l'extrémité céphalique. — Tête. — Il y a *quatre positions* principales dans la présentation de la tête : deux occipito-antérieures, et deux occipito-postérieures.

1. *L'occipito-antérieure droite*, nommée *première position* à cause de sa plus grande fréquence. Le front regarde vers l'articulation sacro-iliaque droite, ou du moins en arrière de l'extrémité droite du diamètre transverse. Son symbole est O. I. D. A.

2. *Occipito-antérieure gauche*, ou *seconde position*. — Le front regarde vers l'articulation sacro-iliaque gauche, ou au moins en arrière de l'extrémité droite du diamètre transversal. Son symbole est O. I. G. A.

3. *Troisième position*, ou *occipito-postérieure droite*. — La fontanelle postérieure regarde vers l'articulation sacro-iliaque droite. Son symbole est O. I. D. P.

4. *Quatrième position*, ou *occipito-postérieure gauche*. — La fontanelle postérieure regarde vers l'articulation sacro-iliaque gauche. Son symbole est O. I. G. P.

5 et 6. *La tête peut se présenter dans le diamètre transverse*, l'occiput dirigé à droite ou à gauche. Il existe donc une position occipito-latérale droite et une gauche. En fait, ces positions persistent rarement au-delà du premier stage du travail ; lorsque la tête descend dans le bassin, l'occiput tourne presque toujours en avant ou en arrière. La formule la plus simple pour énumérer les positions de la tête consiste à porter l'occiput sur la circonférence du détroit supérieur de droite à gauche, en commençant par la position occipito-antérieure. L'occiput se trouve en face du trou sous-pubien gauche ; c'est de beaucoup la position la plus commune ; on peut la prendre comme type et lui donner le n° 1. Portant alors l'occiput à droite, nous avons le n° 2 ; ce sont les deux positions antérieures (1).

Continuant à tourner, nous portons l'occiput au niveau de l'articulation sacro-iliaque droite, n° 3 ; puis sur l'articulation sacro-iliaque gauche, n° 4 ; ce sont les deux positions occipito-postérieures.

L'ordre que nous adoptons diffère de celui qu'on indique en général.

(1) La méthode du professeur Pajot est plus simple : nous partons du pied gauche, comme les soldats. L'occiput se trouve en avant et à gauche, n° 1 ; traçons une diagonale, nous avons l'occiput à droite et en arrière, n° 2 ; avançons le pied droit, occiput à droite et en avant, n° 3 ; traçons la diagonale, nous avons le n° 4. Il est vrai que la classification des auteurs n'est pas celle de Pajot. (*Traducteur.*)

Mais c'est le plus simple et le plus aisé à retenir. Les positions 1 et 2 sont antérieures; les positions 3 et 4, postérieures. Il est en outre plus naturel : la troisième position tend à se réduire dans la seconde, qui est la plus proche ; et la quatrième tend à passer dans la première, qui est la plus rapprochée. Dans tous les cas, l'occiput tend à tourner en avant; les positions occipito-postérieures tendent à se convertir en antérieures. La première et la quatrième positions appartiennnent au côté gauche; la seconde et la troisième, au côté droit du bassin.

Face. — On reconnaît la face au nez, aux lèvres, aux joues, au menton. Elle reste généralement élevée au début du travail, et n'est pas aussi accessible que le vertex.

Il y a deux positions mento-postérieures et deux antérieures, correspondant aux positions du vertex.

Voici le tableau des présentations de la face :

1. Le menton regarde l'articulation sacro-iliaque droite, symbole, M.I.D.P.
2. — — — gauche, symbole, M.I.G.P.
3. — la cavité cotyloïde droite, symbole, M.I.D.A.
4. — — — gauche, symbole, M.I.G.A.

Si nous cherchons un rapport entre les positions de la face et celles du vertex, nous verrons qu'en tenant doucement, entre le pouce et l'index, le crâne au-dessus du détroit supérieur dans la première position du vertex, il suffit de laisser tomber la face, pour que la tête tourne sur son axe transversal et nous donne la première position de la face, M.I.D.P.

De même, la deuxième position du sommet, retournée, donne la deuxième de la face M. I. G. P. ; la troisième du sommet donne la troisième de la face M. I. D. A, et la quatrième du sommet donne la quatrième de la face. M. I. G. A. Voici le tableau :

	Vertex.		Face.
1.	O. I. D. A.	donne	M. I. D. P. (1)
2.	O. I. G. A.	—	M. I. G. P.
3.	O. I. D. P.	—	M. I. D. A.
4.	O. I. G. P.	—	M. I. G. A.

Cette transformation des présentations du sommet en présentations de la face n'est pas une simple vue de l'esprit, elle existe en réalité. Si le fœtus est bien conformé, la présentation de la face existe très rarement au début. La présentation de la face est produite par l'arrêt de l'occiput sur le segment utérin inférieur et contre le bord du détroit

(1) Pour faciliter aux élèves la mémoire des positions de la face, j'ai l'habitude de leur dire de prendre le *front* comme point de repère, les positions de la face n'étant que des positions du sommet *défléchi ;* la position O. I. G. A. par exemple devient F. I. G. A. (fronto-iliaque gauche antérieure). Le menton, point habituel de repère, se trouve à l'extrémité du diamètre oblique opposée à celle où se trouve le front. F. I G. A. par exemple donne M. I. D. P. (*Traducteur.*)

supérieur. La large surface de l'occiput présente une plus grande résistance, la force expulsive se propage le long du rachis, fait tourner la tête sur son axe transversal, et descendre le bras de levier moins résistant constitué par la face.

La présentation de la face se produit lorsque l'utérus est tellement oblique que la tête ne peut pas se présenter bien au centre du détroit supérieur; elle est aussi causée par l'insertion sur le côté de l'utérus, du placenta qui forme un plan incliné, et rejette l'occiput sur le côté.

PRÉSENTATIONS DE L'EXTRÉMITÉ PELVIENNE.

Siège. — Théoriquement, nous pouvons étudier quatre positions du siège, comme nous l'avons fait pour le sommet et la face. Nous pouvons même tirer des quatre positions-types du sommet, les quatre positions du siège, comme nous en avons déduit les positions de la face. La loi d'adaptation du contenant et du contenu gouverne le mécanisme de l'accouchement par le siège, comme celui de l'accouchement par la tête.

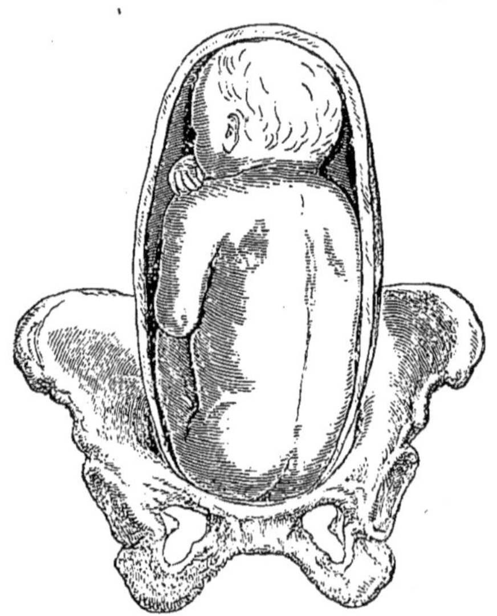

Fig. 80. — Présentation dorso-antérieure du siège.

Voici comment on déduit les présentations du siège de celles de la tête : Supposons d'abord que la position soit une première du sommet. La tête, au lieu d'entrer dans le bassin, glisse sur l'os iliaque gauche; l'autre extrémité, le siège, descend de l'autre côté. L'enfant continuant à tourner, le siège finit par prendre la place de la tête; celle-ci occupe le fond de l'utérus; le siège occupe le segment inférieur, et se présente au détroit abdominal. Cette révolution est favorisée par l'inclinaison fréquente du fond utérin vers la droite.

Il faut remarquer que, dans l'accouchement par le siège, c'est le diamètre transversal, ou bi-trochantérien, qui représente le grand diamètre de la tête ; il prend la place de ce dernier dans le diamètre oblique du bassin. Ayant évolué comme nous venons de le dire, le siège se place dans le diamètre oblique opposé à celui que la tête occupait; il se trouve dans le diamètre oblique gauche, l'abdomen en avant. Chaque position de la tête a son analogue dans les positions du siège : la deuxième de la tête devient la sacro-cotyloïde droite de la présentation abdomino-antérieure; la troisième a son analogue dans la sacro-cotyloïde gauche de la présentation dorso-antérieure, et la quatrième a son analogue dans la sacro-cotyloïde droite de la présentation dorso-antérieure.

On a observé ces évolutions sur le vivant, et on peut les reproduire artificiellement.

Nous trouvons donc deux positions abdomino-antérieures du siège, et deux dorso-antérieures. Les deux premières dérivent des deux occipito-antérieures; les deux dernières, des occipito-postérieures; le fœtus est donc retourné.

Dans la pratique, il suffit de distinguer deux positions du siège : la dorso-antérieure, et l'abdomino-antérieure.

Le fœtus conserve ordinairement son attitude normale, les cuisses fléchies sur le ventre, et les jambes fléchies sur les cuisses.

La présentation des genoux n'est qu'une variété de la présentation du siège. Elle est produite par la chute des genoux; les positions sont les mêmes. Si les jambes tombent plus bas, nous avons la présentation des pieds. Les rapports du siège et du tronc avec le bassin de la mère restent les mêmes.

Une autre variété est celle dans laquelle les cuisses sont fléchies sur le ventre, et les jambes étendues, de sorte que les pieds s'appuient sur les épaules (1).

Présentation du tronc. — *Présentation du bras ou de l'épaule.* — Si nous suivons pour le tronc la même marche que nous avons suivie pour les présentations du siège, nous trouverons que la position O. I. D. A. devient l'abdomino-antérieure de l'épaule gauche, que l'O. I. G. A. devient l'abdomino-antérieure de l'épaule droite; l'O. I. D. P. devient la dorso-antérieure de l'épaule gauche, et l'O. I. G. P. devient la dorso-antérieure de l'épaule droite. Nous trouvons donc deux positions dorso-antérieures et deux abdomino-antérieures du tronc, l'épaule étant ordinairement la partie qui se présente. Le dos étant en avant, la tête peut se trouver dans la fosse iliaque droite ou dans la gauche; de même le ventre étant en avant, la tête peut se trouver à droite ou à gauche. Il est important, dans la pratique, de distinguer ces quatre positions; car l'exécution scientifique de la version dépend de cette distinction.

PRÉSENTATIONS ET POSITIONS, LEURS ÉVOLUTIONS ET LEURS RELATIONS MUTUELLES.

	Sommet.	Face.	Siège.	Genoux.	Épaule.
1.	O. I. D. A.	M. I. D. P.	Ab. Ant : G.	comme pour le siège.	Dorso. Ant : G.
2.	O. I. G. A.	M. I. G. P.	A. A. D.	— —	D. A. D.
3.	O. I. D. P.	M. I. D. A.	Dor. A. G.	— —	Abd : Ant : D.
4.	O. I. G. P.	M. I. G. A.	D. A. D.	— —	A. A. G.

(1) Voir la figure 60 des *Opérations obstétricales*, trad. franç. (*Traducteur.*)

Ce tableau montre les positions corrélatives des différentes positions, ou la dérivation des positions de la face, du siège et de l'épaule, de celle du sommet. On voit que les rapports du siège et de l'épaule avec la tête sont les mêmes : l'abdomen remplace l'occiput (1).

Les présentations compliquées sont :

1. Les présentations ou le prolapsus du cordon.
2. — — du placenta.
3. — — de tumeurs utérines ou de polypes.

Diagnostic de l'attitude du fœtus, et des présentations et positions. — Lorsqu'avec la main placée sur le ventre, nous pressons doucement les parois utérines, nous reconnaissons que le globe utérin ne présente pas en tous les points la même résistance. Là où le liquide est abondant, la paroi cède, les doigts rencontrent peu de résistance ; il en est à peu près de même au lieu d'insertion du placenta. Lorsque la main, dans la grossesse normale, rencontre une partie solide, ce ne peut être qu'une partie fœtale. Dès le cinquième mois, dans la plupart des cas, nous pouvons non seulement reconnaître que nous touchons une partie fœtale, mais encore, avec un peu d'habitude, distinguer les diverses parties.

Le fœtus est toujours ployé en avant. On reconnaît la tête à sa grosse masse sphéroïdale, régulière, et très résistante. Ces caractères sont très nets. Le siège présente une masse volumineuse, arrondie, qui peut simuler la tête, mais qui n'est ni si régulièrement sphérique, ni si dure. En outre, près du siège, nous trouvons presque toujours les membres pelviens ou l'un deux. Si nous ne sommes pas fixés, l'examen comparatif des deux pôles de l'ovoïde fœtal fera cesser notre doute ; puis le ballottement céphalique, que nous décrirons plus loin, nous fournit un moyen auxiliaire de diagnostic entre la tête et le siège. Entre la tête et le siège, nous trouvons le dos, qui est quelquefois appliqué directement contre la paroi utérine ; parfois il en est séparé par une couche mince d'eau, que la main déplace aisément. Il est large, moins dur que la tête, presque plat transversalement, convexe dans le sens de sa longueur. Lorsque les parois abdominales sont très minces, le palper est facile, on peut reconnaître le rachis, et presque compter les apophyses épineuses. Lorsque les caractères présentés par le dos sont obscurs, nous portons la main de l'autre côté de l'abdomen, où nous devons trouver une couche de liquide, dans lequel nous reconnaîtrons les saillies formées par les membres thoraciques et abdominaux ; nous en concluons

(1) La nomenclature et l'ordre des positions que nous proposons diffèrent de ceux adoptés par les autres auteurs. Mais la chose essentielle à se rappeler n'est pas le nom ou le numéro d'une position, mais les rapports qu'affecte avec le bassin la partie qui se présente. Notre tableau peut être appelé naturel, parce qu'il montre que toutes les positions de la face, du siège et de l'épaule dérivent des positions du sommet.

que c'est le dos que nous avons trouvé du côté opposé. Parfois le dos est tourné obliquement en arrière et à droite, ou en arrière et à gauche; nous ne pouvons alors explorer que le côté et le thorax, ce qui obscurcit un peu le diagnostic. Lorsque le dos est tourné presque directement en arrière, il échappe au palper, mais alors nous sentons les mem-

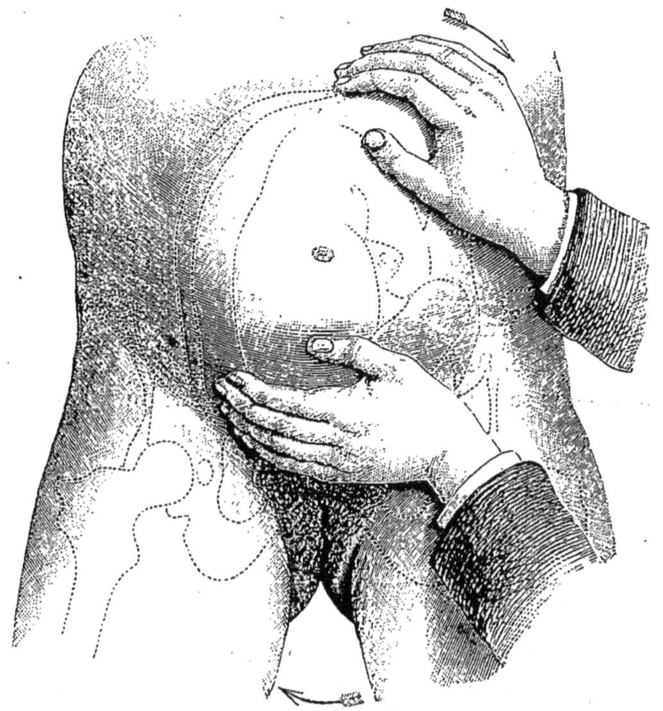

Fig. 81. — Diagnostic de la présentation du siège (d'après Pinard).

bres thoraciques et pelviens en avant, et nous concluons que le dos est en arrière. Les membres, facilement reconnaissables à leur petitesse et à leur mobilité, correspondent au plan antérieur du fœtus; ils indiquent sa position.

Diagnostic de la présentation du vertex. — On applique une main de chaque côté de l'hypogastre, l'extrémité des doigts dirigée vers l'aine; puis on déprime les parois abdominales et utérines, en pressant plus fortement avec le bout des doigts qu'avec la paume de la main; le plus souvent on trouve la tête, qu'on reconnaît à ses caractères. On la saisit entre les deux mains. Il faut se souvenir que chez les primipares, la tête plonge souvent entièrement dans l'excavation, et qu'elle échappe ainsi à une exploration superficielle de la région hypogastrique. Dans ce cas, il faut presser avec l'extrémité des doigts au-dessus des branches horizontales du pubis, repousser profondément les parois abdominales dans l'excavation, en allant de haut en bas et d'avant en arrière; on sent alors un corps résistant, la tête fœtale, qui remplit le petit bassin.

Cela fait, on contrôle le résultat en cherchant en haut le siège, et sur les côtés, le dos.

Diagnostic des présentations de la face. — Quand nous avons reconnu une présentation de la tête, comment pouvons-nous savoir si elle est fléchie ou non, si c'est le vertex ou la face qui se présente? Quand c'est le vertex, on sent une légère dépression entre le dos et la tête, au niveau de la nuque; si c'est la face, l'occiput est renversé sur le dos, de sorte qu'il existe entre les deux une dépression profonde, aisément reconnaissable au palper, et tout à fait caractéristique. Lorsque la face se présente, dit Pinard, la tumeur céphalique semble n'occuper qu'une moitié du bassin; très accessible du côté où se trouve l'occiput, elle paraît ne pas exister de l'autre.

Diagnostic des présentations du siège. — Dans ces présentations, l'excavation est presque toujours vide; la partie fœtale située le plus bas occupe le grand bassin, et s'appuie sur le bord du détroit supérieur; souvent elle est inclinée vers l'une des fosses iliaques, qu'elle remplit. La partie qui se présente est volumineuse, mais moins régulièrement sphérique que la tête. Celle-ci donne un ballottement plus net; parfois elle est tellement élevée, qu'elle est cachée sous le cartilage xiphoïde. La face abdominale et la face dorsale du fœtus présentent les caractères décrits plus haut. Il ne faut cependant pas négliger l'examen comparatif des autres parties.

Diagnostic des présentations du tronc. — Les flancs sont occupés l'un par la tête, l'autre par le siège, reconnaissables aux caractères que nous avons indiqués. Le dos est facile à reconnaître, lorsqu'il est situé en avant; s'il regarde en arrière, il est inaccessible; mais alors on peut sentir les membres. Le contour de l'utérus est changé; son grand axe est dirigé horizontalement ou obliquement, et non verticalement, sur le détroit supérieur.

Diagnostic des positions par le palper (1). — En reconnaissant la présentation, nous ne pouvons guère manquer de reconnaître aussi la position. La position du dos et de la colonne indique la direction de l'occiput et du sacrum. Dans les présentations de la face, il faut se rappeler que le menton regarde à droite, lorsque le dos est tourné à gauche, et *vice versa*.

Mécanisme de l'accouchement dans la présentation de la tête. — Nous avons vu que l'accouchement — si l'on entend par là le passage du fœtus — commence réellement avant que la partie qui se présente entre

(1) L'application du palper au diagnostic et à la rectification des positions défavorables a été examinée avec une grande clarté par Mundé. *Diagnosis and Treatment of Obstetric cases by External (Abdominal) Examination and Manipulation*, 1880. — Publié d'abord dans *Amer. Journ. of Obstet.*, 1879, p. 490, et 707, et 1880, p. 335. (*Traducteur.*)

dans le détroit supérieur. L'accouchement présente un *stage suprà-pubien*, que nous avons suffisamment décrit, lorsque nous avons étudié l'obliquité de Naegelé. Il nous suffira de rappeler que la présentation et la position sont en grande partie déterminées, dans ce stage, par la courbure lombo-sacrée et le plan incliné postérieur de l'utérus.

Cela posé, nous pouvons commencer la description du mécanisme du travail, au point où on la commence ordinairement : au niveau du détroit supérieur.

L'accouchement par le sommet est le type de l'accouchement.

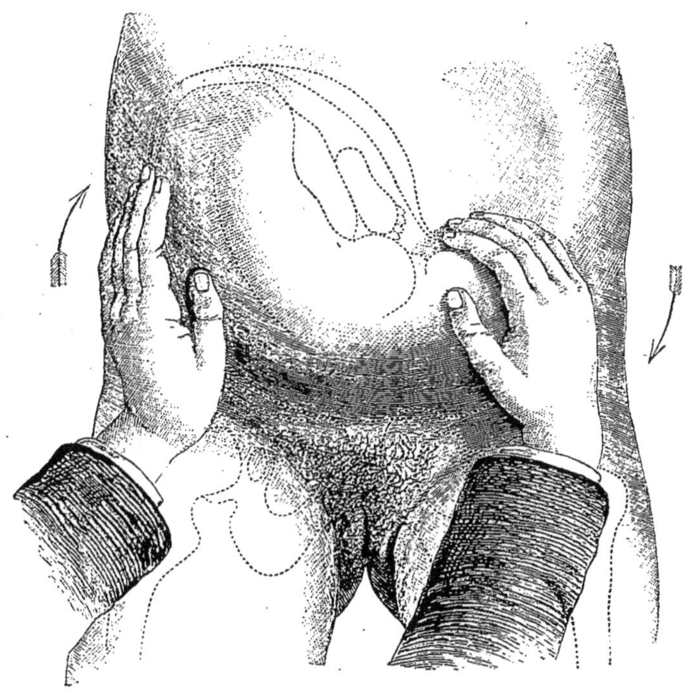

Fig. 82. — Diagnostic, par le palper, de la présentation de l'épaule (Pinard).

A. *Première position.* — L'occiput regarde vers le trou sous-pubien ou vers la cavité cotyloïde gauche; c'est l'obliquité de Solayrés; le grand diamètre de la tête occupe un diamètre oblique du bassin.

On peut compter six stages dans la marche de l'accouchement, qui se termine à l'expulsion du corps fœtal.

1. Sur le détroit supérieur, ou bien au moment où elle y plonge, la tête est un peu fléchie, le menton sur la poitrine. Cette flexion ou obliquité de Rœderer, est à l'état normal peu accusée. En même temps, on observe que la tête est un peu inclinée sur le côté — obliquité de Naegelé — l'oreille du fœtus qui est en rapport avec le promontoire est plus proche de l'épaule que celle du côté opposé, qui répond au pubis.

2. Engagement de la tête dans le bassin et descente dans l'excavation.

3. Rotation de la tête sur son axe vertical pendant sa course.

4. Sortie de la tête, son dégagement et son extension.

5. Rotation des épaules dans le bassin, produisant la restitution de la tête.

6. Expulsion du tronc.

Premier stage. — Lorsque le travail commence, l'attitude du fœtus est celle que représente la figure 83.

L'occiput est dirigé vers l'os iliaque ou le trou sous-pubien gauche; le grand axe du fœtus coïncide en général avec celui de la cavité utérine. La force de propulsion exercée par le fond de l'utérus sur le siège du fœtus se propage le long du rachis jusqu'au cou et à la tête. La tête est déjà légèrement fléchie sur la poitrine; la partie antérieure du segment utérin inférieur offrant moins de résistance que la postérieure, le bras frontal du levier représenté par la tête, qui est le plus long, reste immobile ou s'élève par rapport au bras occipital, tandis que ce dernier entre dans le détroit supérieur. C'est le *premier stage*, la flexion, et le commencement du *deuxième*, l'engagement. Deux facteurs concourent à diriger la tête dans sa descente. L'un est le plan incliné formé par la paroi antérieure et le segment inférieur de l'utérus, qui dirige la tête en bas vers le plancher pelvien; l'autre est l'excavation du sacrum, où la tête rencontre peu de résistance. La tête descend donc presque jusque sur le plancher, en conservant l'obliquité de Naegelé, qui augmente un peu à mesure que la tête tourne sur son grand axe, pour s'accommoder là où elle trouve le plus d'espace. A ce moment, le doigt, introduit dans l'axe du bassin, tombe sur la protubérance pariétale droite, presque constamment chez les primipares coiffée par le segment inférieur — segment de Bandl. — Pour atteindre l'orifice et arriver à la tête, l'indicateur doit aller plus en arrière et plus haut, plus près du promontoire.

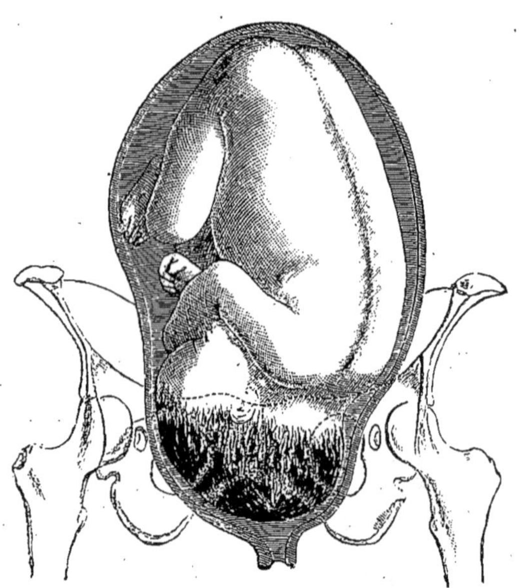

Fig. 83. — Présentation du vertex dans le diamètre oblique droit, premier stage; flexion et commencement du deuxième stage ou engagement dans l'excavation; première position (Pinard).

La flexion et l'engagement de la tête se font parfois simultanément; chez les primipares, en général avant que le travail actif commence.

Troisième stage. — Rotation. — Pendant la descente de la tête, le doigt appliqué sur elle observe un curieux mouvement spiral. Sous l'influence de la force utérine, l'occiput semble descendre et venir en avant; lorsque la contraction se relâche, il se produit un mouvement de restitution en sens inverse. Ces mêmes phénomènes se répètent jusqu'à ce que la tête arrive sous l'arcade pubienne. Naegelé soutient que la partie qui émerge la première sous le pubis n'est pas précisément l'occiput. Ce n'est certainement pas le centre de l'occiput, mais l'angle supérieur et postérieur du pariétal et la partie voisine de l'occiput; c'est-à-dire que la tête ne sort pas exactement avec son grand axe dans le diamètre conjugué externe, mais obliquement. En un mot, elle conserve un peu de l'obliquité de Solayrés qu'elle avait au détroit supérieur (fig. 62).

A quel moment commence la rotation? Nous croyons que son début est variable. Chez les primipares, nous l'avons vu, la tête peut arriver presque jusque sur le plancher, avant le début du vrai travail. Dans ce cas, il se produit peu ou pas de rotation avant le commencement du travail. La force expulsive force alors la tête à s'accommoder à la forme du canal, et l'occiput tourne en avant. Jusqu'alors, la tête peut n'avoir guère subi de moulage, le liquide amniotique l'a protégée. Mais les membranes se rompent, la force expulsive agit plus efficacement, et la tête, forcée d'avancer, fait son chemin, suivant la route la plus large, et se moule, guidée par la forme du canal pelvien. Le diamètre transversal du détroit inférieur s'accourcit, tandis que les diamètres oblique et antéro-postérieur s'allongent, et la tête présente ses longs diamètres aux longs diamètres du bassin; l'occiput tourne en avant, tandis que le front et la face tournent vers le sacrum. Tyler-Smith, nous l'avons dit, affirmait que l'épine sciatique est un des principaux facteurs qui conduisent l'occiput en avant. Tarnier explique cette rotation par la longueur inégale des deux bras de levier que forme la tête.

Quatrième stage. — Extension, déflexinn ou dégagement. — C'est pendant ce mouvement que la tête s'allonge le plus en se moulant. Le liquide amniotique s'est en général écoulé, et la tête, ayant à traverser un anneau musculo-tendineux étroit, supporte une très forte pression. Tandis que la tête s'engage dans la sortie, le tronc s'engage dans l'excavation. Le menton presse encore sur la poitrine lorsque la tête passe sous l'arcade, et jusqu'à ce que le bregma apparaisse à la commissure vulvaire postérieure. A ce moment, le périnée, agissant comme une sangle élastique, pousse la tête en avant vers le pubis, et glisse rapidement sur la face, qu'il laisse à découvert en se retirant vers le coccyx. L'occiput est alors fixé sous le pubis; la force expulsive fait descendre le bras antérieur du levier représenté par la tête, le fait tourner autour de l'arcade pubienne, et fait remonter l'occiput. C'est l'extension, qui dégage la tête; c'est une rotation de la tête sur son axe transversal (fig. 63).

On observe à la sortie les trois obliquités de la tête. La partie qui émerge la première sous l'arcade pubienne n'est pas le centre de l'occiput, mais l'angle postérieur du pariétal droit; le milieu de l'occiput est à gauche de la vulve, et pas au centre; le menton est encore un peu fléchi sur la poitrine.

5. *La restitution ou rotation* de la partie expulsée sur son grand axe se produit ensuite, en même temps qu'une rotation semblable du corps dans le bassin; le corps du fœtus, poussé par les contractions utérines, éprouve des résistances différentes sur ses deux surfaces antérieure et postérieure, il tourne en avançant. Mais cette rotation n'affecte pas le corps entier; car, comme Schatz l'a remarqué, la partie du corps fœtal qui est la plus élevée reste à 30° environ en arrière de celle qui est le plus bas. Il en résulte une torsion de toute la longueur du corps, à laquelle le corps lui-même de l'utérus participe.

Après la sortie de la tête, les épaules adaptent leur grand diamètre à celui du détroit inférieur, comme l'a fait la tête; celle-ci, libre maintenant, tourne en sens inverse; le dos de l'enfant étant dirigé vers le côté gauche de la mère, sa face regardera le côté interne de la cuisse droite.

La sortie de l'épaule se fait sous l'influence de la force expulsive; le tronc ayant la même courbure que l'axe du bassin, la force porte davantage sur la partie inférieure, et augmente sa convexité postérieure. L'épaule antérieure, la droite, se place sous l'arcade pubienne, et y reste relativement fixée, comme l'occiput l'a été; l'épaule postérieure glisse sur le périnée, comme l'a fait la face; elle sort de la vulve, parfois la première, mais le plus souvent à la suite de l'épaule antérieure ou pubienne. Puis vient la poitrine, dont le diamètre transversal coïncide à peu près avec le diamètre conjugué du détroit inférieur.

6. *La sortie du siège* est précédée d'une nouvelle rotation, qui amène son axe transversal dans le diamètre oblique gauche du bassin. Ce passage est rarement difficile, les parties ont été largement ouvertes par la tête et le tronc. L'accoucheur, en outre, aide généralement à sa sortie en tirant doucement sur les épaules et le tronc du fœtus.

B. *Position occipito-antérieure droite.* — La description du mécanisme dans la position occipito-antérieure gauche s'applique à celle-ci; il suffit de remplacer *droit* par *gauche*. La marche du travail est la même.

Moulage de la tête dans l'accouchement par le vertex : Positions occipito-antérieures. — Voici les diamètres qui sont accourcis : le bi-temporal T. T., le sous-occipito-bregmatique S. B., et le fronto-mental F. M. La circonférence sous-occipito-bregmatique est donc réduite. Les diamètres suivants sont allongés : l'occipito-frontal O. F., et l'occipito-mentonnier O. M.; la circonférence occipito-frontale est donc allongée. Le bi-mastoïdien ne change pas. Les diamètres transversaux sont donc diminués, et les longitudinaux augmentés.

La figure 78 montre bien ces modifications; il faut la comparer à la figure 77 qui représente la tête étalon.

F. M. acquiert 133,37 millimètres, O. M., 165 millimètres; nous l'avons

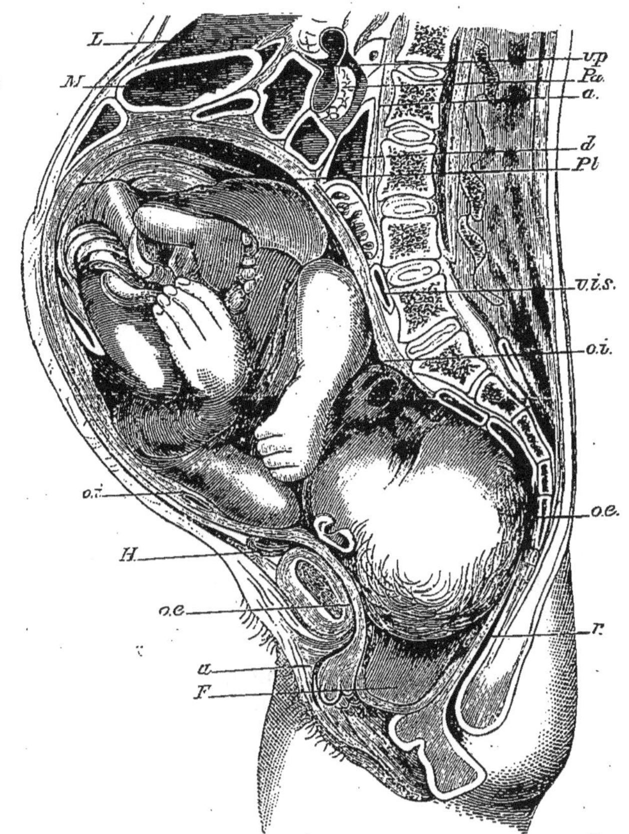

Fig. 84. — Coupe d'un cadavre congelé, montrant la position O.I.G.A, deuxième position (Braune).

oi, orifice interne; *oe*, orifice externe; *r*, rectum.

vu aller jusqu'à 177,8 millimètres. C'est un cas extrême, mais il n'est point rare de voir un O. M. aller à 134,6 ou 152 millimètres; ces mesures se rapprochent de celles qu'on donne comme normales.

La tête acquiert une grande partie de son allongement occipital pendant le dernier stage, lorsqu'elle passe sous l'arcade pubienne, et doit se laminer entre cette arcade, la vulve, le périnée et le coccyx.

L'occiput sort le premier; la partie qui se présente, au moment où elle émerge de la vulve, est près de la fontanelle postérieure. Il en résulte que le crâne est serré suivant son diamètre sous-occipito-bregmatique, ou suivant la circonférence de ce diamètre. A ce niveau, le crâne est fort plastique, de sorte que la force expulsive fait saillir l'occiput, et que l'occipito-frontal et l'occipito-mentonnier s'allongent.

Il est curieux d'observer combien cet allongement fait varier l'angle d'intersection de l'O. F. avec l'O. M. Cet angle semble être en proportion inverse de l'allongement. Ainsi, dans la figure 77, ces deux diamètres font entre eux un angle de 45° environ; dans la figure 78, ils ne font qu'un angle de 30°, ou même moins.

ADAPTATION DES DIAMÈTRES DU CRANE FOETAL A CEUX DU BASSIN; SES RELATIONS OBSTÉTRICALES.

Accommodation du crâne après son moulage aux plans successifs du bassin, en millimètres.

BASSIN.			CRANE.	
Détroit supérieur.				
Conj.	111,9 à 113,3	correspond au bi-pariétal,		95,2 à 101,6
Transv.	127 à 133,3	—	O. F.	116,8 à 127
Obliq.	127	—	S. B.	111,9 à 113,3
Excavation.				
Conj.	119 à 127	—	P. P.	95,2 à 88,9
Transv.	119	—	O. F.	113,3 à 119,6
Obliq.	119 à 133,3	—	S. B.	95,2 à 101,6
Détroit inférieur.				
Conj.	111,9 à 133,3	—	O. F.	119,6 à 133,3
Transv.	111,9	—	S. B.	95,2
Obliq.	111,9 à 113,3	—	P. P.	88,9
			converti en T. T.	86,5 à 88,9

Ce tableau peut être critiqué. On ne peut pas établir des mesures fixes et constantes : les bassins et les têtes diffèrent en volume, en plasticité, et dans leurs autres propriétés ; mais, si l'on tient compte de ces différences, et des suppositions théoriques, ce tableau donne des informations utiles; pour s'en servir, il faut se rappeler les points suivants: La correspondance entre les diamètres de la tête et ceux du bassin n'est qu'approximative. Les grands diamètres de la tête se présentent rarement dans les diamètres du bassin. Le grand axe de l'ovoïde céphalique tend à coïncider avec l'axe du canal pelvien. Les diamètres transversaux extrêmes de la tête ne tendent pas à se mettre en rapport direct avec les diamètres pelviens. La tête se présente et passe un peu inclinée, et sa progression hélicine change un peu les rapports.

C. Dans les *positions occipito-postérieures*, l'occiput s'allonge aussi, mais le voisinage de la fontanelle se déprime ou s'aplatit davantage que dans les positions antérieures.

La marche du travail dans les positions occipito-postérieures diffère de ce qu'il suit des positions antérieures.

Il y a deux positions postérieures. Dans la troisième, O,I,D,P, l'occiput regarde l'articulation sacro-iliaque droite, le grand diamètre de la tête se trouve dans le diamètre oblique droit du bassin; c'est l'inverse dans la première position.

D'après notre expérience, les positions occipito-postérieures sont plus fréquentes lorsque le promontoire est comparativement aplati. Lorsqu'il en est ainsi, l'occiput a plus de tendance à tourner en arrière en descendant. Nous avons vu la position postérieure se produire chez la même femme dans tous ses accouchements, de sorte que, si on l'observe à un premier accouchement, on peut s'attendre à la revoir dans les suivants. Le travail est plus long; il exige plus souvent l'application du forceps.

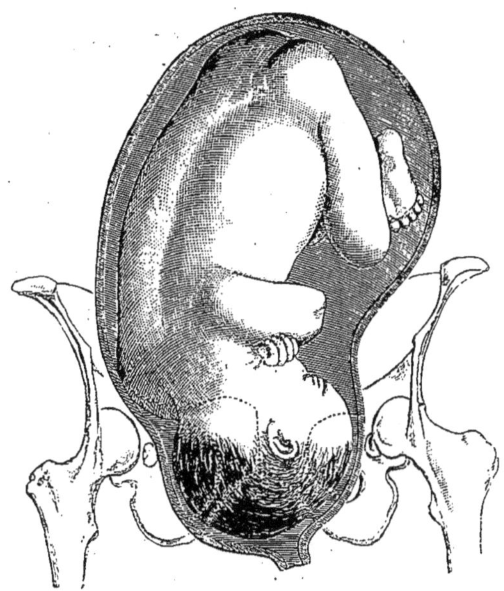

Fig. 85. — Présentation du vertex dans le diamètre oblique gauche, occipito-antérieure, deuxième position (Pinard).

Un phénomène remarquable est la tendance que présentent les positions postérieures à se convertir en antérieures par les progrès du travail. La troisième, que nous étudions en ce moment, a une tendance tellement marquée à cette réduction, que Naegelé affirme qu'elle est plus fréquente au début que la seconde, et que très souvent la deuxième position a commencé par être une troisième.

Cette tendance de l'occiput à venir en avant est un exemple de la loi générale qui fait tourner le dos en avant. Cette loi s'applique aux présentations du siège et de l'épaule. Elle est la conséquence de la loi par laquelle Robert Barnes explique l'attitude ordinaire du fœtus avant le travail, l'adaptation du plan antérieur concave et souple du fœtus à la convexité résistante de la colonne de la mère. Lorsque la convexité spinale est peu accusée, l'occiput glisse plus aisément en arrière.

Il est utile d'exposer d'abord quelques phénomènes communs aux deux positions occipito-postérieures. Toutes les deux tendent à devenir antérieures; toutes les deux peuvent persister, et donner lieu à une occipito-postérieure persistante.

Nous n'avons pas à insister sur le premier cas, puisque la marche de ces positions devient celle des positions qui les ont remplacées. Il suffit de noter que cette conversion ou rectification se fait fréquemment lorsque la voûte cranienne a atteint le plancher du bassin. Les facteurs qui déterminent cette rotation sont complexes. L'occiput en descendant rencontre l'épine de l'ischion droit et ses ligaments ; alors, au lieu de passer derrière, il tourne au devant, et, dirigé par les plans ischiatiques, il descend et chemine en avant, jusqu'à ce qu'il occupe la deuxième position. Nous croyons que le psoas iliaque du côté où se trouve l'occiput joue un rôle important dans cette rotation ; en se contractant sous l'influence des efforts expulsifs, il pousse en avant la large surface de l'occiput et la conduit dans la zone d'activité des plans ischiatiques.

Dubois a fait d'intéressantes expériences sur ce sujet. Une femme était morte en couches ; l'utérus, assez gros, fut ouvert jusques au col, et tenu dans une position convenable au-dessus du détroit supérieur, puis on plaça le fœtus dans la position O.I.D.P. Le fœtus, poussé en bas, entra facilement dans le bassin ; il fallut beaucoup plus de force pour faire tourner l'occiput sur le périnée et le faire sortir ; mais, dans trois essais successifs, lorsque la tête eut traversé les organes génitaux internes, l'occiput avait tourné en avant, la face, en arrière et à gauche ; la rotation s'était effectuée comme dans l'accouchement naturel. Des expériences subséquentes montrèrent que, lorsque le périnée et la vulve ont perdu leur fermeté, la rotation ne se fait plus.

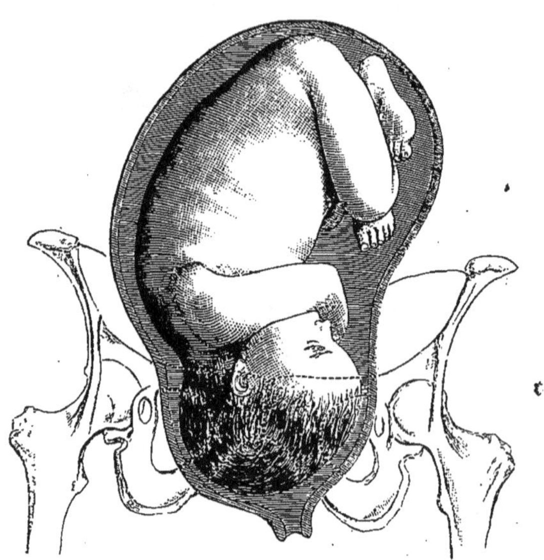

Fig. 86. — Présentation du vertex dans le diamètre oblique droit, occipito-postérieure, troisième position (Pinard).

Cette observation s'accorde entièrement avec ce que nous avons dit sur l'action du plancher pelvien ou valve périnéale. Il forme un plan incliné, qui conduit la partie qui se présente sous l'arcade pelvienne.

Lorsque l'occiput reste en arrière, il tend à tourner sous le promontoire, adaptant sa convexité à la concavité du sacrum (1). La tête tourne donc un peu sur son axe transversal, de sorte que le front descend

(1) Sans posséder un nombre de cas suffisant pour pouvoir tirer une conclusion générale, j'ai remarqué que la symphyse a en général une grande hauteur, dans les occipito-postérieures persistantes. *(Traducteur.)*

derrière le trou sous-pubien du côté opposé. Cette extension de la tête met ses grands diamètres dans un rapport défavorable avec les diamètres du bassin. Elle est analogue à l'extension naturelle de la tête sous le pubis. Mais, dans les occipito-postérieures, l'occiput ne peut guère sortir du bassin; il se loge dans la concavité sacrée et sur le plancher pelvien, et la force expulsive, agissant surtout sur le bras antérieur du levier, tend à augmenter la difficulté. Après un certain temps cependant, les trois facteurs du travail peuvent s'accommoder l'un à l'autre, et l'accouchement peut se faire, l'occiput restant en arrière. La force continue d'agir, les parties molles cèdent, la tête se moule. Le front s'engage peu à peu sous l'arcade pubienne, et le grand diamètre de la tête gagne un peu plus de place; le front qui est fixé sert de point d'appui à la tige représentée par le grand diamètre de la tête; l'occiput reçoit la plus grande partie de la force expulsive, il descend, distend le plancher pelvien et le périnée, enfin il émerge. Aussitôt que l'équateur de la tête a traversé la vulve, parfois même plus tôt, la flexion cesse, l'extension commence, et l'on voit apparaître successivement le nez, la bouche et le menton; l'occiput roule sur le périnée qui subit une énorme distension ; aussi se déchire-t-il plus souvent que dans les positions antérieures.

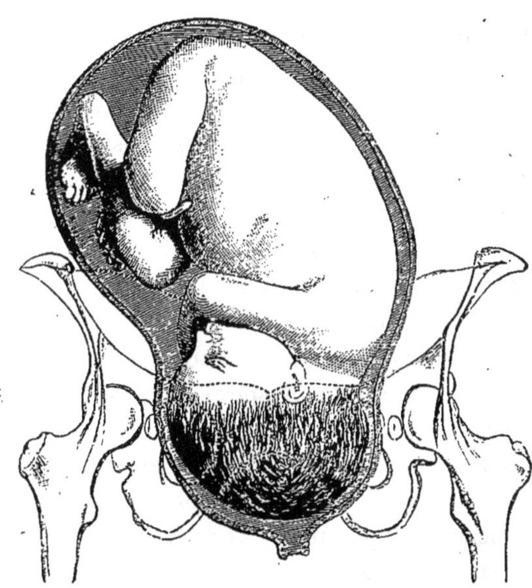

Fig. 87. — Vertex dans le diamètre oblique gauche, occipito-postérieure, quatrième position (Pinard).

D. *La quatrième position,* nous l'avons vu, a le même rapport avec la première, que la troisième avec la seconde. Elle a la même tendance à se convertir en première, et par le même mécanisme.

Tyler-Smith a fait remarquer que, dans la première et la troisième positions, les plus communes, la tête occupe le diamètre oblique droit du bassin. Il croit que la plus grande fréquence des positions obliques droites est due à l'occupation de la partie postérieure du diamètre oblique gauche par le rectum. La saillie que fait ce canal peut suffire pour rejeter l'occiput ou le sinciput vers la droite.

Nous avons noté la rotation spirale de la tête. Tyler-Smith l'a décrite avec son bonheur habituel. « Le bassin, dit-il, représente un écrou, dans lequel glisse une vis, la tête du fœtus. » Mais la vis et l'écrou ne sont pas exactement ajustés dans toutes leurs parties ; ce n'est que dans les points où la partie postérieure du pariétal ou de l'occiput touche les plans de l'ischion et du pubis, que le filet de la vis *mord*, pour ainsi dire, dans le pas de vis de l'écrou. C'est alors que le crâne prend sa marche hélicine. On peut trouver la ligne de cette spirale, en mettant de la craie sur le point saillant de la tête fœtale et en la faisant progresser dans le bassin comme elle le fait dans l'accouchement.

Les deux moitiés du bassin représentent un écrou dont les plans inclinés sont disposés en sens inverse. Ainsi, si la tête est en seconde position, le mouvement spiral se fait dans le sens opposé à celui qu'elle suit dans la première ; le grand diamètre du crâne passe du diamètre transversal du bassin, ou de l'oblique gauche, à l'antéro-postérieur. Dans l'accouchement en première position, l'épaule droite glisse sur la partie droite de l'écrou, formée par l'ischion et l'os coxal droits, comme la tête le fait dans la deuxième position.

Dans la seconde position, après la sortie de la tête, l'épaule gauche tourne sur la moitié gauche de l'écrou, et sort par un mouvement semblable à celui qu'effectue la tête dans la première position.

Peut-être, ajoute Tyler-Smith, le mouvement spiral se voit-il plus distinctement dans la terminaison ordinaire de la troisième et de la quatrième positions. Le mouvement qui ramène l'occiput depuis l'articulation sacro-iliaque droite ou gauche jusqu'à la branche droite ou gauche de l'arcade pubienne, occupe un peu plus d'un quart de cercle.

On décrit parfois *d'autres positions de la tête*. Il existe sans doute une position transversale droite et une gauche, suivant que l'occiput regarde à droite ou à gauche ; mais ces positions sont transitoires, et ne tardent pas à se réduire en positions obliques.

On a même dit que la tête peut présenter son diamètre occipito-frontal dans le diamètre conjugué du bassin. Cette position ne peut guère se rencontrer ou se maintenir dans un bassin normal, lorsque la tête a ses dimensions ordinaires (1). Si le fœtus n'est pas à terme, s'il est petit ou mort, la tête peut se présenter ainsi ; cela peut se produire dans un bassin cyphotique. Mais ces cas ne rentrent pas dans le mécanisme de l'accouchement normal.

RÉSUMÉ DU MÉCANISME DE L'ACCOUCHEMENT DANS LES PRÉSENTATIONS DE LA TÊTE.

Présentations du vertex. — Six stages : 1° Flexion; 2° Engagement ou descente dans le bassin; 3° Rotation, dégagement ou extension;

(1) Deventer l'avait reconnu. (*Traducteur.*)

5° Rotation des épaules et restitution de la tête ; 6° Expulsion du tronc.

Les quatre premiers temps s'appliquent à la tête, les deux derniers au tronc.

1. *Flexion*, le menton se fléchit sur le thorax.

2. *Descente* de la tête dans le bassin.

3. *Rotation*, l'occiput vient en avant, pendant que la tête s'approche du plancher pelvien.

4. *Extension, progression et dégagement ou libération*, rotation autour de la symphyse du pubis dans la courbe de Carus ou axe du bassin.

5. *Rotation interne des épaules et du tronc, rotation externe de la tête, restitution.*

6. *Dégagement du tronc*, progression des épaules et du tronc dans la courbe de Carus.

D'après la loi d'accommodation de Pajot, la partie qui se présente subit des *changements* successifs *de forme et de position*, par rapport au canal pelvien.

Dilatation du col. *Canalisation* des parties maternelles. Allongement du plancher pelvien. Dilatation de la vulve.

Pendant le deuxième, le troisième et le quatrième temps, la tête subit un moulage qui l'adapte au canal pelvien et vulvo-vaginal.

Il existe une position définie de la tête pour chaque plan du bassin. La tête décrit une hélice.

Mécanisme des présentations de la face. — Les présentations de la face occupent une position intermédiaire entre les présentations normales et favorables, et les anormales ou défavorables.

Un grand nombre se terminent spontanément et heureusement pour la mère et l'enfant. Mais le travail est souvent prolongé, il exige fréquemment l'aide de l'art; la mère et l'enfant sont souvent en danger.

Examinons d'abord les deux positions mento-postérieures. Nous décrirons le mécanisme observé dans la position *mento-postérieure droite* qui est la conséquence naturelle de la première position de l'occiput O. I. D. A.

Comment se produit-elle? — Les théories qu'on a mises en avant sont différentes et opposées. Hecker a avancé qu'elle est due à un allongement extrême de la tête, à la dolichocéphalie. Cette théorie, croyons-nous, repose sur une observation défectueuse et une interprétation erronée des faits. La forme de la tête, invoquée pour expliquer la présentation de la face, est en réalité un effet du travail dans cette présentation. Hecker suppose que l'allongement du bras occipital fait descendre la face (1). Les photographies et les tracés pris sur des têtes après

(1) L'allongement de ce bras de levier devrait tout justement faire descendre l'occiput et remonter la face. (*Traducteur*).

l'accouchement par la face prouvent l'erreur de Hecker. La tête est allongée, il est vrai, dans les accouchements par la face; mais il est facile d'expliquer cet allongement par la compression qu'elle a subie pendant le travail, et rien ne prouve qu'il existait auparavant. La figure 62 représente la forme globulaire ordinaire de la tête avant l'accouchement. La figure 85, gravée d'après une photographie, montre la dolichocéphalie acquise par la compression qu'elle a subie.

Les présentations des sourcils peuvent être considérées commme faisant la transition entre celles du vertex et celles de la face. En analysant le mode de production des présentations de la face et des sourcils, nous trouverons les meilleures indications pour les prévenir et les rectifier. Considérons la tête comme un levier du troisième genre, où la puissance s'applique près du milieu. Le diamètre occipito-frontal représente le levier; la puissance est appliquée au niveau de l'articulation atlanto-occipitale, autour de laquelle la tête bascule en avant et en arrière. On ne tient pas assez compte du *frottement* en obstétrique. S'il était le même en tous les points de la circonférence de la tête, il aurait peu d'importance au point de vue dynamique ; mais il l'est rarement. Le frottement peut être assez grand en un point de la tête pour retarder la marche de ce point, tandis que les points opposés continuent à descendre; cela suffit pour changer la position. Examinons le cas où l'excès de frottement porte sur l'occiput, lorsqu'il regarde le trou souspubien. L'occiput est donc arrêté, tandis que le front, recevant toute la force qui se propage le long de la colonne jusqu'à la charnière atlanto-occipitale descend, prend la place du vertex, et se présente. Si cela continue, la tête tourne sur son axe transversal, se défléchit de plus en plus, et la face succède au front.

Une condition singulièrement favorable à cet excès de frottement sur l'occiput, et à l'extension qui en résulte, est l'*obliquité latérale de l'utérus*. Le défaut de coïncidence entre l'axe de l'utérus et du fœtus et celui du détroit abdominal, détruit l'équilibre entre la résistance et le frottement. La présentation de la face est donc sous la dépendance de la même loi mécanique qui produit l'obliquité de Naegelé. Dans les deux cas, l'axe de l'utérus et du fœtus fait un angle à celui du détroit supérieur, la résistance est donc inégale sur les divers points de la tête, et la portion qui en supporte le moins descend davantage. Il se produit une obliquité dans le sens du diamètre occipito-frontal, dans l'obliquité de Naegelé, et une obliquité dans le sens du diamètre bi-pariétal, dans le cas de la présentation de la face.

L'exactitude de cette démonstration s'appuie encore sur son application dans la rectification de la position vicieuse. Si l'on transporte au niveau du front la plus grande résistance, et que la force expulsive continue d'agir, l'occiput descendra et la présentation sera rectifiée. C'est ce que l'on fait. Lorsqu'au début du travail nous trouvons que le front se présente, nous pouvons, en appliquant l'extrémité de deux doigts sur le front, retarder sa descente, et laisser descendre l'occiput. Cela fait, l'accouchement va probablement continuer normalement, car l'articulation atlanto-occipitale étant plus proche de l'occiput que de la face, le bras occipital, le plus court, demeurera le plus bas. Si cependant l'occiput rencontre encore trop de résistance, nous n'aurons qu'à appliquer au niveau du front une résistance suffisante pour maintenir l'occiput en bas.

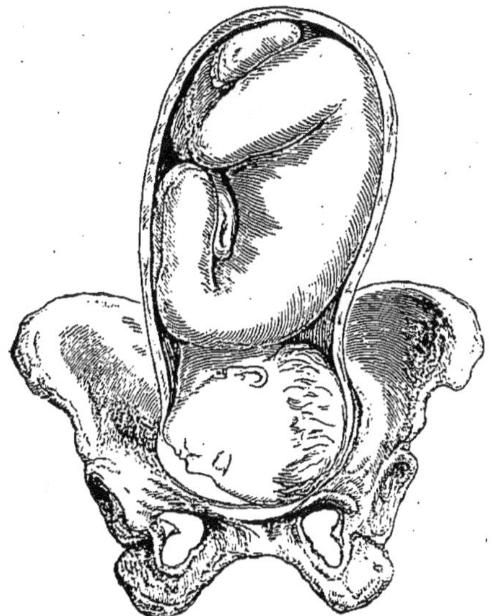

Fig. 88. — Présentation de la face ; mento-postérieure, première position, au niveau du détroit supérieur.

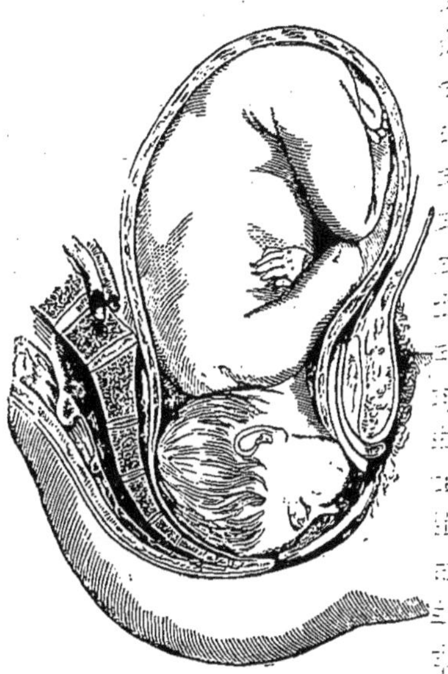

Fig. 89. — Rotation du menton en avant (Tyler Smith).

Il est quelquefois utile de rétablir la coïncidence entre l'axe de l'utérus et celui du détroit supérieur. Le mieux est pour cela de faire coucher la femme sur le dos et de maintenir avec les mains l'utérus sur la ligne médiane.

On peut aussi, en redressant l'utérus en temps utile, et en le maintenant redressé avant le commencement du travail, corriger la tendance à la malposition du fœtus, et éviter ainsi la présentation de la face.

Comme il y a quatre positions du sommet, il y a aussi quatre positions de la face, qu'on peut décrire comme des conversions ou dérivations accidentelles des positions du sommet. Ainsi, prenons la première position du sommet, l'occiput regarde le trou sous-pubien gauche ; au lieu de descendre dans le bassin, l'occiput s'accroche au bord du détroit supérieur, ou bien est retenu par une cause quelconque la force expulsive continuant d'agir, la tête tourne sur son axe transversal, et le front, puis la face, descendent. C'est ainsi que se produit la *première position de la face*. La *seconde* se produit de même : le menton regarde le trou sous-pubien droit, et le diamètre mento-frontal occupe le diamètre oblique gauche du bassin. La *troisième* et la *quatrième* dérivent de même des deux positions de même nombre du crâne. Dans tous les cas, le menton prend la place de l'occiput et le représente (1).

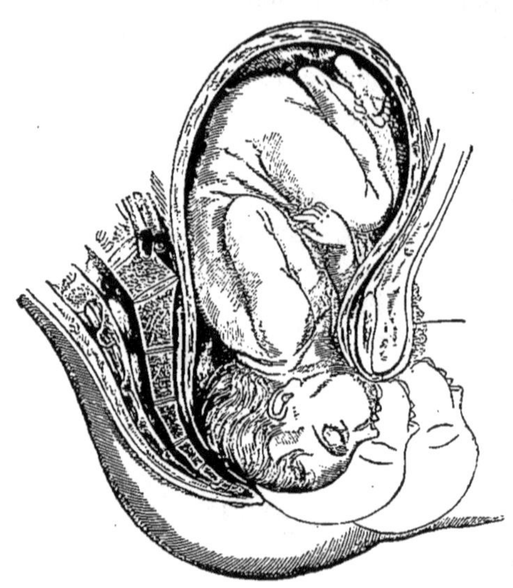

Fig. 90. — Passage de la tête à travers les parties externes, dans les présentations de la face (Tyler Smith).

La tête se fléchit et balaie le périnée.

Mécanisme de l'accouchement dans les présentations de la face. Dans la position que nous étudions, la tête pourrait très bien traverser le bassin et sortir (2), en exécutant les rotations correspondantes à celles qu'on observe dans les positions du vertex. Mais le corps du fœtus doit suivre, et c'est lui qui cause la difficulté. Nous attirons spécialement l'attention des étudiants sur ce point, car on a l'habitude dans ce pays de faire les démonstrations avec un crâne séparé et un bassin. On néglige ainsi le rôle que joue le corps dans ce mécanisme.

La figure 91 montre nettement la difficulté dont la nature ou l'art ont à triompher.

Nous voyons donc que la tête, dans la déflexion forcée, s'enfonce contre le dos entre les épaules. Le diamètre pelvien est donc en présence non seulement du diamètre occipito-frontal, mais en plus de l'épaisseur du thorax. Sa longueur ne le lui permet pas. Le triangle tracé dans la figure 91 le démontre. AB est le diamètre fronto-mentonnier; AC et BC, les deux autres côtés du triangle, représentent les dimensions relatives du corps qui doit passer, A est le coin, BC est la base du triangle. Le coin ne peut pas passer, parce que sa base dépasse de beaucoup l'espace disponible. Là gît la difficulté; à moins que les rapports des facteurs du problème ne changent, la tête s'enclavera, le travail s'arrêtera, le fœtus risquera de mourir asphyxié, et la mère de succomber à l'épuisement

(1) Si le menton prenait la place de l'occiput, par exemple dans l'O. I. G. A., la tête passerait au *dehors* du bassin, en avant. Quand la face s'engage, le menton, dans la position dérivée de l'O. I. G. A, occupe l'extrémité postérieure du diamètre oblique gauche, et la position est M. I. D. P. (*Traducteur*.)

(2) A moins que l'occipito-mentonnier ne se présentât, ce qui arrive parfois, lorsque la tête est séparée du corps. (*Traducteur*.

ou à la rupture de l'utérus. Voyons comment la nature se tire de ce mauvais pas.

Trois phénomènes peuvent se produire :

1. La tête et le tronc peuvent à la longue se tasser tellement, que la base du coin, suffisamment réduite, permette au fœtus d'avancer. C'est rare, et ce n'est guère possible que lorsque le fœtus est petit comparativement au bassin, ou mort ; dans ce dernier cas, il s'écrase et s'adapte.

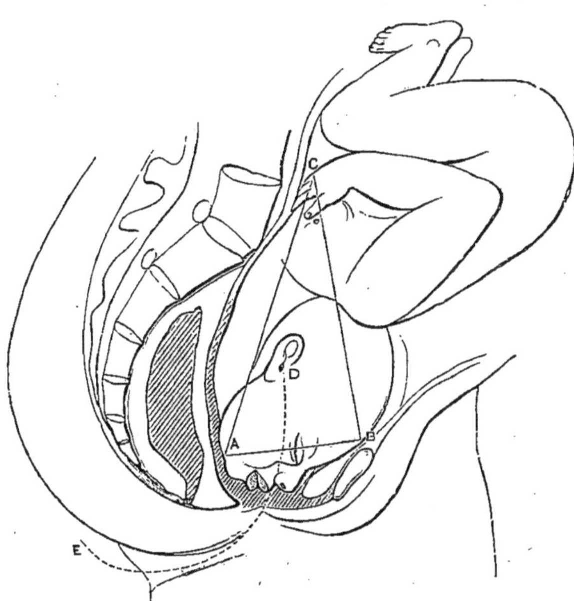

Fig. 91. — Présentation mento-postérieure ; tête engagée dans le bassin ; élongation de la tête (R. Barnes).

ABC, coin formé par la tête et la poitrine ; A, tranchant du coin.

2. La base du coin formé par la tête et le tronc peut se décomposer ; si la tête cesse d'être défléchie à l'extrême, l'occiput peut descendre et, la flexion se reproduisant, la tête reprend ses rapports normaux avec le corps du fœtus ; cette décomposition peut se faire de deux manières.

1. Le corps et la tête tournent, le menton arrive sous le pubis ; il se dégage, et l'occiput gagne l'espace nécessaire à sa descente. La flexion se fait, le coin est décomposé. C'est la terminaison naturelle la plus fréquente.

2. Le coin descend un peu dans le bassin, le fœtus subit une plus grande compression et succombe presque nécessairement. Le menton ne tourne pas en avant sous l'échancrure pubienne, sous laquelle il pourrait se dégager, mais il reste en arrière et fait subir au périnée et au plancher pelvien une énorme distension, jusqu'à ce qu'enfin le menton émerge au devant de la fourchette et du coccyx ; l'occiput descend, le coin est décomposé, la flexion se fait. Dans le premier cas, celui dans lequel le menton vient en avant, le menton ou la mâchoire inférieure, comparativement fixés sous l'arcade, forment le centre de l'évolution de la tête ; la face, le front, la voûte du crâne et l'occiput émergent successivement ; c'est la contre-partie de ce qui se passe dans les positions occipito-antérieures. Dans le second cas, le menton ou la mâchoire inférieure, se dégageant sur la fourchette, restent comparativement fixés sous l

coccyx qui devient le centre de l'évolution; la face, le front, la voûte du crâne et l'occiput, suivant la courbe DE (fig. 91), émergent successivement en arrière, la flexion se reproduit, le coin est décomposé, la difficulté est vaincue.

Nous trouvons ici une troisième courbe à ajouter à celle de Carus et de Barnes. Cette courbe, la *courbe périnéale*, a dernièrement attiré l'attention des accoucheurs, à propos des forceps à traction dans l'axe d'Aveling et de Tarnier.

Examinons maintenant le mécanisme de la rotation du menton en avant. Nous devons commencer par engager les étudiants à ne pas suivre ce mécanisme sur une figure de Schultze, copiée dans la plupart des ouvrages récents. Nous prendrons comme type et comme première position, la plus fréquente, la position mento-postérieure dans le diamètre oblique droit du bassin. Au commencement du travail, l'extension de la tête ou la descente de la face est en voie d'exécution; elle peut se produire avant la rupture des membranes. La partie qui se présente est plus difficile à atteindre que dans la présentation du sommet; le détroit supérieur n'est pas aussi complètement rempli; le segment utérin inférieur n'est pas aussi développé, le doigt introduit dans le col ne perçoit pas la large surface arrondie du crâne et la fontanelle, mais une surface irrégulière sur laquelle il finit par reconnaître le nez, la bouche et le menton. A ce moment, le diamètre mento-frontal peut être près du diamètre transverse du bassin.

La racine du nez traverse l'orifice de l'utérus de la même manière que le fait la suture sagittale dans la position correspondante du vertex. C'est l'œil droit et l'apophyse zygomatique qui sont situés le plus bas dans le bassin, et ce sont les parties que le doigt rencontre pendant l'examen; elles représentent la protubérance pariétale dans la première position du sommet, c'est sur elles que se forme la bosse sanguine, ce sont elles qui pressent les premières sur l'orifice externe. A mesure que la face descend, la déflexion de la tête augmente, le menton descend de plus en plus et représente le tranchant du coin; la base de ce coin cherchant à s'engager dans le détroit supérieur, l'occiput s'enfonce dans le dos, et, la voûte cranienne s'aplatissant au niveau du vertex, le diamètre laryngo-bregmatique diminue de longueur, le diamètre antéro-postérieur de la poitrine se raccourcit, par suite, la base du coin peut être assez réduite pour pouvoir descendre un peu. Lorsqu'elle est aussi bas que le permet l'obstacle, c'est-à-dire souvent près du plancher du bassin, la rotation commence à se faire.

Le menton tourne en avant sous la branche droite de l'arcade pubienne; la face conserve constamment une position strictement oblique par rapport au diamètre transversal et à l'axe du bassin. On suppose que les forces statiques et actives qui déterminent cette rotation sont les mêmes qui font tourner en avant l'occiput, dans les positions du sommet. Mais nous croyons que le mouvement principal qui entraîne la tête se fait au niveau du détroit supérieur, ou dans son voisinage. La base du coin formée par la tête et la poitrine exécute un mouvement de rotation qui entraîne nécessairement la face. Si nous admettons que la cause de ce mouvement se trouve uniquement dans le bassin, nous devrons imaginer, ou que la tête se tord et change ses rapports avec la poitrine, — ce qui n'est guère possible, vu le tassement extrême des parties, — ou que le mouvement commence au niveau du menton ou de la face, le tranchant du coin étant assez puissant pour faire tourner le coin entier. Il nous semble plus raisonnable de croire que la force motrice maximum s'applique à la partie la plus large du corps, au niveau de la base du coin, plutôt qu'à son sommet.

La *seconde position de la face* n'est que l'inverse de la première. C'est le côté gauche qui tourne en avant ; l'œil gauche et l'apophyse zygomatique gauche sont les points les plus bas ; le menton est tourné à gauche, et avance vers le trou sous-pubien gauche et la branche gauche de l'arcade. La joue gauche s'engage la première dans l'orifice, et présente la bosse sanguine. Le menton passe sous la branche gauche de l'arcade.

Dans la *troisième* et la *quatrième* positions, positions mento-antérieures, le menton est beaucoup plus proche de l'arcade ; il a donc moins de chemin à faire pour se dégager que dans les positions postérieures. Dans les antérieures, sa rotation n'est que d'un huitième de cercle ; dans les postérieures, elle est d'un quart, tout juste le double ; c'est une des raisons pour lesquelles l'accouchement est plus facile dans les antérieures. Le tronc s'adapte aussi plus aisément à la paroi molle de l'abdomen, le tassement est moins serré. Mais les positions mento-antérieures sont comparativement rares ; ce qui se comprend, si l'on se rappelle qu'elles dérivent des occipito-postérieures, rares elles-mêmes.

Nous n'en devons pas conclure que le dégagement de la tête par la rotation du menton en avant est une difficulté très sérieuse ; il se fait le plus souvent très bien sans assistance ; on peut dire que dans ce cas la nature à horreur d'être aidée.

RÉSUMÉ DU MÉCANISME DES PRÉSENTATIONS DE LA FACE

A. *Positions mento-antérieures.*

1er temps. *Extension de la tête ;* l'occiput est fixé, la face descend.
2. *Engagement ou descente de la tête dans le bassin.*
3. *Rotation de la tête*, qui amène le menton en avant.
4. *Dégagement de la tête.*
5. *Rotation interine du tronc.*
6. *Expulsion du tronc.*

B. *Positions mento-postérieures.*

1. *Extension de la tête.*
2. *Engagement ou descente de la tête dans le bassin.*
3. Rotation de la tête { Le menton tourne en avant. / — tourne en arrière. }
4. *Dégagement de la tête.*

1° Le menton sous le pubis.

2° — sous le coccyx.

5. *Rotation intérieure du tronc,*
6. *Expulsion du tronc.*

Conduite à tenir dans les présentations de la face. — Nous savons que la nature peut suffire à sa tâche; l'intervention est donc très limitée. C'est une affaire de patience. Il fut un temps où l'on faisait souvent la version. On ne peut guère la faire sans danger lorsque l'accouchement est avancé, lorsque les parties fœtales sont serrées dans le bassin. Si on la pratique de bonne heure, lorsque la face est au détroit supérieur, on ne donne pas à la nature l'occasion de faire son devoir. Là, comme dans bon nombre d'autres cas, l'intervention prématurée prouve l'ignorance des ressources de la nature. Si nous attendons, nous pourrons voir le menton venir en avant. Voici les questions qui se posent à nous: 1° Pouvons-nous utilement réduire une présentation de la face en présentation du sommet? 2° Si nous ne réussissons pas, pouvons-nous faciliter la rotation du menton en avant? 3° Y a-t-il des cas où le menton ne tournera pas en avant, et ne se dégagera pas sur le périnée et le coccyx?

1. Nous avons déjà dit que la réduction de la présentation de la face en une présentation du sommet, en abaissant l'occiput, semble la conduite la plus rationnelle. Si nous pouvons transporter la plus grande résistance sur le pôle antérieur de la tête, l'occiput descendra avant la face, pourvu que la force expulsive soit suffisante. La difficulté sera écartée. On ne peut le faire qu'au début, avant que la position de la face soit complète; à ce moment, la dilatation incomplète du segment utérin inférieur et du col constitue un obstacle presque insurmontable. John Clarke croyait cependant que la rectification peut encore se faire plus tard par une manœuvre. Il attendait que la tête fût descendue dans l'excavation; puis, exerçant pendant chaque douleur une pression soutenue dirigée en haut et en arrière sur la partie qui se présentait, il réussissait à loger la face dans la concavité du sacrum; le travail, disait-il, se terminait en position du sommet. Nous avons essayé cette méthode en employant autant de force que nous osions le faire, et nous avons échoué; nous croyons qu'il faut, pour décomposer ainsi le coin, employer plus de force qu'on ne le peut sans danger. Baudelocque recommandait une autre méthode. Il portait la main à travers l'o-

rifice, entre le détroit supérieur et le front du fœtus ; il rompait alors les membranes et saisissait la voûte du crâne, puis l'occiput, pour tâcher de l'amener en bas et d'obtenir une position du vertex. Cette manœuvre est violente, difficile, sinon impossible ; elle risque d'exciter des contractions dangereuses, qui feront très probablement prolaber le cordon ; enfin elle est superflue. On a tenté de même d'abaisser l'occiput au moyen du levier. Cette méthode présente les mêmes inconvénients. Nous concluons donc qu'il est plus sage de ne pas chercher à produire une présentation du sommet.

2. Est-il utile d'aider le menton à tourner en avant, dans la direction indiquée par la nature ? On peut faire quelque bien en agissant ainsi. On peut quelquefois placer un doigt dans la bouche du fœtus, et faire de douces tractions dans la direction du pubis, pendant les douleurs. Une légère *vis à fronte*, s'ajoutant à la force expulsive, peut donner le résultat désiré.

3. Que devons-nous faire lorsque la nature ne peut achever seule son œuvre ? Cette question, nous l'avons vu, ne peut guère se poser que lorsque le travail est déjà avancé ; nous avons donc affaire avec les cas où la face est déjà bas dans l'excavation, et où elle s'est arrêtée ou enclavée, comme cela peut arriver dans les positions du sommet, par suite de l'inertie ou de l'épuisement amenés par une disproportion.

Si le travail s'arrête lorsque le menton est en mouvement dans sa rotation en avant, l'application du forceps pourra être utile. Nous décrirons cette application dans les chapitres consacrés aux opérations. Nous dirons seulement, pour le moment, qu'il faut bien saisir la tête par sa partie postérieure, et tirer en bas et en avant. Lorque le travail est arrêté, si le menton demeure en arrière, il suffit souvent d'une petite *vis à fronte*, comme dans le cas précédent. L'élan donné, le menton peut tourner en avant comme il le fait sous l'influence de la *vis a tergo* naturelle. S'il ne le fait pas, il faut dégager le menton sur le périnée et le coccyx, comme cela se fait parfois spontanément. Cette méthode a réussi quelquefois.

Dans d'autres cas, l'épuisement, l'arrêt du travail, peut-être l'enclavement de la tête, nous dictent un traitement plus sérieux ; l'urgence peut nous contraindre à faire la craniotomie. Nous triompherons de la difficulté en diminuant le volume du coin ; il devient aussi plus facile de le décomposer en modifiant la position de la tête. Mais cette ressource ultime est rarement nécessaire.

Dans un temps, on faisait presque toujours la version dans les présentations de la face. On ne peut la faire que lorsque la tête n'a pas encore traversé le détroit supérieur ; et, à ce moment, il est encore fort probable que la nature pourra se tirer seule d'affaire ; c'est dire que la manœuvre n'est pas indiquée. D'un autre côté, lorsque la tête et le thorax sont fixés dans le bassin, la version est si difficile qu'elle fait courir un danger sérieux à la mère, sans nous donner un espoir raisonnable de sauver l'enfant. Les cas qui justifient la version sont donc exceptionnels.

Lorsque la tête est sortie, le reste du corps sort comme dans les présentations du sommet. L'épaule droite, la plus basse, est poussée contre la surface antérieure de l'épine ischiatique droite, et tourne de droite à gauche, de façon à se placer à peu près dans le diamètre antéro-postérieur du détroit inférieur. L'épaule droite sort donc la première, pendant que la gauche balaie le périnée. Les hanches suivent.

L'aspect de l'enfant né en présentation de la face est caractéristique. La bosse sanguine bleuâtre qui couvre les parties qui se sont présentées leur donne une apparence effrayante, qui peut choquer les assistants et leur faire croire que l'accoucheur a blessé le fœtus. On peut, par ignorance ou par méchanceté, fonder sur cette déformation naturelle une accusation de maladresse ou de violence. La bosse sanguine a communément pour centre l'os malaire qui était le plus bas ; de ce point, elle s'étend sur le nez et l'œil ; la paupière peut être énormément tuméfiée, et rappeler l'œil au *beurre noir* d'un pugiliste. La bouche aussi est gonflée, les lèvres sont noires, surtout lorsque le menton est sorti en arrière. La figure 91, dessinée d'après nature, peut donner une idée de l'aspect de la face. Le gonflement plus accentué d'un côté rend l'apparence de la face plus hideuse.

Heureusement le gonflement diminue bientôt. Au bout de trois ou quatre jours, il n'en reste guère qu'une coloration ecchymotique. Le traitement consiste dans des applications d'eau chaude.

La déformation du crâne porte surtout sur le vertex, qui est serré contre la symphyse ; l'occiput se gonfle. La figure 91 représente cette déformation.

Les enfants nés morts par compression de la tête présentent des signes de congestion cérébrale ; Chaussier et Nægelé l'ont constaté souvent. La grande déformation du crâne doit presque nécessairement causer quelque lésion cérébrale.

Pour la mère, le danger immédiat de l'accouchement par la face est la déchirure du périnée ; le frottement cause une forte contusion du canal génital. Ces traumatismes, joints à l'épuisement causé par la prolongation du travail, l'exposent au risque des complications puerpérales ; cependant, le résultat définitif n'est guère plus sérieux que celui d'un accouchement normal. L'expérience justifie ce que disait Boër en 1793 : les présentations de la face, n'étant qu'une forme de l'accouchement naturel, doivent être laissées aux efforts de la Nature, puisque les mères et les enfants ne sont pas plus exposés que dans l'accouchement naturel. Il ajoute que, sur 80 cas qu'il a bservés lui-même, 3 enfants, 4 au plus, sont nés morts. Aucune des mères n'a souffert, quoique l'accouchement eut été abandonné à la Nature.

Cet exemple résume fort bien l'histoire des accouchements par la face.

Présentations du front. — Elles sont intermédiaires entre celles du sommet et celles de la face. Supposons que la déflexion qui produirait une présentation de la face s'arrête à mi-chemin : la rotation de la tête sur son axe transversal cesse lorsque le front est sur le détroit supérieur. Dans cette position, trois choses peuvent se produire : 1° la tête reste dans cette position intermédiaire ; 2° l'occiput continue sa rotation en arrière, et la présentation devient faciale ; 3° la rotation se fait en sens inverse, le sommet se présente.

Cette théorie, qui regarde la présentation du front comme un stage intermédiaire entre celle du vertex et celle de la face, nous permet de reconnaître quatre positions du front ; la tête peut occuper l'un des deux diamètres obliques ; le front peut regarder en avant ou en arrière.

D'après notre expérience, la présentation du front se produit surtout dans les bassins qui se rapprochent du type cyphotique, dans lesquels le promontoire fait moins de saillie qu'à l'état normal. Dans ces cas, le front peut se trouver près de la symphyse ; la tête peut occuper le diamètre conjugué.

Les positions fronto-antérieures, les plus communes, ressemblent en quelques points aux occipito-postérieures. Leur traitement est le même. On les nomme parfois pubio-faciales. Le front prenant un point d'appui contre le pubis, l'indication est d'amener l'occiput en bas. On y réussit en saisissant la tête avec le long forceps, une branche sur chaque oreille, et en tirant dans la direction de la courbe de Carus, d'abord fort en arrière, puis, à mesure que l'occiput descend, plus en avant.

Présentations de l'extrémité pelvienne. — Les présentations de l'extrémité pelvienne dans lesquelles le grand axe du corps fœtal coïncide avec l'axe du canal ne sortent pas des conditions de l'accouchement normal. Le travail peut se faire par les seules forces de la Nature et sans danger pour la mère et l'enfant. Les lois dynamiques sont celles qui gouvernent les accouchements par le sommet et par la face la loi d'accommodation agit de même.

Fréquence. — Pinard a trouvé qu'à terme, la proportion des accouchements par le siège est 1 sur 62. 1 sur 80 est probablement la règle.

Causes. — Nous devons noter d'abord que l'attitude du fœtus, en ce qui concerne la disposition de ses membres, est la même que lorsque la tête se présente. La seule différence consiste en ce que la tête est en haut, et le siège en bas.

Les figures 92 et 93, empruntées à Ramsbotham, représentent correctement cette attitude. On y retrouve la flexion générale de la tête sur le thorax, de la colonne en avant, des avant-bras sur les bras et des bras sur la poitrine, des jambes sur les cuisses et des cuisses sur le bassin; le fœtus occupe le moins possible de place, et forme un ovoïde.

Telle est l'attitude ordinaire et normale; mais la plupart des manuels continuent à reproduire comme type de l'attitude normale une figure représentant les jambes étendues, de sorte que les orteils touchent les épaules (1). Cette attitude est exceptionnelle, et donne lieu, nous le verrons, à de grandes difficultés, qui le plus souvent nous obligent à recourir à une manœuvre difficile.

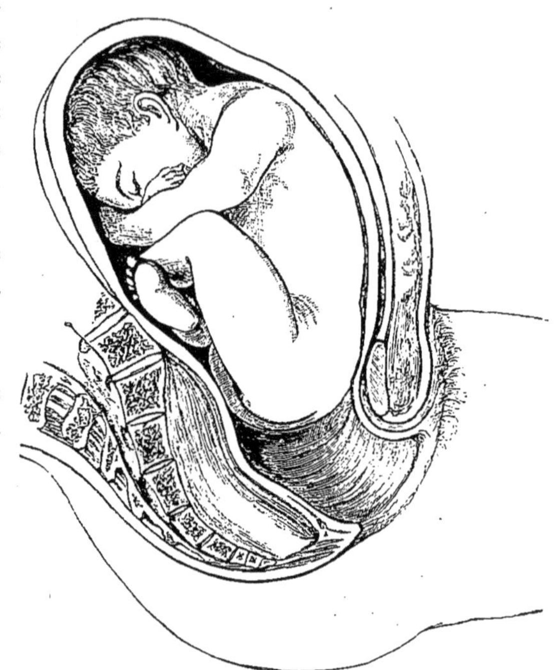

Fig. 92. — Position dorso-antérieure du siège (Ramsbotham).

Les conditions qui favorisent la présentation du siège sont : l'excès du liquide amniotique, qui fait que le fœtus, relativement petit, évolue aisément dans l'utérus; la laxité des parois utérines et abdominales; la grossesse multiple, surtout la grossesse double, dans laquelle les fœtus, s'accommodant de façon à tenir le moins possible de place, ont en général la tête l'un en bas, l'autre en haut; lorsque le fœtus qui présente la tête est né, le second vient par le siège; ce n'est que le fait d'une accommodation mutuelle. Les autres causes sont : l'obliquité de l'utérus, la saillie du promontoire, l'insertion du placenta sur le segment utérin inférieur.

Si le liquide est en excès et que l'utérus et les parois abdominales soient lâches, le fœtus change aisément de position. Les recherches de Wigand, d'Outrepont, Crédé, Hecker, Valenta et surtout Esterlé (2), prouvent que le fœtus change souvent spontanément de position, et qu'on peut aisément, par des manipulations externes, le faire évoluer dans les derniers mois de la gestation. Il n'est pas difficile de com-

(1) Voir *Opérations obstétricales*, trad. franç., fig. 62. (*Traducteur*.)
(2) Sul rivolgimento esterno (*Ann. chir. di Medicina*, 1859).

prendre que le siège peut prendre la place de la tête, sous l'influence d'impressions extérieures plus ou moins accidentelles. Les femmes subissent des chocs, des secousses, des pressions sur l'abdomen et l'utérus, dans leurs mouvements, les corsets pressent trop sur le fond, le coït exerce une compression directe sur l'utérus ; toutes ces forces, si le fœtus est extraordinairement mobile, peuvent le faire évoluer. Supposons une présentation de la tête au huitième mois, un excès de liquide, une latéro-version utérine droite, qui est assez fréquente; si nous pressons continuellement ou par une série de secousses sur le pôle inférieur de l'utérus, de façon à agir sur la tête, celle-ci remontera, et le siège descendra à mesure. Si nous interrompons cette manœuvre avant que la tête ait dépassé l'équateur de l'utérus, elle pourra redescendre et reprendre sa position initiale, ou demeurer dans la fosse iliaque, l'épaule restant dans la fosse iliaque, et constituant la position transversale. Mais, si la tête a dépassé l'équateur utérin, elle ne reprendra probablement pas sa position originelle, lors même que nous cesserons de presser à l'extérieur. La tige formée par le fœtus est saisie par l'utérus, dont la forme naturelle est un ovoïde, et qui tend toujours à la reprendre après l'avoir perdue, de sorte que l'extrémité céphalique de la tige fœtale remonte de plus en plus, tandis que l'autre extrémité descend; l'accommodation entre l'ovoïde fœtal et l'ovoïde utérin se rétablit ainsi, et la présentation céphalique est devenue podalique.

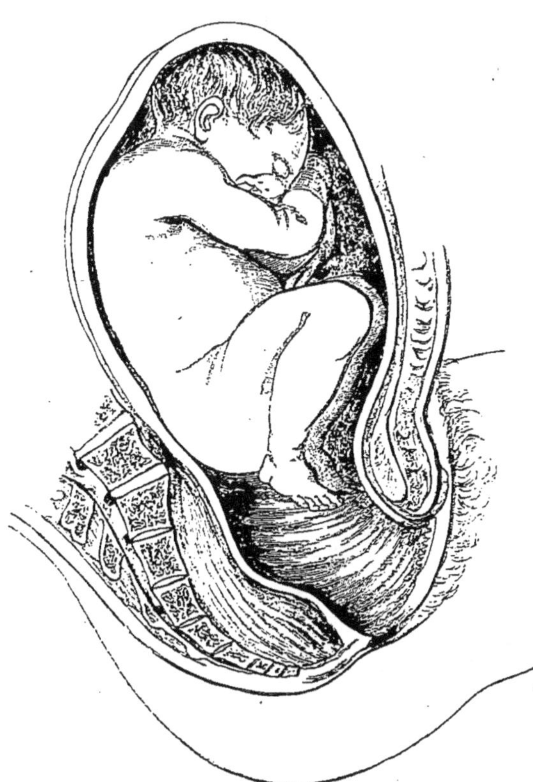

Fig. 93. — Position abdomino-antérieure du siège (Ramsbotham).

La force qui agit est double : 1° la force de restitution propre de l'utérus qui tend toujours à lui faire reprendre sa forme ovoïde après qu'il a été distendu ; elle est due à la tonicité et à l'élasticité de son tissu, ou peut la comparer à celle d'une bouteille de caoutchouc; 2° la contraction musculaire active, qui, elle aussi, tend à rendre à l'utérus sa forme ovoïde.

L'insertion du placenta sur le côté ou sur le segment inférieur de l'utérus est aussi, d'après notre observation, une cause de la présentation du siège. Le placenta ainsi inséré forme un plan incliné sur lequel la tête et l'épaule glissent, et sont conduites vers le côté opposé du bassin. Si ce mouvement est arrêté, nous avons une présentation transversale; s'il va jusqu'à élever la tête au-dessus de l'équateur utérin, le siège descendra dans le segment inférieur.

Positions. — Comme pour le sommet et la face, nous pouvons décrire quatre positions pour le siège; et nous pouvons les diviser en deux dorso-antérieures et deux dorso-postérieures.

Positions abdomino-antérieures. — La première est celle qui dérive de la première position du sommet : A. A. G. comme nous l'avons dit p. 491. Nous allons suivre la marche du siège dans le bassin. Nous voyons dans la figure 93 que le diamètre bi-trochantérien occupe le diamètre oblique gauche du bassin; le siège représente la tête. Le côté le plus proche du promontoire rencontrant plus de résistance, et l'axe de l'utérus et du fœtus se trouvant en arrière de l'axe du détroit supérieur, le siège est nécessairement oblique, comme la tête dans l'obliquité de Nægelé. L'ilium droit ou antérieur est le plus bas, comme le pariétal droit dans la présentation du sommet. La force expulsive le forçant à avancer, le siège s'engage dans le bassin, tourne sur lui-même et autour du promontoire, dans la courbe de Barnes, et continue dans la même position, jusque près du plancher du bassin. Là il rencontre les mêmes conditions qui ont fait décrire à la tête une courbe hélicine, qui a amené l'occiput en avant; l'ischion antérieur vient en avant et presse contre le pubis; l'autre, qui doit faire une plus longue route dans la courbe de Carus, passe sur le périnée fortement distendu, de sorte que, lorsque le siège est sorti, l'abdomen du fœtus regarde la face interne et postérieure de la cuisse gauche de la mère. Il ne faut cependant pas croire que la rotation est aussi étendue que dans la présentation du sommet;

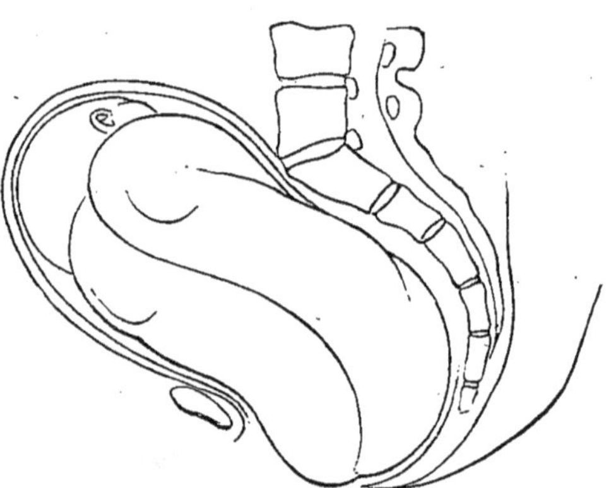

Fig. 94. — Position dorso-antérieure du siège, fesses près de la sortie. — Le tronc a pris la courbure du canal.

le siège conserve davantage son obliquité initiale; Nægelé a insisté sur ce fait. Deux autres phénomènes méritent d'être décrits : l'un est le moulage ou *ballage* du siège; les parties qui le composent sont malléables, et subissent un moulage concentrique que nous proposons d'appeler *ballage*, sous l'influence de la pression à laquelle elles sont soumises. L'autre est la direction serpentine que prend le grand axe du fœtus, pour s'adapter à la courbe du canal (fig. 94).

Le reste du tronc suit; lorsque les seins sont proches de la sortie, les épaules passent dans le même diamètre par lequel le siège est entré. Puis la tête, conservant sa flexion, passe dans le diamètre oblique droit du détroit supérieur; l'occiput est dirigé vers l'articulation sacro-iliaque droite. La tête, descendue dans la cavité, suit les lois des présentations du sommet : l'occiput tourne vers l'arcade, le menton et la face balaient le périnée, la flexion se reproduit.

Les pieds et les jambes sortent presque en même temps que le siège. Lorsque toute l'extrémité podalique est sortie, si l'accouchement a été abandonné à la nature, les bras paraissent sur les côtés du thorax, les coudes précèdent les épaules.

Dans la seconde position abdomino-antérieure, A.A.D, qui dérive de la deuxième du sommet, le diamètre bi-trochantérien occupe le diamètre oblique droit du bassin, l'ischion droit du fœtus est en rapport avec l'articulation sacro-iliaque droite de la mère. Le siège descend de même obliquement; l'ischion gauche, le plus proche ou le plus bas, gagne l'arcade pubienne et sort le premier; le postérieur suit une courbe plus large, et balaie le périnée. Les pieds et les genoux paraissent, fléchis, puis le tronc, puis les bras ployés, puis les épaules qui passent par le même diamètre oblique que le siège, le droit. La tête passe par le diamètre opposé, l'oblique gauche; l'occiput vient sous l'arcade, un peu obliquement; le menton et la face balaient le périnée.

Les *deux positions dorso-antérieures*, qui sont les plus favorables, sont aussi les plus fréquentes. Elles dérivent de la troisième et de la quatrième du sommet. D'après Naegelé, la troisième position, l'occipito-postérieure, est beaucoup plus fréquente que la seconde, l'occipito-antérieure. Il se peut donc que la troisième, qui persiste si rarement, se réduise plus souvent que les autres en une présentation du siège.

Dans la troisième du siège, D.A.G; le diamètre bi-trochantérien occupe le diamètre gauche, l'ischion gauche est en avant et en bas. L'ischion gauche tourne un peu en avant, se place sous la branche droite de l'arcade; l'ischion droit balaie le périnée; le dos du fœtus regarde obliquement en avant, les pieds et les genoux sortent presque en même temps que le siège, le tronc suit dans la même direction, les bras et la poitrine sortent; les épaules, qui ont passé par le diamètre oblique gauche, traversent la vulve, en conservant un peu d'obliquité;

mais en s'approchant du diamètre conjugué du détroit inférieur, de sorte que le ventre, au moment où il sort, regarde vers la cuisse ou la fesse droite de la mère; alors la tête, passant par le diamètre droit du détroit supérieur, s'engage, l'occiput sous l'arcade, avec son grand diamètre proche du grand diamètre du détroit inférieur; le menton et la face balaient le périnée.

La quatrième, D.A.D. dérive de la quatrième du sommet; elle suit la même marche que l'autre dorso-antérieure; il suffit de remplacer gauche par droit. On peut résumer le mécanisme de l'accouchement par le siège en six temps :

1. Ballage ou moulage du siège;
2. Engagement et descente du siège, flexion latérale sigmoïde du tronc;
3. Rotation du siège et du tronc;
4. Dégagement du siège;
5. Rotation interne de la tête;
6. Expulsion de la tête.

Naegelé et Collins ont établi cette loi pour les présentations des fesses, que, quelle que soit au début du travail la direction du fœtus dans les positions abdomino-antérieurs, on trouvera toujours, s'il n'y a pas eu d'intervention, sa face antérieure tournée vers l'une ou l'autre articulation sacro-iliaque, lorsque le thorax ou les épaules commencent à passer dans le détroit inférieur. Lorsque les fesses ont traversé la vulve, la position du fœtus change souvent un peu, l'abdomen tourne d'abord d'un côté, puis de l'autre. C'est surtout le cas dans la deuxième position, A.A.D, où on le trouve plus ou moins en avant; néanmoins, à mesure que le travail avance, on le voit presque invariablement tourner obliquement en arrière, et sortir dans cette position.

Conduite à tenir dans l'accouchement naturel par le siège. — L'étude du mécanisme de l'accouchement dans les diverses positions du siège nous permet d'en faire l'histoire clinique. Dans un grand nombre de cas, le travail se fait prématurément, et sans symptômes prémonitoires. Si nous avons l'occasion d'examiner avant la rupture des membranes, nous pouvons trouver le segment utérin inférieur appliqué sur le détroit supérieur, mais n'y plongeant pas. Au lieu de la surface dure et globulaire de la tête, nous sentons une partie plus conique, moins ferme, et qui ne bouche pas bien l'orifice interne; la poche des eaux est plus en pointe. Ne trouvant pas la tête, nous la cherchons par le palper abdominal, et nous la trouvons en général au fond de l'utérus; l'auscultation nous fait trouver le cœur plus haut que dans la présentation du sommet (fig. 92 et 93). Reprenant alors l'examen vaginal, nous cherchons les caractères du siège : les tubérosités ischiatiques, deux saillies arrondies, dont l'une, l'antérieure, est plus basse que l'autre; entre les deux, un sillon; à l'une des extrémités de ce sillon, les parties génitales. Chez le mâle, les testicules, le scrotum, le pénis, ne sont pas difficiles à distinguer; dans les deux sexes, le doigt porté en arrière sent l'anus, le coccyx, et les plis rayonnés du bas du rectum; nous nous assurons de plus si la position est dorso-antérieure ou dorso-postérieure.

Les membranes ne se rompent pas comme dans les présentations du sommet. Dans celles-ci le segment utérin inférieur forme une poche remplie exactement par la tête; lorsque le sac amniotique crève, il se produit un flot soudain de liquide, arrêté tout à coup par la tête, qui agit comme une soupape sphérique. Dans l'accouchement par le siège, l'écoulement du liquide continue jusqu'à ce que l'utérus soit presque vide. Lorsque, comme cela arrive souvent, les membranes ont éclaté de bonne heure, avant la dilatation du col, les signes précédents sont très accusés. Mais il faut se garder de toucher trop souvent ou avec rudesse, de peur de blesser les parties génitales du fœtus. L'équivalent du caput succédanéum se forme sur la partie qui se présente, qui est serrée par l'orifice. Le scrotum surtout est affecté; son tissu lâche s'infiltre facilement; ce qui masque les caractères des parties.

A ce moment, le méconium peut se mêler à la perte; c'est un signe presque certain de la présentation podalique. L'évacuation du méconium est considérée comme un acte respiratoire; il prouve une difficulté dans la respiration placentaire qui est l'équivalent de la respiration aérienne. Cette difficulté peut être due à la compression du cordon ou du placenta contre la tête fœtale, exercée par la contraction utérine. Le manque d'un sang oxygéné force le fœtus à chercher de l'air. L'effort amené par ce besoin de respirer cause des mouvements réflexes qui provoquent l'évacuation de l'urine et du méconium. L'apparition du méconium dans la perte nous annonce que le fœtus est en danger, et nous indique qu'il faut accélérer la délivrance. Cet avertissement est souvent répété par un phénomène analogue : les mouvements convulsifs des jambes du fœtus, autre mouvement réflexe. Nous ne devons cependant pas nous laisser aller à la précipitation, qui ne serait pas favorable au fœtus. Nous avons vu souvent des enfants venir au monde vivants, quinze minutes et davantage, après l'expulsion du méconium.

Le méconium est aussi expulsé par une action purement mécanique : l'abdomen du fœtus est serré par le vagin et la vulve. On le voit sortir, lorsque les fesses sont hors de la vulve.

Avant d'adopter des mesures accélératrices, il est nécessaire de s'assurer que la dilatation du col est suffisante pour que la poitrine et la tête puissent passer. Si l'on fait l'extraction auparavant, l'enfant succombera probablement, et la mère subira des contusions et des déchirures. Si donc la poche des eaux est trop conique et que le siège ne puisse pas bien dilater le col, ou si après la rupture de la poche, l'orifice ne s'ouvre pas, dilatez-le avec les sacs hydrostatiques de Barnes, qui l'élargiront sans violence.

Lorsque l'accouchement est prématuré, il marche souvent rapidement dès lors; l'action utérine et l'action respiratoire abdominale prennent un caractère orageux, l'enfant peut être expulsé si promptement qu'on n'ait guère le temps d'observer ou de donner du secours. L'enfant naîtra probablement vivant. Tyler Smith explique cette action orageuse de l'utérus par l'évacuation prompte et complète des eaux, qui met la surface utérine interne en contact immédiat et sur de larges surfaces avec le corps fœtal; l'action diastaltique est ainsi surexcitée.

Dans d'autres cas, surtout lorsque le fœtus est gros, le premier stage du travail est lent; la forme du siège ne le rend pas aussi apte que la tête à dilater l'orifice. Le passage à travers le bassin peut n'être pas plus long que pour une présentation de la tête. Si l'accouchement se ralentit, lorsque le siège est engagé dans le détroit inférieur, on peut décomposer le coin formé par le siège et les membres inférieurs, en amenant doucement au dehors l'une des jambes, la plus rapprochée du périnée. On diminue ainsi sensiblement le volume de la partie qui doit passer; puis on peut faciliter la sortie du tronc, en tirant prudemment sur cette jambe, enveloppée dans un linge, dans la direction de l'axe du détroit supérieur.

On peut quelquefois faire une autre manœuvre, lorsque le siège est arrêté à la sortie. On peut passer un doigt dans l'aine postérieure du fœtus, et tirer dans la direction de la courbe de Carus. Nous disons on peut *quelquefois*, mais nous estimons que cette manœuvre n'est pas scientifique. Elle ne remplit pas l'importante indication de décomposer le coin formé par le siège et les cuisses; et, si les cuisses sont étendues — nous ne pouvons le savoir qu'en introduisant la main dans le bassin, — nous augmentons la difficulté, en augmentant l'enclavement. Lorsque nous étudierons la version, nous dirons comment on triomphe de cette difficulté, en amenant un pied.

Nous devons scrupuleusement nous abstenir de faire davantage; car, le siège sorti, une intervention intempestive pourra faire naître deux complications : d'abord elle dérangera le mécanisme du travail : elle changera les rapports qui doivent exister entre le fœtus et les zones du bassin. C'est ce qui arrive lorsqu'on cherche à *donner l'impulsion* à la rotation. Quelques accoucheurs, trop diligents, ne réalisant pas la grande loi de l'accommodation, et sachant cependant que le fœtus tourne ordinairement le dos en avant, croient aider la nature en tordant le membre dont ils ont malheureusement pris possession, et cherchent ainsi à faire tourner le corps; c'est une mauvaise manœuvre, condamnée par la théorie saine et par l'expérience. Dans les *Opérations obstétricales* (1), nous avons insisté suffisamment sur la nécessité de ne faire que des tractions dans l'axe du bassin, de ne donner que le mouvement de progression, et de laisser la nature libre de faire les rotations comme elle l'entend; elle les dirigera infailliblement d'après la loi d'accommodation, si on ne la gêne pas par une aide indiscrète. Cette règle s'applique aux applications du forceps, comme à l'accouchement par le siège.

A ce moment, *le cordon risque d'être comprimé ;* lorsque l'ombilic a passé le détroit inférieur, le cordon peut être pris entre le corps du fœtus et le bassin ; la circulation étant interrompue, le fœtus peut mourir d'asphyxie. Comment l'empêcher ? Si le cordon présente de fortes pulsations, nous pourrons attendre que la dilatation soit complète, afin que la tête passe aisément. On comprend que le danger de la compression est encore plus grand, si elle est exercée par la tête, qui est plus dure, plus grosse, et qui risque davantage d'être arrêtée. On peut faire deux choses : 1° tirer doucement une anse du cordon, afin d'éviter que l'ombilic soit tiraillé ; 2° si possible, conduire le cordon sur l'un des côtés du promontoire, où il trouvera une gouttière dans laquelle il sera protégé (2).

Il faut surveiller le cordon; tant qu'il bat bien, et que le travail progresse, on peut attendre. Si, au contraire, la pulsation mollit, si le travail s'arrête, on est autorisé à l'accélérer. Nous avons deux moyens : 1° les *tractions sur les jambes* ou sur le tronc, aidées par une pression exercée sur le fond utérin ; 2° *l'application du forceps*, aidée aussi par la pression. La traction est souvent le moyen le plus rapide; nous la décrirons à propos de la version. Dans d'autres cas, le forceps est préférable ; c'est en général l'agent le moins dangereux, le plus sûr, et on doit, croyons-nous, le préférer. Nous décrirons en son lieu l'application du forceps sur la tête dernière.

Les bras peuvent se relever sur les côtés de la tête ; si l'accouchement se fait seul, les bras sont ordinairement fléchis contre la poitrine, mais si l'on accélère la sortie du fœtus, et surtout si l'on cherche à le faire tourner, l'un ou l'autre bras pourra buter contre le détroit supérieur et s'y arrêter pendant que la tête descend. Le bras ou les bras relevés sur les côtés de la tête forment un coin trop large pour traverser le bassin. Le fœtus s'arrête et le danger de la compression du cordon augmente. Il faut donc décomposer ce coin. On y arrive en introduisant la main dans le bassin, en passant l'index le long du dos du fœtus, jusqu'à l'épaule, puis en le glissant le long de l'humérus, qu'on ramène

(1) Trad. franç., p. 176. (*Traducteur.*)

(2) Voir la figure 89, p. 220 des *Opérations obstétricales*, trad. française. (*Traducteur.*)

ainsi sur le devant du thorax dans sa position normale (1). La tête peut alors progresser par la seule force des contractions, sous l'influence de tractions modérées, ou à l'aide du forceps. Cette manœuvre s'appelle dégagement des bras. Nous la décrirons en détail dans les chapitres consacrés à l'étude de la version et de la dystocie dans les présentations podaliques.

Quand les bras et le thorax ont passé, le menton peut s'accrocher au-dessus du détroit supérieur ; la tête se défléchit, et le mécanisme normal de l'accouchement est troublé. C'est encore une conséquence des tractions prématurées ou de la rotation artificielle. Nous dirons ce qu'il faut faire, quand nous étudierons la dystocie dans les accouchements tête dernière.

Pendant que la poitrine et la tête passent, il faut soutenir le tronc : il est bon de l'envelopper dans un linge chaud. Quand nous manions le fœtus pendant l'accouchement, il faut interposer un linge doux entre nos doigts et ses membres.

Le fœtus est exposé à quatre dangers : 1° la compression du cordon entre sa poitrine et sa tête et les parois du bassin ; 2° l'arrêt du travail par suite du relèvement des bras sur les côtés de la tête ; 3° la compression du placenta entre sa tête et l'utérus ; 4° la constriction de son cou par le segment utérin inférieur.

Dans tous ces cas, la compression du cordon est une complication presque nécessaire ; les dangers 2 et 4 sont dus surtout à une intervention inopportune et maladroite. Les tractions exercées sur le fœtus troublent l'harmonie de ses rapports avec le canal et excitent une action désordonnée dans l'utérus, causent peut-être une contraction tétanique, ou un spasme du segment inférieur qui étrangle le fœtus.

Dans notre chapitre sur la version, nous parlerons en détail des autres dangers auxquels une intervention maladroite expose le fœtus.

Les statistiques mortuaires, en ce qui concerne les mères ou les enfants, sont viciées par plusieurs causes d'erreur. Une des principales est qu'elles sont tirées de tables formées des cas les plus discordants, qui défient l'analyse. Elles comprennent des cas dans lesquels l'art, et non la Nature, est la cause de la mort. Il n'est pas juste, dans un tableau dressé pour montrer les dangers courus par le fœtus, de compter une mort qui est due à des tractions ou à une rotation artificielle, qui ont causé une contraction tétanique de l'utérus, ou à quelque autre maladresse. Si nous pouvions connaître le nombre des enfants nés morts dans les conditions ordinaires, et sans intervention fâcheuse, nous saurions la mortalité réelle. Elle dépasse certainement celle des accouchements ordinaires par la tête, mais elle est probablement bien infé-

(1) Voir les figures 72 et 73 des *Opérations obstétricales*. (*Traducteur*.)

rieure à celle qu'on obtient en comptant les cas traités *nimiâ diligentiâ.*

Le danger que court la mère est sans doute plus grand dans l'accouchement par le siège que par la tête. Le travail étant plus long doit augmenter les risques puerpéraux.

Le danger des déchirures n'est guère plus considérable que dans l'accouchement par la tête ; les déchirures de l'utérus et du vagin sont plus souvent dues aux manœuvres de l'opérateur qu'à la présentation elle-même. Le périnée risque davantage d'éclater au moment du passage de la tête.

La tête, dans l'accouchement par le siège, subit ordinairement peu de déformation ; le passage étant bien dilaté par le siège et le tronc, elle supporte peu de compression, et elle conserve à peu près sa forme sphérique. Spiegelberg avance que la forme sphérique de la tête est due à la pression exercée par le canal génital sur la circonférence céphalique, tandis que l'absence de compression par en haut augmente la convexité du crâne. Cette théorie est ingénieuse ; mais une observation attentive de la marche de ces accouchements, et les mensurations que nous avons prises sur des têtes après toutes les variétés d'accouchements, nous ont convaincus que notre explication est correcte et suffisante. La tête, peu comprimée, conserve simplement sa forme naturelle.

L'équivalent du caput succédaneum s'observe sur le siège quand il se présente. La bosse sanguine est plus saillante sur la partie la plus basse, sur la fesse antérieure ; elle s'étend aux parties génitales. Le scrotum est très gonflé, œdémateux, même ecchymosé, d'une couleur foncée et livide ; il est très déformé. Son aspect risque de nous faire accuser de maladresse, ou même de faute grave. L'assistance féminine en conçoit un étrange ressentiment ; il est donc prudent d'annoncer quelles sont les conséquences ordinaires de l'accouchement par le siège et de calmer les appréhensions pour l'avenir, en assurant les assistants que tout reprendra sa forme et sa couleur normales. Aucun traitement spécial n'est indiqué.

Les présentations des genoux et des pieds ne sont que des variétés de celles du siège. Nous n'avons, pour comprendre la présentation des genoux ou des pieds, qu'à nous figurer que, dans une présentation du siège, les cuisses quittent leur flexion sur le ventre. Les positions sont les mêmes que celles du siège : deux dorso-antérieures et deux abdomino-antérieures. Elles se produisent surtout lorsque le fœtus est mort ou vient avant terme.

Le diagnostic n'est fixé que par le toucher. Mais la poche des eaux présente une forme particulière : elle est conique, et ne dilate pas bien l'orifice ; la partie reste élevée, elle est plus difficile à atteindre. Lorsque la poche crève, ou même avant, nous pouvons ordinairement sentir un pied ou un genou. Il ne faut pas nous contenter de reconnaître un pied; nons devons déterminer sa position. Le talon est tourné du même côté que le dos, les orteils regardent du même côté que le ventre du fœtus; leur direction nous indique si la position est abdomino- ou dorso-antérieure.

Mécanisme de l'accouchement dans les présentations obliques ou transversales. — L'histoire des présentations nommées obliques, transversales, présentations de l'épaule, du bras, du tronc, présente un grand intérêt physiologique et clinique. L'observation attentive de la Nature nous les fait bien comprendre. Nous devons en entreprendre l'étude sans idées préconçues, ne prendre pour base de nos théories que les faits tels que la nature nous les offre, et ne construire sur ces faits que des théories concordantes avec ces faits. Nous arriverons ainsi à des indications thérapeutiques suffisamment nettes, et nous saurons jusqu'où nous pouvons nous fier à la nature, et quand l'art doit la suppléer. Sans doute ce principe s'applique à tous les problèmes de la médecine, mais à aucun avec autant de force qu'à celui-ci, que les interventions fâcheuses ont obscurci et compliqué, en ne permettant pas à la nature de montrer ses ressources et sa puissance. Contrairement à la plupart des auteurs, nous donnons aux présentations transversales une place dans le chapitre consacré au mécanisme normal de l'accouchement. Ces présentations ont un rapport tellement physiologique avec les présentations plus strictement normales, qu'il est plus aisé de comprendre leurs conséquences physiologiques, en les étudiant avec celles-ci. Une autre motif pour suivre cet ordre, c'est que les présentations transversales ne sont pas nécessairement une cause de dystocie. Elles se terminent parfois, plus fréquemment qu'on ne le croit en général, par les seules forces de la Nature. Nous étudierons les cas qui nécessitent une intervention sous les titres Dystocie et Version, ou à propos des opérations.

Causes des présentations transversales. — En saine logique, nous devons examiner d'abord les facteurs qui produisent les présentations vicieuses, et la manière dont ils agissent. En discutant l'origine des présentations du siège, nous avons fait remarquer que, pendant les derniers mois de la grossesse, le fœtus peut aisément changer de position, grâce à des conditions propres à lui-même ou à sa mère, ou à des influences extérieures.

1. La question fondamentale est celle-ci : *Quels sont les facteurs qui déterminent la position habituelle du fœtus dans la matrice ?* Elle a reçu dans les chapitres précédents une réponse, sinon complète, du moins assez satisfaisante.

2. Puis : *Quelles sont les conditions qui produisent les changements fréquents dans la position habituelle ?*

3. Puis : *Quelles sont les méthodes qu'emploie la nature lorsqu'elle est aux prises avec les positions défavorables ?*

Commençons par décrire les variétés de malpositions fœtales qu'on observe.

Comme dans les présentations de la tête et du siège, nous trouvons deux ordres dans les présentations transversales.

A. Dorso-antérieures.	Bras droit à gauche. Bras gauche à droite.
B. Abdomino-antérieures.	Bras droit à droite. Bras gauche à gauche.

En se reportant au tableau des positions, on verra les rapports des positions transversales avec celles de la tête, desquelles on suppose qu'elles dérivent. Les deux positions dorso-antérieures viennent des deux occipito-antérieures. On le comprendra en observant ce qui se passe lorsque la tête quitte le détroit supérieur pour gagner la fosse iliaque, comme cela arrive dans le premier stage de la présentation du siège ; lorsque la tête est logée dans la fosse iliaque, l'épaule se trouve au-dessus du détroit supérieur, la présentation est oblique, c'est une présentation de l'épaule, dos en avant. De même, les deux positions abdomino-antérieures dérivent des deux occipito-postérieures.

Pour la pratique, il peut suffire de tracer la grande distinction entre les positions dorso- et abdomino-antérieures, sans chercher d'autre différenciation ; mais, pour se former une idée physiologique nette des phénomènes, il faut décrire les variétés. Nous allons donc décrire les *deux positions dorso-antérieures.*

1. Dans l'une, D. A. G. la tête glisse dans la fosse iliaque gauche, l'épaule droite se place sur le détroit supérieur, le siège occupe le côté droit du corps utérin, et sort de la fosse iliaque ; le dos regarde en avant.

2. Dans l'autre, D. A. D., la tête glisse dans la fosse iliaque droite, l'épaule gauche se place sur le détroit supérieur, le siège occupe le côté gauche du corps utérin, et sort de la fosse iliaque, le dos regarde en avant.

Positions abdomino-antérieures.

3. Dans l'A. A. D. la tête glisse sur la fosse iliaque droite ; l'épaule droite se place sur le détroit supérieur ; le siège occupe la fosse iliaque gauche ; l'abdomen regarde en avant.

4. Dans l'A. A. G. la tête passe dans la fosse iliaque gauche, l'épaule gauche se place sur le détroit supérieur ; le siège occupe la fosse iliaque droite.

Dans la plupart des cas, on trouve, au début du travail, le fœtus plutôt oblique que transversal ; il se place plus en travers, à mesure que l'accouchement progresse et que l'épaule ou le bras s'engage dans le bassin. Les positions réellement transversales sont nécessairement rares : le grand axe du fœtus se fléchit au niveau du cou, près de l'une des extrémités; la tête, fléchie sur une épaule, trouve à s'accommoder dans l'une des fosses iliaques, tandis que le tronc et le siège, formant la plus longue partie du corps fœtal, s'accommodent plus en haut, dans le fond de l'utérus. La position est donc oblique.

Revenons à notre deuxième question : *Quelles sont les conditions qui produisent les fréquents écarts de la position ordinaire?*

Toute perturbation considérable dans l'équilibre des facteurs qui maintiennent le fœtus dans sa position normale, favorisent les malpositions. Voici les principales : 1° l'*excès du liquide amniotique*, qui agit de deux façons : (*a*) en augmentant la mobilité du fœtus; (*b*) en tendant à détruire la forme elliptique et aplatie de l'utérus. La zone moyenne de l'utérus se développant plus que son grand diamètre, la cavité se rapproche de la forme sphérique. Le grand axe du fœtus n'est plus maintenu perpendiculaire au plan du détroit supérieur. Il évolue aisément sous l'influence des moindres causes; si les membranes se rompent durant une évolution, il peut être fixé par la contraction dans une position défavorable; 2° Deventer soutenait que l'*obliquité utérine* est une des principales causes des malpositions. Cette opinion a perdu du terrain dans ces derniers temps ; nous croyons cependant que cette cause agit puissamment. Wigand, Dubois et Pajot ont démontré que la latéroversion droite de l'utérus est de beaucoup la plus fréquente. Si nous nous reportons à la description donnée par Nægelé de l'obliquité de la tête et de ses rapports avec l'obliquité de l'axe utérin et avec celui du détroit supérieur, nous verrons que les obliquités plus accentuées et vicieuses du fœtus sont les conséquences des mêmes lois, opérant dans les conditions plus actives. A mesure que l'utérus gravide se développe et s'élève au-dessus de l'entrée du bassin, la saillie sacro-vertébrale et la courbure lombaire rejettent son fond d'un côté ou de l'autre; si les parois abdominales sont minces et flasques, comme cela se voit chez quelques pluripares, le fond de l'utérus tombera en avant. Ces obliquités, lorsqu'elles dépassent la moyenne, tendent à rejeter l'axe utérin loin de l'axe du détroit supérieur, et à y amener quelque partie autre que le vertex. A cette cause viennent s'ajouter les contractions irrégulières de l'utérus, qui peuvent être excitées par l'inégale pression des parties utérines sur ses parois. Dans l'extrême obliquité latérale, par exemple, le siège peut presser fortement sur un côté du fond; la contraction éveillée en ce point chassera la tête sur le bord du détroit supérieur, où, trouvant un point d'appui, elle tournera sur son axe transversal, ce qui donnera lieu à une présentation du front ou de la face, et même pourra favoriser la descente de l'épaule. Wigand a observé que les rapports trop *lâches* et trop changeants de l'utérus avec le bassin préparent les présentations transversales; on observe, dans ces cas, que la tête occupe tantôt un point, tantôt un autre, et que par moments on ne peut pas la sentir. Il a de plus (1) trouvé qu'une obliquité utérine qui dépasse 25° est fâcheuse, et qu'une obliquité même moindre, avec un excès de liquide et un enfant petit, peut produire un déplacement de la tête et amener l'épaule au détroit supérieur, surtout si les contractions sont fortes ou si les efforts faits par la femme au début du travail sont violents. A l'appui de cette théorie, il a montré qu'on peut amener l'orifice au centre du détroit, en l'attirant par le vagin, tandis qu'on pousse le fond en sens inverse, ce qui est une application de la méthode bipolaire.

L'insertion du placenta sur le segment inférieur de l'utérus est, comme Levret l'a démontré, une cause de malposition, en formant un plan incliné qui tend à rejeter la tête sur l'un des côtés du bassin. De là vient la fréquence des présentations transversales et du prolapsus funiculaire, dans les cas d'insertion marginale. Nous avons prouvé qu'il y a un grand nombre de cas dans lesquels le placenta envahit la zone inférieure et se fixe sur les parois latérales et postérieures de l'utérus, sans causer d'hémorrhagie, ce qui ne fait pas soupçonner l'existence d'une insertion vicieuse, et dans lesquels le placenta forme néanmoins un plan incliné qui produit la malposition.

L'atonie de l'utérus, qui le rend incapable de conserver sa forme elliptique, et lui donne une disposition à la sphéricité, est une cause effective de malposition. Scanzoni a dit que le relâchement de l'utérus en est une cause active. Aussitôt qu'il se contracte, il tend à reprendre sa forme ovoïde.

Les *contractions partielles ou irrégulières de l'utérus* produisent les malpositions; Nægelé a insisté sur le fait. Il a trouvé qu'on pouvait quelquefois, en calmant le spasme, éviter la malposition. Heyerdahl dit que les contractions utérines en sont une cause fréquente, et qu'elles sont souvent provoquées par la palpation. Cela nous explique la fréquence des évolutions fœtales constatées par les observateurs allemands trop industrieux; ils provoquent les changements de position qu'ils observent.

Credé, Hecker, Valenta, Gassner, Heyerdahl, Schultze, ont trouvé les changements de position plus fréquents encore que les autres observateurs. Valenta (2) a examiné 363 plurigestes et 325 primigestes dans les derniers mois de la grossesse. Il a trouvé un changement de position 42 fois sur 100. Les changements sont d'autant plus fréquents que la femme a été plus souvent enceinte. La torsion du cordon, si com

(1) *Die Geburt des Menschen*, 1820, vol. II, p. 137.

(2) *Monatssch. f. Geburtsk.*, 1866. — Voir aussi Schultze, *Wechsel der Lage*, 1868 (*Traducteur.*)

mune, est produite par ces évolutions du fœtus, et prouve leur fréquence. D'autre part, la brièveté du cordon, ou son enroulement autour d'un membre, peut être une cause de malposition.

La *forme de l'utérus* aussi peut produire une malposition : un évasement extrême du corps et du fond peut favoriser une position oblique ou transversale. Bocker (1) a montré que, dans un grand nombre de cas de largeur excessive de l'utérus, la condition essentielle est la persistance de l'état bicorne. Le milieu du fond est un peu déprimé et chacune des cornes fait saillie d'un côté ; le grand axe est donc relativement raccourci.

Le *développement du fœtus* dans les derniers mois peut, comme Hœning l'a fait remarquer (Scanzoni's *Beiträge*, 1870), être un facteur important. Un gros fœtus ne peut pas changer aisément de position ; la présentation du sommet demeure plus fixe. Une quatrième position peut devenir une première, une troisième peut devenir une deuxième, mais la tête est très rarement remplacée par le siège. Les présentations du crâne sont plus stables chez les primipares, les présentations obliques sont plus fixes chez les pluripares.

Les *fœtus morts ou naissant avant terme* sont exposés à se présenter en travers. Nous avons vu qu'un facteur important dans le maintien ou le rétablissement de la position normale est l'élasticité du corps fœtal, qui est une propriété vitale. Cette élasticité disparaît bientôt après la mort; le fœtus se laisse alors aisément comprimer, perd sa forme ovoïde, se fléchit sur lui-même, et se laisse rouler en boule. C'est ce qui se produit surtout après l'issue du liquide, et c'est une conséquence fréquente des présentations obliques produites pendant que le fœtus vit.

Les *monstres* se présentent souvent mal. Leur forme, leur volume, leur élasticité, sortant de la normale, ils affectent aisément une position irrégulière.

La *déformation du bassin ou des vertèbres lombaires* est encore une cause effective. Les présentations transversales sont certainement plus fréquentes dans les bassins déformés que dans les bassins normaux. Si nous pouvons conclure d'après notre expérience, une déformation légère a plus de chance qu'une déformation extrême, de produire une malposition. Les malpositions sont rares dans les bassins extrêmement viciés; la tête ne peut pas s'engager dans le détroit, elle flotte librement au-dessus et rencontre partout le même obstacle, elle ne va donc pas s'accrocher en un point du détroit abdominal.

Les *forces extérieures*, à elles seules, ou ajoutées aux causes ci-dessus, peuvent produire les malpositions. Elles agissent par la pression qu'elles font subir à l'utérus à travers les parois abdominales. Les

(1) *Die Bicornität des Uterus als Ursache der Querlagen*, 1875.

vêtements que porte une femme à la fin de la grossesse ont une grande importance (1). La pression d'un busc rigide de bois ou d'acier sur le fond de l'utérus, modifiée par les mouvements du corps, peut aplatir le fond et réduire le diamètre longitudinal de l'utérus, ou bien rejeter la matrice sur un côté, et produire ou augmenter son obliquité. Le busc presse aussi directement sur le siège du fœtus et tend à lui donner une position oblique et à chasser la tête loin du détroit. Les plurigestes devraient s'habiller tout autrement; elles devraient abandonner le busc, et porter une ceinture abdominale, qui soutienne le fond utérin par en bas.

Une condition nous semble ne pas avoir obtenu l'attention qu'elle mérite; c'est la forme en poche que présente le segment inférieur de l'utérus, et qui est une sauvegarde contre les malpositions. Chez les primigestes, la tête est logée dans cette poche, de telle sorte que, même non soutenue par le détroit supérieur, elle n'en peut guère sortir. Chez les plurigestes, cette disposition est moins accentuée; elles sont plus exposées aux malpositions.

Il est intéressant d'observer que la tendance générale des changements de positions est vers le mieux; les présentations du crâne changent rarement, les positions obliques, plus fréquemment; elles deviennent souvent des présentations d'un des pôles du fœtus. Ce n'est qu'une application de la loi de l'accommodation entre le fœtus et l'utérus, ou des facteurs qui déterminent la position ordinaire.

La *version spontanée* est assez fréquente. Le même fœtus présente souvent plusieurs positions différentes (2). P. Müller rapporte un cas où, dans l'espace de cinq jours, un fœtus exécuta six fois une évolution complète. Esterlé (3) donne un grand nombre de cas semblables.

Forces employées par la nature dans les positions défavorables. — Il est utile de rappeler les déviations légères de la position-type, dans lesquelles le grand axe du fœtus coïncide à peu près avec l'axe du détroit supérieur; la Nature est le plus souvent capable, avec quelque difficulté, de terminer l'accouchement sans beaucoup modifier la position. Les positions de la face et du front ont été décrites avec quelques détails, ainsi que la manière dont la Nature triomphe de la difficulté. Nous étudierons bientôt les positions difficiles du siège.

Depuis Hippocrate, qui comparait le fœtus dans la matrice à une olive dans une bouteille à goulot étroit, on sait que le fœtus vient

(1) Les femmes de notre siècle sont, malheureusement, loin d'imiter les Romaines. Celles-ci, quand elles étaient grosses, ne mettaient plus de ceinture, elles étaient *incinctæ*, de là notre mot *enceintes*. (*Traducteur.*)

(2) Une de mes clientes, en travail de son quatrième enfant, me fit appeler une heure de l'après-midi. L'enfant se présentait en travers; à 6 heures il présentait le sommet; à 5 heures du matin, je fus rappelé, le bras était sorti, je dus faire la version. J'ai observé une fois la substitution de la tête au siège. (*Traducteur.*)

(3) Sul rivolgimento (*Ann. univ. di medicina*), 1859.

difficilement au monde, quand il se présente en travers; mais, avant Denman, on ne savait pas que les seules forces de la nature peuvent suffire à rectifier la présentation et à ramener l'axe longitudinal du fœtus dans l'axe du détroit abdominal; ces cas sont si rares que, même de nos jours, bien des gens se refusent à croire à la description qu'en a faite Denman. Cette description contient le nœud de la question. Voici ce qu'il dit : « Dans quelques cas... l'épaule est tellement engagée et la contraction utérine si forte qu'il est impossible de faire exécuter aucun mouvement au fœtus, ou de le repousser... Les auteurs craignent que, la version étant impossible, il n'y ait plus aucun espoir de salut pour la mère. Cependant, dans un cas de ce genre que j'ai observé il y a vingt ans environ, j'ai eu le bonheur de voir, alors qu'il m'était impossible d'introduire ma main dans l'utérus... une version spontanée s'effectuer sous l'influence seule des contractions utérines; l'enfant sortit par le siège. Depuis lors, le nombre de cas de ce genre est devenu si grand dans ma pratique et dans celle de témoins d'une autorité incontestable, que la possibilité de ce fait n'est pas plus douteuse que celle de tout autre phénomène obstétrical connu. Quant au mécanisme de cette évolution, je crois que le corps du fœtus était tellement ramassé sur lui-même qu'il recevait l'entier déploiement de la force utérine, le corps, doublé comme il l'était, étant trop large pour passer à travers le bassin, et l'utérus pressant sur le siège, seule partie mobile, celui-ci a été graduellement amené en bas, laissant de la place pour une autre partie, jusqu'à ce que, le corps tournant autour de son axe, le siège ait été expulsé comme dans une présentation initiale du siège. Je crois qu'un enfant vivant, ou mort depuis peu, présente l'élasticité nécessaire à cette expulsion. Des enfants petits ou naissant prématurément sont souvent expulsés, *ployés*, quelle que soit la présentation au début, mais c'est un cas différent de celui que je décris maintenant. »

Dans ce passage, Denman esquisse nettement et simplement les deux procédés qu'emploie la Nature dans les présentations transversales. On les connaît sous les noms de : 1° version spontanée, ou rectification de la présentation ; 2° évolution spontanée, ou expulsion par *ballage* ou ploiement du corps fœtal.

Étudions de près ces deux procédés naturels, pour y trouver la base des traitements rationnels que nous devrons instituer, lorsque la Nature échoue.

Le mécanisme, dans le premier cas, est nommé *versio spontanea*, version spontanée, *Selbstwendung*. Le terme *évolution* ou *expulsion spontanée* s'applique au mécanisme par lequel l'enfant est expulsé, ployé, à travers le bassin, l'épaule ou le bras qui se présente restant fixés pendant tout le temps.

Denman n'a fait qu'une erreur, c'est de dire *évolution* au lieu de *version*.

1. **Version ou rectification spontanée.** — L'accouchement par l'épaule doit obéir aux mêmes lois que l'accouchement par la tête. La seule différence se trouve dans la perturbation des rapports et de l'équilibre normaux des facteurs ordinaires du travail. Ces facteurs n'en existent pas moins.

Les présentations de l'épaule sont *primitives* ou *secondaires*. Les présentations *primitives* existent avant le travail, et sont presque nécessairement associées avec l'obliquité de l'utérus. Les présentations *secondaires* se produisent dans le stage initial du travail, dans des conditions qui amènent la déflexion de la tête, lorsqu'elle glisse sous l'influence d'une force appliquée sur le siège ou le tronc.

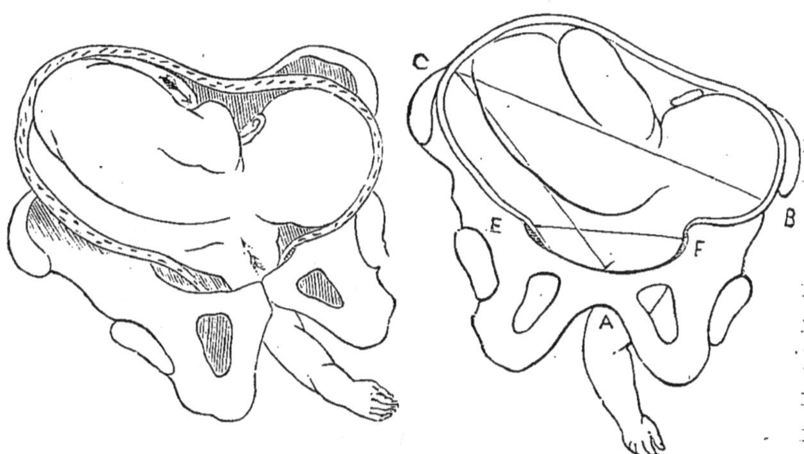

Fig. 95. — Deuxième stage dans la production de la présentation de l'épaule.

Fig. 96. — Stage suivant de la production de la présentation de l'épaule (*).

(*) ABC, coin formé par le fœtus ; A, sommet ; BC, base du coin ; EF, diamètre transversal du détroit supérieur.

Il faut distinguer la *version spontanée*, *de l'évolution* ou *expulsion spontanée*. Version est le mot propre pour exprimer le retour à une présentation favorable, à la présentation d'une des extrémités du fœtus dans l'axe de l'utérus et du détroit supérieur.

Il existe *deux variétés de version spontanée :* l'une dans laquelle la tête remplace l'épaule, l'autre dans laquelle c'est le siège. Elles nous donnent la clef des deux variétés correspondantes de version artificielle ; nous allons les décrire.

La figure 95 est un diagramme représentant le deuxième stage du changement d'une présentation de la tête en présentation de l'épaule. La figure 96 représente le stage suivant : le siège est plus bas ; l'axe du fœtus et de l'utérus s'éloigne davantage de celui du bassin, la tête est logée dans la fosse iliaque gauche.

Version céphalique. — Dans le premier temps, le grand axe du fœtus et de l'utérus est oblique sur l'axe pelvien ; il lui est presque perpendiculaire au début. Mais c'est une erreur sérieuse de regarder ces présentations comme absolument transversales. Ce n'est que plus tard, lorsque le liquide amniotique a été expulsé depuis longtemps, que l'utérus s'est contracté violemment et a engagé profondément l'épaule dans le bassin, qu'on peut dire que le fœtus est couché en travers du bassin. Les figures copiées de manuel en manuel tendent à fixer cette idée fausse dans l'esprit des accoucheurs. Et cependant les maîtres de l'art témoignent de leur inexactitude. Wigand répète que les positions transversales sont rares ; Esterlé et Lazzati parlent de même, et soutiennent que la position oblique est favorable à la version spontanée ; nous osons affirmer que, sauf dans le cas où le fœtus est mort, monstrueux ou très petit, ou quand un excès d'eaux a paralysé l'utérus, une vraie présentation transversale, comme celle qu'on représente ordinairement, n'existe pas au début du travail. Il vaudrait mieux appeler ces présentations des présentations de l'épaule, et rejeter absolument le terme *présentation transversale*. Dans une présentation de l'épaule, une présentation oblique *devient* transversale, mais elle ne l'est pas *dès le début*. Les erreurs qui prévalent dans la théorie et la pratique de la version sont dues en grande partie à l'ignorance ou à la négligence de ce fait.

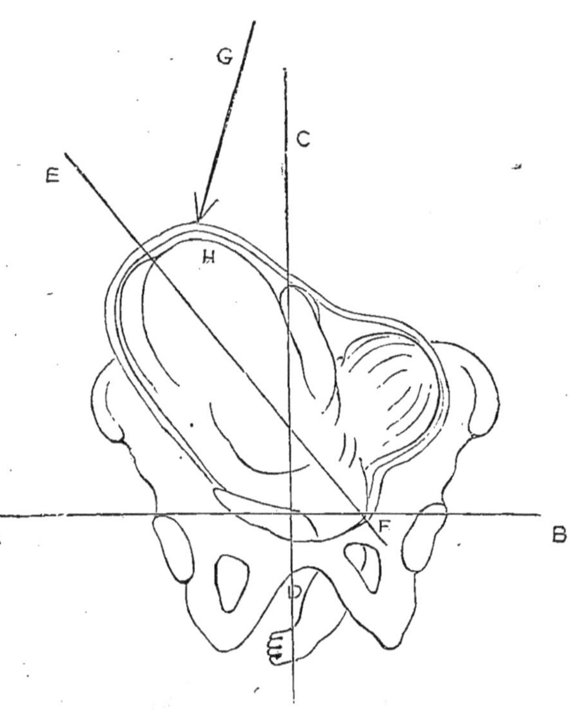

Fig. 97. — Flexion aiguë de la tête sur le tronc, *ballage*.

Dans la figure 97, le fœtus et l'utérus EF font un angle de 15 à 20° avec la perpendiculaire CD, abaissée sur le plan AB du détroit supérieur. La tête du fœtus continue à peu près la ligne du rachis ; elle a une de ses moitiés sur le détroit, l'autre dans la fosse iliaque gauche ; c'est le *premier acte*, auquel peut succéder une présentation normale de la tête. Wigand, Jörg et d'Outrepont disent que cette position est commune, et que l'effet des premières contractions est de ramener l'axe longitudinal de l'utérus et du fœtus dans leur rapport naturel avec le bassin. C'est une rectification naturelle, une variété de version spontanée.

Version pelvienne. — Si cette rectification ne peut pas se produire, nous franchissons le pas qui nous sépare de la présentation de l'épaule. Le bras ou l'épaule ne peut pas descendre sans que la tête se fléchisse sur le tronc, ce qui constitue le *second acte.* Le fond de l'utérus se contracte, aidé ou non par le diaphragme et les muscles abdominaux, et agit d'abord sur le côté gauche du siège qui est en haut, suivant la ligne GH, qui fait un angle avec l'axe longitudinal de l'utérus et du fœtus, et fait descendre le siège. Si la cavité utérine était aussi large que longue, si elle avait une forme cylindrique ou sphérique aplatie, la tête pourrait rester sur le prolongement de la ligne droite qui passe par l'échine, et, à mesure que le siège descend, la tête remonterait jusqu'à ce qu'elle ait pris la place abandonnée par le siège ; ce serait une version complète. Mais l'utérus est plus étroit d'un côté à l'autre que de haut en bas, la tête aurait une grande difficulté à s'élever ; aussi le cou se fléchit-il ; l'épaule, qui fait partie du tronc, est maintenue en bas, la tête est rejetée dans l'une des fosses iliaques, où elle reste quelque temps. La figure 97 représente cette seconde position du fœtus. AB est le plan du détroit supérieur, CD la perpendiculaire à ce plan, représentant l'entrée du bassin, EF l'axe du tronc fœtal, GH montre la direction de la force qui pousse en bas, et rencontre l'utérus et le fœtus suivant une direction plus éloignée de la perpendiculaire.

Le bras descend, en général, et la main se présente à la vulve ; le dos de la main regarde en avant, la paume en arrière, le pouce à gauche ; ce qui nous indique que la tête est dans la fosse iliaque gauche, où le palper nous permet de la reconnaître, et que le dos du fœtus est tourné en avant. L'omoplate droite est derrière la symphyse, l'acromion et le côté droit du cou s'appuient sur le côté gauche du détroit supérieur ; l'aisselle et le côté droit du thorax s'appuient sur le côté droit du détroit supérieur, tandis que le ventre et les jambes du fœtus, tournés du côté du rachis de la mère, occupent la partie postérieure de l'utérus.

A ce moment, même après l'écoulement d'une partie des eaux, la version spontanée peut encore se produire. Le mouvement du *deuxième acte* continuant, le siège descend encore, le tronc se ploie sur le côté, formant une courbe qui dirige la force propulsive de l'autre côté du détroit supérieur, la tête tend à s'élever dans la fosse iliaque gauche, l'épaule qui se présente et le bras prolabé remontent un peu. Le *troisième acte*, qui consiste dans une augmentation de la flexion latérale du corps fœtal et un mouvement en travers du bassin, est représenté dans la figure 98.

Si la version spontanée doit s'achever, le *quatrième acte* commence. Le siège, étant la partie la plus mobile, et recevant la plus grande partie de la force propulsive, et le tronc pouvant se ployer soit sur le côté, soit en avant, descend de plus en plus ; l'épaule droite étant poussée vers le côté gauche du bassin et la tête étant logée dans la partie supérieure de la fosse iliaque, le détroit devient libre pour recevoir le tronc, qui s'y engage de la manière suivante : la hanche droite arrive la première sur le détroit, elle s'y enfonce et le siège l'y suit. Aussitôt que le siège s'engage dans le détroit, c'est-à-dire aussitôt qu'il a dépassé le promontoire, il subit un mouvement de rotation analogue à celui de la tête dans l'accouchement par le sommet. La concavité sacrée est spacieuse, le siège y tourne, en suivant la courbe de Barnes, d'où il résulte que le corps, de transversal qu'il était au-dessus du détroit, devient à peu près antéro-postérieur ; la tête vient en avant, suivant un peu le mouvement de l'échine.

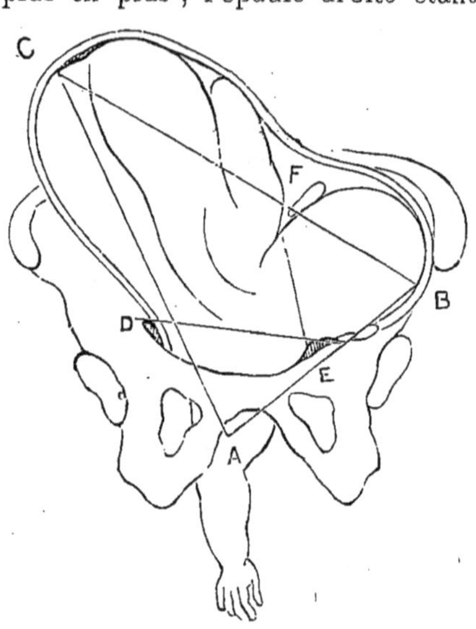

Fig. 98. — Présentation du bras, tête fléchie sur le tronc (R. Barnes).

EF, ligne qui coupe le coin ABC.

Après ce mouvement rotatoire, ou plutôt en même temps, il se produit un *mouvement de descente ou de progression*, suivant un arc de cercle dont le pubis est le centre. Le rachis se fléchit en sens inverse. Au-dessus du détroit abdominal, le tronc était concave à gauche, comme on le voit dans les figures 95, 96, 97. Quand le siège a plongé dans le bassin, la flexion du tronc se fait à droite. Le siège descend le premier ; l'ischion droit paraît à la vulve, le siège glisse sur le sacrum et le périnée, le tronc suit. Le bras droit, qui ne s'est pas retiré complètement, vient ensuite, puis le gauche ; enfin la tête, le côté droit de l'occiput tourne sous l'arcade, et suit son mouvement tournant dans la courbe de Carus.

Expulsion ou évolution spontanée. — Nous allons comparer la version spontanée avec l'évolution spontanée : *evolutio spontanea*, *Selbstentwickelung*. Il faut d'abord comprendre la raison de la difficulté qui s'oppose à l'accouchement, dans la présentation de l'épaule. Le canal pelvien est trop étroit pour permettre à un fœtus vivant et complètement développé de passer librement quand il est couché en travers du bassin. La figure 98 montre l'épaule poussée dans le bassin, formant le sommet A d'un triangle ou coin, dont la base BC est beaucoup plus longue qu'aucun des diamètres pelviens. Pour triompher de cette difficulté, la Nature s'efforce d'accourcir la base BC ; elle réussit parfois complètement, généralement elle réussit en partie.

Lorsque les eaux se sont écoulées, l'utérus se contracte concentriquement, et tend à accourcir tous ses diamètres, surtout le diamètre transversal. La tige formée par le tronc et la tête du fœtus, qui forment la base du triangle, est flexible ; B et C peuvent se rapprocher l'un de l'autre. C'est ce qu'on peut appeler le *ballage du fœtus* (1). Mais quand B et C sont aussi près que possible l'un de l'autre, nous avons encore toute l'épaisseur de la tête, 101^{mm},6, qui est fort peu compressible, plus l'épaisseur du corps, qui ne peut être réduite à moins de 50^{mm},8 : ce qui nous donne un total de 25^{mm},4 de plus que le diamètre transversa du bassin. Ou, si nous calculons les circonférences, ce qui est plus exact, nous trouverons que la circonfé- rence du fœtus peut dépasser cell du détroit supérieur — 370^{mm},8 — de 76^{mm},2 ou davantage.

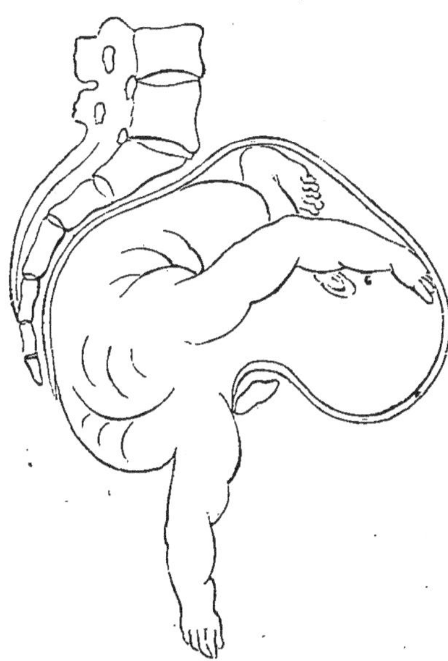

Fig. 99. — Évolution en voie d'exécution (R. Barnes).

Comme règle générale, on peut assurer qu'aucune partie fœtale, sau peut-être la jambe ou le bras, ne peut traverser le bassin en mêm temps que la tête, qui, à elle seule, remplit le pelvis. La grande com pression qu'exerce la contraction utérine, et qui porte sur le ventr et le thorax du fœtus, sur le cordon et le placenta, a pour résult d'asphyxier et de tuer le fœtus, qui meurt réellement écrasé. La con traction, quoiqu'elle ne soit qu'intermittente, se relâche raremer assez pour que la circulation placentaire puisse reprendre. La mo du fœtus, en diminuant son élasticité, lui permettra après quelqu temps de subir une réduction ou un pelotonnement beaucoup pl considérable ; il pourra donc être assez ployé et moulé pour entr dans le bassin. Une des conditions de l'évolution spontanée est don

(1) *Ballage* est la traduction exacte du mot anglais ; *pelotonnement* rendant aus bien la pensée de l'auteur, j'emploierai indifféremment les deux mots.

(*Traducteur.*)

la mort de l'enfant. S'il n'est déjà mort au début du travail, un fœtus de moyenne grosseur succombera presque certainement dans le cours de l'accouchement. Les autres conditions sont un fœtus petit, ou monstrueux, peu élastique.

De là une grande différence entre la version spontanée et l'évolution spontanée : la vie de l'enfant est une condition favorable à la version spontanée, sa mort facilite l'évolution spontanée.

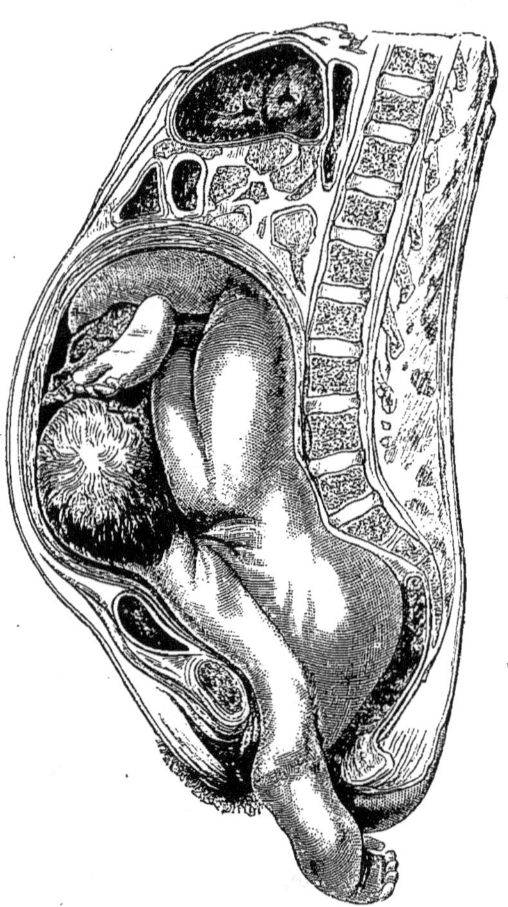

Fig. 100. — Coupe d'un cadavre congelé (Chiara). Présentation de l'épaule, évolution spontanée, *conduplicato corpore.*

Le mécanisme de l'évolution spontanée, décrit par Denman et d'autres avant lui, a été expliqué par Douglas, qui proposa son explication comme une correction de celle de Denman, croyant que Denman avait mal observé et mal interprété les faits. Douglas avait raison lorsqu'il affirmait l'existence de l'évolution spontanée ; il avait tort lorsqu'il niait celle de la version spontanée. Denman avait reconnu les deux phénomènes, qui sont maintenant bien compris. Kleinwächter donne une excellente figure de l'évolution spontanée en voie d'exécution, prise d'après un cadavre congelé. Celle que nous donnons (fig. 100) est empruntée à Chiara.

Voici comment se fait l'évolution spontanée dans la première position. Le fœtus et l'utérus occupent d'abord la position représentée dans la figure 95, puis la tête se fléchit fortement sur le tronc, et l'épaule descend dans le bassin (fig. 98), la tête occupe l'une des fosses iliaques, le siège est dans l'autre, ou tout proche. Les membranes crèvent ordinairement à ce moment, et le bras descend dans le vagin ; la main paraît au dehors, l'épaule descend davantage, et l'avant-bras prolabe.

Si le fœtus vit encore, la main et le bras prolabés se gonflent énormément et se cyanosent à la suite de la pression que subissent les veines axillaires contre la paroi du bassin; ce gonflement prouve que le fœtus est vivant. Le cordon, qui sort souvent aussi à ce moment, peut présenter des battements. Il peut être entraîné par le flot des eaux, si les membranes éclatent avant que l'épaule et le thorax aient bouché le détroit supérieur. Le corps se ploie et se pelotonne; l'épaule se fixe contre la symphyse; le côté de la poitrine situé le plus bas descend de plus en plus et se présente sous l'arcade. Le tronc fléchi est poussé dans le bassin, suivi par le siège, qui trouve de la place dans la concavité sacrée. Les rapports du fœtus avec les diamètres pelviens changent au-dessus du détroit supérieur; il occupait le diamètre transversal, il s'approche maintenant des diamètres antéro-postérieurs, la tête se place au-dessus de la symphyse. Enfin se produit *la rotation autour de l'épaule fixée*. Le côté du tronc et le siège balayent la concavité sacrée et le périnée; les jambes suivent. Lorsque tout le tronc est sorti, le mouvement de restitution s'effectue, le dos du fœtus tourne en avant, le ventre en arrière. La tête abandonne sa position sur la symphyse; le menton tourne en bas; l'occiput regarde en haut vers le fond de l'utérus; la nuque se tourne vers le trou sous-pubien droit. La tête entre dans le diamètre oblique gauche; elle exécute dans le bassin son mouvement de rotation, qui amène l'occiput sous l'arcade. Alors se fait le mouvement dans la courbe de Carus; le menton paraît le premier, suivi par la bouche, le nez, le front, qui glissent l'un après l'autre sur le périnée; l'occiput, qui est resté appliqué sur la symphyse, vient le dernier. Le bras gauche sort ordinairement peu après le tronc. Le mécanisme de l'accouchement est soumis à des lois tellement fixes, que Lazzati (1) n'hésite pas à décrire l'évolution spontanée comme étant le mécanisme normal, dans la présentation de l'épaule.

Le segment inférieur de l'utérus se dilate lentement, il reste rigide; le vagin s'œdématie, se congestionne, la vulve fait de même. Le périnée est tendu, il risque de se déchirer.

C'est ainsi que se fait le plus communément l'évolution spontanée; c'est le mécanisme type. Si l'on a ce mécanisme bien présent à l'esprit, il ne sera pas difficile de comprendre l'évolution spontanée dans une autre position.

Telle est donc l'évolution spontanée. Si nous osions plus souvent attendre et observer les effets de la nature, nous aurions sans doute moins rarement l'occasion de la voir se faire; mais nous craignons avec raison que la nature ne succombe à la tâche, et nous sommes obligés de lui donner de l'aide.

(1) *Del parto per la spalla*, 1867.

L'évolution spontanée peut se faire, *la tête passant la première*. Sans doute le cas est rare, mais son mécanisme et les conditions dans lesquelles elle se produit méritent notre attention. L'idée essentielle de l'évolution spontanée est que l'épaule qui se présente demeure fixée, ou du moins ne s'élève pas hors du bassin. Si donc la tête descend, elle doit le faire en même temps que le bras. Ce passage simultané de la tête, du bras et du thorax n'est guère possible que si le fœtus est petit; s'il est très petit, la difficulté n'est pas grande; s'il est modérément gros, il viendra probablement de la manière que nous venons de décrire; mais on a observé des cas où il est sorti la tête la première. Pézerat (1) rapporte un cas qui ne paraît pas douteux : l'enfant était gros, l'épaule se présentait; une forte douleur expulsa la tête. Fichet de Flichy (2) rapporte deux cas, Ballochi (3) un ; Robert Barnes en a vu un, Lazzati et Monteggia affirment que dans ces cas la descente de la tête a été causée par les tractions faites sur le bras prolabé. Fielding Ould raconte le cas suivant. Il fut appelé à l'aide par une sage-femme qui avait tiré sur le bras, qui venait avec la tête; la tête était si profondément engagée qu'il ne put la repousser pour atteindre les pieds. Après une heure de grands efforts, il amena un enfant vivant, dont le pariétal et le temporal présentaient une dépression proportionnée à l'épaisseur du bras. Le lendemain matin, les os avaient repris leur forme. La mère et l'enfant se rétablirent.

Quelles sont les conditions nécessaires à l'exécution de la version spontanée? — Nous possédons maintenant quelques-uns des faits nécessaires à la solution de cette question. Il est cependant probable que quelques-unes de ces conditions ne sont pas encore comprises; il est certain que nous ne pouvons guère, au début d'un cas donné de présentation de l'épaule, annoncer que la version spontanée se fera, comme nous pourrions le faire si toutes ces conditions étaient connues et reconnaissables. Elles nous seraient plus familières, si la nécessité de la version ne s'imposait pas impérieusement, si nous n'avions pas tellement à craindre de ne pas la faire en temps utile. Si nous nous substituons toujours à la nature, si nous faisons toujours la version artificielle aussitôt que nous voyons l'épaule se présenter, quand et comment pourrons-nous avoir l'occasion de découvrir les ressources de la Nature, et de savoir comment elle agit dans ce cas?

Les principales conditions paraissent être les suivantes: 1° *un enfant vivant*, ou mort depuis assez peu de temps pour que l'élasticité de son échine soit encore complète; 2° *un certain degré de mobilité du fœtus;* 3° de fortes contractions de l'utérus et des muscles auxiliaires. Il ne

(1) *Journal complémentaire*, t. XXIX, p. 305.
(2) *Observ. méd.-chirur.*
(3) *Manuale completo di Obstetricia*, 1859.

semble pas nécessaire que le bassin soit large. La rétention d'une certaine quantité de liquide amniotique facilite les mouvements communiqués au fœtus. La version spontanée se fait le plus souvent au début de la dilatation, alors que le fœtus est encore librement mobile, elle s'effectue par l'action réstitutive de l'utérus.

La version spontanée n'est pas probable lorsqu'une partie du thorax est engagée avec l'épaule, que l'utérus presse le fœtus de tous côtés, le ploie suivant son grand diamètre et rapproche la tête du siège, quand la tête est déjà proche de la symphyse, c'est-à-dire quand le mouvement de rotation est déjà avancé. Quelques observateurs ont cependant vu la version spontanée se faire, après la procidence du bras (1). Spiegelberg l'a vu deux fois. Mais une question pratique se pose : la version spontanée est-elle assez probale pour que nous soyons autorisés à laisser agir la nature? L'expérience justifie pleinement une réponse affirmative. Cependant l'observation des phénomènes de la version spontanée nous apprend que, si la nature peut par ses seules forces arriver à la produire, nous devons l'assister dans sa tâche par des manœuvres intelligentes et attentives. Nous serons de bons serviteurs de la nature, si nous traduisons humblement et fidèlement en actes sa pensée : *Natura non nisi parendo vincitur*.

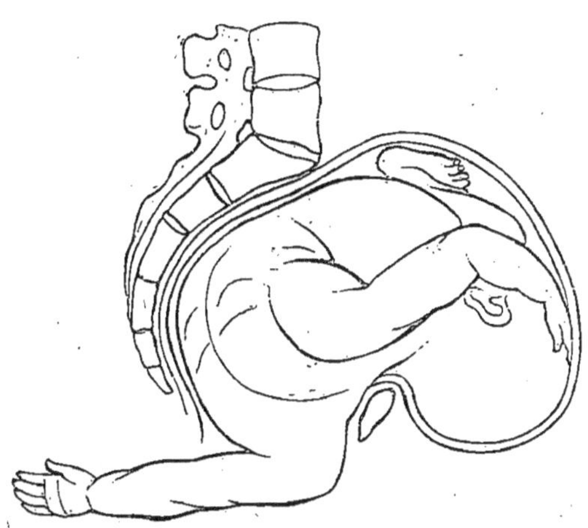

Fig. 101. — Mécanisme de l'évolution spontanée (R. Barnes). — Le bras a été dessiné horizontalement pour gagner de la place sur la figure.

Nous discuterons l'application de ce principe en décrivant la version.

Diagnostic, marche et traitement. Dangers que courent la mère et l'enfant. Le *diagnostic* de la malposition est à peu près celui de la présentation. Le pronostic — l'estimation de la probabilité que le cas se terminera par la version spontanée ou par l'expulsion spontanée — repose sur les considérations que nous venons d'énoncer, et sur les conditions particulières de chaque cas.

Le *traitement* est d'une grande importance. Il consiste évidemment à aider la nature dans la tâche qui lui incombe. Dans les cas favorables à

(1) C'est un cas de ce genre qu'a présenté l'accouchement de Tamar, fille de Juda : un fœtus présenta le bras, puis le retira ; puis l'autre sortit. (Genèse, chap. XXXVIII, v. 28.) (*Traducteur.*)

la version céphalique, l'accoucheur observera l'obliquité utérine et cherchera à la rectifier. Si, par exemple, comme c'est ordinairement le cas, le fond utérin est dirigé vers la droite, il pressera sur le fond pour le ramener vers la ligne médiane, tandis qu'avec la paume de l'autre main il repoussera le segment inférieur vers le milieu du bassin. Une pression douce et continue appliquée en sens inverse sur les deux pôles de l'utérus ramènera l'axe de l'utérus et du fœtus dans leur rapport normal avec celui du bassin, et la tête sera conduite à la place qu'elle doit occuper sur le détroit supérieur. On peut aussi appliquer la méthode bipolaire d'une autre façon, en plaçant un doigt en crochet dans l'orifice utérin, pour l'attirer vers le centre du bassin, tandis qu'on repousse extérieurement le fond vers la ligne médiane. Si, lorsqu'on a obtenu la réduction cherchée, on rompt les membranes, la force de restitution de l'utérus fixera la tête dans le détroit supérieur; si l'on en doute, il faut appliquer le forceps. La marche du travail est en grande partie sous la direction de l'accoucheur. La femme doit être placée dans la position qui favorise le mieux la chute du fond utérin vers la ligne médiane.

Quand nous étudierons la version, nous discuterons en détail cette question et celle de l'assistance que nous devons donner à la version podalique spontanée. Si nous avons observé avant le début du travail une obliquité de l'utérus et un éloignement modéré de la tête par rapport au détroit supérieur, nous devrons rétablir les rapports normaux par des manœuvres externes, et les maintenir au moyen de coussins et de bandages. Flamant, Osiander, Wigand, d'Outrepont, nous-mêmes, et d'autres l'ont fait avec succès.

Nous dirons, en étudiant la dystocie, comment il faut aider à l'évolution spontanée.

Danger que courent la mère et le fœtus. — La version spontanée, qui n'est qu'un retour à l'accouchement naturel, est favorable à la mère et à l'enfant; il en est de même de la version céphalique. La mère ne court que peu de danger dans la version podalique; l'enfant n'est probablement pas plus exposé que dans l'accouchement ordinaire par le siège

L'évolution spontanée présente des dangers sérieux. Nous l'avons vu, il est presque nécessaire, pour qu'elle s'accomplisse, que le fœtus soit mort, ou prématuré, et il ne peut guère la supporter s'il est vivant. Un fœtus très petit peut traverser vivant un bassin spacieux. Simon (1) dit que 14 enfants sur 125 ont survécu, et que quelques-uns étaient bien développés. Le danger couru par la mère est plus grand que celui d'un accouchement ordinaire. Elle court les risques de la rupture de l'utérus, de l'épuisement, des lésions de la vessie, d'une tension nerveuse et vasculaire excessives; en un mot, tous les dangers de la dystocie pen-

(1) *Die Selbstentwickelung*, 1867.

dant l'accouchement et ses suites. Il n'est guère possible de les estimer en chiffres. Le nombre des cas non compliqués d'accidents et laissés sans traitement est trop peu considérable pour faire l'objet d'un de ces tableaux statistiques, en apparence si précis, mais réellement si trompeurs. Simon n'a compté que 3 morts sur ses 125 cas.

Procidence des membres avec la tête. — Nous avons déjà dit que la tête suffit à elle seule à remplir le bassin ; elle n'admet volontiers aucune autre partie à son côté, mais il arrive qu'une main, ou même un bras, descend à côté de la tête. On peut appeler ces cas des *présentations manquées de l'épaule.* Si le bras était descendu un peu plus bas et un peu plus tôt, la tête défléchie aurait été rejetée hors du détroit, et l'épaule aurait pris sa place.

Il n'est cependant pas très rare de voir une main descendre sur un côté de la tête, déjà engagée en partie dans le bassin. En général, aussitôt que la tête est fixée dans le bassin, la main ou le bras, rencontrant de la résistance sur le bord du bassin, remonte et laisse la tête continuer seule.

La procidence du bras est généralement due à ce que la tête rempli incomplètement le segment utérin inférieur et le détroit abdominal, ce qui arrive lorsque l'utérus est oblique, la tête petite, ou la forme du détroit supérieur irrégulière, comme dans un bassin réniforme. L'accouchement prématuré et la mort du fœtus sont des conditions prédisposantes; le bras risque d'être entraîné par le flot du liquide amniotique. Dans les conditions ordinaires, il n'est pas très rare de voir la main, et même une partie de l'avant-bras, sortir avec la tête, mais leu passage sera très long et très difficile; si le bras descend en avant du bassin, la rotation de la tête sera gênée, le bras très meurtri. L'accouchement est moins difficile lorsque le bras se trouve dans la parti postérieure du bassin; il y trouve de la place à gauche ou à droite d promontoire, et peut ne pas gêner beaucoup l'accouchement.

Le *traitement* rentre dans les manœuvres dystociques et sera étudié propos de la version; nous n'examinons maintenant que les cas plu strictement physiologiques.

Présentations complexes. — La *procidence du cordon* est une complication fréquente des présentations obliques et de celles du siège, d l'insertion vicieuse, de l'accouchement prématuré, de l'hydramnios enfin de tous les cas où le segment utérin inférieur, au-dessous d l'anneau de Bandl, et le détroit supérieur ne sont pas exactement remplis par la partie qui se présente. Nous en parlerons à propos de l version.

La *présentation du placenta* sera décrite à propos de l'hémorrhagie.

Dans le chapitre consacré à la dystocie, nous étudierons la *présentation d'un polype ou d'une tumeur.*

Le déplacement du bras en arrière rentre aussi dans la dystocie.

Jumeaux. — L'histoire de la grossesse gémellaire a été faite en partie dans le chapitre consacré à la physiologie de la gestation (chap. II). Nous y renvoyons le lecteur, comme à une introduction à ce que nous allons dire au point de vue clinique sur l'accouchement gémellaire.

Bien souvent l'accouchement est prématuré, et se fait dans le huitième ou le neuvième mois. Le poids de deux fœtus, et l'espace qu'ils occupent, dépassent en général ceux d'un seul fœtus, même à une époque plus avancée de la grossesse. Ainsi, si le poids d'un fœtus à terme est neuf livres, le poids total de deux fœtus à huit mois écoulés, peut monter à douze livres ou plus. Ajoutez-y une plus grande quantité de liquide amniotique, les deux placentas, le volume plus considérable de l'utérus, et vous ne serez point surpris que l'organisme tolère la grossesse double moins longtemps que la grossesse simple. Il se peut aussi que ce double stimulus augmente la tension vasculaire et nerveuse, et que l'explosion du travail en soit avancée. La distension subie par l'utérus est certainement un des facteurs déterminants du travail; la limite de son extensibilité est atteinte plus tôt dans la grossesse double. Ce que nous avons dit (chap. II) sur la disposition des fœtus dans la matrice, fait comprendre ce que sera l'accouchement. Lorsque les fœtus ont chacun son sac ovulaire, leurs cordons et leurs membres ne s'embarrassent en général pas les uns dans les autres. Les deux enfants viennent au monde séparément sans difficulté.

Les fœtus peuvent présenter deux attitudes principales :

1. Les têtes sont toutes les deux en bas, à un niveau différent.

2. L'un des fœtus occupe le segment inférieur de l'utérus, il a la tête en bas, sur le détroit supérieur; l'autre prend l'attitude opposée : la tête en haut, le siège en bas. Chaque fœtus a son sac ovulaire, l'un plus bas que l'autre.

Position des fœtus dans l'accouchement. — Spiegelberg a réuni 1138 accouchements gémellaires analysés par Kleinwächter et Reuss; il a trouvé que les deux fœtus présentaient la tête 558 fois, dans près de la moitié des cas; un la tête, l'autre le siège, 361 fois, environ une fois sur trois; dans 98 cas, les fœtus présentaient tous les deux le siège; 71 fois, l'un présentait la tête et l'autre l'épaule; 46 fois l'un présentait le siège et l'autre l'épaule; 4 fois les deux se présentaient en travers.

Sur 2276 enfants, la tête s'est présentée 1548 fois, le siège, 603 fois, l'épaule, 125 fois. On voit donc que, quoique, dans l'accouchement gémellaire, la présentation de la tête prédomine, la proportion des présentations du siège et de l'épaule dépasse de beaucoup ce qu'on observe dans les naissances simples.

Dans les deux cas, un œuf se présente seul à l'orifice, et s'engage dans le bassin. D'après la loi d'accommodation, un fœtus repousse nécessairement l'autre sur le côté pendant la grossesse ou au début du travail. On peut donc ne pas reconnaître tout de suite la présence de jumeaux : les membranes et une tête se présentent comme à l'ordinaire, la dilatation est souvent longue; car la force expulsive doit se transmettre à la poche qui se présente, à travers l'autre sac; il y a donc perte de force. En outre, l'utérus surdistendu a moins de vigueur. Lorsque la poche qui se présente est rompue et que les eaux se sont écoulées entièrement ou en partie, il se peut que le stage d'expulsion, pour les raisons que nous venons d'énumérer, soit prolongé; mais en général l'utérus agit vigoureusement, et le premier fœtus est bientôt expulsé. Quand il est né, il faut lier son cordon.

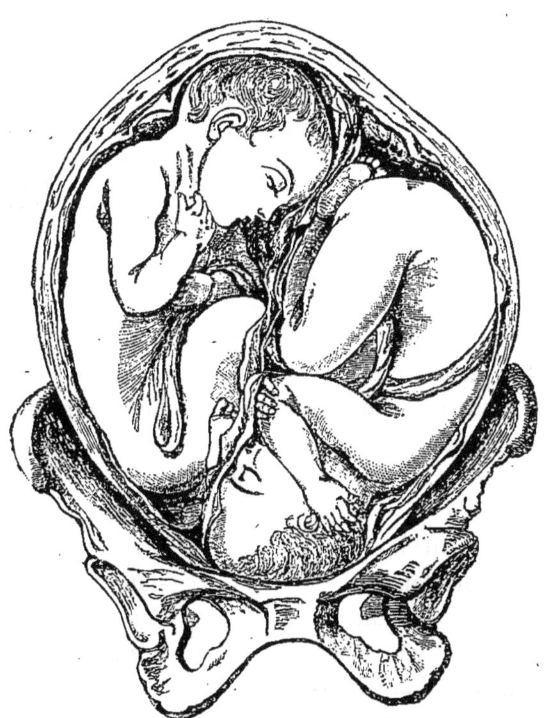

Fig. 102. — Une des attitudes des jumeaux (Ramsbotham).

Marche de l'accouchement gémellaire. — Lorsque les deux fœtus ont la tête en bas, l'un se présente le premier. La poche crève, la tête s'engage comme dans l'accouchement simple, le fœtus progresse et vient au monde. Parfois le second suit bientôt, de sorte qu'on n'a pas le temps de poser un diagnostic et d'instituer un traitement. Mais quelquefois le premier avance lentement; parfois son placenta suit aussitôt. S'il ne vient pas immédiatement, on lie son cordon, on sépare l'enfant et on attend un peu. Le motif pour lequel on lie le cordon est la possibilité d'une anastomose entre les deux placentas, de sorte que, si l'on coupait le cordon sans le lier, le sang du fœtus encore contenu dans l'utérus pourrait s'échapper par le cordon sectionné et faire périr le second. Si peu probable que soit cet accident, il faut penser à sa possibilité.

Une période de repos suit l'expulsion du premier fœtus. On constate que le ventre et l'utérus n'ont pas diminué autant qu'après un accouchement simple; la palpation permet de sentir le contour de l'utérus en core gros; on peut aussi sentir les membres du second fœtus. Le toucher fait reconnaître dans l'orifice l'existence d'une seconde poche, et une partie fœtale qui se présente; dans le cas qui nous occupe, c'est une tête. Le passage étant dilaté et *canalisé* par le premier enfant, on peut s'attendre à voir le second passer rapidement; c'est ce qui arrive souvent. Mais parfois le travail languit par suite de l'épuisement de l'utérus ou de l'organisme. Si nous ne donnons pas de l'aide, la naissance du second fœtus peut tarder plusieurs heures. On a cité des cas où le second enfant n'est né qu'au bout d'un, deux, trois ou plusieurs jours.

Lorsque le second enfant est sorti, on lie le cordon comme à l'ordinaire. Il y a un nouveau stage de repos, pour préparer la période placentaire; il n'est pas utile d'accélérer l'expulsion, mais il est bon de maintenir une pression continue sur le corps utérin. Lorsque la contraction reprend, la pression doit être concentrique : il faut saisir l'utérus avec les deux mains, comme il est dit au chapitre consacré à l'expulsion du placenta.

L'utérus surdistendu se contracte rarement assez fortement pour détacher et expulser les placentas comme il le fait dans l'accouchement simple. Il est donc utile de faire l'*expression*, qui détache et chasse les délivres jusque dans le lit. Les placentas viennent parfois séparément, parfois réunis ensemble. Mais il est nécessaire d'avoir grand soin de comprimer l'utérus latéralement, aussi bien que de haut en bas, pour éviter de produire l'inversion utérine.

Après l'expulsion des arrière-faix, il faut presser constamment sur le fond de l'utérus, d'abord avec la main, puis au moyen d'un coussinet et d'un bandage. Le danger de l'hémorrhagie est plus grand dans les accouchements multiples, pour quatre raisons : 1° le volume du sang en circulation est probablement plus grand, et la tension vasculaire plus considérable; 2° la surface laissée à nu par la séparation du double placenta est beaucoup plus étendue; 3° l'utérus est plus mince et plus faible; 4° le choc produit par le travail est plus violent, étant dû à la décharge rapide d'un double fardeau. Nous avons vu (chap. II, p. 70) que Gassner estime la perte de poids dans un accouchement simple, y compris le fœtus, les eaux, le placenta, le sang et les excrétions, à un peu plus du dixième du poids du corps.

Dans l'accouchement gémellaire, la perte de poids est plus considérable. L'expulsion rapide de la masse constituée par les jumeaux et leurs annexes doit produire une impression considérable sur les systèmes nerveux et vasculaire.

L'accouchement gémellaire normal suit la marche ordinaire de l'accouchement simple ; la seule différence est que l'un des œufs se présente le premier, et que l'autre suit. C'est un accouchement eutocique. Mais les choses ne se passent pas toujours aussi simplement. Les fœtus peuvent gêner le passage l'un de l'autre, et donner lieu à des formes sérieuses de dystocies, exigeant des manœuvres ou des opérations. Ces complications et leur traitement seront décrits à propos des opérations ou des manœuvres qu'elles réclament.

Trijumeaux. — L'accouchement trigémellaire risque encore plus que l'accouchement gémellaire d'être prématuré. Les fœtus peuvent se suivre à de longs intervalles; parfois ils se succèdent rapidement; il est possible que deux s'engagent à la fois. Les placentas peuvent être distincts; dans un cas que nous avons observé, les trois placentas étaient parfaitement séparés; ils peuvent cependant être unis par leurs bords. Un placenta peut se présenter après la naissance d'un enfant, et sortir avant que le suivant s'engage. Les fœtus peuvent s'accrocher l'un à l'autre, comme dans l'accouchement gémellaire; mais, les fœtus étant généralement plus petits, cette complication produit rarement de grandes difficultés. La mère risque probablement davantage d'avoir une hémorrhagie, il faut donc d'autant plus de soin pour la prévenir ou l'arrêter.

CHAPITRE XIV

ACCIDENTS DU TRAVAIL ET DE SES SUITES. — HÉMORRHAGIES, Y COMPRIS CELLES DE LA GROSSESSE. — HÉMORRHAGIE NOMMÉE ACCIDENTELLE. — HÉMORRHAGIE SECONDAIRE OU PUERPÉRALE. — THROMBOSE OU HÉMATOCÈLE.

Certains accidents peuvent se produire pendant l'accouchement et ses suites. Les principaux accidents du travail sont :

A. L'hémorrhagie, y compris le thrombus et l'hématome;

B. Les lésions du canal parturient : les ruptures, les déchirures, les meurtrissures de l'utérus, du vagin, du périnée; la gangrène;

C. Les fistules vésico-vaginales et recto-vaginales;

D. Le renversement, la rétroflexion, l'antéflexion de l'utérus.

Les accidents suivants, quoiqu'ils puissent être attribués à l'accouchement, paraissent à une époque plus ou moins tardive :

E. L'inflammation et le relâchement des articulations pelviennes;

F. La subinvolution de l'utérus;

G. Les divers désordres nerveux; la paralysie de l'utérus, de la vessie et des intestins. La folie puerpérale a été étudiée dans le premier volume, parmi les maladies de la grossesse (chap. IV);

H. Les troubles circulatoires et pulmonaires. Ils rentrent dans les maladies de la grossesse.

Ce chapitre comprendra l'histoire de :

A. — HÉMORRHAGIE.

Pour faire un tableau philosophique et complet de l'hémorrhagie, nous avons réuni en un seul chapitre les hémorrhagies de la grossesse, de l'accouchement et des suites de couches. Les hémorrhagies de ces trois états successifs ont une origine commune. Sans doute les causes prochaines de l'explosion de l'hémorrhagie, son histoire clinique, son traitement, présentent des caractères différentiels. Néanmoins on comprendra mieux ces différences en étudiant dans leurs relations et dans leur ordre naturel les hémorrhagies de la parturition ; on embrassera mieux les faits généraux et les lois des hémorrhagies, leur évolution physiologique et les principes du traitement.

Lois générales et causes prédisposantes. — Les principales sont l'élévation de la tension nerveuse et vasculaire, l'hydrémie, le stimulus de l'ovulation, l'attraction du sang vers les vaisseaux pelviens.

Quoique ces facteurs acquièrent plus d'activité dans la gestation, ils agissent néanmoins dans les hémorrhagies de l'état de non-gravidité. Les pertes sanguines du début de la grossesse sont exactement analogues à la menstruation et à la ménorrhagie. Cette analogie, quoique moins frappante dans les hémorrhagies de la grossesse avancée, du travail et du puerpérium, peut néanmoins être retrouvée. C'est un exemple de la ressemblance que nous avons signalée entre la menstruation et l'accouchement.

Nous pouvons dès l'abord diviser ainsi les hémorrhagies :

1. Les hémorrhagies de la grossesse.		sont des hémorrhagies de haute tension.
2. —	du travail......	
3. —	du puerpérium.	sont des hémorrhagies de basse tension.

ce qui nous donne une première dissemblance.

I. **Hémorrhagies de la grossesse.** — Elles se groupent cliniquement en :

A. Hémorrhagies des trois ou quatre premiers mois, et,

B. — de la grossesse avancée.

A. **Hémorrhagies des premiers temps de la grossesse.** — Un grand nombre sont l'effet ou la cause de l'avortement. Nous en avons parlé en étudiant l'avortement ; mais il en existe, dans les premiers temps de la grossesse, qui n'ont pas de rapport avec le détachement de l'œuf. Parlons d'abord de celles-ci.

Hémorrhagies des premiers temps de la grossesse n'amenant pas l'avortement. — Sous l'influence de la haute tension vasculaire et de l'hypérémie vasculaire considérable qui appartiennent à la gestation, la muqueuse de la portion vaginale et du canal cervical, gorgée de sang, peut laisser suinter du sang en quantité suffisante pour attirer l'attention et pour faire craindre un avortement. Cet écoulement peut se produire sans aucune lésion de la muqueuse, mais on l'observe plus souvent lorsque l'épithélium est enlevé. Dans les deux cas, l'hémorrhagie se fait plus volontiers à une époque menstruelle. C'est, du reste, une loi générale qu'on observe dans toutes les hémorrhagies de la grossesse, et même dans les hémorrhagies puerpérales et celles de l'état de non-gravidité. C'est la conséquence de l'augmentation de la tension vasculaire et nerveuse à ce moment.

La continuation des pertes de ce genre, quoique le sang vienne d'une surface éloignée de celle qui est directement intéressée dans la grossesse, peut néanmoins, en attirant vers l'utérus une fluxion inaccoutumée, amener un tel excès de pression sanguine dans les vaisseaux utérins, qu'il se produise une extravasation dans la caduque, et amener un avortement.

Nous voyons dans ce cas une application d'une des lois des hémorrhagies. Lorsqu'une hémorrhagie se produit en un point quelconque, le sang ne tarde pas à se porter vers la porte de sortie; le sang destiné à l'organisme entier ne se distribue plus également, il se dirige avec trop de force et en trop grande quantité vers le point rompu. Il y a un désordre circulatoire.

Une indication, dans le traitement des hémorrhagies, qui s'applique spécialement à l'objet actuel de notre étude, est de combattre ce désordre circulatoire ; nous devons chercher à abaisser la tension nerveuse et vasculaire, en administrant des alcalins, des laxatifs et des sédatifs. La digitale et les bromures sont fort utiles. Lisfranc insistait sur l'utilité d'une *saignée dérivative*, faite au bras, qui, en attirant le sang de ce côté, le détourne du siège de l'hémorrhagie. La tension vasculaire en est aussi diminuée. Sans recommander un usage empirique de cette méthode, nous reconnaissons qu'il a parfois rendu quelques services ; c'est une application de la loi des hémorrhagies. Il faut en outre chercher dans le siège de l'hémorrhagie les indications d'un traitement local.

Une forme de maladie locale, qui cause presque toujours des hémorrhagies et demande une grande attention, est *la tumeur maligne du col*. Des hémorrhagies, souvent profuses, reparaissent aux époques menstruelles et dans l'intervalle ; il se produit des pertes séreuses abondantes, teintes de sang, souvent fétides et presque continues; la malade ne souffre pas toujours. Dans ces cas, l'examen local peut révéler l'augmentation de volume du col, sans induration, et faire voir une surface nodulée, irrégulière, peut-être une ulcération ; communément l'hémorrhagie est produite ou augmentée par l'examen. Mais nous devons ajouter que tous ces signes n'indiquent pas nécessairement une maladie maligne. Nous avons été consultés dans des cas où le cancer paraissait tellement probable qu'on avait insisté sur la nécessité de l'amputation du col ou de la provocation de l'accouchement prématuré, et dans lesquels la suite a prouvé qu'il n'y avait pas de cancer. Parfois l'influence seule de la grossesse sur un col envahi par une inflammation folliculaire chronique suffit pour lui donner l'aspect que nous venons de décrire ; les follicules de la portion vaginale deviennent des foyers d'inflammation, l'hyperplasie et l'induration apparaissent ; lorsque l'hypérémie intense de la grossesse arrive, la congestion pourprée et la chute de l'épithélium font naître le soupçon de malignité, et le cas est regardé comme un cancer. Nous avons vu tous ces signes disparaître bientôt après l'accouchement, et le col reprendre la pâleur et la netteté de la santé. Il est cependant malaisé de différencier les cas. On peut, croyons-nous, établir comme règle générale, qu'il ne faut pas admettre l'existence du cancer sans qu'il ait été nettement reconnu avant la grossesse, et sans qu'il y ait induration et fixation du col par l'extension du mal aux culs de-sac vaginaux.

On peut raisonnablement supposer que quelques-uns des cas connus de succès de l'amputation d'un col cancéreux pendant la grossesse, sont des exemples de cancer supposé.

Marche de la grossesse compliquée de cancer. — Lorsqu'on laisse aller les choses, l'issue est presque toujours désastreuse : la grossesse n'arrête pas le mal ; les hémorrhagies et les pertes, par leur répétition, épuisent la malade ; lorsque le travail commence, le col court grand risque de subir une déchirure, dont l'extension peut amener une mort rapide. Si l'accouchée échappe à cet accident, elle court le risque d'une hémorrhagie traumatique, dont le cautère actuel ou le perchlorure de fer pourront peut-être à peine triompher. Puis vient le danger de la mortification des tissus malades et de la septicémie. Si la malade traverse toutes ces épreuves, elle va probablement succomber aux progrès ordinaires de la maladie, et d'autant plus tôt que sa résistance a été diminuée par la grossesse et l'accouchement.

Il arrive parfois que, le développement normal du segment inférieur de l'utérus et du col étant gêné par la dégénération morbide des tissus, l'accouchement ne se fait pas à terme, et que le fœtus succombe. Nous avons vu un cas bien triste de ce genre. Une femme, mère de plusieurs enfants, fut prise, pendant sa dernière grossesse, d'une tumeur maligne du col, qui fut reconnue alors que la grossesse était avancée. Le terme était passé, lorsque se produisirent des pertes fétides abondantes, et la septicémie. Dans cet état la malade fut apportée, moribonde de la campagne. Nous trouvâmes le col et le segment utérin inférieur durs, épais, saignants, et une perte affreusement puante ; le crâne fœtal se présentait, flasque, les os étaient mobiles. La malade était trop épuisée pour qu'on pût songer à l'opération césarienne, d'autant que le mal était trop étendu pour qu'on pût faire l'opération de Porro. Dans le seul espoir d'arrêter la septicémie, nous enlevâmes le fœtus macéré, après l'avoir écrasé pour qu'il offrît moins de résistance. Les tissus friables et nécrosés de l'utérus cédèrent, et la mort arriva au bout de peu d'heures, peu hâtée, croyons-nous, par l'opération.

Dans d'autres cas, le fœtus mort a été retenu quelque temps dans l'utérus, ce qui a fait croire à une grossesse prolongée ou à un *travail manqué* (*missed labour*).

Le *traitement* dépend de la nature et de l'étendue du mal. Il faut distinguer trois classes de cas :

1. Ceux où le mal est strictement localisé dans la portion vaginale, et qu'on observe vers la fin de la grossesse. Les chances d'accouchement heureux sont bonnes. Les tissus malades risquent sans doute de se déchirer pendant le passage de la tête ; mais, en fait, la dilatation se fait assez bien.

2. Le mal est localisé et la grossesse n'est pas avancée; le mieux est d'amputer la partie malade avec l'écraseur ou le galvano-cautère. En nous y prenant ainsi de bonne heure, nous pouvons espérer de prévenir l'extension du mal, qui, si on le laissait aller, pourrait rendre l'accouchement impossible sans que le col souffrît une dangereuse violence.

3. Lorsque le mal est plus étendu, et a envahi la partie supérieure du col et le segment inférieur du corps utérin, il faut faire l'opération de Porro, enlever l'utérus. Spencer Wells (1) rapporte un cas de succès.

On pourrait même prétendre que cette opération radicale est la meilleure dans tous les cas où l'on peut croire que le mal est limité à l'utérus.

Les hémorrhagies de l'avortement viennent d'une extravasation de sang entre la caduque et les éléments fœtaux du placenta, qui trouble les connexions utéro-placentaire, ou d'une maladie ovulaire, comme la dégénérescence hydatidiforme. Ce sujet a été étudié à propos de l'histoire de l'avortement (chap. VIII).

B. **Hémorrhagies de la grossesse avancée.** — *a. Hémorrhagie accidentelle.* — Par ce terme nous entendons seulement l'hémorrhagie qui se produit dans le cours de la grossesse, en général avant le début du travail; le placenta occupant sa situation normale, entre la zone du fond et l'équateur de l'utérus. Elle se distingue ainsi de celle qu'amène le placenta prævia, qui se développe en grande partie ou totalement dans la zone inférieure. Cette distinction est arbitraire et point philosophique : toute hémorrhagie doit avoir une cause ; aucune ne peut être

(1) *Medico-chir. Transactions.*

nommée accidentelle. Mais on peut conserver le mot, parce qu'il est commode.

La commodité de l'expression dans ce cas, comme cela arrive trop souvent, s'obtient aux dépens de la vérité. Le terme *inévitable* qu'on applique aux hémorrhagies de l'insertion vicieuse, est beaucoup trop absolu.

Il est néanmoins utile, au point de vue clinique, d'étudier les hémorrhagies des trois derniers mois de la grossesse, en distinguant celles qui sont dues à une insertion vicieuse, de celles qui se produisent lorsque le placenta occupe sa place habituelle.

A mesure que la grossesse approche de son terme, les rapports du placenta diffèrent de ce qu'ils étaient pendant les premiers mois. L'adhérence se fait moins intime, des causes peu actives le détachent prématurément; et une particularité donne aux hémorrhagies de cette période un sens et une gravité particuliers, c'est la possibilité que tout ou partie du sang répandu reste *caché* dans l'utérus, ce qui ne se produit presque jamais dans la première moitié de la grossesse. Nous devons aux définitions de Rigby cette importante distinction pratique, dont les indications cliniques n'ont pas été bien appréciées par les auteurs français et allemands.

L'hémorrhagie des derniers mois dépend essentiellement du détachement placentaire; le sang sort donc des vaisseaux utéro-placentaires mis à nu et rompus. Cette proposition générale ne s'applique pas moins aux hémorrhagies qui se produisent lorsque le placenta est fixé au fond, que lorsqu'il se développe sur la zone inférieure de l'utérus.

Les causes immédiates du détachement du placenta sont: 1° Les contractions utérines, qui troublent et détruisent les rapports de surface de l'utérus avec le placenta; 2° un brusque afflux sanguin vers l'utérus et le placenta; 3° les violences extérieures.

1. Vers la fin de la grossesse, la fibre musculaire de l'utérus se développe rapidement, et la *contractilité* y devient de plus en plus manifeste. Le détachement du placenta en devient plus fréquent; des causes, innocentes jusqu'alors, excitent des *contractions actives*. La main, surtout si on l'applique froide sur le ventre de la mère, perçoit une contraction analogue au mouvement péristaltique des intestins. Si la contraction est excessive ou soudaine, le placenta peut être détaché. La plus petite extravasation entre l'utérus et le placenta excite une nouvelle contraction; la surface de séparation s'étend, et il s'épanche davantage de sang.

Voici comment Gendrin explique le détachement du placenta : le muscle utérin est formé de deux couches, l'une externe, l'autre interne. Les rapports de ces deux couches avec la couche vasculaire expliquent l'influence qu'elles ont sur la production de l'hémorrhagie : lorsqu'il se produit des contractions spasmodiques, le plexus vasculaire intra-utérin étant pressé irrégulièrement par ces contractions, le sang doit couler en quelque point; il en résulte une congestion locale qui peut produire une rupture dans les minces ramuscules veineux. Ces contractions produisant comme des boursouflures en certains points du globe utérin, tiraillent nécessairement les attaches placentaires, et peuvent les rompre.

2. La deuxième cause peut agir indépendamment de la première mais les deux causes peuvent se réunir, et joindre leurs efforts. Une *émotion* fait contracter l'utérus; elle peut aussi déterminer un afflux soudain de sang vers l'utérus. La tension soudaine des vaisseaux, aidée ou non par la contraction de la paroi musculaire, se soulage par une extravasation de sang entre le placenta et l'utérus. Kiwisch a observé que le détachement ne suit pas toujours immédiatement le choc nerveux, et que l'écoulement sanguin peut ne se faire que plusieurs heures, même plusieurs jours après. Nous croyons que dans ces cas il se produit, au moment du choc, une légère extravasation de sang, qui agit comme un irritant, et cause plus tard une contraction plus étendue. Les vaisseaux placentaires sont d'une délicatesse extrême, ils sont la partie la plus faible de tout le système circulatoire. Parfois l'extravasation se fait dans le placenta — apoplexie placentaire —; elle amène probablement un détachement de cet organe.

3. Les *violences* de toute forme peuvent produire des résultats semblables. Une violence directe, un coup sur l'utérus, cause très connue, agit d'une façon très nette. Un coup, même alors qu'il ne porte pas directement sur le point de l'utérus sur lequel le placenta est attaché, peut, par répercussion ou par contre-coup, agiter la paroi utérine, la faire contracter et détacher le placenta. Les mouvements fœtaux eux-mêmes peuvent exciter la contraction utérine; le coït a paru quelquefois être la cause immédiate; la séparation du placenta a parfois succédé à un vomissement violent, à des efforts faits pour aller à la selle ou pour tousser, aux mouvements faits dans la position verticale en lavant dans un cuvier, ou en soulevant un fardeau pesant. Ces causes peuvent agir, non seulement par la secousse, mais aussi par l'hyperémie utérine et placentaire qu'elles produisent. Mais on a, croyons-nous, exagéré la fréquence des traumatismes comme cause d'hémorrhagie. Lorsqu'un traumatisme semble en être la cause efficiente, il préexistait souvent une maladie du placenta, de l'utérus, du sang, du foie, des reins, des poumons, du cœur, ou de l'organisme entier. Nous pouvons répéter notre aphorisme : L'œuf sain adhère à l'utérus avec une ténacité surprenante.

Causes prédisposantes. — Cette séparation prématurée du placenta est rare chez les femmes jeunes et robustes ; elle diffère en cela de l'in sertion vicieuse du placenta. Elle est commune surtout chez les femmes qui ont passé trente-cinq ans, qui ont eu beaucoup d'enfants, dont la constitution est usée par la maladie et la pauvreté, par l'intempérance, dont les tissus sont mal nourris, atones, et tendent à l'atrophie ou à la dégénération; en un mot, chez les mêmes femmes qui sont disposées à la rupture de l'utérus. Nous avons trouvé une fois la dégénérescence graisseuse du cœur.

Certaines maladies prédisposent à cette forme d'hémorrhagie. La variole, l'albuminurie (Blot), la leucocythémie (Patersen) (1), l'atrophie aiguë du foie, sont les plus actives. Les maladies du foie, en gênant le retour du sang des viscères pelviens, amènent nécessairement l'hyperémie du système veineux utérin, et l'augmentation de la tension artérielle propre à la grossesse cause une pression sur le point de rencontre des artères et des tissus du placenta. Le danger de rupture en ce point, qui est le plus faible de tout le système vasculaire, est fort grand.

Un état morbide du placenta peut constituer une forte prédisposition; ainsi la dégénérescence graisseuse, les masses fibrineuses, l'atrophie, qui détruit l'uniformité de la structure de l'organe. Un placenta malade, surtout s'il est d'une consistance inégale en divers points, ne peut pas suivre les mouvements de l'utérus et s'adapter à ses variations de surface, aussi facilement que le fait un placenta sain. Robert Barnes, dans ses mémoires sur la dégénérescence graisseuse du placenta, a signalé cette cause.

La *mort du fœtus* aussi peut favoriser le détachement du placenta : 1° en amenant des modifications dans la densité et les autres propriétés du placenta ; 2° en provoquant la régression du tissu musculaire et décidual de l'utérus; 3° en excitant la contraction, comme le ferait un corps étranger.

Marche et symptômes. — La perte peut survenir sans symptômes prémonitoires. La femme, dans son état de santé ordinaire, est prise subitement : 1° de *douleurs dans la région épigastrique*, localisées surtout dans le fond et sur un côté de l'utérus; ces douleurs sont souvent violentes ; 2° d'un *choc*, quelquefois assez violent pour produire le collapsus ; la douleur est augmentée par la pression; 3° parfois soudainement, quelquefois graduellement, le fond utérin se *distend* et *fait saillie;* 4° il se produit un *changement dans la forme du ventre.* On sent une saillie ou une bosse; l'utérus s'étend dans la région épigastrique, il donne au palper une sensation pâteuse; on ne perçoit plus la forme du fœtus. Ces symptômes indiquent le tiraillement de l'utérus par l'accumulation du sang dans un point circonscrit. L'histoire des cas graves montre que le plus souvent le détachement commence au centre du placenta, et

(1) *Edinb. med. Journ.*, 1870.

marche vers la circonférence, sous l'influence de la pression du sang qui s'accumule. Il se fait une cavité pour recevoir le sang, formée d'un côté par la compression en dedans du placenta, qui tend à se séparer, et de l'autre, par la saillie de la paroi utérine en dehors. Le placenta, examiné après son expulsion, est concave ou cupuliforme sur sa face maternelle, au lieu d'être convexe. Oldham (1) a décrit un cas type, où le placenta n'adhérait plus que par son bord ; une grande quantité de sang était emprisonnée dans la cavité formée entre l'utérus et le placenta. Ce placenta est dans le musée de Guy's Hospital; 5° la lésion utérine et le choc soudain *ne s'accompagnent pas de vraies douleurs*. L'utérus est paralysé, ou présente une action spasmodique et désordonnée.

Il est intéressant de noter l'analogie de ces cas avec les cas de rupture utérine; leurs symptômes présentent souvent une ressemblance frappante ; dans les deux cas, il existe un traumatisme utérin subit. L'hémorrhagie accidentelle peut quelquefois être regardée comme remplaçant la rupture utérine : une émotion, en provoquant une contraction concentrique subite, peut causer une rupture; cet accident peut être prévenu par la déchirure des attaches placentaires. La tunique péritonéale a été déchirée par un tiraillement violent; il ne faut point oublier ce fait, puisqu'il s'est produit, dans des conditions analogues, lorsqu'on a fait une injection forcée d'air ou d'eau dans l'utérus pour provoquer l'accouchement. Nous citerons des exemples de cet accident, à propos de l'accouchement provoqué.

Nous ne devons pas nous attendre à toujours voir une *hémorrhagie externe*. Le sang, nous l'avons vu, s'épanche, mais il peut rester *caché*. Nous constatons en général les signes d'une hémorrhagie; la syncope, la pâleur, l'agitation, peut-être la surdité et la cécité; la peau est froide et visqueuse, le pouls faible, dicrote, presque imperceptible ; les traits sont tirés, tout le faciès indique la souffrance et la dépression. L'intensité de ces symptômes est communément plus considérable que ne suffit à l'expliquer la perte, au moins la perte extérieure; les symptômes sont dus en partie au choc.

Dans quelques cas, ce n'est pas du sang, mais un sérum plus ou moins rouge, qui sort de l'utérus et paraît au dehors. Les caillots restent, le sérum est expulsé par la compression. Ce symptôme est caractéristique de l'hémorrhagie avec rétention. Notre attention a été attirée de ce côté par E. Calthrop (2). Si donc nous voyons sortir du sang clair, aqueux, nous pouvons soupçonner la rétentien d'un caillot dû à une hémorrhagie accidentelle ou *cachée* (interne). Lorsque l'enfant est né, le placenta sort brusquement avec des caillots noirs.

Il existe *une classe de cas dans lesquels les symptômes sont compara-*

(1) *Guy's Hosp. Reports*, 1856.
(2) *Lancet*, 1869, t. I, p. 458.

tivement légers; dans ces cas, rien n'indique la tension utérine ; il n'y a que peu de choc et de douleur. On observe qu'en général *le sang s'échappe à l'extérieur*, c'est à ce fait qu'est dû le peu de gravité des symptômes. Il est des cas où la rupture des membres, l'expectation seule même, suffisent au traitement. La faiblesse du choc permet à l'utérus de reprendre bientôt sa force. Nous croyons qu'un bon nombre de ces cas ne sont qu'en apparence de cas d'hémorrhagie accidentelle ; et que ce sont en réalité des cas d'insertion vicieuse. Une partie du placenta a envahi la zone inférieure ; elle se détache, et le sang sort aisément par le col. Nous avons souvent prouvé ce fait, en montrant que la fente des membranes se trouvait près du bord du placenta. Il diminue le nombre des cas d'hémorrhagie accidentelle ; un grand nombre sont réellement des cas de placenta prævia. Il faut cependant savoir que les mêmes causes peuvent détacher prématurément le placenta, quel que soit le lieu de son insertion.

Pronostic. — Les cas de ce genre se produisant, comme c'est ordinaire, chez des femmes faibles, sinon malades ou blessées, douées de peu de force de résistance, doivent toujours être considérés comme inquiétants. La mort peut arriver en peu d'heures, même avant la délivrance, et avant les secours. Parfois le choc additionnel du travail amène une prostration fatale ; parfois une nouvelle hémorrhagie, survenant après la naissance de l'enfant, éteint le peu de force et d'espérance qui pouvait rester. La sécurité dépend donc souvent d'un diagnostic porté de bonne heure.

On ne peut estimer, même approximativement, le risque que court la mère. Le danger de mort immédiate est sérieux ; les risques qu'elle va courir si elle supporte le choc primitif ne sont guère moins sérieux. L'hémorrhagie secondaire, la continuation du choc, la péritonite, la métrite, la septicémie, sont un cortège formidable de dangers.

L'espoir d'obtenir un enfant vivant dépend beaucoup de l'étendue du détachement placentaire et du temps qui s'écoule jusqu'à ce qu'il soit sorti de l'utérus. Dans les cas d'insertion vicieuse, lorsqu'un bord seulement du placenta a empiété sur la zone inférieure et s'est détaché, les chances sont bonnes, si l'on donne à temps le secours nécessaire. Dans les cas d'hémorrhagie interne, dans lesquels la plus grande partie du placenta s'est détachée, l'enfant est en général perdu. Il succombe à l'asphyxie causée par la perte sanguine de sa mère, même si une partie du placenta reste adhérente.

Il est difficile d'estimer la *fréquence* de ces cas. Goodell (1), dans un excellent mémoire, a réuni 106 cas ; 54 mères succombèrent ; sur les 107 enfants, 6 seulement sont rapportés comme sauvés. La mortalité

(1) On Concealed accidental Hæmorrhage of the gravid Uterus (*Amer. Journ. of obst.*, 1867).

maternelle et fœtale est donc plus forte que celle de l'insertion vicieuse; ce cas est au plus haut degré cataclysmique.

Traitement. — La première chose à faire dans tous ces cas est de *rompre les membranes*. L'écoulement du liquide amniotique fait cesser le tiraillement de la fibre utérine, permet aux parois de l'utérus de reprendre leur état normal, et provoque le travail. Même avant de percer les membranes, lorsque nous voyons la malade prostrée, avec un pouls faible, une respiration gênée, la peau froide, nous devons la ranimer par l'injection sous-cutanée de 4 grammes d'éther, que nous pourrons, s'il le faut, répéter toutes les demi-heures. L'action restauratrice de ce remède est souvent très surprenante.

Dans quelques cas où la prostration n'est pas profonde, la rupture des membranes peut suffire; la nature fera le reste. Ce serait augmenter le choc et le danger. que de vouloir faire trop tôt l'accouchement forcé. L'ergot n'est pas fidèle; si la malade est déjà déprimée, il pourra rester sans effet, ou ajouter à la dépression.

Les *stimulants* à l'intérieur, la *chaleur* appliquée aux extrémités, et les *frictions* seront utiles en provoquant une réaction.

L'utérus peut alors être capable de se contracter, le travail peut se faire spontanément. Il est utile de soutenir l'utérus au moyen d'un bandage ferme, mais pas trop serré.

Puis, si le travail ne progresse pas bien, il faut *dilater le col avec les sacs hydrostatiques*. Avant qu'ils fussent connus, on était dans l'alternative, ou de laisser la femme succomber à l'épuisement, ou d'aborder le danger, plus grand encore peut-être, de l'introduction forcée de la main dans l'utérus, pour faire la version. Collins disait : « Je ne connais pas d'opération plus dangereuse pour la mère et pour l'enfant, que la dilatation artificielle du col, suivie de la version. » Cette opinion se rapporte, on le comprend, à la dilatation forcée du col avec la main, suivie de la version. Collins rapporte un cas de déchirure du col produite ainsi. Mais, avec les sacs hydrostatiques, aucune opération n'est plus innocente. Lorsque la dilatation est suffisante, et que la tête se présente, on peut appliquer le forceps ; si les symptômes sont urgents, et que l'enfant soit probablement mort, il vaut mieux rendre l'accouchement plus facile et plus rapide, en perforant la tête et en l'extrayant avec la pince à craniotomie ou le céphalotribe. Si toute autre partie que la tête se présente, on fait la version bi-polaire.

Le principe dominant doit être d'agir avec le moins possible de précipitation et de violence, et d'épargner les forces de la femme.

Lorsque l'enfant est né, le placenta sort, accompagné d'une masse de sang noir liquide et coagulé. Il n'est pas prudent dans ces cas de *masser* l'utérus ou de pratiquer l'*expression*, à moins de le faire avec une extrême douceur; il vaut mieux même ne pas masser du tout. S une pression douce et soutenue de l'utérus ne fait pas sortir le délivre (1), il vaut mieux injecter 4 grammes d'éther sous la peau, et l'extraire doucement avec la main; puis immédiatement injecter dans l'utérus de l'eau à 43°. Ces injections sont fort utiles pour arrêter ou éviter une hémorrhagie, et pour ranimer les forces de la malade. Si cela ne réussit pas, et que l'hémorrhagie persiste, nous devons avoir le courage de badigeonner l'intérieur de l'utérus avec une solution de perchlorure ou de persulfate de fer, si nous ne voulons pas voir la femme mourir exsangue. L'extrême dépression de la malade ne nous permet pas de nous fier aux agents dont l'effet ne peut se produire que si elle a encore des forces : l'utérus paralysé blessé, laisse écouler le sang.

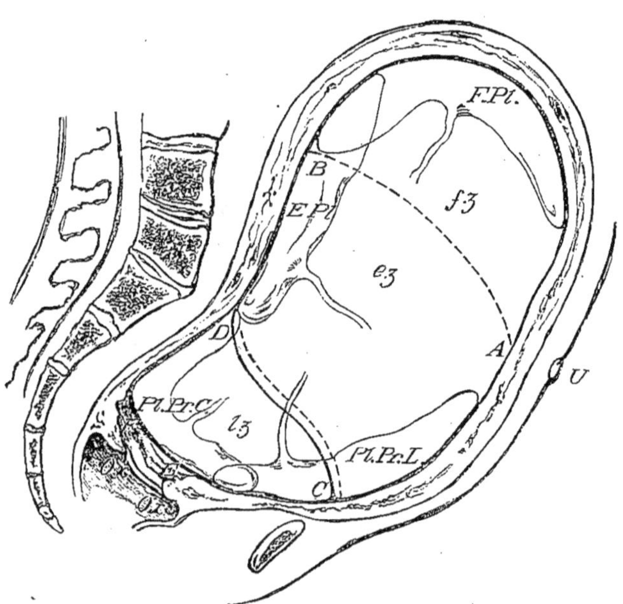

Fig. 103. — Diagramme illustrant la théorie de Barnes sur le placenta prævia (R. Barnes).

Division de l'utérus en zones : AB, cercle polaire supérieur; CD, cercle polaire inférieur de Barnes, ou anneau de Bandl; EF, cercle de l'orifice interne; Ox, orifice externe; *fz*, zone du fond; *ez*, zone équatoriale; *lz*, zone inférieure. FP*l*, placenta inséré au fond; EP*l*, placenta inséré sur l'équateur; P*l*, RL, placenta prævia latéral; P*l*, RC, placenta prævia central.

Placenta prævia. — Avant Levret et Rigby l'ancien, les hémorrhagies que nous venons de décrire, et celles que produit l'insertion vicieuse du placenta, étaient communément confondues. Leur distinction repose sur les caractères suivants : dans les deux cas, le sang vient de la surface utérine dont le placenta s'est détaché ; mais dans l'hémorrhagie dite *accidentelle*, le placenta est inséré au-dessus de l'anneau de Bandl (vol. I, fig. 32 et 33) ; dans l'hémorrhagie dite *inévitable*, il s'est fixé totalement ou en partie sur le segment utérin inférieur, au-dessous de l'anneau de Bandl. Ces deux régions, nous l'avons vu, ont des pro-

(1) Le sulfate de quinine à dose élevée m'a donné d'excellents résultats et m'a souvent évité la nécessité de dilater le col, même dans les cas où l'ergot avait échoué. (*Traducteur.*)

priétés différentes : le corps utérin, au-dessus de l'anneau de Bandl, peut se contracter plus vigoureusement que le segment situé au-dessous; les vaisseaux déchirés par la séparation du placenta se ferment plus aisément. Robert Barnes, qui a, par ses observations physiologiques et cliniques, devancé la démonstration anatomique de Bandl, a divisé le corps utérin en trois zones : 1° la supérieure *fondale;* 2° la moyenne ou équatoriale ; 3° l'inférieure ou cervicale. Cette dernière est la même que le segment inférieur de Bandl.

Théorie de l'hémorrhagie inévitable. — Levret et Rigby, qui les premiers ont clairement reconnu la relation de cette forme d'hémorrhagie avec l'implantation du placenta sur le segment inférieur de l'utérus, ne se sont cependant pas bien rendu compte des conditions desquelles dépend l'hémorrhagie. Ils soutenaient que, tant que le travail continue, la perte doit continuer, augmenter même ; que l'hémorrhagie est inévitable. Leur corollaire thérapeutique était que « l'extraction manuelle du fœtus est absolument nécessaire au salut de la mère ». Presque tous les auteurs qui leur ont succédé ont accepté la théorie et adopté la pratique de Levret et de Rigby.

Denman s'exprime nettement ainsi : « C'est une pratique établie par des autorités nombreuses et respectables, et consacrée par le succès, de délivrer artificiellement les femmes, dans tous les cas d'hémorrhagie dangereuse, *sans se confier aux ressources de la nature.* Cette pratique n'est plus celle du petit nombre; nous ne pouvons la discuter. »

Voici ce que dit Ingleby : « Ainsi le placenta continuera à se détacher, tant que le col se dilatera, *jusqu'à ce que presque toute sa surface soit séparée* de l'utérus. Il suit évidemment de là que, lorsque le placenta est fixé sur le col ou sur l'orifice de l'utérus, totalement ou partiellement, les vaisseaux se rompront à mesure que le placenta se détachera, et que le salut de la femme dépendra de la version, excepté peut-être dans deux cas particuliers, dans l'un desquels la rupture des membranes est la seule chose que nous puissions faire, et dans l'autre, la meilleure. Les contractions, favorables dans les hémorrhagies accidentelles, ne sont ni à désirer ni à attendre dans les hémorrhagies inévitables, à moins qu'elles ne soient assez fortes pour expulser le fœtus ; elles ne font qu'augmenter la perte ; car, quoiqu'il faille un peu de relâchement, il ne faut pas oublier que le placenta se détachera en raison directe du développement du col et de la dilatation de l'orifice interne, et que l'hémorrhagie recommencera à chaque instant (1).

Cazeaux dit que, depuis Levret, l'insertion du placenta sur le segment inférieur de l'utérus a été considérée comme une cause d'hémorrhagie inévitable pendant les trois derniers mois de la grossesse, et

(1) *Uterine Hæmorrhage*, 1832, p. 140 et 146.

pendant l'accouchement. Gardien dit que la perte est l'essence même de la grossesse et surtout du travail.

Aucune théorie ne saurait être plus désespérante. Des hécatombes de femmes et d'enfants ont été ses victimes. Le raisonnement est parfaitement logique, mais les prémisses sont fausses. La douleur, c'est-à-dire la contraction, est nécessaire à l'accouchement; mais si elle se produit — et elle doit se produire — elle apporte avec elle un danger mortel! La dilatation du col est une condition nécessaire de l'accouchement; mais l'orifice ne peut se dilater sans augmenter l'hémorrhagie! La Nature est coupable; elle est condamnée sans appel, on ne lui donne pas l'occasion de montrer ce qu'elle peut.

Il n'a pas manqué cependant d'hommes qui n'acceptaient pas cette théorie dans tout son absolutisme.

Puzos, Wigand, d'Outrepont, Robert Lee ont reconnu qu'il existe des cas où l'on peut se fier à la nature.

Mercier semble avoir été tellement frappé de l'absence d'hémorrhagie dans certains cas d'insertion vicieuse, qu'il a écrit un mémoire intitulé : « Les accouchements où le placenta se trouve apposé sur le col de la matrice sont-ils constamment accompagnés de l'hémorrhagie? » Cazeaux a vu des cas où la dilatation du col ne produisit pas la perte « d'une goutte de sang. »

En 1847, Robert Barnes a esquissé sa nouvelle théorie du placenta prævia, qu'il a depuis lors appuyée, dans divers articles, sur de nombreuses preuves physiologiques et cliniques. Nous allons exposer cette théorie. Barnes commence par diviser l'utérus en trois zones.

Au point de vue physiologique, nous trouvons de bonnes raisons pour lesquelles *le placenta s'implante ordinairement dans les deux zones supérieures de l'utérus.* Voici quelques-unes de ces raisons : 1° assurer le maintien de la circulation utéro-placentaire pendant le travail; elle n'est interrompue que pendant la contraction active; 2° permettre un détachement égal du placenta après la contraction; 3° laisser la zone inférieure libre d'hypertrophie vasculaire, puisqu'elle doit subir une distension violente et être meurtrie par le passage du fœtus ; 4° garder le placenta contre le traumatisme et le détachement à la fin de la grossesse et pendant l'accouchement. De ces deux zones, la supérieure ou *fondale* est la mieux appropriée; car elle assure plus complètement les conditions que nous venons d'énoncer. C'est la région Κατ' ἐξοχὴν de l'insertion sans danger. La surface équatoriale, placée entre la zone supérieure et l'inférieure, est celle qui présente le moins de danger après la première; le placenta ne risque pas d'être détaché prématurément. L'insertion du placenta sur cette zone peut cependant causer une obliquité de l'utérus et du fœtus, rendre l'accouchement lent et disposer la femme à la rétention du placenta et à l'hémorrhagie *post partum.*

Au-dessous du cercle inférieur est la zone inférieure, que nous avons appelée parfois *zone cervicale*, parce qu'elle touche le col en bas. Mais, ce terme ayant paru ambigu à quelques-uns, et ayant éveillé l'idée, nullement justifiée par nos expressions, que le placenta se développe dans la cavité du col, nous emploierons le terme *zone inférieure*. C'est la région dangereuse. Tout placenta inséré sur cette zone viole les quatre raisons pour lesquelles la Nature fixe ordinairement le placenta sur les zones supérieures. Pendant la gestation, la tête, si elle se présente, presse constamment sur le placenta fixé sur ce segment inférieur; pendant l'accouchement, la tête presse encore plus fortement, elle l'écrase et peut-être le détache; le fœtus doit traverser le segment inférieur et le col, gonflés et rendus plus vulnérables par l'hypertrophie vasculaire, et par suite prédisposés à la déchirure, à l'hémorrhagie, à la septicémie. Enfin, il faut remarquer que, puisque ce segment doit *s'effacer* pour donner passage au fœtus, il doit se rétracter ou s'accourcir, ce qui est incompatible avec la préservation de l'adhérence utéro-placentaire. Partout ailleurs dans l'utérus, les rapports sont faciles entre les limites contractiles du tissu musculaire, et le placenta qui y adhère. Dans cette région inférieure, les rapports normaux n'existent plus.

Le cercle polaire inférieur est donc la ligne physiologique de démarcation entre le placenta prævia et le placenta latéral; c'est la limite au-dessous de laquelle se produit le détachement spontané du placenta et l'hémorrhagie dite inévitable, au-dessus de laquelle le détachement spontané et l'hémorrhagie ne se produisent pas.

Ce cercle inférieur, limite physiologique entre l'insertion dangereuse et l'insertion sans danger, décrit par Robert Barnes en 1847, est identique avec l'anneau de Bandl. Il est intéressant de voir combien cett découverte, à laquelle Barnes est arrivé par l'étude clinique et physiologique, et celle à laquelle Bandl a été conduit par ses études anatomiques, se confirment l'une l'autre, et démontrent ensemble ce qui constitue vraiment l'insertion vicieuse.

La position exacte du cercle polaire inférieur, ligne qui sépare l'insertion dangereuse de l'insertion sans danger, peut être déterminé assez exactement. Le segment inférieur de l'utérus devant nécessairement se dilater assez pour donner passage à la tête fœtale, son ouverture doit être égale à l'équateur de la tête. Il n'est pas nécessaire qu' s'ouvre davantage, et la dilalation ne va pas au delà. En observa l'étendue du retrait ou du raccourcissement nécessaires à cette dilatation, nous aurons la mesure exacte de la hauteur de la zone inférieu ou de la région de l'insertion vicieuse (fig. 103).

On peut arriver à cette détermination d'une autre manière: On pren une tête de fœtus, et on étend un anneau de caoutchouc autour l'équateur de la tête, au niveau de la protubérance pariétale ; l'anneau représente exactement la dilatation maximum du segment inférieur, nécessaire au passage de la tête. La zone *doit se dilater* jusqu'à cette dimension ; *il n'est pas nécessaire qu'elle s'ouvre davantage et elle ne se dilatera pas au delà.* On obtient ainsi la limite entre la zone inférieure et la zone équatoriale.

Si l'on mesure alors la distance de la protubérance pariétale qui se présente à la grande circonférence de la tête, on aura la hauteur de la zone inférieure. Cette distance, sur une tête développée, est environ 3 pouces ou 8 centimètres (1). Si donc on décrit dans l'utérus un cercle de 3 pouces de distance du centre de l'orifice, on obtiendra le cercle polaire inférieur. C'est justement la distance à laquelle les doigts introduits dans l'utérus peuvent atteindre.

Nous croyons cependant que la limite de la sécurité est souvent atteinte en pratique, avant que la dilatation de l'orifice ait un diamètre égal à celui de la grande circonférence de la tête. Nous avons observé que l'hémorrhagie s'arrête parfois lorsque le diamètre de l'ouverture a atteint de 52,8 à 76,2 millimètres.

C'est la délimitation faite par Robert Barnes entre la région supérieure et le tiers inférieur de l'utérus et la détermination de la limite de sa dilatation du segment inférieur et de l'insertion vicieuse ; il faut la comparer avec la description que Bandl donne de son anneau et du segment inférieur, et avec les citations suivantes de Duncan et de Spiegelberg.

Spiegelberg (2) confirme la découverte de R. Barnes dans les termes suivants : « L'expansion du segment inférieur de l'utérus est plus étendue dans les points situés à peu près à angle droit par rapport à l'axe de l'organe, et par suite très près de l'orifice interne ; elle devient de moins en moins considérable dans les points plus élevés, et plus rapprochés d'un parallèle à l'axe utérin. Le parallélisme commence à 6 centimètres, tout au plus, du milieu de l'orifice interne, mesuré sur une ligne, à 4 centimètres en distance perpendiculaire. Une circonférence tracée à cet endroit, transversalement à l'utérus, a un diamètre de 11 centimètres environ ; elle suffit pour le passage de la tête. *Il n'y a donc plus de dilatation au-dessus de 6 centimètres, comptés à partir du milieu de l'orifice interne. Le placenta est donc prævia, lorsqu'il est inséré totalement ou partiellement sur le segment ainsi délimité ;* l'effet nécessaire de la dernière dilatation au moment de l'accouchement est la séparation du placenta ; elle est aussi bien physiologique que celle du délivre inséré

(1) Dans les réductions de pouces en centimètres, les auteurs, je l'ai fait observer, ont admis que le pouce vaut 25,4 millimètres ; ici ils lui donnent une valeur supérieure. Dans les *Opérations obstétricales*, R. Barnes donne pour la hauteur de cette zone trois pouces, que j'ai traduit par 76 millimètres, le pouce ayant un peu plus de 25 millimètres. (*Traducteur.*)

(2) *Lehrbuch der Geburtsh.* 1878.

normalement, et se produit comme elle par la rétraction de la surface d'insertion, à la suite d'une contraction concentrique. »

Duncan (1) dit : « A 6 centimètres environ du pôle (l'orifice interne) le diamètre de la cavité utérine est 100 millimètres, et ce diamètre est situé à 37 millimètres au-dessus de l'orifice interne du col en suivant l'axe de l'utérus. Un canal mesurant 100 millimètres de diamètre est assez large pour laisser passer le fœtus. L'expansion n'a donc pas besoin de se faire beaucoup au delà de ce cercle de latitude situé à une distance de 6 centimètres, distance mesurée le long d'un méridien, qui part du centre de l'orifice interne. » Duncan n'est pas absolument d'accord avec nous sur la hauteur du diamètre extrême à partir de l'orifice interne. Il donne 6 centimètres, nous donnons environ 76,2 millimètres, notre estimation étant fondée sur les mensurations de la tête fœtale, prises de la protubérance pariétale à l'équateur; cette méthode est, croyons-nous, physiologique, car elle donne la circonférence de la dilatation nécessaire. Cette différence n'affecte pas la confirmation donnée à la découverte de Barnes. Mais dans un autre passage. Duncan porte un témoignage plus clair : « Barnes cependant s'est fait remarquer par le soin avec lequel il a insisté à juste titre sur la limite naturelle du détachement prématuré spontané, et il a montré que Churchill se trompe, en disant que, plus le travail avance, et plus la séparation augmente, l'extrême limite du détachement étant atteinte avant la fin du premier stage (2). »

Lorsque la dilatation est assez étendue pour que la tête puisse passer, et lorsque toute la partie du placenta insérée dans la zone inférieure s'est détachée, si, comme c'est la tendance constante de la Nature, les contractions utérines arrêtent l'hémorrhagie, la parturiente est arrivée à un moment où toutes les complications dues à l'insertion vicieuse n'existent plus; les parties latérales et équatoriales du placenta restent adhérentes, et maintiennent la vie du fœtus. L'accouchement dès lors est naturel; l'hémorrhagie s'arrête, grâce à la rétraction continue du segment utérin inférieur qui ferme les ouvertures des vaisseaux et favorise la formation des caillots qui les bouchent.

C'est le but vers lequel tend la Nature ; elle l'atteint parfois, nous l'avons fréquemment constaté en clinique. Les auteurs anciens et modernes ont rapporté un grand nombre de cas de ce genre, quoiqu'ils n'aient pas toujours interprété correctement ce qu'ils observaient. Si les observations ne sont pas plus nombreuses, c'est simplement que les médecins, esclaves aveugles du dogme de l'hémorrhagie inévitable,

(1) *Contributions to the Mecanism of Natural and Morbid Parturition*, 1875, p. 349. (Le mémoire a été publié en 1873.) — J'ai copié, pour ce passage, la traduction française du livre, par Budin, p. 367. (*Traducteur.*)

(2) *Loc. cit.*, p. 367, p. 385 de la traduction de Budin.

craignent de laisser à la Nature une chance de montrer ses ressources. La marche physiologique est interrompue par l'*accouchement forcé*, auquel ils ont recours immédiatement. Nous ne pouvons rien voir de plus.

Description des variétés du placenta prævia. — On peut en distinguer quatre formes :

1. L'*insertion centrale* (centre pour centre) *placenta central.* — L'orifice interne est couvert par le placenta. Celui-ci s'étend de tous les côtés à partir de l'orifice, qui est au centre, et occupe un cercle complet sur la zone inférieure. Le doigt qui examine touche le placenta.

2. Parfois l'aire occupée par le placenta s'étend au delà du segment inférieur de l'utérus, de tous les côtés, et couvre la zone équatoriale, ne laissant qu'une surface peu étendue près du fond. Nous avons vu et figuré un cas de ce genre ; la femme était morte entre les mains d'une sage-femme ; nous enlevâmes l'utérus avec son placenta encore adhérent et nous le portâmes au Collège des Chirurgiens.

3. *Placenta latéral.* — Le placenta plonge d'un côté dans la zone inférieure ; un bord atteint l'orifice interne, sans aller au delà. Le doigt qui examine touche la poche des eaux.

4. *Placenta prævia partiel*, appelé par quelques-uns *placenta latéral.* Une portion du placenta descend au-dessous de l'anneau de Bandl, mais n'atteint pas l'orifice interne ; il empiète sur la zone inférieure. Le doigt qui examine tombe sur la poche.

La seconde forme se reconnaît en général pendant l'accouchement : le doigt sent le bord du placenta et la poche qui lui fait suite, si elle n'est pas crevée ; si elle est rompue, le doigt peut toucher la face maternelle et la face fœtale du placenta. Après la délivrance, les deux dernières formes se reconnaissent à la position de la déchirure des membranes par rapport au bord inférieur du placenta. La distance qui sépare l'ouverture des membranes de ce bord donne, comme Levret, Maygrier, Hugh Carmichaël (1), Von Ritgen (2), et nous-mêmes, par de nombreuses observations, l'avons démontré, la distance exacte du placenta à l'orifice interne.

Nous trouvons dans nos recueils d'observations que, 27 fois sur 100, le placenta s'insère à moins de 52,8 millimètres de l'orifice interne.

Un autre point plein d'intérêt physiologique et clinique, indiqué par Levret, est l'insertion fréquente du cordon sur le bord inférieur du placenta. Levret dit même que l'insertion du cordon a un certain rapport avec le lieu d'implantation du placenta. Ainsi, sur les placentas attachés au fond, le cordon part du milieu, sur les placentas latéraux et prævia, il s'insère en bas ; le cordon suit et marque donc de combien le placenta est descendu. Nous avons étudié ce point et nous devons avouer que

(1) *Dublin Quarterly Journ.*, 1830-40. (*Traducteur.*)
(2) *Monatschr. f. Geburtsk.*, 1855. (*Traducteur.*)

nous avons trouvé un bon nombre d'exceptions à cette règle. Le placenta représenté dans la figure 105 en est une. Nous croyons néanmoins que la loi de Levret, si elle n'est pas universelle, n'en est pas moins exacte.

Étiologie. — Il n'est pas possible de donner une exposition précise des causes qui déterminent l'insertion du placenta sur le segment inférieur de l'utérus; mais nous pouvons indiquer quelques-unes des conditions qui l'accompagnent fréquemment. Parmi ces conditions, une des principales est la pluriparité; le placenta prævia est beaucoup *plus fréquent chez les pluripares* que chez les primipares. L'insertion vicieuse peut se reproduire dans les grossesses successives. Osiander a montré la disposition de l'œuf à se greffer sur le segment inférieur chez les pluripares. Comme on pouvait s'y attendre, elle est plus fréquente dans les grossesses gémellaires; le double placenta, demandant une plus large surface d'implantation, a plus de chances d'empiéter sur la zone inférieure. Dans quelques cas, le placenta, même unique, est fort mince; il s'étend sur une large surface pour suppléer, par cet élargissement, à son défaut d'épaisseur. Nous avons vu et rapporté un cas de ce genre. Nous avons de bonnes raisons pour croire que, lorsque le placenta se fixe sur la zone inférieure, il peut être aplati par la pression continue de la tête fœtale; ne pouvant s'accroître en épaisseur, il s'étend en surface. Mais cette loi n'est pas universelle, comme on peut le voir dans la planche de Hunter (1) qui représente un placenta central, d'une épaisseur ordinaire.

Nous l'avons vu, le chorion commence par être couvert de villosités sur toute sa surface, et l'utérus entier est tapissé par la caduque jusqu'au bord de l'orifice interne. Le chorion présente donc de toute part les éléments nécessaires à la constitution du placenta fœtal, et l'utérus possède partout le tissu propre à former le placenta maternel; le placenta peut donc se former en un point quelconque de la surface utérine. Nous ne pouvons pas préciser les conditions accidentelles qui décident de cette formation aux dépens d'une partie du chorion et d'une partie de la caduque. Nous pouvons supposer que la caduque du fond se trouve parfois moins saine, et que les villosités choriales, comme les racines des plantes, poussent d'un autre côté, à la recherche d'un sol plus propice. Nous pouvons aussi supposer, ce qui est plus probable, que l'œuf sorti de la trompe n'est pas immédiatement arrêté par un pli de la caduque et descend un peu pour s'attacher plus bas (2). On a pu dire aussi que l'œuf n'a été imprégné que dans le segment inférieur de l'utérus et s'est développé au point où il a été fécondé.

(1) *Gravid Uterus*, pl. XII. (*Traducteur.*)

(2) C'est sans doute le cas chez les plurigravides, dont les parois utérines n'arrivent pas au contact exact qu'elles présentaient chez les primigestes. (*Traducteur.*)

On a avancé que l'insertion vicieuse est plus fréquente chez les femmes sujettes à un travail pénible. Est-elle plus commune chez les femmes affectées de rétroversion ?

Küneke (*Monatsch. f. Geburtskunde*, 1859) et Sirélius d'Helsingfors (*Arch. gén. de méd.*, 1861), décrivent des cas de placenta prævia où la portion insérée anormalement était un placenta supplémentaire. Hecker a fait la même remarque.

Nous devons mentionner à ce propos une spéculation ou une hypothèse de Rokitanski sur l'origine des polypes placentaires et fibrineux. Il suppose qu'un œuf, après s'être fixé dans la muqueuse utérine et après avoir été complétement recouvert par la caduque, peut être chassé par les contractions utérines dans le col; ses attaches s'allongent en forme de tige et l'œuf continue à se développer dans le col qui se dilate. Puis l'œuf meurt, il survient une hémorrhagie et on enlève le polype. De même, nous pouvons supposer que l'œuf, greffé à l'origine près de l'orifice de la trompe, peut être poussé en partie dans la zone utérine inférieure et y envoie des villosités choriales qui servent à son entretien. Cette hypothèse rend compte de l'étalement fréquent du placenta dans l'insertion vicieuse et de la production du placenta succenturié.

Il se peut aussi, comme nous l'avons dit, que l'œuf se développe dans la cavité cervicale.

On ne peut guère préciser la fréquence de l'insertion vicieuse. Les statistiques réunies de Schwartz, Spiegelberg, Schwörer et Hégar, donnent, sur un total de 562,120 accouchements, 394 cas de placenta prævia, environ 1 sur 1400. Sur les 20,084 accouchements faits à la *Royal Maternity Charity*, de 1878 à 1883, on trouve 28 cas d'insertion vicieuse, 5 fois la mère a succombé; c'est à peu près 1 sur 700. Nous croyons même que cette proportion est au-dessous de la réalité. Sur les 1580 accouchements faits au *British Lying in Hospital*, de 1872 à 1881, il y a eu 3 cas de placenta prævia.

Théories sur la cause de l'hémorrhagie. — 1. L'ancienne théorie veut que la perte soit produite par le développement du segment utérin inférieur pendant les derniers mois de la grossesse, ou que le col, sur lequel on suppose que le placenta s'est fixé, se développant plus rapidement que le placenta, le sang s'échappe des vaisseaux utéro-placentaires déchirés.

Il nous semble utile de répéter ce que nous disions dans nos *Opérations obstétricales* (3e éd., 1876). « Cette doctrine, transmise par la tradition et acceptée presque sans examen, est certainement fondée sur une erreur anatomique et physiologique. Stoltz a démontré clairement que le col ne contribue point à la réception de l'œuf. On peut souvent, à la fin de la grossesse, sentir le canal cervical presque complètement fermé en haut par l'étroit orifice interne (Voy. chap. II). »

2. Quelle est la cause de l'hémorrhagie qui survient au moment du travail? On l'attribue généralement à la dilatation active du segment inférieur et du col. Est-ce là ce que démontre l'observation clinique? Il est indiscutable que l'hémorrhagie éclate souvent avant qu'il il y ait aucune dilatation du segment inférieur ou du col; nous avons souvent, après une forte perte, senti l'orifice interne tellement fermé, qu'il admettait à peine le bout du doigt. Robert Barnes a proposé une théorie exactement opposée à celle qu'on admet généralement. Il a fait remarquer que la partie dont le développement est le plus actif, est l'œuf, le placenta et que le développement de l'utérus est provoqué par le stimulus venu de l'œuf. Il en a conclu que le placenta commence à se décoller par suite de l'excès de son développement sur celui de la région utérine à laquelle il est fixé, et que la structure de cette région ne lui permet pas de suivre le développement du placenta; leurs attaches se rompent, le placenta s'étend au delà et l'hémorrhagie se produit. L'hémorrhagie est plus fréquente aux époques menstruelles qu'à tout autre moment, et n'a point affaire directement avec le travail, qui souvent ne s'ensuit pas. Au moment où se produit le nisus menstruel, le sang afflue vers l'utérus et le placenta, le gonfle et lui fait dépasser les limites de la surface à laquelle il est fixé; il se décolle sur les bords et le sang s'écoule; sous l'influence de l'irritation que produit ce détachement partiel, l'infiltration d'un peu de sang dans le tissu placentaire et la présence de quelques petits caillots entre le placenta et la paroi utérine *peuvent* éveiller la contraction, la zone inférieure peut, en se rétractant, décoller *secondairement* une plus grande partie du placenta.

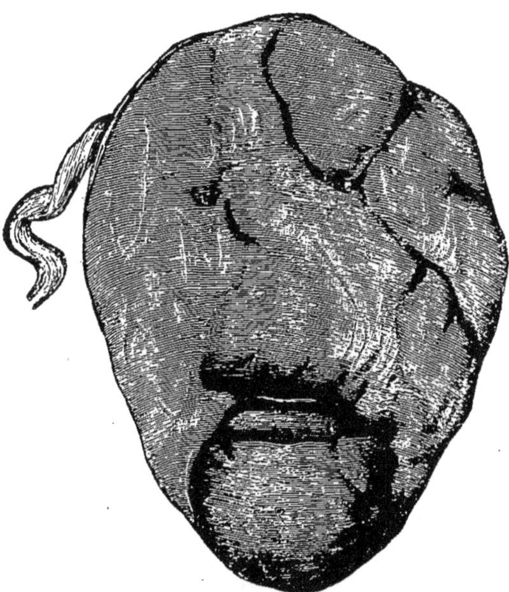

Fig. 104. — Surface maternelle d'un placenta prævia (un quart de nature). La partie inférieure qui a la forme d'un lambeau occupait la zone inférieure de l'utérus (d'après un dessin du Dr Roper).

Cette théorie, qui veut que la rupture des attaches utéro-placentaires soit due à la rapidité du développement du placenta, et à son hypérémie périodique, est corroborée par ce qui se passe dans la grossesse tubaire. Comme la grossesse tubaire, la grossesse dans le segment inférieur de l'utérus est une erreur de lieu; toutes les deux sont des gestations ectopiques; dans les deux cas, l'œuf s'est greffé sur un tissu qui n'est pas fait pour le recevoir, et qui ne peut pas le suivre dans son développement. Dans la grossesse tubaire et dans la grossesse interstitielle, il arrive un moment où l'accroissement de l'œuf est si rapide, que la trompe, ne pouvant le suivre, se déchire. Cette rupture se produit ordinairement à une époque menstruelle, quand le développement de l'œuf est encore accéléré par un afflux sanguin plus considérable. Robert Barnes a fait remarquer (1) un fait, maintenant généralement admis, c'est que, avant la rupture du sac tubaire, il se produit souvent une perte sanguine, ce qui prouve que l'œuf, gagnant de vitesse son *habitat*, s'en détache partiellement. C'est exactement ce qui se passe dans l'insertion vicieuse du placenta.

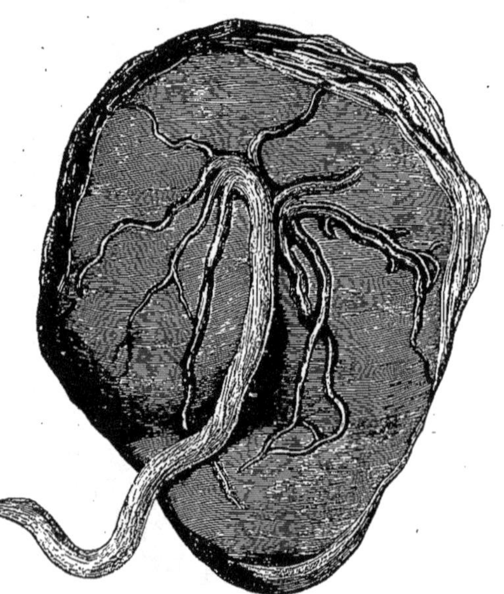

Fig. 105. — Face fœtale du même placenta. Le lambeau *prævia* est mieux en vue. — La ligne qui sépare le lambeau du corps du placenta marque la limite entre la zone inférieure et la zone équatoriale; c'est l'anneau de Bandl.

C'est donc dans l'histoire de la menstruation et dans celle de la grossesse tubaire que nous trouvons des analogies éclairant celle du placenta prævia.

3. Les contractions utérines irrégulières et spasmodiques sont, croyons-nous, une cause active de production et d'entretien de l'hémorrhagie. La présence du placenta sur le col provoque une irritation réflexe; l'irritation, une fois produite, continuera presque certainement et agira d'une manière désordonnée. La polarité est troublée.

Une autre cause du détachement prématuré du placenta et de l'hémorrhagie est l'altération subie par le lambeau prævia du placenta. Dans quelques cas, ce lambeau (V. fig. 104 et 105) s'atrophie et s'indure partiellement, son tissu n'est plus en harmonie avec la paroi utérine. Dans cet état, des causes perturbatrices légères, un choc, une secousse, des modifications dynamiques de la circulation peuvent amener son détachement.

(1) *Clinical History of diseases of Women*, trad. franç., p. 356.

On peut croire que dans quelques cas l'hémorrhagie est produite par des causes semblables à celles qui agissent dans l'hémorrhagie dite accidentelle. Quelques-unes de ces conditions, comme celle que nous venons d'indiquer, l'altération du tissu placentaire, sont probablement plus fréquentes lorsque le placenta est prævia.

Le Dr Nagel (*Annalen des Charitékrankenhauses zu Berlin*, 1863) indique comme cause du détachement prématuré du placenta la rupture hâtive des membranes lorsque la tête est basse, et l'orifice complètement dilaté. Dans ces conditions, la tête en progressant tire sur les membranes et sur le placenta. Cela peut arriver aussi bien lorsque le placenta est inséré sur le fond ou sur l'équateur de l'utérus.

Théories sur la provenance du sang. — Nous supposons, cela va de soi, qu'il n'y a pas d'hémorrhagies jusqu'à ce que le placenta se détache de l'utérus. Lorsque ce détachement se produit, deux surfaces mises à nu présentent des vaisseaux ouverts. Le sang coule-t-il de la surface placentaire, ou de la surface utérine, ou des deux? Levret croyait que le placenta fournit une partie du sang. Rawlins, d'Oxford (1) disait : « Il vient plus de sang des vaisseaux du placenta, que de ceux de l'utérus ». Le professeur Hamilton soutenait la même opinion, qu'ont adoptée Kinder Wood, Radford et Simpson. Si le sang sort du placenta, il s'ensuit que, lorsque le placenta se détache, les vaisseaux déchirés sur l'aire correspondante de l'utérus se ferment, tandis que le sang continue de couler dans la partie du placenta qui a conservé ses rapports avec l'utérus, et que, sortant du placenta, il s'échappe de la surface dénudée. Partant de là, Simpson prétendait que, lorsque tout le placenta a été détaché, il ne peut plus se produire de perte, et il soutenait que le détachement complet est la meilleure méthode. Cet argument se réduit à dire que, lorsque le placenta est totalement détaché, comme il ne peut plus recevoir de sang, l'hémorrhagie cesse, puisque la surface utérine ne donne pas de sang. Robert Lee demande avec esprit : « Comment donc se produit cette hémorrhagie furieuse, lorsque le placenta est dans le vase, sous le lit? » Simpson s'appuyait surtout sur le fait que, dans les cas où le placenta est entièrement détaché et expulsé avant la sortie de l'enfant, il n'y a que peu ou point d'hémorrhagie, et que la perte cesse au moment de l'expulsion. Puisque la Nature détache le placenta et arrête ainsi l'hémorrhagie, le chirurgien doit aussi le détacher et s'attendre au même résultat, l'arrêt de la perte. Radford, avant Simpson, avait été conduit, par les mêmes considérations, à adopter la même pratique.

Nous ne connaissons aucune autorité qui soutienne maintenant cette théorie; les preuves apportées à l'appui sont fallacieuses. Dans se

(1) *Dissertation on the obstetric Forceps*, 1793.

Lettsomian Lectures professées en 1857, Robert Barnes a fait remarquer que, lorsque la perte cesse au moment du détachement complet, c'est que ce détachement est effectué par la contraction active de l'utérus; cette contraction ferme les bouches des vaisseaux, tout comme elle le fait dans l'hémorrhagie *post partum*. Au surplus, il existe des cas assez nombreux où la perte ne s'arrête pas lorsque le placenta est totalement détaché, spontanément ou artificiellement. En voici un incontestable rapporté par Joseph Clarke : « Mrs A. était mourante lorsque j'arrivai, l'hémorrhagie avait été *immense*. Elle mourut sans accoucher; à l'examen, je trouvai le placenta *entièrement* détaché. (Les italiques sont dans l'original). » C'est que l'utérus ne se contracte pas. Ramsbotham, Tyler Smith, et tous les auteurs qui sont venus après eux, acceptent cette explication. Les Hunters, en montrant que la structure caverneuse du placenta maternel ne permet qu'un retour lent et uniforme du sang des artères utéro-placentaires vers les sinus, ont prouvé qu'il ne peut sortir du placenta un jet rapide de sang. Legroux (1) rapporte deux cas d'hémorrhagie mortelle, produits par une insertion vicieuse, dans lesquels on constata que le fœtus était mort depuis longtemps. La circulation placentaire, dit l'auteur, devait avoir cessé, et la source de la perte ne pouvait être que l'utérus. Feu le Dr Mackensie a fait des expériences directes : 1° Il ouvrit l'uterus d'une chienne pleine et détacha le placenta; il observa que le sang coulait abondamment de l'utérus, et que ce sang était *artériel;* 2° Il détacha partiellement le placenta sur une femme, et il injecta du sang défibriné par les artères hypogastriques; il vit le sang couler uniquement de l'utérus, par les *artères utéro-placentaires;* 3° Il cite plusieurs observations dont les auteurs ont noté que le sang a la couleur du sang artériel.

On a vu le sang couler de la surface utérine, dans les cas d'opération césarienne et d'inversion utérine, que le placenta fût partiellement ou totalement séparé. A ce fait nous pouvons ajouter nos observations personnelles; feu le Dr Chowne a réuni un grand nombre de faits de ce genre. Il faut en outre observer que le courant lent qui traverse le placenta doit être bientôt arrêté par la coagulation du sang; c'est pour cela que la portion détachée du placenta est souvent dure et imperméable.

Nous pouvons donc conclure que le sang vient surtout de la surface utérine dénudée, et non du placenta.

Il est néanmoins probable que, comme Duncan le fait remarquer, la perte peut provenir de la rupture d'un sinus utéro-placentaire situé dans l'aire du détachement prématuré, et du *sinus circulaire* du placenta.

L'état du placenta prævia mérite une étude attentive. Nous l'avons vu souvent présenter des extravasions sanguines de différents âges;

(1) *Arch. gén. de méd.*, 1855, vol. II, p. 646.

quelques-unes récentes, encore liquides ; d'autres, à diverses phases de coagulation et d'induration. Dans quelques cas, le tissu placentaire est déchiré. Cette lésion se produit spontanément durant l'accouchement, ou bien elle est due aux manœuvres de l'accoucheur. Parfois le lambeau est aplati, comme s'il avait été comprimé par la tête ; son tissu a subi une sorte d'atrophie, due en partie à des effusions anciennes, dont quelques-unes sont décolorées, et ont laissé des masses fibrineuses semblables à celles que nous avons décrites ailleurs (chap. VIII). Les figures 104 et 105 représentent ces altérations.

La possibilité de la réunion à l'utérus d'une portion placentaire détachée a été discutée. Il est difficile d'en trouver des preuves positives; mais l'anatomie des tissus d'attache semble la rendre impossible.

Hémorrhagie traumatique. — A vrai dire, l'hémorrhagie qui accompagne le détachement du placenta est traumatique ; mais c'est un traumatisme physiologique et inévitable. Le traumatisme dont nous allons parler est artificiel, produit par le chirurgien et devrait être évité. Dans bien des cas, la perte continue après la sortie du fœtus et du placenta ; elle peut être due d'abord à la cause que nous venons de mentionner, le défaut de contraction utérine, puis à une déchirure du col. Cette lésion peut être causée par l'expulsion naturelle du fœtus ; mais elle est plus souvent produite par les manœuvres de l'accouchement forcé. Avant que les idées de Robert Barnes fussent adoptées, on accouchait la femme immédiatement, et on le faisait sans beaucoup s'occuper de l'état des parties sur lesquelles on agissait. La doctrine de l'hémorrhagie *inévitable* et persistante dominait tellement, qu'on abordait un col formé avec l'hypothèse arbitraire que l'hémorrhagie rend le col dilatable, ce qui, malheureusement, n'est pas exact. Les exemples abondent de déchirures, d'hémorrhagies traumatiques mortelles du col blessé, qui sont la punition des tentatives forcées de dilatation d'un col rigide supposé dilatable. Mais l'erreur est encore tellement enracinée qu'il faut éclairer ce sujet. Leroux disait en 1810, qu'avant Puzos on faisait en général l'accouchement forcé ; cette opération était difficile et souvent avait une issue funeste. David Davis a vu de nombreux cas d'hémorrhagie mortelle, sans dilatation de l'orifice ; il rapporte un cas d'hémorrhagie profuse, où l'orifice était peu dilaté, et était resté aussi rigide que s'il n'y avait pas eu d'hémorrhagie. On provoqua l'accouchement, la dilatation dura quatre ou cinq heures ; l'accouchement se termina par la naissance de jumeaux vivants ; le cinquième jour, une hémorrhagie abondante se produisit, qui enleva la mère. On ne trouva pas de déchirure, mais la longue pression de la main poussée de force à travers le col avait produit la contusion, l'inflammation et la suppuration du col, dont une partie, large comme une pièce de 60 centimes, s'était mortifiée, et avait laissé un ulcère profond, au fond duquel étaient plusieurs artères ; ainsi s'explique l'hémorrhagie fatale. La pièce est déposée au Musée de Middlesex Hospital.

« On a vu des cas, » dit Edouard Rigby, « dans lesquels l'orifice a été dilaté artificiellement, où le fœtus a subi heureusement la version et l'extraction, et où l'utérus s'est bien contracté ; le sang a continué de couler goutte à goutte ; l'accouchée s'est épuisée graduellement, et a succombé. A l'autopsie, le Professeur Naegelé a trouvé *invariablement* l'orifice plus ou moins déchiré. » Le fait est que, dans l'insertion vicieuse, l'orifice, loin d'être dans un état favorable à la dilatation, est souvent tout l'opposé.

Tyler, de Dublin, rapporte un cas dans lequel un tétanos traumatique succéda à une insertion vicieuse.

Marche et symptômes de l'insertion vicieuse. — Quand le placenta se développe totalement ou partiellement dans la zone inférieure de l'utérus, ses rapports en ce point avec la paroi utérine sont sujets à être troublés ; il est très probable que bien des cas d'avortement supposé ordinaire, dans le troisième et le quatrième mois sont en réalité dus à cette cause. Dans le chapitre II (fig. 33, d'après Bandl) nous avons vu qu'au quatrième mois, les caractères de la zone inférieure sont bien marqués ; et nous avons fréquemment constaté que des œufs abortifs de cette époque présentent une structure placentaire dans cette zone. Mais l'insertion vicieuse n'est ordinairement pas reconnue avant la fin du cinquième mois. Dès lors la femme peut être prise à l'improviste d'une forte perte de sang rutilant, pendant qu'elle se repose, même pendant son sommeil. Dans plusieurs cas, la cause immédiate est probablement le coït, mais il n'est pas nécessaire d'invoquer les causes extérieures. La femme est parfois surprise par une perte, alors qu'elle est hors ou loin de chez elle, tant elle s'attend peu à un accident. Ces *attaques* d'hémorrhagie sont d'ordinaire complétement indépendantes ou de l'accouchement de la contraction utérine ; ceux mêmes qui croient que la contraction en est la cause admettent qu'elle n'est pas perçue (Spiegelberg). Elles se produisent le plus souvent à une époque menstruelle ; il n'est donc pas rare de les voir reparaître à un mois d'intervalle.

Une cause prédisposante est la tension vasculaire, qui est plus considérable lorsque le placenta est praevia que lorsqu'il est fixée sur le fond de l'utérus.

Quelquefois la perte se produit après une fatigue excessive ou une émotion. Il n'est pas douteux que la rupture des rapports utéro-placentaires est amenée par l'augmentation de l'afflux sanguin vers l'utérus et le placenta aux époques menstruelles, ou sous l'influence des autres causes que nous avons mentionnées. Hors de l'état de gestation, l'émotion peut à elle seule provoquer une hémorrhagie.

Parfois la perte s'arrête, et la malade a un sursis. Il se peut même qu'elle aille à terme, et qu'après avoir eu plusieurs hémorrhagies, elle soit délivrée naturellement, et sans perdre beaucoup; mais le plus souvent l'accouchement prématuré se fait à la première ou à la seconde hémorrhagie. Le septième et le huitième mois sont des époques critiques. L'hémorrhagie ayant commencé, une petite quantité de sang est extravasée entre l'utérus et le placenta, le bord inférieur du placenta s'infiltre de sang, s'épaissit et s'indure, la contraction utérine est excitée. Une fois l'utérus en action, l'accouchement ne peut guère tarder à se terminer. Le travail est souvent lent, l'utérus reste inerte; les contractions sont en général faibles; ce qui s'explique par le développement incomplet du muscle utérin, principalement dans le segment inférieur, par la polarité musculaire troublée, la difficulté de la dilatation du segment inférieur et du col, due à leur immaturité et à leur vascularisation excessive.

La position défavorable du fœtus vient encore ralentir le travail; les présentations transversales sont beaucoup plus fréquentes que dans l'accouchement à terme.

Le cordon fait souvent procidence, ce qui s'explique par le fait que la partie qui se présente ne remplit pas le segment inférieur, et laisse passer le cordon; puis celui-ci est souvent inséré sur le bord du placenta, de sorte qu'une anse est prête à tomber au moment où l'orifice est dilaté et où la poche crève; le flot de liquide entraîne le cordon.

Dans quelques cas de placenta central, le fœtus a été chassé au travers du placenta. L'art a imité cette perforation spontanée, l'accoucheur a crevé le placenta, et extrait le fœtus à travers la déchirure. La partie du placenta qui recouvre l'orifice interne est souvent mince, et ne présente pas de tissu placentaire.

Diagnostic. — Si l'on touche de bonne heure pendant la perte, on trouve l'orifice à peine plus ouvert qu'il ne l'est chez les pluripares (c'est chez les pluripares que l'insertion vicieuse est le plus commune); le col ou la portion vaginale sont épaissis. Le doigt poussé jusqu'à l'orifice interne ne rencontre pas la tête ou une autre partie fœtale, le ballottement ne se produit pas nettement, surtout si l'insertion est centrale. Dans ce cas, on ne perçoit pas non plus le ballottement, mais on sent le placenta spongieux, mollasse, ou un caillot sanguin.

Le col est généralement sensible au toucher; la femme ressent souvent pendant la grossesse une douleur dans le segment utérin inférieur, et sur le côté où est fixé le placenta. Levret dit que l'utérus, au lieu d'être arrondi ou terminé en pointe, est aplati, divisé en deux, comme il l'est dans la grossesse gémellaire; la division est latérale et donne à l'utérus une obliquité particulière; dans les premiers mois de la grossesse, la malade a senti une tumeur dure et douloureuse, située sur le côté. Le stéthoscope, comme M^c. Clintock et Hardy l'ont fait remarquer, permet souvent de déterminer la position du placenta. Gendrin dit qu'on peut sentir sur l'orifice une pulsation, non synchrone avec le pouls de la mère; mais il est souvent malaisé de percevoir ces signes.

Il faut distinguer le placenta prævia de l'hémorrhagie *accidentelle*. On enseigne généralement que, dans l'hémorrhagie accidentelle, la perte s'arrête pendant la contraction, tandis que, dans le cas de placenta prævia, l'hémorrhagie, qui continue dans l'intervalle des douleurs, augmente beaucoup pendant la contraction. Rien n'est plus illusoire, croyons-nous, que cette distinction. Legroux l'a remarqué, l'acte hémorrhagique est diastolique, l'hémorrhagie *apparente* est systolique, le sang épanché est expulsé par la systole. L'acte hémostatique est systolique. Au début, dans les cas d'insertion vicieuse, il n'y a souvent pas de douleur; à mesure que les choses progressent, des douleurs actives, des contractions systoliques se produisent et arrêtent souvent la perte.

S'il y a des contractions actives, même lorsqu'elles s'accompagnent d'une perte considérable, et si le col s'ouvre, le placenta et le fœtus sont poussés en bas; nous pouvons espérer que la nature mènera à bien l'accouchement.

Le principal symptôme différentiel est l'aspect du sang expulsé. Dans l'insertion vicieuse, le sang est en général artériel, rutilant; dans l'hémorrhagie accidentelle, il est ordinairement veineux, noir; il se produit aussi souvent un suintement séreux, aqueux, dû à l'expression du sérum des caillots qui restent dans l'utérus.

Le siège et le caractère de la douleur sont différents. Dans l'insertion vicieuse la douleur peut être peu accusée, elle se fait sentir dans le bas de l'utérus; dans l'hémorrhagie accidentelle, elle est presque toujours forte; elle siège dans la zone *fondale* ou dans la zone équatoriale. On sent au niveau du point douloureux une saillie irrégulière à la surface de l'utérus.

Le seul signe positif est la présence du placenta sur l'orifice; l'hémorrhagie seule est un signe infidèle, elle peut être due à beaucoup d'autres causes.

Quelques cas sont très difficiles à diagnostiquer. Les cas d'insertion centrale dans lesquels l'orifice interne est complètement recouvert par le placenta, peuvent être reconnus à la présence du placenta mollasse interposé entre le doigt et le fœtus. Dans les cas d'insertion latérale dans lesquels un bord du délivre s'étend d'un côté jusque sur l'orifice, on peut quelquefois sentir ce bord se terminer là où commence la poche. Mais, dans d'autres cas, plus nombreux, dans lesquels le placenta, tout en empiétant sur la zone inférieure, n'est pas aisément accessible au doigt, le diagnostic ne peut guère être que conjectural; on ne sent que la poche des eaux, et peut-être le fœtus à travers. On fait le diagnostic précis après la délivrance, en observant le siège de la déchirure placentaire. Lorsqu'on la trouve à 52 ou 76 millimètres du bord du placenta, on a la preuve positive que le bord plongeait dans la zone inférieure. Cette preuve est corroborée par l'aspect des parties du placenta situées près de la fente des membranes ; elles sont souvent amincies par la compression qu'elles ont subie, et ordinairement remplies de sang extravasé.

On dit souvent que l'insertion partielle est beaucoup moins redoutable que l'insertion centrale. C'est possible dans quelques cas ; mais nous sommes certains qu'il n'est pas prudent de fonder un pronostic sur cette différence. Collins a dit, dans son ouvrage, qui renferme la plus belle et la plus fidèle collection de cas cliniques : « J'ai vu l'hémorrhagie aussi profuse, lorsqu'une portion seulement du bord du délivre était détachée que lorsque l'organe entier était décollé. » Notre expérience confirme pleinement le dire de Collins.

Le pronostic, en ce qui concerne la mère, comprend trois questions principales : 1° Quel est le danger immédiat ? 2° Quel est le danger secondaire ou éloigné ? 3° L'accouchement se terminera-t-il immédiatement, ou l'hémorrhagie s'arrêtera-t-elle ?

1. *Le danger immédiat*, causé par la perte de sang et le choc, est sérieux, si l'hémorrhagie est profuse, si le col demeure fermé, et si l'on ne peut pas délivrer rapidement, et assurer la contraction utérine. Toutes les fois que la perte est rapide et abondante, et que la malade en est affaiblie, l'indication est positive de renoncer à la prolongation de la grossesse et d'accélérer la délivrance.

2. *Les dangers éloignés*, une fois le péril immédiat de l'hémorrhagie écarté, sont dus plus ou moins directement à l'anémie. Les effets secondaires de l'hémorrhagie sont : la malnutrition, les troubles nerveux; les blessures qu'a subies le col pendant l'accouchement, la contusion, les déchirures, sont des conditions prédisposantes à l'hémorrhagie secondaire, à l'inflammation, à l'infection du sang qui vient à la suite de la nécrose des tissus voisins des vaisseaux utéro-placentaires ; l'activité de l'absorption est augmentée après une hémorragie ; la phlegmatia dolens n'est point rare, elle a souvent un caractère grave, et se complique volontiers d'infection du sang ; toutes les formes de fièvre puerpérale sont plus communes après l'insertion vicieuse ; enfin, il faut craindre l'involution imparfaite de l'utérus, la métrite chronique, la périmétrite et la paramétrite.

L'insertion du placenta sur le segment inférieur de l'utérus y amène une vascularisation exagérée, qui, s'ajoutant à son développement incomplet au moment de l'accouchement prématuré, rend la dilatation du col particulièrement difficile et dangereuse. L'écrasement, la meurtrissure, la déchirure du col, qui se produisent même dans l'accouchement normal, sont beaucoup plus à craindre dans l'insertion vicieuse. L'hémorrhagie causée par la déchirure n'est pas le seul danger ; plus tard, la malade court les dangers de l'inflammation, de la pyohémie, de la septicémie. Dans quelques-uns des plus mauvais cas de fièvre puerpérale que nous ayons vus, la gravité des accidents était la conséquence directe du traumatisme subi par les tissus vasculaires du col dans les tentatives d'accouchement forcé à travers le segment utérin inférieur, sur lequel le placenta était inséré.

Robert Lee rapporte 6 cas de phlébite, sur 64 cas d'insertion vicieuse.

En 1864, Robert Barnes a revu ses notes : sur 69 cas, il a eu 6 morts, soit environ 9 p. 100. Cette proportion est beaucoup moins considérable que celle qu'on trouve dans les statistiques, mais il est inutile d'insister, car les tables statistiques générales, formées de matériaux pris de tous les côtés, n'ont aucune valeur. Sur les six femmes qui ont succombé, une est morte de pyohémie trois semaines après son accouchement ; une est morte en peu de jours de pyohémie à la suite de l'accouchement forcé, fait par un praticien qui se vantait de sa prestesse dans ces cas. Deux étaient mourantes d'hémorrhagie lorsqu'il les vit pour la première fois ; une est morte d'épuisement (elle avait eu onze enfants) ; une a succombé à la fièvre puerpérale, aggravée par les mauvais traitements de son mari. Nous n'avons pas pu pousser plus loin nos recherches ; mais nous croyons que les résultats seraient à peu près les mêmes.

Nous sommes bien convaincus que, si l'on pouvait toujours voir les femmes dès le début de l'hémorrhagie, et qu'on les traitât d'après les principes que nous avons indiqués, on pourrait réduire la mortalité à un chiffre inconnu jusqu'ici. Dans les cas dont nous venons de parler, il y a eu une série de 29 cas de succès, sans une mort (1). En 1884, nous avons été appelé pour 5 cas, après le début de l'hémorrhagie; nous les avons tous traités d'après notre méthode. Les cinq mères et quatre enfants ont été sauvés.

3. *L'accident se terminera-t-il par l'accouchement?* — Si l'hémorrhagie est modérée, si le col ne se dilate pas, s'il y a peu ou point de contractions utérines, il est probable que les relations utéro-placentaires sont assez peu troublées pour que la grossesse continue, au moins jusqu'à l'époque menstruelle suivante. Souvent le médecin, guidé par son appréciation des forces de la malade, de l'époque de la grossesse, et de l'urgence absolue ou relative des symptômes, peut se décider à accélérer le travail. Si la grossesse a dépassé le septième mois, il est en général prudent de terminer l'accouchement; car l'hémorrhagie sui-

(1) Voir le mémoire de Murphy, de qui la statistique est analogue (*Ann. de Gyn.*, juillet 1885, p. 57 ; il a eu 23 cas de suite sans mort. (*Traducteur.*)

vante peut être fatale; nous ne pouvons prévoir ni l'époque de son apparition ni sa gravité ; et, quand elle se produira, tout ce que nous pourrons faire sera peut-être de regretter de n'avoir pas agi pendant que nous le pouvions.

Pronostic pour l'enfant. — Il dépend beaucoup de la manière dont on dirige le travail. Si la perte et le travail surviennent avant le septième mois, on ne peut guère espérer un enfant vivant. Le fœtus court un risque beaucoup plus grand que dans un accouchement ordinaire, même lorsque l'accouchement se fait après le septième mois. L'hémorrhagie peut s'accompagner d'un détachement du placenta si étendu, que le fœtus ne puisse vivre avec la portion restée adhérente ; puis le développement incomplet de l'utérus peut tellement retarder et troubler le travail, que le fœtus succombe avant de naître. Quel que soit le traitement, les dangers qu'il court sont si grands, que Simpson et Churchill pensent que l'espoir de le sauver ne doit guère peser sur la conduite du médecin. Nous n'irons pas aussi loin, nous sommes convaincus qu'une application judicieuse des principes que nous avons énoncés donne, non seulement à la mère, mais aussi au fœtus, de nombreuses chances de salut. Sans doute, bien souvent le fœtus a succombé avant qu'on puisse rien faire; il est mort asphyxié, par suite de l'hémorrhagie maternelle ; le sang de sa mère, nécessaire à l'hématose de son propre sang, lui arrive en trop petite quantité, et trop appauvri, pour qu'il suffise à entretenir sa vie. Fréquemment aussi le fœtus n'est pas à terme, ou sa présentation est défavorable; fréquemment, le cordon prolabe ; enfin il a à courir tous les dangers de l'accouchement artificiel. Il n'est pas surprenant que, exposé à tous ces périls, il succombe souvent. Il n'en est pas moins vrai qu'un grand nombre d'enfants naissent vivants, et il est certain qu'on peut diminuer ou écarter quelques-uns des dangers qui les menacent. Sur 62 cas d'insertion vicieuse que j'ai notés à ce point de vue, 23 enfants sont venus vivants (1), tous ont été traités de la façon la plus judicieuse, ou se sont présentés dans des conditions favorables.

Nous espérons que, en suivant les règles rationnelles, et en agissant dès le début de la perte, on obtiendra de meilleurs résultats. Le détachement artificiel du placenta avant la naissance de l'enfant lui est presque nécessairement fatal. L'accouchement forcé, précipité, n'est guère moins dangereux pour lui ; il est fort dangereux pour la mère. Nous sommes persuadé que la méthode ancienne de traitement a tué plus de femmes et d'enfants, que la maladie.

(1) Murphy, à la page 60 du mémoire cité en note plus haut, paraît croire que les enfants survivent rarement longtemps; cela l'engage à ne pas attacher une grande importance à la naissance d'un enfant vivant, puisqu'il a peu de chance de survivre. (*Traducteur.*)

Traitement. — Le traitement doit varier suivant la nature des cas, et les cas sont très dissemblables. La conduite à tenir n'est pas la même, selon que l'insertion est marginale ou centrale. Mais il nous semble plus rationnel de diviser les cas en : A, cas où l'utérus se contracte activement, et où la dilatation se fait spontanément, que l'insertion soit marginale ou centrale ; B, cas où la contraction manque, avec ou sans dilatation.

Avant de décrire les principes et la méthode que nous avons tirés de la théorie fondée sur l'observation, et soumis au contrôle de l'expérience, il est utile de signaler les méthodes qui étaient en vogue avant la publication des *Lumleian Lectures* de R. Barnes. Ces méthodes découlent logiquement des théories qui ont successivement prévalu.

1. *La théorie de l'hémorrhagie inévitable*, simple et absolue, a dicté, nous l'avons vu, la délivrance immédiate, l'*accouchement forcé*. Nous avons signalé les erreurs de cette théorie, et les dangers de la méthode à laquelle elle a donné naissance. Que veut dire *accouchement forcé?* Littéralement et pratiquement, cette expression signifie accouchement violent, à tout prix. La main était *forcée* à travers le col, dilaté ou non ; s'il n'était pas dilaté, l'utérus ne pouvait guère manquer d'être gravement blessé. Cette pénétration violente effectuée, on saisissait le fœtus, on le retournait, et on l'extrayait le plus promptement possible. Ses chances de survie étaient faibles, à moins que l'orifice ne fût assez ouvert pour permettre un accouchement rapide et aisé.

Spiegelberg a proposé l'incision bilatérale du col, s'il ne se dilate pas spontanément. Ce procédé est inutile et fort dangereux : l'incision d'un tissu très vasculaire doit exposer à l'hémorrhagie.

On a proposé, dans quelques cas d'insertion centrale, de perforer le placenta et de faire passer le fœtus à travers l'ouverture ainsi faite. Cette méthode a été fortement et en somme justement, condamnée. Mais nous avons vu quelques cas où le délivre était tellement étendu sur la plus grande partie de l'utérus, qu'il n'aurait pas été possible d'atteindre un bord sans passer la main jusqu'au fond de l'utérus. Tout en condamnant cette méthode, nous pouvons imaginer un cas dans lequel on peut excuser la perforation de l'arrière-faix.

2. *La théorie de Radford et de Simpson*, qui, croyant que le sang vient du placenta, avaient pour règle de détacher complètement le placenta le plus tôt possible. Nous avons relevé quelques-unes des erreurs de cette théorie; le traitement fondé sur elle est sujet à de nombreuses objections. Tout d'abord, on admet que l'espoir de sauver le fœtus est si mince, qu'il ne vaut pas la peine d'être considéré ; nous avons vu que, grâce à des soins judicieux, on peut sauver beaucoup d'enfants. L'opération consiste dans l'introduction de la main, entière s'il le faut, dans le vagin, puis de deux doigts dans le col, pour détacher le placenta. Ce faisant, on prétendait imiter ce que fait la nature dans les cas où l'ar-

rière-faix se détache spontanément. Nous avons déjà montré l'erreur de cette comparaison et de cette déduction ; de plus, Robert Barnes a porté à cette méthode un coup fatal, en montrant qu'elle est à peu près impraticable. Dans la plupart des cas, le placenta dépasse l'équateur utérin, parfois il atteint le fond ; les doigts sont assez longs pour pénétrer à moitié chemin vers le bord supérieur du délivre. Le diamètre du placenta mesure souvent moins de 227 à 254 millimètres, les doigts peuvent à peine atteindre à 76 ou 101 millimètres. Dans la plupart des cas, le placenta n'a pu être entièrement détaché, et le succès, quand on l'a obtenu, ne peut être attribué à une manœuvre qui n'a pas été faite; le fait est prouvé par l'histoire de quelques-uns des cas cités comme exemples; l'enfant est venu vivant. Ce que nous savons des conditions de la vie du fœtus ne nous permet guère de supposer qu'il puisse vivre quand le placenta est totalement détaché, à moins qu'il ne naisse bientôt; or cette condition n'existe pas. Cette objection, si simple quand on l'énonce, n'a pas été soupçonnée par le professeur Simpson et ses élèves, avant qu'elle ait été formulée par Robert Barnes.

On a conseillé le détachement total du placenta, en soutenant qu'il peut se faire à un moment où la dilatation du col est trop peu avancée pour permettre de faire la version. Mais, si l'on ne peut l'exécuter qu'en passant la main dans le col non dilaté, en quoi est-il moins dangereux que la version ? Il est raisonnable de penser que, puisqu'on a pénétré de force, il vaudrait mieux, dans l'intérêt du fœtus, le saisir et l'extraire aussitôt après avoir décollé le placenta. Cela posé, le caractère spécial de la méthode disparaît ; elle est même plus dangereuse que la version, qui n'exige pas l'introduction de la main entière dans l'utérus.

En résumé, nous voyons que le médecin qui cherche à décoller totalement le placenta, avec deux doigts introduits dans l'orifice, inconsciemment, mais *ex necessitate rei*, n'obtient pas ce qu'il désire ; sans le savoir, il fait ce qu'il faut faire. L'hémorrhagie s'arrête, il voit dans ce résultat une preuve que le décollement complet est une garantie contre l'hémorrhagie ; mais il n'a pas détaché *tout* le placenta ; il a, sans s'en douter, prouvé l'exactitude d'une théorie toute différente, celle qui veut que l'hémorrhagie cesse lorsque la portion du placenta insérée sur le segment inférieur de l'utérus a été détaché.

Méthode de Cohen. — Cohen, de Hambourg, regardant l'insertion centrale comme la plus dangereuse, conseille de détacher la partie du placenta qui passe sur l'orifice interne pour aller à l'autre côté du corps du placenta, et de réduire ainsi une insertion centrale en une insertion latérale. Cette méthode, dont la théorie et l'exécution sont fondamentalement distinctes de celle de Barnes, a été confondue par quelques auteurs avec celle-ci, que nous allons décrire.

Méthode de Barnes. — La discussion précédente établit le fait fondamental que l'hémorrhagie ne peut être sûrement arrêtée que par la contraction utérine, qui resserre les vaisseaux et favorise leur obturation par les thrombus. Tout traitement, pour être rationnel, doit reposer sur ces faits. C'est donc la contraction que nous devons chercher à provoquer. Lors même que l'organisme a toute sa puissance, l'utérus n'agira pas bien, surtout lorsque l'accouchement est prématuré, tant qu'il sera distendu.

Pour éveiller son énergie contractile, il suffit souvent de ponctionner les membranes; il s'écoule un peu de liquide, l'utérus s'affaisse, la contraction s'éveille; l'utérus, dont le volume est diminué, agit efficacement. Le travail étant actif, le col s'ouvre promptement, le placenta se détache de la région inférieure, les vaisseaux mis à nu sont fermés par la contraction des tissus qui les entourent et par la pression de la tête qui progresse; l'hémorrhagie s'arrête d'elle-même.

Voici les manœuvres qu'il faut exécuter successivement :

1° *La ponction des membranes* est la première chose à faire dans tous les cas d'hémorrhagie assez abondants pour causer de l'inquiétude avant le travail. *C'est le remède le plus efficace, et on l'a toujours à sa portée.* Elle est souvent suffisante à elle seule, et elle ne met aucun obstacle aux autres manœuvres qu'on pourra avoir à exécuter. Voici comment on la pratique. La patiente est couchée sur le côté gauche; l'opérateur introduit un doigt dans l'orifice pour guider un stylet, une plume d'oie ou un dard de porc-épic sur les membranes, pendant qu'il presse sur l'utérus en dehors. Ce procédé est utile surtout dans les présentations marginales; mais, même dans les insertions centrales, si le col n'est pas ouvert, on peut l'employer en perforant le placenta; dans ces cas, il vaut mieux se servir d'une aiguille aspiratrice.

Avant de ponctionner les membranes, il faut sonder la femme; la réplétion de la vessie trouble ou détourne l'énergie contractile de l'utérus.

2° En même temps, *appliquez un bandage serré sur le ventre;* il excite la contraction, et, en poussant le fœtus vers l'orifice, il accélère la dilatation et modère l'hémorrhagie.

3° Si l'hémorrhagie continue, surtout si la femme paraît épuisée, et si le col n'est pas ouvert, on peut employer le *tampon*. Leroux, Dubois, Chailly et beaucoup d'autres autorités, vantent le tampon. Ce qu'on entend généralement par tamponnement, c'est l'introduction de substances molles dans le vagin. *Tamponnement vaginal :* on se sert de mouchoirs de soie, d'étoupe, de *lint*, de bandages et du *colpeurynter de Braun;* ce dernier est un sac élastique, qu'on peut distendre avec de l'eau ou de l'air; comme son nom l'indique, c'est un tampon vaginal. Les tampons vaginaux sont des aides perfides, qui demandent une surveillance attentive. Le tampon, dont l'introduction a causé tant de douleur à la patiente, sera bientôt comprimé et tassé; le sang le franchira ou s'accumulera autour et au-dessus de lui, et la source de la vie s'écoulera sans que vous le soupçonniez. Ne quittez jamais une patiente, en vous fiant au tampon. Tâtez lui fréquemment le pouls, examinez sa figure; assurez-vous qu'il ne s'écoule pas de sang ni de sérum rosé; enlevez le tampon au bout d'une heure au plus, et voyez si le col se dilate. S'il s'ouvre, et que l'hémorrhagie soit arrêtée, fiez-vous à la Nature, sans cesser votre surveillance. Il se peut que le travail continue spontanément et se termine par la naissance d'un enfant vivant.

Mais le vrai tamponnement est l'introduction d'éponges ou de laminaire dans le col; c'est la partie qu'il faut dilater, les tentes le font en allongeant ses fibres, et excitent l'action diastaltique.

Toutes les fois qu'on tamponne, il faut surveiller soigneusement l'état de la vessie. Soit par la pression directe qu'il exerce sur l'urèthre, soit par une diversion *métastatique* de la force nerveuse, le tampon risque de causer la rétention de l'urine.

4° L'expectation a ses limites, qui sont déterminées par la continuation de l'hémorrhagie et l'état de la malade. L'accouchement forcé semble s'imposer à l'esprit, mais il y a deux moyens d'arriver au but désiré, sans violence, avec plus de sécurité pour la malade et pour le fœtus. Il faut mettre l'utérus en état de se contracter; pour cela il faut dilater largement le col, puis achever l'accouchement.

La première difficulté est *la dilatation du col.* De quelque manière que l'on s'y prenne, il faut un peu de temps. Peut-on en même temps faire quelque chose pour modérer la perte? On peut faire une chose utile : en *séparant toute la partie du placenta fixée sur la zone inférieure,* nous diminuerons la durée de la période dangereuse; nous enlèverons un obstacle à la dilatation du col, car le placenta qui est fixé sur le segment inférieur en gêne la rétraction; nous diminuerons le risque de lacération du placenta qui a de grandes chances de se produire avec les méthodes ordinaires et dans la version, et qui, en rompant les vaisseaux fœtaux, ajoute aux dangers que court le fœtus.

Voici comment il faut détacher le placenta inséré sur la zone inférieure. — Introduisez, s'il le faut, la main dans le vagin; passez un ou deux doigts aussi loin que possible dans l'orifice; quand vous sentez le placenta, insinuez le doigt entre lui et l'utérus, décrivez un cercle autour de l'orifice de façon à décoller le délivre sur toute la surface que le doigt peut atteindre. Si vous rencontrez le bord du placenta, au niveau duquel les membranes commencent, déchirez celles-ci largement, surtout si elles ne sont pas encore ouvertes; assurez-vous, si possible, quelle est la présentation du fœtus, avant de retirer votre main. Cela fait, la zone inférieure se retire un peu, et *souvent l'hémorrhagie cesse.* Vous avez donné à la malade le temps de se remettre du choc produit par la perte, et de rassembler ses forces pour les manœuvres suivantes.

Si, le col étant maintenant débarrassé de ses adhérences, la pression d'un bandage serré, l'ergot, ou les simulants, peuvent exciter des contractions assez fortes pour engager la tête, le retour de l'hémorrhagie n'est que peu probable, la tête sert de tampon, et presse sur la surface dénudée de l'utérus. Vous pouvez laisser la nature compléter la dilatation et terminer l'accouchement. Le travail, dégagé de la complication placentaire, est devenu normal.

Mais, si l'utérus reste inerte, l'hémorrhagie peut ne pas s'arrêter; il faut alors recourir à la dilatation artificielle. Introduisez le plus gros des dilatateurs de Barnes qui puisse entrer dans l'orifice, gonflez-le doucement et graduellement avec de l'eau, en observant avec le doigt l'effet de cette pression excentrique sur l'orifice externe; quand le sac est complètement rempli, laissez-le en place une demi-heure, une heure, s'il le faut. Pendant ce temps, l'hémorrhagie est ordinairement suspendue, la partie intra-utérine du sac presse probablement sur les ouvertures béantes des vaisseaux; la rétraction du segment inférieur continue, ce qui obture les vaisseaux; sous l'effet de cette pression par en bas exercée par le dilatateur, et de la pression par en haut exercée par le bandage, le contenu de l'utérus est appliqué exactement sur les parois de l'organe et presse sur les vaisseaux du col; la matrice est excitée à la contraction. Legroux, ayant observé que l'hémorrhagie se produit pendant la diastole utérine, fait tenir la malade debout pendant que l'utérus se relâche, afin de maintenir sur le col la pression du contenu de l'utérus; il rapporte un cas où ce procédé lui a parfaitement réussi ; mais il est évident que la station verticale augmente les risques de syncope; les sacs hydrostatiques atteignent le but plus sûrement et avec moins de danger. Lorsque l'orifice est largement ouvert, on peut enlever le dilatateur.

Nous pouvons attendre un moment, et observer si la Nature est capable d'accomplir sa tâche. Si les contractions continuent, si la tête se présente, l'accouchement est devenu normal, nous pouvons le laisser à lui-même, mais nous devons veiller attentivement.

Si les contractions sont insuffisantes, si la perte continue, si c'est une autre partie que la tête qui se présente, nous devons intervenir, faire ce que la nature est impuissante à faire : *nous devons délivrer la femme.* Si la tête se présente, le mieux est en général d'appliquer le forceps; alors, en tirant doucement dans le sens de l'axe de l'utérus et du bassin, il faut maintenir la tête sur l'orifice pendant quelque temps, jusqu'à ce que nous sentions que l'ouverture est suffisante pour lui permettre de passer sans violence.

Si l'épaule ou le siège se présente, nous délivrerons en saisissant une jambe et en faisant l'extraction. On peut presque toujours le faire sans introduire la main dans l'utérus. La méthode bimanuelle de Braxton

Hicks trouve là une de ses plus heureuses applications. Elle évite le danger de forcer la main à travers un col imparfaitement développé, incomplètement ouvert, et excessivement vasculaire. Quand nous tenons une jambe, il faut tirer doucement, pour amener la moitié du siège dans l'orifice. Il faut régler nos tractions de manière à faire passer le tronc avec le minimum de force nécessaire. Pendant que l'accouchement marche ainsi, l'hémorrhagie est généralement arrêtée. Une extraction rapide entraîne une certaine violence et un choc; une extraction faite avec douceur, donnant à l'orifice le temps de se dilater graduellement, ne présente pas ce danger.

Aussitôt que l'enfant est né, resserrez le bandage, et, s'il n'y a pas de perte, donnez à l'organisme trois ou quatre minutes pour se reprendre, avant d'essayer l'extraction du placenta. Si l'hémorrhagie reparaît, et que le placenta ne cède pas à l'expression utérine et à des tractions prudentes sur le cordon, il faut introduire la main dans l'utérus pour le détacher. La portion fixée sur la zone équatoriale n'est pas toujours facile à décoller. Examinez soigneusement la face utérine du placenta, pour voir s'il est entier.

Dans tout accouchement, le col, ayant subi une grande distension, ayant été contusionné par le passage du fœtus, et étant moins riche en éléments contractiles que le reste de l'utérus, peut rester quelque temps paralysé. Cet accident risque davantage de se produire dans les présentations placentaires, et il est doublement dangereux à cause du voisinage du placenta; c'est une raison pour épargner le col le plus possible.

L'histoire et le traitement de l'hémorrhagie après la terminaison de l'accouchement dans les cas d'insertion vicieuse, rentre dans les conditions de l'hémorrhagie *post partum;* le point principal à retenir est que les hémorrhagies secondaires de l'insertion vicieuse risquent d'être plus rapides et plus graves, et qu'elles demandent plus de vigilance et un traitement plus résolu.

On peut réunir les faits principaux relatifs à l'insertion vicieuse, dans la série suivante de propositions physiologiques et pathologiques, dont l'exactitude est prouvée par de nombreuses observations cliniques faites par nous et par d'autres.

A. *Propositions physiologiques.* — 1. L'hémorrhagie vient surtout de la surface utérine dénudée; elle est artérielle.

2. Dans l'accouchement compliqué par une insertion vicieuse, il y a un stage où la perte s'arrête spontanément.

3. Cet arrêt ne dépend ni du détachement total du placenta, ni de la mort du fœtus, ni d'une syncope de la mère, ni d'une pression subie par le segment utérin sur lequel le placenta était inséré, quoiqu'une de ces conditions puisse le favoriser.

4. La seule cause constante de cet arrêt physiologique est la contraction utérine, active ou tonique.

5. Cet arrêt n'est assuré ni permanent que lorsque toute la portion du placenta fixée sur la zone inférieure est détachée, car cette portion doit se décoller suffisamment pendant la dilatation de l'orifice pour donner passage au fœtus. La limite de l'insertion dangereuse correspond à l'équateur de la tête fœtale; au-dessous du cercle ainsi tracé, le segment inférieur de l'utérus doit se dilater; au-dessus, l'insertion est normale, aucune dilatation n'est nécessaire. Cette ligne coïncide avec l'anneau de Bandl.

6. Quand le décollement a atteint cette limite, il n'y a pas de raison physiologique pour qu'il se produise un détachement plus étendu, ou une hémorrhagie, jusqu'après l'expulsion du fœtus; alors, mais pas avant, le reste du placenta, fixé aux zones du milieu et du fond se sépare, comme dans l'accouchement normal.

7. L'insertion du placenta sur l'orifice interne gêne sa dilatation régulière, et, par suite, la marche normale du travail.

8. Les lésions et l'inflammation de l'utérus, et en particulier du col, sont les conséquences fréquentes de l'accouchement, dans les cas d'insertion vicieuse du placenta. Un des buts de la nature, en fixant le délivre sur le fond et sur la zone équatoriale de l'utérus, est de préserver des parties rendues très vasculaires par leurs rapports avec le placenta, de la distension, de la pression et de la contusion que leur fait subir le passage du fœtus.

B. *Propositions thérapeutiques.* — 1. Le plus fort de l'hémorrhagie se produit souvent au commencement du travail, et fréquemment avant que rien n'indique le travail. Le col, étant près des attaches placentaires, est très vasculaire est souvent fort rigide à ce moment. Toute tentative de détachement du placenta entier, ou d'extraction du fœtus, risque de blesser l'utérus. L'extraction du fœtus à travers le col, lorsqu'il est dans cet état, même alors qu'il n'a pas été nécessaire d'introduire la main dans l'utérus, donne peu de chances de vie au fœtus, et met la mère en grand danger.

2. Le détachement total du placenta n'est pas nécessaire, et on ne doit pas compter sur lui pour assurer l'arrêt de l'hémorrhagie.

3. Puisque, pour donner passage au fœtus, la portion cervicale de l'utérus doit se dilater, et que, pendant les premières phases de cette dilatation, l'hémorrhagie risque de se produire, il est désirable d'accourcir autant que possible ce stage du travail.

4. Lorsque l'accouchement semble imminent, et qu'il y a une forte perte, si l'orifice interne est encore fermé, on peut combattre l'hémorrhagie et faciliter l'ouverture du col en tamponnant le vagin, le col surtout, et en administrant de l'ergot.

5. Puisqu'une présentation transversale ou une position défavorable du fœtus à l'orifice interne peut arrêter ou gêner les contractions régulières de l'utérus qui sont nécessaires pour arrêter la perte, il faut extraire le fœtus aussitôt que l'état de l'orifice le permet.

6. Dans quelques cas, l'usage des excitateurs utérins, comme l'ergot, la rupture des membranes, le galvanisme, peut suffire à arrêter l'hémorrhagie.

7. Dans quelques cas, dans lesquels l'orifice s'est dilaté modérément, jusqu'à un diamètre de 125 millimètres à 4 centimètres, si l'on sent le placenta détaché de la zone inférieure et que la perte ait cessé, il n'est pas nécessaire d'intervenir : l'accouchement est devenu normal.

8. Au moment critique, lorsque le détachement total du placenta et l'accouchement forcé sont impossibles ou dangereux, le détachement de la partie du placenta fixée sur le segment inférieur de l'utérus, fait avec un seul doigt, est facile et sans danger.

9. Le détachement artificiel de la portion du placenta fixée sur la zone inférieure dégage immédiatement l'orifice interne des adhérences qui gênent la dilatation régulière, favorise l'arrêt de l'hémorrhagie, et fait rentrer le travail dans la règle.

10. L'utérus, non encore mûr, paralysé par la perte de sang, ne peut guère agir assez vigoureusement pour achever l'accouchement; il est donc souvent utile de l'aider en dilatant artificiellement le col; les dilatateurs hydrostatiques produisent une dilatation rapide et sans danger.

11. Lorsque la dilatation est suffisante, on peut, si cela est nécessaire, accélérer la délivrance au moyen du forceps, de la version ou de la craniotomie, selon les indications fournies par l'état du fœtus.

Hémorrhagie post partum. — Nous désignerons par ces mots toutes les hémorrhagies survenant dans les 24 heures qui suivent la naissance du fœtus; ce sont les hémorrhagies *primitives*. Celles qui se produisent dès lors, jusque dans l'espace d'un mois, seront nommées *hémorrhagies puerpérales*, ou *hémorrhagies post partum secondaires*.

Il est malaisé de tracer une ligne strictement physiologique entre ces deux classes; mais une ligne arbitraire ainsi tracée a quelque valeur clinique. Théoriquement, on peut établir ainsi la distinction : l'hémorrhagie primitive est celle qui se produit lorsque l'utérus, récemment déchargé, n'a encore subi aucun changement structural. Au bout de vingt-quatre heures environ, le processus involutif a généralement commencé; dès lors commence la période des hémorrhagies secondaires.

En pratique, nous devons prévenir ou traiter : (*a*) les hémorrhagies qui se produisent avec l'expulsion du placenta; (*b*) celles qui éclatent ou continuent après la sortie du placenta. Ces deux genres de pertes constituent l'hémorrhagie primitive. Les hémorrhagies primitives peuvent être utilement divisées en : 1° hémorrhagies *immédiates*, et

2° hémorrhagies qui se produisent plus tard, lorsque l'utérus se relâche, après qu'une contraction ferme en apparence s'est produite. On peut les appeler hémorrhagies *paulò post partum ;* (*c*) les pertes qui continuent ou éclatent plus de vingt-quatre heures après l'accouchement; ce sont les hémorrhagies *secondaires*.

a. Nous avons étudié les hémorrhagies qui se produisent avant la sortie du placenta dans le chapitre qui traite de la conduite à tenir durant le troisième stage du travail (V. chap. x).

b. Quoique dans la plupart des cas la perte cesse lorsque l'arrière-faix est sorti, il n'est cependant pas rare qu'elle continue ou paraisse plus tard. Un grand nombre des causes qui provoquent l'hémorrhagie pendant la *période placentaire* peuvent continuer d'agir après l'expulsion du délivre. Presque toutes ces causes ont principalement pour effet de diminuer l'énergie contractile de l'utérus.

Les causes de l'hémorrhagie primitive peuvent se diviser en deux classes : 1° celles qui existent avant l'accouchement; 2° celles qui agissent pendant ou après l'accouchement.

1. Les causes de la première classe ont souvent leur origine dans les particularités constitutionnelles. A leur tête se trouve la mystérieuse *diathèse hémorrhagique;* quelques femmes sont par nature *des saigneuses;* pendant toute la durée de la grossesse et de l'accouchement, elles sont sujettes à perdre. Dans les conditions particulières du sang, de l'appareil vasculaire et de l'organisme entier, la diathèse hémorrhagique ne peut guère manquer de s'affirmer.

D'autres antécédents éloignés et des causes prédisposantes ont été décrits dans les chapitres consacrés à la physiologie et à la pathologie de la gestation (V. chap. II à VI). Nous ne ferons que rappeler ici quelques-unes des causes principales. Blot et Chantreuil ont démontré que l'albuminurie constitue une prédisposition puissante. L'état du sang favorise constamment une extravasation au niveau des points faibles du système utéro-placentaire. Puis viennent la *spanémie* (σπάνις, disette, αἷμα, sang), la leucémie, la paresse ou l'obstruction hépatique, et quelques maladies du cœur et des poumons. Cullen a insisté sur les effets fâcheux de l'alcoolisme. « Tous nos buveurs, dit-il, ont le sang plus liquide et sont plus sujets aux hémorrhagies. » D'autre part, les femmes *délicatisées*, qui ont cultivé l'élément émotif aux dépens de leur développement physique, sont fort exposées aux perturbations de l'accouchement, aux hémorrhagies et aux autres accidents de la parturition; chez elles, la force nerveuse et la puissance musculaire ne sont pas dans leur rapport normal.

2. *Causes immédiates, agissant pendant le travail.* — La meilleure garantie entre l'hémorrhagie est la régularité de la marche du travail. Si l'accouchement est conduit de manière à ne pas troubler la succes-

sion et les rapports normaux des actes du travail, il y a peu de risques d'hémorrhagie. Mais, si vrai que soit cet aphorisme, nous n'en devons pas conclure que le médecin peut toujours maintenir l'ordre régulier des phénomènes. Chez les femmes en bonne santé, aucune cause perturbatrice n'agissant, le travail suit sa marche régulière, pourvu que le médecin n'intervienne pas; dans bon nombre de cas cependant, chez les femmes en bonne santé comme chez les malades, des conditions fâcheuses qui n'ont pu être évitées préexistaient, ou se produisent pendant l'accouchement. Le médecin doit les envisager telles qu'elles se présentent à lui, et faire de son mieux pour les écarter ou les vaincre. L'action combinée de ces conditions et du traitement nécessaire trouble inévitablement la succession et la corrélation normales des forces parturientes; de là l'hémorrhagie.

Parmi les causes les plus actives de cette classe se trouvent l'anesthésie chloroformique ou éthérée; l'émotion, la lenteur du travail, surtout lorsque l'intervention est nécessitée par une malposition ou une disproportion; l'hémorrhagie du premier et du deuxième stage; la rupture prématurée des membranes; les efforts volontaires inopportuns, comme ceux que fait la mère en tirant, pour *pousser*, sur une serviette fixée au pied du lit. Les efforts volontaires doivent attendre l'effort réflexe involontaire; si la femme pousse indépendamment de cet effort, elle use sa force nerveuse et gêne plutôt qu'elle n'aide le travail réflexe. Les accouchements prolongés, les accouchements multiples, dans lesquels l'aire placentaire est large, alors que la puissance musculaire est affaiblie, sont très disposés à se compliquer d'hémorrhagie. L'extraction précipitée du placenta, la rétention de l'urine, la rétroflexion de l'utérus, les fibromes et les polypes prédisposent à l'hémorrhagie.

L'hémorrhagie *postplacentaire* peut venir des *sources* suivantes : 1° de la surface d'insertion du placenta dénudée; 2° de la déchirure du col; 3° des blessures du vagin et de la vulve, des thrombus.

Le traitement de l'hémorrhagie — prophylactique direct et restaurateur doit — être fondé sur une étude rationnelle des phénomènes qui la précèdent et l'accompagnent, c'est-à-dire sur l'histoire physiologique de la grossesse et de l'accouchement.

Quels sont les moyens qu'emploie la Nature pour prévenir et arrêter l'hémorrhagie ?

1. *La contraction active de la paroi musculaire de l'utérus.* — Les fibres musculaires qui entourent les veines et les artères en se contractant, les ferment d'autant plus exactement que leur contraction est plus vigoureuse. Le but principal de l'accoucheur est d'obtenir cette contraction. Pour beaucoup, c'est le seul but; ils ignorent ou négligent l'importance des autres. Ils ne sont pas à la hauteur de la loi physiologique, qui a d'autres ressources.

Cette contraction est d'abord rhythmique, en partie péristaltique, en partie réflexe. Bientôt la contraction active devient passive ou *tonique;* elle réduit le volume de l'utérus. Elle ressemble à une contraction élastique ; Leroux l'a comparée à un *ressort*. Lorsque cette contraction tonique s'est établie, la parturiente est à l'abri d'un retour de la perte, à moins qu'il ne se produise une « forme particulière d'hémorrhagie » décrite par Gooch. Cet observateur habile, admettant que « la contraction prévient l'hémorrhagie en fermant les vaisseaux suffisamment pour résister à la force ordinaire de la circulation », suppose que, si la force du courant sanguin est extraordinairement considérable, elle pourra vaincre l'occlusion ordinaire des vaisseaux. Il cite un cas frappant à l'appui de son idée : la malade avait une *plénitude* remarquable, ce que nous appelons une tension vasculaire élevée, avant l'accouchement.

2. *Les artères utérines ont une certaine rétractilité.* — Elles se recroquevillent en dedans lorsqu'elles sont coupées, leurs orifices sont étrécis, la formation des thrombus est facilitée. Marey a prouvé que les artères se rétractent en général, et que leur calibre diminue. Hales a démontré par des expériences qu'une forte hémorrhagie abaisse la tension vasculaire, et qu'une injection sanguine la relève. Mais ces phénomènes dépendent aussi de la durée de la perte et de l'injection du sang, car le système artériel, s'il est soudainement distendu, ne tarde pas à rejeter son trop-plein dans les veines. Inversement, si les artères ont subi une soustraction rapide de sang, elles réparent bientôt leur perte en faisant appel au système veineux.

Les vaisseaux s'accommodent donc à l'hémorrhagie : s'ils se remplissent, ils se relâchent; s'ils se vident, ils se rétractent.

3. Lorsque l'attraction du sang vers l'utérus qui se développe est soudainement arrêtée par la sortie du fœtus et du placenta, il en résulte une diversion soudaine, un *raptus* sanguin vers la circulation générale; cette diversion est une garantie contre l'hémorrhagie ; on voit un exemple de ce fait dans la diversion corrélative du sang qui l'éloigne des artères ombilicales du fœtus lorsque le cordon est sectionné. Les deux circulations, maternelle et fœtale, liées indissolublement en un point, l'une pour rapporter les éléments vitaux, l'autre pour les y chercher, sont tout à coup jetées dans des voies différentes, aussitôt que la vie du fœtus est assurée par ses moyens individuels. Le sang ne coulant plus dans les artères utérines, y stagne ; les vaisseaux se bouchent par des caillots.

Robert Ferguson a beaucoup insisté sur la garantie que donne la coagulation. « Elle semble, dit-il, être le seul moyen de sécurité dans les cas d'hémorrhagie profuse, dans lesquels l'utérus est aussi mou qu'une serviette mouillée. Incapable de se contracter, pendant des heures, il ne laisse cependant pas suinter une goutte de sang; rien ne semble séparer l'accouchée de la mort, sauf quelques caillots mous obturant les sinus. »

4. Cette diversion du sang loin de l'utérus, et sa coagulation dans les vaisseaux utérins, sont aidés par l'abaissement rapide de la tension nerveuse et vasculaire qui suit la délivrance. Le cœur bat moins fortement, la vitesse du sang dans l'aorte est diminuée.

5. Le sang lui-même possède une propriété hémostatique spéciale : le sang des femmes enceintes contient plus de fibrine que celui des femmes qui ne le sont pas; Andral a démontré que la proportion de fibrine, et par suite la coagulabilité du sang augmente avec la quantité de sang perdue.

6. La Nature tient encore en réserve une autre ressource, l'affaiblissement, presque la suspension, de l'action du cœur dans la syncope. La coagulation du sang dans les vaisseaux utérins est ainsi favorisée, de sorte que, lorsque le cœur reprend ses battements normaux, les vaisseaux sont bouchés. La situation est extrêmement périlleuse, la vie oscille dans la balance, le plus léger choc, la moindre perte, peut la faire pencher du côté de la mort.

C'est dans l'étude clinique soigneuse de toutes ces conditions, la dernière exceptée, séparément et dans leurs rapports réciproques, que nous devons chercher des indications thérapeutiques. Dans le travail normal, ces conditions sont les facteurs d'un grand processus conservateur. Elles sont indissolublement liées, entrent en jeu simultanément ou à peu près; si un facteur fait défaut, surtout la contraction, le reste manque en général aussi.

Le phénomène le plus constant dans l'hémorrhagie est l'absence de contraction utérine; on la nomme *atonie*, *inertie*, *paralysie;* le meilleur terme est paralysie temporaire. La paralysie a deux causes : le défaut de force centrale, la fonction diastaltique se fait mal ; la contractilité individuelle de l'utérus, qui est sous la dépendance de son système nerveux ganglionnaire propre, fait aussi défaut.

Lorsque l'utérus se relâche après s'être contracté, l'expansion des parois utérines ouvre les canaux vasculaires qu'elles renferment, et exerce une succion qui attire le sang hors des artères, et probablement aussi hors des veines.

Lorsque la contraction se reproduit, une partie de ce sang peut être repoussée dans les vaisseaux, mais la plus grande partie est versée dans l'utérus et forme la perte. Ce phénomène se répétant souvent, le sang est, pour employer une figure à peine exagérée, *pompé* hors du corps. Souvent aussi une émotion, la crainte de la perte, en détruisant l'action modératrice, amènent un raptus sanguin vers l'utérus, et s'ajoute aux facteurs locaux de l'hémorrhagie.

Les effets immédiats de l'hémorrhagie sont : 1° de détruire l'équilibre existant entre les systèmes circulatoire et respiratoire ; 2° d'attirer les liquides de toutes les parties du corps dans le système veineux ; 3° de provoquer la tendance à la séparation de la fibrine ; 4° de produire la syncope ; 5° les convulsions musculaires, le contrôle nerveux n'existant plus, et l'irritabilité musculaire étant conservée ; 6° la chute de la température animale.

Symptômes, diagnostic, pronostic de l'hémorrhagie utérine. — Le premier signe nous est souvent fourni par la malade, qui se plaint de perdre ; il ne faut pas le négliger ; il faut examiner immédiatement les parties et les linges. Vous verrez souvent couler un mince filet de sang rouge ; en palpant l'utérus, vous le trouverez au-dessus du pubis, peut-être au-dessus de l'ombilic, flasque, et présentant des saillies dures, irrégulières, mobiles sous votre main. En le comprimant fortement vous ferez peut-être sortir du sang et des caillots. Si les moyens ordinaires n'arrivent pas à provoquer la contraction, introduisez la main dans l'utérus, vous le trouverez agrandi, plein de sang en partie coagulé, vous sentirez la mollesse des parois. Quand l'inertie est complète, il est souvent difficile par le palper de reconnaître l'utérus ; on ne trouve pas le globe dur ; ce signe négatif suffit. Lorsque l'utérus est distendu autant que possible, il est souvent pris d'une contraction spasmodique, et rejette un torrent furieux du sang. Des alternatives de contraction et de relâchement, la douleur au palper, sont des signes certains d'hémorrhagie atonique. Le sang peut sortir sous la forme d'un large ruisseau, ou par flots, mêlé à des caillots séparés. Il peut aussi sourdre comme un mince filet ; dans ce cas, la perte est souvent aqueuse. Une perte aqueuse teintée de sang, se produisant aussitôt après la sortie du placenta, peut être du liquide amniotique ; mais à tout autre moment, et quand elle s'accompagne de signes de dépression générale, elle indique une hémorrhagie interne, avec rétention des caillots ; l'élément séreux est exprimé et coule à l'extérieur. Voilà les signes *locaux*.

Les *signes généraux* sont aussi accusés. L'hémorrhagie se produit souvent traîtreusement, sans que la femme se plaigne ; mais ce calme peut être illusoire. Dans les cas extrêmes, le choc et le collapsus sont évidents, la face est pâle, blanche, cireuse et froide ; toute la surface du corps est froide ; le pouls est fréquent, faible, filiforme, parfois imperceptible. Hales a montré que l'hémorrhagie accélère le pouls. Marey a prouvé que la tension artérielle est faible (fig. 106). La pénétration soudaine du sang dans les artères augmente la plénitude des pulsations et produit le *dicrotisme*, qui est d'autant plus marqué que la perte est plus rapide.

Si l'hémorrhagie est très abontante, les vaisseaux se contractent, ce qui relève la tension, et fait cesser l'augmentation de la plénitude du pouls, surtout parce que la radiale, comme les autres artères, subit une diminution de calibre, qui, par elle-même rendrait les pulsations plus faible. C'est cette rétraction des vaisseaux, observée par J. Hunter chez les animaux exsangues, qui l'a conduit à la découverte de la contractilité des artères.

La malade se plaint d'une sensation indescriptible, d'oppression dans la poitrine; elle réclame de l'air, veut qu'on ouvre les fenêtres, insiste pour s'asseoir, quelquefois pour quitter son lit; ses respirations atteignent 30, 36, 40 par minute; elles sont laborieuses; elle agite ses bras, disant qu'elle passe au travers de son lit; elle délire plus ou moins; ses sens sont souvent émoussés, elle se rend mal compte de ses perceptions; elle est presque aveugle, voit double, est quelquefois tout à fait amaurotique; les pupilles se dilatent, l'iris semble paralysé, l'accouchée cesse par moment de reconnaître ceux qui l'entourent; elle se plaint d'une céphalalgie intense, de bruits dans les oreilles, quelquefois de surdité; elle peut à peine avaler, à moins qu'on ne verse le liquide au fond de sa bouche. La perte de la force nerveuse est telle que tous les organes semblent paralysés. Le cognac, le thé de bœuf, les médicaments restent inertes dans l'estomac, jusqu'à ce qu'ils soient rejetés par les vomissements. Aucun stimulant ne peut faire contracter l'utérus; parfois les sphincters se relâchent, les fèces et l'urine s'écoulent. La femme refuse tout secours, elle dit ou elle fait comprendre par signes qu'elle veut qu'on la laisse tranquille, elle veut mourir en repos. Tout désespéré que semble cet état, elle peut encore en revenir. Si la perte s'arrête un moment, la force nerveuse se refait un peu; la vie qui paraissait fuir se ranime, faiblement il est vrai; la malade peut se rétablir, s'il ne se produit pas de nouvelle perte ou de choc.

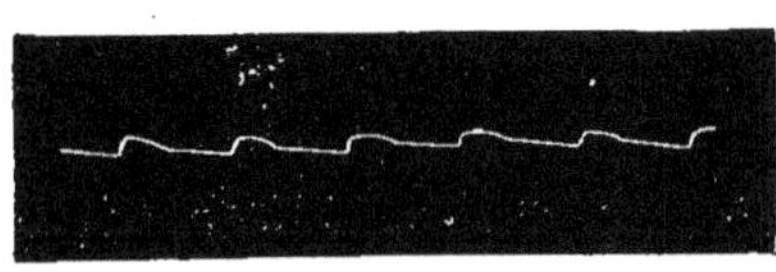

Fig. 106. — Sphygmogramme dans un cas d'hémorrhagie post partum (Fancourt Barnes).

Mais, si ces symptômes sont suivis d'un collapsus profond, si la face se grippe, si la respiration devient suspirieuse, courte, ce qui indique que les parois thoraciques ne peuvent se dilater, ne font que des tentatives incomplètes d'inspiration et s'affaissent aussitôt; s'il se produit des mouvements convulsifs, le cas est réellement désespéré. Les moyens restauratifs que nous allons décrire sont la seule chance de salut.

Les signes favorables sont le retour de la chaleur et de la moiteur de la peau, la possibilité d'avaler, la fermeté du pouls radial, la contraction de l'utérus, une respiration tranquille, un sentiment d'espoir et de courage, des sensations plus nettes, un jugement plus précis et plus ferme.

Nous devons interpréter le sens physiologique de ces symptômes, pour en tirer les principes du traitement.

Par l'analyse et la synthèse de ces symptômes, nous arrivons à les classer ainsi : La quantité de sang perdu ne peut guère nous donner une idée exacte du degré auquel l'hémorrhagie a affecté la malade. Il n'est pas facile de mesurer ou d'estimer la perte, et l'effet produit sur l'organisme n'a pas de rapport constant avec sa quantité. Mais il y a certaines données physiologiques, peu difficiles à noter, qui marquent assez exactement les phases successives du danger.

Les hémorrhagies peuvent être divisées en trois phases ou degrés, marqués par la diminution graduelle des fonctions réflexes. — Dans le *premier degré*, la fonction réflexe existe entière, mais troublée ; elle répond néanmoins aux irritants ordinaires. Dans le *second degré*, l'activité réflexe est sensiblement diminuée ; elle ne répond que faiblement aux irritants ordinaires et extraordinaires. Dans le *troisième degré*, la fonction réflexe est suspendue et presque abolie. A ce degré, les vomissements, les bâillements, un pouls rapide, faible, intermittent, filant, la syncope, l'abaissement de la température peuvent être les avant-coureurs de la mort. Paul Bert dit que le seul signe constant d'une mort imminente est la convulsion.

Traitement du premier degré. — Nous nous adressons à la fonction diastaltique pour arrêter la perte, en provoquant la contraction utérine. Nous pouvons lui adresser notre appel de trois manières : par le cerveau, en donnant de la confiance à la malade, en faisant agir les émotions ; par le système spinal et respiratoire, en excitant les nerfs périphériques ; en mettant l'enfant au sein ; en appliquant tout à coup le froid sur l'abdomen ; en comprimant l'utérus ; en appliquant séparément ou alternativement le froid et le chaud à l'intérieur de l'utérus, comme Tyler Smith l'a conseillé. Certains médicaments aident puissamment à l'effet des moyens mécaniques. Si nous observons que le pouls hémorrhagique indique une surexcitation cardiaque, et que la colique utérine indique un désordre ou une perversion de l'action de l'utérus, nous aurons confiance dans l'opium, la digitale et le bromure de potassium. L'ergot est aussi utile parfois.

On croit généralement que le meilleur moment pour donner l'ergot est la fin du stade d'expulsion, afin de prévenir la perte. On prétend que l'action spéciale de l'ergot se fait mieux sentir quand on le donne pour aider les contractions naturelles, et qu'on a ainsi plus de chance de produire une contraction permanente. Dans la pratique, il nous désappointe souvent, et fait même souvent du mal, en troublant l'harmonie des efforts parturients. Nous croyons qu'on ajoute beaucoup à l'action de l'ergot en le combinant avec la digitale ; on peut avec avantage y joindre la quinine, qui est un ocytoxique puissant. On peut adopter la formule suivante :

Extrait liquide d'ergot	XX à XXX gouttes.
Teinture de digitale (1)	XX —
Teinture de quinine (2)	4 grammes.
Teinture de cinnamome	2 —

On peut répéter cette dose.

La térébenthine est un bon hémostatique. On peut injecter dans le rectum une once de térébenthine avec 5 onces de mucilage ou de gruau. J. W. Bradley (3) cite les excellents effets de la térébenthine donnée par la bouche. Nous pouvons ajouter notre témoignage au sien, mais elle est difficile à administrer de cette façon ; on pourrait utilement l'injecter dans l'utérus.

Dans les cas graves, on a injecté l'ergotine sous la peau.

Dans *le second degré*, les difficultés sont plus grandes ; la fonction diastaltique est affaiblie, il faut la *persuader* et non la violenter. L'ergot, la quinine, la digitale sont encore utiles. Mais on ne saurait trop répéter que l'ergot ne peut pas donner de la force au centre spinal, il ne peut que le stimuler, comme la cravache et l'éperon aiguillonnent un cheval fatigué. Au delà d'un certain degré peu élevé, l'ergot ne fait que déprimer et épuiser ; il n'est donc pas rare de le voir, dans les conditions que nous avons décrites, produire des vomissements, une action spasmodique de l'utérus, et même une dépression perceptible du cœur. Il faut donc, dans la règle, donner l'ergot peu après l'expulsion du fœtus, lorsque l'on craint une hémorrhagie, et répéter aussitôt que l'hémorrhagie se produit ; mais, s'il n'agit pas promptement, n'en pas donner davantage, et choisir des moyens plus sûrs.

La compression directe de l'utérus agit de deux manières : en fermant mécaniquement les vaisseaux ; en excitant la contraction réflexe.

On peut comprimer l'utérus de différentes manières :

1. En saisissant l'organe à travers les parois abdominales.

2. En le pressant fortement contre la colonne, la malade étant couchée sur le dos ; on comprime ainsi l'aorte, en même temps. Ploucquet comprimait l'aorte contre la colonne ; Baudelocque, Chailly, Cazeaux et d'autres l'ont imité.

3. G. Hamilton (4) conseillait d'agir ainsi : On introduit les doigts d'une main dans le vagin, derrière l'utérus puis avec l'autre main, placée en dehors, on presse fortement l'utérus contre la main placée dans le vagin. La cavité est ainsi fermée par l'aplatissement de la paroi antérieure contre la postérieure. C'est une méthode excellente.

4. Méthode de Gooch : Il introduisait une main dans l'utérus, l'ap-

(1) Au huitième (B. Ph.).

(2) Au soixantième (B. Ph.). (*Traducteur.*)

(3) *Lancet*, 1861, vol. Ier, p. 305. — Bradley la considère comme un styptique. (*Traducteur.*)

(4) *Edinb. med. Journ.*, 1861.

pliquait sur la surface d'insertion du placenta, et comprimait l'organe entre cette main et l'autre main placée en dehors. Cette méthode est utile sans doute, mais moins bonne que celle de Hamilton; l'introduction de la main dans l'utérus n'est pas innocente, on l'a vue causer la mort.

La compression de l'utérus, bien faite, arrête la perte, et donne aux forces le temps de se refaire et au médecin le temps d'administrer les remèdes restauratifs, comme l'alcool, l'éther, l'ammoniaque, la cannelle. La force diastallique peut revenir.

Le *froid* peut être utile; on peut placer un morceau de glace sur le ventre, sur la vulve, dans le vagin, ou mieux encore, comme Levret, dans l'utérus. Mais il faut savoir que, dans les cas graves, le froid peut faire du mal: l'hémorrhagie, nous le savons, fait baisser la température; sous l'influence de la perte de l'équilibre entre les systèmes respiratoire et circulatoire, la chaleur se maintient difficilement; le froid ajoute donc à la dépression. Les observations physiologiques et cliniques prouvent que nous devons être fort prudents dans l'application du froid. C'est de tous les agents celui dont on a le plus abusé. Nous avons vu bien des cas de métrite et de fièvre puerpérale, auxquelles nous n'avons pu trouver d'autre cause que l'abus du froid humide et le massage. Bence Jones et Dickinson (1) ont constaté que les douches froides ralentissent le pouls; la respiration d'un air froid a le même effet; la chaleur relève le pouls.

Il faut agir avec le froid comme avec l'ergot: s'il n'agit pas promptement, il faut l'abandonner. L'indication est claire : épargner l'énergie nerveuse, chercher à réveiller la fonction diastaltique à l'aide de la chaleur. On applique des bouteilles et des flanelles chaudes sur la peau; on injecte de l'eau de 38° à 44° dans l'utérus (2).

On introduit la canule dans l'utérus, et on injecte l'eau pendant une minute; il est utile d'employer de l'eau phéniquée au centième, qui, outre son action antiseptique, semble avoir une action astringente. Une solution de sublimé corrosif au deux-millième est probablement encore meilleure. Si l'eau chaude échoue, il peut être utile d'alterner avec l'eau glacée. Pendant l'injection, la main doit continuer à presser l'utérus et on doit comprimer l'aorte; la malade doit être couchée sur le dos. L'utérus étant saisi avec les deux mains, le bord d'une des mains presse l'aorte contre le côté gauche de la colonne. Kiwisch, Hohl, Boër ont affirmé que la compression de l'aorte, faite d'après la méthode de Ploucquet, n'est pas suffisante, car le sang suit les artères spermatiques, et que le bon effet qu'elle produit est dû à la compression de l'utérus.

Si l'utérus refuse toujours de se contracter, le cas passe dans le *troisième degré*, dans lequel la fonction diastaltique est absente; elle peut

(1) *Journ. of Physiology*, vol. Ier.

(2) Voir une lettre de R. Barnes (*Brit. med. Journ.*, 1885, t. II, p. 278) où il se loue de la chaleur. (*Traducteur.*)

revenir si l'hémorrhagie s'arrête un moment. En attendant, nous pouvons faire appel aux autres facteurs que la Nature tient en réserve. Elle pourra répondre à l'appel adressé à la *vis insita*, la contractilité propre que l'utérus conserve quelque temps, indépendamment des centres nerveux. L'utérus pourra se rétracter sous l'influence de l'application d'un styptique; les orifices des vaisseaux seront bouchés par des caillots, nous gagnerons ainsi un répit que nous utiliserons à des mesures restauratives, qui permettront à la contraction musculaire de revenir.

Parmi les remèdes qui se présentent à nous, le plus scientifique est la *faradisation*. Les expériences de Radford, de Robert Barnes et de Mackensie, démontrent qu'avec l'électricité, on peut faire contracter l'utérus, même alors qu'il résiste à ce qu'on peut appeler les remèdes diastaltiques. Nous l'avons employée avec persévérance dans plusieurs cas; nous avons réussi parfois à provoquer une contraction permanente; parfois nous avons échoué. Des difficultés pratiques nous l'ont fait abandonner : sauf à l'hôpital, l'appareil est rarement prêt au moment du besoin; dans la plupart des cas les contractions provoquées ne duraient pas, elles cessaient lorsque le courant était interrompu; pendant que le circuit était fermé, il fallait abandonner la compression manuelle, qui est plus utile. Quelques observateurs nous ont néanmoins affirmé qu'elle agit utilement. Le Dr Kilner a donné de solides témoignages en sa faveur, à la Société obstétricale, en 1884 (1); nous engageons donc nos confrères à faire de nouveaux essais.

Si nous ne réussissons pas à faire contracter l'utérus, nous sommes obligés de recourir aux agents qui produisent une corrugation de la paroi interne de l'utérus et ferment ainsi les orifices des vaisseaux. Cette corrugation, quoique n'étant pas un équivalent parfait de la contraction, remplit momentanément l'indication d'arrêter la perte.

Il est souvent utile de ranimer la malade, avant de commencer les manœuvres. Dans la faiblesse extrême, l'estomac n'absorbe plus; les stimulants avalés sont bientôt rejetés; s'il sont gardés, ils ne sont pas absorbés immédiatement. Le meilleur moyen est d'injecter 4 grammes d'éther sulfurique sous la peau; l'effet stimulant de cette injection est souvent merveilleux; on peut, s'il le faut, la répéter plusieurs fois.

Deux styptiques méritent notre attention : *l'iode* et *le fer*. Les anciens parlent du vinaigre, du jus de citron, et d'autres agents qu'on a employés en injections, ou sur des tampons. Smellie dit : « On peut remplir le vagin avec de l'étoupe ou des chiffons trempés dans du vinaigre dans lequel on a fait dissoudre de l'alun ou du sucre de Saturne; quelques-uns injectent de l'esprit de vin chauffé, ou bien en imbibent un chiffon ou une éponge, qu'ils expriment dans l'utérus, pour resserrer les vaisseaux. »

(1) *Obstet. Trans.*, 1885, p. 93. (*Traducteur.*)

Ces agents ne sont plus employés maintenant.

Hohl dit que le premier qui ait fait des injections de perchlorure de fer est d'Outrepont (1). Kiwisch en faisait grand cas. Le professeur Faye, de Christiania, disait, en 1874, qu'il les a employées dans sa Maternité depuis d'Outrepont. On n'en parlait guère sur le continent, et elles étaient absolument inconnues dans ce pays, lorsque Robert Barnes les proposa. Dans ces *Lettsomian Lectures* sur le placenta prævia, en 1857, après les avoir essayées assez souvent, il les recommanda. Lorsqu'il publia les *Obstetrical Operations* (2), il était affermi dans sa conviction que cet agent est capable de sauver des malades sans lui condamnées à mort. Maintenant, après une expérience personnelle déjà longue, confirmée par le témoignage de nombreux praticiens de toutes les parties du monde, et surtout de Londres et de Dublin, nous nous sentons autorisés à recommander sans restriction ces injections. Parmi ceux qui ont témoigné en leur faveur, nous citerons A. Farre, le Dr Braxton Hicks, le Dr Lombe Atthill, *master* de l'hôpital Rotunda, le Dr John Byrne et le Dr Playfair. Ces auteurs et bon nombre d'autres obstétriciens distingués les ont employées, parce qu'ils ont trouvé que les femmes meurent quelque fois d'hémorrhagie, lorsqu'on se sert des moyens dits « ordinaires ».

L'iode, proposé par Dupierris (3), a été fort usité depuis lors. C'est un bon styptique; mais, l'ayant expérimenté comparativement avec le fer, nous l'avons trouvé moins fidèle dans les cas graves. La formule est : teinture d'iode, 60 grammes, eau 240 grammes (4).

La formule du styptique ferreux est : chlorure ferrique solide, 30 grammes, dans 300 grammes d'eau ; ou *liquor ferri perchloridi fortior* (Ph. Br.), 45 grammes, eau 255 grammes. Les règles de son administration sont : 1° s'assurer que l'utérus a expulsé le placenta, le sang et les caillots; 2° comprimer le corps utérin avec la main pendant l'injection; 3° avoir deux bassins sous la main, l'un contenant de l'eau chaude, l'autre la solution ferrique; pomper l'eau dans la seringue (la seringue d'Higginson par exemple) pour la purger d'air; introduire la canule dans l'utérus, et injecter d'abord l'eau chaude pour laver sa cavité, et donner à la fonction diastaltique une dernière chance d'agir; puis plonger le tube d'aspiration de la seringue dans la solution ferrique, et en injecter 7 ou 8 onces, en maintenant soigneusement la pression sur l'utérus pendant tout le temps de l'injection et après.

Une objection, qui ne manque pas de portée, a été faite à l'injection

(1) *Beiträge zur Geburtsh.*, 1846.

(2) Traduites en français en 1873. (*Traducteur.*)

(3) *North American med. chir. Review*, 1857.

(4) La teinture d'iode anglaise renferme de l'iodure de potassium, qui doit s'opposer à la précipitation de l'iode dans l'eau. (*Traducteur.*)

c'est qu'elle peut exciter une contraction qui pourra chasser le liquide le long des trompes. Pour obvier à ce danger, nous avons fait faire de larges tubes en vulcanite perforés à leur extrémité utérine, qui était lâchement tamponnée avec de l'éponge imbibée de la solution; un piston courant dans le tube comprimait l'éponge après son introduction, et en faisait sortir le liquide. Cette méthode a ses indications, mais elle est moins certaine que l'injection douce d'un filet de liquide, qui coule sur toute la surface de l'utérus. Nous employons maintenant un large tube de verre, cannelé suivant l'indication de Neugebauer, ce qui assure le retour du liquide (1). Quelques médecins ont fait faire des éponges pour badigeonnages ; elles ne valent rien.

Lorsque l'hémorrhagie est associée avec des *fibromes*, l'utérus ne peut guère se contracter uniformément ; il est alors particulièrement désirable de faire de bonne heure les injections styptiques.

Il est juste d'examiner les *dangers des injections ferriques*. Robert Barnes les a étudiés dans un mémoire présenté à la section d'obstétrique du Congrès international de 1881. Dans la discussion, on n'a avancé aucun fait qui prouve qu'elles sont dangereuses. Le Dr Pollard (2) a soumis à une rigoureuse analyse tous les faits où la mort a suivi de près l'injection.

Les dangers dont on les a accusées peuvent être classés comme suit: 1° les accidents communs à toutes les injections intra-utérines, et qui ont suivi d'autres manœuvres obstétricales. Après de fortes pertes, des femmes ont succombé au *choc* ou à la *syncope* occasionnée par l'introduction de la main dans l'utérus, en se levant soudainement, à la suite d'une simple injection d'eau froide. Si, pendant la profonde dépression qui suit une forte hémorragie, la plus légère perturbation peut précipiter la mort, il n'est pas facile de comprendre comment une simple injection d'eau froide, capable à elle seule de causer la mort, serait rendue plus dangereuse par l'addition d'un sel ferrique à dose styptique.

Mais on peut pousser dans l'utérus et dans les sinus, de l'air, qui sera porté au cœur. De nombreuses expériences faites sur les animaux prouvent qu'on peut impunément faire entrer une petite quantité d'air dans les veines. Chez l'homme, notre expérience vient surtout des opérations faites sur la face et le cou. Dans cette région, les veines ouvertes sont dans la sphère de succion du thorax ; les conditions dans lesquelles se trouvent l'utérus sont bien différentes. Poiseuille nie l'existence d'une force de succion dans l'abdomen ; nous savons cependant qu'elle existe : le mouvement d'ascension et de descente de l'utérus, d-

(1) La description donnée par les auteurs semble indiquer que leur sonde est semblable à celle de Budin (*Arch. Tocol.*, 1884, p. 917). Ils ne parlent pas de celle de Pajot (*Ann. de Gyn.*, 1884, t. I, p. 469). (*Traducteur.*)

(2) *Brit. med. Journ.*, 1880, vol. I, p. 619, 657.

la vessie et de la paroi antérieure du vagin, l'intermittence de l'écoulement de l'urine pendant l'inspiration et l'expiration, le prouvent nettement ; dans un cas où nous avons ponctionné un kyste rétro-utérin, nous observâmes un retrait du liquide pendant l'expiration.

Aspiration vers le cœur. Valsalva a prouvé que le sang dans les veines jugulaires coule plus rapidement vers la poitrine, au moment de l'inspiration. Barry, en 1825, a prouvé qu'il se produit dans les veines une aspiration vers le thorax, et il a donné la mesure de cette force aspiratrice. Les veines s'affaisseraient sous l'influence de cette aspiration, si elles n'étaient pas maintenues ouvertes par leurs attaches aux parties voisines. La *zone dangereuse* de l'aspiration s'étend au delà du cou.

Un effet semblable se produit du côté de l'abdomen, là où la veine cave traverse le diaphragme, et au niveau de l'ouverture des veines sous-hépatiques. En ces points le sang, comprimé par la pression positive qui se fait toujours sentir dans l'abdomen, se trouve en face de la pression négative de la cavité thoracique, et est attiré vers cette cavité. Par suite, dit Marey, il faut craindre aussi l'entrée de l'air dans les veines de la région abdominale.

En outre, le sang est rappelé vers le cœur dans tous les canaux veineux par une force centripète, qui se fait sentir dans les sinus utérins. De plus, — et ce fait a d'autres applications importantes — lorsqu'une femme est couchée sur le dos, le ventre est mou et l'utérus a une position déclive ; si l'on introduit la main, on peut sentir l'air se précipiter dans l'utérus le long du bras et de la main de l'opérateur. Mais, quelle que soit la valeur de ces faits, la mort, par entrée de l'air dans la circulation pendant les injections ferriques, n'est pas encore prouvée.

Comme l'air, *la solution ferrique peut entrer dans les veines et produire des caillots* dans le cœur droit. On a vu des accidents de ce genre dans les opérations faites sur la face et le cou. Un seul cas présumable de ce genre a été observé, celui d'Atthill, et cet éminent clinicien conclut qu'il est douteux que la mort soit due à l'injection ferrique. L'embolie primitive après l'accouchement est surtout à craindre après les fortes hémorrhagies. On a trouvé, il est vrai, du fer dans les sinus utérins et dans le péritoine, transporté par les trompes. On trouvera d'autres faits sur ce sujet, dans le chapitre consacré à l'accouchement provoqué. L'objection la plus solide est peut-être que quelques accouchées sont mortes de *septicémie* après des injections ferriques. Voici ce qui a dû se passer : les caillots formés dans les sinus ou dans la cavité de l'utérus se décomposent, se fractionnent et fournissent au sang de la matière septique. Les cas qu'on a cités sont sujets à la critique au point de vue des détails du traitement ; dans quelques-uns, on n'a pas eu le soin d'enlever de l'utérus les caillots ou le placenta, contrairement à une règle fondamentale. Il faut se rappeler que la septicémie puerpérale, surtout lorsque l'accouchement a été compliqué d'hémorrhagie, est assez commune, alors même qu'on n'a fait aucune injection.

La décision pour ou contre les injections ferriques dans les hémorrhagies incoercibles par d'autres moyens, repose sur les réponses qu'on fait aux questions suivantes : 1. La mort rapide est-elle réellement à craindre à la suite d'une hémorrhagie *post partum?* Et, si la malade échappe à une mort rapide, risque-t-elle de souffrir d'autres maux sérieux?

2. Les dangers démontrés des injections ferriques sont-ils plus grands que ceux de l'hémorrhagie ?

3. Les injections ferriques peuvent-elles arrêter la perte, lorsque les autres moyens ont échoué, et sauver la vie ?

L'expérience nous répond. Quant à la première question, aucun médecin ayant une grande clientèle de consultation ne peut ignorer que l'hémorrhagie utérine peut se terminer par la mort, ou par quelque maladie grave, malgré l'emploi consciencieux de ce qu'on nomme les moyens ordinaires. La réponse à la seconde question n'est guère qu'un corollaire de la première. Si l'hémorrhagie cause la mort, quoi de pire peut faire l'injection ? On admet qu'on a recours à l'injection parce que la malade est en danger de mort, et, dans nombre de cas, elle a survécu après l'injection. Serait-ce un bon raisonnement clinique de prétendre que, parce qu'une malade, sauvée d'une mort immédiate par une injection ferrique, a succombé à la septicémie, il eût mieux valu la laisser mourir d'hémorrhagie?

Quant à la troisième question, les preuves de la puissance des injections ferriques pour arrêter les hémorrhagies et sauver la vie des malades, sont trop nombreuses et trop précises pour qu'il soit possible de les discuter.

Nous croyons qu'il est de notre devoir d'insister sur la nécessité d'essayer les injections ferriques dans les cas extrêmes d'hémorrhagie du troisième degré, dans lesquels la fonction diastaltique ne répond plus. Quelle que soit notre crainte de ces injections, nous craignons encore plus l'hémorrhagie, et nous n'oserions pas laisser mourir une femme, en lui refusant cette dernière chance de salut. L'observation exacte des règles que nous avons posées pour l'emploi de ces injections leur assure, si ce n'est une innocuité complète, au moins un minimum de danger qui ne saurait prévaloir sur les dangers de l'hémorrhagie.

Les risques immédiats de choc, d'entrée de l'air dans les veines ou dans le péritoine, ou de pénétration du fer dans les veines, sont réduits à leur minimum, si l'on fait coucher la malade sur le dos, et si l'on presse sur l'utérus pendant l'injection. Les risques secondaires de septicémie sont atténués par la précaution qu'on doit prendre de ne pas injecter la solution ferrique avant que l'utérus soit complètement vide, par le lavage quotidien de la cavité utérine avec des injections phéniquées, et par l'emploi des moyens que nous indiquerons pour prévenir la septicémie, dans le chapitre consacré à la fièvre puerpérale.

Quelques mots sur le *traitement restaurateur*, qui comprend l'administration des stimulants et de la nourriture par la bouche, par le rectum et par le tissu cellulaire, le bandage d'Esmarch, la transfusion.

Dans l'anémie extrême, en cas de syncope ou de menace de syncope, deux remèdes sont indiqués : Mettre la malade sur le dos, la tête basse, le bassin élevé, comme Nélaton l'a conseillé dans l'asphyxie. Outre cette position, et pour économiser le sang en le maintenant vers les organes vitaux, nous pouvons adopter la méthode ancienne, décrite ainsi par Smellie : « D'autres font placer des ligatures, pour comprimer les vaisseaux de retour, aux cuisses, aux bras et au cou, afin de retenir autant que possible le sang aux extrémités et vers la tête. » Ce principe est beaucoup mieux appliqué au moyen des bandes d'Esmarch. Quand on les applique judicieusement, on peut renvoyer aux organes du centre presque tout le sang des membres. Winckel dit qu'elles ont réussi en Allemagne. On peut les employer avant les moyens immédiats pour arrêter la perte, ou en même temps. Il serait intéressant de prendre des tracés sphygmographiques, pour connaître l'influence de ces bandages sur le cœur et le système artériel.

Nous aurons alors recours aux stimulants administrés par la bouche. Mais il ne faut pas s'y fier dans les cas graves; tout ce qu'on fait avaler à la malade est rejeté, ou du moins n'est pas absorbé; il n'est pas rare de voir le lait, le thé de bœuf, le cognac, rejetés une demi-heure ou davantage après avoir été avalés. L'estomac, comme l'utérus, est paralysé. Les lavements stimulants et nourrissants ont parfois de meilleurs effets. Le Dr Sansom (1) recommande pour les injections rectales le sang de taureau défibriné, ou le sang desséché du Dr Craven, à la dose de 4 grammes pour 30 d'eau; on pourrait aussi employer le sang de la malade. Mais, pour produire un effet rapide, le mieux est l'injection de 4 grammes d'éther dans le tissu cellulaire; elle a certainement sauvé la vie de plusieurs malades; l'absorption semble continuer à se faire dans le tissu cellulaire, alors que les muqueuses n'absorbent plus. Hecker, de Munich, et Macan, de Dublin, témoignent en sa faveur. Notre expérience s'accorde avec la leur.

Transfusion. — De tous les moyens restaurateurs, le plus direct, celui dont les effets sont le plus frappants, est la transfusion. Elle peut littéralement sauver la vie d'une femme qui va rendre le dernier soupir. Elle serait d'un emploi plus général si l'on pouvait éviter quelques difficultés; la chose importante est de simplifier l'opération. Il y a deux questions à résoudre; d'abord, la nature du liquide qu'on doit injecter, puis l'appareil et les autres détails de l'opération. Dans

(1) *Lancet*, 1881, t. I, p. 288, 322.

son sens ordinaire, et étymologique, transfusion signifie le transfert du sang d'un animal dans les veines d'un autre: mais en clinique on comprend dans ce terme l'injection veineuse d'autres liquides que le sang.

On a injecté le sang dans deux états, pur ou *entier*, tel qu'il coule des veines du donneur, et *défibriné*. Si l'on se sert de sang pur, la meilleure méthode est la méthode *immédiate, de veine à veine;* le meilleur appareil est celui d'Aveling. Il est formé d'un tube élastique présentant au milieu une partie renflée, qui peut contenir 8 grammes de liquide (1). Ce bulbe peut être comparé au cœur d'un poisson; il peut servir à pousser le liquide qu'il contient. Le pouce et l'index remplacent les valves, qui pourraient favoriser la coagulation, et pressent le tube au point où cela est nécessaire. Chacune des extrémités du tube est pourvue d'une canule métallique, destinée à pénétrer dans les veines. L'appareil étant préparé, purgé d'air, et rempli d'une solution alcaline dont nous donnerons la composition, on met les veines à nu. On découvre la veine céphalique médiane de la malade, en pinçant un pli de la peau, et en le transperçant transversalement à la veine avec un couteau mince; on dissèque doucement jusqu'à la veine, qu'on met à nu sur une longueur de 13 millimètres; on peut passer un stylet au-dessous afin de la tendre, et d'éviter la perte de sang quand on l'ouvrira. Hine lie la veine, et l'incise au-dessus de la ligature. On glisse alors la canule de l'appareil dans la veine, dans la direction du cœur. Si l'on se sert de l'appareil d'Aveling, il peut être nécessaire d'exercer une légère propulsion sur le sang; il faut agir très doucement, et observer l'effet produit sur la malade. Lorsqu'elle a reçu 300 ou 360 grammes, l'opération est en général terminée. On enlève alors la canule, et on fixe une compresse sur la blessure; on fait de même pour la veine du donneur.

L'appareil de Roussel pour la transfusion immédiate a fait beaucoup parler de lui, il y a quelques années. Ayant employé cet appareil et celui d'Aveling, nous donnons la préférence à ce dernier. Celui de Roussel est trop compliqué.

Deux forces naturelles ont aidé à faire voyager le sang : l'action du cœur du donneur, qui risque de faiblir sous l'influence de l'émotion, et l'aspiration du *receveur*, qui est souvent très faible. Il faut donc souvent une propulsion artificielle; elle est produite, dans l'appareil d'Aveling, par une pression exercée sur le bulbe.

La gravitation est un moteur artificiel préférable; elle agit doucement, et peut être réglée à volonté. Les appareils à gravitation s'emploient surtout avec du sang défibriné, du lait, ou des solutions alcalines, On peut maintenir liquide le sang pur, en le préservant du contact de l'air, en l'agitant, en l'additionnant d'ammoniaque ou de phosphate

(1) Figuré dans les *Obst. Trans.*, vol. VI, p. 133. (*Traducteur.*)

de soude. Mais, malgré toutes les précautions, il peut se cailler et empêcher la transfusion. Le sang défibriné a plusieurs avantages : on peut recevoir le sang du donneur dans une chambre voisine, et éviter ainsi une cause d'émotion ; on le défibrine lentement ; le sang ainsi préparé ne risque pas de se cailler, et le battage met les globules en contact avec l'air et leur donne de l'oxygène.

Le sang transfusé est utile de deux manières : 1° par son volume, en aidant à remplir le vide laissé dans la circulation ; il aide ainsi à l'action dynamique du cœur ; 2° les globules rouges aident à la reconstitution du sang, et portent aux centres nerveux le stimulus normal. Mais il est fort important que le sang soit injecté lentement et graduellement ; sinon le cœur peut être écrasé.

La valeur du sang défibriné a été discutée; Hayem condamne les injections de sang défibriné. Quoique la proportion des globules puisse être plus grande, il n'est pas certain qu'ils conservent leur puissance. L'hémoglobinurie se produit après la transfusion ; Landois et Ponfick confirment les observations de Hasse sur ce point. L'albuminurie l'accompagne souvent, surtout lorsqu'on a injecté du sang d'une espèce différente. Les globules du sang d'agneau se dissolvent rapidement dans le sérum humain ; c'est, dit Landois, la cause de l'hémoglobinurie. Hayem et Schaefer condamnent absolument la transfusion de sang d'autres animaux. Schaefer (1) condamne aussi la transfusion de lait. Il soutient que le seul liquide qu'on doive employer pour l'homme est le sang humain, pur ou défibriné ; il insiste sur l'importance des appareils simples.

Il existe plusieurs bons transfuseurs à gravitation. Ceux de Little, de Mac Donnel, de Wagstaff (figuré dans les *Obstetric Operations*, 3e édit.) et de Hine (décrit dans la *Lancet* de 1881) ont tous subi avec succès l'épreuve de l'expérience.

S'il y a indication, la transfusion peut être répétée.

Si l'on ne peut pas se procurer du sang, on peut employer la solution dont se sert le Dr Little dans le choléra. Elle est composée de 3 grammes de chlorure de sodium, de 30 centigrammes de chlorure de potassium, de 15 centigrammes de phosphate de soude, d'un gramme de carbonate de soude, dans 600 grammes d'eau distillée, à la température de 33°. Hicks (2) se loue beaucoup de l'addition du phosphate de soude au sang pur ou défibriné. Ce sel prévient la coagulation, et on a ainsi le liquide à transfuser, lorsqu'on ne peut pas faire la transfusion de veine à veine.

Hémorrhagie puerpérale secondaire. — Vingt-quatre heures ou davantage après l'arrêt d'une hémorrhagie primitive *paulo post partum*, il peut se produire une perte. L'involution a commencé ; l'utérus doit

(1) *Obstetr. Trans.*, 1879, p. 316.
(2) *Ibid.*, p. 345.

avoir sensiblement diminué de volume ; l'accouchée ne doit perdre que des *lochies;* leur quantité et leur qualité sont variables. Le second jour, la perte est encore sanguine, mais le sérum prédomine. Jour après jour, la proportion du sang diminue, la perte devient plus aqueuse, elle passe au vert sale, — *eaux vertes* —. Vers la fin de la semaine, la perte est d'ordinaire séro-muqueuse, encore teinte en vert. Une perte muco-séreuse continue pendant deux ou trois semaines.

Il n'est pas rare que, le second jour, les pluripares perdent un gros caillot, après avoir eu des *tranchées*, c'est-à-dire des coliques ou des spasmes de l'utérus; elles sont ordinairement soulagées après son expulsion. L'utérus se contracte fermement, et la perte s'arrête. Mais, chez les femmes délicates, à fibre lâche, surtout chez les pluripares et après un accouchement pénible, il n'est pas rare que l'utérus se remplisse de caillots, dont la partie séreuse est expulsée. C'est ce qui constitue l'hémorrhagie *paulo post partum*. L'accouchée est agitée, elle a des douleurs utérines ; l'hypogastre est douloureux à la pression. Si l'on desserre le bandage pour palper soigneusement l'utérus, on le trouve beaucoup au-dessus de la symphyse, peut-être à mi-chemin de l'ombilic. La première chose à faire est de sonder; la réplétion de la vessie gênerait les manœuvres ; elle est en elle-même une cause de paresse utérine. Puis il faut serrer fortement l'utérus pour expulser son contenu, et placer un coussinet et un bandage. Dès lors, toute hémorrhagie est puerpérale ; il faut veiller soigneusement, car elle est un danger par elle-même et par son association avec la septicémie.

Causes de l'hémorrhagie secondaire. — Si nous avons dirigé avec les soins nécessaires l'accouchement, et surtout la délivrance et les hémorrhagies primitives, nous aurons rarement la mortification de voir une hémorrhagie secondaire. L'examen des principales causes reconnues de l'hémorrhagie secondaire va nous le démontrer. Ce sont :

A. *Causes locales de l'hémorrhagie secondaire.* — 1. Le séjour d'une portion du placenta ou des membranes dans l'utérus.

2. La formation et la rétention de caillots.

3. La déchirure ou l'abrasion du col, du vagin, de la vulve, ou une fistule vésico-vaginale ou vésico-uréthrale.

4. Une hématocèle ou un thrombus du col, du vagin, de la vulve ou du périnée.

5. L'hypertrophie chronique, la congestion ou l'ulcération du col.

6. Une tumeur maligne.

7. Un relâchement général des tissus utérins.

8. Les fibromes et les polypes.

9. L'inversion.

10. La rétroflexion, la rétroversion ou l'antéflexion.

11. La pelvi-péritonite ou la pelvi-cellulite qui fixent l'utérus.

B. *Conditions générales ou éloignées qui causent des troubles des systèmes vasculaire et nerveux.* — 1. Les émotions.

2. Le coït.

3. Le retour de l'action ovarique qui se fait communément au bout d'un mois, favorisée par le sevrage, et l'involution imparfaite.

4. Les maladies du cœur, y compris l'involution imparfaite.

5. Les maladies du foie.

6. La maladie de Bright.

7. La leucémie.

8. La faiblesse générale des tissus, la malnutrition du système nerveux, l'irritabilité anémique du cœur.

A. 1. *Rétention du placenta.* — On voit immédiatement que quelques-unes de ces causes peuvent être évitées ; ceci s'applique particulièrement à la rétention du placenta, qui est cependant très fréquente. La perte commence ordinairement dans les vingt-quatre premières heures. La rigidité du col a le plus souvent rendu impossible l'extraction du placenta ; parfois, l'accoucheur ne savait pas que l'utérus contenait encore quelque chose. Nous avons plusieurs fois extrait un placenta, une semaine ou davantage après l'accouchement. L'hémorrhagie n'est pas toujours le symptôme le plus urgent ; la septicémie l'accompagne presque toujours, comme dans les avortements où une partie de l'œuf est retenue dans l'utérus ; on observe donc les signes de la septicémie et de la fièvre, que nous décrirons à leur place. Les signes locaux sont : la distension de l'abdomen, la douleur à la pression sur l'utérus, qui s'élève vers l'ombilic ; le toucher fait reconnaître que l'utérus est gros ; le col est plus ou moins ouvert, il admet un ou deux doigts ; la malade a une perte muco-purulente, sanguinolente, d'odeur ordinairement fétide ; quelquefois de la rétention d'urine. Ces signes indiquent la nécessité d'explorer l'utérus ; le doigt seul donne les renseignements utiles. Quelquefois le doigt peut pénétrer dans l'utérus, quand on déprime fortement le périnée ; quelquefois la vulve et le vagin sont assez lâches pour laisser passer la main, et permettre à un ou deux doigts de pénétrer dans la matrice, si l'on presse sur le fond en dehors. Mais, en général cette manœuvre indispensable est trop douloureuse pour pouvoir être exécutée sans anesthésie. Le doigt explorateur doit parcourir toute la surface interne de l'utérus, saisir et détacher tous les débris placentaires adhérents et tous les caillots. Lorsque l'utérus est vide, il faut faire une injection phéniquée au cinquantième.

2. *Rétention de caillots.* — Le traitement est le même.

3. La *déchirure ou l'abrasion du col* sont plus fréquentes qu'on ne le croit communément ; la perte qu'elles causent est souvent abondante et prolongée. Le diagnostic s'établit surtout par exclusion. Vous explorez la cavité utérine et la trouvez vide, peut-être l'utérus est-il même

bien contracté. Alors, avec l'aide du spéculum vous nettoyez bien le col avec une éponge, et vous voyez ses lèvres; badigeonnez la surface dénudée avec du perchlorure de fer, couvrez-la de coton sec, et tamponnez doucement avec du *lint* imbibé d'eau phéniquée. Vous pourrez enlever les tampons et répéter le badigeonnage si c'est nécessaire. Si la déchirure est étendue, la question se pose de la suture immédiate. Emmet dit que les déchirures, même peu étendues, causent fréquemment la pelvi-cellulite, et arrêtent l'involution. On peut faire l'opération d'Emmet un peu plus tard.

Les *déchirures du vagin et du périnée* ont été étudiées avec les ruptures de l'utérus; on les reconnaît par la vue et le toucher. Il peut être nécessaire d'y appliquer des compresses imbibées de perchlorure de fer. Les fistules vésico-vaginales et recto-vaginales peuvent donner un peu de sang, mais, comme elles ont la nature des eschares et des fissures, elles donnent rarement de l'inquiétude, au sujet de la perte.

4. Les *thrombus* et l'*hématocèle* sont décrits dans la section suivante sous la lettre B. 4.

5. L'*hypertrophie chronique* ou l'*ulcération de la portion vaginale* sont reconnues par le toucher, et à l'aide du spéculum. On peut toucher la partie malade avec le nitrate d'argent ou la teinture d'iode; les lotions astringentes sont utiles.

6. Les *maladies malignes* ont été décrites ailleurs.

7. Le *relâchement général du tissu de l'utérus* est le plus souvent lié à la faiblesse générale et à la malnutrition. Le traitement général est le plus utile, le fer, la strychnine, l'acide phosphorique, la quinine, l'ergot rendent des services. L'application d'iode dans l'utérus tous les trois ou quatre jours aide à la guérison.

8. La complication causée par les *fibromes* et les *polypes* sera étudiée à propos de la dystocie. Quand on les découvre peu de jours après l'accouchement, le traitement reste le même que celui indiqué au moment de la délivrance. Dans le cas de tumeurs, nous devons combattre l'hémorrhagie par les applications locales de perchlorure de fer; quelquefois on peut les énucléer. Il faut enlever les polypes avec l'écraseur à fil métallique.

9. L'*inversion* sera étudiée dans le chapitre suivant.

10. La *rétroflexion* est une cause fréquente d'hémorrhagie secondaire. Le déplacement se produit peu après l'accouchement; le fond qui est lourd tombe en arrière pendant que les tissus sont relâchés. Dans un grand nombre de cas, la rétroflexion existait avant la grossesse; dans ces cas, elle risque fort de se reproduire et de persister. Le diagnostic est fait par les doigts placés dans le vagin, qui sentent derrière l'orifice la masse ronde constituée par le fond qui fait saillir en avant et en bas la paroi postéro-supérieure du vagin; un doigt intro-

duit dans le rectum perçoit encore plus nettement cette masse arrondie; un doigt placé en avant de l'orifice et allant à la rencontre de la main qui palpe au-dessus du pubis révèle l'absence du corps utérin; enfin, l'extrémité de la sonde utérine doit regarder en arrière pour pénétrer. Le doigt qui presse sur la face postérieure de l'utérus, la soulève un peu, aide à l'entrée de la sonde, et réduit un peu l'organe. Le traitement consiste dans la réduction complète; il faut maintenir l'utérus au moyen d'un pessaire de Hodge. Si la perte continue, il faut badigeonner l'utérus avec de l'iode ou du perchlorure de fer. Leur effet astringent, en diminuant le volume de l'utérus, tend encore à corriger la flexion.

11. *Périmétrite fixant l'utérus.* — Dans ce cas, l'involution est gênée; l'utérus, dont la circulation se fait mal, s'engorge; il ne peut pas se bien contracter. La cavité cervicale et l'orifice externe perdent leur épithélium, ce qui amène des pertes fréquentes. Le repos et la quinine provoqueront la résorption de la fibrine épanchée. On peut toucher de temps en temps les surfaces dénudées avec de l'iode ou du nitrate d'argent. Les injections intra-utérines à 43° sont remarquablement efficaces.

B. Le *traitement de l'hémorrhagie secondaire dépendant de causes éloignées ou constitutionnelles* doit tout naturellement consister à écarter ou diminuer l'effet de ces causes.

1. *Émotions.* — Quelques femmes sont tellement excitables que la seule application de l'enfant au sein provoque une hémorrhagie; dans ces cas l'irritation mammaire agit défavorablement; l'effet normal de l'allaitement est de produire la contraction et l'involution de l'utérus; on peut donc le regarder comme un préservatif contre l'hémorrhagie.

2. *Coït.* — On cache communément cette cause; mais elle est souvent réelle.

3. Nous pouvons observer l'*influence de l'irritation* ovarique comme cause assez fréquente d'une hémorrhagie, tout juste un mois après l'accouchement. C'est surtout le cas lorsque la mère n'a pas allaité. Les ovaires alors s'*affirment*, et, reprenant leur fonction, excitent le flux menstruel, qui excède aisément la quantité normale, et prend les proportions d'une hémorrhagie.

Dans la plupart des cas, le mal ne finit pas avec l'hémorrhagie secondaire : les causes continuent d'agir, à moins qu'on ne les ait soigneusement combattues dès le début, pendant un temps indéfini, et établissent une maladie chronique de l'utérus, comme la subinvolution, l'hyperplasie, la ménorrhagie, la dysménorrhée et les déplacements.

4. *Thrombus ou hématome.* — C'est une forme d'hémorrhagie qui se produit parfois avant, plus souvent pendant, et qu'on reconnaît parfois après l'accouchement. Dans ce dernier cas, la lésion qui a causé l'hémorrhagie s'est produite pendant le travail.

Le thrombus est un amas de sang formé dans le tissu sous-muqueux ou dans le tissu conjonctif. On le rencontre dans le col, dans le vagin, dans les lèvres de la vulve, et dans le tissu conjonctif circum-utérin.

Il se produit presque toujours dans l'accouchement ce qu'on peut appeler un *thrombus diffus*. L'énorme pression et la distension que la tête faite fait, dans son mouvement, subir au col, fait glisser la muqueuse sur les tissus sous-muqueux, par un mouvement analogue à celui des glaciers. Les vaisseaux sous-muqueux sont déchirés, le sang se répand sous forme d'ecchymoses ou de petits thrombus. Ce fait est, croyons-nous, universel; nous l'avons constaté dans toutes les autopsies de femmes récemment accouchées.

Cette forme ordinaire de thrombus éclaire les formes plus accusées et reconnues.

Le thrombus peut se former à toute époque de la grossesse; il est plus fréquent vers la fin, et plus commun pendant l'accouchement.

La condition prédisposante se trouve dans le grand développement capillaire et veineux du canal parturient pendant la grossesse. Les veines, nous l'avons vu, sont souvent variqueuses, toujours extrêmement gonflées de sang, qui a de la tendance à la stagnation. Cet état est aggravé par la pression de l'utérus gravide sur les vaisseaux pelviens. La vulve en est fort affectée. Si une pression inaccoutumée agit sur les parties supérieures, de façon à retarder le retour du sang, les moindres causes feront éclater les vaisseaux. La rupture des vaisseaux est ordinairement le résultat de la tension excessive à laquelle les soumet la pression des parties molles situées au-dessus. Parfois la tumeur se développe rapidement au devant de la tête, avant qu'elle arrive à la sortie, et forme un obstacle mécanique à l'accouchement. La distension est parfois si rapide et si considérable, que les parois du thrombus éclatent, et qu'il se produit une forte hémorrhagie artérielle. Mais plus souvent, quoique la rupture vasculaire se puisse produire avant le passage de la tête, la tumeur se développe graduellement après la sortie du fœtus. Le passage de la tête entraînant avec elle le feuillet interne de la lèvre augmente la lésion vasculaire. Ces thrombus post-partum sont dangereux surtout parce qu'ils risquent de passer inaperçus. Ils peuvent crever après la mortification de leurs parois.

Une vive douleur marque le début du thrombus, due probablement à la rupture des vaisseaux et au tiraillement des tissus au-devant du sang qui se répand (Cazeaux). L'effusion peut se limiter au tissu conjonctif lâche de la vulve; mais elle peut s'étendre au loin. Ainsi Cazeaux rapporte un cas dans lequel il suivit le sang qui disséquait le péritoine, jusque dans la fosse iliaque, où il formait une large masse coagulée; elle se continuait dans la partie gauche et postérieure de l'abdomen, jusque dans l'hypochondre droit, baignant tout le tissu cellulaire qui entoure le rein, et remontait jusqu'aux attaches du diaphragme.

Si la tumeur crève, l'hémorrhagie peut être assez abondante et assez rapide pour être promptement mortelle. Si elle n'éclate pas, elle peut devenir assez grosse pour boucher le vagin, et empêcher l'issue des lochies (Lachapelle); elle peut aussi causer la rétention de l'urine et des fèces.

Terminaison et pronostic. — Lorsque la mort s'ensuit, elle est généralement due à l'hémorrhagie interne ou externe. La gangrène et la suppuration peuvent causer la mort plus tard. Les thrombus se terminent par la résolution, la suppuration, l'éclatement, la péritonite, ou la septicémie.

Huggenberger (1) résume ainsi les terminaisons des hémorrhagies puerpérales qu'il a observées : 1° hématome péritonéal avant le travail, abcès consécutif, perforation du rectum, guérison; 2° hématome labial avant l'accouchement, suppuration de l'amas sanguin, éclatement; pyohémie, mort; 3° hématome labial avant l'accouchement, suppuration de la collection sanguine, éclatement pendant le puerpérium, métro-péritonite et pyohémie mortelle; 4° hématome labial, éclatement, guérison; 5°, 6°, 7°, hématome labial, incision, guérison; 8°, 9°, hématome circa-vaginal après l'accouchement, éclatement, guérison; 10° hématome circum-utérin pendant l'accouchement, douleurs violentes, hémorrhagie fatale; 11° hématome périmétrique après l'accouchement, présentation transversale, version, éclatement du sac, mort par hémorrhagie dans la cavité abdominale.

Le *pronostic* est sérieux. Deneux a rassemblé 62 cas, dont 22 ont été mortels. Dans 2 cas, les enfants succombèrent aussi. Mais nous croyons que la proportion des morts serait moins considérable, si nous possédions un plus grand nombre de cas, comprenant tous les degrés de gravité.

La marche et les symptômes du thrombus sont bien clairement indiquées dans les cas cliniques suivants : une malade de la *royal Maternity Charity*, primipare, accoucha naturellement. Après l'accouchement, la sage-femme observa une masse qui sortait de la vulve, et qu'elle prit pour la vessie et le vagin prolabés. Nous la vîmes deux heures après sa délivrance : une tumeur, grosse comme une tête de fœtus, sortait de la vulve, occupant tout l'espace compris entre le pubis et l'anus. En avant et sur le côté, elle était tendue, brillante, transparente, fluctuante; sa circonférence se continuait dans la peau des lèvres et des cuisses. Postérieurement, elle s'infléchissait, et présentait une lèvre antérieure ecchymosée et une lèvre postérieure formant un croissant tranchant; le tout ressemblait fort à l'orifice utérin après l'accouchement. En continuant l'examen, nous trouvâmes que la tumeur était constituée par une énorme distension des lèvres vulvaires, surtout de la gauche, par

(1) *Saint-Petersburg med. Zeitung*, 1865.

du sang et du sérum. Sur la face interne de la lèvre gauche, à un pouce environ de l'orifice, on voyait un trou déchiqueté, qui conduisait dans le sac formé par l'effusion labiale, et qui laissait échapper une matière sanieuse. C'était une déchirure de la muqueuse, faite par la tête pendant l'accouchement. La tumeur diminua rapidement durant les deux jours suivants, et la femme guérit. Il n'est pas commun de trouver ces tumeurs aussi grosses.

Le cas suivant est également instructif et éclaire un autre côté de la question : *hypertrophie du col, procidence, hématome*. Une sage-femme de la *royal Maternity Charity* nous fit appeler en grande hâte, croyant que l'utérus entier était sorti après l'enfant et le placenta. Nous trouvâmes l'accouchée dans la prostration, froide, agitée ; une large masse était hors de la vulve, d'une couleur foncée, semblable à celle du sang coagulé, rappelant le placenta, par son volume et son aspect. Nous crûmes d'abord que c'était l'utérus retourné ; elle donnait un peu de sang. La masse était molle, son revêtement se déchirait sous la pression des doigts ; elle était composée de deux lobes, entre lesquels une ouverture admettait deux ou trois doigts jusqu'à une certaine profondeur ; c'était l'orifice de l'utérus, énorment élargi par une infiltration séro-sanguine. En pressant sur la tumeur pour la réduire, nous déchirâmes la muqueuse, qui laissa sourdre du sang. Pour éviter une hémorrhagie, nous enveloppâmes la masse dans une serviette, et, grâce à une compression prudente et graduelle, nous réussîmes à la faire rentrer dans le vagin ; nous plaçâmes une compresse sur le périnée, pour l'empêcher de redescendre. La malade se rétablit. Ce cas est un exemple des contusions et des lésions que le col peut subir pendant le travail. Le col était fort allongé et hypertrophié.

Nous avons quelque raison de croire que les varices du col, semblables à celles qui sont si communes dans les lèvres de la vulve, peuvent être une cause des thrombus du col.

Le Dr Gustavus Murray rapporte un cas dans lequel une hémorrhagie abondante se reproduisit dans deux accouchements successifs, avant le passage de la tête. La source de la perte semble avoir été l'éclatement d'une masse de veines variqueuses, — une forme d'hématocèle — dans la zone inférieure. Une fois, l'hémorrhagie reparut une quinzaine après l'accouchement.

Thrombus périmétrique ou *hématome*. — On trouve parfois des effusions sanguines dans le tissu conjonctif des ligaments larges, dans celui qui unit le col à la base de la vessie, et dans celui qui existe entre le rectum et la partie inférieure de la paroi postérieure de l'utérus, là où le péritoine se réfléchit. Des effusions moins considérables dans les ligaments larges ne sont probablement pas rares ; elles peuvent disparaître rapidement par résorption. Les effusions séreuses en ce point sont communes, sinon constantes. Nous croyons que ces épanchements sanguins sont parfois pour quelque chose dans la production de la pelvi-cellulite et de la paramétrite.

Nous avons trouvé quelquefois des effusions sanguines dans la masse de tissu cellulaire comprise entre la vessie et l'utérus; elles se reconnaissent aux mêmes signes objectifs que la pelvi-cellulite; elles en diffèrent par le moment de leur apparition; l'hématome devient visible peu d'heures après le travail; les effusions inflammatoires mettent plusieurs jours à se développer, et ne sont guère bien perceptibles avant le dixième jour.

Le *diagnostic* n'est pas toujours facile. Lorsque la tumeur a atteint un volume modéré, elle a une surface brillante et une couleur pourpre ou noir-bleuâtre. Elle tend à fermer l'entrée du vagin; le doigt passé au-dessus définit son étendue et ses rapports. Sa formation rapide et douloureuse, sa fluctuation lorsqu'elle est récente, et sa dureté lorsque le sang s'est coagulé, sont caractéristiques.

Traitement. — Peut-on la *prévenir?* Le traitement dépend du moment auquel on observe l'effusion, de son étendue, et d'autres conditions accidentelles. Si elle se forme avant la descente du fœtus, nous pouvons d'abord essayer de diminuer l'épanchement, au moyen de la glace et de la pression. Si nous échouons, que la tumeur par son volume gêne ou non l'accouchement, le mieux est de l'ouvrir avec la lancette et de délivrer avec le forceps; ce qui diminue les risques d'autres lésions causées par l'écrasement que la tête fait subir aux tissus. Si la tumeur a éclaté et que l'hémorrhagie soit abondante, il faut d'abord essayer de terminer l'accouchement avec le forceps, si la tête se présente. Nous pourrons alors employer les moyens hémostatiques.

Lorsque le cas se présente après l'accouchement, Fordyce Barker conseille d'élargir l'ouverture, d'extraire les caillots, et de comprimer avec du lint trempé dans une solution ferrique. Lorsque l'hémorrhagie est bien arrêtée, il faut chercher à empêcher la gangrène et la septicémie que causerait la décomposition des caillots. Il faut remplacer le tampon par un pansement à l'huile phéniquée, et injecter fréquemment une solution phéniquée au cinquantième. Il est bon de se souvenir que l'hémorrhagie peut venir d'une déchirure de la vulve, sans thrombus. Le grand principe du repos s'applique avantageusement dans ces cas.

Conséquences des hémorrhagies. — Elles sont souvent sérieuses, et le traitement prophylactique est important. Il est vrai que dans bien des cas les femmes se remettent d'une manière surprenante après des pertes effrayantes, mais toute femme qui a beaucoup perdu doit être surveillée attentivement. La qualité, aussi bien que la quantité, du sang est altérée. Le sang contient plus de fibrine que de globules, en proportion. Les vaisseaux sont exposés à l'accumulation des matériaux de rebut venant des organes et à l'invasion des substances nocives venues du dehors. Ces conditions sont les facteurs essentiels de deux affections très graves, la thrombose et la septicémie, que nous étudierons bientôt.

Hughlings Jackson rapporte (*London Hosp. Reports*, vol. Ier) un cas d'hémiplégie droite et de perte de la parole, venues à la suite d'une hémorrhagie abondante. Power donne des exemples de cécité.

Un des dangers les plus immédiats est la *syncope*. Dans la dépression que subissent les système nerveux et vasculaire et leur tension basse, une secousse physique ou psychique peut causer une perturbation qui écrase le cœur : il cessera de battre. La syncope est la cause ou l'effet de la thrombose et de l'embolie ; mais il n'y a pas toujours des caillots dans les cas mortels, et quelques malades guérissent. Pour l'éviter, l'accouchée doit être étendue, la tête basse. Il faut s'occuper soigneusement du régime alimentaire ; il faut donner des potages légers, une nourriture facilement digérée, en petites quantités fréquemment répétées ; on peut accorder un peu de stimulants, du cognac ou du champagne. L'éther, le *compound spirits of ammonia* (1), le quinquina et la cannelle peuvent être utilement combinés ; l'opium est bon quelquefois. Le grand principe directeur de tout le traitement est le repos absolu, le sommeil, la tranquillité morale et l'absence d'émotions. Les lavages de la malade, le changement des draps, l'arrangement du lit, exigent deux personnes, afin d'éviter qu'elle se remue.

CHAPITRE XV

ACCIDENTS QUI SE PRODUISENT PENDANT ET APRÈS L'ACCOUCHEMENT (*suite*). — LÉSIONS DU CANAL PARTURIENT. — RUPTURE. — INVERSION. — RÉTROVERSION. — SUBINVOLUTION. — RÉTENTION DU PLACENTA.

Tous les points du canal parturient peuvent être blessés avant ou pendant le travail. La cause immédiate des lésions peut : 1° être spontanée ou autogénétique, c'est-à-dire due à quelque trouble qui s'est produit durant la grossesse ou l'accouchement ; ou 2° résulter d'une violence extérieure.

La rupture de l'utérus a cette affinité avec l'opération césarienne, qu'elle est produite quelquefois par les mêmes conditions qui nous déterminent à faire cette opération. Nous la faisons parfois dans le but principal d'éviter la rupture, et, quand la rupture s'est faite, il est ordi-

(1) N'est formulé, sous ce nom, ni dans le Codex anglais, ni dans le *Companion* de Squire, ni dans Dorvault. Les auteurs veulent sans doute parler de l'*aromatic spirits of ammonia*, qui contient du carbonate d'ammonique, de l'ammoniaque, de la noix muscade, du citron, de l'alcool et de l'eau. (*Traducteur.*)

nairement nécessaire d'ouvrir l'abdomen pour extraire le fœtus. Il est des cas de dystocie dans lesquels la nature, incapable de terminer l'accouchement par les voies naturelles, semble, en déchirant l'utérus et en chassant le fœtus dans la cavité abdominale, chercher à faire ce que fait le chirurgien qui ouvre la matrice après avoir ouvert le ventre. Le chirurgien rencontre la nature à mi-chemin, et fait la gastrotomie pour atteindre le fœtus chassé par l'utérus dans la cavité abdominale.

Il est dans la pratique obstétricale peu de sujets plus intéressants et dont les rapports soient plus nombreux que la rupture utérine. Une connaissance complète des conditions productrices de cet accident, de ses symptômes et de ses terminaisons, a la plus grande importance au point de vue médical et médico-légal. Il est rare qu'il se produise sans que l'accoucheur soit accusé ou soupçonné de faute grave. S'il évite le blâme des autres, il peut se faire des reproches à lui-même, alors que peut-être il ne mérite ni l'un, ni les autres.

Il est donc fort important de bien connaître les circonstances qui conduisent à cette terrible catastrophe, et, lorsqu'elle s'est produite, de savoir ce qu'il faut faire et ce qu'il ne faut pas faire, non seulement dans l'intérêt de la parturiente, mais dans le nôtre, vu les pénalités effrayantes que nous encourons. Il est dans la nature de cet accident de se produire soudainement, sans symptômes prémonitoires, et par suite sans que le chirurgien puisse rien faire pour l'éviter. « C'est pour des ruptures utérines que notre témoignage a été le plus souvent requis dans des accusations criminelles, et presque toujours il a été démontré que l'accident était dû à des causes qu'on ne pouvait écarter (1). »

Fréquence. — Sur 154 303 accouchements puisés à diverses sources, on a observé 117 ruptures, soit une sur 1 318.

L'utérus peut subir : 1° la rupture ou éclatement; 2° la déchirure; 3° l'écrasement; 4° la perforation ; 5° l'arrachement.

Définition. — Il est utile d'attacher aux termes que nous emploierons un sens défini ; nous obtiendrons ainsi une classification naturelle, qui simplifiera beaucoup notre étude.

1. *Rupture ou éclatement* signifie que, l'utérus se contractant fortement sur son contenu résistant, les parois du corps ou du col éclatent plus ou moins soudainement.

2. *La déchirure ou fente* se produit lorsqu'une solution de continuité commence au niveau de l'orifice et s'étend.

3. *L'écrasement* se produit lorsque l'utérus est soumis à une compression prolongée entre la tête fœtale et la paroi pelvienne.

4. *La perforation* se produit lorsque les tissus malades ou longtemps

(1) Robert Barnes, *Obstetric Operations*, 3e édit., p. 316 de la traduction française. (*Traducteur.*)

comprimés viennent à céder, ou qu'ils sont traversés par une saillie osseuse ou un instrument.

5. *Arrachement.* — L'utérus a été arraché avec les mains.

Les ruptures sont *spontanées*, ou *produites par des causes extérieures*.

Les ruptures *complètes* intéressent tous les tissus utérins ; les ruptures *incomplètes* ne concernent qu'une partie de la paroi.

On peut poser les propositions générales suivantes :

1. L'utérus non gravide peut éclater.

2. Il peut éclater à un moment quelconque de la gestation, indépendamment du travail proprement dit.

3. Tous les points du canal parturient peuvent être déchirés pendant l'accouchement, mais le siège le plus commun des déchirures est le col.

4. Le plus grand nombre des ruptures se produisent pendant l'accouchement à terme.

5. L'utérus n'éclate que s'il est dans un état de tension, s'il contient quelque chose.

6. L'utérus peut éclater chez les femmes de tout âge, chez les femmes enceintes pour la première fois, ou chez celles qui ont déjà accouché ; mais bien plus souvent chez les pluripares.

7. L'utérus sain peut se rompre spontanément.

Il est plus rationnel, au point de vue clinique et pathologique, d'étudier successivement les variétés des lésions utérines ; de les examiner d'abord séparément, puis de considérer leurs rapports naturels et leurs traits communs.

Par exemple l'étiologie des cas de rupture ou d'éclatement diffère essentiellement de celle des cas d'écrasement ou de perforation.

1. *Éclatement ou rupture.* — Cette lésion commence le plus souvent dans l'utérus. L'utérus se contractant avec force, soudainement ou à la continue sur son contenu résistant, comme lorsque les eaux ne se sont pas écoulées, et que le col ne cède pas pour soulager sa tension, le liquide étant incompressible, l'utérus doit éclater. La seule soupape de sûreté est la transsudation, peu abondante et rarement suffisante, du liquide à travers la paroi. L'utérus peut aussi éclater en se contractant sur un contenu solide.

Causes. — Elles sont parfois complexes. L'explication la plus commune de la rupture est qu'elle est provoquée par un obstacle à l'accouchement ; l'histoire de la plupart des cas connus prouve que l'obstacle a précédé immédiatement l'accident. Mais cette explication ne peut guère s'appliquer aux cas où l'utérus a crevé brusquement pendant la grossesse, avant que le travail eût commencé. La cause immédiate est indiquée dans la proposition suivante : « L'utérus se rompt parce qu'il y a défaut d'équilibre entre la force expulsive du corps utérin et la force de résistance du canal génital, cette dernière étant en excès » (*Obstetric Operations*, 3e édit. p. 323 (1).

Une action utérine violente ne peut manquer de provoquer *une action réflexe ou volontaire des muscles abdominaux*. Trask, analysant les 417 cas qu'il avait réunis, disait : « Nous croyons qu'on n'a pas jusqu'ici (1856) publié un cas de rupture dans lequel on ait donné du chloroforme, ce qui peut être dû à ce que les efforts volontaires sont beaucoup diminués sous son influence. » Nous citons ce passage pour faire remarquer le témoignage négatif porté en faveur du chloroforme. Si, depuis Trask, la rupture utérine s'est produite pendant le sommeil chloroformique, il faudrait qu'on publiât les cas. Tyler Smith disait : « Dans le travail normal, il est tout à fait naturel qu'il se produise des efforts musculaires, instinctifs ou volontaires, surtout dans les muscles expirateurs, pendant les périodes de propulsion et d'expulsion. Dans un accouchement *aigu* ou difficile, ces efforts volontaires font beaucoup de mal ; ils peuvent produire la déchirure de l'utérus et du périnée, et l'épuisement. »

Un obstacle à la sortie du contenu de l'utérus existe certainement dans tous ou presque tous les cas de lésion du canal parturient. On ne peut guère supposer que l'utérus vide se rompe lui-même.

Si nous ne pouvons pas établir avec précision les causes exactes de la rupture, nous pouvons au moins en obtenir une connaissance pratique en étudiant les *conditions dans lesquelles on l'a vue se produire*.

1. L'*utérus non gravide peut se rompre*. Duparcque cite des cas (2). Mais une maladie des tissus, l'amincissement, le ramollissement, une dégénérescence ou un abcès, semblent être les conditions nécessaires. Les autres facteurs sont : l'occlusion de l'orifice et l'accumulation de liquide dans la cavité. La perforation par un cancer, différente de l'éclatement, n'est pas rare.

Nous ne parlons pas ici des cas de lésions directes par traumatisme, qui peuvent se produire à un moment quelconque. Il faut se rappeler que des coups portés sur l'utérus gravide peuvent blesser et tuer le fœtus sans causer la rupture utérine ; Duparcque en cite un cas.

Rupture pendant la grossesse. — On a affirmé que des efforts violents et brusques du fœtus ont produit la rupture ; mais les cas cités à l'appui de cette affirmation ne sont pas convaincants ; il est plus probable que l'utérus, excité par la violence de ces mouvements, s'est rompu lui-même, ou qu'il a subi quelque violence.

La rupture spontanée est rare, mais elle est possible. Elle n'est pas plus étonnante que la rupture du cœur. On l'a vue se produire dès le *troisième mois*, Mayer (Siebold's *Journ. f. Geburtsh.*, Bd III) en rap-

(1) Page 317 de la traduction française. (*Traducteur.*)

(2) *Maladies de la matrice*, 1839.

porte un cas. L'utérus avait subi l'opération césarienne. H. Cooper (*British med. Journ.*, 1850) a vu une pluripare de trente ans, qui fut prise de collapsus après avoir dansé, et mourut le lendemain. L'utérus était déchiré au niveau du fond, à gauche ; un fœtus de trois mois sortait par l'ouverture. Le tissu de l'utérus à ce niveau était mince, pulpeux caséeux. La tuberculose était générale. Duparcque cite un cas où la cause était un vomissement. La rupture s'est produite au *quatrième mois*. Le Dr Mac Kinlay (*Glasgow med. Journ.*, 1861) rapporte un cas où, sans avoir fait aucun effort, et sans avoir subi aucune violence, une femme mourut, après être tombée malade la nuit précédente. Le fond de l'utérus présentait une déchirure transversale ; son tissu semblait sain.

Elle a aussi été produite par un exercice violent, une fatigue, un coup, une chute, un vomissement violent. L'influence d'un exercice excessif est montrée par un cas de Duparcque : une femme portait un fardeau sur la tête, lorsqu'elle présenta les signes d'une lésion interne; elle se remit un moment, eut une nouvelle attaque, et mourut. L'utérus renfermait un fœtus de trois à quatre mois ; le fond présentait une fente près de la trompe droite. C'était probablement un cas de gestation dans une corne de l'utérus.

Le Dr Harrison (*Amer. Journ. of med. Sc.*, vol. VIII) rapporte le cas d'une pluripare qui, dans le *cinquième mois*, après une longue marche, sentit une douleur subite et violente « comme si quelque chose s'était rompu. » Elle mourut peu d'heures après. On trouva, dans la cavité péritonéale, du sang et le fœtus dans ses membranes. L'utérus présentait une fente transversale allant d'une trompe à l'autre ; il n'était ni aminci ni malade. Ce cas et le suivant viennent à l'appui de la théorie de l'éclatement que nous avons énoncée plus haut. Collins rapporte un cas survenu à cinq mois. Hohl cite d'après Mangold un cas de rupture au cinquième mois.

Feu Mr Scott, de Bromley (*Medical Repertory*, vol. VIII) rapporte le cas d'une femme arrivée au *sixième mois* de sa grossesse, qui fut éveillée soudainement par une douleur violente au niveau de l'ombilic. On trouva au fond de l'utérus une déchirure par laquelle le fœtus, enveloppé de ses membranes, avait passé dans la cavité abdominale.

Mr Mitchell raconte (*Obstetrical Transactions*, 1870) (1) le cas d'une femme qui, dans le *septième mois* de sa grossesse, mourut après avoir ressenti une douleur subite dans l'abdomen, amenée par la frayeur que lui causa un éclair. L'utérus paraît avoir crevé en se contractant contre le genou du fœtus qui faisait saillie. On trouvera d'autres cas dans les mémoires de Trask (*Amer. Journ. of med. Science*, 1848 et 1856).

(1) Page 204. (*Traducteur.*)

Quelques-uns des cas de rupture dans les premiers mois de la grossesse sont sans doute des exemples, non de grossesse utérine, mais de grossesse ectopique. Ainsi Canestrini rapporte un cas où l'utérus était double ; l'un des utérus, après quelques douleurs, se rompit au quatrième mois ; on trouva l'œuf entier dans l'abdomen. Goupil cite, d'après Payan, le cas d'une femme qui mourut avec les symptômes d'un choc, qui firent soupçonner un avortement provoqué. Au-dessus de la cavité utérine propre, on trouva une autre cavité taillée dans la paroi ; cette cavité interstitielle s'était amincie sous l'influence du développement de l'œuf, et avait crevé. C'est probablement un exemple de grossesse dans la corne peu développée d'un utérus double. L'histoire de la grossesse ectopique a été faite dans le chapitre IV.

La rupture spontanée est si rare au début de la grossesse, que son existence fait soupçonner des manœuvres criminelles. Le vagin et l'utérus ont été souvent blessés par des instruments employés pour provoquer l'avortement. L'aspect des plaies peut différer de celui des lésions spontanées ; elles ont le caractère de plaies par instrument tranchant, piquant ou contondant, suivant la nature de l'instrument employé. Il faut examiner soigneusement les tissus à l'aide du microscope, surtout au niveau de la lésion ; s'ils sont parfaitement sains, la présomption que la blessure a été faite du dehors sera corroborée. Cela s'applique presque exclusivement aux ruptures du début de la grossesse ; dans les ruptures à terme, les tissus sont rarement malades, quoique l'on croie généralement le contraire.

La rupture spontanée est moins rare dans le *huitième et le neuvième mois*. L'*influence de l'émotion* est évidente. Francis White (*Dublin Journ. of med. Sc.*) raconte l'histoire d'une femme arrivée près du terme ; elle s'évanouit de frayeur, accoucha une semaine plus tard, et mourut presque aussitôt. On trouva une grande quantité de sang dans l'abdomen. Il y avait dans la partie antérieure de l'utérus des déchirures, comprenant le revêtement péritonéal et quelques fibres musculaires.

Rupture ou éclatement à terme ou au moment du travail. — Dans cette classe de cas, le défaut du rapport normal entre la force utérine active et la résistance est plus visible que dans la grossesse au début. Dans un grand nombre de cas existe une résistance mécanique réelle à l'expulsion du fœtus ou à l'éclatement de l'œuf et à la sortie du liquide. Il est néanmoins remarquable que la rupture se soit fréquemment faite longtemps avant que l'obstacle se fût élevé. Le mode de production de ces cas est semblable à celui de ceux du début de la gestation, et à l'éclatement du sac fœtal dans la grossesse ectopique. Il y a un point frappant de ressemblance : la fréquence avec laquelle l'œuf entier est expulsé dans la cavité abdominale. Ils diffèrent à cet égard de bien des cas de déchirure qui se produisent dans un accouchement difficile, dans lesquels le fœtus, ou tout au moins le placenta, est retenu dans l'utérus. L'explication de ce fait semble être que la contraction est soudaine; l'œuf étant entier, la résistance est hydrostatique; le contenu de l'utérus est donc irréductible; les conditions sont analogues à celles de la fameuse expérience des physiciens de Florence. Il n'est pas possible que le contenu diminue par l'ouverture du col. Dans ces circonstances, une contraction modérée amène l'éclatement. Certainement dans bien des cas la catastrophe est évitée par la facilité avec laquelle les membranes crèvent; l'avortement prévient donc et remplace la rupture. D'autre part, l'utérus se distend, ce qui aussi prévient la rupture; c'est le segment inférieur, le col surtout, qui se distend. Mais l'allongement demande du temps; une contraction *soudaine*, comme celle que provoque une émotion, ne donne pas le temps nécessaire, et le tissu cède. Dans cette classe de cas se range la surdistension de l'utérus causée par des jumeaux ou des trijumeaux; quoique l'utérus progresse à peu près du même pas que son contenu, la force de distension peut le dépasser; l'utérus peut *s'amincir*, se distendre, et par suite s'affaiblir. Si l'amincissement est plus accusé en un point, c'est ce point probablement qui cédera lorsque se produira une contraction soudaine, surtout si les tissus ont subi des modifications morbides.

L'accident a d'autant plus de chance de se produire que la distension peut causer le vomissement, qui est une cause de rupture. On a vu l'utérus gravide rétroversé passer au travers du vagin; ce fait prouve la force que peuvent développer les muscles abdominaux (V. l'article Rétroversion, dans les *Obstetric Operations*) (1). Une tumeur ovarique peut, de même, passer au travers de la paroi vaginale.

Influence d'une maladie du tissu. — En raisonnant sur l'observation de quelques cas où le tissu utérin était altéré par une maladie, et par analogie avec la rupture du cœur, on a cru que l'altération morbide des tissus utérins est une condition nécessaire de la rupture. Cette analogie est trompeuse : l'utérus crève, nous l'avons vu, en se contractant violemment sur son contenu qui ne peut fuir; ce n'est pas le cas pour le cœur. Dans d'autres cas, l'utérus se rompt en tirant sur un point immobile, comme lorsque la tête fixe le segment utérin inférieur dans l'anneau pelvien, ou lorsque les fibres utérines tirent sur un membre qui fait saillie. Rien de semblable dans la rupture du cœur. Il y a néanmoins des cas où l'utérus cède parce qu'il est malade, tout comme le cœur.

Murphy a insisté sur cette hypothèse, que l'altération du tissu existe nécessairement avant la rupture. Il a décrit un *ramollissement* résultant d'une inflammation gravidique, qui est indiquée par l'existence d'un point douloureux.

(1) Page 227 et suivantes de la traduction française. (*Traducteur.*)

La *dégénérescence graisseuse* est la plus fréquemment observée. Klob dit nettement (1) qu'il a souvent vu la dégénérescence graisseuse de la paroi musculaire, au point où une rupture spontanée s'était produite. Pour appuyer son dire, il parle de l'involution normale de l'utérus, dans laquelle, à la fin de la grossesse, les cellules musculaires subissent quelques modifications moléculaires. Si l'on soutient que le degré ordinaire de modification granulaire diminue assez la résistance du tissu pour amener la rupture, il suffit de remarquer combien il est improbable que la nature soit assez maladroite pour affaiblir les tissus utérins, au moment où ils ont besoin de la plus grande force et de la plus grande résistance. Si l'on dit que cet état physiologique peut passer à un excès pathologique, l'argument est plus solide, d'autant plus que l'observation directe prouve que dans quelques cas la dégénérescence graisseuse est excessive. Mais prouver qu'un facteur existe dans un nombre limité de cas n'est pas démontrer qu'il existe toujours ; et il est certain que cet excès de régression graisseuse ne se produit pas constamment. 1° On a vu souvent des ruptures se produire à un moment de la grossesse où cette modification physiologique est rare ; dans quelques cas le tissu a été reconnu sain par des observateurs compétents. 2° On a observé des cas de rupture à terme chez des primipares, chez lesquelles la régression est fort peu probable. 3° Dans nombre de cas de rupture à terme, chez des pluripares, on a constaté l'intégrité des tissus utérins ; Robert Barnes l'a observée dans quatre cas; dans l'un de ces cas, le Dr Bristowe et le Dr Montgomery ont vérifié le fait. Cohnheim et Bandl ont souvent trouvé les tissus en bon état. 4° Dans quelques cas, les blessures de l'utérus se sont parfaitement guéries. Les expériences de Duncan sur la résistance de l'utérus à la rupture ont été faites sur des morceaux pris dans le corps de l'organe. De ce qu'il était difficile de les déchirer, il a conclu que l'utérus sain ne peut pas éclater. Son erreur est manifeste. C'est rarement au niveau du corps que l'utérus se rompt, et une traction exercée sur un morceau de tissu mort est bien différente de ce qui se passe dans un utérus vivant.

Bandl (2) affirme nettement que l'utérus sain peut se rompre ; il ajoute que, du fait que des femmes meurent d'épuisement sans rupture, il ne s'ensuit pas que l'utérus sain ne puisse pas se déchirer. D'autre part, la fréquence de la rupture chez les pluripares, chez les femmes qui approchent de la quarantaine, chez celles qui ont mené une vie dure, dont l'organisme entier est affaibli, permet de penser que l'utérus participe à la faiblesse générale et à la dégradation des tissus. Dans deux des cas observés par Robert Barnes, les fibres musculaires

(1) *Pathol. Anat. der weiblichen Sexualorgane.*
(2) *Ueber Ruptur der Gebärmutter und ihre Mechanik*, 1875.

du cœur présentaient une modification granulaire accusée. Il a constaté la même altération dans le cœur d'une femme qui mourut d'hémorrhagie accidentelle ; elle était pluripare, âgée de quarante ans environ, usée par la misère et un travail pénible. L'hémorrhagie accidentelle et la rupture de l'utérus peuvent se rencontrer chez la même classe de femmes, et on a observé l'hémorrhagie accidentelle et la rupture utérine chez la même malade. Dans un cas de rupture que nous avons vu, la malade avait eu de l'albuminurie à la fin de sa grossesse ; les reins présentaient une maladie de Bright avancée.

E.-L. Ormerod rapporte (*Bartholomew's Hospital Reports*, 1868) le cas d'une femme enceinte pour la quatorzième fois ; l'utérus était déchiré depuis le col jusqu'au fond. Il trouva une *maladie folliculaire* autour du col et une *dégénérescence fibreuse* du tissu musculaire voisin.

C. Braun a décrit une *hyperplasie particulière* de l'utérus dans laquelle le corps et le col ont perdu leurs rapports normaux l'un avec l'autre.

La *dégénérescence cancéreuse*, surtout celle du col et du segment inférieur, ont souvent amené la rupture. Dubreuhl (*Lyon médical*, 1871) cite un cas où l'utérus se déchira du haut en bas dans toute l'étendue de sa face antérieure, par suite de la dégénérescence encéphaloïde de ses parois. Les musées de Saint-Georges et de Guy's Hospital possèdent des utérus déchirés dans des conditions semblables. On en trouvera sans doute dans les autres musées. Néanmoins un col cancéreux peut se dilater sans se déchirer.

La rigidité du col causée par une cicatrice peut aussi amener la rupture.

Un *fibrome* pariétal peut produire la rupture : il y a un spécimen de ce genre au musée de Middlesex Hospital. Robert Barnes, appelé en qualité d'expert dans une affaire supposée criminelle, a vu une tumeur de la paroi antérieure de l'utérus qui s'était enclavée entre la tête et le bassin et avait causé une perforation de l'utérus et de la vessie. Un fibrome peut aussi causer la rupture de l'utérus, en donnant aux fibres musculaires un point fixe sur lequel elles tirent ; mais la rupture n'est point commune dans ces cas.

Un *calcul vésical* a causé la rupture de l'utérus ; Guillemeau en rapporte un cas, qui se termina par une fistule vésico-vaginale. Dans un cas vu par nous-mêmes, la malade succomba.

La cicatrice laissée par l'opération césarienne a parfois cédé dans l'effort du travail : Winckel en rapporte deux exemples.

L'*extrême minceur* de l'utérus a été observée. Elle peut être limitée à un point, ou générale. Si, comme c'est probable, l'amincissement siège dans le segment inférieur, celui-ci risque fort de se déchirer. Le segment inférieur, par sa structure particulière, par sa fonction, qui est de loger la tête fœtale, par le fait qu'il supporte la plus grande partie de la force expulsive et de la distension, est fort disposé à s'amincir et à céder. Mais une minceur apparente peut se rencontrer aussi au niveau du fond, surtout à l'origine de la trompe. Dans quelques-uns de ces cas, il n'est guère douteux qu'il y avait une grossesse dans la corne d'un utérus incomplètement développé. Robert Barnes en donne des exemples dans ses *Maladies des femmes* (1); mais l'amincissement peut être le résultat d'une maladie, comme dans le cas rapporté par E. Whittle (*Liverpool med. and surg. Reports*) : l'enfant avait passé à travers une fente située en avant, près de la jonction du corps avec le col. A deux ou trois pouces de chaque côté de la déchirure, le tissu utérin était mince et mou. La malade avait une syphilis secondaire, et Whittle croit que la dégénérescence et l'atrophie de l'utérus étaient dues à cette maladie. Collins a rapporté un cas semblable. Murphy croyait que « l'amincissement et l'atrophie produisent assez fréquemment la rupture. » Il est fort probable que cet amincissement n'est ni atrophique ni pathologique, mais qu'il est dû simplement au tiraillement subi dans les contractions de l'accouchement, comme Bandl et d'autres le croient.

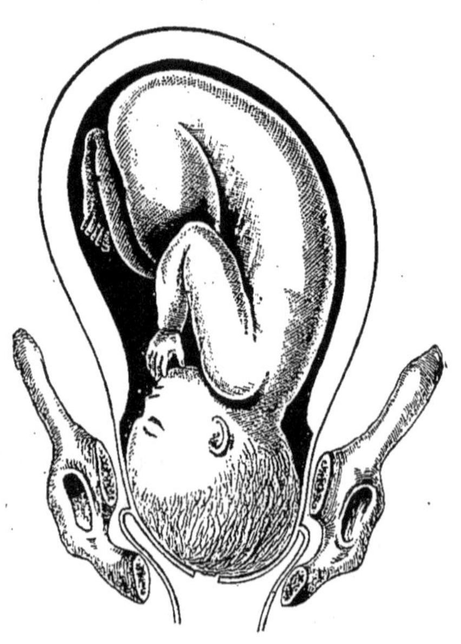

Fig. 107. — Amincissement du segment utérin inférieur (Bandl).

La théorie de Bandl est que la condition essentielle de la déchirure est un *amincissement du col*, qui se fait pendant le travail. La déchirure est comparativement rare chez les primipares, dont les parois musculaires utérines, au niveau du fond et du corps, sont peu développées; elle est plus fréquente chez les pluripares, chez qui le muscle utérin est plus épais et plus fort. Un organe puissant, dit-il, déchire plus facilement son col qu'un organe faible. L'utérus peut, lorsqu'il est vigoureux et sain, et qu'il se contracte longtemps, déchirer son col, même lorsqu'il est normal, lorsque ce dernier s'est suffisamment aminci pendant le travail.

C. Von Braun, Grenser et d'autres ont montré que le col peut être réduit à 4 millimètres, tandis que les parois du fond et du corps s'épaississent et se fortifient. Bandl, dans ses treize cas, a toujours trouvé le col déchiré. Ses observations confirment donc la théorie que nous

(1) Page 502 de la traduction française. (*Traducteur.*)

avons énoncée, que la rupture est causée par l'excès de la force exercée sur des tissus qui ne se dilatent pas (V. fig. 107).

Ergot. — Dans un grand nombre de cas, la rupture s'est faite après l'administration de l'ergot. La contraction violente, continue, tétanique, qu'il provoque doit distendre énormément le col ou la partie de l'utérus fixée au détroit supérieur. A moins que l'obstacle ne soit levé par la dilatation, la rupture n'a que de trop de risque de se produire. Nous avons dès longtemps soutenu qu'il ne faut pas donner de l'ergot pendant le travail, car nous ne sommes jamais certains qu'il ne surgira pas un obstacle.

Dans la plupart des cas, le segment inférieur de l'utérus n'est pas fixé, *mais le bord du col se fend, et la déchirure s'étend plus haut.* Cette déchirure se produit dans presque tous les accouchements, et on en trouve la trace dans les cicatrices et les déchirures que présente le col des femmes mères. Si le col est un peu rigide, la tête grosse, si les eaux se sont écoulées de bonne heure, si le col a été entraîné fort en bas, si les contractions sont violentes, surtout si elles ont été excitées par l'ergot, la fente initiale ordinaire peut aisément s'étendre en haut jusqu'au corps de l'utérus et en bas au vagin. Dans ce cas, la fente est longitudinale et généralement latérale. Dubois a observé que le col se dirige ordinairement à gauche, et que la position de l'occiput à gauche explique la plus grande fréquence des déchirures de ce côté.

Bandl a figuré une pièce dans laquelle le col a près de 127 millimètres de longueur, ce qui montre jusqu'à quelle profondeur atteignent les ruptures spontanées du col. Une déchirure occupait toute la longueur de la muqueuse cervicale, toute l'épaisseur de la portion vaginale, et s'étendait au-dessus de l'insertion vaginale, dans le tissu de l'utérus. Lorsque ces déchirures demeurent béantes, le col n'a plus d'anneau pour le soutenir, la *pluri-gravide* n'a plus d'orifice externe fermé; à la fin de la grossesse et au commencement du travail, le col n'a qu'une paroi très courte.

L'altération de tissu produite pendant le travail est un facteur dont l'action ne peut être mise en doute. Lorsque le segment inférieur de l'utérus est longtemps serré entre la tête fœtale et le bassin, la circulation s'y arrête, les parties situées au-dessus et au-dessous de l'anneau comprimé se congestionnent fortement. La partie serrée s'amincit, devient friable et peut se rompre. Si l'accouchement se termine avant que la perforation soit faite, nous voyons plus tard l'effet de la compression dans la mortification, les fistules vésico-vaginales, peut-être la gangrène.

Les points où cet écrasement, cette usure (*rubbing through, Durchreibung*) de l'utérus peut se produire, sont principalement ceux qui se trouvent en contact avec le promontoire (fig. 108) et le pubis. La crête pectinée peut être assez tranchante pour couper la paroi utérine ; parfois la portion pubienne de ce bord, repliée en arrière, comme dans l'ostéo-malacie, présente des points de résistance contre lesquels la tête peut se fixer. Un bord pelvien trop tranchant ou une projection

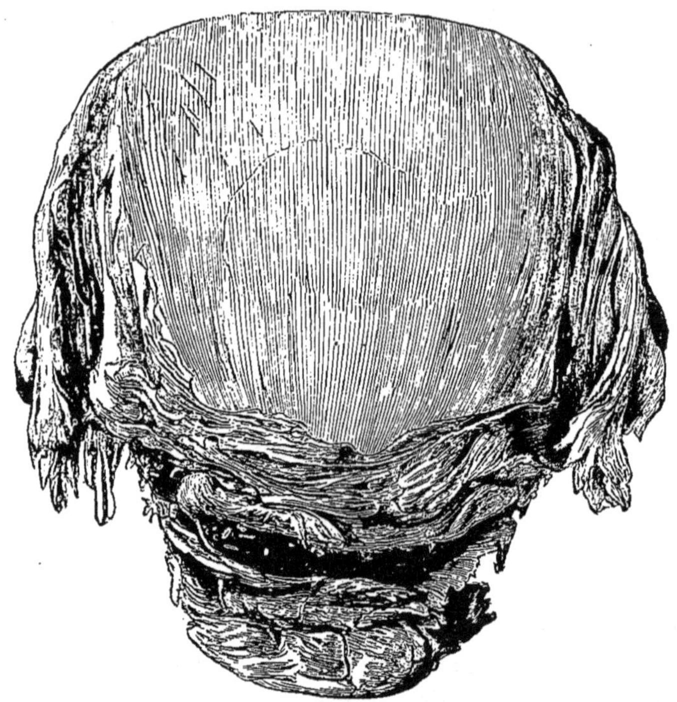

Fig. 108. — *Usure* transversale ou demi-circulaire de l'utérus.

exagérée des épines iliaques — acanthopelys de Kilian — sont plus dangereux qu'un simple rétrécissement. Malheureusement ces deux conditions sont souvent réunies, comme dans un cas que Robert Barnes a vu, et dont la pièce est au musée de Saint-Thomas's Hospital. Duparcque cite un cas où « la partie inférieure du col se sépara d'un côté à l'autre, et le fœtus passa dans l'abdomen. Le bassin était un peu étroit, la pointe du sacrum traversa la partie postérieure de l'utérus. Le bord interne proéminent des pubis et des os iliaques ressemblait à un couteau à papier en ivoire. »

Dans les *bassins déformés* on trouve souvent des *excroissances osseuses* au niveau des articulations, de sorte que, lorsque le fœtus presse sur l'anneau pelvien, la déchirure se produit facilement : nous avons vérifié le fait. Chaque fois qu'on examine un bassin déformé, on doit donc promener soigneusement le doigt tout autour du détroit supérieur, pour noter la nature et le degré de la déformation. Cette excroissance osseuse est commune au niveau de la symphyse, où elle est particulièrement dangereuse ; on l'observe aussi au niveau des articulations sacro-iliaques. La direction de la fente est ordinairement transversale, comme l'ouverture du détroit supérieur.

Le Dr Hofmeier (1) rapporte un cas singulier de projection osseuse en forme de bec, formée par la synostose de la dernière vertèbre lombaire et de la première sacrée.

Lacération ou rupture causée par un obstacle. — Un obstacle aux progrès du travail est la cause immédiate la plus commune des blessures de l'utérus. L'obstruction se complique souvent d'une ou de plusieurs des conditions que nous venons d'indiquer. Il suffit de rappeler les causes ordinaires d'arrêt dans l'accouchement; elles seront étudiées sous le titre Dystocie. Il suffit de mentionner ici le rétrécissement et la distorsion du bassin, les tumeurs qui occupent sa cavité, la rigidité ou les autres conditions pathologiques du col et du vagin, l'obliquité de l'utérus, le volume excessif du fœtus, l'hydrocéphalie, les monstruosités fœtales, la mort du fœtus, l'accrochement des jumeaux l'un à l'autre, les malpositions, la production du *coin* dont la base est trop large pour entrer dans le bassin ou pour le traverser.

Mécanisme de la rupture. — Lorsque l'utérus cède, dans le cas d'une obstruction, les eaux se sont presque toujours écoulées, l'utérus s'est contracté sur le fœtus; la pression hydrostatique également répartie n'existe plus. La condition nécessaire est qu'une partie de l'utérus soit fixée, et que le reste de l'organe tire sur le point fixe; c'est généralement ce point qui cède. Duparcque disait : « Les contractions utérines seules sont les causes les plus fréquentes des ruptures transversales du col. » Un muscle en contraction déchire rarement ses propres fibres qui se contractent, il se déchire à son point d'attache, ou au point sur lequel il tire, comme le tendon d'Achille se rompt plutôt que les muscles qui tirent sur lui. Si un muscle n'est pas assez puissant pour accomplir le but de sa contraction, il se fatigue et se relâche. C'est ce qui arrive fréquemment à l'utérus, et ce qui le sauve souvent de la rupture. Ce n'est que lorsqu'une tension soudaine et violente, ou un traumatisme se produisent au moment de la contraction, que les fibres sont exposés à se déchirer; l'utérus ne fait pas exception à cette loi. Nous voyons comment il agit dans l'accouchement ordinaire. Il se contracte dans le sens de son grand axe, tendant à s'accourcir lui-même, et tire l'orifice vers le fond. L'orifice est ainsi tiraillé, et dilaté par la pression de la poche ou de la partie fœtale qui se présente. L'effet de la pression hydrostatique sur la dilatation de l'orifice, dans le travail normal, est très visible. Si elle manque à cause de l'écoulement prématuré des eaux et qu'il se produise un obstacle, de sorte que le fœtus soit lent à s'engager dans l'orifice, la dilatation est lente et se fait enfin par la traction que les fibres longitu-

(1) *Zeitschr. f. Geburtsk., u. Gynäk.*, 1884.

dinales de l'utérus font subir à l'orifice. Dans les deux cas, tant que le col qui subit la traction cède, il n'y a pas de risque de déchirure. Mais, si le col ne veut pas se dilater, si l'utérus continue à se contracter, il se déchirera sans doute; la déchirure commence en général au bord de l'orifice et s'étend en haut. Si le fœtus est mort, ou qu'il se présente en travers, de sorte qu'il ne puisse pas passer, un membre, coude ou genou, formant une saillie angulaire, peut devenir le point sur lequel tire l'utérus; ce point, aminci et affaibli graduellement, se déchire. Dans ce cas la fente peut être longitudinale ou transversale; elle peut se trouver en un point quelconque de l'utérus, mais la direction de la déchirure est ordinairement déterminée par le sens de la traction des fibres. Si la fente se produit sur les côtés de l'utérus, elle sera longitudinale; quand elle se fait en bas, elle est habituellement transversale.

Collins dit que sur 34 cas, 23 se terminèrent par la naissance de garçons; Mac Keever a eu 15 garçons sur 20 cas.

La même explication s'applique dans les cas plus nombreux où la rupture est causée par un rétrécissement pelvien. Le risque de rupture n'est pas en proportion du degré du rétrécissement.. Si le rétrécissement est assez accentué pour que le fœtus et le segment inférieur de l'utérus ne puissent pas s'engager dans le bassin, l'utérus risque moins de se rompre que lorsque le pelvis est tout juste assez large pour permettre à la tête d'entrer dans l'excavation, et assez étroit pour l'empêcher de progresser. Ce point a été bien démontré par Radford (*Obstetrical Transactions*, 1867) (1) et par d'autres. Dans 9 cas, sur 18 cités par Radford, il n'y avait qu'un léger rétrécissement du détroit supérieur. Bandl a fait la même observation. Dans ces cas, lorsque la tête est poussée en bas, le col utérin et le vagin sont fixés entre la tête fœtale et les parois pelviennes. Le muscle utérin, continuant à se contracter, et ne pouvant faire progresser le fœtus, tire sur l'anneau fixé, celui-ci se détache, ou bien, d'abord ramolli et contus, finit par se déchirer. C'est ce qui fait que la fente est habituellement transversale ou circulaire dans ces cas, et se trouve dans le segment inférieur (fig. 108).

Bandl fait remarquer qu'un degré de rétrécissement suffisant pour causer l'éventration prédispose à la rupture. La tension violente subie par la paroi postérieure du col l'amincit, et elle se déchire facilement (2).

Hubert (cité par Fromont et Hégar) rapporte le cas d'une pluripare qui mourut dix heures après avoir accouché; on avait fait des tentatives inutiles pour détacher le placenta avec la main; elles avaient été fort douloureuses et avaient provoqué des convulsions. On trouva du sang répandu dans l'abdomen. Au fond de l'utérus se trouvait une plaque large comme une pièce de cinq francs, fort épaissie. Du centre

(1) Page 150. (*Traducteur*).
(2) Voir la planche IV de Bandl, *loc. cit.* (*Traducteur*.)

de cette plaque, une bande de tissu cellulaire et de vaisseaux variqueux s'étendait jusqu'au péritoine, qui adhérait au muscle transverse. Au niveau de la portion épaissie, se trouvaient plusieurs fentes de 6 millimètres de longueur, qui avaient donné du sang. Le placenta adhérait si intimement à la face interne de cette partie, qu'il fallut un couteau pour le détacher.

Déchirure annulaire du col. — Dans quelques cas, même alors que le bassin ne présentait pas de rétrécissement, mais l'orifice étant rigide, le col s'est déchiré sur tout son pourtour, ou s'est mortifié graduellement et a été détaché sous la forme d'un anneau (fig. 109).

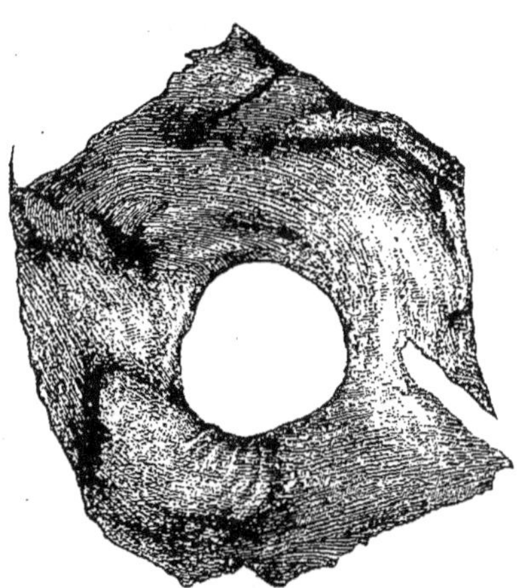

Fig. 109. — Déchirure annulaire du col utérin.

Steidele, Scott, de Norwich, E. Kennedy, le Dr Power, Churchill, Ed. Rigby (*Midwifery*, 1844), le Dr Herbert Barker (*Obstetrical Transactions*, vol. II) (1) ont rapporté des cas de ce genre. Gervis en rapporte un (*Saint-Thomas's Hosp. Reports*, 1872), dans lequel le détachement annulaire n'était pas complet. La malade étant dans la prostration, on ne fit que replacer la portion détachée, sans la suturer; elle se réunit. Un autre cas a été rapporté à Robert Barnes par le Dr Hague. Dans ces cas, le péritoine n'est pas nécessairement intéressé, et le danger n'est pas grand.

Mais, lorsque le segment inférieur de l'utérus est compris dans l'anneau du détroit supérieur, la déchirure intéresse ordinairement tous les tissus, au moins en quelque point de la circonférence; il y a une ouverture donnant dans le péritoine, par laquelle le fœtus peut sortir de l'utérus.

Braxton Hicks rapporte un cas de rupture *causée par une adhérence de l'utérus.* Jusqu'au huitième mois, la malade ne présenta aucun autre symptôme que de la douleur; à ce moment, elle glissa, les adhérences cédèrent et l'utérus se déchira; la rupture s'étendit à toute l'épaisseur de la paroi utérine, et le fœtus passa dans le péritoine.

Rupture circulaire ou séparation de l'utérus et du vagin. — Dans certains cas, la tête s'engage dans le bassin et s'y enclave, une zone du vagin se trouve pincée; l'utérus continuant à se contracter, il se produit une déchirure circulaire, comme nous l'avons dit. Duparcque a montré comment elle se produit. Une fois commencées, ces ruptures

(1) Page 329. (*Traducteur.*)

peuvent, si l'utérus continue à se contracter, séparer complètement l'utérus du vagin. Velpeau a vu ce fait deux fois (*Tocologie*, 2e éd. t. II); mais on avait fait des tentatives avec la main ou le forceps (1). La citation suivante trouve bien sa place ici : « On comprend aisément que le soulèvement de l'utérus par des efforts mal dirigés, comme cela arrive lorsque la femme se renverse en arrière, en vomissant, ou dans les convulsions, peuvent déterminer une rupture qui n'était qu'imminente. La compression de l'abdomen, dirigée de telle sorte qu'elle soulève la matrice, lorsque la dilatation est complète, peut de même produire la rupture du vagin. Il peut en être de même si l'on repousse le fœtus, car cette rétropulsion ajoute à la tension que le canal subit déjà, et ce n'est pas une des causes les moins fréquentes des ruptures de cette espèce (2) ».

Dans les ruptures transversales du vagin, la tête s'échappe rarement dans l'abdomen; mais le corps le fait aisément. puisque l'utérus, après sa rupture, s'éloigne du fœtus. Si le fœtus entier file dans l'abdomen, c'est probablement parce que la tête a été repoussée par les manipulations.

On a rapporté plusieurs cas de *déchirure complète et de séparation de l'utérus et du vagin*. Nous en connaissons deux; Ingleby, Collins, Moulin, et Elkington en rapportent quelques-uns. On a objecté à la séparation complète spontanée, que l'utérus ne peut pas rompre ses propres ligaments; mais Casper a prouvé que dans l'inversion les ligaments ronds et larges ont été rompus. Chez les femmes qui ont eu beaucoup d'enfants, dont tous les tissus sont dégradés, les ligaments ne sont pas capables d'une grande résistance au moment du travail; lorsque le vagin a cédé, toute la force porte sur eux. Une petite force accidentelle, comme celle qu'on exerce en introduisant la main pour extraire le placenta ou pour appliquer le forceps, le vomissement, peuvent aisément achever le détachement. Feu Thomas Paget, de Leicester, a publié dans le *British medical Journal* un cas frappant : une pluripare avait accouché facilement dans l'espace de trois heures; le placenta fut extrait, sans force, au bout de vingt minutes. Il sortit accompagné d'une grosse masse fibreuse qui était l'utérus avec les trompes et les ovaires; la portion vaginale pendait et était déchiquetée : la malade mourut au bout de quarante-cinq minutes. M. Paget est convaincu que cet accident a été spontané.

Le passage suivant de Braxton Hicks (*The tension of the Abdomen, Transactions of med. Soc. of London*, 1884), présente un intérêt spécial : « La pression des intestins n'a pas pour unique résultat d'aider à

(1) *Accouchements*, t. II, p. 194. (*Traducteur.*)

(2) Il semblerait, d'après le texte, que cette citation est tirée de Velpeau. Je n'ai pas pu la trouver dans le chapitre *Ruptures* de l'édition indiquée par les auteurs. (*Traducteur.*)

l'expulsion du contenu de l'utérus; elle prévient ce qu'on peut appeler le *recul* de l'utérus. Quand la tête fœtale a franchi l'orifice, et se trouve arrêtée par un obstacle, que la force des contractions se dépense sur le haut du vagin et le bas de l'utérus et probablement les ligaments ronds, l'appui formé par les parois abdominales, par l'intermédiaire des intestins, contrebalance l'excès de l'effort, et diminue les chances de lacération du vagin. Lorsque cet appui n'existe pas ou se trouve affaibli, on peut craindre la séparation de l'utérus et du vagin, si l'utérus est très vigoureux, surtout chez les femmes dont les parois abdominales sont lâches et les tissus vaginaux affaiblis. »

Quoique la séparation complète puisse être spontanée, si une déchirure transversale du vagin a commencé à se faire, une force très modérée suffit pour qu'elle s'étende. Denman l'a remarqué : « Je fus appelé, dit-il, pour un cas où cette partie où l'utérus s'unit au vagin était rompue; le fœtus était dans l'utérus, le col était peu dilaté. » Il conseilla de ne pas délivrer, parce qu'il faudrait tant de force pour obtenir la dilatation, qu'il craignait que l'utérus ne fût complètemen détaché du vagin avant qu'on pût passer la main dans l'utérus, au moins avant que le fœtus pùt être extrait, « alors le cas aurait été plus horrible. » La parturiente aurait eu, selon toute probabilité, une meilleure chance, si elle avait été entre les mains d'un homme plus courageux, qui aurait fait ce que Denman n'osa pas faire. Mais il l'aurait fait au risque de sa réputation, d'une accusation d'homicide et d'un emprisonnement.

Le Dr Jamieson rapporte (*Edimb. med. Journ.*, 1872) le cas d'une femme qui avait le rachis tellement court, que les dernières côtes descendaient plus bas que la crête iliaque. L'utérus était fortement antéversé, et par suite, ne pouvait agir efficacement. Il continua de se contracter violemment, et se détacha du vagin.

Il peut sembler surprenant que l'utérus puisse ainsi conserver le pouvoir de déchirer ses amarres; on pourrait croire qu'il doit se paralyser lorsqu'il n'est plus en relation avec les centres nerveux. Ces cas prouvent qu'il a une force contractile propre qui lui permet d'agir indépendamment des centres nerveux. En cela il ressemble au cœur, qui bat quelque temps après avoir été séparé du corps.

Le musée de Saint-Bartholomew's renferme des spécimens de déchirure circulaire. « N° 32-46. Utérus et vagin pendant l'accouchement, la moitié de la circonférence du vagin se déchira, près de son union avec l'utérus. N° 32-47. Utérus dont le col a été déchiré sur les deux tiers de sa circonférence pendant l'accouchement; l'enfant était hydrocéphale. »

La possibilité de la rupture spontanée de l'utérus est admise par Roberton, qui affirme que, dans la majorité des cas de rupture causée par une malformation du détroit supérieur, l'accident s'est produit dans les douze premières heures du travail, alors que l'utérus avait toute sa force contractile.

La séparation complète de l'utérus n'est pas nécessairement mortelle. Ingleby cite un cas raconté par M. Cook, de Coventry : « La séparation se fit le deuxième jour après l'accouchement ; la pièce, qui comprend l'utérus *renversé* avec les ligaments, a été déposée au musée de Birmingham. » Weisberg rapporte un cas dans lequel l'utérus renversé fut enlevé aussitôt après l'accouchement ; la femme se rétablit. Nous possédons maintenant de nombreux cas de guérison après l'ablation de l'utérus gravide par l'opération de Porro.

Arrachement. L'utérus peut être arraché après la sortie du fœtus. — Une lèvre du col, généralement l'antérieure, peut pendre hors de la vulve, sous forme d'un lambeau large et mou. On la prend pour le placenta ou pour un caillot, supposé adhérent. Nous avons dernièrement vu un cas de ce genre, dans lequel on faillit tirer sur la lèvre pendante. Duparcque rapporte un cas où cette erreur a été commise : la partie procidente fut arrachée.

Le Dr Walters (*Obstetrical Transactions*, 1883) (1) a présenté un utérus arraché par une sage-femme qui voulait enlever un placenta retenu dans l'utérus. L'utérus était vide et bien contracté, le placenta avait été expulsé pendant les manœuvres. Un morceau d'épiploon de 30 centimètres environ était sorti, et avait été arraché aussi. La femme se remit parfaitement. L'un des ovaires était sorti avec l'utérus, l'autre était resté. Dans un mémoire étendu (qui paraîtra dans le prochain volume des *Obst. Trans.*) (2), Walters a cherché à réunir tous les cas d'avulsion connus. Il rapporte 15 cas de rétablissement.

Spiegelberg rapporte un cas dans lequel un médecin, voulant provoquer l'accouchement chez une éclamptique, introduisit ses doigts dans l'urèthre, et déchira la base de la vessie et l'urèthre ; la femme mourut sans accoucher, quelques heures plus tard.

Séparation complète par sphacèle après l'accouchement. — Ces cas doivent être distingués de ceux dont il vient d'être question. Le Dr More Madden (3) rapporte un cas intéressant. Une primipare, âgée de trente-trois ans, fut admise à la Maternité de Dublin, après huit heures de travail ; l'orifice avait environ le diamètre d'un shelling, la tête était au bas du bassin, et pressait sur le col. Les douleurs du deuxième stage furent faibles. On fit prendre à la parturiente un lavement stimulant et de l'ergot, et on la délivra avec le forceps, sans employer de la force ; un fœtus

(1) Page 136. (*Traducteur.*)

(2) Ce mémoire a paru, depuis la publication de cet ouvrage en anglais ; voir *Obstetr. Trans.*, 1885, p. 233. (*Traducteur.*)

(3) *Brit. med. Journ.*, 1874.

de 6 livres fut extrait vivant en deux minutes. L'accouchée tomba tout à coup dans le collapsus et mourut. L'autopsie révéla une péritonite avancée. L'utérus était fort enflammé au niveau de la portion cervicale, qui était sphacélée. L'ulcération s'était étendue tout au travers du col, et avait complètement séparé l'utérus du vagin ; la ligne de séparation était aussi nette que si elle avait été faite avec un couteau. Le vagin, surtout près de la vulve, était fort enflammé, et mortifié dans sa paroi antérieure.

Dans bien des cas où la rupture a été observée dans le corps utérin, elle s'est probablement *étendue* depuis le col. Collins, Clarke et Bandl n'ont jamais vu une rupture du fond, et l'on peut croire que quelques-uns des cas connus sont des exemples de rupture du sac d'une grossesse pariétale, ou de la corne d'un utérus unicorne.

Tyler Smith insistait sur ce que les déchirures peuvent être amenées par l'irritation causée par l'examen manuel. Plusieurs cas confirment cette idée. Dans un cas rapporté par Robert Barnes (*Saint-Thomas's Hospital Reports*, 1870) : « Lorsqu'on examina, on trouva l'utérus en contraction ; on n'atteignit pas l'orifice, mais on sentit la tête à travers le segment antérieur. Pendant qu'on l'examinait, les douleurs s'arrêtèrent, la femme dit qu'elle sentait quelque chose se rompre ; elle traversa la chambre, et tomba dans le collapsus au bout de cinq minutes. » Nous pouvons donc admettre que la rupture peut être causée par l'intermédiaire du système excito-moteur. Mais le stimulus *centrique* de l'action utérine désordonnée est fréquent ; dans un grand nombre de cas, on a donné de l'ergot. Il faut se rappeler que, dans ces cas comme dans d'autres, l'*action de l'utérus est excessive et provoquée subitement*, et probablement désordonnée, ressemblant à celle qui se produit avant l'accouchement, en ceci qu'il n'y a pas la soupape de sûreté de la dilatabilité du col pour céder à la contraction soudaine du corps utérin sur son contenu incompressible.

La déchirure s'est faite souvent ou s'est étendue pendant *les efforts de la défécation*. Nous en avons vu un exemple.

Les déchirures de la portion vaginale ne traversent pas toujours le péritoine. En bas et en arrière, l'adhérence du péritoine est lâche. *Une fente commençant au niveau de la muqueuse, et comprenant le tissu fibro-musculaire*, peut se terminer en tiraillant le tissu conjonctif, et disséquer le péritoine de la surface utéro-vaginale. La grande distensibilité du péritoine favorise son salut. Il s'épanche du sang dans les tissus, comme nous l'avons vu dans la description du thrombus, et il se forme une hématocèle périmétrique ; le péritoine est comme miné en dessous par le sang répandu. Ce fait n'est pas rare, puisque Collins a observé que, dans 9 cas sur ses 34, le revêtement péritonéal n'était pas déchiré. « Cependant, ajoute-t-il, la mort a été tout aussi rapide, ce qui montre que l'admission de l'air dans la cavité abdominale n'augmente pas le danger. »

La partie où le sang s'est répandu forme une saillie à la surface de l'utérus, et le péritoine peut se fendre. C'est ce qu'on appelle parfois une *rupture partielle.* Lorsqu'elle n'est pas fort étendue, le choc est ordinairement moins grave que dans la rupture complète. Elle s'accompagne en général d'hémorrhagie externe. Le collapsus et le faciès, la sensation d'une déchirure, caractéristique de la rupture complète, peuvent faire défaut. Hecker (1) a fait remarquer un signe qui dépend du thrombus extra péritonéal. Le pouls, dit-il, baisse toujours ; même au début de la rupture, il est petit et rapide. Puis il se forme une hématocèle dans le tissu conjonctif situé entre le col et la vessie. La tumeur ainsi formée est *lisse*, *élastique*, *et s'accroît rapidement.* Ces fentes diffèrent de celles du corps de l'utérus en ce qu'elles ne se ferment pas volontiers, elles restent béantes.

Une autre forme de déchirure incomplète est celle dans laquelle *le péritoine est seul déchiré, ou principalement déchiré.* Au niveau du corps utérin, le péritoine est si intimement uni à la paroi, qu'il ne se peut guère que la séreuse se déchire sans que la rupture intéresse le tissu propre de l'utérus. Lorsqu'elle se produit, un peu de sang s'épanche dans la cavité péritonéale. Jacquemier décrit des fissures et des fentes dans le voisinage des trompes et des ligaments ronds, causées par une distension mécanique. Elles ne paraissent pas, disent Dubois et Pajot, donner naissance à des symptômes perceptibles. On peut les comparer aux vergetures des parois abdominales. Mais, dans les cas plus graves de lacération péritonéale, la mort peut être causée par le choc, comme dans un cas rapporté par Clarke (*Trans. of the Soc. for Improvement of med. and surg. Knowledge*), où l'on ne trouva qu'une once de sang dans l'abdomen.

Collins rapporte un cas semblable. Il est probable que dans ces cas la lésion du péritoine n'était pas la principale, mais qu'elle était plutôt l'indication d'une distension soudaine et grave de la tunique musculaire.

Une cause plus fréquente de mort paraît être l'hémorrhagie, comme dans les cas rapportés par Ramsbotham et White.

Le musée de Saint-George's possède un beau spécimen de rupture péritonéale.

Les *déchirures du vagin* ont été soigneusement décrites par Mc Clintock (*Dublin Quarterly Journ. of med.*, 1868) et par Scanzoni. *Ce sont des déchirures incomplètes.* La déchirure peut n'intéresser que la muqueuse ; elle est fréquente. Le tissu sous-muqueux peut se déchirer et donner lieu à un thrombus, comme nous l'avons dit. Nous avons aussi

(1) *Monatssch. f. Geburtsk.*, 1868.

décrit la déchirure circulaire de la zone supérieure du vagin. Les déchirures spontanées de la partie supérieure du vagin sont souvent le résultat de l'extension des déchirures du segment inférieur de l'utérus; le péritoine, en arrière, et la vessie, en avant, peuvent être intéressés.

Nous avons déjà vu que, lorsqu'une fente a commencé dans le haut du vagin, elle peut aisément s'étendre sous l'influence de la contraction utérine et des manœuvres. Nous devons aussi nous rappeler que la rupture transversale de la paroi postérieure du vagin a été produite par la seule force des efforts expulsifs qui poussaient une tumeur ovarique, ou l'utérus rétroversé au début de la grossesse (E. Martin, Dubois, Snakenberg, Grenser); l'utérus non gravide, (Fehling), ou un kyste fœtal extra utérin (Thormann).

La *rupture de la partie médiane du vagin* est rare. Elle ne peut guère être produite par les contractions de ce canal, puisque son pouvoir contractile est fort affaibli par la distension qu'il subit pendant le travail. Elle se produit communément lorsque la tête est dans le bassin; elle est causée probablement par l'action de l'utérus, qui tire le canal en haut pendant qu'il pousse en bas la tête enclavée, ou fait passer celle-ci à travers les parois distendues, comme nous avons vu qu'une tumeur ovarique ou l'utérus gravide peut être chassé au travers du canal par les efforts expulsifs de l'abdomen. Un fœtus mort, flasque, favorise la production de cet accident; de même une présentation de la face, ou une position occipito-postérieure, dans lesquelles le travail est ralenti, et la tête roule en arrière dans l'extension, et distend et contusionne la paroi postérieure du vagin.

Les déchirures du vagin prennent le plus souvent la forme circulaire; elles restent béantes, et, si la paroi postérieure est déchirée, le fœtus passe fréquemment dans la cavité péritonéale; l'intestin fait souvent hernie.

Les *eschares du vagin* peuvent être la suite de l'écrasement et de la nécrose du vagin causée par un travail pénible et prolongé, dans les cas de disproportion, qu'on ait, ou non, employé les instruments. On peut presque toujours éviter cet accident, si l'on a l'occasion de réduire assez tôt le volume du fœtus. L'escharification peut être suivie de l'occlusion cicatricielle graduelle du vagin; il ne reste parfois qu'une très petite ouverture communiquant avec l'utérus; les règles peuvent continuer, la conception est possible. Mais, lorsque l'oblitération est complète, si l'activité menstruelle continue, le sang sera retenu au-dessus de la cloison cicatricielle, et il se produira des symptômes semblables à ceux de la rétention par imperforation de l'hymen. Nous avons opéré avec succès, dans des cas de ce genre.

Parfois l'eschare et la cicatrice qui en résulte comprennent le col aussi bien que le vagin.

Le traitement, jusqu'à la chute de l'eschare, consiste dans des irrigations désinfectantes abondantes ; on combat la contraction cicatricielle avec le dilatateur de Sims, un *repos vaginal* ou un pessaire.

La déchirure du tiers inférieur du vagin se fait toujours dans la paroi postérieure, et se confond avec la déchirure du périnée. C'est une lacération du plancher pelvien ou de la valve postérieure du canal parturient, qui supporte presque tout l'effort du travail pendant le stage d'expulsion. Cette déchirure peut être *centrale et perforative*, ou *vulvo-vaginale*. Nous croyons que, dans un grand nombre de cas, la déchirure commence par une perforation centrale du périnée, puis qu'elle s'étend en haut et en arrière dans la cloison recto-vaginale et en avant jusqu'à la commissure. La fourchette se déchire presque toujours à un premier accouchement ; cette déchirure est ordinairement insignifiante, mais il n'est pas rare de trouver des lacérations longues d'un pouce, ou s'étendant jusqu'au bord du sphincter anal. A mesure que les parties se remettent de la distension, les déchirures diminuent de longueur, et souvent les granulations les réparent solidement. Parfois, en dépit de tous nos soins, la fente intéresse le sphincter. Dans l'accouchement languissant, la dilatabilité des parties est diminuée ; sous l'influence de la congestion et de la pression prolongées, la circulation est gênée, et les tissus, à moitié nécrosés, deviennent mous comme du papier buvard, et cèdent à la moindre force. Employé à temps, le forceps peut, en prévenant cette altération des tissus et en donnant à la tête une direction normale, sauver le périnée ; d'un autre côté, qu'on le manie habilement ou non, le forceps peut produire une déchirure.

La rupture du périnée, qu'elle se produise spontanément ou dans un accouchement instrumental, ne prouve pas la maladresse de l'accoucheur. L'accouchement instrumentral, qui suppose des difficultés, rend la déchirure plus probable, il ne faut point l'oublier, car on a menacé des accoucheurs, pour les faire *chanter*, à l'occasion d'accidents de ce genre.

Quelquefois la déchirure est limitée à une perforation centrale. Duparcque a mesuré le périnée distendu par la tête. Il avait de 89 millimètres à 104 millimètres de longueur, et 152 millimètres de largeur, ce qui est beaucoup plus que ses dimensions ordinaires. Il est de plus extrêmement aminci.

Si la tête est grosse, dure, le périnée rigide, et surtout si le coccyx recule beaucoup, ou si l'arcade est assez étroite pour gêner la rotation de la tête autour du pubis, le centre du périnée se distend énormément, et risque d'être perforé. On a vu le fœtus passer à travers cette ouverture, la commissure restant intacte ; mais plus souvent la déchirure se complète en avant. Les tissus peuvent aussi céder sous l'influence de contractions orageuses, tétaniques. Nous avons vu une ouverture fistuleuse du périnée succéder à une perforation. Lamb (*Am. Journ. of med. Scien.* 1856) rapporte un cas semblable; la plaie se guérit; Schmitt-Müller en cite un autre (*Bayer. ärtzl. Intell. Blatt* 1865). L'ouverture fut fermée par des sutures; elle guérit après suppuration. Jarjavay(1) cite, d'après Jobert de Lamballe (1850), l'histoire d'un accouchement compliqué par une tumeur ovarique. La tumeur empêchait la tête d'avancer; elle fut chassée au travers du rectum et du périnée. Luschka aussi rapporte (*Monatss. f. Geburtsk.*, 1867) un cas dans lequel une tumeur ovarique passa au travers du vagin.

Dans les cas de rigidité extrême, les déchirures commencent souvent au bord de la vulve; on peut les prévenir en faisant assez tôt des incisions. *La déchirure peut se faire au bord antérieur de la vulve.* Tyler Smith cite Robert Barnes, qui l'avait observé (1858). P. Müller (*Scanzoni's Beiträge*, 1870) parle aussi de cet accident. Dans un cas, il se produisit une hémorrhagie mortelle.

B. Hicks fait remarquer que la tête chez les primipares pousse quelquefois devant elle le revêtement interne du périnée, et le déchire, laissant une surface dénudée qui guérit difficilement. Emmet (2) fait la même remarque. « Le périnée est souvent déchiré du côté du vagin, sans que la déchirure s'étende à la peau;... un pli du tissu vaginal est poussé devant la tête. Cette rupture est assez profonde pour diviser l'attache centrale des ligaments ischio-périnéaux, et laisser l'orifice vaginal sans support. » *Le traitement prophylactique* se résume dans le soutien du périnée. La discussion de cette manœuvre a été faite dans le chapitre consacré au travail; nous ne ferons ici que répéter qu'il ne faut pas soutenir le périnée avant que la tête ait commencé son mouvement d'extension.

L'analogie est frappante entre la déchirure du périnée, qui est la valve postérieure, et celle du col, qui est la valve antérieure du canal parturient. Nous pouvons, en observant et en étudiant le mécanisme de la déchirure du périnée, qui se passe sous nos yeux et sous nos doigts, arriver à des conclusions instructives sur le mécanisme de la rupture utérine. Le périnée sain peut certainement se rompre; il est probable que l'utérus sain peut subir le même accident.

La conduite à tenir dans les déchirures du périnée dépend de l'étendue de la déchirure. Les petites fentes guérissent habituellement seules; mais il y a une puissante raison pour ne pas les laisser à elles-mêmes; la surface dénudée peut être une porte d'entrée pour les produits septiques. Il faut donc, si l'on ne la ferme pas, la tenir propre et désinfectée. Le mieux est de placer un tampon de lint imbibé d'une solution de chlorure de sodium ou d'acide phénique, entre les lèvres de l

(1) *Traité d'anat. chir.*, vol. II.
(2) *Principles and practice of Gynaec.*

plaie, en introduisant soigneusement le lint au fond de la déchirure. Lorsque le périnée a été blessé, il est prudent de nettoyer l'utérus et le vagin avec des injections désinfectantes.

Lors même que la fente a atteint ou intéressé le sphincter, elle peut guérir spontanément. Mais, si l'état de l'accouchée le permet, il vaut mieux ne pas compter sur la guérison spontanée; il faut faire la réunion immédiate au moyen de sutures. La plaie récente semble aussi favorable à la réunion par première intention que la plaie avivée par le bistouri; l'anesthésie rend l'opération facile. Si on ne la fait pas dans les vingt-quatre premières heures, il est en général prudent de la remettre au moment où l'accouchée sera rétablie.

Le Dr Jenks a fait une remarque pratique importante. Il a observé que ces plaies guérissent bien avec les sutures, lorsque la déchirure s'est faite rapidement dans un tissu sain, et que la réunion échoue lorsqu'elle s'est produite après un accouchement long, qui a rendu les tissus friables.

Pendant la grossesse, et surtout dans les premiers mois, les *blessures du vagin et de l'utérus* sont souvent la suite de *tentatives d'avortement*. On s'est servi de stylets et d'instruments pointus de toute espèce. Si l'opérateur est maladroit, ce qui est fréquent, il ponctionne ou déchire souvent le vagin ou le col, en cherchant à pénétrer dans l'orifice. Dans d'autres cas, on a vu des plaies pénétrantes du col et de l'utérus s'ouvrir dans la cavité péritonéale; l'effusion péritonéale qui en résulte peut être mortelle. Dans le cas de lésions moins graves, la périmétrite et la pelvi-péritonite aiguës sont très communes; elles peuvent aussi être mortelles. On a observé ordinairement aussi, mais pas toujours, les symptômes de l'avortement.

Lésions venues du dehors. — Elles peuvent résulter de violences subies à travers la paroi abdominale ou à travers le vagin ou le rectum. Les blessures à travers la paroi abdominale varient à l'infini.

Les blessures faites par le vagin ou le rectum ont un intérêt obstétrical spécial; elles peuvent être produites par la main ou par les instruments. Nous avons déjà dit comment la main peut faire ou étendre une déchirure déjà commencée : lorsque les tissus sont intacts, une intervention manuelle maladroite peut commencer à les déchirer, surtout lorsqu'on cherche à faire la version dans un bassin déjà occupé par la tête. Lorsque le fœtus est enclavé depuis longtemps, les parties molles deviennent friables par suite de la gêne circulatoire, et une force modérée, même sans maladresse, peut produire une déchirure. La main peut aussi déchirer les tissus lorsqu'on essaye de l'introduire de force à travers le col, pour détacher un placenta prævia, ou pour enlever le placenta après la naissance de l'enfant.

Les blessures faites pendant l'accouchement peuvent être ou ne pas être la conséquence de manœuvres maladroites. Il est souvent difficile, même en présence d'un traumatisme grave et extraordinaire, de déterminer si le mal est accidentel, évitable ou non, ou s'il a été produit par une violence directe. La lésion peut avoir été spontanée au début, et avoir été étendue par des tentatives parfaitement légitimes, peut-être même habiles, d'extraction du fœtus ou du placenta, ou de réduction de l'intestin prolabé. Il faut être extrêmement circonspect, pour ne pas émettre une opinion qu'une contre-expertise pourra renverser. Il est parfois impossible de découvrir dans les lésions elles-mêmes des preuves certaines de la manière dont elles ont été produites.

Chiara a vu en trois ans 11 cas de rupture du vagin, de l'utérus ou du péritoine utérin ; sept fois la déchirure avait été produite par des tentatives de version, lorsque la tête était enclavée, et quatre fois dans des conditions moins défavorables, entre les mains d'opérateurs dont l'adresse n'est pas discutable.

On observe quelquefois avec la rupture, l'*emphysème* sous-péritonéal. Kiwisch et Mc Clintock l'ont noté. On le rencontre surtout dans le segment inférieur, en avant, et dans la région iliaque gauche. Il peut être produit par l'air qui pénètre pendant les manipulations intra-vaginales ou par la décomposition du fœtus. Duncan l'explique par le *pouvoir rétenteur de l'abdomen*, qui reparaît dans l'intervalle des contractions utérines et des efforts abdominaux ; une sorte d'inspiration se produit. Bayer (1) en rapporte un cas frappant. L'air pénétra le long du psoas jusqu'au rein droit, où l'extravasation se convertit en gaz et en pus fétides. Bayer cite Hecker, Dohrn et Löhlein, qui en ont vu des cas.

Blessures du périnée. — Les lésions sérieuses du périnée, si on les constate avant le passage de la tête, sont bien probablement dues à des violences extérieures. Si elles ont été produites pendant la sortie du fœtus, il est difficile de prouver qu'elles ont été causées par des manœuvres criminelles, quelque puissant que puisse être le soupçon qu'elles sont dues à la maladresse.

Les *blessures du vagin* s'observent surtout à la partie supérieure ; elles peuvent être faites par l'application malhabile du forceps ou du perforateur. La branche du forceps peut avoir été poussée par force à travers le fond du vagin, avoir ainsi pénétré dans la cavité péritonéale et détaché en partie l'utérus du vagin. Les déchirures faites ainsi sont presque toujours transversales ; mais les déchirures spontanées de cette région ont presque toujours aussi cette direction ; les bords de la plaie peuvent porter les marques de la contusion faite par le forceps.

Le fond du vagin a été percé par le perforateur. Cet accident n'est pas si absolument inexcusable qu'on pouvait le croire, un promontoire

(1) *Arch. f. Gynäk.*, XXI.

fort saillant, occupant la place que devrait occuper la tête, et présentant au toucher des caractères semblables, peut tromper un homme peu expérimenté. En observant exactement les règles que nous indiquerons plus tard pour l'emploi du forceps et du perforateur, l'opérateur évitera ces malheurs. Nous croyons que ces accidents ont été causés par l'emploi de mauvais instruments ; il faut réellement avoir une adresse au-dessus de la moyenne pour se servir de quelques-uns des détestables instruments qui sont encore en vogue, sans les laisser glisser et faire du mal dans les cas difficiles.

Le *crochet* peut glisser et déchirer la paroi utérine, surtout près du col. Des débris craniens détachés par le crochet peuvent produire la même lésion. Le vrai moyen d'éviter ces accidents est d'abandonner le crochet, et de se servir de la pince à craniotomie ou du céphalotribe, qui sont plus utiles et moins dangereux.

On peut déchirer l'utérus et le vagin en cherchant à *détacher un placenta adhérent*, surtout lorsque le tissu utérin est malade. Cette manœuvre doit être faite avec la plus grande douceur, et il vaut mieux laisser des portions adhérentes que de trop insister pour les arracher. M. Dunn (1) rapporte un cas d'adhérence placentaire, dans lequel l'utérus fut déchiré. Le musée d'*University College* renferme une pièce de ce genre. Ce sujet a été étudié dans le chapitre IX, à propos des maladies du placenta.

Dans la version, le premier danger qu'on rencontre est dans l'effort que l'on fait pour introduire la main au delà de la partie qui se présente. Si l'on agit sans douceur, on peut arracher l'utérus du vagin. Ce danger passé, l'utérus peut être perforé par la saillie des jointures de la main, ou par les mouvements brusques des doigts. On évite ces dangers par la décapitation et les divers procédés d'embryotomie. Denman dit là-dessus : « Si l'utérus est fortement contracté, il peut être déchiré par les tentatives d'introduction de la main ; mais la rupture ne peut se faire que si la force avec laquelle la main est introduite s'ajoute à l'action propre de l'utérus; car l'homme le plus fort ne peut pas passer sa main au travers d'un utérus sain et inerte ». Nous ne pouvons ajouter notre témoignage à celui de Denman, et nous devons nous souvenir que le tissu utérin, dans les cas dont il est question, est probablement ramolli. Nous devons admettre qu'il est fort possible de déchirer le vagin et de rompre le bord de l'orifice, d'où la déchirure peut aisément s'étendre au corps de l'utérus.

Symptômes, *marche*, *diagnostic*. — Les symptômes et la marche des déchirures varient naturellement avec la cause, l'étendue et le siège de la lésion. Les signes communs sont ceux du *choc abdominal*, et indiquent une lésion intra-abdominale grave.

(1) *Obstetrical Transactions*, 1868, p. 65.

La rupture de l'utérus au début de la grossesse ne peut guère se distinguer de celle d'un kyste fœtal tubaire ; les symptômes subjectifs sont presque identiques. Nous pouvons arriver au diagnostic au moyen de l'hystéromètre, surtout après avoir dilaté le col avec la laminaire. Si nous trouvons l'utérus intact, si son volume n'est pas de beaucoup augmenté, nous avons une preuve de plus que la grossesse n'est pas utérine. Il peut se produire une hémorrhagie externe dans les deux cas ; elle sera probablement plus abondante dans la déchirure utérine.

Voici les *symptômes de la rupture spontanée au début du travail*, comme on les décrit en général, et comme ils se présentent souvent à nous. Une douleur subite, avec la sensation d'une déchirure intérieure, accompagnée parfois d'un bruit ; un collapsus rapide, une perte sanguine extérieure, et les signes d'une perte interne, la cessation des contractions. Si le fœtus est sorti tout entier ou en partie de l'utérus, le ventre s'aplatit un peu ; la partie qui se présentait recule ; parfois l'intestin descend dans le vagin ou même hors de la vulve ; une douleur violente, augmentée par le palper, qui découvre des saillies dures et irrégulières, les parties fœtales. Si l'épanchement sanguin est considérable, les parois du ventre sont fort péniblement tendues ; la malade se plaint de douleurs spasmodiques ou semblables à des crampes. La face, qui était congestionnée, devient soudainement pâle, les yeux perdent leur éclat ; tout le corps est couvert d'une sueur visqueuse ; le tremblement des membres et les syncopes fréquentes indiquent une hémorrhagie interne profuse. Puis, lorsque la réaction se fait, la malade se plaint de sentir un liquide chaud couler dans les régions des lombes et des aines ; elle sent parfois les mouvements du fœtus après son entrée dans l'abdomen ; mais ordinairement le fœtus ne tarde pas à succomber.

Les symptômes ne sont cependant pas toujours aussi accusés ; parfois la malade se plaint peu au moment où l'accident se produit ; le collapsus survient graduellement ; la malade peut quelquefois marcher encore quelque temps. Denman l'a observé une fois ; nous aussi.

Tôt ou tard, et toujours dans l'espace de deux ou trois heures, le collapsus s'accentue, et la douleur devient vive. Le développement progressif des symptômes s'explique par les progrès graduels de la lésion ; la fente n'atteint pas immédiatement son maximum de longueur. Elle est d'abord peu étendue, et n'intéresse peut-être pas le péritoine ; l'effusion sanguine est peu abondante. Puis la déchirure s'agrandit, le sang s'écoule, le fœtus sort de l'utérus. Nous ne devons donc pas nous attendre à rencontrer les mêmes symptômes dans tous les cas.

Dans bien des cas, l'accident n'est précédé d'aucun symptôme précis. Il est prudent de considérer les signes de l'existence d'un obstacle comme des signes prémonitoires de la rupture. Quand l'obstacle n'est pas levé, la rupture ou l'épuisement se produit. Voici le résumé d'un cas instructif : dans un cas d'occlusion du col, le pouls monta à 140, il se produisit des contractions spasmodiques et douloureuses; la rupture paraissait imminente; l'incision du col, en permettant l'expulsion du fœtus, amena un soulagement presque immédiat.

Les *symptômes de l'usure* produite par la pression et le frottement, sont difficiles à distinguer du collapsus et de la fièvre d'irritation que produit la prolongation du travail. La perforation de l'utérus n'est que le dernier terme, le dernier stage d'un traumatisme commencé depuis longtemps; les symptômes suivent une marche progressive. La malade meurt d'un choc prolongé, d'épuisement et de dégradation du sang.

La quantité de la perte est très variable; dans quelques cas mortels elle a été insignifiante. Cela s'explique par le fait que la déchirure a traversé des parties éloignées du col, des côtés de l'utérus et de l'insertion du placenta, que le placenta n'a pas été détaché et que l'utérus s'est promptement contracté. La perte est d'ordinaire peu abondante dans les cas de perforation graduelle, causée par une longue compression.

Le diagnostic de la déchirure *dans le cas où le fœtus a passé dans la cavité abdominale* est généralement aisé : on sent par le palper les parties fœtales; la forme de l'abdomen est irrégulière, il présente des saillies; on peut sentir l'utérus rétracté près du pubis. Mais le signe le plus concluant est obtenu par la main introduite dans l'utérus, où elle peut rencontrer l'intestin hernié, tombé peut-être même dans le vagin, et sentir la déchirure. Dans un cas de déchirure antérieure, la main placée à l'extérieur sentait le doigt de l'autre main de l'opérateur passant par la fente.

Lorsque le fœtus est encore dans l'utérus, le diagnostic est moins facile. La partie qui se présentait a cependant aussi un peu reculé. Les symptômes varient avec le siège et l'étendue de la rupture. La déchirure du col, si elle ne s'étend pas à l'utérus et au vagin, peut ne donner naissance à aucun symptôme accusé; elle peut être la cause d'une hémorrhagie secondaire.

Les symptômes de la déchirure du vagin sont ordinairement moins graves que ceux de la déchirure utérine. Les signes prémonitoires sont rares; le choc est peu profond, le vomissement n'est pas constant; le fœtus et le placenta (Mc Clintock) s'échappent plus souvent dans le péritoine que dans les cas de rupture utérine. Le prolapsus de l'intestin n'est pas rare. La déchirure simple, sans expulsion du fœtus dans l'abdomen et sans prolapsus intestinal, peut causer la mort par suite du choc, comme cela est arrivé en 1875 dans un cas que John Ray nous a raconté.

Le pronostic de la déchirure de l'utérus est très grave. La malade doit traverser les dangers suivants : 1° *le choc*, qui peut l'emporter en quelques heures; 2° *l'hémorrhagie*, qui agit moins rapidement; mais le choc et l'hémorrhagie, s'ajoutant l'un à l'autre, accomplissent leur œuvre de destruction, et l'hémorrhagie secondaire peut tuer la malade, dont la vie est compromise dès le premier instant; 3° *la métrite, la gangrène, la paramétrite, la suppuration diffuse*, qui amènent, 4° *la thrombose et l'embolie*. Dans un des cas de Collins, la mort a été causée par un abcès du psoas; 5° *l'infection du sang*, qui peut être mortelle au bout de quelques jours ou de quelques semaines; 6° dans les perforations, il peut y avoir des eschares et de la gangrène, surtout lorsque la vessie est intéressée. Rokitansky dit que l'artère utérine a été ouverte par la chute d'eschares cervicales, et a donné lieu à une hémorrhagie mortelle; 7° l'inflammation peut provoquer des adhérences qui bouchent l'intestin et causent une *iléus mortel*; 8° lorsque l'intestin a passé par l'ouverture, il peut *s'étrangler*. Il faut ajouter que, dans plusieurs cas mortels, on a trouvé dans la cavité abdominale une grande quantité de sang putride.

Les cas les plus formidables en apparence n'excluent pas l'espoir. On connaît plusieurs cas de guérison obtenue après le passage du fœtus dans l'abdomen et son extraction par la version; on a rapporté des cas où la malade a guéri, lors- même qu'on avait laissé le fœtus dans l'abdomen. Peut-être ces derniers cas étaient-ils des cas de grossesse extra-utérine. Il se peut aussi que le fœtus, enkysté dans des produits inflammatoires, ait été plus tard éliminé par résorption. La guérison est plus fréquente lorsque le fœtus n'a pas été expulsé dans l'abdomen. Une petite quantité de sang répandu dans le péritoine peut former une hématocèle et la blessure utérine peut se cicatriser. Dans ce cas, la périmétrite est conservatrice, et l'utérus peut contracter des adhérences avec la paroi abdominale; l'utérus en se rétractant rentre dans le bassin; la blessure se ferme par une cicatrice ou peut ne pas se fermer, l'ouverture étant bouchée par son adhérence à la paroi abdominale.

La *mortalité*, telle que nous la donnent les statistiques, ne peut qu'être infidèle. Les cas traités bien et mal, ou non traités, sont mêlés ensemble. Il est cependant prouvé que la guérison peut se faire dans les blessures les plus graves et malgré les complications. Ce point est important, puisqu'il est la base de l'espoir du traitement. Il n'est pas douteux que bien des vies auraient été sauvées si l'on avait institué le traitement fondé sur nos connaissances actuelles, par la laparotomie, l'extraction de l'enfant, et l'opération de Porro. Le pronostic pour les cas à venir sera certainement plus favorable qu'il n'a pu l'être dans le passé.

Le *pronostic des déchirures du vagin* varie avec le siège et l'étendue de la blessure. Les grandes déchirures de la zone supérieure sont dangereuses, souvent mortelles; mais celles de la zone moyenne et du plancher pelvien, ces dernières surtout, laissent une large porte ouverte à l'espoir. Si la déchirure intéresse la vessie, le pronostic est plus sérieux.

Les déchirures de la portion vaginale du col, si elles ne s'étendent pas jusqu'à l'orifice interne, sont rarement mortelles, à moins qu'elles ne provoquent une hémorrhagie immédiate ou secondaire, ou ne favorisent la septicémie. Lorsque la fente remonte assez haut pour atteindre le ligament large, la pelvi-cellulite, Emmet l'a bien démontré, en est une conséquence très probable.

Traitement. — Le *traitement prophylactique* est celui de la dystocie. N'oubliant pas le fait fondamental, que dans la plupart des cas, la déchirure commence au col, toutes les fois que nous trouverons l'orifice aminci et fortement tendu, ne se dilatant pas malgré une pression considérable, nous verrons là une indication de diminuer le volume de la tête, ou d'obvier au défaut de dilatation, en incisant l'anneau orificiel.

Le traitement de l'accident dépend de la nature du cas. D'abord : *Le fœtus, ou du moins la partie qui se présente, reste dans l'utérus ou le vagin.* L'indication générale est de terminer l'accouchement. Quel est le meilleur mode de délivrance? Pour ranimer la malade il est bon d'injecter 4 grammes d'éther sous la peau, et de vider la vessie; il faut anesthésier la malade avec de l'éther. Si la tête se présente, si l'orifice est ouvert, et s'il n'y a pas de disproportion considérable, on peut faire l'accouchement par les voies naturelles, à l'aide du forceps. Un assistant doit saisir l'utérus avec les deux mains pendant l'extraction. Lorsque le fœtus est sorti, l'extraction du placenta exige des soins fort attentifs. Il faut suivre le cordon jusqu'au placenta, et être fort attentif à ne pas le prendre pour autre chose, et ne pas tirer l'intestin en même temps. Le placenta peut s'être échappé dans l'abdomen, sans que le fœtus en ait fait autant. Le cordon guide les doigts dans l'abdomen, où ils trouvent le placenta au milieu de la masse flottante des intestins. La plaie s'est probablement rétractée, et le retour du délire à travers une ouverture étrécie pourrait exiger le déploiement d'une force dangereuse. Le cordon peut se rompre et laisser le placenta détaché au milieu des intestins. Irons-nous le chercher en passant la main à travers la fente de l'utérus? Non! nous avons un meilleur moyen que nous indiquerons plus tard.

Deuxième cas. Obstacle causé par une disproportion ou une malposition. — Le mieux est de perforer la tête et de délivrer par la crâniotomie. Si le fœtus se présente en travers, il vaut beaucoup mieux le décapiter ou le morceler que de faire la version, qui ne peut guère manquer d'augmenter la déchirure. Vu la petite chance que nous avons d'extraire un enfant vivant, il vaut réellement mieux faire la crâniotomie, même s'il n'y a pas de disproportion; le fœtus succombe bientôt au choc causé par la rupture.

Troisième cas. Le fœtus, avec ou sans le placenta, a passé dans l'abdomen. — Parfois l'œuf entier a été expulsé dans le ventre. Si la fente est dans le vagin, il peut n'être pas difficile d'extraire le fœtus; on a souvent réussi, même lorsque la déchirure siégeait dans la paroi utérine; Ingleby, Danyau, Bell (de Bradford), Duparcque en rapportent des exemples, mais on connaît un grand nombre de cas d'insuccès. La réussite peut être considérée comme un accident heureux, mais rare. Quand même on a enlevé le fœtus et le placenta, l'opération est incomplète, il reste des caillots, et la plaie peut donner encore du sang. La manœuvre elle-même est fort dangereuse : elle peut étendre la déchirure, le choc peut être augmenté. Bien des femmes sont mortes pendant les manipulations.

Notre expérience nous conduit à considérer deux opérations comme donnant plus d'espoir pour la mère, et une chance à l'enfant. Ce sont : 1° *la laparotomie simple*, 2° *la laparotomie suivie de l'ablation de l'utérus*, ou opération de Porro.

1° *Laparotomie simple.* — Elle consiste dans une incision de l'abdomen, partant de 50 millimètres au-dessus de l'ombilic, et allant a 75 millimètres de la symphyse; on peut l'allonger, si c'est nécessaire. L'abdomen étant ouvert, on enlève le fœtus, le placenta et les caillots; on éponge la cavité abdominale avec de l'eau phéniquée, on nettoie de même la cavité utérine; si l'utérus est bien rétracté, on peut le laisser se cicatriser spontanément; s'il est flasque, et que la plaie soit béante, on peut la fermer avec des sutures en catgut ou en soie. On complète ainsi une opération césarienne dont la nature a fait la moitié.

Les avantages de cette opération sur l'extraction par le vagin sont manifestes : il y a peu de risque d'augmenter la déchirure ou de blesser l'utérus ou le vagin; le fœtus, le placenta et les caillots sont aisément et complètement enlevés; on peut nettoyer la cavité utérine, arrêter par un badigeonnage styptique l'hémorrhagie de la surface d'insertion du placenta, et celle que donnent les bords déchirés de la plaie utérine, au moyen de sutures. Cette opération a réussi. Dans deux cas où nous l'avons faite, nous avons obtenu une amélioration immédiate; le choc a paru diminué, le pouls s'est relevé, et la vie a été prolongée ; dans ces deux cas, elle a été faite au bout de quelques heures après l'accident. Lorsque la malade succombe, il est difficile de déterminer la part que la lésion et l'opération ont eue dans le résultat fatal, mais, en lui comparant l'ovariotomie incomplète — celle où l'on s'est arrêté à l'incision exploratrice — nous sommes justifiés à considérer l'opération elle-même comme comparativement peu dangereuse; c'est la lésion originelle qui tue. Si nous ne réussissons pas à sauver la malade, nous devons être satisfaits d'avoir fait ce que l'art et l'humanité nous permettent, pour la tirer d'un péril extrême.

Opération de Porro. — Cette opération, — enlèvement de l'utérus après la laparotomie — possède tous les avantages de la laparotomie simple, plus la sécurité contre l'hémorrhagie et en outre l'avantage de l'ablation de l'organe blessé, dont la présence peut être une source de dangers immédiats et secondaires. Il est certainement désirable qu'une femme qui a survécu à une rupture de l'utérus soit garantie contre la possibilité d'en risquer une seconde.

Nous décrirons cette opération, à propos de l'opération césarienne.

Le Dr Godson a réuni 6 cas dans lesquels l'opération de Porro a été faite après la rupture de l'utérus; les 6 mères ont succombé; mais il ne serait pas juste d'attribuer ce résultat à l'opération; dans les 6 cas, le fœtus était mort avant l'opération.

Complication avec le prolapsus de l'intestin, histoire, diagnostic, traitement. — L'intestin peut être chassé par les efforts naturels, extrait par accident ou par maladresse, ou entraîné par les membres du fœtus. Quelle longueur et quelle portion de l'intestin peut sortir spontanément? L'histoire des cas connus manque de précision à ce sujet, mais plus de 2 mètres peuvent certainement faire prolapsus, et nous ne pouvons pas affirmer qu'on n'en puisse extraire davantage; il faut peu de force pour faire sortir l'intestin. Les entrailles sont maintenues en place par le sac dans lequel elles sont renfermées. Le mésentère n'est pas destiné à les suspendre; c'est une membrane délicate, qui a surtout pour but de porter les vaisseaux sanguins et lymphatiques et les nerfs. Lorsque le sac est ouvert, elles s'échappent facilement; on le voit constamment dans l'ovariotomie. Quiconque a vu une autopsie a dû être frappé de la facilité avec laquelle le corps s'éviscère. Robert Barnes a institué des expériences pour rechercher la force nécessaire pour extraire l'intestin le mésentère étant détaché près de l'intestin grêle, on attacha un poids de 2 livres à une anse intestinale; il gagna bientôt le sol, entraînant l'intestin avec lui; le mésentère offre peu de résistance. Braxton Hicks et Goodhart, qui ont fait des expériences semblables, ont obtenu les mêmes résultats. La force expulsive des muscles abdominaux dépasse certainement 2 livres; elle est au moins égale au poids du fœtus, puisqu'elle suffit à chasser le fœtus et l'utérus avec lui. On peut obtenir une idée approximative de cette force, en essayant de saisir, même chez une femme délicate, l'utérus à travers les parois abdominales, pour exprimer le placenta. Assez souvent, leur contraction est si puissante, que les mains d'un homme vigoureux, employant toute sa force, et y ajoutant le poids de son corps, sont éloignées de l'utérus. Dans un cas de laparotomie, une tumeur solide de 14 kilogr. fut chassée de l'abdomen, par la seule force du diaphragme, pendant un effort de vomissement. Sans nous arrêter aux expériences et aux calculs du Dr Haughton, dont nous avons déjà parlé, nous sommes certains que ce n'est pas exagérer la force expulsive, que de l'estimer à 25 kilogrammes.

Un cas rapporté par Fehling (*Arch. f. Gyn.* 1874) montre nettement l'action des muscles expirateurs dans l'expulsion de l'intestin. La malade, pluripare, âgée de soixante-trois ans, souffrait depuis trente ans d'un prolapsus vaginal réductible. En portant un seau dans un escalier, elle sentit sa matrice tomber; elle essaya de la réduire, en employant un peu de force; elle sentit quelque chose se rompre, et l'intestin sortit, formant une masse grosse comme une tête d'adulte. L'intestin était sorti par une large fente de la paroi vaginale postérieure. La malade succomba au choc, au bout de onze heures. Le Dr Fehling nous a dit que la longueur de l'intestin prolabé dépassait probablement 4 mètres.

On dit communément, et c'est sans doute parfois exact, que la paralysie utérine suit de près la rupture; mais nous devons ne pas trop nous fier à ce dit-on. L'utérus se contracte souvent avec force après la plaie semblable que lui a faite l'opération césarienne; après la rupture, on l'a vu se contracter aussi. Et, s'il ne se contractait pas, comment pourrions nous expliquer les cas de guérison ? C'est sa contraction qui fait que les cas de prolapsus intestinal ne sont pas plus fréquents. Comme le cœur, l'utérus a un pouvoir contractile propre; on l'a vu se contracter après avoir été entièrement séparé de ses attaches, et même après la mort. Bandl dit qu'il a presque toujours trouvé l'utérus contracté (1).

Le recul de la partie qui se présente et l'arrêt apparent du travail, observés dans les cas de rupture, ne sont pas des preuves absolues de la paralysie de l'utérus; ils prouvent plutôt que l'utérus n'agit plus, ne pousse plus le fœtus.

Qu'arrive-t-il si l'intestin prolabé n'est pas réduit ? — 1° Il peut rentrer peu à peu spontanément, nous l'avons vu, et les cas ne sont pas rares; 2° Il peut s'étrangler dans la plaie utérine, s'enflammer et se gangrener. Deneux en cite un cas; la guérison s'est faite quelquefois. Dans le cas de M. Keever, 130 centimètres d'intestin tombèrent en gangrène, la malade guérit. Il peut se faire un anus contre nature, comme dans un cas vu par Roux (V. Duparcque).

Diagnostic. — Il est fort intéressent, au point de vue clinique, de connaître les causes possibles d'erreur diagnostique et les erreurs thérapeutiques qui en résultent.

1. *Le placenta.* — Un enfant est sorti, suivi d'un placenta; on sent un autre placenta dans l'utérus ou le vagin; on croit naturellement qu'il

(1) Sans vouloir, en aucune façon, nier la *contraction* utérine, dans les conditions indiquées par les auteurs, je crois qu'on a généralement confondu la *rétraction*, propriété de tissu, et la *contraction*, propriété vitale; un utérus *contracté* se relâche après la mort, un utérus *rétracté* reste relativement ferme. (*Traducteur.*)

a un second enfant, et, n'en trouvant pas, on croit que l'utérus est déchiré, et que le fœtus a passé dans le ventre. Nous avons été appelé pour un cas de ce genre ; le second placenta était un *placenta succenturié*; il n'y avait ni rupture ni jumeau.

2. Une rupture s'est produite, le fœtus est sorti spontanément, ou artificiellement, le cordon a été lié. En suivant le cordon pour arriver au placenta, la main pénètre par la fente dans la cavité abdominale, où le placenta a été chassé. Nous l'avons observé nous-mêmes.

3. On peut sentir dans l'utérus, après la naissance de l'enfant, *une masse sanguine* plus ou moins *solide*, qu'on peut prendre pour le placenta, quoique le cordon n'y soit pas attaché. Enveloppée par les membranes ou par des couches de fibrine, elle peut, même à l'œil, offrir l'aspect du placenta. Robert Barnes a rapporté un cas où une masse de cette espèce venait de la cavité abdominale (*Saint-Thomas's Hosp. Reports*).

4. D'autres corps que le fœtus ou le placenta peuvent sortir de l'utérus. Un *polype ou un fibrome* peuvent être expulsés après le fœtus, et on a pu les prendre pour le placenta ou pour un caillot solide. C'est une complication fort embarrassante, et assez commune, de la rupture.

5. *Une anomalie fœtale*, qui peut être sérieusement embarrassante, est figurée dans les *Obstetric Operations*, 3e éd., p. 368. La pièce est dans le musée de Saint-Thomas; c'est une tumeur sacro-coccygienne qu'on pourrait aisément prendre pour un placenta.

6. Une tumeur ovarique peut passer à travers une déchirure du cul-de-sac de Douglas, comme dans le cas du Dr Dunn (*Virginia med. Monthly*), et dans celui de Mr. Berry (1).

7. On peut prendre l'*épiploon* pour le placenta ou pour les membranes. Braxton Hicks en rapporte un cas (*Lancet*, 1875) (2). On l'appela pour un cas de « curieuse modification du placenta » ; c'était l'épiploon faisant hernie à travers une déchirure.

8. *Une anse intestinale* peut descendre dans le vagin ou au dehors, mais ce n'est pas une preuve certaine de rupture ; cet intestin peut appartenir à un enfant encore renfermé dans l'utérus, et privé de parois abdominales, comme cela est arrivé dans un cas rapporté par le D. Sheehy (*Brit. med. Journ.*, 1875), dans un autre cité par le Dr Meadows (*Obs. Trans.*, vol. VII, p. 84), et dans un spécimen déposé au musée de Saint-Georges's Hospital. Ou bien l'abdomen du fœtus peut avoir crevé par suite de la décomposition ou de la surdistension ascitique ; les intestins sont alors sortis. L'intestin fœtal est plus mince que celui de la mère, mais la différence peut échapper à quelqu'un qui n'a palpé ni l'un ni l'autre auparavant (3).

(1) Barnes, *Maladies des femmes*, p. 293. (*Traducteur.*)
(2) Vol. I, p. 454. (*Traducteur.*)
(3) Les auteurs auraient pu ajouter qu'il est fort difficile, avec les doigts seuls, de

9. On peut donc prendre l'intestin maternel pour l'intestin fœtal. Et pour quoi d'autre ? On l'a pris pour le *cordon*. Cette méprise, dit-on, ne devrait pas se faire ; il est facile d'être sage après coup. Nous sommes tous conduits par l'habitude ; nous croyons que le soleil se lèvera demain matin parce qu'il s'est levé tous les jours jusqu'ici ; l'accoucheur, qui n'a jamais senti dans le vagin autre chose que le placenta ou le cordon, est instinctivement porté à conclure que ce qu'il *touche* (il ne *voit* pas en général) doit être le placenta ou le cordon.

Il existe cependant des points de différence, qui bien examinés, préviendront l'erreur : le cordon séparé du fœtus est simple, son extrémité sectionnée est au dehors, il n'a pas de mésentère, il est assez ferme, n'est pas gonflé d'air ; si on le suit, on arrive au placenta ; l'intestin est un tube creux, formant des anses ou des circonvolutions, il est moins ferme et plus élastique que le cordon, il ne conduit pas au placenta, mais à une fente qui donne accès dans l'abdomen. Ces différences sont en général assez accusées pour qu'un homme expérimenté, dans la plénitude de ses facultés, et doué d'un toucher délicat, puisse, dans les circonstances ordinaires, ne pas faire d'erreur. Mais les circonstances sont nécessairement extraordinaires : le cordon, même après avoir été sectionné, peut former des anses, s'il a été repoussé dans le vagin pendant la recherche du placenta, ou être perdu dans les caillots. S'il est extrêmement long — nous en avons vu un de $1^{m},60$ — il peut aisément former des anses ; une anse du cordon d'un second fœtus peut descendre, et ne pas présenter d'extrémité libre. Quant au toucher, le cordon est parfois aussi gros que l'intestin, comme dans la pièce du musée de Saint-Georges, où il est tellement semblable à un intestin, que l'œil, aussi bien que le doigt, peut s'y méprendre. On trouvera dans les *Obstetric Operations* (1) des exemples de ces difficultés, les plus embarrassantes de la pratique obstétricale.

L'expérience nous a convaincus que, avant de condamner un chirurgien ou une sage-femme pour avoir pris l'intestin pour le cordon, ou l'épiploon ou un caillot pour le placenta, nous devons peser avec calme toutes les chances d'erreurs, et tenir compte du cas rare et imprévu du prolapsus intestinal. Nous affirmons sans hésiter, et avec toute l'assurance que donne une expérience personnelle étendue, que ceux qui sont le plus prompts à condamner une méprise de ce genre, sont ceux qui ont le moins d'expérience.

Si l'intestin sort par la plaie, on peut essayer de le réduire. Cette réduction est extrêmement difficile, sinon impossible : à mesure qu'on

se rendre compte du volume d'un corps, quand on n'a pas de point de comparaison. Le professeur Pajot, dans ses cours, attirait notre attention sur ce point.

(*Traducteur.*)

(1) Page 364 et suivantes. (*Traducteur.*)

fait rentrer une anse, une autre sort; il se produit une action réflexe expulsive, de sorte que l'effort fait pour réduire une partie de l'intestin en fait venir une autre au dehors.

Lorsque la fente se trouve dans la paroi postérieure du vagin, la réduction et la contention sont encore plus difficiles. L'ouverture reste béante, et l'action expulsive agit directement sur elle. On a pensé à la suturer; mais nous ne croyons pas qu'on l'ait fait; du moins nous ne connaissons aucun cas publié ou authentique.

Il serait plus simple d'ouvrir l'abdomen, de retirer l'intestin et de coudre alors la plaie; mieux encore serait de faire l'opération de Porro, qui ne laisse rien à faire.

Pendant le collapsus, le repos absolu est nécessaire. Il faut ranimer les forces chancelantes au moyen d'injections répétées d'éther sous la peau; les lavements de thé de bœuf additionné de cognac sont utiles aussi.

Blessures des articulations pelviennes, des ligaments et des autres tissus. — Nous avons étudié (chapitre II), le ramollissement des articulations dans la grossesse et l'accouchement. La seule pression excentrique du fœtus sur la ceinture pelvienne suffit parfois à produire l'inflammation des jointures, surtout de la symphyse pubienne; l'inflammation peut aller jusqu'à la suppuration. Mais les instruments, le forceps surtout, peuvent produire des blessures plus dangereuses. Il ne serait pas juste d'affirmer qu'on peut toujours les éviter; mais, employé à propos, avec adresse, et en tirant dans l'axe, le forceps causera fort rarement des accidents.

Les rétrécissements du bassin sont une cause prédisposante; la symphyse pubienne supporte la plus grande partie de la force pendant l'accouchement instrumental, l'obliquité des tractions porte surtout sur la paroi antérieure du bassin.

Ahlfeld (*Die Verletzungen der Beckengelenke während der Geburt und im Wochenbette*, *Schmidt's Jahrb.*, 1836) a bien étudié ce sujet.

La lésion peut ne pas se limiter aux articulations; les instruments peuvent contondre le corps de la dernière vertèbre lombaire et de la première sacrée et les cartilages articulaires, de telle sorte que la nécrose s'y produise. On a vu les os mis à nu par la déchirure, privés de leurs parties molles; mais quelquefois les cartilages ont été blessés, le péritoine restant intact.

Les *blessures de la vessie et de l'urèthre* peuvent être produites par la pression et la contusion qu'elles subissent pendant le travail, surtout dans les cas de disproportion; ces organes peuvent être écrasés par les instruments, principalement par le forceps. La paroi antérieure du bassin supporte la plus grande partie de la force mal dirigée. Lorsqu'on emploie le forceps, le bord de l'une des cuillères peut presser sur la symphyse : l'application du forceps ordinaire et les tractions exigent souvent une grande adresse, pour que la pression se répartisse également sur tous les points de la ceinture pelvienne.

La vessie surdistendue peut se rompre, comme dans la rétroversion de l'utérus gravide. Nous avons parlé de cet accident dans le chapitre v.

J. Ramsbotham rapporte le cas d'une femme de trente-six ans, chez qui, après un travail prolongé et une rétention d'urine, on trouva une perforation utérine large comme le doigt; il s'ensuivit une péritonite; c'était une simple déchirure intra-péritonéale.

T. E. Rawson (1) cite le cas d'une femme qui, un mois après avoir accouché, tomba soudain dans le collapsus; on trouva une petite ouverture ulcérée au sommet de la vessie. Hey rapporte un cas semblable; la malade mourut le huitième jour après l'accouchement, pendant lequel elle avait eu de la rétention d'urine.

Velpeau et Blundell ont décrit la rupture de la vessie pendant le travail.

La vessie peut être directement déchirée pendant un accouchement au forceps, comme cela est arrivé dernièrement à Londres. La malade mourut après la suture de la plaie. Ce cas, croyons-nous est unique.

Faye (2) rapporte un cas où la vessie se rompit sous l'influence de l'ergot administré pour une présentation du bras.

On trouvera des renseignements nombreux et utiles sur ce sujet, dans l'excellente monographie de Walter Rivington : « *On rupture of the urinary Bladder* », 1884.

Les *fistules vésico-vaginales* sont plus communément le résultat de la nécrose des tissus que d'une déchirure pendant l'accouchement. Dans la plupart des cas, ce n'est qu'au bout de quelques jours, lorsque l'eschare est tombée, qu'on s'aperçoit que l'urine s'écoule par une ouverture anormale. Jusque-là, la vessie est souvent paralysée et exige le cathétérisme.

Pour plus de détails, nous renvoyons le lecteur à notre *Clinical History of the Diseases of Women* (3) ; le principal intérêt obstétrical consiste dans les moyens d'éviter l'accident. La prophylaxie repose sur deux points : éviter la prolongation du travail, dans lequel les parties molles situées entre le fœtus (sa tête surtout) et les parois du bassin subissent une pression dangereuse; puis prendre les précautions nécessaires en employant les instruments pour ne pas trop presser sur ces mêmes parties.

Les *fistules recto-vaginales* sont plus rares. Leur histoire est semblable à celle des précédentes, mais, la paroi postérieure du vagin étant moins exposée que l'antérieure à être meurtrie entre le fœtus et les os du bassin, elles sont plus souvent la suite d'une violence directe.

(1) *Lancet*, 1843-44, p. 299.
(2) *Schmidt's Jahrb.*, 1860.
(3) Page 729 et suivantes de la traduction française. (*Traducteur.*)

E. — Inversion de l'utérus.

Aiguë et chronique ; spontanée ou produite par une violence extérieure ; mode de production ; théorie de John Hunter, de Crosse, de Lazzati. Trois degrés, marche ; traitement. — L'inversion (retournement) de l'utérus est un accident qu'on peut étudier utilement à côté de la rupture, dont sa soudaineté, son danger urgent, la nécessité d'un diagnostic prompt et d'un traitement rapide, sa complication occasionnelle avec la déchirure, et son importance médico-légale tendent à la rapprocher.

Définition. — On peut la définir : un retournement de l'utérus, qui amène sa face interne à l'extérieur. (*Inversion, rovesciamento Umstülpang.*) Le fond passe à travers le col et arrive à l'orifice externe, de sorte qu'il se forme une nouvelle cavité, tapissée par la tunique externe ou péritonéale de l'utérus.

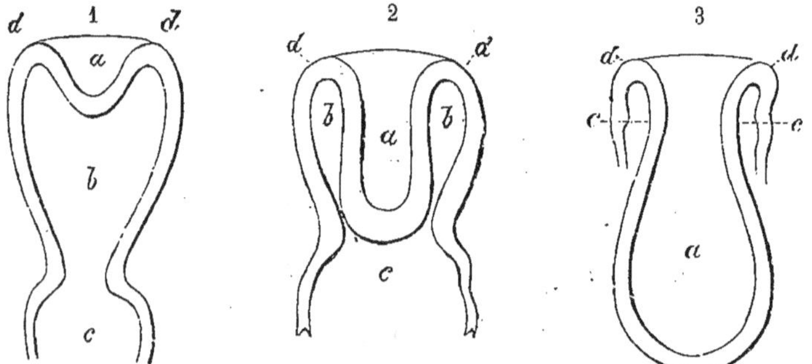

Fig. 110. — Les trois degrés de l'inversion : 1, dépression ; 2, introversion ; 3, inversion complète (Crosse).

a, fond de l'utérus ; *bb*, cavité qui reçoit le fond renversé ; *c*, vagin ; *d*, bord de la partie renversée.

Elle peut être *complète* ou *incomplète*. Crosse en décrit *trois degrés* (fig. 110) : 1° dépression ; 2° introversion ; 3° perversion, ou inversion complète.

L'inversion est *aiguë* ou *chronique*. La vraie distinction a été tracée par Robert Barnes (1). L'inversion cesse d'être aiguë dès que l'utérus a involué complètement ; dès lors elle est chronique. Cette distinction est fondée sur le fait que, tant que dure l'involution, les parois musculaires de l'utérus conservent une certaine contractilité active, l'organe est plus gros, le col comparativement souple. Pendant ce temps, les parties sont plus souples, et la réduction comparativement aisée. L'histoire de la forme chronique est tracée avec soin dans notre *Clinical History of the Diseases of Women* (2). Nous n'avons à étudier ici que la forme aiguë de cet accident. Nous avons cependant fait représenter (fig. 111) la forme chronique, pour donner une idée exacte des rapports anatomiques.

(1) Samuel Cooper's, *Surgical Dictionary*, édition de Samuel Lane.

(2) Page 603 et suivantes de la traduction française. (*Traducteur.*)

Comme la rupture, l'inversion peut être *spontanée*, ou produite par *une violence extérieure*.

Fréquence. — Cet accident est si rare maintenant que bien des hommes fort occupés ne l'ont jamais observé. Autrefois, il était assez commun; il l'est encore dans les pays où l'obstétrique est pratiquée surtout par les femmes. Comme la plupart des grandes catastrophes obstétricales,

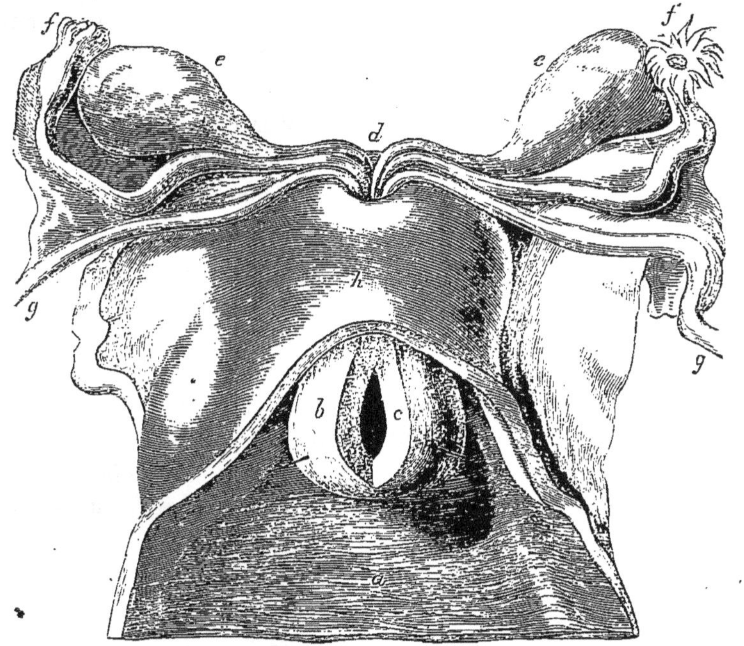

Fig. 111. — Deux tiers nature (d'après Crosse). — Pièce du musée Dupuytren.

a, vagin ; *b*, fond renversé, incisé en *c*, pour montrer la cavité ; *d*, point de l'inversion, ligaments ronds, trompes, ligaments ovariques, entrant dans la cavité ; *ee*, ovaires ; *ff*, extrémités frangées des trompes ; *gg*, ligaments ronds ; *h*, col recouvert par le péritoine.

l'inversion est devenue de plus en plus rare, à mesure que l'art faisait des progrès ; ainsi elle est à peine mentionnée dans les rapports de la Maternité de Dublin. Elle est, en fait, tellement rare, qu'il n'est pas possible de donner une statistique digne de foi sur sa fréquence. Ruysch dit que de son temps elle n'était pas rare en Hollande, lorsqu'on employait surtout des sages-femmes. Denucé (1) en a réuni 330 cas.

Mais, quoiqu'en général l'inversion prouve la maladresse, il serait inexact de dire qu'elle en est toujours la suite. On voit de temps en temps des cas, même entre des mains habiles, dans lesquels les règles ont été soigneusement observées.

Nous devons donc étudier attentivement les modes de production de l'inversion, spontanée ou due à une force extérieure.

(1) Inversion de l'utérus, 1883.

L'inversion puerpérale a été observée dans les circonstances suivantes : 1° Elle s'est produite presque constamment aussitôt après la sortie du fœtus, et pendant la délivrance proprement dite ; 2° Dans un très grand nombre de cas, elle a suivi les tractions faites sur le cordon, ou toute autre tentative violente d'extraction du placenta. Elle s'est produite sous l'influence de l'expression manuelle du placenta, dans un cas qui se présenta à l'état chronique à l'hôpital Saint-Georges, dans les salles de Robert Barnes. On connaît d'autres cas du même genre, et les histoires de plusieurs cas prouvent que l'inversion s'est produite pendant une forte pression sur l'abdomen ; 3° D'autres fois, le cordon était extrêmement court ou enroulé autour du fœtus, de sorte que le placenta subissait une traction pendant l'expulsion de l'enfant ; 4° Dans d'autres cas, le placenta était adhérent, et les efforts faits pour le détacher ont produit l'inversion ; 5° D'autres fois, sans qu'on ait rien fait pour enlever le placenta, la délivrance a été très rapide ; 6° Dans quelques cas, l'accouchement a été naturel, mais lent ; l'utérus était paresseux ; 7° On l'a observée chez les primipares aussi bien que chez les pluripares ; 8° L'accouchement dans la station debout a quelquefois été suivi de l'inversion ; 9° Elle s'est produite après les cas d'accouchement au forceps ou après l'administration de l'ergot ; 10° Elle a été souvent accompagnée d'une hémorrhagie, pendant que le placenta était encore dans l'utérus.

On remarquera que quelques-unes de ces conditions, si ce n'est toutes, supposent l'inertie ou la flaccidité de l'utérus, et que les autres s'accompagnent d'une *vis à tergo* poussant le fond utérin, ou d'une *vis à fronte* l'attirant en bas ; ces deux conditions doivent coïncider.

Inversion pendant la grossesse. — Le Dr Woodson rapporte un cas qui se produisit à 4 mois (1), et le Dr John A. Brady (2) en raconte un qui vint à la suite d'un avortement à 5 mois. Les deux malades guérirent après réduction.

L'inversion de l'utérus non gravide s'est produite souvent à la suite des tractions exercées sur des tumeurs, ou de leur expulsion. Nous avons étudié ces cas dans notre *Clinical History of Diseases of Women* (3). Le Collège des Médecins en possède un beau specimen, donné par John Hunter, et qui a servi de base à la théorie qu'il a émise.

Causes de l'inversion, conditions dans lesquelles on l'a observée. — L'inversion n'a pas toujours été reconnue au moment de sa production. Elle se produit certainement, dans la plupart des cas, pendant le stage placentaire. Mais, comme on ne l'a pas toujours observée à ce moment, quelques-uns ont supposé que l'utérus peut s'invaginer quelques

(1) *Amer. Journ. of med. Science*, 1866.

(2) *New-York med. Times*, 1856.

(3) Page 607 et suivantes de la traduction française. (*Traducteur.*)

heures après l'accouchement. Ané, Baudelocque et d'autres en citent des exemples; cette affirmation repose sur le fait négatif qu'on n'avait observé aucune inversion après l'accouchement, et sur le fait positif qu'on a trouvé l'utérus retourné quelque temps après; cette sorte de preuve n'est guère satisfaisante. Il est probable que, dans quelques-uns de ces cas, l'inversion n'était d'abord que partielle, et qu'elle s'est complétée graduellement plus tard.

Les conditions essentielles de la production de l'inversion sont une augmentation considérable de la cavité, et le relâchement de tout ou partie des parois utérines. Lorsque l'utérus s'est rétracté, ses parois sont tellement épaisses, sa cavité est si petite, que la paroi antérieure étant en contact immédiat avec la postérieure, l'inversion ne peut pas se faire. Plusieurs observateurs ont noté l'extrême flaccidité de l'utérus; ainsi Smellie rapporte le cas que Lucas lui a raconté, d'une femme dont l'utérus, aussitôt après avoir été inversé, fut réduit; il était *comme un bout de tripes*. L'utérus a été inversé après l'accouchement posthume. Alfred Taylor cite, dans les *Guys'Hospital Reports*, un cas qui lui a été rapporté par Mr Bedford, de Sydney : Une femme âgée de 37 ans mourut en travail de son septième enfant. Elle avait eu de fortes douleurs, mais on ne savait pas positivement si la tête avait été extraite on exhuma le corps pour l'examiner, une semaine après la mort; l'abdomen était fortement distendu par la putréfaction; on trouva un fœtus mâle entre les cuisses de la femme. L'utérus était retourné, hors de la vulve, le placenta y adhérait encore. L'utérus présentait un peu au-dessus du col une déchirure transversale, de 15 centimètres de longueur. On conclut que la déchirure s'était produite durant la vie, avait caus[é] la mort, et que l'expulsion du fœtus et l'inversion avaient été produite[s] par la pression des gaz abdominaux; l'utérus était flasque.

L'hémorrhagie constitue une prédisposition. Quiconque a mis la mai[n] dans un utérus affaibli per la perte de sang et a senti ses parois flasque[s] céder à la pression, *molles comme tripes*, ou comme du papier buvar[d] mouillé, comprendra combien aisément il peut s'inverser. Nous avo[ns] souvent senti une inversion partielle se produire sous nos doigts pen-dant que nous essayions de détacher un placenta adhérent. Lazzati d[it] nettement que l'utérus est inerte au moment où il se retourne. Penda[nt] qu'il est dans cet état, les tractions exercées sur le placenta peuvent ai-sément attirer le fond en bas, et retourner l'organe; et la pression su[r] le fond exercée par la main, ou par l'action expulsive volontaire ou ré-flexe des muscles abdominaux, par les secousses du vomissemen[t] peuvent chasser le fond en bas, jusqu'au travers du col.

L'inversion spontanée et artificielle peut donc se produire lorsq[ue] l'*utérus est absolument passif*.

Il est cependant certain que l'utérus peut se retourner par une *inve[rsion]*

sion spontanée active. J. Hunter a décrit ce mécanisme : Un polype avait crû sur le fond de l'utérus et on avait fixé une ligature près de son point d'attache ; la tumeur venait de se détacher lorsque la malade mourut. Hunter a décrit ce cas sous le nom de *intussusception*, et lui a comparé l'inversion. « L'utérus, » dit-il, « peut se retourner sous l'influence de deux causes : une, immédiatement après l'accouchement, alors qu'il est assez large pour se contenir lui-même ; l'accident vient communément d'une imprudence commise en détachant et en extrayant le placenta, lorsqu'il a été fixé au fond de l'utérus. La seconde cause est assez semblable, c'est l'expulsion d'un corps étranger ; l'état de l'organe est cependant différent. L'inversion commence lorsque l'utérus est petit et devient graduellement assez gros pour la rendre possible ; dans le premier cas, l'utérus est d'abord assez gros pour permettre à l'inversion de se produire, puis, en revenant à son volume ordinaire, il se fixe dans l'inversion qui, dans ce cas, se produit rapidement, parce que sa cause est peu durable, l'utérus ne demeurant gros que peu de temps ; dans le second, elle est graduelle, parce qu'elle se produit par l'action propre de l'utérus qui expulse un corps étranger, comme un polype. Le polype, en se développant, remplit graduellement la cavité utérine, et l'utérus cherche constamment à s'en débarrasser. L'action de l'utérus se dirige en bas ; comme le corps utérin agit sur lui-même, il est graduellement chassé en bas vers l'orifice, et, lorsque le polype est expulsé, le fond le suit. Lorsque toute la longueur du polype est arrivée dans le vagin, s'il n'a pas de pédicule, le fond de l'utérus est au niveau du museau de tanche, la moitié supérieure de l'utérus remplit la moitié inférieure ; mais je crois que les choses ne s'arrêtent pas là ; je crois que la partie retournée devient un corps étranger pour celle qui la contient ; celle-ci continue ses effets expulsifs, comme cela se passe dans l'introsusception intestinale. » Il est remarquable que la femme qui fait le sujet de l'observation avait aussi une introsusception de l'intestin grêle.

Nous avons cité tout au long ce passage, parce qu'il contient en germe la plupart des théories émises ensuite. Crosse a fait une théorie, qui se fonde sur la fréquence de l'attachement du placenta au fond de l'utérus. Denman, lui aussi, dit que, si la traction exercée sur le cordon donne l'*élan* à l'inversion, elle peut se compléter par l'action de l'utérus. Tyler Smith a saisi cette idée, et l'a exprimée avec sa clarté habituelle.

Rokitansky a insisté sur un facteur important. L'inversion commence au niveau de l'insertion du placenta. Cette partie, dit le grand anatomo-pathologiste, est sujette à se paralyser, et, étant plus épaisse que le reste de l'utérus, forme une saillie dans sa cavité. C'est le premier pas, le premier *postulat* de Hunter. Puis, si le placenta est adhérent, et si l'on tire sur lui par le moyen de cordon, ou si les parois abdominales pressent sur cette partie, disposée comme elle l'est à tomber en dedans, elle est poussée dans la cavité. La dépression extérieure en coupe, premier degré de Crosse (fig. 110, 1), formée par la paralysie de la surface d'insertion du placenta, peut être sentie par le palper abdominal, surtout lorqu'on tire sur le cordon, quand le délivre est adhérent. Lorsque les choses en sont là, le corps utérin étant inerte à ce moment, une légère augmentation de la traction ou de la pression amène le fond sur le col (second degré de Crosse, *introversion*) (fig. 49,2). Si le col est fermé, il peut s'opposer au passage du fond ; ou bien, la pression continuant, il cédera, comme il le fait dans l'accouchement ou dans la réduction, ou bien encore le fond trouvera le segment inférieur mou et ne rencontrera aucun obstacle. Le col, en fait, est souvent paralysé après l'accouchement, surtout lorsqu'il est déchiré. On a donc observé des cas d'inversion subite et des cas d'inversion lente.

On pourrait supposer que les ligaments utérins opposent une résistance suffisante pour prévenir l'inversion spontanée, et on en conclura que l'inversion ne peut être due qu'à une violence extérieure. En réalité, cette résistance est aisément vaincue. Pendant la grossesse, les ligaments s'allongent, et sont facilement attirés dans le fond de la coupe formée par l'utérus invaginé. Les amarres du fond sont trop faibles pour le maintenir en haut; mais d'autre part, les attaches du col à la vessie et au vagin, ses ligaments, s'opposent quelque temps à l'inversion. Casper affirme que la déchirure des ligaments peut accompagner l'inversion spontanée ; ce qui explique la fréquence des deux premiers degrés de l'inversion.

Avec ces données nous pouvons résumer les causes de l'inversion : 1° elle peut se produire spontanément par la pression des muscles abdominaux, aidée peut-être par la traction exercée par le placenta, qui tire sur sa surface d'insertion paralysée et saillante, ou artificiellement, par une pression directe exercée sur le fond, ou par les tractions faites sur le placenta adhérent. Dans les deux cas, il faut que l'organe entier soit paralysé ; 2° l'inertie n'est pas complète, mais n'atteint que l'insertion placentaire. Déprimée, cette partie, comme Hunter et Tyler Smith l'ont expliqué, est saisie par la zone utérine inférieure, et, l'excitant comme un corps étranger, elle est chassée à travers le col. De même, le premier degré de dépression ou d'introcession est produit par les tractions exercées sur le cordon, ou par l'*expression*, lorsque la portion invaginée est saisie par le segment inférieur de l'utérus et expulsée. Duncan et Taylor, de New-York, font remarquer que l'inversion commence parfois au niveau du col, qui est retourné en dehors ou renversé par la pression du corps utérin.

Symptômes et diagnostic de l'inversion récente. — Les symptômes sont ceux du choc ; ils indiquent un désordre grave et soudain. Ils varient avec le degré et la marche de l'inversion. Ainsi le premier degré, la *dépression* simple (fig. 110,1.), peut n'être pas douloureux, et n'être indiqué que par l'hémorrhagie et la dépression de la force vitale. Le sang vient de la partie relâchée sur laquelle s'insérait le délivre. A mesure qu'elle descend et que l'*introversion* se produit (fig. 110,2) des symptômes plus graves prennent naissance, en rapport avec la compression exercée par la partie non invaginée sur celle qui l'est. La femme sent un poids, une plénitude, comme si elle avait quelque chose à expulser; elle croit qu'un autre fœtus passe, ou que le délivre va sortir. Il se produit des efforts expulsifs violents, utérins et abdominaux. L'hémorrhagie n'est pas constante; il semble que, lorsque la portion invaginée est comprimée, l'hémorrhagie s'arrête et qu'elle est une preuve d'inertie. Dans les cas d'inertie, en effet, la perte est profuse et continue. Lorsque l'inversion est complète, la douleur et le collapsus sont à leur maximum. La malade a des sueurs visqueuses, les extrémités froides; elle vomit, elle a un malaise alarmant, de l'agitation, le pouls faiblit.

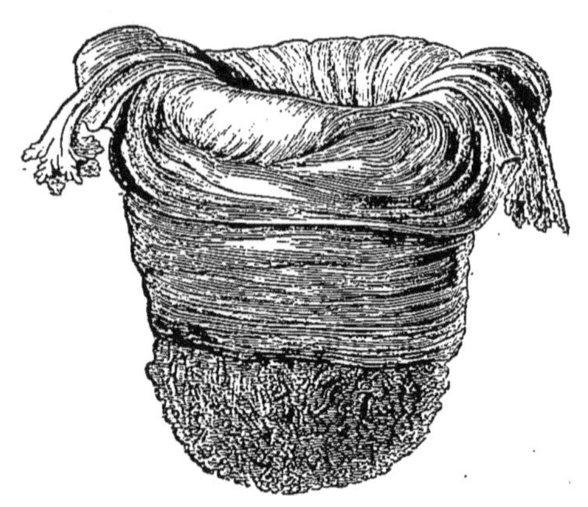

Fig. 112. — Inversion presque complète, récente, le placenta a été enlevé (Cas de Chambers).

Les trompes et les ligaments ronds pendent hors de l'infundibulum formé par l'invagination. La surface rugueuse située en bas est la surface d'attache du placenta. Secondipare de 27 ans. Une demi-heure après la naissance de l'enfant et avant la sortie du placenta, elle eut une hémorrhagie; la sage-femme tira sur le cordon, l'accouchée eut une violente contraction abdominale, poussa un grand cri, et un corps ovoïde sortit de la vulve; elle était mourante lorsque Chambers la vit; il ne put pas tenter la réduction.

Pendant l'expulsion, la femme s'est souvent écriée que *son corps est sorti*, ou que la sage-femme lui déchire les entrailles, même alors qu'on ne la touchait pas. Les convulsions surviennent parfois, mais la connaissance persiste le plus souvent.

Lorsqu'on examine, on voit hors de la vulve une masse anormale, aussi grosse, ou plus peut-être, qu'une tête d'enfant. Le musée de *Middlesex Hospital* en possède une aussi grosse que la tête d'un adulte; l'utérus est déchiré, ces lésions sont attribuées aux tractions exercées par la sage-femme sur le cordon. La masse qui sort est charneuse, ferme, arrondie ou piriforme, d'un rouge foncé, saignante, souvent couverte de caillots. Le cordon, s'il n'a pas été arraché, et si le placenta est encore adhérent, est pendant, et on peut croire que toute la masse est constituée par le placenta seul. Sous l'influence de cette idée, la première impulsion est de saisir cette masse pour l'enlever; l'hémorrhagie pousse l'opérateur à se hâter. Mais un examen plus attentif montre que la main ne peut pas remonter au delà de la masse qu'on prend pour le placenta, et pénètrer dans une cavité comme le vagin ou l'utérus; elle est arrêtée tout autour de la tumeur par un sillon situé bas dans le bassin, ou même hors de la vulve; si l'on palpe au-dessus des pubis, on ne trouve pas l'utérus en sa place, la main s'enfonce jusqu'à la colonne, et même jusque dans le bassin, en repoussant la paroi abdominale flasque. L'utérus a donc quitté sa place, et on trouve, là où il n'y a rien ordinairement, un corps de sa forme et de son volume. Il est donc bien probable, quoique ce ne soit pas absolument certain, que cette masse singulièrement située est l'utérus.

On peut arriver à un diagnostic certain : 1° en introduisant un doigt dans le rectum, et en pressant avec les doigts de l'autre main, placée au-dessus du pubis; si les deux mains se rencontrent, c'est que l'utérus n'occupe pas sa place normale; 2° les doigts, plongeant dans le bassin, pénètrent dans la cupule formée par l'utérus invaginé; on peut même sentir les ligaments ronds à leur entrée dans cette dépression. En soulevant la masse procidente on rend ce signe plus évident; 3° le doigt placé dans le rectum dépassant la masse procidente, on introduit une sonde dans la vessie, la concavité tournée en arrière; l'extrémité de la sonde rencontre le doigt placé dans le rectum (1).

Si le placenta n'est pas détaché, la masse procidente est plus grosse. Il faut savoir si le placenta adhère encore à l'utérus. Le cordon, s'il n'a pas été arraché, est un excellent guide. Dans tous les cas difficiles, il faut *regarder* aussi bien que *toucher* le corps douteux; les ramifications des vaisseaux ombilicaux et les membranes déchirées font reconnaître le placenta. Le placenta est sans doute détaché, et pourra être enlevé sans employer de la force. Si l'on ne peut pas l'enlever, il faut chercher avec soin la raison de sa résistance. On attirera les membranes en avant, de manière à découvrir le bord du placenta; on le sentira alors, attaché à un corps sphérique, qui ne peut guère être que l'utérus retourné. Ce n'est pourtant pas absolument certain, car le placenta peut se fixer sur la tête du fœtus, ou sur un polype utérin. Ce dernier cas constitue une difficulté d'autant plus grande que le polype peut avoir causé l'inversion. On a alors à faire à trois masses superposées : le placenta, la tumeur et l'utérus retourné.

Pendant que nous examinons, la malade peut mourir d'hémorrhagie. Néanmoins, quelque prompte que doive être notre intervention, il est plus dangereux d'agir précipitamment et sans réflexion que de prendre le temps nécessaire à un examen soigneux, et à la délibération sur la conduite à tenir. En prenant notre temps, nous réussirons probablement.

(1) Voir la figure 113, p. 430, des *Opérations obstétricales*. (*Traducteur*.)

L'utérus retourné récemment a une propriété remarquable et absolument caractéristique, la contractilité, que ne possède aucun polype. Si donc la tumeur durcit et se relâche par intervalle, nous serons certains que c'est l'utérus. Il est aussi, en général, beaucoup plus gros qu'un polype; en outre, si l'on suit le polype jusqu'à sa racine, on arrive dans une cavité, celle de l'utérus.

L'inversion incomplète — dans ses deux degrés de dépression et d'intro-susception — peut être difficile à distinguer d'un polype. Dans les deux cas, on peut trouver une tumeur au-dessus du col, ou engagée dans l'orifice. Le doigt ou la sonde pénétrera dans l'utérus autour de la base ou du pédicule de la tumeur. Le diagnostic dépend de la possibilité de sentir la cupule à travers la paroi abdominale, pendant qu'on tient un doigt de l'autre main dans l'utérus. Dans le cas du polype, on ne trouve pas cette cupule; le corps et le fond de l'utérus ont leurs rapports réciproques ordinaires et leur forme convexe. La palpation manuelle et la sonde servent à déterminer ces points.

Si *le placenta a été enlevé*, le cas, pour être plus simple, ne laisse pas que de présenter un diagnostic difficile. On trouve une grosse masse arrondie, saignante, pendant entre les cuisses de la malade. On peut la prendre pour une partie fœtale, normale ou anormale, un polype ou une autre tumeur, ou même pour un gros caillot. Si l'on a suivi l'utérus pendant l'expulsion du placenta et après, pour maintenir la contraction, qu'on sente la matrice disparaître subitement dans le bassin, et qu'à ce moment, une masse dure apparaisse dans le vagin ou à l'extérieur, si l'accouchée présente les symptômes du choc, il est bien probable que l'utérus s'est invaginé. On peut s'en assurer en repoussant un peu la tumeur dans le vagin, tandis qu'une main presse sur la paroi abdominale, derrière la symphyse; on sentira la dépression en cupule formée par le fond introcédent.

Marche, terminaison, pronostic. — 1. La malade peut succomber immédiatement ou rapidement au choc seul. On a vu le choc qui accompagne une simple *dépression* être mortel.

2. Plus fréquemment la mort est le résultat du choc et de l'hémorrhagie réunis, et se produit dans l'espace de douze heures.

3. L'utérus invaginé peut être étranglé par son col ou par la vulve; il se produit alors un choc persistant ou secondaire, et parfois, si la malade survit assez longtemps, la gangrène survient bientôt. On a vu l'utérus se sphacéler; Saxtorph, Deboisier, E. Clemensen en rapportent des cas. R. Milne Murray (1) cite un cas où l'utérus fut trouvé retourné vingt-quatre heures après l'expulsion spontanée du placenta. Il fut réduit sans difficulté, mais l'inversion se reproduisit le lendemain. Le

(1) *Edinb. med. Journ.*, 1883.

treizième jour, l'utérus se sphacéla, sans hémorrhagie; la malade guérit. Dans d'autres cas (Velpeau), l'étranglement amena la mort, avant que le sphacèle eût eu le temps de se produire. On a vu la mort causée par l'étranglement de l'intestin dans l'utérus; Gérard de Beauvais en a cité un cas (1).

4. Parfois, même assez souvent, le choc et l'hémorrhagie ne sont pas très graves, du moins la malade survit aux premiers accidents, se ranime, on la croit sauvée; une tolérance plus ou moins complète s'établit. Mais en général la métrorrhagie continue, interrompue par moment, et revient aux époques menstruelles. Les pertes ainsi répétées peuvent amener assez promptement la mort.

A l'état aigu, la *rétention d'urine* causée par la torsion et la compression du col de la vessie et de l'urèthre, n'est pas rare; elle cesse lorsque l'utérus est réduit. Mais la congestion de la muqueuse vésicale, les troubles rénaux rétrogrades, peuvent se produire comme dans la rétroversion de l'utérus gravide.

5. Lorsque le cas n'est pas mortel, et que l'utérus n'est pas réduit, l'inversion devient chronique. Le lecteur trouvera la description complète de cette forme, dans notre *Clinical History of the diseases of Women* (2).

Meigs et d'autres affirment que l'utérus a pu se réduire spontanément; Crosse le nie. Cependant, Spiegelberg (3) rapporte un cas qui paraît fort clair. Denham (4) rapporte un cas dans lequel la réduction spontanée acheva la réduction artificielle commencée par le taxis. D'autres cas laissent place au doute. Un polype peut sortir et être pris pour l'utérus. Mais il ne paraît pas douteux que l'inversion au premier et au second degré puisse se réduire spontanément. Il suffit de supposer que le segment inférieur, se contractant au-dessous de l'équateur de la masse invaginée, l'a fait revenir par un bond à sa place. Nous avons vu ce fait se produire dans le premier degré (5).

Traitement. — Lorsque nous avons reconnu l'inversion, l'indication est claire, il faut réduire sans tarder. Si nous avons le bonheur de saisir le moment où l'utérus est flasque, la réduction est relativement aisée. Lazzati et la plupart des auteurs affirment que l'inertie complète, nécessaire pour que l'inversion se produise, l'est aussi pour la réduction. Le temps dont nous pouvons disposer est court : Le fond utérin, serré par le col, excite la contraction, il s'étrangle; la difficulté de la réduc-

(1) *Arch. de l'Acad. de méd.*, 1843.

(2) Traduction française, p. 603 et *seq.* (*Traducteur.*)

(3) *Arch. f. Gynäk.*, vol. V.

(4) *Dublin Quarterly Journ. of med. Science*, 1866.

(5) Comme lorsqu'une poire en caoutchouc, *fatiguée*, présente une cupule à son sommet; on peut lui faire reprendre sa forme normale en pressant sur les bords de la partie invaginée. (*Traducteur.*)

tion augmente à chaque instant. On considérait autrefois comme inutile de continuer les tentatives pendant plus d'une heure.

La première question est de savoir si la malade peut supporter l'opération. Si la prostration est profonde, il faut immédiatement injecter 4 grammes d'éther sous la peau; dans tous les cas il faut sonder.

La *position de la malade* doit être le décubitus latéral gauche, se rapprochant de la pronation. On amène le siège vers le bord du lit; les genouxs ont fléchis sur l'abdomen. Il est utile d'éthériser, mais il ne faut pas y perdre du temps.

Seconde question : Faut-il détacher le placenta? C'est perdre un peu de temps, risquer d'amener une hémorrhagie et de provoquer des contractions; le laisser, c'est avoir à faire passer une plus grosse masse à travers l'orifice. Si nous avons le bonheur de reconnaître l'accident à l'instant de sa production, nous profiterons de la flaccidité du col, et nous réduirons tout d'un temps l'utérus et le placenta. Mais, si nous avons manqué le moment propice, il vaut mieux commencer par détacher le placenta. Nous chercherons le bord du délivre, et nous insinuerons un doigt ou deux entre lui et le globe utérin, en soutenant l'utérus avec l'autre main, et nous le *pèlerons* en glissant nos doigts au-dessous. Quand le placenta est détaché, nous passons à la réduction. La manœuvre dépend des circonstances; si l'utérus est gros, flasque, et le col dilaté, on peut réduire promptement, en déprimant le fond avec les doigts réunis au cône, et en portant la main à travers l'orifice. Lazzati dit qu'il vaut mieux appliquer le poing fermé sur le fond ; on agit mieux et on évite le risque, très grave, de perforer le tissu mou de l'utérus. Il faut se bien garder d'oublier deux choses: soutenir l'utérus en dehors avec une main placée au-dessus de la symphyse, de peur de déchirer le vagin, qui est fort extensible après l'accouchement; il s'allonge parfois tellement, qu'on ne peut savoir s'il s'étire ou se déchire. Puis il faut agir suivant la direction des axes et la forme du détroit supérieur. Il faut pousser d'abord un peu en arrière, vers la concavité du sacrum, puis vers le détroit supérieur, et *un peu vers un côté, pour éviter le promontoire.* Comme dans les tentatives de réduction de l'utérus rétroversé, un échec peut avoir pour cause l'omission de cette précaution. Le premier qui ait insisté sur ce point est, croyons-nous, Skinner, de Liverpool. En observant cette règle, nous avons réduit, en 15 minutes, un utérus retourné depuis dix jours, et qui avait résisté aux efforts de plusieurs chirurgiens. C'est vers la gauche qu'il faut pousser; la patiente étant couchée sur le côté gauche, l'utérus glisse plus facilement au-dessous du promontoire. Quand la réduction est obtenue, la main, qui a suivi le fond dans son retour, occupe la cavité utérine; l'utérus est tenu entre la main placée à l'extérieur et celle qui a fait la réduction. Il faut tâcher d'éviter la réinversion, qu'on a vue se produire. On glissera le long de la paume de la main, un tube attaché à une seringue, on injectera un demi-litre d'eau à 43°,5. Si l'on sent l'utérus se contracter, on retire la main ; sinon on injecte une solution styptique, du perchlorure de fer, par exemple, dont les effets sont de resserrer les orifices des vaisseaux, d'arrêter la perte, d'exciter la contraction, de corruguer les tissus, et de resserrer le col. Quand cet effet est produit, nous sommes en sécurité. Le Dr Spearing a publié un cas dans lequel l'inversion se reproduisit aussitôt après le replacement ; la malade mourut 15 minutes après la réduction.

Si l'utérus est en action, surtout si le col serre la portion invaginée, et se contracte spasmodiquement, la difficulté est plus grande ; il n'est pas prudent de repousser le fond. Mc Clintock a montré qu'on doublerait ainsi l'inflexion des parois utérines, et par suite la masse qui doit traverser l'orifice. Il recommande de regarder l'inversion comme une hernie, et de *réduire d'abord la partie qui est descendue la dernière.* Il faut saisir la tumeur près de l'orifice resserré, la comprimer concentriquement avec force, et la pousser en même temps en haut, en avant, et *sur le côté.* Il faut maintenir la pression, car la résistance de l'orifice cédera à une pression soutenue. Au bout d'un moment, on sent l'orifice se relâcher, on y fait passer la partie la plus proche, et en général le corps et le fond, *sautent* dans leur position normale (1). Cette manœuvre est facilitée par l'anesthésie éthérée.

Le Dr Nœggerrath a insisté sur l'utilité de déprimer l'un des angles de l'utérus, au niveau des trompes. Il affirme qu'il vaut beaucoup mieux faire une dépression oblique que d'en faire une au milieu du fond. Il semble que son affirmation soit fondée en physiologie comme en clinique.

Si l'on a manqué l'occasion de réduire dans les premières heures, la difficulté augmente, à mesure que l'involution utérine, et surtout la rétraction du col, se produisent. La réduction n'est cependant qu'une affaire de temps et d'adresse. Le principe de la pression élastique soutenue, proposé et mis en pratique par Tyler Smith, a donné d'excellents résultats. Nous renvoyons le lecteur, pour plus ample information, à notre *Clinical Hist. of the Dis. of Women.*

La réduction n'assure cependant pas toujours la guérison ; bien des malades ont succombé peu après la réinversion. Quelquefois, peut-être, la réduction a produit des lésions, mais il ne faut pas oublier que la déchirure du vagin ou de l'utérus peuvent s'être produites spontanément, en même temps que l'inversion.

Dans quelques cas critiques, dans lesquels les attaches de l'utérus sont en partie rompues, on peut se demander s'il ne faut pas compléter la séparation de l'organe avec le couteau ou les ciseaux, après avoir transpercé le pédicule avec des aiguilles, et fermé l'ouverture avec des

(1) J. G. Wilson, *Glasgow med. Journ.*

sutures. Sans doute, cette opération est désespérée, mais les circonstances peuvent la justifier (1).

Le *traitement consécutif* consiste dans le repos absolu, les suppositoires opiaciés, les lavements avec quatre grammes de chloral, la glace, et les antivomitifs.

On peut craindre la reproduction de l'inversion dans les accouchements suivants; on connaît des cas où elle s'est reproduite chez la même femme à ses couches successives.

Nous avons parlé de la *rétroversion*, de la *rétroflexion avec prolapsus*, de l'*antéversion* et de l'*antéflexion*, à propos de l'hémorrhagie. La *subinvolution* a été étudiée dans l'histoire du puerpérium ; l'état chronique rentre dans la gynécologie.

Nous avons étudié les *désordres nerveux*, à propos des nécroses de la grossesse, du travail et de l'état puerpéral (chap. VI).

Les troubles circulatoires et respiratoires sont décrits dans l'histoire du puerpérium.

La *rétention du placenta* a été étudiée à propos des maladies de l'œuf et de l'avortement (chap. VIII et IX). Nous en avons parlé aussi à propos de l'hémorrhagie *post partum*. Nous croyons néanmoins devoir en dire encore quelques mots ici. Elle a été bien étudiée par Hegar (2), Hüter (3), Fromont (4), et d'autres.

On peut dire sommairement que la rétention du placenta est due (1°) à une action défectueuse ou irrégulière de l'utérus, ou (2°) à une adhérence morbide. La première cause a été suffisamment étudiée dans le chapitre consacré à la période placentaire, et la seconde, dans la section qui traite de l'hémorrhagie secondaire.

Stadtfelt (5) croit qu'elle peut être due à une trop grande mollesse du placenta, dont les lobes se séparent facilement les uns des autres, de sorte qu'un lobe peut rester en arrière. Cette observation s'applique surtout aux petits lobes accessoires. Stadtfelt, sur 70 autopsies de femmes mortes en couches, a trouvé 7 fois de gros morceaux de placenta dans l'utérus, David Davis et Ramsbotham croyaient qu'une cause fréquente est une exsudation inflammatoire entre le placenta et l'utérus. Wigand la croit due à une diathèse scrofuleuse ou arthritique.

Une autre cause est l'extraction forcée du placenta. Même lorsqu'il

(1) Tate, de Cincinnati, a proposé, et exécuté une fois avec succès, la réduction par le procédé suivant : on introduit un index dans le rectum, l'autre dans la vessie, sur le bord de l'anneau cervical; les pouces s'appliquent sur le fond de l'utérus retourné, le rapprochement des pouces vers les index fait rentrer l'utérus (Voir Mundé, *Minor surgical Gynaec*, p. 343.) (*Traducteur.*)

(2) *Die Pathol. und Therap. der Placentaretention*, 1862.

(3) Die Mutterkûchenreste, *Monatssch. f. Geb.*, 1857.

(4) *Mém. sur la rétention du placenta*, 1857.

(5) *Dublin Quarterly Journ. of med.*, 1863.

n'y a pas d'adhérence morbide, la violence peut provoquer un tel trouble dans l'action utérine, que le placenta soit déchiré et qu'il en reste des débris dans l'utérus.

Le placenta peut être retenu tout entier ou en partie. Il peut être expulsé ou enlevé plusieurs mois après l'accouchement, sans qu'il résulte de sa rétention d'autres accidents que des hémorrhagies et l'arrêt de l'involution.

Cazeaux fait remarquer que, dans ces cas, la fraîcheur du placenta s'explique par la persistance de ses connexions vasculaires avec l'utérus; l'hémorrhagie est presque constante. Mais, lorsque les connections utéro-placentaires sont détruites complètement ou partiellement, le placenta se putréfie; il peut se produire une fièvre septicémique ou une inflammation. S'il se putréfie, la *physométrie* ou *tympanite utérine* se produira probablement; le col étant fermé par des caillots ou par le placenta, appliqué sur l'orifice interne, les gaz s'accumulent dans l'utérus et le distendent énormément; on le voit dépasser le pubis. L'abdomen est fort douloureux à la pression, on voit apparaître une fièvre d'irritation, le pouls s'accélère, la température s'élève, la figure devient blême et indique la toxémie.

Un morceau de placenta retenu peut former un noyau autour duquel s'amassent des couches de sang, qui forment le *polype placentaire* et *fibrineux*.

Traitement. — La rétention s'accompagne toujours d'hémorrhagie et d'un développement utérin excessif. En règle générale, et presque sans exception, il faut dans ce cas dilater le col, et explorer la cavité utérine, après avoir anesthésié la malade, si c'est nécessaire. On peut alors enlever les corps étrangers, puis faire pendant quelques jours des irrigations phéniquées au 50me ou bichlorurées hydrargyriques au 3000me. La quinine, l'ergot, la digitale sont utiles aussi.

Nonat (1) décrit des *fongosités intra-utérines* comme des restes placentaires. Les petites excroissances polypoïdes entretiennent l'hyperplasie et les hémorrhagies. Nous en avons vu, dont quelques-unes étaient malignes, et ne dataient pas d'un accouchement. Dans ce cas aussi, l'indication est de dilater le col pour bien pouvoir pénétrer dans l'utérus et traiter les excroissances par le grattage ou l'application de l'iode ou de l'acide nitrique. Si elles sont d'origine placentaire, on peut espérer leur guérison. Il faut râcler avec douceur, de peur de pénétrer dans le tissu de l'utérus.

Des lambeaux de membranes peuvent être retenus de même. Comme le placenta, ils peuvent contracter des adhérences anormales. Ils peuvent causer les mêmes accidents; le même traitement est indiqué.

(1) *Traité pratique des maladies de l'utérus*, 1860.

CHAPITRE XVI

MORT SUBITE OU RAPIDE PENDANT LA GROSSESSE, L'ACCOUCHEMENT ET L'ÉTAT PUERPÉRAL ; THROMBOSES, EMBOLIE, APOPLEXIE, CHOC, ENTRÉE DE L'AIR DANS LES VEINES. — BLESSURES DE LA RATE, ILÉUS, LÉSIONS ET MALADIES PERSISTANTES, VENUES DE LA GROSSESSE ET DE L'ACCOUCHEMENT.

La mort peut survenir rapidement, peu après l'apparition d'un danger, ou subitement, sans accident prémonitoire, pendant la grossesse, l'accouchement et les suites de couches.

Il est important d'étudier ce sujet, indépendámment des maladies et des accidents dont la conséquence est une mort plus ou moins soudaine. Lorsqu'elle survient subitement, la première impulsion des amis ou des assistants est habituellement d'accuser le médecin; quelquefois sans doute, ils ont raison, mais, le plus souvent, la catastrophe n'était pas sous son contrôle immédiat. *Immédiat*, disons-nous, parce que quelquefois elle aurait pu être évitée, s'il avait eu l'occasion d'appliquer le traitement préventif au début; mais souvent cette occasion ne lui a pas été donnée, et parfois, même alors qu'il a pu voir la malade auparavant, la marche des accidents mortels défie son habileté.

Classification des causes de mort subite. — On peut utilement classer ainsi ces causes : 1° Celles qui se produisent pendant la grossesse; 2° celles qui se présentent pendant le travail; 3° celles qui agissent pendant le puerpérium. Des causes semblables peuvent amener la mort à chacune de ces époques; mais dans chacune, certaines causes sont plus actives.

1. *Causes de la mort subite pendant la grossesse.* — Il peut sembler paradoxal de dire que la mort, soudaine ou lente, peut survenir, en dehors de toute violence, chez un sujet sain. Cependant, quoiqu'il doive exister quelque état morbide, il n'en est pas moins vrai qu'on ne peut pas toujours découvrir le mal, même après la mort. En se reportant au chapitre consacré aux maladies de la grossesse (chap. VI) on verra que les conditions normales sont souvent tellement exagérées qu'elles dépassent parfois la limite physiologique et entrent dans l'état pathologique. Sans qu'il existe de modifications organiques sérieuses, les énergies fonctionnelles peuvent être tellement exaltées, que les organes ne puissent pas supporter la tension qui leur est imposée. C'est ainsi que le cœur, par exemple, quoique sain au point de vue anatomique, peut être écrasé, paralysé.

Mais dans d'autres cas il existe une maladie réelle des tissus, des centres nerveux, des poumons où des organes circulatoires, lésion préexistante ou développée pendant la gestation. La tension fonctionnelle exagérée pèse plus fortement encore sur les organes malades.

Comme en dehors de l'état gravidique la mort subite est causée par l'écrasement de l'un des grands centres vitaux, le cerveau, la moelle allongée, les poumons et le cœur. Le premier coup peut frapper un seul des centres; mais les autres sont bientôt atteints, et il n'est pas toujours facile de découvrir lequel a souffert le premier.

Il nous semble plus conforme à l'observation clinique, de commencer par le cœur; la mort soudaine est en effet le plus souvent associée avec des modifications vasculaires. Une émotion violente peut provoquer une syncope mortelle, et on peut ne trouver que l'hypertrophie physiologique du cœur. De Cristoforis rapporte (1) un cas qui s'est produit dans le service du professeur Esterlé : une femme fit un repas trop copieux, et, sous l'influence de la secousse produite par le vomissement, elle mourut au bout de quelques instants. Elle présentait l'hypertrophie gravidique normale du cœur; le tissu du myocarde était intact, elle avait de l'œdème des poumons et des troubles circulatoires, depuis le septième mois; on fit l'opération césarienne après la mort.

Dans d'autres cas on a observé la dégénération graisseuse du myocarde; dans deux cas de mort subite survenue vers la fin de la grossesse, Robert Barnes l'a constatée; dans l'un d'eux la cause immédiate de la mort était un exercice forcé.

La mort a été causée par de violents efforts de défécation. Ainsi, Robert Barnes a assisté à l'autopsie d'une jeune primigeste, à la clinique d'accouchement de Paris; elle était près du terme, elle mourut comme foudroyée sur la chaise percée. On trouva dans la paroi de l'aorte, immédiatement au-dessus des valvules, une hydatide, qui avait aminci la paroi; quand elle creva, le sang se répandit rapidement dans le péricarde.

La tension vasculaire fort élevée de la grossesse rend les extravasations sanguines assez communes. Comme nous l'avons vu dans l'histoire de la grossesse, la tension vasculaire se soulage à l'ordinaire par des effusions à la surface des muqueuses, surtout sur celle de l'utérus. Parfois, les vaisseaux sanguins des poumons ou du cerveau éclatent. L'apoplexie pulmonaire peut guérir, mais parfois la mort est rapide. L'extravasation cérébrale est généralement mortelle. Les symptômes ordinaires de l'apoplexie sont : le coma, le stertor, les convulsions; l'avortement se fait le plus souvent, causé par l'accumulation de l'acide carbonique dans le sang. La mort, dans ces cas, est beaucoup moins rapide que lorsque le cœur est frappé.

Grenser (2) cite le cas d'une femme qui, près de son terme, se plaignit

(1) *Annali univ. di medicina*, 1867.
(2) *Monatss. f. Geburtsk.*, 1865.

d'un état syncopal et de céphalalgie, puis fut prise de vomissements. Bientôt elle devint somnolente ; les pupilles se contractèrent, le pouls s'accéléra. Peu d'heures plus tard, elle perdit complètement connaissance, la face se cyanosa, il se produisit des contractions, principalement dans les muscles du cou ; elle mourut dans les vingt-quatre heures. L'enfant fut extrait par l'opération césarienne. On trouva une nappe épaisse de pus dans la dure-mère et dans l'arachnoïde ; le cerveau était hypérémié et les poumons œdématiés. On ne se rend pas bien compte jusques à quel point la suppuration des méninges dépendait de la grossesse.

Nous connaissons des cas où une mort rapide a été causée par l'œdème pulmonaire, et plus particulièrement lorsqu'il y avait une pneumonie commune ou une phthisie. Dans les cas d'insuffisance pulmonaire, des accidents comparativement peu graves peuvent être promptement mortels, en troublant soudainement l'équilibre circulatoire. Ce genre de mort se produit assez souvent dans l'albuminurie.

La thrombose est rare chez les femmes enceintes, mais on en a publié des cas bien observés. Un cas a été rapporté par Edward Smith, un habile physiologiste : une femme de vingt ans, près du terme de sa seconde grossesse, après avoir dîné de grand appétit, et gaîment, jeta tout à coup un cri, agita ses bras d'un air égaré, et cria : « Oh ! ma tête ! je ne peux plus respirer ! Je deviens folle ! Donnez-moi de l'air ! » Cette crise dura cinq minutes, pendant lesquelles elle laissa sa main sur sa poitrine. Elle se calma un instant, et dit à son mari : « Maintenant, Charles, je suis mieux, » et elle expira. La face était livide, et le corps tellement fléchi que les genoux touchaient presque le menton. Autopsie quarante heures après la mort : sang noir et liquide partout, sauf dans les veines pulmonaires, dont tout le calibre était rempli par un caillot cylindrique ; un coagulum central était entouré par deux couches de fibrine condensée : la couche externe était incolore, et le tout était si ferme qu'on pouvait le manier sans le déformer. Le nombre des globules blancs dépassait de beaucoup la normale. Le tissu du cœur, surtout à droite, avait subi le premier degré de la dégénération graisseuse. »

Le Dr Philipson (*Lancet*, 1865, t. II, p. 370) rapporte un cas analogue : Une femme de 35 ans, enceinte pour la première fois, avait eu une légère bronchite. En répondant à la porte de la rue, elle tomba par terre, et mourut en quelques minutes. Autopsie : L'incision laisse échapper un sang noir ; oreillette droite pleine d'un sang noir, de la consistance d'une gelée molle ; sang des veines caves noir et liquide. Dans le ventricule droit, une masse fibrineuse qui s'étend tout le long de l'artère pulmonaire, aussi loin qu'on peut la suivre dans les poumons. La concrétion du ventricule est ferme, déposée en lames spiroïdes, et fort adhérente.

Un cas mortel d'embolie s'est produit dernièrement à l'hôpital Saint-Georges. La malade, enceinte de huit mois environ, mourut subitement; l'artère pulmonaire renfermait un embolus venu d'une veine variqueuse de la jambe.

La *mort subite pendant le travail* est plus commune que pendant la grossesse. Les mêmes conditions qui agissent pendant la gestation existent lorsque la femme accouche, et l'effort énorme du travail s'ajoute à elles. Nous ne ferons que mentionner les morts rapides causées par les hémorrhagies utérines, externes ou internes, ou par la rupture de l'utérus; elles sont souvent promptes, mais rarement soudaines.

Le *choc* est une cause frappante de mort, c'est une combinaison de forces intellectuelles, émotionnelles et diastaltiques, qui paralysent le cœur. Pendant le travail, la contraction utérine, l'occlusion de la glotte, la fixation des parois thoraciques se réunissent pour augmenter la pression cardiaque et cérébrale. Parfois, comme Marshall Hall et Tyler Smith l'ont répété, une douleur vive arrache un cri à la parturiente, la glotte s'ouvre, la tension diminue, et la rupture utérine, l'extravasation cérébrale ou pulmonaire, et la paralysie du cœur sont évitées. Si la parturiente n'est pas sauvée par ce relâchement, elle court un grand danger, surtout si la chaîne physiologique a un anneau malade. Ainsi, le cœur succombe aisément, si son tissu est dégradé, ou si le sang est pauvre.

La *douleur* à elle seule peut tuer. Le choc provoqué par la douleur peut paralyser soudainement le cœur.

La *syncope* aussi, analogue au choc, peut amener la mort.

Les lésions graves, comme l'inversion ou la rupture de l'utérus, peuvent tuer plus ou moins subitement.

L'effort du travail peut léser le poumon; nous avons vu l'emphysème grave, mortel même, se produire.

L'*apoplexie cérébrale* s'est produite parfois pendant le travail. R. Barnes en a rapporté un cas à la Société obstétricale. La parturiente avait environ 40 ans, elle accouchait pour la septième fois; elle eut des convulsions, du stertor et des syncopes, avant l'expulsion du fœtus, qui vint vivant. La mère mourut 20 minutes après. On trouva un petit caillot tout récent dans la couche optique gauche, un autre, plus gros dans le pédoncule cérébral gauche.

Si la malade avait antérieurement une maladie mitrale, la mort est encore plus probable. Fritsch (1) dit qu'elle est due à l'effet paralysant de l'arrivée soudaine d'un flot violent de sang dans le cœur droit, causé par l'augmentation de la tension vasculaire. Panum a montré qu'un jet de sang dans le cœur droit le paralyse (2).

(1) *Arch. f. Gyn.*

(2) Il ne paraît pas que l'effet soit le même sur le cœur gauche; j'ai fréquemment injecté de l'eau de fontaine dans le cœur des lapins, sans effet notable. (*Traducteur*.)

Entrée de l'air dans les veines et dans le cœur. — La mort subite peut en être la conséquence, Après l'accouchement, lorsque l'accouchée se penche en avant, sous l'influence de la chute de l'utérus en avant, du défaut de fermeté des parois abdominales, et de la pression atmosphérique, l'air peut être attiré dans l'utérus, et de là aspiré par les orifices des veines utérines. L'air est porté au ventricule droit; la circulation et l'action du cœur en sont tellement troublées que la mort peut s'ensuivre. Il est cependant certain que l'entrée d'un volume d'air peu considérable dans le cœur n'est pas nécessairement mortelle. Les gaz putrides produits dans la cavité utérine peuvent aussi pénétrer dans les veines.

Voici un cas intéressant raconté par Olshausen (1). Une secondipare vigoureuse, âgée de 29 ans, était arrivée à son terme. L'utérus était extraordinairement distendu. Pas d'albuminurie. Le travail étant languissant, on soumit la parturiente à une douche utérine à 36°, sans violence. Après 8 minutes, elle se plaignit d'oppression, on retira la canule. Elle se souleva sur son lit, puis retomba immédiatement, sans connaissance, et mourut au bout d'une minute au plus, avec des convulsions respiratoires, et la face convulsée. 5 minutes après, on essaya de la saignée de la veine médiane, mais on n'obtint que quelques gouttes de sang. Sur tout le corps, on sentait une crépitation. Autopsie, 8 heures après la mort : une grande quantité de sang noir liquide s'échappa des sinus de la dure-mère; les méninges étaient fortement hypérémiées, les poumons un peu congestionnés. Le cœur était en travers du thorax, le ventricule gauche fermement contracté, le droit, mou, semblable à un intestin à parois épaisses; les veines coronaires contenaient une quantité de bulles d'air; le cœur gauche ne renfermait que peu de sang; le droit contenait un peu de sang écumeux; l'utérus distendu crépitait partout sous la main. Un grand nombre de vaisseaux de calibre moyen, situés sous le péritoine, étaient pleins d'air. Le ligament large droit était fortement distendu par des bulles d'air; cet emphysème cellulaire s'étendait à travers l'espace rétro-péritonéal jusqu'au côté gauche du rein droit, et même sous le foie jusqu'à la veine cave inférieure; ce vaisseau était énormément distendu par de l'air. L'utérus étant incisé sur la ligne médiane, on trouva un placenta fixé à la paroi antérieure; une petite partie était détachée; un autre placenta était attaché en arrière et à droite; une assez grande portion en était détachée. Les deux œufs étaient intacts. La mort était due à l'introduction forcée de l'air au niveau de l'insertion placentaire.

N. Heckford (2) a publié un cas analogue. Une femme de 43 ans mourut subitement dans son dix-huitième accouchement. Le travail com-

(1) *Monatss. f. Geburtsk.*, 1864.
(2) *Med. Times and Gazette*, 1867.

mença à 4 heures de l'après-midi; une amie qui seule lui donnait ses soins dit qu'après quelques fortes douleurs elle accoucha d'un enfant vivant, et qu'elle succomba aussitôt après. Il n'y eut pas de perte, et on ne fit aucune tentative pour l'extraire du placenta. Le cœur et les vaisseaux sanguins étaient sains; les deux ventricules contenaient du sang mousseux. Quand on incisa les viscères, l'air sortit en bulles des vaisseaux divisés, surtout des artères du cerveau. Ce cas a été observé en hiver, et le cadavre n'était pas décomposé. Le placenta n'était détaché qu'en un point. L'air a dû entrer dans les sinus utérins.

Le Dr More Madden (1) rapporte un cas de mort due à cette cause.

Hervieux cite un cas où une manie furieuse et la mort survinrent 30 heures après une injection intra-utérine faite pour des lochies putrides. Le gaz fut recueilli et analysé : il était composé d'oxygène, 7, d'acide carbonique 11, d'azote, 82. C'est-à-dire qu'il était composé des mêmes éléments que l'air atmosphérique, l'acide carbonique ayant remplacé une partie de l'oxygène. Dans le même mémoire (2), Hervieux fait l'histoire de cet accident.

Hall Davis (3) rapporte le cas suivant : Par un temps extrêmement chaud, il fut appelé pour un cas d'adhérence placentaire. L'accouchée était pluripare, âgée de 40 ans, à figure congestionnée. Elle ne perdait pas; le travail, quoique prolongé, s'était terminé, sans intervention instrumentale, par la naissance d'un enfant vivant. Davis avait à peine introduit sa main dans l'utérus, pour détacher le placenta, que l'accouchée fut prise de convulsions et mourut. Pas d'autopsie.

Les cas de ce genre ne sont pas très rares. Peut-on les expliquer par le choc produisant la syncope, ou par l'entrée de l'air dans les veines?

La mort peut être causée par une hémorrhagie intra-péritonéale. More Madden cite un cas de rupture d'une varicocèle de la veine ovarique gauche, qui se termina rapidement par la mort. Jacobi (4) a montré à la Société obstétricale de Berlin une préparation venant d'une femme morte subitement après un accouchement normal. Sous le péritoine utérin, se voyait une extravasation de sang, près des deux plexus utérins variqueux.

Le *tétanos* peut causer une mort rapide. Nous en avons parlé dans l'*Histoire des maladies de la grossesse* (chap. VI). Ajoutons aux auteurs cités, le Dr Gordon (5), qui donne des faits instructifs. Dans trois cas, le tétanos se produisit pendant l'avortement. Gordon en cite un troisième, emprunté au Dr Storer. Après un accouchement au sep-

(1) *Dublin Quarterly Journ. of Med.*, 1871.
(2) *Union médicale*, 1864.
(3) *Obst. Trans.*, vol. XI.
(4) *Monat. f. Geburtsk.*, 1866.
(5) *Amer. Journ. of med. Sc.*, 1866.

tième mois, une tentative de détachement d'un placenta adhérent provoqua le tétanos, qui se termina par la mort, le lendemain.

La *mort subite pendant les suites de couches* est beaucoup plus commune que pendant la grossesse et l'accouchement. Quelques-unes des causes prédisposantes datent de la grossesse; d'autres viennent s'y ajouter. La femme qui n'a pas traversé sans quelque maladie les périls de la grossesse et du travail, risque fort de succomber aux épreuves du puerpérium. Les plus fréquentes sont peut-être la thrombose, avec ou sans embolie. L'histoire de cette maladie, pleine d'intérêt, sera faite dans un prochain chapitre.

La mort soudaine peut survenir à toute époque, jusqu'à trois ou quatre semaines après l'accouchement; parfois la catastrophe arrive tout à fait subitement. Une femme a traversé de la manière la plus heureuse l'accouchement et deux ou trois semaines du puerpérium, lorsque, tout à coup, au milieu d'une conversation gaie, elle est saisie d'une sensation soudaine d'oppression, ouvre la bouche pour respirer, demande de l'air, et tombe morte. Dans quelques cas de ce genre, l'autopsie n'a révélé aucune lésion suffisante pour expliquer la mort; nous devons, dans ce cas, nous contenter de l'hypothèse de la syncope. Dans d'autres cas, la dissection a permis de constater une embolie ou une thrombose de l'artère pulmonaire.

Spiegelberg raconte un cas de mort subite au troisième jour, causée par la rupture du ventricule gauche; il y avait une myocardite.

Sir J. Y. Simpson rapporte trois cas de mort subite, dans lesquels on trouva la rate déchirée; dans un des cas, la malade mourut peu après avoir accouché à 6 ou 7 mois; la rate, grossie, était déchirée; le péritoine renfermait du sang. Dans le second cas, une femme ayant pris trop d'exercice une semaine ou deux après avoir accouché, se plaignit d'une douleur abdominale, s'affaissa et mourut; la rate était déchirée. Le Dr Cunningham délivra une femme avec le forceps; elle mourut au bout d'une heure ou deux; la rate était déchirée.

Le choc peut ne pas tuer immédiatement, mais le coup peut être assez violent pour que l'organisme soit profondément ébranlé; les moindres causes déprimantes agissent alors avec force et causent la mort. Le tourment moral de la maternité illégitime suffit souvent pour tuer; nous en connaissons plusieurs exemples. Nous avons vu une femme mourir de honte et de tristesse le lendemain de son accouchement. Sous le titre « *Collapsus post partum* », Baart de la Faille a réuni (1) 13 cas de mort subite, dont 4 sont empruntés à Ramsbotham.

On trouve çà et là dans les journaux de médecine et dans divers mémoires, des exemples de mort subite due à la thrombose et à l'embolie.

(1) *Monatss. f. Geburtsk.*, 1865.

O. Van Franqué (1) en rapporte trois. Dans un, la mort survint soudainement, le quatrième jour après l'accouchement, après une dyspnée de trois minutes. On trouva des végétations fibrineuses sur la valvule mitrale, et un caillot adhérent, dans l'artère pulmonaire droite. Dans le second cas, la malade avait eu une hémorrhagie pendant l'accouchement, une syncope et de l'anémie, le placenta avait été détaché artificiellement; le dixième jour, elle eut une douleur sur le trajet des veines de la jambe droite; cette douleur diminua, et le seizième jour, elle eut de la dyspnée, une douleur précordiale, et mourut. On trouva de l'œdème des poumons et un thrombus dans l'artère pulmonaire. Les veines de la jambe droite étaient pleines de caillots. Dans le troisième cas, la malade avait eu pendant sa grossesse une maladie des veines du creux poplité. Dans la troisième semaine après l'accouchement, elle eut une dyspnée soudaine, et mourut au bout d'une heure. Les poumons étaient œdématiés, l'artère pulmonaire droite était bouchée par un thrombus, les veines du creux poplité renfermaient aussi des thrombus. Van Franqué en conclut que l'œdème aigu des poumons est la cause de la mort subite.

Hervieux (2) en rapporte plusieurs cas; nous n'en citons qu'un; une secondipare, âgée de quarante ans, admise à la Maternité, eut des frissons répétés, de l'œdème des jambes, et mourut subitement. On trouva de la métrite, des abcès des ligaments larges, un abcès métastatique de la rate, une hypertrophie du foie, une infiltration granuleuse des reins, une pleurésie et de l'œdème des poumons. Une autre femme, âgée de quarante-quatre ans, mourut d'une hémorrhagie méningée.

La mort peut arriver subitement, à la suite de l'entrée de l'air dans les veines d'une femme en couche. Nous avons trouvé beaucoup d'air dans le cœur et la veine porte d'une jeune femme qui mourut après avoir eu des convulsions albuminuriques.

Hervieux dit que la mort subite peut être causée par le premier choc produit par l'entrée d'un poison septique dans la circulation. Nous croyons avoir vu des cas que pourrait expliquer cette hypothèse; cependant on peut soupçonner que le poison agit en causant une thrombose.

Iléus. — Nous connaissons des cas où l'obstruction intestinale a causé une mort rapide ou soudaine. Dans un cas, tous les symptômes de l'obstruction se présentèrent, mais nous ne pûmes, à l'autopsie, trouver le siège de l'obstruction; nous ne pûmes que supposer que l'utérus avait pressé sur le gros intestin, et l'avait paralysé. Dans d'autres cas, une bande inflammatoire a produit une constriction

(1) *Wiener med. Halle*, 1864 et *Monats. f. Geburtsk.*, 1865.
(2) *Gaz. des hôp.*, 1865.

Lorsque les vomissements, surtout les vomissements stercoraux, la distension rapide du ventre, la constipation et le collapsus menacent la vie de la malade, on doit penser à ouvrir l'abdomen pour chercher le siège de l'obstruction.

Parmi les accidents qui se produisent après l'accouchement, nous devons noter l'*inflammation spontanée des veines variqueuses des jambes.* M. Nivert (1), dans un mémoire qui porte ce titre, dit que la phlébite suppurative peut s'enkyster, et qu'ainsi le pus ne peut pas entrer dans la circulation; d'un autre côté, une suppuration abondante peut amener l'infection purulente. Ces cas sont liés intimement avec la phlegmatia dolens et la septicémie ; nous ne ferons que les indiquer ici.

Un autre accident, allié aussi à l'empoisonnement du sang, est ce qu'on nomme *putrescentia uteri.* Elle a été décrite soigneusement par Boër, Wengel, Jörg, Carus, Romberg, Schönlein, von Siebold, Rokitansky, Virchow, Klob et d'autres. Les vues de Klob (2) peuvent être considérées comme résumant celles des autres auteurs. Il l'a décrite « comme le plus haut degré de l'endométrite. Les parois sont en général imparfaitement contractées, minces, souvent décolorées et rouges du côté du péritoine. L'utérus s'élève dans l'abdomen ; il est généralement dévié sur un côté ; la muqueuse est brune, foncée, déchiquetée, puante. A la coupe, le tissu sous-muqueux est souvent changé en une eschare de couleur cendrée. La surface d'insertion du placenta est ordinairement le siège d'une suppuration profonde ; les thrombus n'existent plus guère, les extrémités des veines sont des lambeaux nécrosés ; entre elles et dans leur intérieur, on trouve un liquide sanieux, brun-chocolat, des masses purulentes, ou du pus épais. Fréquemment la nécrose s'étend profondément dans le tissu utérin, dont la surface présente des excavations profondes, le tissu musculaire est nécrosé. La destruction peut s'étendre par places jusqu'au péritoine, qui peut être perforé. »

Rokitansky et Virchow ont donné à quelques cas de cette espèce le nom de *Erysipelas malignum puerperale internum.* On les rencontre surtout dans les hôpitaux, et notre propre observation nous conduit à les regarder comme analogues à la pourriture d'hôpital.

Scharlau (3) rapporte un cas où une perforation de l'utérus s'ouvrit dans l'intestin. Elle succéda à un accouchement très prolongé, terminé par le céphalotribe. Il existait une déchirure du vagin partant des articulations sacro-iliaques, du pus dans les jointures, le pubis était dénudé au niveau de la fente du vagin. Il semble donc que la nécrose de l'utérus puisse être causée par l'écrasement qu'un travail violent fait

(1) *Arch. gén. de Méd.*, 1862.
(2) *Pathol. anat. d. weibl. sexual organe*, 1864.
(3) *Monatss. f. Geburtsk.*, 1866.

subir aux tissus, et par l'altération sanguine et l'épuisement nerveux qui en résultent.

L'*étranglement d'une hernie ombilicale* peut se faire après l'accouchement, comme dans un cas rapporté par Mr Bracey (1); la malade guérit après l'opération.

Lésions et maladies permanentes causées par la grossesse et le travail. — L'histoire que nous avons faite de la marche physiologique et pathologique de la grossesse et de l'accouchement comprend bien des faits que nous devrions, dans l'ordre logique, indiquer ici. Il suffira de faire maintenant une énumération des lésions et des maladies permanentes, pour remplir les lacunes des chapitres précédents et établir quelques propositions générales importantes.

Parmi les *propositions générales,* nous citerons les suivantes : l'intégrité de tous les tissus, la perfection de tous les organes, leur capacité de travail ont été essayées à une haute pression.

Il est peu de femmes qui puissent supporter cette épreuve sans en souffrir. On trouve dans quelque organe ou quelque tissu les traces des blessures reçues dans la lutte. On peut les classer ainsi :

A. Quelques-unes des exagérations organiques et structurales de la grossesse demeurent après elle; quelques-unes sont encore augmentées par le travail et l'état puerpéral; ces derniers en peuvent provoquer de nouvelles.

B. Quelques diathèses et quelques lésions organiques, latentes jusqu'au commencement de la grossesse, éveillées par elle, persistent. Elles peuvent aussi être intensifiées par le travail et le puerpérium; de nouvelles lésions et de nouvelles maladies peuvent se produire.

C. Lésions traumatiques.

A. **Exagérations physiologiques.** — Nous trouvons, *dans le systèm[e] vasculaire:* l'hypertrophie du cœur, le goître, l'exophthalmie, la phlébec[-]tasie, sous la forme d'hémorrhoïdes ou de varices des jambes et de l[a] vulve. Il est probable que si on les cherchait soigneusement, on trou[-]verait aussi des dilatations veineuses dans la cavité thoracique e[t] l'abdomen.

Le *foie* et les *reins* peuvent ne s'être pas complètement remis de l[a] modification granulaire subie pendant la grossesse.

La *paralysie de la vessie* peut n'être que momentanée, et ne dure[r] qu'un jour, ou persister pendant des jours ou des semaines. Nous l'a[-]vons vue durer des années. Elle est surtout le résultat du choc et d[e] l'épuisement du travail.

L'énergie nerveuse est usée, et jusqu'à ce qu'une nouvelle *provisio[n]* en ait été ramassée, la vessie, comme l'utérus et les intestins, n'en

(1) *British med. Journ.*, 1882, t. I, p. 537.

plus assez. Il n'est pas rare d'observer que pendant un jour ou deux la vessie refuse de se vider. L'accoucheur devrait toujours porter une sonde dans sa poche, et ne pas tarder à s'en servir; car, si la vessie ne se vide pas spontanément, l'urine qui s'y accumule tend encore à la paralyser. Parfois la vessie se vide en même temps que l'intestin. Mais, si le second ou le troisième jour la rétention dure encore, ou si l'urine sort goutte à goutte, ce qui signifie rétention, comme nous l'avons dit à propos de la rétroversion (chap. V), on doit en chercher la cause ou les phénomènes concomitants. Ce peut être la rétroflexion, la distension de l'utérus par un caillot, l'encombrement du rectum, la fièvre; ou bien la rétention peut n'être qu'apparente, l'urine n'étant pas sécrétée.

Grenser (1) rapporte 25 cas causés par le gonflement du col de la vessie. Dans un de ces cas, la rétention dura quatorze jours, dans un autre, dix-sept. La paralysie est rarement permanente; le repos, l'évacuation régulière au moyen de la sonde, ramènent communément le fonctionnement normal, au bout de quelques jours. Si elle persiste, il faut examiner pour s'assurer si l'utérus occupe sa position naturelle. Nous avons vu la rétroflexion de l'utérus resté gros après l'accouchement entretenir la rétention de l'urine. La faradisation est fort utile pour hâter le rétablissement.

Toutes les fois que vous avez un doute, introduisez la sonde; si elle ne sert pas au traitement, elle sert au diagnostic.

La *cystite* accompagne quelquefois la paralysie vésicale. La cystite chronique succède parfois à l'accouchement, et l'on doit considérer cette origine, lorsqu'on étudie cette affection. Le Dr C. Monod a écrit en 1880 une excellente monographie sur ce sujet. Il conclut qu'elle peut être causée par la pression de l'utérus gravide, et par l'hyperémie que la vessie partage avec son voisin l'utérus, et qu'il existe une cystite aiguë appartenant au début de la grossesse, et une cystite commençant après l'accouchement, proprement appelée postpuerpérale.

De même on peut observer une *paralysie temporaire des intestins.* Leur évacuation étant moins urgente que celle de la vessie, la constipation attire moins notre attention que la rétention d'urine. Les intestins doivent être vidés, s'il y a lieu, avant l'accouchement; le rectum se vide en général pendant l'expulsion de l'enfant. Dès lors, il peut rester tranquille pendant plusieurs jours, à moins qu'on ne le fasse agir au moyen d'un laxatif ou d'un lavement. S'il existe des signes d'accumulation fécale, il faut donner un lavement d'eau savonneuse et un purgatif. Si l'intestin n'a pas agi le second jour, il faut en général administrer un purgatif. L'action de l'intestin excite l'utérus et la vessie, et,

(1) *Monats. f. Geburtsk.*, 1865.

les trois organes pelviens étant déchargés, la marche du puerpérium est plus calme. Lors de la première selle, l'utérus expulse fréquemment un caillot.

L'*estomac et l'appareil digestif* participent à la faiblesse générale. Il faut tenir compte de ce fait dans l'alimentation. Autrefois on mettait l'accouchée au régime du gruau et des aliments liquides pendant une semaine ou davantage. On avait quelque raison, mais on allait trop loin dans ce sens. Oldham fut, croyons-nous, le premier à rompre en visière à cette routine (1); il recommanda une alimentation substantielle dès le second jour. Nous ne pouvons guère commencer trop tôt à fournir à l'économie de bons matériaux nutritifs; nous devons néanmoins nous laisser guider par la tolérance de l'estomac et la capacité digestive. L'estomac ne supportera guère une nourriture solide pendant les vingt-quatre premières heures; elle serait rejetée ou produirait des coliques. Nous avons vu de graves accidents causés par un excès de nourriture, ou une alimentation hâtive (2).

Nous devons nous rappeler que l'absorption ne reprend guère son activité qu'au bout de quarante-huit heures. Après l'accouchement, l'organisme entier *soupire après le repos*. Le grand argument en faveur d'une alimentation hâtive, est que, si l'on ne nourrit pas bien l'accouchée, elle se nourrira de sa propre substance, et qu'elle pourra ainsi s'infecter en résorbant des matériaux nuisibles. Cet argument est fondé, mais nous n'atteindrons pas notre but en lui donnant beaucoup d'aliments avant que l'organisme puisse les utiliser.

Affections nerveuses accompagnant ou suivant l'accouchement. — La description des névroses de la grossesse, faite dans le chapitre VI, servira d'introduction à l'étude qui va suivre.

Parmi les névroses qui accompagnent l'accouchement, nous trouvons un groupe de paralysies.

Paralysies des sens spéciaux. — Nous avons déjà vu que la surdité et l'amaurose peuvent être causées par l'albuminurie de la grossesse. Mais un cas cité par Toynbee semble prouver que la surdité peut être

(1) Une de mes accouchées était tenue malgré moi par la sage-femme à la diète liquide; elle eut un peu de fièvre le second jour, et j'exigeai qu'elle prît un beefsteak, le pouls tomba immédiatement. Dès ce moment et plus que jamais, je nourris toutes mes accouchées : œufs le premier jour, viande rôtie ou grillée le second et les jours suivants. Je n'ai jamais vu aucune fièvre, même la *fièvre de lait*. (*Traducteur.*)

(2) Le principe de l'alimentation précoce a été établi par R. Barnes (V. *An. de Gyn.*, 1882, t. I, p. 186 et 187) dans un mémoire paru dans l'*Am. Journ. of Obst.* « Chasser l'ennemi en maintenant en activité les organes excréteurs. » Les *excrétions* sont proportionnées aux *ingesta*. « Fortifier l'accouchée contre les attaques « de l'ennemi, en lui donnant une nourriture saine. » — L'alimentation diminue la résorption; si l'accouchée se nourrit de sa propre substance, elle résorbera des produits septiques. Chacun sait que l'absorption des miasmes est plus active quand on est à jeun. (*Traducteur.*)

la suite du choc produit par l'accouchement. Une dame vint le consulter pour une surdité complète double; elle était devenue de plus en plus sourde après chacune de ses couches; de sorte qu'elle n'avait jamais entendu la voix de ses derniers enfants.

Dans le chapitre vi nous avons donné des exemples de *paraplégie* venue après l'accouchement; dans la plupart des cas, la guérison s'est faite graduellement. Nous avons vu la paralysie limitée à une jambe. Dans quelques cas elle semble être due au choc subi par la moelle; nous pouvons supposer que la fonction diastaltique a tant agi qu'elle a épuisé le centre nerveux. Dans un cas cité par Robert Barnes dans ses *Lumleian Lectures*, la paraplégie succéda à une épilepsie de la grossesse; celle-ci se termina prématurément, de sorte que la paralysie ne peut guère dans ce cas être attribuée à la pression. Parfois la paralysie d'une jambe a été causée par la contusion du plexus crural par le forceps, ou même par la seule pression de la tête pendant le travail.

Brown-Séquard a décrit la paraplégie comme causée par la rétroflexion utérine.

Dans quelques cas, la claudication n'est pas due à une paralysie, mais au relâchement ou au tiraillement des articulations sacro-iliaques.

Hughlings Jackson (1) rapporte un cas où une hémiplégie droite avec perte de la parole succéda à une hémorrhagie. Il n'y avait pas de maladie des valvules.

Le professeur Ball décrit en détail la paraplégie puerpérale. Il dit qu'elle s'observe pendant la grossesse, mais est plus fréquente après l'accouchement.

L'état puerpéral a une influence fâcheuse sur les fonctions de la moelle : 1° les accouchées ont souvent les jambes faibles; 2° les symptômes paralytiques s'aggravent chez les femmes qui deviennent grosses après avoir été paralysées. Ce fait n'est cependant pas constant.

Lorsque la paralysie survient dans l'état puerpéral, c'est en général chez les primipares; exceptionnellement, elle se montre pour la première fois chez les pluripares. Quand elle a paru une fois, elle est disposée à récidiver. Le développement de la maladie est en général lent, insidieux; la malade sent ses genoux faibles, et éprouve des fourmillements dans l'extrémités des orteils. Les symptômes s'accentuent graduellement et la paralysie s'établit. Un membre est pris d'abord, puis l'autre; parfois la vessie et le rectum sont affectés.

Dans quelques cas, l'invasion est soudaine, les progrès du mal sont très rapides. La paralysie des deux membres peut être complète au bout d'un jour ou deux; dans les cas graves les membres supérieurs se prennent aussi, la respiration est affectée, la mort vient prompte-

(1) *London Hosp. Reports*, t. I.

ment. Dans les autopsies, on a souvent trouvé des signes de méningo myélite aiguë, et une suppuration abondante ; dans d'autres cas il y avait une hémorrhagie étendue de la moelle. Dans un cas une partie de la moelle était ramollie. Les suites de la paraplégie ne sont cependant pas toujours aussi formidables dans la majorité des cas : la plupart des femmes se remettent au bout de quelques semaines ou de quelques mois; d'autres restent impotentes toute leur vie. Dans ces derniers cas, il existe évidemment une lésion organique ; dans les premiers, la paraplégie doit être attribuée à une action réflexe.

Les *conséquences nerveuses permanentes*, comme la surdité, l'amaurose, l'aphonie, formes de la paralysie ou de l'épuisement nerveux, ont été étudiées dans leurs rapports avec l'albuminurie gravidique. De même la folie (chap. VI). Ces troubles peuvent aussi succéder à une hémorrhagie grave.

L'*utérus* lui-même peut se paralyser après l'accouchement : l'état qu'on appelle inertie utérine, et qui accompagne si fréquemment l'hémorrhagie, est une sorte de paralysie ; elle est le plus souvent momentanée, mais elle peut durer indéfiniment, à un degré peu élevé. C'est, croyons-nous, une des causes de la subinvolution; il est certain que lorsque l'utérus se contracte bien et reste rétracté, il y a peu de risque que l'involution se fasse mal.

Nous avons vu plusieurs exemples frappants de paralysie durable de l'utérus. L'organe restait gros, même alors qu'il n'était pas rétrofléchi; les malades étaient sujettes à des ménorrhagies qui résistaient à tous les traitements ordinaires, généraux et locaux. Elle s'accompagnait de paralysie vésicale ; dans un cas, il fallut sonder la malade régulièrement pendant plusieurs années. Dans ce cas, l'aphonie existe aussi, la force musculaire est en défaut. Dans un autre cas, la vessie refuse de se vider pendant les règles ; cette malade va mieux sous l'influence d'applications faradiques.

C'est en grande partie pour prévenir ces accidents que nous prescrivons toujours de la quinine, de l'ergot, et parfois de la strychnine après l'accouchement.

Parfois, que les ovaires soient paralysés ou pour quelque autre cause, l'aménorrhée et la stérilité se produisent après l'accouchement. J.-Y. Simpson a décrit un état de ce genre sous le nom de *superinvolution*; on dirait que le processus involutif ne s'arrête pas après avoir éliminé les tissus développés pour les besoins de la grossesse, et que, dépassant la normale, il aille jusqu'à l'atrophie.

La *pigmentation* de la grossesse laisse parfois des traces. Les mamelons, le bas ventre, les organes génitaux externes conservent presque toujours un peu de la couleur foncée qu'ils ont acquise. Nous avons eu dans nos salles à l'hôpital Saint-Georges un cas remarquable : u jeune femme, accouchée d'un enfant syphilitique, fut prise d'une pelvi-cellulite. Une couleur bronzée se répandit graduellement sur tout le tégument, plus foncée sur les seins, le ventre, les parties génitales, et accompagnée d'une langueur voisine de l'hébétude. On aurait pu aisément croire à une maladie d'Addison. L'iodure de potassium fit pâlir considérablement la peau, et la malade s'améliora rapidement.

Ce cas vient à l'appui de la recommandation que nous avons faite de soumettre les capsules surrénales à un examen attentif, dans toutes les autopsies de femmes mortes pendant la grossesse ou peu après l'accouchement.

B. **Diathèses et lésions organiques, provoquées ou intensifiées.** — Il n'est pas toujours facile de tracer la limite entre les cas paraissant devoir être rangés sous ce titre et ceux qui doivent se classer dans les exagérations physiologiques. Elles *s'imbriquent* pour ainsi dire et empiètent les unes sur les autres.

En tête des diathèses provoquées par l'état perpuéral, nous trouvons les diathèses strumeuse, tuberculeuse et névrotique. Les *strumes* se traduisent par la mastite, les inflammations pelviennes, les pertes prolongées.

La *tuberculose* se révèle par des conditions semblables, et par l'aggravation des maladies pulmonaires.

Les *névroses : folie, chorée, épilepsie, fièvre intermittente*, ont été examinées parmi les maladies de la grossesse.

Cœur. — Lorsqu'une maladie du cœur, l'hypertrophie surtout, existait auparavant, il est presque certain que la grossesse et l'accouchement l'aggraveront. Les états concomitants, comme l'exophthalmie et le goître, deviennent aussi plus graves.

Il en est de même pour les maladies *du foie* et *des reins.*

Poumons. — Les rapports de la phthisie avec la grossesse ont été étudiés avec les maladies de la gestation. La *bronchiectasie*, si elle existait, s'aggrave ; mais elle peut débuter pendant les violents efforts du travail ; surtout si la parturiente a pris de l'ergot, l'emphysème vient s'y ajouter. Nous en avons vu des exemples frappants dans les accouchements *ergotiques*. Quelques alvéoles pulmonaires surdistendus éclatent ; l'air se répand rapidement dans le tissu interalvéolaire, et se propage jusques au cou, et même à la poitrine.

C. **Lésions traumatiques.** — *Peau.* — La distension rapide de la peau abdominale pendant la grossesse fait éclater ses tissus, incapables de suivre le développement de l'utérus ; les *vergetures* se produisent. Nous les avons décrites dans l'*Histoire de la grossesse* (chap. XIII). Nous pouvons répéter ici nos conclusions : 1° les vergetures persistent souvent après la grossesse ; 2° leur existence n'est pas une preuve certaine d'une grossesse antérieure ; 3° leur absence n'est pas une preuve de nulliparité.

Il se forme parfois des vergetures sur les seins.

La *séparation des muscles droits de l'abdomen* se produit quelquefois pendant la grossesse et le travail; elle peut se faire au niveau de l'ombilic ou le long de la ligne blanche. Elle donne lieu à une hernie, qu'on voit dans les efforts expulsifs; on l'appelle parfois *éventration;* il faut la contenir au moyen d'une ceinture bien faite.

Ventre pendant. — Qu'il existe ou non une séparation des muscles droits, les parois abdominales peuvent être tellement lâches qu'elles ne puissent plus retenir les intestins. Le ventre pend au-dessus du pubis; et, s'il survient une nouvelle grossesse, l'utérus, mal soutenu, forme un sac pendant en avant. Il en résulte une forme de dystocie que nous décrirons. Pour y obvier, il est fort utile de faire porter à la malade un bandage serré, dont l'appui permette aux muscles et aux autres tissus de recouvrer une partie de leur puissance perdue.

Utérus et tissus périmétriques. — Les fissures du col qui ne guérissent pas peuvent amener la subinvolution, l'endométrite, l'ulcération, la périmétrite, la stérilité (Whitehead, Emmet), et même la paralysie de l'organe.

Si le *vagin* reste relâché, il en résulte un prolapsus, sous la forme d'une rectocèle, d'une cystocèle, d'un déplacement utérin. S'il y a eu des eschares, il s'ensuit des fistules et des rétrécissements cicatriciels.

Le *périnée* aussi peut perdre sa fermeté, à la suite d'une surdistension et d'une déchirure. Cet affaiblissement peut favoriser indirectement le prolapsus, puisque le plancher pelvien est lésé.

Si la vulve aussi est distendue, et si son sphincter est déchiré, le pouvoir rétenteur de la partie inférieure de la cavité abdominale est diminué.

La *gangrène* de la vulve survient quelquefois après l'accouchement; nous l'avons observée après la scarlatine et la diphthérie. Chavanne (1) a décrit une épidémie de ce genre. Humbert (2) en a décrit une à la *Charité*, de Paris. Dubois et Otto en rapportent des exemples, tous observés dans des hôpitaux. On peut la comparer à la pourriture d'hôpital, qui survient dans les cas de chirurgie. Quelques cas sont dus à l'érysipèle. Le Dr Herman (3) en a réuni des cas intéressants.

Preuves d'une grossesse antérieure, de nulliparité, de virginité. — Il vaut mieux étudier d'abord les signes d'une grossesse antérieure, puisqu'ils sont positifs, tandis que les preuves de la nulliparité ou de la virginité consistent dans l'absence des signes de grossesse.

A. *Preuves chez la femme vivante :* 1° de grossesse terminée et de tra-

(1) *Gaz. méd. de Paris*, 1852.
(2) *Arch. de Tocol.*, 1876, p. 474.
(3) *Obst. Trans.*, 1884, p. 141.

vail à terme ; 2° de grossesse interrompue, d'avortement ou d'accouchement prématuré, récent ou ancien.

A. **Chez la femme vivante.** — Récentes ou anciennes ; quelques-uns des états que nous venons d'énumérer sous le titre : lésions et maladies permanentes.

1. *Chez la femme récemment délivrée à terme.* — Les *seins* sont pleins, durs peut-être, donnent du lait ; l'aréole est foncée, les tubercules sont proéminents. La peau et les parois abdominales sont lâches, flasques ; les vergetures et la pigmentation sont bien marquées. L'*utérus* est gros, le col mou, déchiqueté, béant, il admet généralement le doigt, et laisse échapper une perte muco-purulente, peut être sanguinolente ; le vagin est large, flasque, il sécrète un mucus abondant ; le périnée est lâche, béant, déchiré au niveau de la fourchette, ou au delà. Ces signes sont très accusés pendant la première semaine ; et, sauf la sécrétion lactée, ils tendent à disparaître au bout d'un mois.

Pendant les premières semaines, le spéculum permet de constater dans le vagin et sur la portion vaginale du col, une coloration rouge plus ou moins intense, et une dénudation ; la muqueuse se restaure après la contusion que lui a fait subir l'accouchement ; l'épithélium se détache ; autour de l'orifice externe existe presque toujours un cercle abrasé, dont les villosités font saillie, à cause de la chute de l'épithélium sur les points qui ont subi la plus forte contusion au moment du passage de la tête.

2. *Signes d'un avortement récent.* — Les principaux sont : la mollesse et le relâchement du vagin, une sécrétion muqueuse abondante, un utérus volumineux, un orifice dilaté, et les conditions persistantes après une grossesse au début.

Les preuves d'un avortement ancien sont trop peu certaines pour justifier une opinion positive ; cependant, en général après un accouchement à terme, le vagin a beaucoup perdu de sa contractilité et de ses rugosités (1).

Nulliparité. — Les signes négatifs consistent dans l'absence des signes persistants d'une grossesse. Le signe *positif* est une portion vaginale petite, lisse, conique, et surtout un petit orifice ; le relâchement du vagin et de la vulve peut indiquer que les rapports sexuels ont été pratiqués.

Les *causes d'erreur* sont importantes à noter. Nous avons vu après un accouchement à terme le col et l'orifice reprendre un tel aspect,

(1) Il y a quelque temps, j'ai été consulté par une jeune femme que j'avais accouchée au forceps, à terme, quelques mois auparavant ; la vulve était étroite, *froncée* comme l'anus, et le vagin aussi étroit et aussi rugueux que celui d'une vierge. Si je ne m'étais pas souvenu de son accouchement, je l'aurais crue *virgo intacta*.
(*Traducteur.*)

qu'il n'aurait pas été possible de les distinguer de ceux d'une vierge. La laxité du vagin et du périnée peuvent être le résultat du coït ou de la masturbation.

Virginité. — *Signes négatifs :* absence des signes d'une grossesse antérieure. *Signes positifs :* existence de l'hymen, vagin étroit, contractile, rugueux, portion vaginale et museau de tanche petits et lisses. Parmi les *sources d'erreur :* une opération ou un accident peuvent avoir fait disparaître les signes positifs; l'hymen peut avoir résisté au coït, à la grossesse et à l'accouchement, mais son absence ne prouve pas la défloration.

B. **Sur le cadavre.** — *Accouchement à terme.* — Signes d'un accouchement *récent*, c'est-à-dire un mois au plus auparavant, et tandis que l'utérus involue encore. Outre les signes énumérés comme preuve d'un accouchement récent chez la femme vivante, on trouve le corps jaune qui tend à se cicatriser; le poids de l'utérus dépasse 60 grammes, sa longueur excède 76 millimètres; sa paroi antérieure et la postérieure ne sont pas aussi rapprochées qu'elles le sont chez la nullipare, la paroi postérieure est plus convexe en dehors; le fond, entre les angles, est arqué et bombé; on trouvera peut-être des rides péritonéales transversales sur la paroi postérieure, près du segment inférieur; les sinus utérins sont visibles, et renferment des caillots ou des thrombus; la muqueuse n'est pas complètement reformée, on trouve une ligne de démarcation au niveau de l'orifice interne; la surface d'insertion du placenta est encore saillante, le col encore gros, l'arbre de vie peu distinct, la sécrétion est abondante, l'orifice externe, le plus souvent à gauche, présente une déchirure récente, la portion vaginale est ecchymosée; le tissu circumcervical est le siège d'une effusion séreuse. Le *vagin* est lâche, ses rides sont aplaties, on y trouve des traces d'ecchymoses, l'épithélium se détache. Le *périnée* présente la déchirure récente de la fourchette, qui peut s'être étendue plus loin; on trouvera probablement aussi une ecchymose et un œdème des lèvres vulvaires.

Les *seins* sont gros, on trouve du lait dans les conduits galactophores.

Au bout d'un mois, l'involution étant complète ou à peu près, les signes indiqués ci-dessus sont moins accusés; le fond utérin reste bombé; la portion vaginale demeure généralement fissurée; le périnée peut présenter des cicatrices. La surface d'insertion du placenta peut être reconnue pendant quelque temps encore.

Nous avons à considérer quelques causes d'erreur chez la femme vivante et sur le cadavre. Un traitement chirurgical peut expliquer la déchirure de la portion vaginale; l'ablation d'un gros fibrome ou d'un gros polype peut laisser l'utérus développé.

La signification des *vergetures* a déjà été discutée.

Avortement récent. — Le corps jaune présente une cavité et une vascularisation en rapport avec le temps écoulé depuis la conception. Les trompes, les ovaires et l'utérus sont très vascularisés ; la muqueuse utérine présente une surface rendue inégale par les lambeaux de la caduque ; une sécrétion séro-sanguinolente baigne la cavité utérine et les trompes. L'utérus dépasse la normale en poids et en volume. Le vagin est lâche,

CHAPITRE XVII

ACCIDENTS DU PUERPÉRIUM. — ACCIDENTS DE LA LACTATION : DYSGALACTIE ; AGALACTIE ; GALACTORRHÉE ; CONGESTION LAITEUSE ; GALACTOCÈLE ; MASTITE, ABCÈS DU SEIN.

Nous engageons l'étudiant à se reporter aux chapitres qui traitent de l'anatomie du sein (chap. I) et du processus puerpéral (chap. XI) comme à une introduction au chapitre actuel.

Nous avons souvent fait remarquer qu'un grand nombre de femmes ne peuvent pas accomplir le dernier stage du travail de la reproduction, l'allaitement. La femme a lutté peut-être avec assez de bonheur, pendant la grossesse et l'accouchement, mais ne peut rien de plus. Les glandes mammaires, qui font en réalité partie du système glandulaire de la peau, participent au défaut de développement de ce tissu et du tissu glandulaire de tout le corps. Lors donc que les seins sont appelés à entrer en fonction, il peut arriver l'un ou l'autre des accidents suivants : la sécrétion lactée ne se fait absolument pas, c'est l'*agalactie ;* la femme essaye en vain d'allaiter, les seins s'engorgent ; pendant quelques jours ils sécrètent un peu, puis ils s'arrêtent ; ils deviennent flasques, ils tarissent ; la fonction a échoué ; seconde forme d'agalactie. Peut-on faire quelque chose pour stimuler la sécrétion du lait ? Il faut essayer d'une nourriture substantielle, des toniques, de l'huile de morue, pour alimenter la malade. On est trop disposé à la gorger de *stout* (1). Certains remèdes sont fort prônés. Parmi eux, l'application de feuilles de ricin sur les mamelles ; nous y avons peu de foi. Un autre est la friction prolongée et la succion constante des mamelles avec la pompe. On attribue à certains agents des vertus galactagogues ; nous ne les discuterons pas, parce que nous croyons que la sécrétion lactée dépend d'abord de la nutrition normale de la femme, puis du développement des seins et des autres glandes. Si l'une ou l'autre manque, c'est un péché contre la physiologie, que de vouloir forcer la sécrétion après avoir essayé prudemment d'une bonne nourriture, de frictions

(1) C'est une bière anglaise, très foncée, et qui passe pour très nourrissante ; elle est analogue au *porter*. (*Traducteur.*)

douces et de succion ; faire plus pour stimuler l'organisme et les seins, c'est les tourmenter à l'excès, c'est comme si l'on enfonçait l'éperon dans le ventre d'un cheval fourbu ; on irrite et on *use* la femme, et on risque de provoquer de l'inflammation et des abcès mammaires ; ou bien la sécrétion se fait tout à coup, les seins s'engorgent de lait et de sang, le lait sort incomplètement, une partie en est retenue dans les conduits, les orifices excréteurs sont plus ou moins obstrués.

Ratzenbeck dit qu'un conduit galactophore peut être bouché par une accumulation d'épithélium, et qu'on reconnaît cette obstruction à l'existence d'une vésicule très petite, blanche, transparente, saillante.

Ces trois états anormaux peuvent être classés sous le titre *dysgalactie*.

Parfois les seins sont écrasés par la tâche qui leur incombe. L'engorgement conduit à l'inflammation : *mastite ;* la mastite se termine souvent par un *abcès ;* parfois aussi par *résolution*.

Nous devons tracer rapidement l'histoire de ces accidents. Chez les femmes bien portantes, capables d'allaiter, la sécrétion lactée s'établit dès le troisième jour. Le volume et la fermeté des seins ne subissent aucun changement pendant le premier jour. Sans doute la mamelle sécrète parfois un peu de lait pendant la grossesse ; cela prouve que le tissu glandulaire se prépare à fonctionner. Mais ce n'est que lorsque l'utérus a terminé son travail, quand le courant sanguin se détourne du bassin et se dirige vers un nouveau centre d'énergie, que les seins entrent en fonction. Le second ou le troisième jour, se produit presque invariablement un gonflement accentué des mamelles ; elles durcissent et deviennent plus saillantes. Il s'y fait une hypérémie active, ce qu'on observe toujours dans les glandes qui sont appelées à fonctionner. Jusque-là, le processus est parfaitement normal ; le raisonnement physiologique ne nous fait prévoir aucune fièvre, pas plus que nous ne nous attendrions à en observer dans l'hypérémie de l'estomac et des glandes digestives après un repas. Mais c'est un fait d'observation, que le pouls et la température s'élèvent le deuxième ou le troisième jour ; ce phénomène est accompagné ou précédé d'un léger tremblement ou d'un frisson, suivi par une soif vive et peut-être par de la sueur. Ces symptômes ont été réunis sous le nom de *fièvre de lait*. Au bout d'un jour ou deux, lorsque le lait coule, cet état fébrile disparaît (1).

Une importante question pathologique et clinique se présente à nous. Ce mouvement fébrile est-il réellement dû à la sécrétion lactée ? La *fièvre*

(1) Soit parce que j'alimente mes accouchées, soit parce que j'exige qu'elles donnent le sein peu après la naissance de l'enfant, alors même qu'elles ne peuvent pas l'allaiter, je n'ai jamais vu la *fièvre de lait* dans ma clientèle. Le lait, peu abondant, que renferme le sein, ou qu'il sécrète dans la suite, étant avalé par l'enfant au fur et à mesure de sa production, les seins ne peuvent s'engorger, et la fièvre est évitée. A dessein, je ne parle pas des précautions hygiéniques. (*Traducteur.*)

de lait existe-t-elle? Fordyce Barker affirme que la fièvre de lait est un accident exceptionnel chez les accouchées bien soignées; Winckel la nie. Les observations soigneuses de Fancourt Barnes au *British Lying-in Hospital* répondent aussi par la négative à cette question. Elles montrent que, chez la plupart des accouchées placées dans de bonnes conditions hygiéniques, l'établissement de la sécrétion lactée ne s'accompagne d'aucune élévation du pouls ou de la température, et que, si elle se produit, on peut en trouver la cause dans des conditions hygiéniques défectueuses : un écart de régime, des troubles émotionnels, la sepsie, les influences nosocomiales. La fièvre signifie donc que quelque chose ne va pas dans le milieu où se trouve l'accouchée, ou dans son organisme. Lorsque dans un hôpital on observe une élévation du pouls ou de la température chez plus d'une accouchée, il est infiniment probable qu'il y a quelque faute dans la construction ou l'administration de l'hôpital. La faute peut être l'infection hétérogénétique directe, ou quelque trouble des fonctions excrétoires de l'accouchée, qui favorise la sepsie autogène.

Croyant, comme nous le croyons, que la fièvre de lait indique une excrétion gênée ou une forme de toxémie, légère peut-être, nous décrirons ainsi les symptômes de l'état qu'on désigne sous ce nom : léger frisson, céphalalgie, congestion faciale, état suburral de la langue, soif et inappétence, chaleur et sécheresse de la peau (température 37°,5 à 38°,4), pouls rapide (100 ou au-dessus), douleur et distension des seins, allant parfois jusqu'à gêner la respiration. Ces symptômes s'amendent ordinairement dans les vingt-quatre heures.

On peut le plus souvent prévenir la fièvre de lait par une attention soigneuse apportée aux conditions hygièniques de l'accouchée; par des injections vaginales d'eau chaude pure ou phéniquée; par le calme absolu; par une alimentation réparatrice; en mettant l'enfant au sein, le jour qui suit l'accouchement, avant que l'engorgement mammaire se soit produit; en soulageant l'intestin par un purgatif salin, en administrant le mélange tonique antiseptique de quinine, d'ergot et de digitale. La poudre de Dover est parfois utile (1). Il peut être bon aussi de frotter légèrement les seins, de la circonférence vers le centre. Si la fièvre dure plus de vingt-quatre heures, elle devient une fièvre puerpérale.

Mastite. — L'inflammation peut se produire dans une glande ou dans un tissu, lorsque le premier choc de l'activité physiologique est troublé par le froid, un coup ou un obstacle à l'excrétion. La mastite a de grandes chances de se produire chez les femmes strumeuses. L'hémorrhagie pendant l'accouchement constitue une forte prédisposition.

(1) La poudre de Dover anglaise ne renferme pas de nitrate de potasse. J'ai, à dessein conservé l'orthographe anglaise, et n'ai pas adopté l'orthographe française (*Dower*), qui est erronée. (*Traducteur.*)

Parmi les causes immédiates, nous citerons : l'application persistante de l'enfant ou de la pompe au sein trop tôt après l'accouchement, c'est-à-dire pendant les vingt-quatre premières heures, avant que le lait soit sécrété ; des frictions maladroites sur les seins ; l'existence de fissures ou de crevasses sur les mamelons ; le développement imparfait ou l'aplatissement des mamelons. Lorsque ces deux dernières conditions existent, les tentatives de succion risquent fort de causer l'inflammation. Les ouvertures des conduits lactifères peuvent être obstruées ; l'engorgement de ces canaux et du tissu glandulaire amène l'hypérémie, qui passe à l'inflammation ; l'inflammation se termine par suppuration.

Il existe *trois sortes d'abcès*. La *première* espèce est l'abcès *superficiel*, qui siège entre la peau et la surface cutanée de la glande. Sa marche est en général rapide, la réaction générale n'est pas profonde ; il *pointe* bientôt. La *seconde* espèce est l'abcès *glandulaire vrai*, qui intéresse un lobe glandulaire ou deux. Les symptômes sont sérieux. La tension violente des parties intéressées — le pus se ramasse en dedans du fascia de la glande — cause une très forte douleur, des battements et du gonflement. La malade a souvent de la fièvre. Il *pointe* après un certain temps. La *troisième* espèce est l'abcès *sous-mammaire*, qui siège dans le tissu connectif situé en arrière de la glande. Il marche lentement, le sein lui-même n'est pas intéressé ; la réaction générale paraît tardivement ; cet abcès *pointe* lentement. Son aspect est particulier ; la mamelle est repoussée en avant par l'abcès situé en arrière.

Toutes les parties du sein sont rarement atteintes au même degré. Un lobe ou plusieurs sont pris, les autres restent indemnes et continuent la sécrétion d'un lait sain. Il se peut qu'un sein seul s'enflamme. Nunn a fait remarquer que le segment inférieur de la glande est deux fois aussi souvent pris que la partie supérieure. Cela s'explique par la position déclive occupée par le segment inférieur, qui devient le siège d'une congestion passive, et dans lequel le sang et le lait restent stagnants. Ce fait indique le traitement, prophylactique et curatif, la suspension du sein. Les deux mamelles paraissent aussi disposées l'une que l'autre à s'enflammer.

L'abcès mammaire se produit presque toujours dans les deux premiers mois de l'allaitement, et surtout dans le premier. Nunn, sur 58 cas qu'il a analysés, a fondé la formule suivante : Si nous acceptons que la disposition inflammatoire dans les deux premiers mois est 4 elle descend à 1 pendant les sept mois suivants, et remonte à 2, après le neuvième mois. On en peut conclure que, lorsque les mamelles ont prouvé leur capacité de sécrétion normale pendant les deux premiers mois, il n'y a pas beaucoup à craindre ; que les inflammations qui les menacent après le neuvième mois sont le résultat de la *superlac-*

tation, et qu'on doit les éviter. Nous devons donc tâcher de prévenir les inflammations des deux premiers mois.

Superlactation. — Il est utile, quoique ce soit contraire à l'ordre chronologique, d'étudier d'abord les inflammations produites par la lactation prolongée. Qu'est-ce que l'allaitement prolongé? On ne peut guère faire à cette question une réponse qui s'applique à tous les cas. La capacité *lactative* n'est pas absolue, elle varie avec les individus. Nous devons donc chercher les signes qui prouvent que l'allaitement a atteint sa limite. Peut-être une femme bien portante peut-elle nourrir neuf mois sans danger; quelques-unes continuent un an, sans paraître en souffrir; mais bien peu dépassent cette époque sans en être éprouvées. Elles ressentent une fatigue, une faiblesse progressive; le lait diminue en quantité et en qualité; il devient plus clair, plus aqueux; la proportion des globules huileux devient moindre (fig. 20 et 21). Si la femme persiste à allaiter, l'organisme et les seins sont taxés au delà de leurs forces; il peut se produire une inflammation lente, qui passera bientôt à la suppuration. Un signe presque constant de la *surlactation* est une douleur pongitive, une pesanteur, un tiraillement interscapulaires, dus en partie à la faiblesse musculaion, en partie à une action réflexe. Nunn a démontré que la *surlactation* conduit à une cachexie spinale, caractérisée par une sécheresse particulière de la peau, qui prend un aspect calcaire ou opaque, par de la somnolence, l'inappétence, la constipation, la dyspepsie, l'incontinence d'urine, la léthargie physique et morale; la tâche du sevrage paraît à la malade d'une difficulté insurmontable. Les seins deviennent énormes et flasques, les parties périphériques sont les plus engorgées. Des névralgies surviennent. Dans le chapitre intitulé albuminurie (chap. v), nous avons décrit d'après Power la perte de l'accommodation visuelle et les autres troubles de la vue; la surdité peut paraître ou s'aggraver. Dans un cas que nous avons vu, la malade, sous l'influence d'un allaitement prolongé, devint sujette à des crises syncopales. Elle vivait pauvrement et travaillait trop. Un jour, après avoir porté son enfant pendant une marche de 5 à 6 kilomètres, elle s'alla coucher épuisée, et fut trouvée morte dans son lit. A l'autopsie, on trouva les signes de l'anémie; le sang était clair, liquide et peu abondant.

Il est évident que ces conditions, qui prouvent l'épuisement, indiquent un traitement préventif. Si l'organisme ne répond pas bien à une alimentation généreuse et aux toniques, il faut sevrer sans perdre de temps, cette règle est d'autant plus impérieuse, si les menstrues ont reparu, et si ne l'enfant prospère pas.

Nous pouvons maintenant revenir à l'inflammation et aux abcès des deux premiers mois de l'allaitemeut.

Astley Cooper a décrit l'inflammation comme adhésive dans le premier stage, suppurative dans le second, et ulcérative dans le troisième. Cette observation générale a une grande valeur clinique. Celle des formes qui intéresse la glande est celle qui doit fixer le plus notre attention. Un lobe peut être envahi par l'inflammation après l'autre, de sorte qu'il se forme une succession de *nodosités* ou d'abcès, qui, s'ouvrant spontanément ou étant incisés, peuvent laisser des cavités dont la cicatrisation sera difficile. Parfois le processus ulcératif ronge les canaux galactophores, et le lait s'écoule des cavités avec le pus. Parfois des lobes glandulaires et des portions du tissu conjonctif se nécrosent et forment des eschares. Quelques vaisseaux sanguins peuvent ainsi être ouverts, et donner lieu à une hémorrhagie sérieuse.

Enfoncement des mamelons. — Lorsque l'enfant est mis au sein, si le mamelon n'est pas développé, la sécrétion étant excitée et l'excrétion gênée, la mamelle peut s'engorger et s'enflammer. Ce défaut de développement est souvent dû à la pression que fait subir au mamelon un corset mal fait; il est donc important que la femme enceinte porte un corset hygiénique. Pendant la grossesse, il faut essayer doucement de faire saillir les mamelons avec une pompe à sein, ou une bouteille à eau de soude vidée; mais il faut agir avec de grandes précautions, de crainte de provoquer l'accouchement prématuré; il faut commencer dans les douze heures qui suivent l'accouchement, pour préparer le mamelon avant les premiers efforts de succion de l'enfant.

Les *fissures ou crevasses* peuvent se produire en dehors de l'érosion ou de l'ulcération. La plus légère fissure, à peine visible à un examen attentif, suffit pour causer d'atroces douleurs pendant la tetée. Le premier remède est le repos; le bout de sein en plomb est utile aussi; et, dans l'intervalle des tetées, il est bon de toucher les points malades avec le nitrate d'argent ou de les recouvrir avec du collodion.

L'*inflammation* du mamelon peut se produire spontanément ou à la suite d'érosions, de fissures ou de crevasses. L'eczéma est rare. Le meilleur traitement, en général, consiste dans un lavage soigneux destiné à enlever le lait qui a pu demeurer sur le mamelon après la tetée, suivi de l'application d'une pommade composée d'eau de plomb (1), de poudre de calamine préparée (2), de glycérine āā une partie, et de vaseline sept parties, puis du bout en plomb ; le glycérolé de tannin est souvent fort utile. On rend quelquefois la tetée supportable en faisant teter l'enfant par l'intermédiaire d'un tube élastique fixé sur un bout de sein en verre ; on évite ainsi le tiraillement direct du mamelon malade.

Les *écorchures du mamelon* sont de différentes espèces. Fordyce

(1) C'est probablement la *liq. plomb. subacet.*, analogue à notre eau de Goulard. (*Traducteur.*)

(2) La calamine est un carbonate de zinc impur, qui n'est pas indiqué dans la *British Ph.* (*Traducteur.*)

Barker a reconnu que l'érosion ou l'excoriation consiste dans une blessure superficielle de la peau, l'épiderme étant enlevé par les tetées. Parfois il se forme, sur le sommet ou sur les côtés du mamelon, de petites vésicules qui sont rompues par la succion ; elles sont remplacées par des croûtes, et le sein se gerce. Puis toute l'épaisseur de la peau se détruit, c'est de l'ulcération. La surface est alors d'un rouge vif, granulée, souvent gonflée et fissurée. L'allaitement est horriblement douloureux. Nous avons vu la moitié du mamelon érodée par cette ulcération. Le meilleur remède est l'application du nitrate de plomb, recommandée par Wilson, de Glasgow. La formule de Barker est : nitrate de plomb 50 centigrammes à 1 gramme, glycérine 30 grammes. Nous l'avons employée avec plein succès. Il faut avoir soin d'enlever le plomb, avant de mettre l'enfant au sein. Au début on peut, après avoir séché le mamelon avec un linge doux, appliquer cette pommade, additionnée de teinture composée de benjoin (1), ou de collodion. On forme ainsi une sorte d'épiderme artificiel, sous lequel les tissus se guérissent.

Mais, si l'ulcération continue, il faut promptement faire sevrer. Assez souvent, un repos d'un jour ou deux suffit; on peut ensuite reprendre l'allaitement.

Pendant le stage inflammatoire de la forme glandulaire, il se produit des indurations noueuses, qui rendent l'allaitement pénible, et exigent sa suspension. C'est cette forme qui succède à l'obstruction due à l'engorgement laiteux.

Dans les cas où il y a de la suppuration, et où il se produit de la mortification et des cavités, la malade présente ordinairement de la fièvre d'irritation, caractérisée par des frissons, de l'accélération du pouls, un abaissement de la température, et des transpirations qui l'affaiblissent. On observe parfois de la diarrhée et des vomissements, qui indiquent l'absorption du pus ou de l'ichor par les surfaces qui suppurent. La malade maigrit; on a vu le délire, la manie même, se produire.

En rapport avec cette fièvre se trouve une complication rarement, peut-être jamais, indiquée, c'est l'état puerpéral. Nous n'avons pas affaire à une mastite simple, mais à une inflammation accompagnée et modifiée par la dégradation du sang, chargé de débris de tissus subissant l'involution et cherchant à être éliminés. Le sein doit participer activement à ce travail d'excrétion. S'il ne le fait pas, il rejette sur les autres organes la besogne qu'il devrait accomplir, et il est très probable qu'il

(1)

Benjoin	30	grammes.
Styrax	45	—
Baume de Tolu	15	—
Aloès socotrin	80	—
Alcool	500	—

(B. Ph.) (*Traducteur.*)

demeurera dans l'organisme des produits qui devraient être éliminés.

Le *diagnostic* est spécialement important, comme guide pour le traitement. Il faut déterminer à quel stage la maladie est arrivée. Dans le premier stage, stage adhésif, le sein est gonflé, mais pas assez tendu pour être brillant ; aucun point ne présente une décoloration spéciale, on ne perçoit pas la fluctuation. Dans le deuxième stage, stage de suppuration, l'aspect du sein est caractéristique : sa proéminence et sa tension, le poli de la surface, la couleur bleuâtre de la peau, plus ou moins amincie par places, suffisent pour prouver la suppuration, même sans le palper, qui fera percevoir la fluctuation. Le stage ulcératif et gangréneux est trop évident pour demander une description spéciale.

Pronostic. — La durée de l'inflammation sous-cutanée est moindre que celle des autres formes ; elle ne dure guère plus d'une semaine ou deux depuis l'ouverture de l'abcès. La forme sous-glandulaire est plus insidieuse au début, elle dure plus longtemps que la précédente ; elle est aussi plus diffuse. La forme glandulaire a une durée encore plus prolongée. Plusieurs lobes étant pris les uns après les autres, la maladie peut traîner pendant des semaines.

Quelle est l'influence de la mastite sur l'allaitement ? Une inflammation circonscrite du tissu conjonctif, le tissu glandulaire restant indemne peut ne pas l'arrêter. Lorsque l'inflammation est diffuse, et que le pus s'écoule par plusieurs ouvertures, la sécrétion lactée est ordinairement suspendue, mais, même dans ces cas, la fonction peut reprendre au bout d'un certain temps ; elle peut n'être que peu troublée dans le sein indemne. Après sa fermeture, l'abcès peut laisser des masses indurées. On a noté un petit nombre de cas mortels.

Traitement. — La première question est la continuation de l'allaitement. En règle générale, un organe enflammé demande du repos ; mais le repos fonctionnel n'est pas nécessairement toujours absolu. Dans nombre de cas, la mamelle continue à sécréter, quoique l'enfant ait été enlevé à sa nourrice. Cela se produit surtout dans les formes sous-cutanée et sous-glandulaire. Il peut être nécessaire d'adopter un mode particulier d'allaitement, pour prévenir l'engorgement laiteux. On le fait le plus communément en se servant de la pompe, et en ayant soin de ne faire que décharger les canaux encombrés. Lorsqu'un sein seul est enflammé, on peut continuer, sauf contre-indication spéciale, à donner l'autre sein au nourrisson.

Peut-on faire quelque chose contre l'inflammation, pour l'empêcher d'arriver à la suppuration ? On peut quelquefois y réussir chez les femmes bien portantes. Nous avons vu la succion faire un grand bien. Au début, l'administration de deux ou trois gouttes de teinture d'aconit toutes les deux heures est fort utile, en calmant la circulation. On badigeonne le sein avec de l'iode, et on applique la chaleur humide sous la forme de cataplasmes ou de *spongio-piline* (1). Mais on abuse souvent des cataplasmes. La belladone a eu une vogue très considérable. Sauf sa propriété anodine, son utilité est douteuse. Le décubitus dorsal est un aide important; il diminue beaucoup l'engorgement en facilitant le retour du sang de la mamelle, et surtout de la partie inférieure; on arrive au même résultat en soutenant le sein. A ce moment, des bandes d'emplâtre mercuriel, saturné et belladoné, appliquées de façon à soulever la partie inférieure du sein, et à presser doucement et également sur l'organe, ont une très grande utilité.

Il ne faut user qu'avec ménagement des frictions, que l'on fait si communément. Nous les avons soupçonnées d'être la cause de l'inflammation et des abcès. Quelques gardes-malades les font en l'absence du médecin, considérant que le traitement des seins est leur droit ou leur privilège; tandis que le médecin cherche le repos de l'organe malade, ses efforts sont constamment contrariés par les frictions. Si l'enveloppement du sein ne faisait que s'opposer aux frictions, il aurait déjà un mérite considérable.

Néanmoins, il est un moment où des frictions bien faites sont utiles; c'est *avant* le stade inflammatoire, pendant l'engorgement, et pour aider la mamelle dans ses premiers efforts de sécrétion et d'excrétion. Il faut les faire très douces; on les fait en partant de la circonférence et en se dirigeant vers le mamelon, comme si l'on voulait aider le lait à cheminer dans les conduits; on peut employer de l'huile d'olive contenant un peu d'extrait de belladone.

Pendant le stade de suppuration, la grosse question est le moment de l'incision. Il faut ouvrir l'abcès dans la plupart des cas; l'ouverture spontanée est tardive; le pus peut mettre bien du temps à arriver à la surface, la peau résiste longtemps, et pendant ce temps l'abcès s'étend, envahit de nouveaux lobes, et forme de larges clapiers sous la peau. L'éclatement spontané se fait par ulcération; il faut réduire l'ulcération à son minimum. Il faut éviter la perte de substance par mortification, qui pourrait laisser une cicatrice difforme. Nous devons donc aller à la rencontre de la nature à mi-chemin en ouvrant l'abcès. Il ne faut cependant pas prendre trop tôt le bistouri; si nous faisons l'incision avant le moment d'élection, nous sommes obligés de plonger le couteau profondément, à travers des tissus très vasculaires : il en peut résulter une hémorrhagie sérieuse.

En attendant le moment propice, la malade doit rester au repos, dans le décubitus dorsal, le sein soutenu par un bandage ou un mouchoir pas trop serré.

(1) C'est une sorte de feutre lâche, contenant des fragments d'éponge, et recouvert sur une de ses faces d'un enduit imperméable. On le trempe dans l'eau chaude au moment de l'application. (*Traducteur.*)

Le moment utile est indiqué par l'amincissement et le bleuissement de la peau, et la fluctuation. Le meilleur instrument est un ténotome à pointe aiguë; il faut faire l'incision avec les précautions antiseptiques. Si l'abcès occupe la partie supérieure du sein, il sera bon de placer un drain; mais en général on obtient mieux l'évacuation de la cavité par une pression réglée de telle façon que les parties profondes des parois soient maintenues en contact.

Le principe de la compression trouve ici sa plus heureuse application. Le meilleur moyen est de prendre des bandes de sparadrap mercuriel et belladoné, larges de 5 centimètres, et assez longues pour couvrir le bas du sein, passer par-dessus et aller se fixer sur l'épaule du côté opposé. En commençant par en bas, et en imbriquant les bandelettes, on fait une très bonne compression. Il faut laisser un espace entre les bandelettes au niveau de l'ouverture de l'abcès. On peut quelquefois placer un coussinet sur la peau, pour remplir les vides, et mieux comprimer les parois de la cavité. Les meilleurs coussinets sont les éponges désinfectantes de Gamgee. Il faut aussi s'en servir comme pansement pour absorber le pus, et les renouveler fréquemment.

Il n'est pas nécessaire de changer les bandelettes pendant trois ou quatre jours, à moins qu'une vive douleur n'annonce que la pression est trop forte sur les tissus enflammés. Ce bandage, bien appliqué, ne mérite pas le reproche qu'on lui a fait de gêner la respiration. Il est employé depuis longtemps; c'est à la clinique de Trousseau que Robert Barnes l'a vu faire. Il n'est guère de traitement chirurgical qui nous ait donné plus de satisfaction; il diminue étonnament la durée de la suppuration; c'est le plus sûr des moyens antiseptiques.

Quand l'ulcération ou la mortification s'est produite, la compression est encore utile, mais elle doit être plus douce. Il peut être utile de badigeonner les surfaces ulcérées avec de l'iode ou une solution faible d'acide phénique ou de chlorure de zinc. Nous avons trouvé le vieil *onguent de résine* (1) fort avantageux. Nunn dit beaucoup de bien du courant galvanique dans les suites des abcès, comme les fistules, les indurations et l'œdème.

Le traitement général a une importance essentielle. Il est fondé sur les principes cliniques ordinaires. Dans la période inflammatoire, les alcalins, les laxatifs sont indiqués. Lorsque la suppuration a commencé, on donnera de la quinine, du fer, des sédatifs. L'alimentation doit être généreuse tout le temps.

Comme partie du traitement de la mastite, il faut parfois faire passer

(1) Colophane .... 240 grammes.
Cire jaune .... 120 —
Cérat simple .... 480 — (*Brit. Ph.*).

Squire dit que c'est notre *onguent basilicum*, qui est très différent. (*Traducteur.*)

le lait. Dans ce cas, comme dans d'autres occasions, lorsqu'on fait sevrer, ou lorsque la mère n'allaite pas, nous avons à chercher les meilleurs moyens. La belladone a passé pour un excellent antilaiteux; on lui refuse maintenant cette propriété. Braxton Hicks se loue fort de la belladone mêlée avec parties égales de glycérine, appliquée sur les seins, et associée à l'iodure de potassium à l'intérieur, par doses de 40 centigrammes. Tyler Smith a vanté le bromure de potassium (1).

Il faut ajouter à ces remèdes les purgatifs salins et la compression des seins. Si l'enfant est mort-né, il est bon que l'accouchée prenne peu de liquide.

CHAPITRE XVIII

LES FIÈVRES PUERPÉRALES.

Aucun sujet médical n'est plus intéressant que celui de la fièvre puerpérale. Des hécatombes de femmes et d'enfants ont été ses victimes, et pourtant, dans la grande majorité des cas, on peut la prévenir. Si la variole, la scarlatine, la fièvre typhoïde, l'érysipèle, sont jamais détruits, la fièvre puerpérale, pour autant qu'elle dépend de ces malades, sera aussi détruite. Non seulement à ce point de vue, mais à beaucoup d'autres, la fièvre puerpérale est indissolublement liée aux questions les plus importantes de la médecine générale. Ceux qui la regardent comme une affection qui n'attaque que les femmes en couches ne peuvent pas la bien comprendre. Son mystère ne peut pas davantage être pénétré par ceux qui n'ont pas fait une étude clinique et critique de la science obstétricale. Aucun spécialiste pur ne peut embrasser la question; aucun chirurgien ou médecin pur ne peut la réaliser complètement.

Dans ces dernières années, la fièvre puerpérale a fait le sujet de fréquentes discussions. A Paris, à Londres, à New-York et ailleurs, les principales sociétés savantes ont agité les questions multiples qui s'y rapportent; on a apporté à leur élucidation beaucoup d'expérience clinique, d'érudition et de sens critique. Nous ne possédons cependant pas encore de conclusions bien établies.

La première question, la question fondamentale : Qu'est-ce que la fièvre puerpérale? ou : Y a-t-il une fièvre puerpérale? est encore débattue. C'est la première à examiner.

Partant de là, nous tracerons les conditions particulières de l'accouchée, qui produisent ce qu'on peut appeler la *constitution puerpérale*. Nous chercherons si cette constitution peut à elle seule engendrer une fièvre,

(1) La pilocarpine, d'après Hammerbacher (*Journ. de méd. de Paris*, 1885, t. II, p. 314) amène une diminution immédiate de la quantité du lait, et le lait est plus pauvre. Au bout de 24 heures la qualité redevient normale, mais la quantité reste moindre. L'atropine agit à peu près de même. (*Traducteur.*)

puis nous aurons à étudier comment cette constitution agit, lorsqu'un poison spécifique arrive du dehors; nous examinerons enfin comment d'autres poisons, non zymotiques, agissent et en supportent les réactions.

Après l'étude de ces questions préliminaires, qui sont la base de la question elle-même, nous passerons en revue les diverses théories de la fièvre puerpérale, dans l'ordre suivant : 1° la fièvre puerpérale est une maladie *sui generis;* 2° c'est une fièvre putride due à l'absorption de matières nocives venues de l'utérus; 3° c'est la suite d'un traumatisme; 4° c'est une forme de la septicémie, analogue à la fièvre chirurgicale; 5° elle est due à l'invasion de l'organisme par des êtres microscopiques.

Puis nous esquisserons les caractères des formes les plus accusées de la maladie puerpérale, comme : 1° la fièvre puerpérale excrétoire; 2° la pelvi-cellulite; 3° la pelvi-péritonite ou péritonite puerpérale; 4° la fièvre puerpérale thrombotique, et l'histoire de la thrombose veineuse et artérielle; 5° la métrite; 6° la métro-péritonite; 7° l'infection putride; 8° la toxémie cadavérique.

Nous étudierons ensuite les rapports des zymoses : variole, scarlatine, érysipèle, fièvre typhoïde, diphthérie, avec la fièvre puerpérale.

Nous verrons que toutes ces formes ou ces variétés de fièvres ont été observées, et nous arriverons à la conclusion logique que, s'il n'existe pas *une* fièvre puerpérale, nous devons en reconnaître *plusieurs*. A la question : Y a-t-il une fièvre puerpérale? on doit répondre : oui, il y en a plusieurs. Meigs l'avait reconnu, et il a écrit sur les fièvres des accouchées. Arthur Farre soutenait la même idée.

Puis nous examinerons les *divers modes d'infection*, c'est-à-dire les sources des poisons morbides et la manière dont ils s'introduisent. Cela nous amènera à dire quelques mots sur : 1° l'épidémicité; le transport 2° par le contact; 3° par l'air; 4° par les vêtements; 5° par les microbes, et les autres modes de propagation.

Nous décrirons brièvement les caractères anatomiques que l'on trouve dans les autres formes de fièvre; puis les inflammations pelviennes et la phlegmatia dolens, auxquelles nous aurons touché en décrivant les formes particulières.

Puis nous étudierons la *symptomatologie* de la fièvre puerpérale dans ses relations générales, en nous efforçant d'en classer les symptômes, pour mieux apprécier leur signification.

Nous suivrons le même plan, en complétant les descriptions spéciales par des déductions générales, et nous donnerons un rapide sommaire du *traitement* prophylactique et thérapeutique.

Nous terminerons cette section par des conclusions sommaires, plus ou moins absolues ou provisoires, qu'on peut tirer légitimement des faits et des arguments présentés.

L'histoire de la fièvre puerpérale est presque aussi vaste que celle de toute la médecine ; nous ne pouvons donc prétendre la tracer ici, même succinctement. Si nous le faisions, nous y trouverions le reflet de toutes les théories médicales qui ont été en vogue depuis Hippocrate. Qu'il nous suffise de dire que, jusqu'à ces derniers temps, on expliquait les fièvres des accouchées par la théorie du solidisme ; la théorie qui prévaut actuellement est fondée sur l'hypothèse que la maladie siège dans les liquides. Il est cependant utile de remarquer qu'on peut faire remonter les théories les plus accréditées actuellement à des époques plus ou moins éloignées, obscurcies sans doute par d'autres théories différentes et peut-être erronées, et par le langage de l'époque.

Le terme *fièvre puerpérale* a été introduit par Morton en 1718. La plus ancienne théorie est celle qui se fonde sur la rétention des lochies et la décomposition des restes placentaires. Hippocrate et Galien, Boerhaave, Sydenham, Mauriceau, Smellie, et la plupart des auteurs du siècle dernier ont soutenu cette doctrine, avec plus ou moins d'assurance. Puis vint la théorie de la métastase laiteuse, soutenue par Willis, Puzos et beaucoup d'autres ; au commencement de notre siècle, Autenrieth a proposé sa théorie physiologique, qui combine les deux précédentes. On peut la résumer ainsi : Pendant la gestation, tous les liquides se dirigent surtout vers l'utérus ; après l'accouchement, ils s'éliminent par la sueur, les lochies et le lait. Si ces fonctions périphériques sont arrêtées, les humeurs se jettent vers la tête, la poitrine, et surtout l'abdomen. Cette théorie fut assez généralement acceptée. Peu après, parut la théorie gastro-bilieuse, soutenue par Denman, entre autres.

Puis vint la théorie *phlogistique*. La maladie est une inflammation dont le centre est l'utérus et les tissus voisins, les veines et les lymphatiques utérins, les intestins et le péritoine, ou bien c'est une simple péritonite.

Ensuite naît la théorie de l'érysipèle, de la fièvre d'hôpital, de la fièvre putride.

Robert Ferguson nous semble mériter la première place parmi ceux qui ont contribué à l'établissement des doctrines qui sont le plus en faveur actuellement. Il a démontré par des expériences et par l'observation clinique, comment tous les accidents de la fièvre puerpérale peuvent être produits artificiellement en viciant le sang. Dans la fièvre puerpérale, il y a deux sources au moins d'altération du sang : 1° l'introduction directe d'une matière nocive dans une veine ; 2° un traumatisme des parois des vaisseaux ; 3° il ajoute que la troisième source est l'absorption par inhalation.

Existe-t-il une fièvre puerpérale spécifique? — On peut avantageusement discuter cette question sur la base établie par Spencer Wells dans la mémorable discussion de la Société obstétricale, en 1876 (1) : « Y a-

(1) La discussion a eu lieu en 1875, elle se trouve résumée dans les *Obst. Trans.*, 1876, p. 90 et suivantes. (*Traducteur.*)

t-il une forme de fièvre continue, communiquée par contagion ou par infection, et se produisant sous l'influence de l'accouchement, qui soit nettement provoquée par un poison morbide spécial, et aussi définie dans sa marche et dans les lésions locales qu'elle présente, que le typhus ou la fièvre typhoïde, la scarlatine, la rougeole ou la variole? »

Une question corrélative à la précédente est celle-ci : « Si l'on exclut les cas de maladies zymotiques attaquant les accouchées, les autres cas ne peuvent-ils pas rentrer dans quelque forme de la fièvre chirurgicale, ou de l'érysipèle, causée par les modifications de l'utérus et des parties voisines, à la suite de l'accouchement, ou associée avec ces modifications? » La réponse à cette question exprime la doctrine favorite de notre époque.

Quelques-unes des autorités du siècle dernier croyaient que « la fièvre puerpérale est une maladie essentielle ».

Hulme (1772) disait : « La fièvre puerpérale est une maladie *sui generis*, aussi simple et aussi régulière dans son aspect qu'aucune maladie du corps humain. Ses signes pathognomoniques sont une douleur vive et une grande sensibilité dans le bas-ventre, accompagnée de fièvre, habituellement une douleur dans le front, se produisant peu après l'accouchement. Ces symptômes sont suffisants pour la différencier de toutes les autres maladies. »

Joseph Clarke (1790) est presque aussi précis : « Par les mots fièvre puerpérale, j'entends une maladie qui attaque généralement les femmes le second ou le troisième jour après l'accouchement. Ses symptômes ordinaires sont un accès de frisson, une douleur aiguë en quelque point de la cavité abdominale, une grande sensibilité à la pression, un pouls rapide; bientôt se produit une distension considérable de l'abdomen. »

Armstrong, médecin de marque dans son temps, décrivant, en 1795, une épidémie qui régnait à Aberdeen de 1789 à 1792, disait : « Elle semblait répondre de tout point à la fièvre puerpérale ou fièvre des couches, sur laquelle plusieurs auteurs ont écrit, en particulier les Drs Hulme, Denman et Leake.... Il n'est guère de maladie plus régulière dans ses temps et dans son invasion, ou plus uniforme dans son apparence et ses symptômes. »

L'uniformité de la maladie est attestée par Mitchell, qui analyse les histoires de toutes les épidémies qu'il a réunies sur une période de plus d'un siècle, et dans plusieurs pays. La péritonite en était la caractéristique la plus générale; dans quelques-unes, c'était la métrite ou la phlébite utérine; dans d'autres, la métro-péritonite.

Le plus distingué de nos contemporains qui représente cette théorie est Fordyce Barker. Avec les autres, il considère le fait que la fièvre commence avant le travail, comme une preuve que c'est une fièvre essentielle. Il dit que, en 1873, la fièvre puerpérale sévissait à New-York dans les classes élevées, alors que la mortalité était moindre qu'à l'ordinaire dans les districts pauvres et dans les hôpitaux. Mais cette preuve est ambiguë. Nous avons vu, dans la pratique civile, de nombreux exemples de fièvre prise avant l'accouchement, et présentant des caractères plus ou moins épidémiques. Parfois nous avons pu suivre une série de cas dans la clientèle d'un accoucheur ou d'une garde-malade, pendant que d'autres femmes dans la même localité étaient parfaitement indemnes. Voici un cas très frappant. Une excellente sage-femme de la *Royal Maternity Charity* eut une série de plus de 30 cas de fièvre parmi les femmes de la *Charity* et dans sa clientèle particulière.

Nous parlerons de ces cas dans la prochaine section.

Idée générale; définition; propositions générales. — Le mot *fièvre* implique toxémie, ou du moins quelque changement dans la constitution normale du sang. Le mot *puerpéral* exprime le fait qu'elle se produit dans les suites de couches (*puerpérium*). Les deux mots réunis signifient simplement que la fièvre attaque une femme en couches. Cette expression générale, vague et embrassant bien des conditions variables dans leur degré et dans leur nature, est la plus commode et la moins compromettante qui se puisse formuler. Dans ce sens, « fièvre puerpérale » n'indique aucune théorie et aucun *credo*. Cette expression nous permet de poursuivre notre tâche d'analyste, à la lumière de l'observation physiologique, pathologique et clinique. Nous pouvons espérer de simplifier un sujet embrouillé dans des théories opposées, plus ou moins arbitraires et exclusives, et de tirer de cette confusion quelques principes clairs et définis qui serviront à une classification scientifique et aux indications thérapeutiques.

Une erreur fondamentale dans la recherche de la solution du problème a été la poursuite d'une hypothèse. Les lois biologiques ne sont pas simples. Nous devons être prêts à accepter un grand nombre de faits, et ne point nous hâter d'en rejeter aucun; nous devons étudier tous les faits authentiques, dans leur sens individuel, et dans leurs rapports entre eux.

Commençant à la condition générale, *Fièvre chez une accouchée*, nous chercherons à analyser par différenciation les divers états qui rentrent sous cette dénomination commune; nous pourrons ainsi mieux apprécier les conditions fondamentales, les phénomènes puerpéraux spéciaux, qui nous permettront de les grouper.

Voici une méthode strictement clinique d'examen. En arrivant au chevet d'une accouchée qui a de la fièvre, nous ne reconnaissons d'abord que les signes communs de la fièvre. Puis vient la question de la nature de la pyrexie. La solution dépend souvent de la connaissance de son étiologie, qui ressortira souvent de l'histoire du cas; assez fréquemment, l'histoire nous faisant défaut ou nous égarant, nous sommes obligés d'attendre le développement des symptômes et les informations collatérales, qui peuvent ne nous arriver que lorsque la malade est morte ou guérie.

Si nous revenons, pour notre but actuel, à la question : Existe-t-il une fièvre puerpérale à caractères propres, à lois propres, comme la scarlatine ou ses analogues? La réponse, dans un sens sera affirmative; dans le sens demandé, elle devra être négative.

Sortons de cette ambiguïté apparente. L'accouchée peut-elle engendrer un poison spécifique qui lui donnera une vraie fièvre, capable de se propager à d'autres? On en peut douter. Mais assurément il se produit chez toutes les accouchées des processus particuliers à son état, et qui, détournés de leur marche ordinaire, pourront aboutir à la fièvre. Ainsi, en comparant les histoires que nous avons données de la marche de la gestation (chap. II) et de la marche du puerpérium (chap. XI), nous voyons que la révolution soudaine causée par la terminaison de la grossesse est marquée par les changements locaux et constitutionnels les plus frappants. Les modifications locales sont d'abord traumatiques, elles sont le résultat immédiat de la violence du travail; puis c'est la désagrégation des tissus de l'utérus et des organes directement intéressés, puis l'altération du sang, un composé du sang de la grossesse, dans lequel sont jetés les produits de l'involution, une sorte de sepsie qui peut à chaque instant éveiller une action fébrile ou inflammatoire, si l'élimination est gênée. Dans ce sens nous avons une fièvre *sui generis*, une fièvre puerpérale. C'est ce que Robert Barnes a nommé il y a longtemps la *fièvre puerpérale excrétoire*, pour montrer qu'elle vient d'une excrétion gênée (1). Il a nommé *autogénétique* cet accident, pour indiquer qu'il vient de l'organisme de la malade, et distinguer cette fièvre de celle qui est due à une infection extérieure, qu'il a appelée *hétérogénétique*. Ces termes sont devenus classiques; mais leur vraie signification ne paraît pas encore être comprise.

La fièvre autogénétique excrétoire est la forme la plus simple de la fièvre puerpérale. Sur cette forme peuvent se greffer : 1° les produits de l'inflammation des tissus du canal parturient; 2° les produits de la décomposition des matériaux septiques à la surface du canal, absorbés par cette surface, et surtout par les blessures de l'aire placentaire, du col et du périnée.

Cette idée d'une distinction radicale entre la grossesse et le puerpérium a été saisie par Pajot, qui dit : « Rien dans la physiologie et la pathologie de la grossesse ne ressemble à la physiologie et à la pathologie des suites de couches. Pendant la grossesse, tout tend à l'hyper-

(1) Lectures on Puerperal Fever (*Lancet*, 1865, t. I, p. 443 et 537).

trophie; après l'accouchement, l'atrophie est le symptôme prédominant. La ligne de démarcation nosologique est aussi frappante. »

Nous admettons donc qu'il existe certaines *conditions générales fondamentales* qui modifient tous les états fébriles auxquels l'accouchée est exposée. Nous pouvons avancer les propositions suivantes :

1. L'empoisonnement sanguin du puerpérium est :

A. *Autogénétique*, venu de processus inhérents au sujet, ou :

B. *Hétérogénétique*, résultant d'une infection extérieure.

2. Les maladies puerpérales sont caractérisées par une basse tension vasculaire; elles sont totalement différentes des maladies de la grossesse, qui sont des maladies de tension élevée.

3. Tant que l'excrétion des produits de rebut va de pair avec la désagrégation et l'absorption, l'état reste physiologique; il dépend de la santé des organes, de l'absence de diathèse morbide et de troubles intercurrents.

4. Lorsque l'équilibre physiologique entre l'absorption et l'excrétion est rompu, les matériaux de rebut s'amassent dans le sang; il y a toxémie, et par suite fièvre.

De ces lois générales, nous pouvons tirer le sommaire suivant de la toxémie puerpérale. Les poisons peuvent échapper à l'analyse chimique et microscopique. Mais nous sommes justifiés à décrire deux formes : 1° l'acide lactique s'est accumulé en trop grande quantité dans le sang, à la suite d'un développement excessif de force pendant le travail. Les recherches de Helmholtz, de Brown-Séquard et de Ludwig prouvent que les muscles subissent des modifications accentuées sous l'influence de l'exercice. Il s'y produit de l'urée, de l'acide carbonique et de l'eau. Dubois-Reymond a montré que le liquide musculaire, neutre ou légèrement alcalin à l'état de repos, devient vraiment acide, après un exercice violent. Il s'y forme de l'acide lactique, qui passe dans le sang.

Le système nerveux souffre aussi, Bence Jones a démontré qu'après un exercice intellectuel violent, l'organisme rend beaucoup de phosphates. Gamgee (*Edinburg veterinary Review*, 1862) dans un article sur la viande et le lait malsain, a montré que le virus cadavérique et des poisons animaux d'une nature indéterminée peuvent se développer spontanément dans la santé et dans la maladie. Il est disposé à considérer comme étant un seul et même principe nocif celui qui se développe chez un bœuf enragé ou surmené ou chez une femme en furie, le virus du cadavre humain, celui des femmes ou des femelles qui souffrent longtemps en travail, et celui de la fièvre de parturition.

L'altération spéciale du sang, produite par un exercice nerveux et musculaire violent, est prouvée encore par la perte de l'irritabilité musculaire. On l'observe chez les bestiaux surmenés, chez les animaux chassés jusqu'à la mort, chez les soldats tués dans une bataille après un long combat. Dans ces cas, la rigidité cadavérique se produit bientôt, dure peu, et la putréfaction commence promptement.

La femme qui a traversé un accouchement pénible présente des phénomènes semblables. Un travail prolongé est donc une cause de fièvre puerpérale autogène.

L'empoisonnement du sang est peut-être la première et la plus simple cause de la fièvre puerpérale; mais il existe rarement seul; il se complique bientôt de :

2. L'accumulation des matériaux de rebut produits par l'involution des tissus utérins et autres, qui se sont formés pour la grossesse et le travail, et qui, leur œuvre terminée, doivent se désagréger, passer dans le sang et s'éliminer par les excrétions.

Voilà donc une source d'empoisonnement ajoutée à celle qui vient d'une usure musculaire et nerveuse excessive. Le cas est déjà complexe, quoique la toxémie soit autogène. Ces deux sortes d'empoisonnement sont des formes d'endosepsie.

Si le travail n'a pas été trop laborieux ni trop prolongé, si rien n'est venu gêner l'excrétion, les matériaux d'involution s'éliminent à mesure qu'ils se produisent, le puerpérium est normal; il n'y a pas de fièvre. Dans le cas contraire, la toxémie a deux causes; l'accouchée a de la fièvre. Ce double poison et l'état qu'il produit dominent et modifient toutes les maladies du puerpérium.

3. Une troisième forme d'auto-empoisonnement est l'absorption des matériaux putrides qui résultent de la nécrose ou de la décomposition des tissus de la muqueuse génitale. C'est l'*autosepsie*. Il s'y ajoute l'absorption des liquides ou des gaz putrides provenant de la décomposition des caillots ou du placenta dans l'utérus.

4. La quatrième source d'intoxication est l'infection ou l'inoculation de poisons externes. C'est l'*exosepsie* hétérogénétique.

Nous voyons donc qu'il peut exister une endosepsie simple, que l'autosepsie est greffée sur l'endosepsie, et que l'exosepsie est un composé des trois.

Cela nous démontre l'erreur, si souvent avancée, que la scarlatine chez une accouchée n'est qu'une scarlatine, et rien de plus. C'est la zymose étrangère, greffée sur l'état puerpéral, et modifiée par lui. Si cette zymose ne trouve pas, au moment de son entrée, une fièvre autogène existante, elle donne lieu aussitôt et nécessairement à sa production; car le nouveau poison trouble immédiatement la marche de l'excrétion.

Nous pouvons répéter ici une formule établie par Robert Barnes il y a plusieurs années, maintenant généralement acceptée, et que nous croyons d'une grande valeur clinique aussi bien que pathologique : L'endosepsie produit une fièvre peu ou pas infectieuse; l'autosepsie et l'exosepsie sont éminemment infectieuses.

Pour suivre l'ordre naturel, nous étudierons d'abord l'autosepsie.

Les facteurs de l'autosepsie qui produisent la fièvre sont : les conditions prédisposantes qui restent de la grossesse, comme : 1° l'hyperinose; 2° l'hydrémie. Outre les conditions normales du sang, naturelles à la gestation, on trouve quelques états morbides, comme l'urinémie, l'albuminurie, la cholémie ; 3° la basse tension vasculaire; 4° la faiblesse de l'énergie nerveuse, produite par le choc et l'épuisement du travail; 5° les traumatismes du travail; 6° la dégradation du sang par les produits d'une usure musculaire et nerveuse excessive, et par l'absoption rapide de l'épanchement œdémateux du tissu connectif et des organes. Puis un autre groupe de conditions qui troublent la marche ordinaire du puerpérium ; 7° celles qui ralentissent la sécrétion et l'excrétion ; les écarts de régime, parmi lesquels il faut compter une alimentation insuffisante ; de mauvaises conditions hygiéniques, une température trop élevée ou trop basse, et une ventilation défectueuse ; les émotions; 8° les conditions qui fournissent un poison à l'organisme, les produits putrides fournis par le placenta, les caillots, les lochies retenus dans l'utérus ; l'absorption du virus cadavérique produit par un fœtus mort, le poison qui résulte de la nécrose des tissus, due à une compression prolongée dans un accouchement lent ou instrumental; 9° un autre groupe de causes se trouve dans les stases et les congestions causées par la grossesse (C. Braun); 10° la diathèse strumeuse, et les dyscrasies constitutionnelles; 11° l'hémorrhagie est une condition prédisposante puissante ; si elle dépasse de beaucoup la quantité normale, la rapidité et l'activité de l'absorption sont énormément augmentées; et toute matière nocive contenue dans les tissus ou le canal parturient, ne peut guère manquer d'être absorbée. De plus, l'énergie sécrétoire et excrétoire étant diminuée, les matières nocives s'accumuleront presque certainement.

Parfois dans l'hémorrhagie, ou sous l'influence d'autres causes, l'utérus est relâché. Quelques auteurs français, et Graily Hewitt, en Angleterre, ont insisté sur ce fait comme ayant une très grande importance. C'est sans doute une cause prédisposante puissante, mais elle vient quelquefois après la fièvre. L'utérus peut s'être d'abord bien rétracté, puis vient la fièvre, puis le relâchement utérin.

Après cette description générale de la fièvre puerpérale excrétoire, nous pouvons poursuivre l'examen des autres théories.

Théorie de l'absorption putride. — La théorie favorite des auteurs du siècle dernier était que la maladie est due à l'absorption de substances putrides. Kirkland l'exprime ainsi : « Il est d'autres causes que l'inflammation, qui amènent la fièvre puerpérale ; il arrive parfois que du sang coagulé reste dans l'utérus après l'accouchement, et, se putréfiant au contact de l'air, forme un poison actif qui est absorbé, et produit une fièvre putride. » White exprime la même théorie, dans des termes presque identiques.

L'observation clinique prouve surabondamment qu'un grand nombre de cas autogènes reconnaissent cette cause.

Robert Ferguson a injecté du putrilage dans les veines de quelques animaux; ceux-ci ont présenté de la phlébite et des symptômes typhoïdes. Semmelweiss a fait des expériences semblables sur des lapines dans l'état puerpéral. Denman et Van Swiéten ont précédé Semmelweiss (1847) en soutenant la doctrine, généralement acceptée de nos jours, que tout cas de fièvre puerpérale doit être considéré comme une fièvre de résorption, causée par l'absorption d'une substance animale décomposée, qu'elle vienne du dehors ou ait sa source dans le sujet lui-même (*Selbstinfection*). Cette théorie, dit Spiegelberg, comprend en général tout ce qu'on peut dire sur l'origine de la fièvre puerpérale. Et puisque, dit-il, la matière infectieuse ne peut entrer que par une plaie du tégument, la fièvre puerpérale appartient aux fièvres traumatiques ordinaires; cette idée embrasse tous les phénomènes qui se produisent dans l'organisme entier comme conséquences de l'inflammation locale des plaies, et de l'absorption locale des produits septiques.

On ne peut guère séparer l'étude de la *théorie traumatique* de celle de la *théorie septicémique*. Sans doute, on y trouvera des points distinctifs, mais le traumatisme et la septicémie sont jusqu'à un certain point des facteurs semblables. Nous signalerons les conditions dans lesquelles la septicémie et le traumatisme semblent agir indépendamment l'un de l'autre. Le traumatisme seul ne peut pas produire la fièvre puerpérale; le traumatisme existe dans tous les cas, la fièvre est exceptionnelle.

Il nous semble que le terme *fièvre traumatique* est entièrement arbitraire. Si l'on avançait que les lésions de l'accouchement ne peuvent jamais guérir sans subir une inflammation qui amène la fièvre, l'état de la plupart des accouchées, dans notre pays du moins, témoignerait contre cette assertion. Ces blessures, dans de bonnes conditions hygiéniques et individuelles, guérissent sans fièvre. Dans les Maternités allemandes, le berceau, croyons-nous, de la théorie traumatique, une irritation fébrile, plus ou moins voisine de la fièvre déclarée, est sans doute commune durant la réparation des plaies de l'accouchement; mais ce mouvement fébrile est l'expression d'une infection. Nous pouvons donc rejeter le terme *fièvre traumatique*, comme consacrant une erreur. Les blessures sont inévitables, et quand on les tient propres et que le sujet est sain, elles sont innocentes; toute prophylaxie sage est fondée sur cette loi. Tout hôpital dans lequel un poison étranger peut entrer dans une plaie physiologique est mal administré ; il est inutile de faire appel à l'hypothèse d'une fièvre traumatique.

L'apparition d'un érysipèle ou d'une membrane diphthéritique sur les blessures ne prouve nullement que le processus morbide a débuté sur ces surfaces. L'éruption scarlatineuse et morbilleuse est très disposée à sortir violemment au point lésé. Ainsi Paget dit qu'il fit la lithotomie sur un jeune garçon ; trois jours après, l'opéré devint malade ; bientôt une éruption rouge parut sur la plaie et dans le voisinage. C'était la rougeole, sortant d'abord très intense au lieu blessé, comme l'aurait fait l'érysipèle. Il a vu les mêmes phénomènes avec la scarlatine, et William Budd cite un cas de variole dont l'éruption fut plus intense que partont ailleurs au niveau d'une contusion des fesses. Ainsi dit Paget, « la détermination locale de l'érysipèle et des maladies analogues n'est pas une preuve de leur origine locale ni de leur nature locale ; les mêmes manifestions locales se produisent dans les fièvres éruptives les plus vraies. »

La *théorie septicémique* est celle qui a le plus de partisans de nos jours. Quoique ne dépendant pas de la théorie de l'infection par les microbes, elle n'est pas incompatible avec elle. Schröder et Spiegelberg sont ses exposants les plus nets. Schröder veut d'abord une plaie ; toute femme récemment accouchée en présente. Le poison pénètre par une plaie du canal ; pas de plaie, pas d'infection. Si les plaies restent simples, granulantes, il n'y a pas de mal, ou du moins les accidents demeurent locaux, simplement inflammatoires. Mais, si l'infection touche les plaies, l'inflammation s'étend, la femme s'intoxique, les phénomènes réunis sous le nom de fièvre puerpérale se produisent.

Spiegelberg a construit une hypothèse semblable. Il dit : « Tout tissu blessé est, au niveau de la lésion, un tissu nécrosé. Tout autour, s'éveille une réaction inflammatoire, qui envahit les tissus voisins, mais qui diminue en proportion de la distance au centre. Cette inflammation favorise la résorption des particules nécrosées. Même alors qu'il y a eu une violente contusion, le tissu écrasé ne meurt pas, il est absorbé, grâce à l'inflammation voisine. Mais, s'il arrive sur la plaie des germes de putréfaction, le tissu blessé meurt, et ces germes excitent la suppuration et la fièvre traumatique. »

Ce sont deux cas tout à fait différents, lorsque le poison *septique* arrive sur une plaie fraîche, et l'infecte, où lorsque le poison se forme sur la surface suppurante. Il a une nature tout à fait distincte de la simple substance putréfiée, et agit différemment. Il n'est pas détruit par les tissus vivants comme le sont d'ordinaire les germes de putréfaction, mais il se répand, à partir du point où il est entré, dans tout le corps, et se multiplie. Les faits renversent l'idée que le poison ne peut pénétrer que par une plaie. La théorie septicémique de Schroder ne peut donc subsister.

Dans une discussion récente, à New-York, la théorie septicémique fut à peu près universellement acceptée ; Thomas, Lusk et Mundé affirment que la fièvre puerpérale est une septicémie puerpérale.

L'opposant le plus marquant est Fordyce Barker, qui a conservé l'opinion exprimée dans son livre, que la fièvre puerpérale vient de causes épidémiques, de la contagion et de l'infection. Il croit à la septicémie produite par la malaria nosocomiale et par l'inoculation directe.

Hutchinson propose d'appliquer le terme septicémie au résultat de l'intoxication du sang par l'inflammation des tissus de la malade. Nous observons très souvent des symptômes de septicémie, alors qu'il ne se peut pas qu'ils aient été produits par un poison étranger. Il admet que l'influence irritante d'une matière morbide puisse produire l'inflammation; mais il croit que le stage d'inflammation gangréneuse est essentiel à la septicémie. Un traumatisme local est un accident qui peut être le point de départ de la septicémie, mais, pour qu'elle se produise, il faut que le sang présente un état particulier. Une piqûre d'aiguille, l'aiguillon d'une abeille, la plus petite opération, peuvent être mortels dans certaines conditions de l'organisme. Des sujets sains peuvent résister à un poison qui tuerait d'autres personnes malportantes. Ainsi la vaccination suit une marche parfaitement régulière chez les sujets sains; chez d'autres, maladifs, elle peut causer l'érysipèle ou une cellulite diffuse. Nous pouvons tirer de la vaccination des analogies qui éclaireront les particularités de la grossesse et du puerpérium. De même que la grossesse et le puerpérium peuvent éveiller une diathèse latente, de sorte qu'ils servent de *pierre de touche* de la solidité du sujet, de même la vaccination peut évoquer une disposition morbide latente, comme la syphilis. Lorsque cet accident se produit, on accuse trop volontiers la lymphe vaccinale d'avoir apporté le virus syphilitique avec elle. Que savons-nous des réactions réciproques de deux virus qui circulent ensemble? Fort peu de chose. Mais l'histoire des fièvres de couches montre certainement que l'un ou l'autre poison est modifié et il se peut fort bien qu'un nouveau poison se produise.

Dans un mémoire sur « les causes de la mort des brebis après la parturition » (*Obst. Trans.*, 1877, p. 88). Hutchinson donne un cas intéressant qui vient à l'appui de cette idée. Il a observé que les brebis, pendant qu'elles allaitent, deviennent sujettes à un tétanos idiopathique, si on les nourrit de *gâteau de coton*. La même nourriture, donnée aux agneaux, aux jeunes porcs, et aux brebis non récemment accouchées, ne produit aucun mal. Il semble donc bien prouvé qu'il se produit dans le sang de ces animaux, à l'état puerpéral, une substance nocive irritante, qui est innocente hors de l'état puerpéral.

Nous pouvons citer à ce propos, comme exemple du rôle que jouent le traumatisme et la septicémie, les cas d'adhérence placentaire, dans lesquels le détachement forcé, peut-être incomplet, du placenta, fait subir à l'utérus des lésions extraordinaires. Hegar (1), Huter (2), et d'autres ont abondamment prouvé que ces violences sont une source de danger. Dans quelques cas un morceau du placenta demeure attaché à l'utérus et forme le *polype placentaire*. La septicémie se produit facilement dans ces cas.

Stadfeldt cite un cas qui peut suggérer une autre idée : Une primipare accoucha à l'hôpital, après cinquante-deux heures de travail, d'un enfant mort. Pendant l'accouchement elle avait présenté des signes de métrite; elle mourut le troisième jour. L'autopsie révéla l'existence d'une péritonite, d'une métrophlébite, d'une endométrite; l'utérus était imparfaitement contracté, sa surface interne était couverte d'une couche muqueuse épaisse, en partie purulente, en partie couleur chocolat, et facile à détacher par le grattage. Dans l'angle supérieur de l'utérus était attaché un lambeau placentaire gros comme un œuf. Stadfeldt ne doute pas que la cause de l'adhérence placentaire ne soit la même qui avait amené l'éclosion rapide et violente de la fièvre puerpérale, que la malade a prise à l'hôpital avant d'accoucher.

Les cas où des fibromes enfouis dans les parois utérines ou faisant saillie dans la cavité ont compliqué l'accouchement, sont analogues aux cas de rétention du placenta. Dans quelques-uns, surtout lorsque la tumeur était fixée au fond de l'utérus, il peut ne se produire aucun trouble. Dans d'autres cas, la tumeur est écrasée, meurtrie, déchirée même, pendant l'accouchement; elle risque de se nécroser, et de provoquer une septicémie dangereuse. Dans une troisième classe de cas, la tumeur peut ne subir aucun traumatisme, mais, comprimée par l'utérus qui se contracte après l'accouchement, elle est soudainement privée d'une partie de sa circulation sanguine; elle se nécrose, et la septicémie se produit. Nous avons vu des cas de ces trois genres. Chiari, Braun et Späth rapportent un cas d'endometritis sphacelosa qui se termina par la mort le second jour après un accouchement compliqué par un fibrome utérin; l'accouchée avait pris de l'ergot. Il ne faut jamais donner de l'ergot dans ces cas.

L'*identité de la fièvre puerpérale et de la fièvre chirurgicale* est affirmée par un grand nombre d'auteurs. La question a été posée nettement par Spencer Wells comme base de la discussion à la Société obstétricale de Londres. Ses propositions ont été énoncées plus haut. Elle rentre dans la discussion du traumatisme et de la septicémie.

Il n'est pas douteux qu'il existe plusieurs points d'analogie entre ces deux fièvres; mais elles présentent de telles différences que nous ne pouvons accepter la doctrine de leur identité. Un amputé, comme une

(1) *Path. und Therapie der Placentaretention*, 1862.
(2) *Die Mutterkūchenreste; Monatss. f. Geburtsk.*, 1857.

femme accouchée, présente des blessures; tous les deux peuvent être considérés comme exposés à l'invasion des poisons. Mais il est aisé de pousser trop loin la comparaison. L'amputation a probablement été nécessitée par une maladie; l'amputé était dans un état morbide avant l'opération. Il n'y a pas de *provision* spéciale dans l'organisme pour guérir la blessure; tandis que les blessures des accouchées sont physiologiques, et la nature s'est préparée pour les cicatriser. C'est cette prévoyance, caractérisée par l'activité extraordinaire de l'absorption et de l'excrétion, qui constitue l'état puerpéral; elle n'a pas d'équivalent chez le malade opéré.

Et, si nous acceptions la comparaison entre les opérés et les accouchées, le cas serait encore bien loin d'être simplifié comme on le veut. Si l'on nous demande : Qu'est-ce que la fièvre puerpérale? Ne pourrons-nous pas demander aussi : Qu'est-ce que la fièvre chirurgicale? Est-ce une fièvre uniforme, toujours semblable à elle-même, définie? Est-ce une entité morbide? Ne serait-il pas plus exact de dire que, de même que le terme fièvre puerpérale ne peut être admis que comme un terme général signifiant une fièvre survenant chez une accouchée, de même, fièvre chirurgicale est un terme général fait pour désigner une fièvre survenant chez un opéré? Dans un cas comme dans l'autre, la fièvre n'est pas un phénomène toujours le même; il existe des variétés de fièvres chirurgicales comme des variétés de fièvres puerpérales (1). Si l'on prétend que le terme fièvre chirurgicale signifie septicémie et rien de plus, on ne fait que répondre à la question par la question, et nous demanderons : Qu'est-ce que la septicémie? De plus, si les chirurgiens peuvent donner une définition précise de la septicémie chirurgicale, peuvent-ils montrer qu'une septicémie de la même espèce se produit chez les accouchées? Septicémie est un terme complexe, qui comprend la sepsie ou empoisonnement, et le sang qui reçoit le poison. Si donc il était possible de démontrer que la sepsie est la même chez deux sujets, il faudrait encore prouver l'identité ou du moins l'entière similité des deux sangs. L'un n'est certainement pas prouvé, l'autre n'est pas vrai. Cette théorie, comme celle des microbistes, est trop absolue et trop exclusive. Elle peut expliquer un grand nombre, la majorité peut-être, des cas qu'on observe dans les hôpitaux; mais elle ne rend pas compte de ceux qui débutent avant toute blessure, ni du fait que la maladie envahit les femmes qui n'ont pas accouché.

Théorie de l'empoisonnement par des organismes microscopiques. Bactéries, micrococcus, microbes. — Cette théorie, qui se développe graduellement depuis les recherches de Mayrhofer, en 1865, a pris maintenant

(1) Siredey (*An. de Gyn.*, 1875, t. I, p. 174) a écrit un article intitulé : *La fièvre puerpérale n'existe pas.* L'auteur entend que ce n'est pas une entité morbide.
(*Traducteur.*)

de la consistance, sinon comme une explication suffisante de la production de la fièvre puerpérale, au moins comme un facteur important. Mayrhofer a découvert dans les lochies des femmes en couches des vibrions mouvants, qu'il déclare être la cause de l'infection. Recklinghausen et Waldeyer ont démontré la présence de ces vibrions, non seulement dans les lochies, mais à la surface des plaies puerpérales, dans les lymphatiques utérins, dans les exsudations des séreuses, et prouvé que les noyaux délicats décrits, par Virchow et Hohl, sont des bactéries moniliformes. Plusieurs observateurs ont poursuivi ces recherches; mais c'est à Pasteur que sont dues les conclusions les plus claires et les plus définies.

Nous empruntons à Charpentier (1), qui a fait la meilleure revue de ce sujet, le sommaire suivant, d'après Raymond, de la doctrine pastorienne : « Lorsqu'on examine au microscope les lochies d'une femme accouchée et en état satisfaisant, l'on ne trouve pas, ou l'on trouve très peu, d'organismes microscopiques. Si au contraire on examine l'écoulement lochial sur une malade qui est sous l'imminence d'accidents puerpéraux, en est frappé de voir quel nombre considérable d'organismes y abondent; et, si plus tard la mort survient, on retrouve dans le pus du péritoine, dans les lymphatiques utérins, dans les collections des plèvres, dans les abcès métastatiques, dans les suppurations des viscères, les mêmes organismes que l'on avait rencontrés dans les lochies. Par ces procédés de culture... Pasteur a pu, chez les femmes atteintes, montrer même avant la mort, que le sang contenait des organismes microscopiques... Bien plus, Pasteur a pu..., par le simple examen des lochies au point de vue des organismes microscopiques, prédire l'accès de fièvre, que l'observation la plus attentive du médecin ne soupçonnait pas encore. »

L'organisme spécial est le *chapelet en grains*. Mais Pasteur dit que cette forme n'est pas la seule que l'on trouve. La fièvre puerpérale, dit-il, n'a pas de microbe spécial, il y en a plusieurs formes. « L'organisme microscopique se cultive en abondance dans les lochies, dans la cavité utérine. Le péritoine étant proche, il y pénètre, il s'y cultive, et produit, par le fait de sa multiplication rapide, les péritonites avec du pus rempli d'organismes... Si le milieu que lui offre la cavité péritonéale ne lui est pas favorable, les désordres seront plus limités (2) ; au lieu de la péritonite généralisée, nous aurons des pelvi-péritonites à marche plus lente... De plus, les invasions successives par la voie utérine rendent la guérison difficile.

(1) *Traité prat. des accouch.*, 1883, t. II, p. 892. J'ai copié mot à mot cette citation dans l'ouvrage de Charpentier. (*Traducteur.*)

(2) Strange (*Lancet*, 1878, t. II, p. 80) a démontré que le germe septique ne se développe que dans un sang malade. (*Traducteur.*)

Il est facile aussi de comprendre les cas de phlébite et de pevi-péritonite. C'est la situation de la plaie, les connexions de l'utérus qui augmentent ici le danger, et c'est là seulement ce qu'il y a de particulier chez la femme en couche, ce qui en fait une blessée à part. Qu'il advienne que le microbe, qui a devant lui tant de portes ouvertes, soit un organisme infectieux, de la nature de ce vibrion auquel Pasteur rapporte la septicémie spéciale qu'il a étudiée chez les animaux, la maladie aura la forme infectieuse et rapide, et l'on assistera à ces morts si foudroyantes qui ont parfois désolé les Maternités. Le sang présente alors les caractères constatés dans les maladies typhoïdes...

« Quand on considère la variété des formes qu'affecte la fièvre puerpérale, il est difficile d'admettre qu'elle reconnaisse toujours pour cause un seul agent infectant, un seul organisme microscopique. »

Les micrococcus existent dans le corps vivant et jouent un rôle important dans le processus morbide; le fait est prouvé par de nombreuses observations, et particulièrement par le cas suivant, rapporté par Lomer : Une novipare ayant une insertion vicieuse du placenta, fut délivrée par la version et l'extraction. Vingt-quatre heures plus tard, elle eut un frisson, et la péritonite commença; puis survint un phlegmon diffus de la région labio-crurale droite, un phlegmon du bas de la jambe gauche, avec des veines gangrénées superficiellement, et un gonflement phlegmoneux diffus de la main droite et du bas du bras droit, et une grande *euphoria*. Mort le cinquième jour. Le sang tiré pendant la vie était plein de micrococcus en chaîne. On trouva, une heure après la mort, l'endométrium nécrosé et une péritonite purulente, des micrococcus dans le pus, dans le foie et dans les reins; on en a trouvé aussi dans des vésicules de pemphiques.

Coze et Feltz ont fait à des lapins des injections de sang provenant de malades affectées de fièvre puerpérale; la plupart des animaux moururent de diarrhée et de convulsions. Eberth a inoculé la cornée de lapins avec des exsudations croupeuses provenant de femmes mortes de fièvre puerpérale; la diphthérie a continué sur la cornée, et celle-ci contenait des micrococcus.

Mais la question se présente de nouveau : Comment pénètrent ces microbes infectieux? La réponse qu'ils attaquent les blessures nées pendant l'accouchement ne suffit pas pour tous les cas. Quelques femmes sont prises avant l'accouchement, et la plupart des accouchées échappent à la fièvre puerpérale, malgré ces blessures. Et comment, a-t-on demandé avec beaucoup de justesse, les organismes entrent-ils, dans les cas terribles où la mort se produit en peu d'heures? L'utérus, parfaitement contracté, n'a laissé aucune porte ouverte; les lochies n'ont pas été fétides, il n'y a eu ni phlébite, ni lymphangite, ni phlegmasie quelconque. Quel chemin ont pu prendre les microbes pour envahir non seulement l'accouchée et son enfant, mais aussi les gardes-malades et les sages-femmes qui vivent avec les accouchées? Ces dernières sont prises quand même, et présentent la péritonite caractéristique de l'infection puerpérale.

Les conclusions de Pasteur ne sont pas restées sans contradicteurs. Arloing, dans une communication récente à la *Société des sciences médicales de Lyon*, en vérifiant l'association des microbes avec la fièvre puerpérale, soutient que les diverses formes de la septicémie puerpérale sont toutes dues à l'action d'un poison vivant, qu'il n'y a qu'un seul micro-organisme en jeu, et qu'il n'a pas été prouvé qu'il soit spécial à l'état puerpéral.

Lomer (1) avance les conclusions suivantes : « Dans la fièvre puerpérale, la scarlatine, la diphthérie, dans les sécrétions des plaies, on trouve des micrococcus en chaîne, chez lesquels on n'a pas encore trouvé de différences individuelles. Mais il se peut qu'on reconnaisse plus tard qu'il existe différentes espèces de micrococcus en chaîne, et que chaque espèce a une action distincte et spécifique.

« Dans tous les cas de fièvre puerpérale où l'on a trouvé ces micrococcus dans l'exsudation, on les a vus aussi dans les organes profonds.

« On rencontre aussi d'autres micro-organismes; mais leur présence dans le cadavre ne prouve pas toujours qu'ils existaient chez la femme vivante; ils sont souvent le résultat de la décomposition.

« Il est encore impossible de classer la marche et le pronostic de la fièvre puerpérale d'après les variétés de micro-organismes que l'on trouve (Doléris) ou d'après leur mode d'invasion (Fränkel).

Nous allons esquisser la seconde forme de fièvre puerpérale, en commençant par les fièvres autogènes les plus typiques.

1. La *fièvre puerpérale excrétoire* simple a été suffisamment décrite plus haut.

2. *Pelvi-cellulite ou paramétrite; pelvi-péritonite ou périmétrite; métro-périmétrite; inflammation des ligaments larges; salpingite; colpite.*

La toxémie se révèle parfois par des troubles généraux; parfois des complications inflammatoires en constituent les traits les plus frappants. On peut poser en fait général que, lorsqu'il existe des inflammations aiguës, l'empoisonnement général du sang est moins grave, ou que le sang est plus sain, plus capable de résister à l'action nocive du poison qui l'envahit. Ainsi nous pouvons regarder l'existence de la pelvi-cellulite et de la pelvi-périmétrite comme une preuve que la malade a une certaine réserve de forces qui peut lui faire traverser l'épreuve; le désordre est localisé; dans les cas extrêmes, l'organisme entier est envahi.

L'inflammation est rarement limitée à un seul tissu. C'est ce qui rend

(1) Our present Knowledge of the Relations between Micro organisms and Puerperal Fever. *Am. J. of Obst.*, 1884, p. 673.

impropre l'adoption, dans leur sens strict, des termes périmétrite ou paramétrite, ou de termes équivalents. D'ordinaire l'inflammation du tissu conjonctif des ligaments larges est compliquée de pelvi-péritonite. L'inflammation pure des tissus pelviens après l'accouchement existe-t-elle? Nous en doutons, et nous croyons qu'il s'y mêle toujours un élément toxémique. L'inflammation peut prendre non seulement le tissu conjonctif et le péritoine, mais la substance même de l'utérus = métrite; les vaisseaux, surtout les veines = phlegmasia; et les lymphatiques = lymphangite.

C'est une loi générale, que les organes qui viennent de produire un travail physiologique très actif, sont particulièrement sujets à s'enflammer. Il est intéressant de rechercher quel est le tissu qui est attaqué le premier. Supposant, et nous le faisons avec quelque assurance, que la cause immédiate de l'inflammation est une substance irritante portée dans le sang, nous conclurons naturellement que la tunique interne des vaisseaux sanguins ou lymphatiques sera la première affectée. Les veinules et les lymphatiques sont les récipients immédiats des matières putrides qui viennent de la surface interne de l'utérus ou de l'aire traumatique. Par suite, nous trouvons presque invariablement les vaisseaux affectés. Par contiguïté, le processus morbide s'étend au tissu utérin = myométrite; de là, aux vaisseaux et au tissu conjonctif des ligaments larges, puis au péritoine. La plus grande virulence de l'inflammation se dépense souvent sur le tissu cellulaire. Le caractère plastique ou adhésif de l'inflammation de ce tissu sert à la circonscrire ou à la localiser. Il existe une analogie frappante entre ce fait et ce qui se passe dans la thrombose, dont nous parlerons bientôt. Il est probable que, dans nombre de cas, au moins dans ceux qu'on nomme inflammatoires, la condition initiale est une thrombose. Voici l'ordre des phénomènes : 1° Il existe une substance irritante sur l'aire placentaire, ou en un autre point de la surface utérine; 2° cette substance est absorbée par les veinules et les lymphatiques; 3° elle entre en contact dans ces vaisseaux avec un sang hypérinotique, dans un état voisin de la stase, la fibrine se précipite, et forme des thrombus; 4° la matière irritante, arrêtée dans les vaisseaux, provoque une inflammation de leurs parois, qui s'étend au tissu conjonctif et au péritoine, comme nous l'avons dit.

L'inflammation pelvienne est donc conservatrice, elle circonscrit et retarde la propagation de la matière toxique à la circulation générale.

Nous pouvons ranger les cas de pelvi-péritonite en trois variétés principales, tout en n'oubliant pas qu'il n'existe pas de ligne de démarcation rigoureuse. 1° Il est des cas où l'inflammation n'est pas évidemment compliquée, elle porte surtout sur le péritoine. Après une activité physiologique extrême, la membrane de l'utérus peut, comme la plèvre, s'enflammer sous l'impression soudaine du froid, ou d'une violence.

L'influence du froid est évidente dans quelques cas où l'abdomen a été inondé d'eau froide ou de glace après l'accouchement, ou lorsqu'on a introduit des morceaux de glace dans l'utérus. La violence, sous la forme d'un *pétrissage* brutal destiné à chasser le placenta ou à arrêter une hémorrhagie, risque aussi fort de provoquer une inflammation. Nous avons vu, chez une femme, l'inflammation produite peu de jours après l'accouchement par le coït forcé.

Symptômes et marche. — Elle se manifeste rarement avant le troisième jour; il est intéressant de noter que le processus d'involution, de désagrégation et d'absorption ne commence guère qu'à ce moment; ce fait a une grande importance dans l'étude des maladies puerpérales. Mais la susceptibilité de l'accouchée continue indéfiniment; l'inflammation peut survenir dès qu'une cause suffisante la fait naître. Ainsi une jeune dame fort délicate allaitait difficilement depuis sept semaines; pendant ses règles elle se fatigua beaucoup; elle rentra chez elle avec une violente douleur dans le ventre, et de la fièvre. Ces cas sont assez communs; ils montrent l'analogie de l'accouchement et de la menstruation. Dans ces cas, l'inflammation commence par le péritoine.

Mais l'inflammation ne se dépense pas sur le péritoine, même dans ces cas essentiellement inflammatoires. Il est des cas où le traumatisme semble être un facteur essentiel, et le siège principal, ou du moins primitif, paraît être le tissu conjonctif circum-utérin. Pendant le passage de la tête le long du canal parturient, le col se déchire ordinairement, la muqueuse est meurtrie, écrasée même; les tissus sous-jacents sont entraînés par un mouvement semblable à celui des glaciers. Le tissu cellulaire circa-cervical est contus, tiraillé, ses vaisseaux sont déchirés, il se produit un épanchement séreux et une ecchymose. Nous l'avons vérifié souvent par l'observation directe. Tout est prêt pour l'inflammation. Le traumatisme local, l'effusion, l'hypérinose du sang chargé de matériaux de rebut, toutes les conditions se trouvent réunies; il ne manque que la cause excitante. Un refroidissement suffira. Le siège principal de l'inflammation est le tissu cellulaire meurtri. Elle pourra suivre son cours dans ce tissu, et se terminer par résolution ou par suppuration, le péritoine restant peu intéressé.

Dans un autre groupe de cas, caractérisés par la prédominance d'un facteur septique, l'inflammation des tissus pelviens est générale. L'utérus lui-même, ses vaisseaux sanguins et ses lymphatiques, le tissu conjonctif voisin et celui des ligaments larges et du péritoine, sont le siège d'une inflammation de mauvaise nature. Le péritoine enflammé produit une lymphe malsaine qui se change bientôt en pus, et enflamme tous les points du péritoine abdominal qu'elle touche. La septicémie en résulte, et constitue une forme de fièvre puerpérale autogène. L'endosepsie et l'autosepsie se combinent.

Des cas plus complexes sont ceux où une substance toxique vient du dehors. Le poison est zymotique comme celui de l'érysipèle; ou bien c'est la matière septique venue d'une autre accouchée, le pus ou l'ichor d'une plaie ; ou bien encore le virus cadavérique est absorbé par les plaies laissées par l'accouchement. C'est là une forme hétérogénétique de fièvre puerpérale. Dans ces cas, la maladie paraît le plus souvent de bonne heure, le second ou le troisième jour. Toute la masse du sang est infectée, une fièvre de mauvaise nature, qu'on appelle parfois typhoïde, peut enlever la malade en peu de jours, peut-être avant qu'aucune inflammation locale puisse être reconnue.

Nous pouvons encore reconnaître un ordre mixte de cas, dans lesquels existe un facteur septique, contenu par un sang relativement sain. L'inflammation commence dans les sinus et les lymphatiques utérins. Sous l'influence combinée du traumatisme, de l'altération du sang par les modifications puerpérales, et quelquefois par la décomposition des débris du placenta, des membranes et des caillots dans l'utérus, des produits putrides pénètrent dans les sinus et les lymphatiques utérins; n'y étant pas arrêtés par une rétraction utérine suffisante, ou à cause de leur trop grande abondance qui ne permet pas au sang de les précipiter par coagulation, ils envahissent les vaisseaux des ligaments larges, où leur marche est arrêtée par la formation des caillots. Ce processus thrombotique s'accompagne généralement de l'inflammation des tissus circavasculaires et des ligaments larges. Si les lymphatiques sont intéressés aussi, on observe la phlegmatia dolens. Dans cet ordre de cas, les symptômes sont plus tardifs que dans l'ordre précédent. Il peut se passer une semaine, une quinzaine même, avant que les signes de la thrombose deviennent bien visibles.

Le siège de la tuméfaction dans les côtés du bassin semble prouver que les ligaments larges sont principalement intéressés dans la plupart de ces cas. L'inflammation est souvent unilatérale; le côté affecté est ordinairement celui où le placenta était inséré; souvent elle siège à gauche, du côté où le col a été déchiré par l'occiput. Whitehead et Emmet ont beaucoup insisté sur cette dernière source de pelvi-cellulite.

On peut citer Trousseau comme ayant insisté sur la complication de la phlébite avec l'inflammation des ligaments larges.

Une description tout à fait semblable s'applique aux inflammations périmétriques de l'avortement. Elle s'applique souvent très exactement à l'inflammation des ligaments larges qui amène la phlegmatia dolens, au début du cancer utérin.

Les trompes peuvent s'enflammer, peut-être primitivement, et certainement par extension de l'inflammation du vagin et de l'utérus. On l'observe surtout dans la *peritonitis meretricum* dont le point de départ est l'infection blennorrhagique. Dans quelques cas de cette espèce, les trompes se remplissent de pus qui se déverse dans le péritoine, soit par rupture de la trompe, ou par regorgement au niveau de l'extrémité frangée. Les ovaires, qui sont les premiers touchés par la matière putride irritante, sont nécessairement intéressés. Une endométrite puerpérale simple peut de même se propager aux trompes; ou bien les trompes peuvent s'enflammer les premières sous l'influence de la matière putride qu'elles produisent elles-mêmes ou qui vient de l'utérus.

Il est remarquable que la péritonite blennorrhagique puisse éclater après l'accouchement. Mr Gibs (1) rapporte 3 cas de ce genre. Le Dr Émile Noegerrath (2) a discuté ce sujet dans un mémoire complet. Il croit qu'une blennorrhagie, apparemment guérie, peut stationner pendant toute la vie dans quelque partie des organes génitaux, et constituer la *blennorrhagie latente;* que, dans cet état, elle peut infecter un sujet sain, et lui donner une blennorrhagie aiguë; et que chez la femme elle peut passer de l'état latent à l'état apparent, et donner lieu à une périmétrite ou à une ovarite aiguë, chronique ou récurrente. Le Dr Macdonald (3) a étudié le sujet. Il discute les opinions de Noegerrath, et cite des cas personnels. Il dit que, dans les cas d'endométrite puerpérale blennorhagique, « la perte pendant l'état aigu est caractéristique; elle ne ressemble point aux lochies ordinaires, elle est peu épaisse, séro-purulente, très abondante d'abord, puis elle devient moins profuse, jaune, épaisse et très fétide. »

Si l'on soupçonne un cas de ce genre, on aura un motif urgent pour faire des injections intra-utérines d'iode.

Salpingite puerpérale. — On observe parfois avec la fièvre puerpérale l'inflammation et la suppuration d'une trompe. Ed. Martin (1851) F. Howitz (1858), Förster (1859). Vocke (1860), et d'autres après eux, l'ont décrite. R. Barnes a publié (*Obst. Trans.* 1862, p. 419) un cas survenu à la suite d'un avortement provoqué, avec des notes historiques sur ce sujet. Elle peut être une partie du processus morbide, comme lorsqu'elle est associée avec la métrite; on a alors une métro-salpingite. Ou bien elle peut être le trait principal du cas. Le grand danger gît dans la rupture de la trompe distendue, et l'échappement soudain de son contenu irritant dans le péritoine; l'extrémité frangée peut laisser écouler le liquide. Feu le professeur Martin, de Berlin, en a rapporté plusieurs cas (4). Il dit qu'elle ne commence pas toujours dans la première semaine après l'accouchement, mais parfois pendant la gestation; quelquefois avant la grossesse. Il croit que dans un cas elle a commencé par une blennorrhée.

(1) *Brit. Med. Jour.*, 1871.

(2) Bonn, 1872 et *Amer. Gyn. Trans.*, 1876, p. 268, 299.

(3) *Latent Gonorrhœa with special relation to the Puerperal State*, 1873.

(4) *Ueber Mutterröhrentzündung und Erguss des eitrigen Sekrets derselben in die Bauchhöhle* .*Monatss. f. Geburtsh.*, 1859-61.

Lorsque le pus s'échappe, il se produit une douleur soudaine, aiguë, la fièvre s'allume; la tympanite apparaît et masque en partie la péritonite. Si la mort n'arrive pas lorsque l'utérus a involué, on peut sentir les trompes grossies. Il n'est pas probable que la guérison se fasse, et à l'état chronique, le danger de l'éclatement et de l'extension de la péritonite est toujours menaçant.

Il nous semble que ce sont des cas dans lesquels l'opération de Lawson Tait, l'enlèvement des trompes malades, trouverait une application légitime.

Phlegmatia dolens ou thrombose; fièvre puerpérale thrombotique. — L'histoire de la phlegmatia dolens suit naturellement celle de l'inflammation pelvienne. La phlegmatia, comme la périmétrite, est une variété de la fièvre puerpérale; c'est un désordre toxémique; elle est le plus souvent autogène. La toxémie est localisée ou limitée. Ces deux accidents sont étroitement liés l'un à l'autre par leur genèse et leur nature. Ils se produisent dans les mêmes conditions, et on peut soutenir qu'au moment de l'invasion, on ne sait pas quelle forme prendra la maladie; des conditions accidentelles, peu clairement définies, déterminent l'évolution de la périmétrite, de la phlegmatia, ou de la septicémie généralisée.

Nous avons vu que, dans une forme de périmétrite, dans laquelle l'élément septique est marqué, mais non prépondérant, la qualité du sang est assez bonne pour résister au passage de la matière septique, et pour la renfermer dans les tissus pelviens. Un phénomène semblable se produit dans la phlegmatia dolens. Ce sont deux processus conservateurs. Le sang, en se caillant sous l'influence du poison, l'isole de la circulation générale. Mais, lorque l'organisme est affaibli, le sang pauvre, et la quantité de matière septique abondante, si elle est virulente et se reproduit, la force coagulante du sang est dépassée et la toxémie générale se produit. La thrombose est insuffisante, les caillots imparfaits se fondent dans la suppuration.

Le terme phlegmatia dolens, composé arbitraire d'une hypothèse pathologique et d'un symptôme, serait inexact, si même il n'était pas fondé sur une erreur. Il est vrai que les veines du ligament large et la veine fémorale sont communément enflammées, mais ce n'est pas l'essence de la maladie.

Il est utile de commencer par énumérer quelques-unes des théories qui ont été proposées. Mauriceau croyait que la phlegmatia dolens est due à la suppression des lochies; Puzos et Levret l'attribuaient à une métastase laiteuse. Le Dr Hall pensait qu'elle consiste dans une inflammation générale de tous les tissus du membre malade, d'où la lymphe coagulable serait rejetée dans les tissus cellulaires; White, de Manchester, un observateur clinique remarquable, disait qu'elle est due à une obstruction des lymphatiques; Ferrier l'attribuait à une lymphangite; Hamilton, Gardien et d'autres ont adopté cette idée; D. D. Davis, ayant reconnu la coagulation veineuse, mit en avant la théorie phlegmasique pure, et prétendait que la maladie consiste dans l'inflammation et l'obstruction des principales veines du membre; Bouillaud et Robert Lee adoptèrent cette théorie, et elle fut généralement acceptée.

Gulliver fut le premier à trouver le vrai chemin, en montrant les conditions dans lesquelles le sang se coagule dans les veines. Il décrivit surtout le processus par lequel le caillot se change en un liquide pyoïde, et le distingua de la suppuration. Virchow le suivit dans cette voie. Henry Lee, en 1852, fit d'importantes expériences montrant combien il est difficile, au moyen des irritants, de produire une inflammation dans les veines; les irritants font coaguler le sang. Les expériences de Gaspard le prouvent aussi. La proposition de Henry Lee, que « personne n'a encore démontré d'une manière satisfaisante une inflammation limitée à la membrane interne d'une veine » est encore vraie.

Nous ne devons cependant pas oublier que la thrombose peut être le résultat d'une embolie. Ainsi, J.-Y. Simpson rapporte le cas d'une femme qui mourut d'une phlegmatia dolens du bras gauche et du côté gauche de la face, quelques semaines après un accouchement laborieux. Après l'accouchement, elle présenta des symptômes d'embolie, d'abord dans l'artère brachiale droite, puis dans les deux jambes; puis survint la phlegmatia du bras gauche. Les valvules aortiques étaient couvertes d'excroissances verruqueuses. Il est probable que des détritus fibrineux, passant des artères dans les capillaires et les veines du bras gauche, causèrent une thrombose phlébitique.

Les recherches plus récentes de Mackenzie et de Tilbury Fox donnent de la précision à ces observations.

Mackenzie, en 1861, a prouvé par une série d'expériences que l'inflammation produite dans les veines ne cause aucun des phénomènes de la phlegmatia; par une autre série, il a démontré que, lorsque la phlébite est causée par la viciation de la masse du sang, les symptômes de la phlegmatia se produisent. Tilbury Fox, en 1862, s'est approché davantage du but, lorsqu'il a montré que l'obstruction des principales branches lymphatiques est seule capable de donner lieu à la phlegmatia alba, en empêchant la sortie de la lymphe de la jambe affectée. Il a encore éclairé le sujet, en faisant remarquer que le gonflement n'a pas le caractère de la stase séreuse produite par une maladie du sang, le gonflement étant inégal et commençant en haut, pour s'étendre vers le bas. Il dit qu'il est dû à l'absorption soudaine des liquides acrimonieux.

Chacune de ces théories renferme une parcelle de vérité. Si nous traduisons « suppression des lochies » et « métastase laiteuse » par arrêt de la sécrétion et de l'excrétion, et par suite accumulation de matière nocive dans le sang, nous enregistrons un facteur actif; il est certain qu'il existe de la phlébite et une obstruction veineuse, quoiqu'elles soient secondaires ou tertiaires; il est abondamment prouvé que les lymphatiques sont obstrués.

Cela posé, nous pouvons poursuivre l'étude clinique de la maladie; et des phénomènes observés au lit des malades et à l'amphithéâtre, nous chercherons à faire sortir une théorie consistante qui s'harmonise avec les faits, et nous donne de solides principes pour la prophylaxie et la thérapeutique. Nous pouvons d'abord répondre à la question : pourquoi la thrombose est-elle surtout veineuse? C'est que le sang veineux est impur, et qu'il reçoit directement la matière morbide qui le précipite. Le sang devenu artériel a subi au moins un essai de purification en traversant les lymphatiques, le foie et les poumons.

On peut en distinguer deux formes, l'une comparativement simple, l'autre compliquée de toxémie générale. La première n'est pas dangereuse, l'autre est ordinairement mortelle.

La thrombose est essentiellement une maladie puerpérale, mais nous avons vu quelques cas qui ont paru survenir pendant la grossesse.

Dans l'un de ces cas, nous avons trouvé une phlébectasie antérieure, qui a sans doute favorisé la thrombose; plus haut nous en avons cité des cas.

Histoire clinique de la fièvre puerpérale excrétoire thrombotique.

1. *Forme simple.* — L'accouchée peut avoir été bien, en apparence, pendant quelques jours, lorsque, plus ou moins soudainement, elle présente de la fièvre avec des frissons et des vomissements. La température monte à 37°8, et même à 39°4 ou 40°, le pouls bat 120, pas toujours dès le début, mais il atteint bientôt ce chiffre; la respiration compte 30 ou davantage, il se produit parfois des syncopes, avec un pouls intermittent et des palpitations. Bientôt la malade sent une vive douleur dans le jarret, dans l'aine ou dans l'une des régions iliaques; l'une des jambes, le plus souvent la gauche, semble raide, elle se meut difficilement; bientôt elle enfle, le gonflement commence dans la cuisse ou la jambe et s'étend vers le bas. La peau est souvent hypéresthésiée. Cette enflure présente d'autres particularités, qui la distinguent de l'œdème produit par l'obstruction veineuse; elle est tendue et luisante, brillante, blanche; quelques auteurs anciens nommaient cette affection phlegmatia *alba* dolens. La partie enflée donne au palper une sensation fort différente de la sensation pâteuse de l'œdème; le doigt ne laisse pas une impression durable, mais la fossette qu'il a faite se comble promptement.

Si l'on pique le membre avec une aiguille, au lieu de voir couler du sérum, comme dans l'œdème, on voit sourdre une gouttelette qui ne tarde pas à se coaguler. Le liquide contient de la lymphe coagulable que les lymphatiques obstrués ne peuvent emporter. La pression sur l'aine et sur le jarret éveille de la douleur; quand on palpe l'aine et le triangle de Scarpa, on sent les vaisseaux fémoraux comme des cordes dures; les vaisseaux lymphatiques se présentent comme des bosses ou des nœuds, le tissu conjonctif voisin est le siège d'une effusion, qui a englobé tous les tissus. La palpation révèle ordinairement un peu de sensibilité dans la région iliaque profonde; on peut quelquefois distinguer dans les vaisseaux iliaques les mêmes conditions qu'on perçoit dans les vaisseaux fémoraux. En examinant à l'intérieur, nous pourrons aussi fréquemment reconnaître la périmétrite; les tissus du ligament large sont le siège d'effusions inflammatoires. Nous voyons là le rapport qui existe entre la périmétrite ordinaire et la maladie que nous étudions en ce moment. Il faut noter que la complication périmétrique n'apparaît souvent qu'un peu plus tard.

Dans l'espace de deux ou trois jours, le gonflement progresse rapidement, la jambe devient complètement sans force. Cette impotence est due en partie à la pression que l'effusion exerce sur les nerfs, et en partie à la complication intra pelvienne. Le membre est généralement dans l'abduction, tourné en dehors; la malade est prostrée et impuissante. On voit dans quelques cas reparaître de temps en temps les symptômes du début, le frisson, le vomissement, un accès de douleur locale, une augmentation de la fièvre. Ces symptômes prouvent une nouvelle invasion de la matière nocive dans le sang. Nous avons pu suivre un cas où se produisirent trois-accès fébriles distincts, à quelques jours d'intervalle; chaque accès était suivi des signes de la production d'une nouvelle thrombose dans les veines superficielles des jambes. La fièvre et les signes locaux aigus diminuent ordinairement entre sept et dix jours; le membre demeure gonflé, mais il est moins tendu, on peut y faire une fossette en pressant avec le doigt. La dépression générale continue ordinairement quelque temps. Parfois une détente se produit, grâce à l'établissement d'une circulation veineuse et lymphatique collatérale. Le gonflement diminue graduellement, mais la paralysie persiste, plus ou moins complète, pendant deux ou trois semaines, ou davantage.

Cette forme simple est comparativement exempte de danger; c'est une maladie de quarante à cinquante jours.

L'absorption de la lymphe et du sérum épanchés et des dépôts fibrineux demande du temps. Assez souvent, lorsque la jambe prise la première se guérit, l'autre se prend. La fièvre reparaît, et toute l'histoire se répète. Dans un cas remarquable, rapporté par Fancourt Barnes (1), une jeune dame, quatre jours après un accouchement naturel, présenta des symptômes fébriles, elle eut plusieurs syncopes; le seizième jour, elle devint maniaque; on entendait de gros râles bronchitiques; une perte

(1) *Brit. Med. Journ.*, 1879.

purulente épaisse sortait par le vagin; le vingt-troisième jour, la jambe gauche commença à enfler, la manie diminua; le vingt-huitième jour, la jambe droite enfla, le trentième, le bras gauche était enflé, et blanc comme les jambes; le bras droit aussi était un peu raide, mais il n'enfla pas. Après le début de l'enflure de la jambe gauche, la malade eut plusieurs accès de cyanose; la respiration monta à 48°; elle mourut quarante jours après l'accouchement. On ne put pas faire l'autopsie, mais on peut croire que les phénomènes indiquent une toxémie générale et des thromboses multiples; l'affection pulmonaire prouve l'infarction de Virchow, l'embolie capillaire. Ce cas a des points d'analogie avec les cas de phlegmatia dolens qu'on observe parfois dans la fièvre typhoïde et le cancer.

Le Dr Bastian rapporte un cas remarquable de thrombose étendue. Une secondipare se leva une quinzaine après son accouchement. Trois semaines plus tard, apparurent une mastite et un abcès; peu après, le cou-de-pied gauche enfla. Puis la jambe gauche présenta les phénomènes ordinaires de la phlegmatia dolens. Les bruits du cœur étaient normaux, le pouls battait 160, la malade avait des transpirations profuses, l'urine ne contenait pas d'albumine. La température s'éleva et le pied droit enfla. Puis l'épaule gauche et le côté gauche du cou se prirent, le gonflement s'étendit le long du bras et des doigts. Ensuite, le côté droit du cou et le bras enflèrent, puis, tout le devant du thorax, enfin la face. La malade pouvait à peine ouvrir la bouche pour manger. On sentait là veine jugulaire gauche dure comme une corde. La malade se rétablit graduellement, grâce aux toniques, au thé de bœuf et au lait.

Si, avec Simon, nous regardons la fibrine comme un excrément, nous devons conclure que l'hypérémie est le résultat d'un défaut d'excrétion. Lorsqu'il existe un excès de fibrine, celle-ci est disposée à se séparer du sang, elle risque de se prendre partout où la membrane interne des vaisseaux est moins lisse, comme sur les valvules du cœur et les colonnes charnues. Il peut aussi se cailler spontanément dans les points où les vaisseaux sont tortueux, où le sang doit cheminer contre la pesanteur, où les vaisseaux sont exposés à s'obstruer et où le courant est par conséquent lent. Le rhumatisme aigu, qui offre plusieurs points instructifs de comparaison avec la fièvre puerpérale, précipite souvent la fibrine sur les valvules cardiaques gauches. Il faut probablement qu'il existe dans le sang une seconde matière morbide pour que la fibrine se précipite. C'est une forme de thrombose artérielle.

La guérison se fait par la désintégration graduelle des thrombus des veines et des lymphatiques, par un processus analogue à celui de l'involution utérine. Les caillots subissent une conversion granulaire graisseuse, qui en fait une sorte d'émulsion, ou, comme Virchow l'appelle « le lait physiologique ». Ce lait est entraîné dans la circulation et excrété sans produire de trouble apparent. Les canaux sont dégagés et reprennent leurs fonctions.

Suites. — Parmi les plus frappantes et les plus persistantes, nous trouvons la phlébectasie. Les veines qui ont été surdistendues et surtout les moins superficielles de la jambe, recouvrent rarement ou jamais, leur calibre antérieur ; c'est ainsi que se forment les paquets de varices sur les jambes et les cuisses. Elles restent pleines de thrombus longtemps après l'accouchement ; le sang, retardé dans ces vaisseaux tortueux, surtout dans le voisinage des valvules, se coagule aisément ; il s'ensuit des ulcères variqueux, et, s'ils éclatent, il peut se produire une hémorrhagie. Les vaisseaux profonds, soutenus par les tissus voisins, guérissent plus aisément.

Une femme qui a présenté une phlegmatia dolens n'en est pas exempte dans ses couches suivantes. La guérison peut être complète.

2. *Forme grave.* — Elle est caractérisée par une dyscrasie profonde. Lorsque chez des femmes très affaiblies par une maladie antérieure, en proie à une diathèse, épuisées par une hémorrhagie et un accouchement laborieux, une matière septique pénètre dans les veines et les lymphatiques utérins, la coagulation qui cherche à enfermer l'ennemi au dehors ne réussit pas. Les caillots sont mous ; la phlegmatia et la lymphangite se propagent ; la suppuration commence ; il se forme des abcès dans le périmétrium ou le long des veines fémorales et iliaques ; toute la masse du sang est envahie et détériorée. Dans cette forme, le pouvoir localisateur est perdu ; le poison brise les barrières ; il envahit tous les tissus et peut produire des suppurations à de grandes distances. Il subit une modification en partie chimique, en partie nécrotique. La marche de ces cas, auxquels le terme « phlébite et lymphangite suppuratives » de Cruveilhier s'applique bien, est promptement mortelle. On la voit nettement dans les Maternités, ou dans cette anomalie désastreuse, une salle d'accouchements dans un hôpital général.

Le début de la maladie peut être marqué par un frisson, mais il n'y a pas de réaction marquée. Le pouls s'élève à 140, 160, ou au-dessus, les respirations à 40, la température à 40° ou 40°,6. L'état de la malade devient bientôt typhoïde ; il tend vers une prostration rapide ; le délire se produit souvent, c'est l'avant-coureur de la mort. Bref, l'histoire de la maladie ressemble à celle de la septicémie généralisée, que nous décrirons bientôt. Parfois les articulations sont prises d'une inflammation, qui se termine par des effusions de liquides séreux ou sanieux ou de pus.

Le risque d'embolie est très grand dans cette forme, dans laquelle la dyscrasie sanguine est très marquée. Les caillots tendent à se désagréger rapidement, sans se convertir en *lait physiologique* assimilable ; il peut s'en détacher des fragments assez gros pour être arrêtés dans les capillaires pulmonaires.

Anatomie pathologique — Dans les formes simples, lorsqu'on a l'occasion de faire l'autopsie, voici ce que l'on trouve dans le membre malade. La peau est toujours épaissie; le tissu conjonctif est souvent induré, vascularisé, infiltré de sérum et de lymphe; les veines sont généralement bouchées par des caillots et enflammées; dans le premier stage, il n'y a que des caillots, les tuniques des vaisseaux ne sont pas enflammées. Plus tard, les tuniques des vaisseaux sont épaissies, anormalement vascularisées; la tunique externe adhère au tissu conjonctif environnant; la tunique interne est rouge, souvent parsemée de dépôts fibrineux. Les coagula peuvent être ramollis et former une masse pultacée, qu'on prend souvent pour du pus, mais qui est le résultat de la métamorphose graisseuse. Les veines les plus affectées sont les fémorales et les iliaques, moins souvent les utérines, les vaginales et les saphènes. Les lymphatiques sont souvent élargis, réunis ensemble par du tissu conjonctif condensé. Les glandes sont en général grosses et vascularisées. La gaine celluleuse des artères est infiltrée; tous les vaisseaux sont agglutinés par la lymphe inflammatoire.

Dans les cas où le caractère septique prédomine, les modifications sont plus générales et plus nettes. Les caillots veineux sont plus désagrégés; la présence du pus y est plus visible, et la suppuration est commune dans le tissu conjonctif circavasculaire et dans le bassin; le pus peut s'être infiltré dans le tissu conjonctif intermusculaire; les fibres musculaires sont ramollies. La péritonite et la métrite sont communes; on trouve une effusion séreuse et purulente, et des adhérences peu solides dans le péritoine. La métrite est fréquente; les ovaires, les trompes et les ligaments larges sont enflammés, souvent en suppuration. Le foie, les reins et la rate sont congestionnés. On trouve une pleurite, parfois de l'hépatisation des poumons, de la péricardite, des dépôts fibrineux dans le cœur gauche, peut-être dans les artères pulmonaires, et des infarctus dans les petites bronches.

Le *traitement* dépend de la gravité du cas; la première indication est toujours le repos. Le membre malade doit reposer sur des coussins, de façon à favoriser la gravitation vers le tronc. Le pied doit être élevé, le membre entier doit être enveloppé dans du coton, entouré de taffetas gommé, afin de prévenir le contact de l'air et d'enfermer l'humidité. Au début, lorsque les symptômes sont aigus, et qu'il y a de la réaction, nous avons vu l'application de 6 ou 8 sangsues sur le triangle de Scarpa faire beaucoup de bien. Il faut éviter les frictions; si l'enveloppement ne faisait qu'empêcher la garde de faire ses frictions favorites mais dangereuses, il serait déjà fort utile.

On a essayé de l'acupuncture; nous ne pouvons pas la recommander, elle ne diminue point la tension.

Le Dr Crichton, de Tavistock (1), dit beaucoup de bien de l'application locale du sulfate de fer, 1gr,50 sur 30 grammes d'eau, aussi chaude que la malade peut la supporter.

Peut-on faire quelque chose pour favoriser la fonte des thrombus? On peut donner de la quinine, de la digitale et de l'aconit pour modérer l'action du cœur. L'ammoniaque a la réputation de maintenir la fluidité du sang; dans ce but, et comme stimulant diffusible, avec de l'éther, elle est utile; l'opium rend souvent de grands services. Il faut donner l'alcool avec une grande discrétion, mais on ne peut que rarement s'en passer. Si la malade a une tendance à la syncope — et il faut s'en assurer — il faut faire des injections d'éther. Il faut avoir la seringue et l'éther tout prêts, à cause de l'urgence qui peut survenir.

Nous devons aussi être préparés pour l'embolie ou la thrombose cardiaque.

Le traitement des cas graves dans lesquels les coagulations se font mal rentre dans celui de la septicémie.

Le perchlorure de fer combiné avec la quinine est fort utile.

Thrombose artérielle. — Les ouvrages de Simpson (1856) attirent spécialement notre attention sur cet accident puerpéral. On trouvera dans les *Obstetrical Transactions* de 1863, p. 30, un mémoire de Robert Barnes, qui traite ce sujet, surtout au point de vue puerpéral. Les travaux de Paget, Kirkes, Virchow, Humphrey, Richardson et Cohn, doivent être consultés à cause de la lumière qu'ils jettent sur les cas puerpéraux, en étudiant l'affection dans d'autres circonstances. Les cas puerpéraux ne forment qu'un chapitre, mais fort instructif, dans l'histoire de la coagulation du sang.

Voici brièvement les symptômes qui annoncent ce qui se passe dans le sang : Plus ou moins tôt après l'accouchement, la femme est prise de syncope, de douleur vive dans un des membres, ou tous les deux; on n'y sent plus le pouls; puis survient la perte de chaleur, la gangrène, la mort peut-être. Dans tous les cas où l'on a observé ces symptômes, on a trouvé à l'autopsie des caillots dans les artères principales du membre affecté.

Dans d'autres cas, on observe une syncope subite, des irrégularités du cœur, une respiration oppressée, un collapsus rapide et une mort prompte. Dans ces cas, on trouve que la circulation pulmonaire est presque exclusivement affectée, et on observe des caillots qui obstruent le cœur droit et les artères pulmonaires.

Voici le résumé d'un cas de thrombose artérielle que nous avons soigné : Une dame accoucha aisément de son quatrième enfant, le placenta fut expulsé entier; l'utérus se contracta bien. L'accouchée alla

(1) *Brit. Med. Journ.*, 1871.

bien pendant sept jours, la sécrétion du lait et les lochies s'établirent. Le septième jour, après une violente altercation avec la garde, elle se leva dans son lit, prit froid peut-être; nous la vîmes peu après, agitée, inquiète, se plaignant de fortes douleurs spasmodiques dans le ventre; le pouls battait 120. Le lendemain elle était mieux, le pouls battait 100. Le matin du dixième jour, la douleur avait augmenté, tout l'abdomen était douloureux, surtout dans la région utérine; tympanite. La malade sentait comme une corde serrée autour du ventre; peau moite, chaude, dyspnée. Elle pouvait mouvoir ses jambes; elles n'étaient pas douloureuses; pas de douleur dans le voisinage des gros vaisseaux. Le onzième jour, l'état était à peu près le même. Le treizième, douleur dans la région utérine, dans le mollet et le cou-de-pied droits; la malade s'évanouit tout à coup; en revenant à elle, elle fut prise d'une horrible douleur dans le cou-de-pied et le mollet; pouls 160, prostration, intelligence nette. Quelques heures plus tard la partie de la jambe comprise entre le mollet et le cou-de-pied était gangrénée; la gangrène s'étendit rapidement, et la malade mourut sept heures après qu'on l'avait constatée.

Ce cas est remarquable en ce qu'il s'est produit dans l'état puerpéral pur. Il est probable que c'est l'émotion qui a provoqué la coagulation. Dans d'autres cas, la cause immédiate était le détachement d'un embolus des valves aortiques. En analysant 15 cas, Robert Barnes a trouvé qu'on peut les diviser en deux classes : 1° ceux où le rhumatisme existait antérieurement; les valvules du cœur gauche présentaient des excroissances verruqueuses, qui se sont détachées, et, transportées dans les artères, ont formé des foyers de thrombus. Dans quelques cas, le rhumatisme avait été constaté avant la grossesse; dans d'autres il est survenu pendant la grossesse.

Sur les 15 cas de thrombose artérielle, 5 étaient compliqués d'un rhumatisme antérieur. La date la plus hâtive de l'apparition de la maladie est le second jours; la plus tardive, la septième semaine. Dans 8 cas, la gangrène a paru dans moins de quatorze jours; dans 13, la mort arriva entre onze jours et trois mois; deux fois, la malade guérit.

2° Cas non compliqués de rhumatisme ou de maladie antérieure du cœur; il est probable que dans ces cas la coagulation a commencé dans le ventricule gauche.

A propos de la thrombose et de l'embolie artérielles, il faut étudier cette maladie dans l'appareil circulatoire du poumon. Parfois les deux appareils sont affectés simultanément. Quand on compare l'histoire pathologique des deux circulations, on est frappé par un fait : Le cœur gauche, qui envoie le sang à tout le corps, est spécialement disposé à être malade; le cœur droit, ou pulmonaire, est rarement affecté.

Lorsque la grande circulation est affectée, la maladie a le plus communément son origine dans le cœur; si la petite circulation est malade, l'affection commence surtout par les veines périphériques ou les gros troncs vasculaires, d'où les caillots, portés au ventricule droit, sont chassés dans les artères pulmonaires. Dans certaines conditions néanmoins, comme la pneumonie puerpérale, on a des raisons de croire que la coagulation primitive se fait parfois dans les artères et les artérioles pulmonaires. Nous pouvons dire avec Virchow que, dans les organes dont le cœur gauche est le centre, nous avons une thrombose centrale primitive et une embolie périphérique secondaire, et que, dans l'appareil dont le centre est au cœur droit, nous avons généralement une thrombose périphérique primitive, une complication cardiaque secondaire et une embolie tertiaire des artères pulmonaires.

Les cas de guérison nous permettent de conclure qu'il peut s'établir une circulation collatérale ou que, si la gangrène est inévitable, les parties nécrosées peuvent être éliminées. Dans deux cas on fit l'amputation.

Barker rapporte un cas où la malade guérit sans gangrène après une thrombose artérielle : Une primipare avait eu la rougeole, trois semaines avant d'accoucher. Vingt-cinq jours après sa délivrance, elle fut prise de douleurs atroces dans le pied et le talon. Le pied devint froid; les pulsations s'arrêtèrent dans l'artère tibiale. Le quatrième jour après l'accident, une faible pulsation reparut dans l'artère; la malade guérit dans l'espace de deux semaines.

La douleur des membres affectés est remarquable. Presque toutes les observations notent son intensité. La malade de Robert Barnes suppliait qu'on lui amputât la jambe; Fordyce Barker raconte un cas où la malade ne cessait de répéter : « Donnez-moi quelque chose pour me soulager, ou tuez-moi tout de suite. » On a observé cette douleur dans des cas non puerpéraux. Gaspard et Cruveilhier ont remarqué qu'une douleur violente se produit toujours lorsqu'on injecte une substance étrangère dans les artères, tandis que l'injection veineuse est indolore. La douleur diminue ordinairement lorsque la mortification paraît; et la cessation des pulsations dans les troncs artériels qui se rendent dans le membre affecté est bientôt suivie de l'anesthésie et du refroidissement.

Des embolus peuvent aussi être portés au cerveau, au foie, aux reins, à la rate, aux parois du cœur, à l'œil. Burrows rapporte, dans les œuvres de Simpson, un cas où une hémiplégie survint soudain, six semaines après l'accouchement. On trouva un grand nombre de végétations sur les valvules de l'aorte et du cœur gauche. Le corps strié gauche était une pulpe diffluente, et la branche de l'artère cérébrale médiane gauche qui s'y rendait était bouchée par une petite masse fibrineuse;

au delà de cette obstruction, l'artère était oblitérée. Barker raconte un autre cas. Une primipare, accouchée depuis deux jours, fut prise d'un frisson et de symptômes fébriles; il fallut la sonder. Sept jours plus tard, elle semblait convalescente. Mais, le onzième jour, la température monta à 40°,6, le pouls à 124°; le douzième, elle devint aphasique; elle mourut le seizième jour. Autopsie : l'artère cérébrale médiane gauche contenait un caillot formé au niveau de sa première bifurcation; il y avait des végétations sur la valvule mitrale, la rate avait trois fois son volume normal; à la partie supérieure, on voyait un infarctus en forme de coin; l'artère qui s'y rendait était bouchée par un thrombus blanchâtre.

Barker rapporte encore un cas, qui fut diagnostiqué embolie cérébrale, et guérit, et un troisième qui se termina par la mort. Ce cas est fort intéressant, mais le manque de place nous oblige à ne pas le transcrire ici. Une petite artère sortie de la cérébrale médiane était obstruée par un coagulum gris rougeâtre; la valvule mitrale était couverte de végétations. Barker fait remarquer que, dans l'embolie cérébrale, les symptômes apoplectiques et hémiplégiques sont presque toujours soudains, tandis que, dans l'hémorrhagie cérébrale, ils se produisent plus ou moins lentement, l'un après l'autre.

Thrombose ou *embolie pulmonaire*. — Sur 14 cas mortels, dans 6, les caillots venaient des veines périphériques, crurales, iliaques, hypogastriques ou utérines; des signes de phlébite ou de métrite précédaient souvent de loin les symptômes des troubles pulmonaires. Les premiers symptômes, symptômes périphériques, se sont produits à différentes époques, de quatre à plus de vingt jours après l'accouchement; la mort, de dix à vingt-huit jours après l'accouchement. Dans 8 cas, la mort a été plus ou moins soudaine; dans ces cas on trouva en général que non seulement les branches principales de l'artère pulmonaire étaient bouchées par des caillots, aussi bien que leurs petites ramifications, mais qu'il existait des caillots dans le cœur droit. Dans les cas où la mort est venue plus lentement, les symptômes de la pneumonie ont été observés.

Dans les cas où de petites portions de thrombus sont venues des veines superficielles, ou lorsque la matière septique ou ichoreuse est moins virulente, il ne se forme pas de caillot dans le cœur droit, mais de petits embolus peuvent être chassés dans les fines divisions de l'artère pulmonaire, et causer une pneumonie lobulaire, terminée par une mort plus lente, ou par la guérison.

La thrombose pure du système veineux, non compliquée de dyscrasie sanguine ou de fièvre, n'est pas souvent mortelle; elle ne devient dangereuse que lorsque des fragments des caillots périphériques sont portés au cœur.

Diagnostic. — Les symptômes que nous venons de résumer brièvement sont caractéristiques ; ils se distinguent aisément de la syncope, par la dyspnée terrible et la conservation de la connaissance, qu'on n'observe pas dans la syncope.

La thrombose du cœur droit et des artères pulmonaires est-elle *toujours* le résultat d'une embolie? Autrement dit, est-il nécessaire qu'il y ait eu une thrombose périphérique, des veines crurales par exemple, d'où les embolus soient portés au cœur droit? C'est généralement vrai ; les observations le prouvent. Autre question : La thrombose du cœur droit et des artères pulmonaires est-elle souvent ou toujours spontanée, c'est-à-dire primitive et non précédée par une embolie? Playfair à discuté cette question. Il a analysé 25 cas de mort subite après l'accouchement, et établi que : « on peut diviser les cas de thrombose spontanée et d'embolie par une ligne de démarcation précise, suivant l'époque à laquelle la mort arrive. Dans 7 cas, l'embolie était évidente, et la mort survint longtemps après l'accouchement ; jamais avant le dix-neuvième jour. » D'un autre côté, dans 15 cas sur les 25, avec une seule exception, la mort arriva avant le quatorzième jour, souvent le second ou le troisième. L'explication proposée est que, dans les cas d'embolies, il faut du temps pour la désintégration du thrombus périphérique qui produit les embolus ; tandis que, dans ce qu'on appelle la thrombose spontanée du cœur et de l'artère pulmonaire, la formation du thrombus se produit en même temps que la thrombose périphérique ordinaire, et reconnaît la même cause. Playfair soutient sa théorie par des cas dans lesquels on a vu des signes d'obstruction pulmonaire, sans que la mort en soit résultée, et où peu après ont commencé une thrombose périphérique et une phlegmatia unilatérale.

L'argument est puissant, et sans doute vrai, en général. L'analyse de Playfair concorde avec celle que Robert Barnes a faite antérieurement. On peut faire une exception pour le terme « spontané ». La thrombose, à parler strictement, n'est jamais spontanée. Nous croyons que dans tous les cas la cause de la thrombose originale ou primitive est la même, qu'elle débute à la périphérie ou dans le cœur ou les artères pulmonaires. La cause immédiate est l'arrivée dans le sang veineux d'une substance nocive. L'observation clinique a démontré que les vaisseaux le plus directement en rapport avec la source de la matière malsaine sont le plus souvent le siège de la thrombose ; et d'après ce que nous avons établi sur le but conservateur de la thrombose, la matière nocive est souvent empêchée d'arriver au cœur en quantité notable. Mais cette tentative conservatrice est parfois rendue vaine. La substance nocive, soit sous la forme d'ichor, de matière septique, ou peut-être de petits fragments de thrombus à demi dissous dans les sinus utérins peut courir dans les veines iliaques et hypogastriques, arriver au cœur et aux artères pulmonaires, où elle produira une thrombose primitive. Lorsqu'il en est ainsi, l'issue est d'ordinaire si promptement mortelle, qu'on n'a guère l'occasion d'observer ce qui se passe, comme on le fait dans le cas d'une thrombose périphérique, qui n'intéresse pas les fonctions ou les organes vitaux. Dans quelques cas cependant, surtout dans les cas de pneumonie par infarctus, on peut suivre en détail l'histoire naturelle de la thrombose pulmonaire primitive.

Voici comment Virchow décrit la thrombose pulmonaire et l'embolie capillaire :

Dans l'artère pulmonaire, les fragments de thrombus pénètrent à différentes profondeurs, suivant leur volume. Ordinairement un fragment se fixe solidement là où le vaisseau se branche. De très gros morceaux peuvent bloquer les troncs de l'artère pulmonaire et causer une asphyxie instantanée; d'autres fragments pénètrent dans les artérioles, et donnent lieu à des inflammations peu étendues, peut-être miliaires, du parenchyme; c'est l'*embolie capillaire.*

On observe aussi l'embolie capillaire dans d'autres organes. Ainsi l'endocardite est assez souvent le point de départ de métastases. Une des valvules du cœur droit s'ulcère; des *miettes* de sa surface sont emportées par le courant sanguin, et conduits fort loin. Le genre d'obstruction que produisent les fragments est absolument semblable à celui que causent les thrombus veineux; mais leur constitution chimique est toute différente. Leur faible volume et leur friabilité leur permettent d'entrer dans les plus petits vaisseaux; aussi trouvons-nous assez souvent une masse qui obstrue des vaisseaux microscopiques. Elle présente toujours un aspect finement granuleux, et n'est pas formée de ces débris grossiers qu'on rencontre dans les veines; c'est une matière granuleuse, fine et dense; chimiquement, elle résiste aux agents ordinaires, ce qui la fait reconnaître aisément. C'est la vraie embolie capillaire, qui souvent donne lieu à de petits dépôts dans les reins, la rate même, et la substance du cœur; parfois elle produit une obstruction soudaine des vaisseaux de l'œil ou du cerveau, et, suivant les circonstances, cause des dépôts métastatiques ou des troubles fonctionnels soudains, comme l'amaurose ou l'apoplexie. Ce n'est point là l'artérite primitive. Nous ne devons cependant pas accepter trop absolument la théorie de l'embolie ; la théorie rivale de l'inflammation du sang demande à être examinée. Ainsi, Schröder prétend que l'embolie n'explique pas les altérations que l'on trouve après la mort. Dans la dégénérescence aiguë du foie, les parties restent normales; dans celle de la rate, l'organe est souvent réduit en pulpe; on trouve parfois des foyers morbides circonscrits. Dans les reins aussi, le cœur, les muscles, et le tissu conjonctif, on trouve des inflammations circonscrites, dont l'origine ne peut être attribuée à une embolie. Et, si nous considérons les inflammations des séreuses, de l'arachnoïde et des articulations, qu'on ne peut expliquer que par la propriété phlogogène du sang, nous ne pourrons douter qu'un sang altéré puisse, sans cause mécanique, produire des inflammations. L'histoire d'une thrombose pulmonaire causée par une embolie est nettement dessinée dans les figures 113 et 114, empruntées à Virchow. Dans la figure 113, nous voyons un thrombus de la saphène, dont une extrémité fait saillie dans la veine fémorale. Ce thrombus présente deux points du ramollissement ou de la liquéfaction qui en fera le « lait physiologique » : on conçoit aisément comment les parties liquéfiées V et V' peuvent crever dans la fémorale, et être entraînées dans la circulation, sous la forme d'embolies granulaires. Ainsi se produira une embolie capillaire, ou bien la matière granuleuse se résorbera sans trouble appréciable.

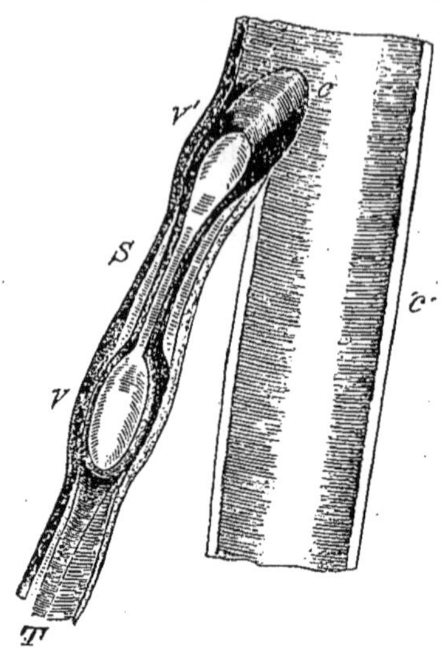

Fig. 113. — Thrombose de la veine saphène.

S, saphène; T, thrombus; VV', thrombus sur les valvules, en voie de ramollissement, et réunis par un caillot plus mince et plus récent; c, prolongement du bouchon dans c', la veine fémorale (Virchow).

Dans la figure 114, nous voyons des thrombus autochthones ou origi-

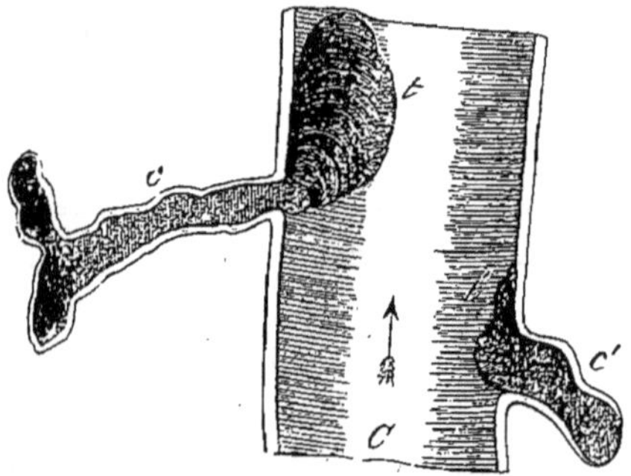

Fig. 114. — Thrombus autochthones et prolongés.

cc', branches veineuses latérales prolongées, remplies par des thrombus autochthones, et faisant saillie dans la veine fémorale C; *t*, thrombus prolongé produit par des dépôts sanguins concentriques; *t'*, thrombus prolongé duquel se sont détachés des fragments (Virchow).

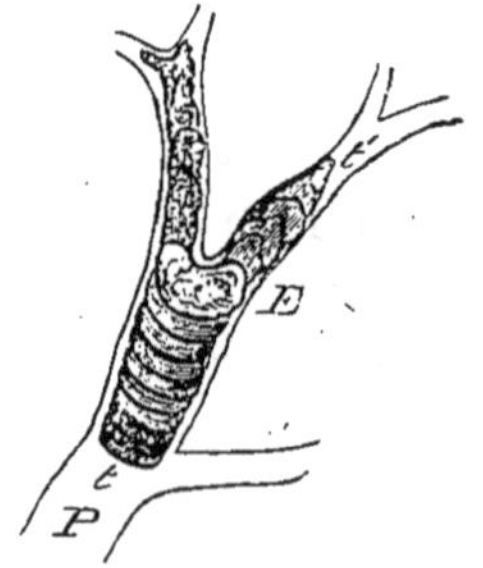

Fig. 115. — Embolie de l'artère pulmonaire.

P, branche de l'artère pulmonaire se divisant en E, où l'embolus est fixé et se tient à cheval ; *tt'*, thrombus secondaire, formant capsule (Virchow).

naux, *cc'*, dans des branches latérales variqueuses, faisant saillie dans la fémorale C; *t* est un thrombus prolongé par des dépôts sanguins concentriques, *t'* est un thrombus semblable, duquel des fragments (emboli) se sont détachés et ont été transportés dans la circulation. Les flèches indiquent la direction du courant sanguin.

Enfin, dans la figure 115, nous voyons le stage ultime de l'embolie qui produit une thrombose dans l'artère pulmonaire. P est une branche modérément large de l'artère pulmonaire; E est la bifurcation de cette artère, sur laquelle l'embolus s'est fixé; arrêté là, il bloque plus ou moins complètement la lumière du vaisseau. Des thrombus secondaires, *t*, *t'*, encapsulent l'embolus, qui a été emporté par le torrent circulatoire, depuis C' (fig. 114).

Nous citerons Paget (*Med. Chir. Trans.*, 1846), qui explique ainsi comment l'équilibre se trouble entre la grande et la petite circulation, et comment se fait la compensation : « Pour que la congestion générale ou pulmonaire ne se produise pas, il est essentiel que la même quantité de sang passe, dans un temps donné, dans la circulation générale et dans la circulation pulmonaire. Lorsqu'une artère pulmonaire de petit calibre est bouchée, le ventricule droit chassera plus rapidement le sang dans les artères restées libres; si la quantité envoyée aux poumons demeure la même, il n'est pas nécessaire qu'il se produise un changement dans la circulation générale. Mais, lorsque plusieurs grosses branches de l'artère pulmonaire sont obstruées, et que la quantité ordinaire de sang ne peut plus passer, l'équilibre des deux circulations n'y peut se maintenir que par le ralentissement du sang dans les vaisseaux de tout le corps. Cette accommodation se fait naturellement, car, lorsque le ventricule gauche reçoit, à chaque diastole de celles des artères qui sont demeurées libres, une quantité de sang moindre qu'à l'ordinaire, il doit, à chaque systole, envoyer aux extrémités une quantité également moindre. Il s'ensuit que la rapidité de la circulation générale est diminuée.

« Le malade qui a plusieurs artères pulmonaires obstruées présente donc ceci de particulier, que, plus cette obstruction est étendue, plus sa circulation générale est lente, et plus ce qui lui reste de circulation pulmonaire est rapide. Il peut vivre ainsi quelque temps, sans gêne grave, mais non sans grand danger. Car, si la coagulation et l'obstruction s'étendent, le ralentissement de la grande circulation augmentera nécessairement. Et ainsi, jusqu'à ce que l'action du cœur et des vaisseaux cesse, et que le malade meure, lentement ou subitement. On voit donc que la cause directe de la mort est non pas dans l'état du poumon, mais dans celui du cerveau ou du cœur. »

Traitement. — Dans les thromboses artérielles du corps, on a peu d'expérience pour stimuler l'espoir d'un traitement heureux. Nous pouvons envisager la possibilité de maintenir le malade assez longtemps en vie, pour qu'une circulation collatérale s'établisse, comme dans le cas d'un anévrysme, ou pour permettre la séparation du membre nécrosé. On connaît le cas d'une femme qui a survécu après l'amputation spontanée des membres. Le grand principe du repos a une importance capitale; on peut essayer les injections d'éther, une bonne alimentation, peut-être de fortes doses d'ammoniaque, d'après l'hypothèse de Richardson, que la fluidité du sang dépend de son alcalinité.

Ne pourrait-on pas essayer des injections veineuses d'un sel alcalin?

Dans bien des cas une émotion ou un mouvement soudain a précédé immédiatement les troubles cardiaques et pulmonaires. Il semble qu'on peut en conclure que, dans quelques cas, la malade aurait évité la catastrophe, si elle avait gardé un repos physique et moral complet.

Le traitement le plus sûr est dans la prophylaxie, dans l'étude sérieuse des causes éloignées ou prochaines. Tout ce qui a été dit sur les soins à donner à la femme enceinte est corroboré par la probabilité d'une thrombose, si le sang est dégradé et si la matière septique pénètre dans les veines. Il faut, pendant le travail, assurer la contraction régulière de l'utérus, éviter le *massage*, dont le vrai nom est *meurtrissure*. Les stimulants, le quinquina, et les acides minéraux sont, d'après notre expérience, les remèdes les plus utiles.

Dans deux cas que nous avons vus guérir, nous sommes convaincus que le succès a été dû principalement à l'application de sangsues sur la région précordiale; le soulagement a été rapide. Une petite saignée du bras peut aussi, en diminuant l'afflux sanguin vers le cœur droit, aider à maintenir l'équilibre entre les deux circulations. La Nature a un processus curatif; il faut seulement que la malade vive assez longtemps pour qu'il puisse évoluer. On a constaté dans quelques cas que le caillot obstructeur existait quelque temps avant la mort. Comme le dit Paget, à propos d'un cas : « Une grande partie de la circulation pulmonaire peut être arrêtée dans le cours d'une semaine, sans danger immédiat, et sans indication de l'accident. » On est donc justifié à espérer qu'avec un repos absolu la circulation sera suffisante pour entretenir la vie jusqu'à ce que le caillot soit absorbé. Mais tout mouvement brusque peut produire dans la circulation incomplète une tension trop forte. On sait que souvent la mort a été précipitée par un mouvement, comme celui de se lever sur son séant.

Infection putride. — C'est communément une forme d'autosepsie, mais elle peut se compliquer d'exosepsie. Elle est due ordinairement à la rétention et à la décomposition de quelque substance, comme un fœtus mort, un fragment placentaire, un caillot. Les symptômes locaux sont masqués par les symptômes généraux. Parfois il y a de la tympanite utérine, de la physométrie; il n'y a guère d'inflammation; c'est essentiellement un empoisonnement par l'absorption des gaz ou des liquides putrides. Cet empoisonnement est parfois lent et prolongé, parfois rapide, et comme soudain. Le premier signe qu'on observe est un changement dans les lochies; pendant quelques jours, l'écoulement peut être normal, puis sa quantité diminue, il devient d'un noir brunâtre, il est mélangé avec des débris plus ou moins sanieux. Parfois il se produit un écoulement de sang noir, fétide, et contenant des débris de placenta ou de membranes. Le frisson commence ordinairement la scène, puis vient la fièvre; la sensibilité n'est pas exagérée par la pression. A l'examen, on trouve l'utérus gros; le col est souvent béant; le doigt ramène des débris de caillots et un peu de liquide fétide.

Le frisson est souvent récurrent, suivi d'un mouvement fébrile à répétition, tant qu'il reste dans l'utérus une substance étrangère pour entretenir la flamme. Si l'on enlève la substance qui se pourrit, si l'on tarit la source du poison, l'amélioration est parfois rapide, et la guérison ne tarde pas à se faire. Mais, dans d'autres cas, la dépression s'accentue, la diarrhée et les sueurs persistent; le pouls et la température s'élèvent; le délire ou le coma précède la mort.

Cette forme de fièvre n'a pas de lésions anatomiques distinctes, excepté celles d'une complication, comme l'exosepsie, la phlébite et la métro-péritonite.

Voici un cas type : Une plurigravide, au septième mois de sa grossesse, présenta des signes de la mort du fœtus. Nous délivrâmes un fœtus putréfié, par la version; ce fut avec grand'peine que nous pûmes l'extraire entier; il avait le développement d'un fœtus de six mois; il était probablement mort depuis quelques semaines. La sage-femme fit l'extraction du placenta. L'accouchée n'eut pas d'hémorrhagie. On nous dit, le cinquième jour, qu'elle avait une douleur dans le ventre; le neuvième jour, tout l'abdomen était extrêmement distendu et douloureux; le pouls était petit. Elle mourut le lendemain. Autopsie : Poumons généralement sains, sauf un point tuberculeux. Cavité abdominale pleine d'un liquide purulent, péritonite générale; foie et rate congestionnés; rein droit complètement désorganisé, pesant à peine 30 grammes; rein gauche très gros, pâle, granuleux. La malade n'avait eu ni hydropisie, ni convulsions. Muqueuse gastrique fortement congestionnée; utérus gros, couvert d'une lymphe récemment épanchée; tissu utérin vascularisé, mais peu enflammé; un peu de sang dans la cavité ; petit fragment placentaire entre les trompes. Trompe gauche pleine de pus.

Physométrie ou *tympanite utérine*. — Dans certaines circonstances, l'utérus peut être distendu par des gaz ou par de l'air. Il est certain que l'air peut être aspiré dans l'utérus lorsque celui-ci est flasque, et que les parois abdominales sont relâchées, de sorte que l'utérus, pendant comme un sac, produit une aspiration. L'air peut aussi entrer avec la main introduite pour enlever le placenta ou les caillots. Mais ce qu'on entend par physométrie est ordinairement dû à la putréfaction du fœtus, des caillots ou du placenta, retenus dans l'utérus. L'orifice est parfois bouché par le placenta, tombé sur le col; les gaz emprisonnés s'accumulent, l'utérus est distendu, et donne un son tympanique à la percussion. Il se produit ordinairement des signes de septicémie, due à l'absorption des gaz ou des liquides putrides. S'il s'échappe du gaz, on sent une odeur particulièrement fétide; la perte vaginale est aussi ordinairement fétide. La physométrie se produit peu après l'accouchement. La malade éprouve une sorte de tension, qui simule la grossesse; elle a ordinairement des coliques utérines.

Les symptômes de compression, dus au volume de l'utérus, s'accentuent au fur et à mesure de son développement; la vessie peut être comprimée et paralysée; la respiration est gênée.

Lorsqu'on examine à l'intérieur, le doigt, introduit dans le col, sent la masse qui le bouche; aussitôt qu'on la déplace, le gaz fétide s'échappe, parfois avec bruit, et remplit la chambre d'une odeur infecte.

Il est probable que, lorsque l'utérus aura été vidé et lavé avec de l'eau pure ou un liquide désinfectant, les symptômes septiques diminueront. Mais l'empoisonnement et les autres complications sont parfois si graves, que la fièvre continue et augmente.

Dans quelques cas, la tympanite commence pendant la grossesse, quand, par exemple, un fœtus mort demeure dans l'utérus. Il y a danger tant que l'utérus n'est pas vidé.

Lorsqu'elle est due à la rétention du fœtus, il y a ordinairement de l'eau et du gaz dans l'utérus, c'est la *physohydrométrie*. La malade a ordinairement dans ce cas des pertes fétides mêlées à des bulles gazeuses.

Becquerel (1) a donné une bonne description de cette maladie. Staude en a analysé (2) 64 cas, sur lesquels 32 malades succombèrent; 18 eurent de graves complications puerpérales; 14 se rétablirent sans troubles sérieux.

Il est important que la malade soit couchée sur le dos, l'utérus supporté par un bandage serré et un coussin. Le traitement général rentre dans celui de la fièvre puerpérale.

Marche, caractères et diagnostic de l'inflammation pelvienne. — Dans les cas traumatiques simples, ou dans ceux où l'élément septique est peu important, il s'épanche bientôt de la lymphe plastique dans les ligaments larges et dans le cul-de-sac de Douglas. L'utérus est immédiatement fixé. A l'examen vaginal, on trouve l'utérus plus bas qu'à l'état normal; la portion vaginale est fixée d'un côté ou des deux côtés, et généralement aussi en arrière, suivant que l'un des ligaments larges, ou tous les deux, et le péritoine rétro-utérin, sont affectés. Parfois l'exsudation repousse tellement en bas le fond du vagin, que l'orifice est de niveau avec la partie supérieure de ce canal; dans d'autres cas, l'effu-

(1) *Maladies de l'utérus*, vol. III.
(2) *Zeitsch. f. Geb. und Gyn.*, Band III.

sion produit un collier ou un demi-anneau autour du col. Ces signes établissent le diagnostic.

Dans ce cas, la guérison peut se faire par résolution. Le gonflement semble se fondre, mais il peut demeurer des adhérences pendant quelque temps.

Le début et les progrès de la maladie s'accompagnent des symptômes ordinaires de la fièvre, et de douleur; la malade ne remue pas ses jambes, pour éviter la souffrance.

Abcès. — La suppuration se fait dans un grand nombre de cas, Mc Clintock, sur 87 cas, en a trouvé 37 qui ont suppuré, et où le pus a été évacué; 24 fois l'abcès creva ou fut ouvert à l'extérieur; 6 s'ouvrirent dans le vagin, 5 par l'anus, et 2 dans la vessie. Il est possible aussi, mais très rare, que l'abcès crève dans le péritoine. Il est extrêmement probable que la terminaison par suppuration nous échappe souvent. L'issue du pus par le vagin ou par le rectum est, d'après notre expérience, plus commun que Mc Clintock ne l'a constaté.

S'il y a de la septicémie, si la malade est strumeuse, ou lymphatique, ou syphilitique, si elle est affaiblie par une hémorrhagie, la probabilité de la suppuration est de beaucoup augmentée. Le commencement de la suppuration est ordinairement marqué par la recrudescence de la fièvre. Il survient un frisson, le pouls s'affaiblit, quelquefois la malade vomit; et, si elle a de la septicémie, le poison, comme les autres poisons, passe dans les intestins, et cause de la diarrhée.

Si l'abcès est bien vidé, spontanément ou artificiellement, une amélioration considérable se fait sentir, mais la suppuration peut continuer pendant plusieurs semaines. Quelquefois il se produit un mieux momentané. La tuméfaction dure disparaît lentement; la fièvre hectique ou irritatoire persiste. Des collections purulentes successives peuvent se vider; il est difficile de prévoir l'issue; la malade peut succomber à l'épuisement et à la pyohémie chronique.

Il se peut que l'abcès, s'il se trouve dans le cul-de-sac de Douglas, s'enkyste et s'isole dans des exsudations qui le séparent du sac péritonéal. Le pus ainsi emprisonné peut subir une transformation qui aboutit à son absorption, et se convertit en une masse crétacée, qui demeure, latente ou passive, pendant longtemps, et peut n'être découverte que beaucoup plus tard, à l'autopsie. Nous avons vu des cas de ce genre. Duncan dit qu'il a souvent ouvert des abcès latents.

Quelquefois, lorsque la plus grande partie de l'effusion s'est fondue, il reste des *adhérences celluleuses*, qui limitent les mouvements de l'utérus et le courbent en divers sens. Lentement peut-être, mais assez sûrement à la longue, ces adhérences disparaissent; elles n'ont pas une grande vitalité. Lorsqu'elles sont tiraillées, comme elles ne peuvent manquer de l'être, dans les divers mouvements des organes pelviens, leur faible tissu est déchiré (1). Nous voyons constamment des femmes qui, sur l'autorité des médecins qui les ont soignées, nous affirment que l'utérus est fixé par des adhérences, et chez qui, néanmoins, nous n'avons pas grand'peine à faire sortir l'utérus du bassin. Le fond rétrofléchi, gros, est simplement enclavé sous le promontoire.

Un autre effet de l'effusion circumutérine est de gêner la rétraction et l'involution normales ; le col demeure ouvert; la malade reste exposée à des hémorrhagies sur le moment, et à des ménorrhagies dans la suite.

Les symptômes vésicaux sont souvent pénibles, mais non constants. La malade a de la dysurie et un fréquent besoin d'uriner, et la sensation que sa vessie n'est pas vide. Ces troubles sont dus en partie à la gêne de l'action contractile de la vessie et de l'acte abdomino-pectoral de l'expulsion, et en partie à la qualité irritante de l'urine, qui est souvent chargée de lithates et de mucus. Lorsqu'un abcès va crever dans la vessie, la dysurie augmente, et la rétention se produit souvent. Quand l'abcès a crevé, l'urine, naturellement, renferme du pus. La rétention peut aussi précéder l'éclatement d'un abcès dans le rectum ou dans le vagin.

La sécrétion du lait se suspend en général, soit soudainement, soit graduellement.

Lorsque l'état est devenu chronique, et que la malade va et vient, elle présente une claudication particulière, qui suffit pour nous mettre sur la voie du diagnostic. La sciatique du côté malade n'est pas rare.

Il existe quatre variétés de péritonite, qui ressemblent en plusieurs points à la pelvi-péritonite puerpérale, et qui sont parfois associées avec elle. L'une est la *pérityphlite;* la seconde, la *péritonite adhésive localisée* dans une des fosses iliaques; la troisième, la péritonite de la partie inférieure de l'abdomen, causée par une *affection cancéreuse* des organes pelviens et des glandes lombaires ; la quatrième, la *péritonite tuberculeuse.* Il est important de la diagnostiquer de celle qui est causée par une inflammation ou un dépôt cancéreux. Un caractère distinctif est que le cancer envahit généralement le col, tandis que l'inflammation simple prend surtout les tissus voisins.

Nous pourrons terminer utilement l'étude du diagnostic en ajoutant qu'il ne faut pas le rechercher avec trop de diligence. Les examens répétés et minutieux peuvent aisément faire du mal. Rien n'est aussi nécessaire que le repos, et l'examen produit un trouble.

Le *traitement* doit varier avec le type du cas et ses complications. Si l'on a affaire à une métrite compliquée de septicémie, le traitement de

(1) Matthews Duncan m'a raconté, et je crois qu'il a consigné le fait dans un de ses mémoires, l'histoire d'une femme qui avait l'utérus fixé par des adhérences postérieures; elle devint enceinte, et avorta à trois mois; une seconde grossesse se termina à six mois; enfin, à la quatrième, elle parvint à son terme. Chacune des grossesses avait travaillé à l'allongement des adhérences. La dernière les avait rompues. (*Traducteur.*)

l'inflammation périmétrique passe après celui de la fièvre puerpérale. Dans les cas purement inflammatoires, douze sangsues aux aines ou à l'hypogastre seront généralement utiles au début. Les fomentations donnent du soulagement. Une excellente méthode consiste à graisser un morceau de *lint*, assez grand pour couvrir l'hypogastre, avec une pommade composée d'une partie d'extrait de belladone, trois parties d'onguent mercuriel simple, et six parties de vaseline, à le placer sur le ventre et à le couvrir de coton absorbant. Quelques doses de calomel et d'opium peuvent faire du bien. Si elles produisent de la diarrhée, on donnera de la poudre de Dover. Dans les cas ordinaires, les alcalins sont bons au début, puis l'opium, la digitale, l'aconit.

Dans l'état chronique, les vésicatoires rendent souvent des services; puis on administre la quinine, ou le quinquina, ou le fer.

La question de l'ouverture de l'abcès est souvent résolue par la Nature; mais il est bon en général de lui venir en aide en l'ouvrant nous-mêmes. Le moment d'élection est celui où l'on reconnaît la fluctuation. Il faut faire l'incision assez grande pour admettre un drain. Il faut, autant que possible, maintenir les parois de l'abcès en contact, au moyen de compresses. Si l'on incise dans l'aine, le mieux est de se servir du bistouri; si l'on est amené à ouvrir l'abcès par le rectum ou le vagin, un long trocart est plus commode. Nous avons fait faire un long tube muni d'un bistouri, qu'on fait saillir lorsqu'on a atteint le point à ponctionner. Le tube peut se fixer à un aspirateur et sert à l'introduction du drain.

Péritonite puerpérale, distincte de la périmétrite, fièvre puerpérale péritonitique. — La péritonite peut être la condition apparente de la fièvre puerpérale, ou bien elle peut être un épiphénomène ou une complication d'autres affections. En règle générale, l'inflammation d'une séreuse exige une maladie préexistante des organes recouverts par la membrane, ou la toxémie. Une péritonite *idiopathique* est difficile à réaliser. Chez l'accouchée, elle n'est pas possible, car son sang, quoique sain en théorie, est toujours dans un état de transition, chargé d'un excès de produits excrémentitiels, toutes conditions favorables à l'éclosion d'une inflammation. Avec cette restriction, nous accepterons le terme « péritonite puerpérale simple ». Une accouchée peut sembler aller bien pendant plusieurs jours, et avoir passé la période dangereuse, quand un gros frisson, suivi d'une douleur aiguë dans le ventre, et une élévation modérée de la température et du pouls, et de la dyspnée, se produisent. Ces symptômes éclatent cependant le plus souvent vers le troisième jour, qui semble le moment de la plus grande susceptibilité aux influences nocives. Bien souvent, on nous dira que l'accouchée a été exposée au froid, en se levant, par exemple. Dans bien des cas, nous avons la certitude que la cause déterminante a été l'abus de l'eau froide ou de la glace, appliquées sur le ventre ou les parties externes, ou employées en injections intra-utérines, pour arrêter une hémorrhagie. La sécrétion et l'excrétion ont été arrêtées, les matières qui devraient être éliminées ont été retenues dans le sang. La substance nocive qui circule avec le sang agit préférablement sur les tissus qui ont été récemment le siège d'une action physiologique intense, peut-être même blessés. Ainsi l'inflammation peut s'allumer dans le péritoine, quoique peut-être l'utérus et les tissus périmétriques soient plus habituellement pris les premiers. La maladie est presque invariablement annoncée par un frisson. Puis vient la douleur, aiguë, violente, rapportée à la région ombilicale, hypochondrique, hypogastrique ou iliaque. Tout le tégument a une sensibilité exquise au palper; la malade craint qu'on la touche; le poids seul des draps lui fait mal; elle reste presque toujours immobile, couchée sur le dos, les genoux tirés en haut. La face grippée indique la souffrance et l'angoisse. La douleur diminue généralement au bout d'un jour ou deux, mais la sensibilité à la pression demeure dans quelques points; elle diminue lorsque la tympanite se produit et que l'exsudation séro-fibrineuse se fait. Le pouls s'accélère, il monte à 120 ou davantage; il est dur, mais faiblit en général lorsque le cas tourne mal. La température monte à 39°,6, 40°, ou au delà. La langue peut rester tout le temps humide et propre, mais elle est le plus souvent chargée, jaunâtre, pâteuse et molle, conservant les empreintes dentaires. Puis, surtout dans les cas graves, elle devient brune et sèche, les dents se couvrent de fuliginosités. L'appétit a disparu, la soif est pénible. Parfois il y a du hoquet, des vomissements et de la diarrhée. Hervieux et Barker ont noté que les selles sont très chargées de bile. La tympanite manque rarement, son développement est en général proportionné à la gravité de la maladie.

La distension de l'abdomen cause ou augmente la dyspnée. Au début de l'inflammation aiguë, la respiration est courte, rapide, thoracique; plus tard, elle devient plus abdominale, mais elle est toujours pressée, comme dans toutes les fièvres, et conserve un rapport avec l'élévation de la température et du pouls. Au moment, la malade respire de 40 à 50 fois par minute. Dans les cas simples, il n'y a pas de troubles psychiques; la douleur et l'angoisse dominent.

Dans les cas plus graves, où l'élément toxémique est abondant, les symptômes précédents sont plus accentués. Les yeux sont enfoncés et entourés d'une aréole foncée, les joues se creusent, et la teinte générale est plus sombre. Le cerveau devient oppressé, l'expression est terne, ou, comme dit Barker, elle est celle d'une rêverie.

Effet sur les fonctions puerpérales. — Le lait tarit parfois, mais pas toujours. Nous l'avons vu reparaître après un long arrêt lorsque la malade s'est rétablie. Les lochies, de même, ne sont pas pas toujours suspendues ; si elles sont puriformes et fétides, c'est qu'il existe une inflammation utérine concomitante.

La durée et l'issue de la maladie dépendent de son caractère, et de la résistance du sujet. Plus l'inflammation est simple, plus il y a d'espoir d'une résolution ; dans les cas simples, la gravité des symptômes s'amende au bout de peu de jours, mais, si l'exudation est étendue, surtout si elle est cacoplastique, le cas se terminera probablement par la mort, en une semaine ou deux. On doit craindre les rechutes.

Dans les cas graves, la péritonite succède le plus souvent à la métrite, à la phlegmatia, à la lymphangite ; c'est une extension de l'inflammation pelvienne. L'histoire de ces cas rentre dans celle de ces inflammations.

Traitement. — Nous étudions maintenant surtout les formes simples de péritonite. Le traitement est local ou général. La première indication est de calmer la douleur ; on y tâche en donnant de l'opium. Il faut le donner largement, d'après la méthode de Stokes et de Graves, de Dublin. Barker le conseille beaucoup, comme étant le principal remède; c'est l'agent qui assure le repos des parties enflammées; il calme l'action péristaltique et, en soulageant la douleur, *enveloppe* la malade dans le sommeil et la tranquillité. Il faut le donner courageusement et avec persévérance. On peut l'administrer en pilules, 5 centigrammes toutes les deux heures, ou 20 ou 30 gouttes de la liqueur d'opium, ou d'une solution de morphine, ou en injection hypodermique, ou en lavement s'il y a de la diarrhée, à la dose de 4 grammes de laudanum. Barker insiste sur ce qu'il peut être nécessaire de continuer l'opium pendant une semaine ou davantage ; la tolérance diminue, à mesure que la maladie marche vers la guérison. Elle est, dit-il, un guide infaillible pour la mesure dans laquelle nous pouvons diminuer la quantité du remède, ou la fréquence des doses.

L'indication suivante est d'abaisser la tension vasculaire ; le meilleur moyen est la saignée. Celle-ci n'est plus à la mode ; mais nous sommes certains d'avoir vu une amélioration positive survenue après une saignée du bras de 360 grammes, ou de l'application de 12 à 20 sangsues sur le ventre. Les cas dans lesquels on peut la faire sont les cas d'inflammation simple, et aussitôt que possible, avant que l'effusion se produise.

Dans ces cas, une dose de 3 centigrammes de calomel toutes les quatre heures, combinée avec l'opium, a souvent une efficacité singulière, et surtout lorsque le foie est paresseux et l'intestin encombré. Lorsque l'intestin est rempli, le spasme, les coliques venteuses, la sensibilité à la palpation, ou plutôt la crainte du contact de la main, constituent ce qu'on appelle la *fausse péritonite*, qui s'accompagne toujours d'un peu de coprémie, causée par l'absorption de matières fécales ou de gaz intestinaux. De petites doses de calomel procurent un soulagement rapide.

Les purgatifs sont un autre moyen de diminuer la tension vasculaire ;

mais on ne peut pas les administrer, à cause de la nécessité de laisser l'abdomen en repos; les purgatifs sont les adversaires de l'opium. Nous avons l'habitude d'associer la digitale à l'opium. Barker a une grande confiance dans le veratrum viride, et commence par 5 gouttes de teinture. Nous n'en avons pas une grande expérience, car nous nous sommes servis surtout de l'aconit, de la digitale et des bromures. Dans les formes complexes, la quinine doit occuper la plus grande place.

La tympanite et la diarrhée sont souvent beaucoup diminuées par la térébenthine, qu'on peut administrer en lavement avec le laudanum. Elle est utile aussi sous la forme d'applications sur l'abdomen. On trempe de la flanelle dans l'eau chaude, et on verse dessus la térébenthine.

L'alcool est fort utile dans les formes adynamiques et à une époque plus éloignée du début.

Il faut faire quelques injections vaginales et utérines phéniquées au cinquantième, à 40°6, afin de s'assurer qu'il n'existe pas de source d'irritation dans l'utérus. Mais, comme leur administration exige qu'on dérange la malade, il faut les faire avec beaucoup de douceur et d'adresse; il vaut donc mieux que le médecin les fasse lui-même.

Il faut nourrir la malade autant qu'elle peut le supporter.

On peut mentionner la *colpite* ou *vaginite puerpérale* parmi les accidents des suites de couches.

La forme ordinaire peut n'être qu'un excès de l'hypérémie normale produite par l'accouchement, aggravée par le traumatisme. L'hypérémie est intense, la couche épithéliale se desquame rapidement, laissant parfois la muqueuse à nu, et est fort douloureuse. Les injections d'eau chaude soulagent rapidement la malade; elles sont plus efficaces quand on y ajoute un peu d'acétate de plomb. Dans les cas graves, où le vagin a été fortement meurtri dans un accouchement laborieux, le canal peut subir une mortification qui est suivie de granulation et d'une oblitération cicatricielle.

Le vagin peut être pris d'une inflammation érysipèlateuse, croupeuse ou diphthéritique, qui peut dégénérer en gangrène et, accident local d'une infection générale, se terminer par la mort. C'est ce qui arrive dans les formes reconnues par les médecins allemands et russes, dont les hôpitaux renferment souvent des cas de ce genre, comme la colpite traumatique, la C. gangreneuse, la C. diphthéritique. Nous avons vu la forme diphthéritique dans la pratique urbaine.

Métrite. — On peut s'attendre à ce que l'utérus étant le foyer de l'activité physiologique et l'organe le plus disposé à l'inflammation, et qui reçoit le premier choc, soit le premier à s'enflammer. Cette forme peut être autogène ou hétérogénétique. Il n'est guère douteux que l'inflammation puisse, au début, se concentrer dans l'utérus, mais elle s'y localise rarement. Par la continuité des vaisseaux veineux et lymphatiques, et la contiguité des tissus, le processus inflammatoire se propage rapidement aux parties voisines. Il est néanmoins utile de reconnaître, en théorie, qu'il y a un stage, assez court, pendant lequel il peut n'exister qu'une métrite simple. Quand on la soupçonne assez tôt, on peut commencer le traitement tout juste à l'instant où l'on a le plus d'espoir de limiter le mal.

Les *tranchées* donnent le premier avertissement. Elles ne signifient pas toujours métrite, mais, si elles s'accompagnent de symptômes fébriles, le diagnostic métrite est confirmé. Chez les primipares, qui souffrent en général peu de tranchées, la métrite peut éclater soudainement, au milieu d'une santé excellente en apparence. D'autre part, chez les pluripares, les tranchées manquent rarement. Elles cessent communément d'elles-mêmes, ou sous l'influence de calmants, dans l'espace de trente à quarante heures; mais, lorsqu'il se produit une complication inflammatoire, elles persistent, et résistent à tous les traitements. L'utérus est lourd, douloureux au toucher, dur et tendu, dès le troisième ou le quatrième jour; puis viennent la douleur, la fièvre, les frissons.

L'involution s'arrête, les lochies sont ordinairement suspendues; le vagin est chaud, mou, douloureux, l'utérus est peu mobile. La région des ligaments larges est comme remplie et pâteuse; le palper y éveille de la douleur. Cela signifie qu'une péri ou une paramétrite commence.

Arrivée à ce point, la maladie peut s'arrêter et guérir. Mais trop souvent elle s'étend, et le cas devient une métro-péritonite ou une maladie grave.

Nous avons à étudier la *métrite suppurée*, fréquemment hétérogénétique, qui envahit tous les tissus de l'utérus. La fièvre augmente et persiste. L'infection est générale, et, sauf l'inflammation locale, le cas ne peut guère être distingué de la septicémie. La diarrhée s'établit; la mort ne tarde pas.

Ceux qui ont pris leurs observations dans les hôpitaux décrivent une troisième forme, la métrite gangréneuse. Elle existe, mais nous croyons nécessaire de faire remarquer que le segment inférieur de l'utérus, le col, et même le vagin, qui ont été meurtris pendant l'accouchement, présentent un aspect rugueux, mou, et une couleur foncée, noire même. Ce n'est pas de la gangrène; la mortification n'est que superficielle, elle est sans doute pour fort peu dans la mort de la malade. Dans quelques cas, il existe une vraie gangrène (1).

Elle est ordinairement caractérisée pendant la vie par l'horrible fétidité des pertes. Une grande salle peut en être infectée; la prostration est extrême et rapide. Les traits sont enfoncés et sans vie; la chaleur se perd rapidement. La face, d'abord pâle, se *plaque;* les lèvres deviennent bleues, les yeux ternes; la malade délire presque sans cesse;

(1) V. *Métrite disséquante*, par Garrigues (*An. Gyn.*, 1886, t. I, p. 71). (*Traducteur.*)

l'abdomen est tympanisé, à peine sensible à la pression; l'utérus est très gros. Peu de femmes guérissent.

Puis vient la *métro-péritonite puerpérale*, souvent aussi hétérogénétique, qui n'est souvent qu'une extension de la métrite. Elle se déclare d'ordinaire de bonne heure, le second, le troisième ou le quatrième jour. Elle éclate fréquemment tout à coup, ou bien le stage prodromique est tellement insidieux qu'il passe inaperçu. Elle débute ordinairement par un frisson, généralement unique, durant une demi-heure ou plus, et très violent; puis vient une violente réaction fébrile, bientôt suivie d'une douleur aiguë dans l'abdomen. La douleur, quoique générale, est plus forte dans la région sous-ombilicale et des deux côtés de l'utérus, au niveau des ligaments larges; elle est beaucoup augmentée par la pression, et présente des exacerbations. Elle diminue généralement au bout de deux ou trois jours; mais cet apaisement n'est point un pronostic favorable, c'est plutôt l'indication d'un affaiblissement qui commence. La tympanite paraît avec la douleur due à l'accumulation de gaz dans les intestins paralysés. On peut quelquefois suivre sur la peau le contour des intestins. La fièvre est forte; le pouls et la température s'élèvent; mais celle-ci baisse souvent beaucoup. Wunderlich l'a remarqué, les températures sous-normales sont particulièrement fréquentes dans la péritonite, et ont toujours une signification grave. La mort arrive souvent dans ces conditions. Les vomissements et la diarrhée sont fréquents; la dyspnée s'établit, due en partie à la tympanite, mais souvent à une péricardite et à une pleurésie, qui ajoutent à la pression pulmonaire. Il peut se produire une pneumonie et de petites effusions apoplectiques. Les troubles psychiques sont en général peu accusés au début, mais le délire précède ordinairement la mort. Le *facies hippocratique* est très accusé.

La sécrétion lactée est arrêtée; les lochies sont d'ordinaire supprimées, l'involution utérine se suspend. Des transpirations profuses s'établissent; il se produit parfois des sudamina. On voit souvent paraître des éruptions miliaires, pustuleuses et bulbeuses, ou des plaques érythémateuses; parfois il se produit des eschares gangréneuses sur les lèvres vulvaires et les fesses.

Dans les cas graves, comme ceux qu'on observe dans les hôpitaux, la terminaison la plus commune est la mort. Dans les cas trop rares de guérison, l'inflammation ne s'est guère étendue, la maladie semble chercher à se localiser dans les articulations.

L'*inflammation diffuse du tissu conjonctif* n'est pas rare comme suite de la toxémie puerpérale. Dans quelques cas, la forme de toxémie était probablement l'érysipèle ou la scarlatine; mais dans d'autres, nous n'avons pas pu remonter à cette origine. Il se forme des abcès en divers points du corps; il peut se produire des eschares, qui laissent les muscles à nu. On voit des eschares nécrotiques sur le dos et les fesses. Nous avons employé avec succès le quinquina, l'ammoniaque, la quinine et une bonne alimentation; comme traitement local, les pansements à l'huile phéniquée ont été remarquablement utiles, en excitant la production de granulations saines et la cicatrisation. Une solution au deux-millième de bichlorure de mercure est peut-être préférable; lorsque la peau est intacte, c'est le meilleur moyen de prévenir les écorchures au niveau du sacrum. Lorsque la toxémie présente cette localisation périphérique, il y a bon espoir de guérison; la maladie peut être considérée comme tendant à *s'user*. Il est indiqué de soutenir les forces de la malade pendant cette épreuve.

Inflammation diffuse des muscles volontaires. — Dans quelques cas, l'inflammation du tissu conjonctif entraîne celle des muscles; on le voit aux jambes et aux bras. Le tissu aréolaire délicat qui se trouve entre les faisceaux musculaires peut être le siège principal de la maladie; mais, dans quelques cas, comme Virchow l'a décrit et figuré, les fibres musculaires elles-mêmes sont prises. Il se peut que cette forme d'inflammation musculaire et de ramollissement soit la suite des modifications chimiques subies par les muscles dans les efforts violents du travail.

L'*ophthalmie* s'observe parfois comme complication de la fièvre puerpérale; le globe oculaire entier est attaqué, il est détruit par mortification. Les cas que nous avons observés succédaient à une scarlatine; mais il est probable que l'ophthalmie peut être la suite d'un érysipèle. C'est une complication de mauvais augure, qui précède l'obscurité de la mort; mais nous avons vu la guérison se produire après la perte de la vue.

Fièvre puerpérale miliaire. — Les traits caractéristiques de cette maladie sont une éruption abondante de petites vésicules, apparaissant d'abord sur le front, la poitrine et les bras, puis s'étendant à tout le corps. Les vésicules sont distinctes, entourées à la base par un cercle rouge étroit. On la guérit généralement par l'emploi du quinquina et des acides.

Nous en avons vu des exemples. C'est indubitablement une maladie artificielle, résultat d'un air impur, d'une chaleur excessive, d'une mauvaise alimentation et de l'omission des règles de l'hygiène. Elle est, croyons-nous, bannie de notre pays. On peut la confondre avec le *rash* scarlatiniforme que nous décrirons plus loin.

Hidrose ou *fièvre puerpérale hidrotique* est le nom que donne Blundell à une maladie fort dangereuse, dont le symptôme prédominant est une transpiration profuse et pénible. Elle n'est pas commune; les cas présentent de grandes différences d'intensité, depuis une forme légère jusqu'à une gravité extrême qui se termine par la mort. Ramsbotham l'a décrite avec soin. « Elle éclate, » dit-il, « dans l'espace de quatre ou cinq jours après l'accouchement; elle est toujours annoncée par un frisson, puis la diaphorèse devient générale, mais ne procure aucun soulagement; tout au contraire, la malade est dans une dépression profonde; le pouls s'élève; la soif est fort pénible. Le signe caractéristique est l'odeur désagréable de la peau, qui ressemble à celle de la terre fraîchement remuée. L'haleine est fade et nauséeuse. Les lochies et le lait sont ordinairement taris. La malade a de la diarrhée, elle est irritable. La douleur, même à la pression, n'est pas forte. Dans les cas graves, les vomissements, le hoquet, une diarrhée incoercible et une respiration précipitée, puis le collapsus, précèdent la mort. »

Ramsbotham la croyait contagieuse. Dans tous les cas qu'il a observés, l'accouchée avait eu une hémorrhagie grave. Il a trouvé parfois des signes de métrite et du pus dans la tunique interne et des veines utérines; dans d'autres cas, il n'a trouvé aucun changement structural. Il n'a pas grande confiance dans le traitement, et recommande les toniques, les acides minéraux et une bonne nourriture. Il distingue l'hidrose de la fièvre miliaire, mais il est probable que ces deux maladies se produisent sous les mêmes mauvaises influences sanitaires. C'est une des formes des fièvres puerpérales qu'il faut bannir. Toutes les deux tiennent à la constitution puerpérale, et montrent les réactions du sang puerpéral mis en présence des poisons autogènes et hétérogénétiques.

Les zymotiques chez l'accouchée. — Dans le chapitre consacré aux maladies de la femme grosse, nous avons étudié avec quelque détail leurs relations avec les zymoses. Nous avons vu comment la scarlatine et ses analogues peuvent attaquer la femme grosse, et comment elles affectent la femme et le fœtus qu'elle porte.

Nous avons maintenant à esquisser rapidement leurs relations avec le puerpérium. Ce sont les exemples les plus frappants de fièvre hétérogénétique. Commençant par la scarlatine, nous rappelerons que l'infection peut être prise avant ou pendant le travail; il est extrêmement important de déterminer quand elle a commencé. Par exemple, si le poison a pénétré avant l'accouchement, il est probable qu'il n'a pas été apporté par le médecin; si l'infection date de l'accouchement, elle peut venir du médecin ou de la garde. Nous connaissons un cas où un accoucheur a été accusé d'avoir donné la scarlatine à une femme; il eut le bonheur de pouvoir prouver que l'infection venait d'une cause antérieure à l'accouchement. On pourrait croire que la date de l'infection est facile à fixer d'après l'époque de l'incubation; mais cette méthode, qui a sa valeur, ne peut guère être appliquée avec une précision suffisante. Il peut s'écouler quelques heures, un jour, ou davantage, avant que la maladie éclate.

Braxton Hicks (*Obst. Trans.*, 1871, p. 44) a groupé 89 cas de maladies puerpérales, d'après leurs causes probables, et a trouvé que, dans 37, le poison était presque certainement scarlatineux. Quant à l'incubation, Hicks a observé que, la femme eût-elle été exposée à la contagion pendant plusieurs mois avant d'accoucher, la maladie n'éclôt généralement que le troisième, le quatrième ou le cinquième jour après l'accouchement. Le germe demeure-t-il dormant jusqu'au moment du travail, alors que la tension artérielle est diminuée et que l'absorption active jette dans le sang un flot de matériaux excrémentitiels? Cette explication est au moins plausible.

La susceptibilité spéciale des accouchées à l'invasion de la scarlatine est prouvée par le fait suivant : Un médecin qui a été en contact avec un cas de scarlatine peut voir dans le courant du jour suivant vingt ou trente malades; il est probable que la seule qui prendra la maladie sera une femme en couches.

On dit parfois que la scarlatine, chez une femme enceinte, est une scarlatine, et rien de plus; nous avons montré ailleurs la fausseté de cet apophthegme. Il y a quelque chose de plus, l'état puerpéral, qui constitue un terrain de culture spécial — pour emprunter un terme aux théories modernes des germes — qui modifie le poison scarlatineux, et de telle façon qu'il le déguise ou le masque. C'est ainsi que l'éruption peut ne pas se faire, ou du moins se faire d'une manière anormale. Mc Clintock a noté que l'éruption manque souvent. Il est sans doute rare que l'angine fasse complètement défaut, mais Mc Clintock dit qu'elle est comparativement légère dans tous les cas; et il croit que cette légèreté en est un trait remarquable. Braxton Hicks, lui aussi, a toujours trouvé l'angine peu accentuée. Il ajoute, et nous avons fait la même observation, que l'influence scarlatineuse peut se montrer sans l'éruption et sans l'angine, et que son origine peut ne pas être indiquée par les caractères ordinaires. Les engorgements glandulaires ne sont pas constants. L'albuminurie est probable; mais elle peut être due aux causes puerpérales simples; elle peut, du reste, passer inaperçue, si l'urine n'est pas extraite avec la sonde. La malade peut avoir succombé avant la période de desquamation.

On peut se demander si le poison scarlatineux, évoluant dans un sang puerpéral, ne peut pas se modifier de telle sorte que les phénomènes caractéristiques qu'il produit ordinairement soient changés, et qu'il se forme un *tertium quid* toxique. Nous voyons dans l'histoire clinique de la scarlatine chez les accouchées un exemple de ce qu'on observe dans l'histoire de la vaccination. Chez les sujets sains, la vaccine suit un cours normal; lorsque le sang est malsain, les germes zymotiques entrent en conflit et produisent les plus désastreuses conséquences, comme l'érysipèle, la cellulite diffuse, et d'autres désordres. De même, chez l'accouchée saine, le poison scarlatineux suit une marche normale, tous les phénomènes apparaissent dans l'ordre naturel; chez les autres, le même poison, agissant sur un sang malade, peut donner lieu à l'inflammation et à la suppuration dans divers points du corps.

Si la malade a eu déjà la scarlatine, la maladie peut être modifiée et rendue moins grave. On doit tenir compte de cette probabilité, dans la discussion de l'influence réciproque de la scarlatine et du puerpérium. La maladie peut n'en être pas moins mortelle. Partout où existe une épidémie de scarlatine, les accouchées souffrent en grand nombre.

Comme ces cas ont été observés après un accouchement simple, ceux qui soutiennent que la fièvre puerpérale est traumatique doivent attacher une importance exagérée au traumatisme.

Hicks a trouvé ces maladies plus communes dans les maisons neuves ; ce qu'on observe pour les autres zymoses.

Si nous réussissons à prévenir la scarlatine, nous diminuerons, de ce fait seul, de moitié le nombre des cas de fièvre puerpérale ; et si nous avons soin de vider l'utérus de son contenu nocif, nous en éviterons encore un grand nombre.

Gravité de la scarlatine chez les accouchées. — Ramsbotham a déclaré que cette complication est presque toujours mortelle ; plus tard, ayant vu plusieurs cas de guérison, il a dû la considérer comme moins grave. Nous avons vu guérir quelques malades ; mais en général, la scarlatine est plus grave chez les accouchées qu'en dehors de l'état puerpéral. La malade peut succomber avant toute inflammation et toute suppuration. Mais, si elle vit quelques jours, et que le cas ne se termine pas par la défervescence et la guérison, elle peut présenter les plus graves altérations : la péritonite, la synovite, la cellulite, la cardite, la pneumonie, la pleurésie, l'ophthalmie allant jusqu'à la destruction de l'œil.

Mc Clintock, en 1866, a trouvé, à la Maternité de Dublin, 10 morts sur 34 cas ; il a observé que, plus l'invasion est hâtive, plus le danger est grand.

Lorsque la maladie suit une marche favorable, les fonctions puerpérales ne sont pas interrompues ; les lochies et la sécrétion lactée continuent.

Ce qui a été dit de la scarlatine s'applique aux autres zymoses. Une propriété qu'elles ont en commun est celle dont est dérivé le nom qu'elles portent. Les poisons zymotiques ont une puissance active infectieuse et de reproduction spontanée ; c'est ce qui fait qu'une seule infection suffit. Ce fait constitue une grande différence entre les zymoses et les toxémies autogènes ; celles-ci ne se reproduisent pas.

Traitement. — Le quinquina, l'acide chlorhydrique, le chlorate de potasse, les stimulants et une bonne alimentation, des lavages chauds fréquents, constituent la thérapeutique que nous avons trouvée la plus efficace.

Nous avons vu des cas de *rash scarlatinoïde* chez des accouchées, qui semblaient analogues aux éruptions semblables que Paget et d'autres ont observées dans les cas de chirurgie. Il est évidemment difficile de les distinguer des formes légères de la scarlatine et de l'érysipèle. Hervieux, dans une discussion sur ce sujet (1), dit qu'il en a vu 20 cas à la Maternité ; tous ont guéri ; dans quelques-uns l'éruption était d'une couleur éclatante; la fièvre avait son intensité habituelle ; l'éruption débutait par le devant du tronc, s'étendait aux cuisses, puis à la partie supérieure du tronc, n'envahissait pas la face, et n'était pas accompagnée de l'éruption miliaire si commune dans la scarlatine.

Érysipèle. — On a souvent noté la complication érysipélateuse, et quelques médecins peu versés dans l'obstétrique se sont imaginé qu'ils avaient découvert dans l'érysipèle la cause essentielle de la fièvre puerpérale ; ils ont déclaré que la fièvre puerpérale est un érysipèle. Gull (*Med. Gazette*, 1849) a dit : « Il existe un rapport étroit entre l'érysipèle et la fièvre puerpérale. » Il a fait trois autopsies, et a trouvé dans toutes du pus dans les veines — non dans les veines ou les sinus de l'aire placentaire, qui étaient remplis par des caillots sains, mais dans les veines du cou. — Il l'assimile à l'érysipèle des cas chirurgicaux.

Hulme et d'autres ont noté que l'utérus peut être indemne, et que les autres tissus peuvent être pris. Cette complication est fréquente dans les hôpitaux ; mais nous l'avons vue chez des accouchées de la *Royal Maternity Charity*, qui accouchent chez elles. Dans un cas, l'érysipèle parut sur la face le sixième jour après l'accouchement ; les joues se gonflèrent ce jour-là ; une grosse phlyctène se forma sur la joue gauche ; la malade était déprimée, avait beaucoup de fièvre, mais son lait ne tarit pas ; elle prit du quina et de l'ammoniaque, et guérit.

Dans un autre cas, la malade ayant accouché de jumeaux vivants et pour la troisième fois, eut un frisson le quatrième jour ; le cinquième, l'érysipèle parut sur la face ; les lochies et le lait tarirent, le onzième, l'érysipèle s'était étendu, et la malade eut de la diarrhée ; le treizième, elle prit du perchlorure de fer, et guérit.

Il n'est pas toujours possible de trouver l'origine de l'infection ; nous ne croyons cependant pas que l'érysipèle soit spontané. Ainsi, deux femmes, à deux milles de distances (un peu plus de 3 kilom.), moururent de fièvre après avoir accouché ; elles avaient été assistées par deux médecins ; tous les deux avaient examiné, quarante heures auparavant, la plaie puerpérale d'un érysipèle phlegmoneux. Après avoir traité un érysipèle gangréneux, Storrs a eu une série de 8 cas de fièvre.

L'érysipèle peut expliquer un plus grand nombre d'épidémies puerpérales qu'aucun autre poison extérieur, sans excepter la scarlatine. Les épidémies décrites par Armstrong, Hey, et beaucoup d'autres, ont suivi leur cours *pari passu* avec l'érysipèle, dans la ville.

(1) De certaines éruptions dites miliaires ou scarlatiniformes des femmes en couches, ou de la scarlatinoïde puerpérale, 1862. *L'Union méd.*, 1863.

Lever rapporte des cas remarquables d'érysipèle ayant causé la fièvre puerpérale, et de fièvre puerpérale reproduisant l'érysipèle chez des enfants et des gardes.

Le Dr Gordon a noté que l'épidémie d'érysipèle et celle de fièvre puerpérale ont commencé en même temps à Aberdeen, puis ont continué du même pas; elles arrivèrent toutes les deux à leur summum au même moment et cessèrent en même temps. Il ajoute que les épidémies qu'il a observées à Durham et à Northumberland, ressemblaient beaucoup à celles d'Aberdeen et de Leeds. Il dit qu'à Leeds l'érysipèle était épidémique, en même temps que la fièvre puerpérale, Joseph Clarke dit que l'épidémie qui sévit à Dublin en 1767, était semblable à celle de Londres, décrite par Hulme.

La *diphthérie* n'est pas, d'après notre expérience, fréquente chez les femmes accouchées à leur domicile. Nous avons vu quelques cas où des exsudations diphthéritiques apparurent sur la plaie périnéale et dans le vagin, avec une forte fièvre. Hicks en a noté 7 cas. « Elle peut, dit-il, ne produire que ses symptômes propres, ou s'accompagner de lésions locales et générales secondaires. » La diphthéric est une maladie épidémique fréquente dans les hôpitaux allemands.

Typhoïde. — Nous avons vu plusieurs accouchées prises de fièvre typhoïde, présenter l'éruption ordinaire.

Variole. — Le lecteur se reportera au chapitre VI qui traite des maladies de la grossesse, où il trouvera des informations sur cette complication.

Dans un cas, rapporté par Robert Barnes à la *British medical Association*, à Dublin, en 1867, l'éruption prit l'apparence du purpura. Dans cette communication, il énonça la proposition qu'un poison zymotique quelconque, envahissant une femme enceinte ou une accouchée, est modifié dans son action par l'état spécial du sang de la malade. Cela est si vrai que souvent la maladie zymotique ne se reconnaît pas aisément à ses traits propres, et que les symptômes résultant de la combinaison produisent un état qui passe pour une fièvre puerpérale.

Il est vrai que la variole se traduit habituellement par son éruption caractéristique; mais le virus variolique, reçu dans un sang altéré par l'état puerpéral, peut y occasionner de telles réactions qu'il se produise des symptômes très différents de ceux de la variole (1). On a noté une couleur pourprée dans des cas de variole chez les accouchées.

Modes d'infection. — On retrouve, dans le cas des accouchées, tous les modes connus d'infection qui agissent dans la propagation des poisons animaux. Elles peuvent être envahies par les zymoses typiques, qui les pénètrent par toutes les voies ordinaires, et par une autre voie, le canal

(1) L'incubation de la variole serait plus courte (Quincke, *Brit. med. Journ.*, 1886, t. I, p. 393. (*Traducteur.*)

parturient — inoculation directe. — C'est surtout par cette voie que les poisons autres que les zymotiques effectuent leur entrée. Tous les organes d'absorption peuvent donner entrée au poison et l'apporter dans la circulation. Ainsi le canal intestinal, les poumons, la peau, le tissu conjonctif peuvent laisser entrer l'ennemi. Chez l'accouchée, il peut en outre entrer par le canal parturient.

Personne ne doute que le tissu conjonctif et la muqueuse du canal digestif puissent donner entrée à un poison animal, comme à d'autres poisons. Le canal parturient, intact ou blessé, est une route par laquelle il pénètre fréquemment. Quelques auteurs, comme Schröder, doutent qu'il puisse pénétrer par les poumons. Les faits cliniques donnent une force indestructible au jugement de Tarnier, qui dit : « Les poumons, par leur étendue et leur activité, présentent des conditions favorables à l'absorption, et c'est souvent par cette voie que l'empoisonnement se fait. »

Véhicules du poison. — Les zymoses peuvent être transportées par l'air, l'eau et le lait que prend l'accouchée. L'air et l'eau sont contaminés par les émanations et les excrétions des varioleux, des scarlatineux, des coquelucheux, des morbilleux, des typhiques, des érysipélateux et des cholériques. Les germes de ces maladies peuvent être apportés aussi par le linge, les éponges et les objets infectés. Les égouts et les matières fécales peuvent contaminer l'air et l'eau. Nous avons vu des cas qui nous ont convaincus que la scarlatine et la fièvre puerpérale peuvent être communiquées par les gaz des égouts. Nous pouvons en conclure que le virus scarlatineux, microbe ou autre, est cultivé et conservé dans les égouts.

Puis vient l'inoculation directe par le toucher. L'accoucheur ou la garde, si leurs mains sont infectées, peuvent porter le poison directement dans le vagin ou l'utérus, où il est absorbé par la muqueuse, intacte ou blessée. Dans ce dernier cas, le poison est déposé dans le tissu conjonctif qui l'absorbe et le transporte rapidement. Nous ne croyons pas qu'une blessure soit nécessaire. Nous ne croyons pas que nos observations cliniques renferment aucune cause d'erreur qui puisse nous faire douter que le poison ait été absorbé au moment d'un examen fait pendant le premier stage du travail, avant toute blessure. Dans un grand nombre de cas, la main ne pénètre pas, on ne fait aucun examen vaginal, avant que la tête, qui produit la plaie, ait passé.

C'est par le toucher en général, si ce n'est toujours, que le virus cadavérique pénètre dans l'organisme. Depuis quelques années, nous connaissons mieux le virus cadavérique. Nous ne croyons pas qu'on l'ait encore isolé et défini. Il suffit pour notre étude actuelle de savoir qu'il se développe dans les organes, peu après la mort, un poison doué d'une virulence particulière, capable de se transmettre par inoculation. Les amphithéâtres de dissection ne le prouvent que trop.

« Je suis parfaitement convaincu, » dit Ramsbotham, « que les propriétés contagieuses des maladies puerpérales sont rendues encore plus pénétrantes et plus subtiles après la mort, et que les vêtements imprégnés des effluves sortis du corps d'une femme morte d'une maladie puerpérale contagieuse sont les agents les plus certains de la propagation de la maladie. »

Une des leçons les plus instructives qui se puisse, est celle qui ressort de l'histoire de la maternité de Vienne, en 1846-47, racontée par Semmelweiss et par le Dr Routh, qui a observé les faits. Il a été reconnu que la fièvre puerpérale était communiquée directement par les mains des étudiants qui, en sortant des salles d'anatomie ou d'expertise légale, se contentaient de se laver les mains avec un peu d'eau, avant de toucher les femmes en travail. Routh a parfaitement établi ce point que la maladie ne se transmettait point d'une accouchée à l'autre, à moins que les pertes d'une accouchée malade ne fussent en contact avec une autre accouchée. Plusieurs gardes ou sages-femmes avaient des enfants, aucune de ces femmes ne prit la fièvre. Dans la division où les accouchées étaient assistées par des femmes qui n'avaient rien à faire avec les cadavres, la maladie n'existait pas, ou les cas étaient rares et éloignés. Depuis que les étudiants se lavent avec une solution de chlorure de chaux, la mortalité dans leur division est tombée à la même moyenne que dans celle qui est confiée aux sages-femmes.

Il faut pourtant noter qu'à d'autres époques, des épidémies de fièvre puerpérale ont sévi dans les salles des sages-femmes.

Mais le poison apporté des salles de dissection n'est pas nécessairement le virus cadavérique; si le sujet autopsié est mort de la scarlatine, par exemple, ce sera le virus scarlatineux. Voici un exemple : un de nos amis fit l'autopsie d'une femme morte de scarlatine ; deux femmes qu'il accoucha peu après eurent une forte fièvre, et la scarlatine éclata chez elles.

Les manœuvres obstétricales ont été souvent suivies de fièvre puerpérale. Ainsi le Dr Hardy, de Paris (*Arch. génér. de méd.*, 1861), dit que, l'année précédente, à la Maternité de Saint-Louis, toutes les versions ont été suivies d'une métro-péritonite mortelle. L'immunité des femmes qui accouchent dans la rue, en allant à l'hôpital, contraste avec ces accidents. Spæth, dans son rapport sur l'épidémie de la Maternité de Vienne en 1861-62, dit que, sur 90 femmes accouchées dans la rue pendant leur transport à l'hôpital, une seule prit la fièvre, quoiqu'on les plaçât près des accouchées malades. Cela signifie que, lorsque la fièvre puerpérale sévit dans un hôpital, il vaut mieux pour les pauvres femmes accoucher dans la rue, sans secours, que de recevoir l'aide de l'art.

Un mode de transport, dans un cas bien triste que nous avons vu, mérite d'être noté. Une dame, vivant dans une maison isolée, à la campagne, dans les meilleures conditions hygiéniques, fut prise de fièvre cinq ou six jours après un accouchement facile; le médecin, qui ne l'avait pas touchée, qui n'avait pas vu de cas zymotiques depuis plusieurs mois, et qui passait chaque jour plusieurs heures à cheval, ne pouvait guère être le porteur du poison. Robert Barnes vit la malade lorsqu'elle était *in extremis*. Aucun signe pathologique ne révélait la nature de la fièvre; rien ne prouvait une métro-péritonite. Après sa mort, sa sœur, qui la soignait, retourna chez elle à Londres; peu après, les enfants de cette sœur furent pris de scarlatine. On découvrit alors que la garde, sans le dire au médecin, avait apporté d'un village situé à 3 milles (5 kilomètres environ) un enfant pour tirer le lait. La scarlatine régnait dans la maison d'où sortait cet enfant. L'enchaînement des faits est complet.

La fièvre peut être apportée à la femme, avant ou après l'accouchement, par son mari ou par toute autre personne qui l'approche et qui sert simplement de véhicule. Nous avons vu, dans un faubourg de Londres, un cas de fièvre puerpérale qui a été l'objet d'une enquête soigneuse. La conclusion à laquelle arrivèrent les trois médecins fut que l'infection avait été apportée par le mari de l'accouchée, qui avait travaillé dans le jardin, dont le terrain était fait d'immondices; lui-même eut un léger malaise, mais ne présenta aucun symptôme caractéristique. Dans ce cas, le poison peut avoir été typhique ou scarlatineux, mais on n'a pu le déterminer.

Un air empoisonné peut pénétrer par la peau, par une muqueuse, ou par une veine ouverte; il peut être inhalé ou avalé, le plus souvent inhalé; il peut aussi entrer par l'utérus de la manière suivante : l'air peut suivre la main et le bras introduits pour la version ou pour une opération. Après la naissance de l'enfant, si la femme se couche sur le côté, l'utérus relâché, mal soutenu par les parois abdominales flasques, pend comme un sac, le périnée est repoussé par la main introduite pour faire la délivrance et l'air s'y précipite (1). Quelquefois il suffit que l'accouchée se mette en pronation, lorsque la vulve est ouverte. La contraction et le relâchement alternatifs de l'utérus peuvent pomper de l'air.

Les injections intra-utérines peuvent aussi entraîner de l'air.

L'air, une fois entré dans l'utérus, peut faire du mal de différentes manières. Il peut être chargé de poisons extérieurs, et infecter l'organisme; il peut pénétrer dans les vaisseaux béants de l'aire placentaire; il peut, par endosmose, traverser les tissus utérins, ou être absorbé par le tissu conjonctif mis à nu dans une plaie de la muqueuse. C'est un empoisonnement hétérogénétique.

L'air introduit dans l'utérus peut être inoffensif par lui-même; mais,

(1) Cette raison, à elle seule, et sans tenir compte des autres, serait certainement suffisante pour faire abandonner, au moins aussitôt après la sortie de l'enfant, le décubitus latéral que les Anglaises s'obstinent à prendre. (*Traducteur*.)

séjournant dans la matrice, il peut favoriser la décomposition des caillots et des fragments placentaires détachés et des thrombus des sinus. C'est un empoisonnement autogène.

La physométrie a été décrite précédemment.

Fièvre puerpérale épidémique. — Chacun sait que des fièvres sévissent parmi les accouchées; de même que les zymoses ordinaires, la scarlatine, la variole, la fièvre typhoïde, se répandent dans les réunions d'êtres humains. Mais il ne s'ensuit pas que les fièvres qu'on observe à l'état épidémique chez les accouchées appartiennent à la classe des zymotiques. La propagation d'une fièvre chez les accouchées peut s'expliquer de différentes manières : 1° c'est une variole, une scarlatine, une fièvre typhoïde, un érysipèle, ou quelque zymose vraie, qui saisit les accouchées comme les autres individus. Nous pouvons alors nous attendre à trouver la fièvre chez les accouchées comme dans le reste de la population; 2° la fièvre attaque les accouchées dans les hôpitaux qui renferment des salles d'accouchement, surtout lorsque le personnel des médecins et des gardes est commun aux deux services. Dans ces cas, la maladie est de la même nature; elle commence chez les malades de médecine ou de chirurgie, et se propage aux accouchées, chez lesquelles elle trouve un sol congénial. L'érysipèle est l'affection la plus commune; 3° la fièvre commence et finit chez les pensionnaires d'une Maternité. Dans ce cas, la maladie peut être une zymose ordinaire, ou bien un poison non zymotique, propagé par le contact ou l'inoculation, ou résultant de la malaria hospitalière.

Dans les hôpitaux, on a souvent remarqué que les femmes avaient pris la fièvre avant l'accouchement. Ainsi, Kehrer (*Monatss. f. Geburtsk.* 1861) l'a notée à l'hôpital de Giessen. Voici ce qu'on a remarqué. Pendant le travail, les douleurs sont troublées, sans effet, pénibles, spasmodiques, de sorte qu'il faut donner des remèdes, ou appliquer le forceps. Quelques heures après la délivrance, ou le premier ou le second jour, paraît un frisson d'une intensité variable, puis une chaleur sèche, un pouls rapide, des douleurs de siège divers, et un collapsus rapide. Les yeux sont enfoncés, ont un aspect cadavéreux, la langue est sèche, la respiration oppressée, la malade est constipée, plus souvent elle a de la diarrhée. La mort survient dans l'espace de deux ou trois jours, après une prostration rapide. A l'autopsie, on trouve dans l'abdomen une exsudation plus ou moins abondante, séreuse ou séro-purulente, parfois purulente, avec des flocons. Les intestins sont remplis de gaz fétides; l'utérus est distendu, relâché, et contient du sang noir putréfié; les veines renferment des masses étoilées semblables à du pus, la rate est le plus souvent molle et grosse. Les exsudations abdominales ne sont pas accompagnées d'inflammation du parenchyme utérin ou du péritoine; celui-ci n'est pas rouge, injecté, ni altéré.

Comment la fièvre puerpérale se propage dans les hôpitaux. — Une fièvre peut-elle se développer sous l'influence seule de l'entassement? Il est bien probable que c'est possible. Lusk a observé dans son hôpital que les épidémies s'arrêtent bientôt, lorsqu'on ferme les salles infectées et qu'on place les pensionnaires dans d'autres salles. Edward Rigby a fait cesser la fièvre dans le *General Lying-in hospital*, en créant une bonne ventilation.

On a soutenu que le caractère épidémique spécial de la fièvre puerpérale est prouvé par l'existence simultanée d'une fièvre dans les hôpitaux et dans la population voisine. C'est une erreur. Sans doute la scarlatine ou quelque autre zymose peut sévir dans une ville, et s'attaquer aux accouchées de l'hôpital ou du dehors, ou bien aux unes ou aux autres seulement. Hirsch dit que, sur 216 épidémies dont il a recueilli les rapports, 12 seulement se sont étendues au loin; 129 se limitèrent à des établissements isolés ou à des parties de ces établissements; 41 s'étendirent de l'hôpital à la ville; dans 21 de ces dernières, des cas isolés se sont produits dans les villes; 34 envahirent exclusivement les maisons particulières d'une localité. Hirsch dit que la coexistence du typhus ou de la scarlatine est purement accidentelle.

Nous avons analysé à ce point de vue un grand nombre de rapports d'épidémies de fièvre puerpérale, et nous sommes arrivés à la même conclusion que Hirsch. Mais cette preuve négative n'est pas suffisante. L'existence d'une zymose, comme la scarlatine, dans une ville, la Maternité n'en renfermant pas de cas, peut s'expliquer simplement par le fait que les femmes de la ville et celles de l'hôpital ont été assistées par des gardes et des médecins différents, et qu'il n'y a pas eu de communication entre les deux classes. D'autre part, les exemples abondent de fièvre se propageant de la ville à l'hôpital, et *vice versa*, lorsqu'il y a des communications réciproques. Un cas infectieux, apporté à l'hôpital, le transport du germe par un médecin, une garde, un visiteur, par les linges, ou par d'autres véhicules dont on ne peut pas toujours suivre la marche, suffit pour faire naître une épidémie.

On a beaucoup insisté sur l'analogie qui existe entre la propagation des fièvres parmi les accouchées des hôpitaux et celle des maladies attribuées à la malaria hospitalière, pour appuyer la théorie d'après laquelle les fièvres puerpérales sont de la même nature que les fièvres chirurgicales des hôpitaux généraux. On assimile l'accouchée à un malade de chirurgie. Cet argument est encore renforcé par les histoires d'épidémies dans les hôpitaux qui reçoivent des femmes en couches et des cas de chirurgie, et où les accouchées ont été prises de maladies, comme l'érysipèle, la gangrène hospitalière, identiques à celles qui affectent les malades des salles de chirurgie. Ces faits sont exacts, mais ils ne justifient pas entièrement la théorie qu'on a fondée sur eux; nous le prouverons plus tard.

Miasme nosocomial. — Quand on discute la question de la malaria (1) des hôpitaux comme cause de fièvre chez les accouchées et chez les malades de chirurgie, il est important de tenir compte des analyses faites de l'air des salles des hôpitaux et de ses dépôts. Eiselt a trouvé des cellules de pus dans l'air d'une salle ophthalmique, et des cellules épithéliales dans toutes les salles mal ventilées. Chalvet a découvert, dans la poussière des salles de Saint-Louis, de 36 à 46 pour 100 de matière organique, surtout des cellules épithéliales ; quand on la brûlait, elles sentait la corne ; humectée, elle prenait bientôt une odeur putride. Il en a trouvé sur les rideaux des lits, sur les murs et les fenêtres. Parkes a fait les mêmes observations sur l'air des casernes et des hôpitaux. Il paraît que, dans toutes les atmosphères de cette sorte, les germes d'infusoires sont beaucoup plus abondants que dans un air pur. Chalvet a trouvé que les linges revenus du blanchissage renferment encore des détritus organiques. Nous savons qu'on peut conserver du virus vaccin sur des fils de lin. Parkes a reconnu qu'il y a un rapport entre la proportion d'acide carbonique contenu dans l'air et la quantité de la matière organique. L'odeur de la matière organique est en général perceptible lorsque l'acide carbonique atteint la proportion de 0,7 pour 1000 ; elle est très forte lorsqu'il atteint 1 pour 1000.

Une émanation putride fait rapidement tourner le lait ou pourrir la viande. D'après Pasteur, les différents germes produisent différentes modifications chimiques.

Samuelson (*Quarterly Journ. of Science*, 1864) a fait des observations semblables. En examinant la poussière des vitres, dans de l'eau distillée, il y trouva le cercomonas fusiformis, des amibes et d'autres organismes. L'atmosphère était le véhicule des germes ou des spores. Il a toujours trouvé que, plus l'eau était exposée librement à l'air, plus la température était élevée, et plus nombreux étaient les organismes et plus rapide leur développement.

Il est facile de tirer des déductions. En face de ces faits et de l'observation clinique hospitalière, il serait absurde de douter du transport de la maladie par l'air. On a vu qu'un lavage soigneux des mains et des ongles peut ne pas suffire ; on a vu des fièvres surgir dans des cas où la transmission par les mains était impossible. Le virus peut s'accumuler dans les couvertures de laine, d'où il se répand dans l'air et est inspiré par la malade, ou vient au contact de la plaie périnéale. Ce fait est confirmé par les cas où les fièvres suivaient la trace des gardes.

Charles White a dit : « Les effluves (des accouchées qui ont absorbé des matières putrides venues de l'utérus) rendent l'air dans le lit et

(1) J'ai employé ce mot dans son sens étymologique : *mauvais air*, air infecté, et non dans sa signification usuelle. (*Traducteur.*)

dans la chambre plus putride; à chaque inspiration, cet air pénètre dans les poumons et de là dans la circulation. »

N'est-il pas possible aussi qu'un médecin ou une garde, ayant été en contact immédiat avec une accouchée atteinte de fièvre puerpérale, soit pour ainsi dire saturé du poison, et l'exhale dans l'air qu'il expire, au grand danger des autres accouchées qu'il visitera? Quoi qu'il en soit, nous avons trop souvent vu les femmes de médecins être prises de fièvre puerpérale; nous sommes certains que la fièvre puerpérale les atteint plus souvent que les autres femmes appartenant à la même classe sociale.

Il existe de nombreux exemples de la propagation du poison qui a produit la fièvre puerpérale chez une accouchée à des enfants, des gardes, et d'autres personnes qui ont été en relation immédiate avec l'accouchée (1). Nous n'en citerons que quelques-uns. Hugenberger rapporte que « durant l'épidémie de fièvre puerpérale de l'hôpital des sages-femmes à Pétersbourg, le poison d'hôpital envahit les femmes atteintes de maladies utérines, les domestiques, les élèves et les sages-femmes. En 1852, une femme affectée d'un catarrhe utérin chronique mourut avec les symptômes très nets de la fièvre puerpérale essentielle, et l'autopsie prouva qu'elle avait une métro-péritonite suppurée. En 1856, une femme employée au service de la salle d'autopsie mourut d'une péritonite maligne. En 1858, deux élèves internes furent pris de typhus et de symptômes péritonitiques, et succombèrent. En 1858-59, des sages-femmes eurent des érysipèles de longue durée aux jambes. L'une d'elles, au commencement de sa maladie, avait soigné une dame en ville, et, très probablement, lui avait a apporté le germe de la pyohémie qui l'emporta ».

En examinant les cas de femmes non puerpérales qui ont pris une maladie d'une accouchée, nous devons nous rappeler l'analogie, sur laquelle nous avons souvent insisté, entre la menstruation et l'accouchement. Nous croyons qu'une femme ne doit jamais être employée à la salle d'autopsie.

Influence de la fièvre puerpérale sur les nouveau-nés. — Hugenberger rapporte (2) qu'en 1846, 1848, 1856, 1859, les femmes enceintes qui étaient restées longtemps dans l'hôpital, accouchèrent d'enfants morts et putréfiés plus souvent que cela n'avait eu lieu dans une période de 15 ans. La moyenne de 15 années, sur 8,210 enfants, était de 498, ou 6 pour 100 d'enfants putréfiés; mais, au printemps de 1846, elle fut de 10 pour 100; dans l'automne de 1848, de 8 pour 100; dans l'hiver et le printemps de 1856, de 12 pour 100, et dans l'hiver de 1859, de 9 pour

(1) V. *British med. Journ.*, 1885, t. II, p. 580, un article de Blower sur la péritonite chez les vierges. (*Traducteur.*)

(2) *Puerperal-Fieber in St-Petersburger Hebammen-Institute*, 1862.

100. En 1849, 1852, 1854, la proportion fut normale et la fièvre puerpérale fut rare; 1846, 1848, 1856, 1859, furent des années de grande mortalité puerpérale.

L'histoire de la mortalité des enfants nés vivants est instructive aussi. En 1846, pendant l'acmé de la fièvre, les nouveau-nés mouraient souvent subitement avec de l'éclampsie et du trimus. Les enfants qui succombaient étaient pour la plupart sains, bien nourris. Cette année, l'atrophie aiguë du foie, la jaunisse, les érysipèles ambulants et phlegmoneux, le sclérème n'étaient pas rares.

En 1856, en janvier et février seulement, on a vu 52 cas d'ophthalmie grave; de nombreux exanthèmes pyohémiques, des érysipèles gangréneux, des phlébites ombilicales; la péritonite exsudative aiguë sévissait parmi les femmes.

La maladie peut se transmettre des accouchées aux hommes. Dans la *Rivista clinica di Bologna* de 1880, dans le rapport d'une épidémie de fièvre puerpérale qui régnait à Pollenza, en 1876, on trouve le cas d'un homme qui eut des rapports avec sa femme, récemment accouchée, qui avait eu une fièvre avec des frissons; le même soir, il eut des frissons, de la fièvre, et une douleur dans les aines. Il eut un érysipèle qui commença par le pénis et s'étendit à la cuisse; le second jour, la température monta à 40°; le scrotum se gangrena; le malade eut des abcès multiples, de l'hydrothorax, et mourut le dix-septième jour.

Il est certain que la maladie transmise à un homme par une accouchée a été dans certains cas la scarlatine, la fièvre typhoïde, ou une zymose ordinaire. Un de nos anciens collègues, le Dr Manson a pris ainsi la fièvre typhoïde d'une femme atteinte de fièvre puerpérale qu'il soignait, et en est mort. Mais, dans le cas de Pollenza, le poison semble avoir été directement inoculé au pénis, et l'histoire du cas diffère beaucoup de celle d'une zymose ordinaire. Il est probable que, dans les cas semblables à ceux du Dr Manson, le poison typhique est modifié et rendu plus actif par son passage dans le sang puerpéral, et y acquiert une plus grande virulence. Arthur Farre l'a dit : « Il n'est pas parfaitement certain que le poison zymotique ou les poisons inoculables ne puissent pas ajouter une nouvelle forme de sepsie à celle qui existe déjà dans le sang. »

Le Dr Storr (1) a trouvé, dans une épidémie de fièvre puerpérale, que plusieurs maris contractèrent une péritonite.

Mortalité puerpérale dans les workhouses. — Il est intéressant de comparer les dangers que courent les accouchées dans les hôpitaux avec ceux qu'elles courent dans les *workhouses*. Monat (*Comptes rendus du Congrès international de* 1881) a prouvé que la mortalité y est moindre

(1) *Trans. of Prov. med. Association.*

que dans les Maternités, et que les décès par inflammation des organes pelviens sont moins nombreux que dans toute la population. Cette immunité relative est due sans doute à la vie plus simple et à la séquestration auxquelles les femmes des *workhouses* sont soumises.

Anatomie pathologique. — Ce serait affecter une science plus précise que celle que nous possédons, que de prétendre donner une description systématique des lésions qu'on observe dans les fièvres puerpérales, assigner des altérations spéciales aux formes définies de fièvre, et les associer à des signes diagnostiques distinctifs.

Le mieux que nous puissions faire est d'accepter le fait que la plupart des modifications observées dans les autopsies se sont rencontrées dans presque toutes les variétés de fièvre puerpérale. La phlébite est dans quelques cas le symptôme prédominant, et on la constate pendant la vie; la péritonite, qu'on reconnaît aussi pendant la vie, est dans d'autres cas le fait le plus frappant. Mais nous ne pouvons pas dire qu'il existe une altération de tissu caractéristique de la fièvre due à la scarlatine, ou qui puisse faire distinguer une septicémie autogène d'une septicémie d'origine hétérogénétique.

Nous ne pouvons formuler que les conclusions suivantes :

1. Dans une classe de cas de fièvres, dues aux causes les plus variées, et se terminant par la mort, nous ne trouvons aucune altération structurale ou organique; les malades ont succombé à la toxémie générale.

2. Dans une autre classe, les causes étant multiples aussi, on observe les altérations organiques et structurales les plus étendues.

3. Dans quelques cas ces altérations ont été rapides; dans d'autres, elles se sont produites tardivement.

Les cas qui nous permettent d'attribuer avec quelque précision les altérations locales à une forme particulière d'intoxication puerpérale sont la phlegmatia dolens, la thrombose et l'embolie. Dans ces cas, nous avons des preuves que la maladie a une origine autogénétique locale. On peut en dire autant des formes simples de la pelvi-cellulite.

Hors de ces conditions, on ne peut guère affirmer une localisation. Le fait que les états pathologiques les plus variés peuvent venir à la suite de fièvres d'origines diverses, peut être expliqué en partie par l'état particulier du sang puerpéral, qui existe dans toutes les formes, donne à toutes un caractère commun, et permet de les réunir en une classe pathologique.

Les altérations qu'on observe après la mort présentent une constance remarquable. Si nous pouvions l'interpréter comme une preuve de l'unité de la maladie, nous pourrions espérer de démontrer l'essentialité de la fièvre puerpérale; mais l'étude des causes est toujours plus complexe que celle des effets. Nous pouvons néanmoins voir dans cette constance des effets pathologiques, la preuve qu'il existe une condition fondamentale qui domine tous les facteurs morbides et donne à la maladie, quelle que soit son origine, un caractère particulier, le caractère puerpéral.

Ces conclusions générales adoptées, nous pouvons essayer d'esquisser les altérations pathologiques que l'on rencontre le plus communément. Pour plus de facilité, nous examinerons dans l'ordre les altérations qu'on trouve dans les tissus et les organes. Nous avons déjà décrit celles qui s'observent dans la phlegmatia dolens, la thrombose et l'embolie.

Aucun organe, aucun tissu n'est indemne; mais dans bien des cas le mal s'est comme concentré sur quelques points. L'utérus étant en général *fons et origo mali* peut être pris le premier, ce qui nous conduit à considérer la métrite. Existe-t-il une métrite pure et simple? Pouvons-nous imaginer un cas où le tissu propre de l'utérus soit seul enflammé? Il semble difficile d'imaginer un cas dans lequel l'inflammation ne commence pas dans les vaisseaux utérins, qui supportent le premier choc des substances septiques ou irritantes qui se trouvent dans la cavité utérine. Le mot métrite doit comprendre l'inflammation de tous les tissus utérins; il nous donnera l'idée concrète de l'inflammation des veines et des sinus, des lymphatiques et du tissu musculaire de l'utérus. Dans les cas de moyenne intensité, dans lesquels le poison est peu virulent, ou dans lesquels son action est limitée, où le sang résiste mieux, le mal se dépense surtout sur les vaisseaux, et laisse le tissu musculaire peu affecté. Pendant la vie, un cas de ce genre sera reconnu comme étant une métrite ou une phlegmatia dolens; ou bien les vaisseaux et l'utérus lui-même ayant échappé à une complication sérieuse, l'inflammation envahira le tissu conjonctif pelvien ou le péritoine. Ces cas se terminent favorablement; on a rarement l'occasion d'en faire l'autopsie.

Mais, dans d'autres cas où le poison est plus virulent ou son action plus prolongée, et où la constitution de la malade est moins résistante, la phlegmatia et la lymphangite sont plus intenses, et l'utérus est affecté avec ses annexes. Nous avons alors une métro-lymphangite et une phlegmatia, qui n'est que trop disposée à suppurer, et à devenir la métrite suppurée de Cruveilhier, qui l'a si bien décrite et figurée. Elle est fréquente dans les Maternités, où les proclivités morbides individuelles sont excitées par l'accumulation et l'*intensification* des influences morbifiques. Dans ces cas, on trouve l'utérus gros; son tissu musculaire est d'un rouge foncé, ramolli, friable; des abcès se disséminent dans ses parois; les veines et les lymphatiques sont irréguliers et distendus par du pus; les glandes lymphatiques sont enflammées et contiennent du pus. En nous reportant à la figure 3, qui représente l'utérus renversé en dehors pour montrer l'immense réseau lymphatique qui sillonne sa surface, et les glandes lombaires et dorsales auxquelles il est lié, et en imaginant que tout cet appareil est en proie à l'inflammation et à la suppuration, nous aurons une idée assez précise du siège et de l'étendue de l'affection.

Lorsque la maladie suit cette marche, les symptômes généraux sont beaucoup plus graves que dans le premier ordre de cas; la douleur peut être moindre; mais la fièvre est plus intense. Le pouls dépasse habituellement 130°, il monte à 150° ou davantage; la température s'élève à 40° ou 40°,6; les frissons se répètent, la prostration est rapide et profonde; l'intelligence est obscurcie; la langue est sèche; la malade a des vomissements bilieux, parfois de la diarrhée. Le délire, le coma surviennent. La respiration devient courte et difficile. Les lochies sont généralement, mais pas toujours, supprimées.

Une forme plus dangereuse encore est la *métrite gangréneuse,* qui est aussi plus fréquente dans les hôpitaux. La gangrène s'étend ordinairement au vagin et à la vulve. Il ne faut pas la confondre avec la nécrose causée par un accouchement prolongé et par un écrasement direct, ou par un traumatisme du canal parturient. Dans les cas de gangrène amenée par la fièvre puerpérale, l'accouchement peut avoir été facile. Les altérations structurales sont le résultat d'un empoisonnement général, qui affecte d'abord les organes reproducteurs; sans doute le traumatisme joue un rôle important. Ces cas sont presque nécessairement mortels. Mais on est surpris, en faisant l'examen cadavérique, de l'extension de la perte de substance; le col et le vagin se sont fondus et gangrenés, le promontoire est à nu (1).

L'inflammation suppurative des trompes est fréquente dans les cas de métrite et de métro-péritonite. Elles sont gorgées de pus, et présentent des dilatations sinueuses irrégulières; on trouve aussi l'ovaire enflammé et suppuré, le péritoine adjacent irrité et une pelvi-péritonite aiguë, adhésive, qui fixe l'extrémité frangée de la trompe à l'ovaire, et parfois laisse des ouvertures d'où s'échappe le pus. Ces faibles adhérences purulentes se rompent aisément pendant l'examen.

La métrite puerpérale interne, qu'elle survienne bientôt après l'accouchement, ou au bout de quelques semaines, n'est jamais simple. Elle se propage au parenchyme utérin, aux sinus, aux lymphatiques, et souvent au péritoine, aux trompes, aux ovaires. Ces tissus ayant été récemment le siège d'une activité physiologique intense, arrêtée soudainement par un processus traumatique, et le sang charriant un excès de fibrine, et présentant des modifications spéciales, ils sont particulièrement susceptibles de s'enflammer. La putridité du contenu de l'utérus, la phlébite, la lymphangite, l'état du sang et de la lymphe, qui

(1) V. *Metritis dissecans* (*Med. Chronicle*, vol. III, déc. 1885, p. 243). (*Traducteur.*)

charrient de la matière septique et des germes infectieux, sont les causes de l'inflammation utérine, si souvent suivie bientôt d'abcès métastatiques multiples, de péritonite générale, et de mort. L'autopsie des femmes récemment délivrées, mortes de métro-péritonite, montre un utérus non contracté, à parois flasques, pénétré de liquides, de pus ou de coagula fibrino-puriformes, remplissant plus ou moins les sinus veineux. La muqueuse présente la couleur d'une mûre, la caduque a subi un ramollissement pulpeux; un liquide sanieux puriforme a imbibé la muqueuse malade. Au niveau de l'aire placentaire, on trouve une surface quasi-végétante, formée par les cotylédons saillants de la muqueuse, et, sur les parties saillantes, de petits caillots fibrineux. Tout le disque placentaire est mou, pulpeux, infiltré de sang sanieux mêlé à un liquide puriforme fétide. Cette partie est souvent gangrenée tout entière, d'un brun noirâtre, et, si on l'arrose avec un filet d'eau, des lambeaux de la muqueuse se détachent. D'autres fois, on trouve sur cette surface une fausse membrane grisâtre, qui peut se détacher par morceaux, et laisse voir au-dessous d'elle la muqueuse teinte en brun rougeâtre. Cette fausse membrane, diphthéritique ou gangréneuse, recouvre parfois toute la surface interne de l'utérus. On trouve dans le liquide obtenu par le grattage un grand nombre de cellules lymphatiques. Dans les couches profondes de la muqueuse infiltrée de sérosité, le grattage ramasse un liquide contenant des cellules lymphatiques, de grosses cellules de tissu connectif, gonflées et graisseuses. Le col de l'utérus est mou, d'un rouge violet, pulpeux, souvent couvert aussi de la même pseudomembrane mortifiée qu'on a observée sur le corps utérin, le tissu sous-jacent à cette membrane est fortement congestionné. Une gangrène semblable existe souvent en plaques sur la muqueuse vaginale et sur la vulve.

La cavité des sinus est vide, ou bien ils contiennent, comme nous l'avons dit, un liquide puriforme, de la fibrine coagulée, ou pulpeuse et molle, demi-liquide, mêlée à des cellules lymphatiques et endothéliales gonflées et granuleuses. Les parois de ces sinus présentent des marques évidentes d'endo et de péri-phlébite. Les grosses veines sont souvent remplies de pus ou de fibrine, et le tissu conjonctif des ligaments larges contient toujours plus ou moins de pus, de sorte que, lorsqu'on fait des coupes de ces ligaments dans la direction de l'utérus, on tombe toujours sur un ou plusieurs petits foyers purulents, situés dans les veines ou dans le tissu conjonctif.

Les lymphatiques utérins superficiels sont souvent remplis de pus, et le péritoine utérin est toujours le siège d'une inflammation intense, de rougeur, de vascularisation, de fausses-membranes fibrino-puriformes. Les trompes et les ovaires, nous l'avons dit, sont altérés de même. On trouve souvent des abcès métastatiques dans les poumons, le foie, les reins et la rate.

Dans la métrite qui survient quelque temps après l'accouchement, les lésions ne sont guère moins accusées. L'utérus s'est contracté, à moins qu'il ne contienne de gros caillots ou des morceaux de placenta; les plexus veineux ont eu le temps de se rétracter, et la plus grande partie de la caduque s'est détachée. L'utérus et ses annexes sont moins vulnérables. Cependant la métrite est toujours plus intense que lorsqu'elle se produit en dehors de la gestation; elle s'accompagne souvent de périmétrite, elle se limite au bassin. Il en résulte une péritonite circonscrite par des fausses-membranes contenant du pus. D'autres fois, il se forme un phlegmon du tissu cellulaire de la fosse iliaque.

Nous pouvons ajouter un fait qui n'est pas sans intérêt. Dans un cas mortel de métro-péritonite qui se produisit dans *Queen Adelaide's Lying-in Hospital*, maintenant fermé, nous trouvâmes l'estomac perforé par sa propre digestion dans son suc gastrique. La pièce a été présentée à la *Société pathologique*, et le cas a été cité par M. Grainger.

La péritonite est probablement l'état le plus universellement observé après la mort. Elle prédominait dans une centaine d'épidémies analysées par Churchill; — la vraie forme de péritonite, sans métrite. — Sa théorie est que la condition essentielle de la fièvre puerpérale est l'inflammation de l'épiploon.

L'état du sang lui-même, si intimement uni aux altérations des tissus et aux effusions, demande un examen minutieux. Hulme, en 1772, disait que le sang est toujours visqueux, et contient beaucoup de sérum jaune. Il ne se souvenait pas d'avoir vu le sang limpide. Depuis qu'on a presque abandonné la saignée, on a rarement l'occasion d'examiner de grandes quantités de sang; mais une piqûre en donne ce qu'il faut pour l'examen chimique et microscopique.

Symptomatologie. — On peut dire, en général, qu'on n'observe pendant le stage d'invasion et au début de la fièvre aucun signe distinctif qui permette de prédire quelle sera la forme de la maladie ou la nature précise du poison morbifique. Les antécédents pourront nous donner un fil conducteur en nous faisant connaître les conditions auxquelles l'accouchée a été exposée; mais l'histoire est pleine de pièges.

Lorsque le poison a commencé à agir avant l'accouchement, le travail est ordinairement troublé; il est lent à cause de l'irrégularité et de la faiblesse des contractions. Les réactions intellectuelles et nerveuses sont amoindries. Le poison peut cependant avoir provoqué le travail avant le moment normal.

Lorsque le poison, zymotique ou autre, pénètre au moment du travail, les symptômes paraissent ordinairement le troisième ou le quatrième jour. C'est à peu près à la même époque qu'ils apparaissent dans les cas autogènes. Avant le troisième jour, l'utérus ne peut guère contenir de matière septique, et la *marée* de l'absorption n'a pas commencé.

Classification des symptômes. — Pour mieux apprécier la signification des symptômes, nous avons essayé de les classer.

1. D'abord les *signes d'invasion* qui sont : les frissons, la céphalalgie, la douleur lombaire, la dépression, la syncope, un choc peu violent ; puis l'élévation de la température à 38°,5 ou 39°,6, l'accélération du pouls, qui bat 100, 110, 120 ; souvent le pouls est d'abord indécis ou irrégulier ; la respiration monte à 25 ou 30. En réfléchissant, on voit que ces symptômes pris individuellement ou dans leur ensemble indiquent une affection qui porte sur les centres nerveux, c'est-à-dire un choc. Ce sont les symptômes de l'ingestion d'un poison animal. Leur degré n'est pas toujours le même.

On a souvent noté l'*odor gravis puerperii :* mais elle n'a rien de constant, et se fait souvent sentir très fortement dans l'état puerpéral normal. Elle vient des lochies ; les serviettes qui ont été placées sur les parties génitales ont une odeur particulièrement nauséeuse ; l'accouchée exhale par la bouche et par la peau la même odeur caractéristique. Elle est analogue à la *bromo-menstruation* décrite par le Dr Wiltshire.

2. Il se produit des *signes de réaction et d'élimination :* Une action tumultueuse du cœur, un pouls irrégulier des vomissements, de la diarrhée, une nouvelle élévation du pouls et de la température, une accélération de la respiration, qui monte à 25 ou 35 par minute ; la respiration est parfois suspirieuse ; souvent il existe un délire fébrile ; on peut encore aisément éveiller les perceptions de la malade en lui parlant ; mais, si on la laisse tranquille, elle délire plus ou moins. Les excrétions naturelles, le lait et les lochies sont ordinairement supprimées complètement ou en partie ; tout le système glandulaire est perturbé.

3. *Signes d'infection générale.* — Douleur rhumatique des articulations et des membres, transpiration. Dans les cas graves, cellulite diffuse, myosite, abcès, ophthalmie, jaunisse, pleurésie, péritonite, péricardite, inflammation et suppuration des articulations ; le pouls, la température et la respiration s'élèvent.

Sans doute, ces symptômes ne se présentent pas toujours tous, et dans l'ordre exact qui vient d'être indiqué ; mais ils ont en général la signification que nous leur avons attribuée. On observe communément un enchevêtrement ou un retour des phénomènes du premier groupe dans ceux du second ; ainsi, dans les cas d'autosepsie, lorsque la matière septique est résorbée dans l'utérus, il peut se produire de nouveaux accès de frisson, de la céphalalgie, des syncopes, qui compliquent la réaction et l'élimination. Dans ce cas, nous pouvons être à peu près certains que l'absorption continue ou se renouvelle. Chaque retour de l'absorption ramène les symptômes de l'invasion.

L'infection générale n'est souvent marquée que par la fièvre, sans altération des tissus. Mais nous insistons sur ce qu'on nomme les « douleurs rhumatiques », comme une indication que l'organisme est pénétré par le poison mis en circulation, et agissant sur tous les tissus. Nous connaissons des cas où ces douleurs ont été prises pour du rhumatisme aigu, et où les malades ont été envoyées dans un hôpital général avec ce diagnostic.

Lorsqu'on observe des douleurs diffuses ou périphériques et de la raideur, on doit chercher le gonflement et la couleur érysipélateuse de la peau, et les phlyctènes ou les vésicules des mains ou des doigts. Ces phlyctènes renferment généralement au début du sérum plus ou moins limpide, qui devient bientôt trouble. Nous avons vu la partie déclive de ces phlyctènes être trouble, tandis que la partie supérieure demeurait claire, comme si les globules du pus s'étaient précipités.

Signification de la douleur. — Il ne faut jamais oublier de palper l'abdomen et l'épigastre d'une accouchée; on éveille ainsi la douleur, s'il y a de l'inflammation. La douleur est fréquente, mais non constante, dans la péritonite. On peut dire qu'elle est accusée surtout dans les formes simples et aiguës de péritonite, et moins forte lorsque la péritonite est secondaire ou compliquée de toxémie générale et de métrite. A ce point de vue, elle est donc un signe favorable. C'est un soulagement et un encouragement que de pouvoir dire à la malade que le danger ne se mesure pas à l'intensité de la douleur. Mais une douleur qui simule les tranchées ou les spasmes utérins doit toujours attirer notre attention; c'est souvent le premier signal du danger.

Une douleur aiguë dont le centre est sur le côté du bassin, peut indiquer une périmétrite ou une thrombose. Une douleur le long des vaisseaux fémoraux et dans le creux poplité, augmentée par la pression, indique probablement une thrombose ou une phlegmatia dolens.

Une douleur dans les articulations, surtout dans les épaules ou les genoux, est souvent le premier signe d'une synovite ou d'une arthrite septicémique. Cette douleur s'accompagne souvent de raideur et de difficulté à mouvoir le membre; il est donc important de s'assurer si une accouchée peut se remuer aisément.

On peut aussi classer les signes en favorables et défavorables. Le pronostic est favorable lorsque le pouls et la température baissent et se fixent, que le facies s'améliore, et que la langue se nettoie et s'humecte.

Le pronostic est fâcheux, lorsque la température monte à 40°,6 ou plus haut, lorsqu'elle baisse rapidement, lorsque le pouls monte à 140, 160, lorsqu'il est petit, lorsque les respirations vont à 40; lorsque la malade paraît écrasée, anxieuse, que la face est argileuse et bronzée, ce qui indique une cachexie septicémique; lorsqu'il y a du délire, que la langue et la bouche sont couvertes de saburres, que des plaques aphtheuses et diphthéritiques apparaissent sur les plaies et le vagin. La tympanite est de mauvais augure; c'est une indication de l'affaiblissement nerveux; elle est due à la paralysie de la couche musculaire de l'intestin. Si elle persiste, accompagnée de diarrhée et de vomissements, le pronostic est grave.

Les signes d'une dissolution prochaine sont un pouls faible, difficile à sentir et à compter, une température fort élevée, ou au-dessous de 36°,2, une respiration rapide et suspirieuse, un délire avec mussitation, la carphologie, les soubresauts de tendons, la prostration dans le décubitus dorsal.

Nous avons étudié le traitement spécial des différentes formes de la fièvre puerpérale avec leur histoire clinique; il est néanmoins utile de passer en revue les principes du traitement, prophylactique et thérapeutique, qui sont d'une application générale.

Traitement prophylactique. — Antisepsie obstétricale. — Il y a quelque danger à trop insister sur ce qu'on nomme l'obstétrique antiseptique. Un terme meilleur et plus compréhensif est : prophylactique. Pour la première partie de ce traitement, nous renvoyons le lecteur à la section qui traite des soins à l'accouchée. Les procédés antiseptiques peuvent être considérés comme les moyens secondaires de l'application du grand principe qui est la base de toute bonne pratique obstétricale : Écarter de l'accouchée les poisons et les influences nocives qui la menacent, du dedans ou du dehors.

Il n'est donc pas nécessaire de faire une étude spéciale de ce qui n'est, après tout, qu'une partie d'un grand système thérapeutique. La chose essentielle est d'avoir une idée assez large des processus physiologiques et pathologiques, pour comprendre les vraies indications de tous les agents thérapeutiques dont nous pouvons disposer. Fixer son attention trop fortement sur un de ces agents serait courir le danger de négliger les autres, et de perdre de vue le principe qui doit guider l'application de tous, dont les forces réunies tendent vers un but unique.

Si nous connaissons les poisons qui menacent l'accouchée, et les portes par lesquelles ils peuvent entrer, nous serons à même de la bien protéger. Nous devons avoir en vue deux grands buts. D'abord empêcher l'action de tous les poisons extérieurs; deuxièmement, s'il en est entré, combattre leur influence nocive. Une condition essentielle pour atteindre ces deux buts est de mettre l'organisme dans la meilleure situation possible pour se défendre; c'est-à-dire d'assurer le fonctionnement régulier de tous les organes de nutrition et d'excrétion.

L'exécution complète de ce programme est la vraie obstétrique antiseptique, dans un sens large; les précautions listériennes ou conventionnelles sont de l'antisepsie obstétricale dans un sens étroit et limité.

Malheureusement, la première condition d'une résistance effective à la toxémie ne se rencontre pas toujours. Nous devons prendre l'accouchée comme elle est, avec des reins ou un foie malades, une force nerveuse insuffisante, une fibre épaisse, et une peau et des poumons incapables d'accomplir la nouvelle tâche qui leur incombe.

Le troisième jour, ou à peu près, est l'époque où s'établit le processus d'absorption ; les deux jours qui suivent l'accouchement sont une période de repos, pendant laquelle la désintégration de l'utérus et des tissus superflus ne fait que commencer. Il se forme peu de matière excrémentitielle qui puisse s'absorber, et devenir une source de fièvre. Si l'utérus contient du sang ou quelque autre corps, il ne peut guère se décomposer avant deux jours, pour produire une matière septique absorbable. Le troisième jour, les matériaux de rebut sont jetés dans le sang ; la décomposition peut avoir commencé dans la cavité utérine, et l'absorption trouve de quoi se faire. C'est ainsi que la fièvre naît le troisième jour.

1. La leçon que nous devons tirer de cette histoire est qu'il faut commencer de bonne heure le traitement antiseptique. Il commence réellement dans la direction de l'accouchement. Il faut faire en sorte que le travail ne se prolonge pas. Nous devons épargner à l'organisme les dangers de l'épuisement nerveux et de l'encombrement du sang par les matériaux d'excrétion produits par un exercice musculaire violent. En donnant de l'aide en temps utile, nous économisons la force et diminuons les risques d'hémorrhagie ; ayant ainsi une réserve de force nerveuse, et conservant à la fibre musculaire sa puissance, nous sommes dans les meilleures conditions pour obtenir une ferme rétraction de l'utérus. Il est inutile d'insister sur un point si universellement admis. Le but immédiat qu'on se propose en assurant la contraction est de s'opposer à l'hémorrhagie. Prévenir l'hémorrhagie c'est se prémunir contre la septicémie.

Laissant de côté les manœuvres usuelles employées pour la délivrance, nous désirons insister sur l'utilité du tampon et du bandage. La compression exercée sur l'abdomen et sur le bassin, tend non seulement à provoquer la contraction utérine, mais elle s'oppose à l'aspiration qui tend à faire entrer l'air, un des facteurs de la décomposition, dans l'utérus ; elle s'oppose à l'osmose centripète. Il est bon de donner un purgatif léger le lendemain de l'accouchement. Il arrive habituellement que, pendant l'effort de la défécation, l'utérus, comprimé et participant à l'action expulsive diastaltique, rend un caillot ; il se rétracte mieux ensuite. Les ocytociques aident au maintien de la contraction. Nous donnons habituellement après l'accouchement un mélange de quinine, d'ergot et de digitale trois fois par jour, pendant deux ou trois semaines ; son effet sur la rétraction utérine est remarquable ; l'accouchée dit souvent qu'elle sent l'utérus se contracter bientôt après chaque dose. Nous considérons cette méthode comme occupant le premier rang dans l'antisepsie obstétricale ; c'est fermer la porte au nez de l'ennemi.

2. Puis il faut *laver l'utérus*. On peut se servir d'eau simple tiède,

mais il vaut mieux employer de l'eau phéniquée au cinquantième, ou une solution de sublimé au deux-millième, une ou deux fois par jour, dès le second jour. Le premier jour, nous l'avons vu, l'absorption n'est pas probable, et il est important de laisser l'accouchée aussi tranquille que possible. Si la température et le pouls s'élèvent un peu, cette injection est nécessaire. Ceux qui l'ont faite peuvent dire que la température et le pouls s'abaissent, que les frissons et les autres signes de toxémie s'amendent après chaque injection, et que souvent l'accouchée arrive à échapper à la maladie qui la menaçait. Le meilleur injecteur est un tube à gravitation (1). La canule utérine doit être en verre. On obtient ainsi un courant doux et uniforme, sans secousse, et il est facile de chasser l'air.

L'utilité des injections d'acide phénique ou de sublimé est triple : d'abord, elles nettoient l'utérus et le vagin ; deuxièmement, elles stimulent avantageusement la muqueuse et la rendent moins propice à la reproduction des matières septiques ; troisièmement, une petite quantité du liquide est absorbée par l'utérus et pénètre dans les organes, où elle chasse et neutralise le poison qui a pu y entrer. Nous poursuivons ainsi l'ennemi par la porte qui lui a donné passage ; l'utérus et le vagin, qui ont servi de voie à la matière septique (*septicode*), servent aussi au passage du remède. Cela s'applique surtout à l'iode, qui pénètre réellement dans la paroi utérine.

Nous ne pouvons parler des injections intra-utérines employées dans le but d'enlever la matière septique, sans penser avec reconnaissance à l'immortel Harvey, qui a ainsi guéri une dame, en grand danger de mort par septicémie. Il est probable que les injections, quoique assez négligées, n'ont jamais été complètement abandonnées. Ainsi John Clarke (1793) disait : « L'injection d'une décoction de quinquina dans le vagin, et dans l'utérus si possible, sera utile, ne serait-ce qu'en enlevant les corps étrangers qui pourraient s'y trouver. » Mais c'est Braxton Hicks qui a fait revivre cette méthode. Tarnier préconise la solution de sublimé au deux-millième, qu'il a trouvée plus bactéricide qu'aucun désinfectant (2). On en fait un grand usage en Allemagne. Thomas l'a adoptée, et récemment Lister l'a soumise à l'expérimentation scientifique et clinique ; il en dit du bien. Le Dr Garrigues, qui a fait à la Maternité de New-York des essais comparatifs de l'acide phénique et du bichlorure de mercure, affirme que la grande supériorité de ce dernier est démontrée. Le Dr Hofmeier, dans ses rapports à l'*Amer. Journ. of Obst.*, en 1884, p. 517 et 935, rapporte des cas d'empoisonnement par la solution au millième : dans un cas, la malade eut une diarrhée profuse, mêlée de

(1) C'est simplement un tube fixé à un vase, qu'on tient assez élevé pour que la différence de niveau donne à l'eau la force nécessaire à l'injection. (*Traducteur.*)

(2) Le Dr Bernardy (*Am. J. of Obst.*, 1885, p. 1093) se loue fort du biiodure de mercure, 0,025 par litre d'eau. (*Traducteur.*)

sang; dans un autre cas, la mort s'ensuivit. La malade était albuminurique et ses reins étaient très malades. Schröder défend absolument le sublimé, lorsque les reins ne sont pas parfaitement sains. La formule de Tarnier, 1/2000, est celle qu'on doit employer.

Les manipulations nécessaires pour l'injection intra-utérine permettent de s'assurer de la position et de l'état de l'utérus. La rétroflexion et l'antéversion sont des causes assez fréquentes de la rétention des lochies; il faut, cela va de soi, redresser l'organe avant l'injection, et le maintenir en place.

Il faut avoir dans la chambre une solution d'acide phénique, et y tenir la sonde, qui doit être en verre recuit. Si l'on se sert d'éponges, il faut les tenir aussi dans la solution phéniquée; mais il vaut mieux employer de l'étoupe fine qu'on trempe dans la solution, et qu'on brûle aussitôt après s'en être servi. Au lieu des serviettes, qui ont été souvent la source d'une contamination quand elles reviennent du blanchissage où elles n'ont pas été purifiées, il faut se servir des *garnitures pour dames* (ladies towels). Elles sont souvent faites de coton cardé ou d'étoupe légère, imprégnée d'acide phénique ou du sérum sublimé de Lister; on les brûle après les avoir employées. Nous avons proposé la construction d'un appareil domestique pour désinfecter les linges au moyen de la chaleur ou de l'acide sulfureux, et par lequel il faut faire passer tous les linges. Le médecin et la garde ne doivent pas toucher l'accouchée sans se laver auparavant avec la solution phéniquée et se graisser les mains avec de la vaseline phéniquée; il faut rejeter absolument l'axonge et toutes les graisses animales. Il faut laver le bassin avec la solution phéniquée et y laisser une petite quantité de cette solution.

3. Tout en cherchant à exclure du canal génital les matières putrides, nous devons *avoir soin d'exclure des poumons et de la peau l'air malsain.* Il faut donner de l'air pur, c'est évident, mais ce n'est pas toujours facile. Lorsque le soleil brille, ouvrez la fenêtre; la nuit surtout, un feu flambant constitue souvent un bon appareil de ventilation. Si l'on peut avoir une valve d'Arnott, la flamme aspirera l'air impur qui se ramasse vers le plafond, et assurera l'arrivée de l'air pur par en bas (1). Il est de la plus grande importance d'éviter les refroidissements ou tout ce qui peut gêner les fonctions de la peau, des poumons, des reins et du canal intestinal; autrement dit, il faut maintenir le fonctionnement des organes excréteurs.

4. Charles White a beaucoup insisté sur le *drainage du canal parturient.* L'accouchée, dit-il, doit avoir la tête et les épaules très élevées,

(1) Il est aisé de s'assurer qu'un feu clair renouvelle mieux l'air d'une pièce, qu'une fenêtre ouverte; les odeurs disparaissent beaucoup plus vite; aussi j'exige qu'on fasse du feu dans la chambre de mes accouchées, quitte à ouvrir la fenêtre, s'il fait trop chaud. (*Traducteur.*)

s'asseoir pour manger et donner le sein, et s'agenouiller pour uriner. Cette position est fort importante; elle s'oppose à la stagnation des lochies, à la rétention trop prolongée de l'urine et des matières fécales; elle excite la contraction de l'utérus et celle des muscles abdominaux. Nous avons cependant vu des accidents causés par la miction dans le décubitus génu-cubital.

Goodell a insisté sur ce système, dont le principe est admirable. Certainement, dans le décubitus dorsal habituel, le sang et les pertes risquent de s'accumuler dans l'utérus et le vagin relâchés. Lorsque l'accouchée est forte, et au bout de quelques jours, ce système est *peut-être*, — nous disons *peut-être* — applicable sans inconvénient; mais, chez les femmes faibles, exposées à la septicémie, surtout après une hémorrhagie, l'assoiement a produit la syncope et la mort subite. Si l'on maintient une ferme compression sur l'hypogastre, et si l'on fait soigneusement les irrigations antiseptiques, le drainage est assuré. Si le lit est bien fait, de sorte que le siège soit un peu plus bas que les épaules, l'écoulement se fera bien. Le décubitus dorsal est plus favorable au drainage que le décubitus latéral.

5. On élève une barrière puissante contre l'entrée des matériaux nuisibles dans le canal parturient, en *donnant une bonne nourriture à l'accouchée*. Mieux l'organisme est approvisionné, moins il boira aux sources malsaines. Nous croyons qu'Oldham a été le premier à se révolter contre la vieille coutume d'affamer les accouchées avec du gruau pendant la première semaine, et Graily Hewitt a bien soutenu cette cause. Mais il est aisé de pousser trop loin la réaction. Pendant les deux premiers jours, l'organisme a besoin de repos autant que de nourriture. Si la nourriture n'est pas aisément assimilable, elle chargera l'estomac, et y demeurera non digérée ou mal digérée. Un bouillon léger, du thé de bœuf (1), du lait, des rôties, ou des œufs préparés de différentes manières (2), suffisent pour les deux premiers jours. On augmente graduellement la quantité des aliments solides. De légers stimulants peuvent être parfois utiles, mais on peut en général s'abstenir d'alcool.

La manière de vivre du chirurgien et de la garde est intimement liée avec les soins à donner à l'accouchée. Pour le chirurgien, il n'est guère nécessaire de lui rappeler les règles de la propreté ordinaire. Nous n'ajouterons que quelques conseils. Ne prolongez pas inutilement vos visites, ne faites point les fonctions de la garde; évitez autant que possible l'usage des gants; l'exposition à l'air et à la lumière est le meilleur désinfectant. Faites vos courses dans une voiture ouverte, ou

(1) Préparé à l'anglaise par une longue cuisson. Je ne pourrais affirmer qu'il soit plus nourrissant que celui que nous faisons par infusion. (*Traducteur.*)

(2) Un livre de cuisine, dont j'ai oublié le titre, en donne 365, une pour chaque jour de l'année. (*Traducteur.*)

montez à cheval; le mouvement dans l'air, non seulement enlève les impuretés de la surface des vêtements, mais nettoie aussi le sang et débarrasse l'organisme des impuretés qu'on peut avoir avalées. L'exercice en plein air, à la sortie d'une chambre de malade, en accélérant la respiration, provoque l'oxydation immédiate des matières organiques dangereuses qu'on peut avoir absorbées.

Nier, comme on l'a fait, la possibilité de la réception ou de la transmission par l'atmosphère des zymoses et des autres poisons, c'est faire preuve de peu d'expérience ou d'un jugement faussé par des théories préconçues. Nous-mêmes avons souvent souffert de symptômes dysentériques, et eu des selles caractéristiques, pour avoir visité des dysentériques, et avoir examiné leurs évacuations. Nous sommes en outre certains que nous avons, par l'exercice de la rame et du cheval, et en prenant de la quinine, rejeté une quantité de poison qui aurait, sans cela, provoqué chez nous une maladie sérieuse. Personne de nos jours ne ferait des dissections, ou des autopsies, tout en pratiquant les accouchements. Un médecin bien portant a plus de chance qu'un autre d'avoir des clients bien portants.

Quant à la garde, elle doit, autant qu'il se peut, suivre les mêmes règles. Elle doit éviter de s'exposer à l'infection, et faire chaque jour une course d'une heure ou deux au moins au grand air. Il faut se bien assurer, lorsqu'elle entre en service, qu'elle ne vient pas de soigner un cas douteux. On doit exiger d'elle comme patente nette un certificat de sa dernière place. La plus abondante source de dangers se trouve souvent dans ses vêtements et son linge. Son linge, comme celui de l'accouchée, demande des soins scrupuleux. Elle doit porter des vêtements de coton de couleur claire, faciles à laver.

Nous pouvons résumer la prophylaxie obstétricale dans les règles suivantes :

1. Tenir la porte fermée devant l'ennemi, en maintenant l'utérus contracté.

2. Empêcher l'ennemi de se former et de s'accumuler, par l'irrigation du canal parturient avec des liquides antiseptiques.

3. Rejeter l'ennemi à mesure qu'il entre, c'est-à-dire maintenir en activité les organes excréteurs.

4. Garder la chambre de l'accouchée contre l'invasion des poisons étrangers. Ne pas permettre les visites. Surveiller les linges.

5. Fortifier l'accouchée contre les attaques de l'ennemi, en lui donnant une nourriture saine et suffisante.

6. Exclure toute perturbation émotionnelle. Défendre d'écrire des lettres.

Antisepsie obstétricale dans les Maternités. — Des femmes bien portantes, gardées comme nous venons de le dire, accouchant chez elles, auront rarement une septicémie mortelle. Mais, lorsque les accouchées sont réunies dans un bâtiment, la difficulté de les garantir est beaucoup plus grande; les périls augmentent dans une progression rapide. Si l'on pouvait écrire une histoire vraie des Maternités, nous aurions de terribles récits de vies sacrifiées à l'ignorance, au mépris de l'autorité médicale, à la folie des architectes, à la mauvaise administration, à l'expérimentation scandaleuse d'idées fantaisistes. Le bon vouloir ignorant, lorsqu'il étouffe le bon vouloir de la science, a toujours produit des désastres. Nulle part il ne compte plus de victimes que dans les Maternités.

La septicémie et les autres formes de la fièvre puerpérale ont, dans les hôpitaux, une tendance active à s'étendre. Bien des prétendues épidémies de fièvre puerpérale dans les Maternités sont sans doute des exemples de la propagation des fièvres zymotiques. Mais une autre classe d'apparentes épidémies doit certainement son origine et son extension à la contamination par ce qu'on peut avec raison appeler le *poison puerpéral*, c'est-à-dire le produit de la décomposition du sang et des lochies dans le canal parturient. Le poison qu'une accouchée a élaboré peut se communiquer à une autre, et ainsi dans toute la salle. Le feu s'étend rapidement s'il a du combustible à sa disposition.

La condition absolue de la sécurité des accouchées dans une Maternité est l'autorité unique et indiscutée du médecin. Si on lui refuse cette autocratie, son devoir d'homme et de médecin est de donner sa démission. C'est la condition sous laquelle il assiste ses malades chez elles; il est infiniment plus nécessaire qu'il s'impose, lorsqu'il a la charge de plusieurs femmes dans un hôpital.

Un principe fondamental est d'assimiler autant qu'il se peut les conditions de chaque accouchée dans une Maternité, à celles d'une femme qui accouche à son domicile. Isolez autant que vous pourrez, veillez bien à ce que le mal qui peut atteindre une des femmes se limite à elle seule. Tout hôpital doit avoir une salle pour désinfecter les linges au moyen de la chaleur ou de l'acide sulfureux.

Un résumé très court du plan de la Maternité de Paris, fait par Tarnier, et décrit par lui au Congrès de Londres, en 1881, sera la meilleure illustration de ce principe appliqué. Tarnier dit qu'en 1856, lorsqu'il était interne à la Maternité, la mortalité était de 5 p. 100 environ; elle est réduite à 2 p. 100 dans tout l'hôpital, et à 0,75 p. 100 dans le pavillon qu'il a fait construire il y a quelques années. La particularité la plus importante de ce pavillon est que chaque femme a une chambre séparée dans laquelle on pénètre par dehors, de sorte que l'infirmière ne peut passer d'une chambre dans l'autre sans sortir en plein air. Les meubles sont en fer verni; les planchers, les murs et les plafonds sont du béton imperméable. Les matelas et les coussins sont garnis de balle d'avoine, qu'on brûle après qu'elle a servi à une accouchée. Au lieu de la feuille de mackintosh, on se sert d'une feuille de papier buvard rendu imperméable au moyen de la poix ; on la brûle aussi quand on s'en est servi. Tarnier a essayé plusieurs solutions antiseptiques pour les lotions : le borax, l'acide phénique, l'acide sulfureux, et le bichlorure de mercure. Il conclut de ses expériences qu'une solution faible de sublimé corrosif est le plus puissant germicide.

La description que donne le Dr Fancourt Barnes, du système adopté au *British Lying-in Hospital* est une démonstration pratique des règles nécessaires à la sécurité. Chaque malade est accouchée dans le spray phéniqué, qui désinfecte les gardes et les élèves, et prévient l'entrée des germes putrides dans le canal génital, au moment où il est distendu et déchiré par le passage du fœtus. Tous les lavages, toutes les injections, tous les examens sont faits avec une solution phéniquée. Un spray phéniqué, à 1/80, joue presque constamment dans toutes les salles. Pour assurer la contraction de l'utérus, chaque accouchée prend tous les jours pendant une semaine un mélange de quinine, d'ergot et d'opium. Depuis qu'il a établi cette méthode, il n'observe que rarement une élévation de température pendant l'état puerpéral.

Nous pouvons donc espérer de voir le jour où les femmes accoucheront dans les Maternités, sans courir plus de risques que chez elles.

Le *traitement curatif* est plus simple que les questions de genèse et de pathologie. On peut dire en général que, quelle que soit la forme de la fièvre, le principe du traitement est sensiblement le même. La première indication est de persévérer dans les mesures prophylactiques ; dans la plupart des cas, ces mesures sont encore utiles, même lorsque la fièvre est déclarée.

La première règle est d'isoler la malade autant qu'on le peut, dans son propre intérêt et dans celui des autres. Puis, si cela est possible, de la transporter dans une autre chambre. Nous avons vu souvent une amélioration marquée suivre presque immédiatement ce transfert (1). Le traitement proprement dit présente trois divisions ; il est : 1° hygiénique, topique, opératif, et externe ; 2° diététique ; 3° médicinal. Nous suivrons en général cet ordre, et nous considérerons le traitement spécial indiqué pour combattre les symptômes particuliers ou les complications.

1. Le *traitement topique* comprend les injections intra-utérines, qu'il faut employer avec discernement. Si les lochies sont fétides, il est gé-

(1) Je l'ai observé lorsque, par une exception très rare, une de mes clientes accouchait dans une alcôve. Le pouls, qui tendait à l'accélération, se calme presque instantanément, lorsque l'accouchée est transportée dans la chambre. Vibert, du Puy, a noté des faits semblables (*Lyon médical*, 1875, n° 7). (*Traducteur.*)

néralement utile de laver doucement la cavité utérine deux fois par jour avec une solution de sublimé ou d'acide phénique. Si le pouls et la température baissent et si les symptômes s'amendent après l'injection, et qu'il se fasse une rechute, c'est sans doute que la fièvre est due en grande partie à la reproduction de la matière nocive ; c'est une indication de répéter l'injection. Si au contraire, après avoir lavé l'utérus, et s'être assuré qu'il ne renferme aucun corps étranger, on voit la fièvre empirer, il vaut mieux en général ne pas répéter l'injection, qui ne peut guère se faire sans déranger la malade. Elle peut, dit Braun, faire plus de mal que de bien. Il ne faut pas oublier que les injections d'eau pure peuvent causer la mort. Nous l'avons vu, lorsque nous avons parlé des injections anti-hémorrhagiques ; la mort a été amenée par le choc. L'addition d'iode, d'acide phénique ou de sublimé au liquide des injections données aux accouchées ne neutralise pas ce danger. On les a vues être suivies de convulsions, et d'empoisonnement phénique. Fancourt Barnes a observé la coloration brune de l'urine chez plusieurs accouchées du *British Lying-in Hospital*, mais jamais les symptômes n'ont été sérieux. Nous avons vu l'iodisme se produire après des injections iodées.

Si l'on observe des plaques diphthéritiques sur la plaie du périnée, ou ailleurs, le mieux est de les badigeonner avec le nitrate d'argent ; on peut même faire une injection de nitrate d'argent au dixième pour obtenir un plus effet plus complet. Dans les déchirures ordinaires du périnée, il faut dès le début panser la plaie avec du lint trempé dans une solution de chlorure de zinc.

Dans la péritonite à l'état aigu, si le pouls est bon, l'application d'une douzaine de sangsues sera utile ; puis on fera des fomentations d'eau chaude, suivies de fomentations térébenthinées. Puis on appliquera le traitement recommandé par le Dr de Latour, qui consiste dans l'exclusion de l'air de la surface de l'abdomen au moyen d'une couche de collodion riciné, et l'application d'une feuille de coton cardé, ou mieux d'ouate de bois désinfectée. Dans les cas aigus simples, comme ceux qui surviennent après un refroidissement, l'élément septique étant relativement insignifiant, nous avons obtenu de bons effets de l'application de quinze à vingt sangsues sur l'abdomen. On peut avec avantage recouvrir le ventre d'une feuille de lint recouverte d'un onguent mercuriel belladoné léger. Il faut dans tous les cas découvrir le ventre le moins possible.

C'est une règle fort importante, de faire le moins souvent possible l'examen interne. Une fois que l'on s'est assuré de l'état de l'utérus au point de vue de sa contraction, de sa position, de sa vacuité, le toucher ne peut faire que du mal. Le repos des organes et des tissus intéressés est de la première nécessité. Il en est de même de l'examen extérieur. Le palper et la percussion, pratiqués avec douceur, sont nécessaires pour nous assurer de l'état de la vessie, du bassin et des intestins; mais ces manœuvres doivent être faites avec discrétion. Le médecin doit veiller particulièrement sur la vessie, car, outre le risque de paralysie momentanée ordinaire, elle est particulièrement exposée à mal fonctionner lorsqu'il existe de la fièvre ou une inflammation abdominale. L'exploration diagnostique peut être faite en même temps que le cathétérisme.

Le traitement des seins demande rarement une attention spéciale; la sécrétion lactée est le plus souvent arrêtée; les mamelles se flétrissent. Pour plus ample information, nous renvoyons le lecteur au chapitre XVII, qui traite de la mastite.

Le traitement de la tympanite est en partie chirurgical. La gêne et le danger qui accompagnent cet accident sont dus en partie à la pression causée par la distension, qui entrave la respiration, la circulation et les autres fonctions. Si l'on peut diminuer la tension, on a lieu d'espérer un soulagement proportionné. Braxton Hicks a recommandé dans ce but la ponction du ventre (*Obstet. Trans.*, 1868-69) et a rapporté des cas à l'appui. Le meilleur instrument est un petit trocart explorateur, avec lequel on ponctionne les intestins en trois ou quatre points saillants. Comme il le dit : « La pression du gaz sur les ganglions et les nerfs du sympathique, et la tension des tissus qu'ils animent ajoutent beaucoup au collapsus et aux vomissements. Le moins qu'on puisse attendre de cette ponction est de diminuer les souffrances des derniers moments de la malade. ». Nous l'avons faite, et pouvons la recommander. Il ne faut pas oublier que la tympanite n'est pas un symptôme nécessairement mortel; il se peut qu'en la diminuant on travaille à la guérison.

On peut aussi diminuer la tympanite, en introduisant dans l'intestin un tube de O' Byrne. Les lavements de térébenthine sont utiles aussi.

Hervieux (*Un. médic.*, 1864), a recommandé la ponction ou l'incision de l'abdomen dans quelques cas de collections séreuses et purulentes du péritoine, en se fondant sur le même principe qui nous fait agir dans les collections pleurales. Il préfère le bistouri au trocart.

Un autre moyen chirurgical est l'injection intra-veineuse. Tyler Smith (*Obst. Trans.*, 1870, p. 247), a proposé dans les cas de collapsus profond d'injecter 2 grammes d'une solution aqueuse d'ammoniaque au tiers. Le cas qu'il rapporte prouve la valeur de cette injection.

Dans la discussion, nous avons dit (*loc. cit.*, p. 250), qu'il vaudrait peut être mieux injecter le liquide alcalin dont se sert Little dans les cas de choléra, en y ajoutant un peu d'ammoniaque. On peut se demander si la transfusion ne serait pas utile.

Thomas s'est fait l'avocat convaincu de la *réfrigération*. Il faut, dit-il, y recourir de bonne heure. Il conseille de la produire au moyen d'eau glacée circulant dans des tubes de caoutchouc placés sur toute la surface du ventre. Dans une communication qu'il a faite au Congrès de Copenhague, en 1884, le professeur Vincent, de Lyon, a soutenu cette idée. Il prétend : 1° qu'on peut donner des bains froids à des femmes récemment accouchées, lorsqu'elles sont prises de fièvre puerpérale; 2° que les bains froids sont sans danger dans l'état puerpéral; 3° qu'ils ont un effet antifébrile prompt et certain sur les suites de couches; 4° que la guérison de la fièvre puerpérale a été la règle, dans le traitement par les bains administrés méthodiquement et à une température convenable; 5° que les bains froids sont indiqués dans toutes les complications de l'état puerpéral accompagnées d'une température élevée, excepté la péritonite suraiguë. L'indication des bains froids ne se pose que lorsque la fièvre est continue, sans rémission notable au matin, que la température monte à 40°, que l'on a reconnu l'insuffisance de la quinine et des stimulants diffusibles à haute dose, et ue, enfin, les lochies sont fétides, et que les injections intra-utérines, essayées avec constance, n'ont pas fait tomber la fièvre; 6° il faut les donner à la température de 28° à 18°; suivant la chute de la température obtenue après le premier bain, qui doit avoir de 28° à 30°, on abaisse la température des bains suivants (La règle était de faire baisser de 1° ou 2° la température de la malade). Il faut suivre la méthode de Brand du traitement de la fièvre typhoïde par les bains froids, avec les modifications nécessaires; 7° on répétait les bains froids toutes les trois heures, jusqu'à ce que la température fût tombée à 38°, et s'y maintînt, avec une légère ascension de quelques dixièmes vers le soir. Lorsque les bains de 18° à 28°, répétés toutes les trois heures, jour et nuit, n'amenaient pas une réduction notable de la température, on plaçait dans l'intervalle un large sac de glace sur le ventre de la malade. En outre on donnait largement de l'alcool et des toniques; les malades étaient nourries avec des aliments liquides ou demi-liquides. Playfair place la malade sur un matelas d'eau, dans lequel on injecte de l'eau froide. Fordyce Barker, qui l'a essayé, est un adversaire de ce système; notre propre opinion s'accorde avec celle de Barker.

Traitement diététique. — Lorsqu'il y a de la fièvre, l'appétit disparaît et la force manque pour l'assimilation. La question de l'alimentation est difficile à résoudre. La meilleure méthode est de donner peu et souvent; les aliments doivent être liquides et peu concentrés. Le lait est le meilleur aliment, mais il n'est pas toujours supporté. Le thé de bœuf fraîchement préparé doit être préféré aux innombrables extraits qu'on nous vante constamment comme indispensables et incomparables. Quelques-uns cependant ont de la valeur. Ainsi la malade peut parfois prendre les essences de Brand ou de Valentine, alors qu'elle rejette tout; mais il ne faut pas essayer des nouveautés, dans des conditions aussi dangereuses. La soupe à la tortue est une excellente ressource.

Les lavements nutritifs, lorsque l'estomac se révolte, et que le collapsus est imminent, ont une grande valeur; ils doivent être peu volumineux. Une très bonne formule est : 90 grammes de thé de bœuf fort, 30 grammes de cognac, et 4 d'oxyde de bismuth. On peut, s'il le faut, ajouter un peu de laudanum.

Les stimulants doivent être administrés avec discrétion. Le champagne glacé est bon lorsque l'estomac est irrité; le vieux porto est souvent le meilleur stimulant. Parmi les eaux-de-vie, il faut préférer le bon cognac. Il faut mesurer la quantité d'après les indications ; Robert Barnes croit qu'une partie de l'alcool passe en nature dans le sang, et agit comme stimulant et comme désinfectant.

3. *Traitement médicinal.* — Les grandes indications sont de combattre l'empoisonnement progressif de l'organisme, d'aider à l'élimination du poison, de diminuer la fièvre, de calmer la douleur, de prévenir la tendance à l'épuisement. Les complications dictent les indications spéciales. La quinine associée aux acides minéraux est notre vraie ancre de salut, si un médicament mérite ce titre ; il faut la donner par doses de 20 à 25 centigrammes. Diverses préparations de quinquina rendent des services. Playfair vante la teinture de Warburg (1); nous pouvons appuyer son dire.

Nous n'avons pas une grande expérience du salicylate de soude; lorsque nous l'avons prescrit, nous avons été désappointés. Les hypophosphites ne nous ont pas donné de bons résultats.

La teinture d'aconit (2) à petites doses — deux gouttes toutes les heures, seule ou avec la quinine, — réussit souvent à faire baisser le pouls et la température. Fordyce Barker se loue fort de la teinture de vératrum viride (3), donnée dans le même but. Mais il faut en surveiller attentivement l'effet, et la suspendre aussitôt que le pouls est calmé. Nous avons l'habitude d'associer la digitale avec la quinine. La digitale est moins dangereuse que le vératrum ou l'aconit.

Les calmants sont ordinairement nécessaires. Lorsque l'opium est indiqué, le laudanum, l'acétate de morphine, la liqueur sédative (4) sont les meilleures préparations entre lesquelles on peut choisir. On peut avec avantage les associer avec la quinine et la digitale. Lorsque les remèdes ne sont pas supportés par l'estomac, on peut essayer d'un lavement contenant 20 gouttes de laudanum et 1gr,25 de chloral; on peut injecter sous la peau 2 centigrammes d'acétate de morphine. Les opia-

(1) On lui suppose, dit Dorvault, la composition suivante : aloès hépat., 4,00; racine de zédoaire, 4,00; racine d'angélique, 0,10; camphre, 0,10; safran, 0,15; alcool, 100,00; sulfate de quinine, 2,00; dose, 20 grammes par jour. (*Traducteur.*)

(2) Au huitième. (*Traducteur.*)

(3) Au quart. (*Traducteur.*)

(4) 50 p. 100 d'opium. (*Traducteur.*)

cés sont utiles surtout dans les cas aigus et simples de péritonite. Dans les phases plus avancées, ils sont mal supportés.

Les purgatifs sont rarement indiqués. L'intestin s'est habituellement bien vidé avant ou pendant le travail. Nous avons conseillé un laxatif composé d'huile de ricin, additionnée de quelques gouttes de laudanum ou une cuillerée à café de la poudre de réglisse composée (1), le second jour après l'accouchement. Lorsqu'on soupçonne une accumulation fécale ou une paresse du foie, une dose de 2 à 5 centigrammes de calomel toutes les trois heures produit souvent les résultats les plus satisfaisants. Lorsque la fièvre est déclarée, la malade a ordinairement une tendance à la diarrhée; il n'est pas bon de l'arrêter tout de suite. Mais, que nous regardions ou non ce symptôme comme un effet d'élimination, il est certain qu'une fois qu'elle a commencé, elle ne tend que trop à durer et à épuiser la malade. La perte de liquide excite l'absorption déjà trop active ; il faut donc en général arrêter ce flux de ventre. D'abord le meilleur remède est une dose de 15 centigrammes de poudre grise (2) et autant de poudre de Dover, est le meilleur remède. Puis on peut essayer les astringents, le cachou, la gomme kino, le cusparia associés à l'opium. Nous n'avons pas trouvé le bismuth fort actif, sauf en lavement. Le chlorure de fer est souvent singulièrement utile dans les cas graves de fièvre, qu'il existe ou non de la diarrhée.

Le vomissement accompagne souvent la diarrhée, de sorte que ces deux symptômes demandent un traitement simultané.

Les remèdes employés contre la diarrhée sont fort utiles contre le vomissement. Nous n'avons plus confiance dans l'acide cyanhydrique; on ne peut pas se fier au bismuth. La strychnine avec la digitale et la quinine nous ont rendu des services. L'eau chaude, avalée en grande quantité, produit d'excellents effets; plus tard la glace, seule ou associée au champagne, vaut mieux. Si le vomissement prend le type convulsif et s'accompagne de hoquets, le mieux est de faire respirer à la malade 4 ou 5 gouttes de nitrite d'amyle, à de longs intervalles. Si l'habitude de vomir est interrompue pour un moment, ce symptôme pénible devient plus facile à calmer. 2 ou 3 gouttes d'huile de cajeput sur un morceau de sucre sont souvent utiles.

Résumé de la discussion sur les fièvres puerpérales. — Nous pouvons énoncer les propositions fondamentales suivantes : Par le terme « fièvre puerpérale », nous devons entendre : « fièvre chez une accouchée ».

Des fièvres d'espèces diverses peuvent atteindre les accouchées comme les autres personnes. Nous devons donc abandonner la vaine

(1) Séné, poudre de réglisse, ãã 2; fenouil, soufre sublimé, ãã 1; sucre en poudre 6. (*Traducteur.*)

(2) Mercure 1; chaux préparée 2 (*Brit. Ph.*). (*Traducteur.*)

tâche de chercher *une* fièvre puerpérale définie, et nous devons reconnaître le fait clinique qu'il existe *des* fièvres puerpérales.

Il existe néanmoins une condition fondamentale dans toutes les fièvres puerpérales, c'est la constitution puerpérale. Cette constitution est le sol dans lequel agissent toutes les influences perturbatrices, germent toutes les matières nocives, quelle que soit leur source; et qui, sans toujours détruire les propriétés individuelles des poisons étrangers, donne à tous quelques traits particuliers. Il est en outre fort probable que, sous l'influence des réactions réciproques des poisons ingérés et de l'état puerpéral, des poisons innommés se produisent. Les fièvres puerpérales peuvent se ranger dans deux grandes divisions : autogénétiques et hétérogénétiques.

A. Les fièvres autogénétiques sont : 1° la fièvre excrétoire simple, résultant de l'endosepsie, ou arrêt de l'excrétion des matériaux de rebut produits par l'involution. Cette forme complique toutes les autres fièvres. C'est la seule vraie fièvre puerpérale; 2° la fièvre qui résulte de l'absorption de matières putrides ayant pris naissance dans le canal parturient, soit par la muqueuse intacte, soit par les orifices des vaisseaux, ou par des surfaces blessées; c'est l'autosepsie. Cette forme, comme la précédente, complique les autres fièvres; 3° la fièvre puerpérale septicémique propre prend la forme de métrite, de péritonite, de pelvicellulite, de thrombose et de toxémie générale.

B. Les fièvres hétérogénétiques, dues à la pénétration d'un poison extérieur. On peut les subdiviser en : 1° poison cadavérique, matière septique venue d'une autre accouchée, poisons animaux d'origine obscure, et 2° poisons zymotiques connus, variole, scarlatine, typhoïde, diphthérie, érysipèle.

Tous les modes d'infection agissent sur les accouchées, comme sur les autres personnes. Mais l'accouchée est particulièrement exposée à l'inoculation directe par le canal génital, et l'empoisonnement par les voies ordinaires est considérablement favorisé par l'activité spéciale de l'absorption chez l'accouchée.

On a fréquemment trouvé l'origine des épidémies puerpérales dans les influences zymotiques, surtout celles de la scarlatine et de l'érysipèle. Les épidémies hospitalières, surtout celles qui ne coïncident pas avec des épidémies du dehors, ont le plus souvent leur source dans l'érysipèle, l'inoculation cadavérique, et la malaria nosocomiale.

L'anatomie pathologique ne réussit pas à différencier les fièvres. Les altérations anatomiques les plus particulières sont celles qu'on trouve dans les inflammations pelviennes et dans les fièvres thrombotiques. Dans des cas d'origine différente, les altérations anatomiques peuvent être fort semblables. Cette constance des résultats pathologiques vient à l'appui de l'idée que toutes les fièvres des femmes en couches empruntent un caractère commun à la constitution puerpérale.

Dans les cas de toxémie générale, les altérations anatomiques sont rarement limitées à quelques organes ou à quelques tissus ; le plus souvent, plusieurs organes et plusieurs tissus sont affectés. Ce qu'on trouve le plus ordinairement dans les cas mortels, c'est la péritonite suppurée, la phlegmatia et la lymphangite utérine, les abcès métastatiques du foie, de la rate, des reins, des poumons, et l'inflammation des séreuses ; moins fréquemment, l'inflammation des synoviales, les inflammations cellulaires diffuses, la mortification, la pneumonie, l'ophthalmie.

Les symptômes du début d'une fièvre puerpérale indiquent rarement avec précision la source ou la nature de la fièvre. La plupart ne sont que les signes ordinaires de la toxémie. On peut quelquefois reconnaître le poison spécial en surveillant l'évolution clinique de la maladie, en interrogeant les antécédents, en cherchant les influences du milieu. Le problème est assez souvent insoluble ; nous devons alors nous contenter de savoir que nous avons affaire à une fièvre puerpérale.

La leçon fondamentale que nous devons tirer de l'histoire des fièvres puerpérales est qu'il faut poursuivre activement l'étude de leurs causes et des modes d'infection ; c'est dans cette étude que gît le secret d'une prophylaxie heureuse. Le traitement médical des formes graves est désespérant, chacun le sait ; mais nous pouvons espérer les détruire. Ce sont des cas qui réclament les plus larges et les plus minutieuses applications des ressources de l'hygiène.

CHAPITRE XIX

ARSENAL DE L'ACCOUCHEUR.

Il nous semble utile de décrire les instruments que nous avons à notre disposition, avant de parler des cas où nous devrons les employer.

La main de l'accoucheur est le premier de tous les instruments obstétricaux.

Contenu du sac obstétrical (1).

A. *Instruments destinés à sauver l'enfant*, ou *conservateurs*. — 1° Un levier, superflu ; 2° un forceps long à double courbure ; 3° un appareil de Roberton, ou un autre, pour la réduction du cordon ; 4° un appareil de Richardson ou de Ribemont-Dessaignes pour la respiration artificielle.

B. *Instruments destinés à réduire le volume du fœtus* ou *de sacrifice*. — 5° Un crâniotome ou perforateur ; 6° un crochet ; 7° une pince à crâniotomie ou un crânioclaste ; 8° un céphalotribe ; 9° un gros écraseur à

(1) La plupart de ces instruments sont figurés dans les *Opérations obstétricales*. (*Traducteur*.)

fil métallique et des ciseaux à embryotomie; 10° un décapitateur de Ramsbotham ou de Braun; 11° un crochet mousse un peu flexible.

C. *Instruments pour l'opération césarienne et la restauration du périnée.* — 12° Un bistouri, une sonde cannelée et des ciseaux pour la laparotomie; des fils à suture et à ligature, des aiguilles; un porte-aiguille; une pince à artères. Pour l'opération de Porro : un serre-nœud de

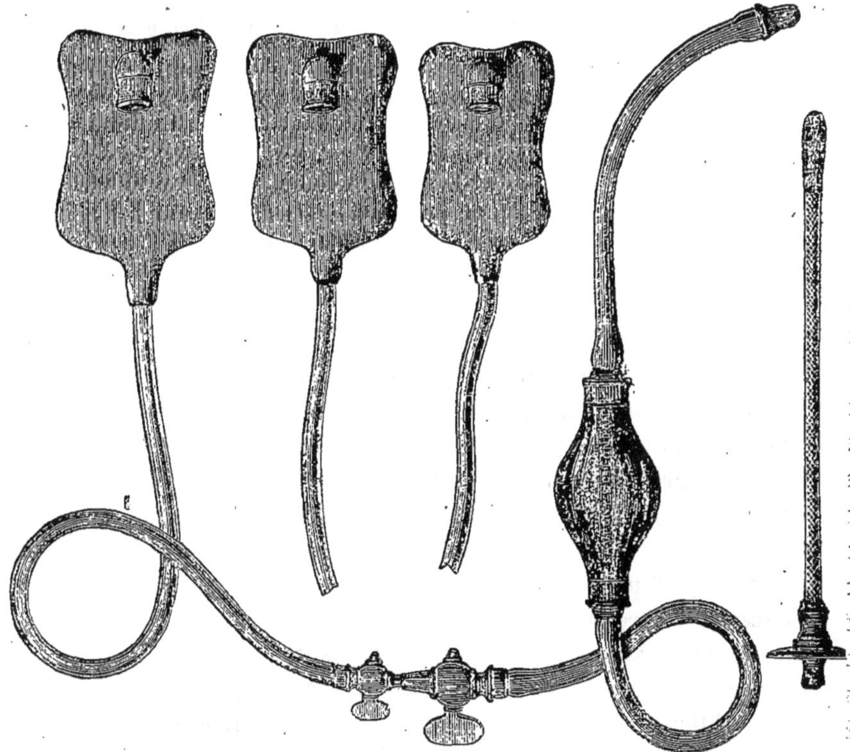

Fig. 116. — Sacs hydrostatiques de Barnes et seringue.

Kœberlé, un ligateur de Cintrat, ou une bande élastique. Une pince-clamp à ovariotomie de Sydney Jones, pour saisir les bords saignants de la plaie utérine.

D. *Pour provoquer ou accélérer le travail.* — 13° un bistouri droit à pointe mousse pour inciser le col en cas d'occlusion, d'étroitesse extrême, ou de cicatrice; 14° une seringue d'Higginson munie d'un tube utérin flexible, long de 20 centimètres, ou mieux, un tube en verre cannelé de Neugebauer, pour l'injection de l'eau chaude ou froide ou des styptiques, ou pour l'irrigation antiseptique; 15° une série des dilatateurs hydrostatiques de Barnes; 16° trois ou quatre sondes d'homme élastiques des n°s 8 ou 9 (1); 17° une sonde d'homme flexible, ou une

(1) Les numéros des sondes anglaises sont différents des nôtres. Les numéros indiqués par les auteurs correspondent à peu près aux n°s 16 et 18 de la filière Charrière. (*Traducteur.*)

sonde en verre ; 18° un dard de porc-épic pour percer les membranes est utile ; 19° des ciseaux et du fil.

E. *Pour ranimer la mère.* — 20° Une seringue à injection hypodermique de la contenance de soixante gouttes ; 21° un appareil à transfusion.

F. *Médicaments.* — 22° Du chloroforme ou de l'éther pour l'anesthésie; de l'éther pour les injections hypodermiques ; 23° du chloral ; 24° du laudanum ; 25° du nitrite d'amyle ; 26° de la nitro-glycérine, qu'on peut tenir renfermée dans les capsules de Martindale ; 27° de l'ergot de seigle ; 28° du perchlorure ou du persulfate de fer ; de la teinture d'iode ; 29° de l'acide phénique. Une solution au vingtième de sublimé, de sorte qu'en ajoutant cent parties d'eau, nous aurons la solution au deux millième ; 30° de la vaseline phéniquée au vingtième, ou boriquée, qu'on peut tenir dans un tube à couleur de peintre. Le cold-cream, l'axonge, l'huile, peuvent être impurs, et doivent être absolument abandonnés.

Examinons brièvement :

Lés instruments essentiels et effectifs. — *Le forceps.* — Un vrai long forceps est celui qui, lorsqu'il tient une tête au détroit supérieur, a son articulation et ses manches hors de la vulve. Le modèle employé en général est probablement celui de Barnes (1) ; sa courbe céphalique et sa courbe pelvienne sont modérées ; ses manches sont droits. Le forceps connu sous le nom de J.-Y. Simpson, encore en usage, est réellement un forceps court, tout au plus un forceps moyen.

Le forceps doit être nickelé, pour prévenir la rouille.

Invention du forceps. — Le Dr Aveling, dans ses *Memoirs of the Chamberlen family*, a fixé la question aussi exactement qu'il est possible. En 1569, William Chamberlen (2) et sa femme s'enfuirent de Paris, avec d'autres huguenots, et abordèrent à Southampton. Ils eurent deux fils, Pierre (Peter) l'aîné, et Pierre le jeune. Pierre l'aîné, tout paraît le prouver, fut l'inventeur du forceps. Cette invention était très généralement attribuée au Dr Pierre Chamberlen, fils de Pierre le cadet ; mais Aveling a prouvé que c'est par erreur. Il y a une grande confusion causée par le fait que trois Pierre vivaient en même temps, dont deux étaient frères. Les instruments employés par les Chamberlens sont en la possession de la *Royal medical and surgical Society of London.*

Depuis l'invention du forceps, deux types principaux ont dominé ; récemment un troisième est venu s'y ajouter. Chacun a subi de nom-

(1) J'en ai un, fait par le fabricant (Blaise) que R. Barnes m'a recommandé : manches, 13 centimètres ; cuillère, depuis l'articulation, 25 centimètres ; écartement des cuillères à leur centre, 75 millimètres ; distance de l'extrémité des cuillères au plan horizontal sur lequel repose l'instrument, 45 millimètres ; écartement des extrémités des cuillères, 2 centimètres ; largeur des cuillères, 4 centimètres (*Traducteur*).

(2) Ce nom a été orthographié de différentes façons, même *Chambellan*. Aveling a adopté la plus commune. (*Traducteur.*)

breuses modifications, plus ou moins importantes. Les inventeurs de variétés de forceps sont si nombreux que Pajot a dit spirituellement : « Je ne blâme pas un homme d'avoir inventé un forceps, cela peut arriver à tout le monde (1) ».

Premier type. — Sa caractéristique est qu'il n'a qu'une courbure, celle qui est destinée à embrasser la tête. Le trait saillant de ce type est la brièveté de l'instrument, qui est fait pour saisir la tête bas dans le bassin. On l'appelle généralement *forceps court*. Ce type était le seul

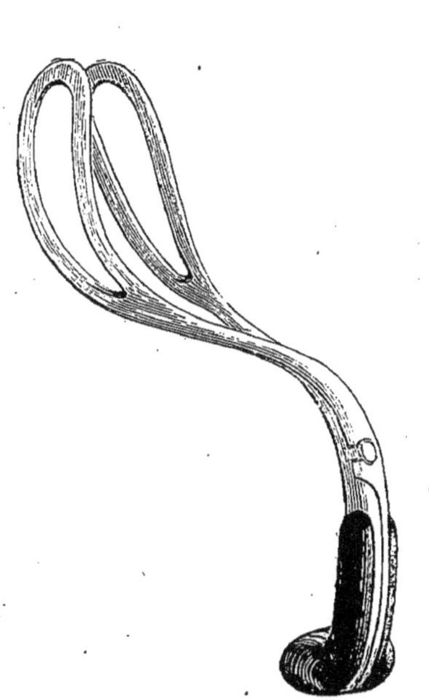

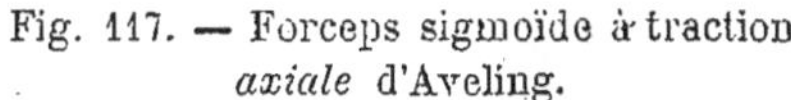

Fig. 117. — Forceps sigmoïde à traction *axiale* d'Aveling.

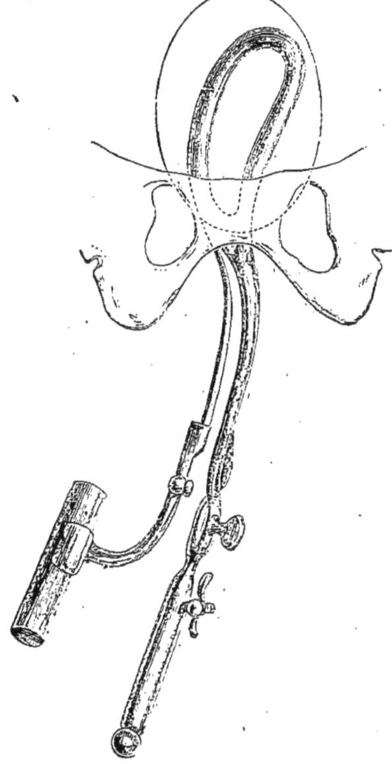

Fig. 118. — Forceps de Tarnier, à traction axiale.

employé dans ce pays jusqu'à Smellie, et même après lui, jusque dans ces derniers temps.

Le second type est caractérisé par l'addition de la courbure pelvienne, qui lui permet de s'adapter à la courbure du sacrum et à l'axe du bassin et de pénétrer jusqu'au détroit supérieur. L'avantage est considérable, puisque cette courbure permet à l'instrument de saisir la tête profondément dans le bassin, et même au détroit supérieur. Il a été introduit en France en 1747, par Levret, et y est devenu le forceps classique, et en Angleterre en 1752, par Smellie ; quelques-uns de ses contemporains s'en sont servis.

(1) La première sur le forceps à aiguille (*Annales de Gyn.*, 1877, t. I, p. 162. (*Traducteur.*)

Le troisième type se distingue par une troisième courbure, la courbure périnéale.

Hermann, de Berne (1), a fait faire une courbure périnéale, qui se trouve dans les branches; elle ne permet pas bien la traction *axiale*, le grand but de la troisième courbure.

La plus grande part dans l'invention du type moderne du forceps à traction axiale appartient à Aveling, qui a présenté le premier vrai forceps sigmoïde à la Société obstétricale, le 4 mars 1868; la figure 117 le représente. La courbure périnéale est dans les manches, qui servent à la traction.

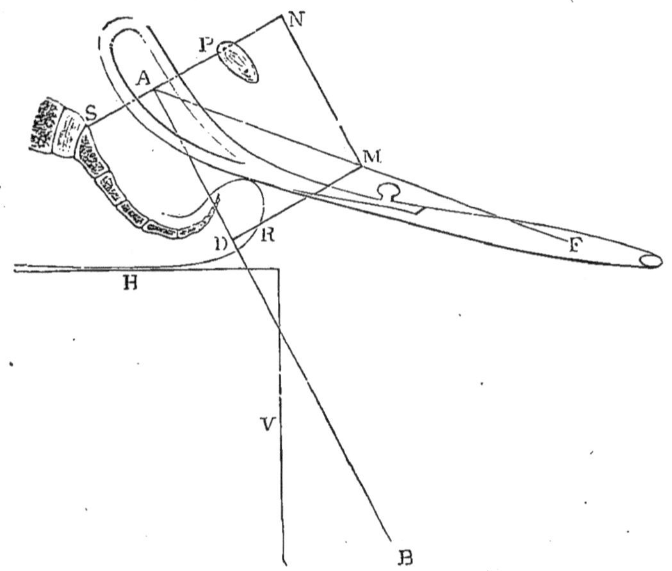

Fig. 119. — Traction dans l'axe (d'après Tarnier).

HV, ligne horizontale et ligne verticale d'une table ; S, sacrum ; P, pubis.

Le premier modèle de forceps de Tarnier à traction axiale est connu depuis 1877. Il y a fait plusieurs modifications, avant d'en arriver à la plus nouvelle forme — peut-être pas la dernière — que représente la figure 118.

Il se distingue de celui d'Aveling par le fait que la courbure périnéale a des tiges de traction spéciales fixées à la partie inférieure des fenêtres; les manches, qui ont servi à introduire les branches et à les appliquer sur la tête du fœtus, ne servent plus dès lors que comme aiguilles indicatrices, en montrant les progrès de la tête, et en s'élevant vers l'abdomen à mesure que la tête avance dans la courbe de Carus.

Il est tellement important de comprendre les principes qui dirigent

(1) Le mémoire de Hermann date de 1844. (*Traducteur.*)

l'action d'un forceps, que nous donnons les figures de Tarnier. Son argument s'applique à tous les forceps, mais il prouve que le but, la traction axiale, ne peut être atteint que par l'addition de la courbure périnéale.

Tarnier réclame pour son instrument trois avantages spéciaux :

1. C'est le mieux fait pour tirer dans l'axe pelvien. Il développe cette proposition de la façon suivante (v. fig. 119) (1) : la figure représente une application du forceps au détroit supérieur. « La ligne AB représente l'ouverture que la tête doit franchir, et par conséquent la direction qu'il faudrait donner aux tractions pour qu'elles fussent irréprochables. Au contraire, les tractions faites par l'opérateur, lorsqu'il tire sur les manches d'un forceps ordinaire, se convertissent en une force qui est représentée par la ligne AF.... En supposant que les tractions soient de 20 kilogrammes, et que nous les représentions par la distance AM, si je construis le parallélogramme des forces AD, MN, je trouve que la traction AM se décompose en deux forces : l'une, AD, qui abaisse la tête dans la direction de l'axe du détroit supérieur, l'autre, AN, représentant une pression nuisible, qui vient se perdre contre le pubis. Or, les lignes AM, AD, AN offrent entre elles des différences respectives de longueur qui sont exprimées en chiffres ronds par les nombres 20, 17, 10. Donc, en tirant sur les manches du forceps avec une force de 20 kilogrammes, on entraîne la tête dans la direction AD, avec une force de 17 kilogrammes ; tandis qu'on fait subir au pubis une pression nuisible de 10 kilogrammes. On comprend que je n'ai, dans ce calcul, tenu compte que des forces et des pressions mises en action par l'opérateur, négligeant celles qui prennent naissance dans l'action naturelle des tissus de la mère. »

Tarnier démontre ainsi qu'il est impossible de tirer dans l'axe du détroit supérieur, et d'éviter une pression nuisible, en tirant sur les manches du forceps ordinaire. Ceux qui combattent le forceps de Tarnier affirment que, par la manœuvre bien connue qui consiste à tirer avec une main et à pousser les branches en arrière avec l'autre, on tire réellement dans l'axe. Une longue pratique et un grand nombre d'observations attentives nous ont convaincu que la rectification ainsi obtenue est insignifiante, et que la démonstration de Tarnier est juste.

Puis Tarnier applique le même raisonnement à l'action du forceps ordinaire dans l'excavation et à la sortie, et montre que, là aussi, il y a une perte de force et une pression nuisible. Son argument est juste, mais à un moindre degré que dans le cas du détroit supérieur.

2. La traction est appliquée aussi près que possible du centre de la tête. C'est une condition fondamentale de la traction axiale, et elle n'empêche pas la rotation de la tête. On économise ainsi beaucoup de force.

(1) J'ai copié ce passage dans l'original, comme je l'ai toujours fait lorsque j'ai pu me procurer les textes originaux. (*Traducteur.*)

3. On a une aiguille indicatrice qui montre les progrès de la tête, et sert à guider la direction de la traction. Cet index est constitué par les manches du forceps, qui s'élèvent à mesure que la tête descend dans le bassin, suivant la courbe de Carus.

Dans son premier modèle, Tarnier avait donné la courbure périnéale aux manches comme aux tiges de traction, ce qui rendait difficiles l'introduction et le maniement de l'instrument. Il est facile de voir que, la traction se faisant sur des tiges courbées spéciales, il n'est pas nécessaire que les manches soient courbés; aussi Tarnier a-t-il supprimé cette courbure; les manches sont droits dans son dernier modèle, comme dans le forceps classique, ce qui permet de placer plus facilement les branches et donne plus d'espace pour manier les tiges de traction; les manches servent d'aiguilles indicatrices plus précises. Nous avons employé souvent ce forceps, et nous en sommes fort satisfaits.

En somme, nous pensons qu'on peut supprimer le principe de l'aiguille indicatrice. On peut obtenir l'avantage principal de la traction dans l'axe, en donnant la courbure périnéale aux manches, qui servent aux tractions. Nous pouvons nous fier à la sensation des mains pour déterminer les progrès et la position de la tête, et la direction que l'on doit donner à la traction.

On a proposé de nombreuses modifications au forceps de Tarnier, nous ne citerons que celles de Lusk et d'A.-R. Simpson. Nous avons appliqué celui de Simpson, que l'auteur a allongé sur notre conseil, et nous avons trouvé qu'il fonctionne bien, mais nous ne lui trouvons aucun avantage sur le dernier modèle de Tarnier.

Nous devons noter deux modes d'articulation des branches du forceps l'une avec l'autre, lorsqu'elles ont saisi la tête. Ce sont l'articulation anglaise et la française. La première est formée par une entaille pratiquée dans une branche, qui reçoit l'autre. L'articulation française est constituée par une vis placée sur l'une des branches, et reçue dans une mortaise pratiquée dans l'autre pour la loger. Lorsqu'elle y est placée, on peut la fixer en tournant la vis. L'articulation française présente plusieurs avantages.

On a inventé bien des modifications ingénieuses du forceps, pour substituer la force mécanique à celle des mains dans les tractions et l'extraction. Dans la plupart, c'est une poulie placée entre le forceps appliqué et un point fixe hors de la femme; la force employée est indiquée par un dynamomètre. Les principaux accoucheurs qui ont préconisé ce système sont Chassagny, Joulin, Pros, Poullet, Tarnier. La force développée avec ces appareils est généralement uniforme et soutenue, et non variable et intermittente comme celle de la main. Charpentier a décrit et figuré la plupart de ces machines. Nous n'en parlerons pas en détail, parce qu'il n'est pas probable que leur emploi se généralise;

elles n'ont guère fait leur chemin en France. Elles présentent plusieurs inconvénients évidents : 1° substituer des machines à la main, c'est se priver de l'observation intelligente, de la régularisation des progrès du travail et de la force, qu'on ne peut demander qu'aux mains; 2° les cuillères peuvent lâcher prise à l'improviste; 3° on perd l'action latérale ou de levier qui économise tant de force et diminue la pression sur les parois pelviennes. Les accouchements avec les machines n'ont pas donné de bons résultats.

Le *crâniotome* ou *perforateur* doit être droit et puissant. Celui d'Oldham est excellent. Ceux de Smellie et de Nægelé sont faibles et insuffisants. Tous les perforateurs dont les branches sont courbées sont mauvais; il est difficile d'atteindre le crâne exactement suivant une perpendiculaire, ce qui est nécessaire pour éviter de glisser suivant une tangente, et d'empêcher que la tête roule devant l'instrument.

La figure 120 représente le perforateur de Tarnier. Son application est plus aisée que celle du perforateur en fer-de-lance, lorsque la tête est mobile au-dessus du détroit supérieur, et il fait une large ouverture dans la voûte cranienne.

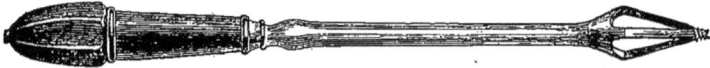

Fig. 120. — Perforateur de Tarnier.

En Allemagne, en France et en Italie, les perforateurs trépans sont en faveur. Nous avons essayé un des meilleurs, celui du professeur Martin, de Berlin. Leurs inconvénients sont, d'abord que, dans les cas difficiles, le trépan prend trop de place pour pouvoir être appliqué exactement, puis l'ouverture qu'il fait est insuffisante, et il ne brise pas assez la voûte crânienne pour permettre un broiement facile. Le perforateur d'Oldham (1) pénètre dans la plus petite fente, et brise la voûte du crâne suffisamment pour le but qu'on se propose.

La partie la plus résistante du crâne est la base. On a construit divers instruments pour la briser. Hubert, en 1860, a proposé une vis en forme d'olive, montée sur un long manche en acier. On perfore d'abord la voûte, puis on pousse l'instrument jusqu'à la base du crâne, et on l'y visse. Une branche sans fenêtre passée au delà de la tête, reçoit la pointe de la vis, qui a traversé la base du crâne. En 1865, Guyon a fait la céphalotripsie intracrânienne avec un instrument constitué par un trépan qui perfore la voûte, et d'un second trépan plus petit, qui, guidé par un stylet jusqu'à la base, en enlève un disque ; on peut enlever

(1) Figuré dans les *Opérations obstétricales* de Barnes, p. 279. Godson en a fait un du même genre, à *quatre* branches. V. Auvard, Pince à os et crânioclastie, p. 42. (*Traducteur*.)

ainsi plusieurs couronnes ; un petit céphalotribe peut alors aisément écraser la tête. Cet instrument fonctionne bien.

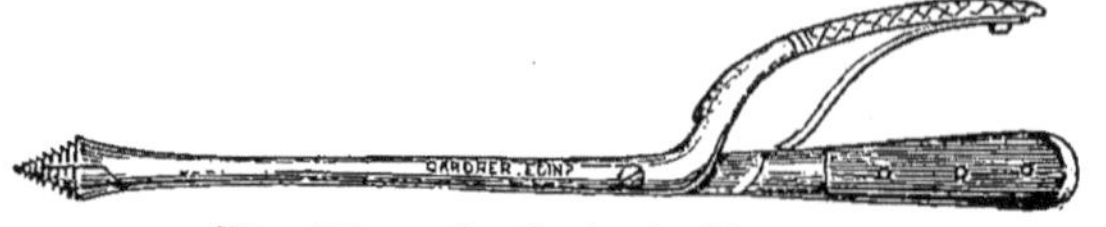

Fig. 121. — Basilyste de Simpson.

Le *basilyste* de Simpson, comme son nom l'indique, est destiné surtout à briser la base du crâne et à assurer plus complètement la réduction du volume de la tête du fœtus. Le basilyste est fait pour perforer

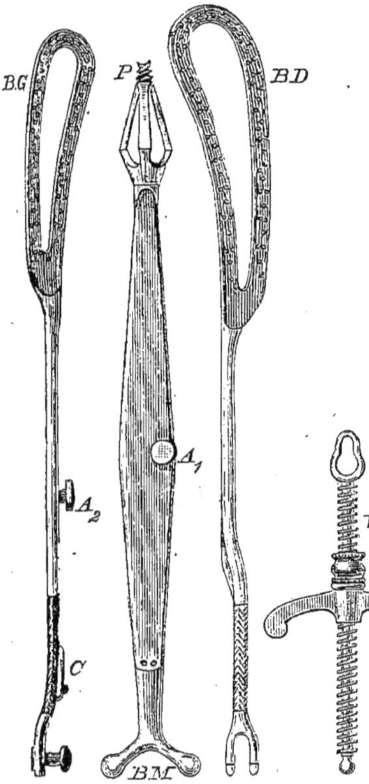

Fig. 122. — Basiotribe de Tarnier (*).

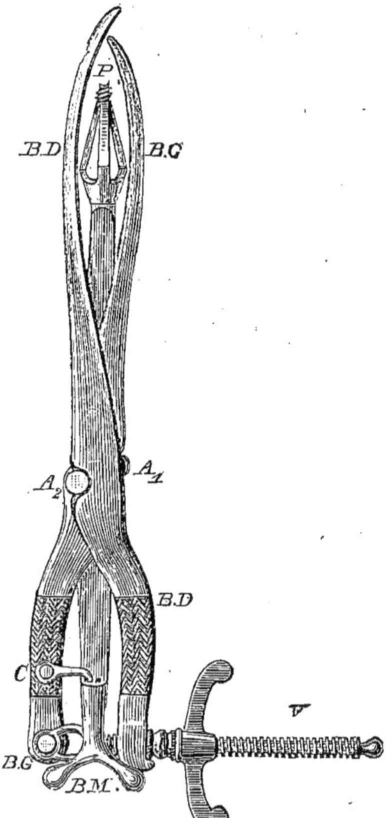

Fig. 123. — Basiotribe de Tarnier ; les pièces sont réunies.

(*) L'instrument est composé de quatre pièces : 1° la branche gauche, BG ; 2° la branche moyenne ou perforateur, BM ; 3° la branche droite, BD ; 4° la vis de compression, V. A et A' sont les articulations. C est le crochet qui sert à fixer la branche au perforateur.

la voûte crânienne, traverser la cavité du crâne, et perforer la base. Comme on le verra en comparant les figures, son extrémité perforatrice est conique et présente une forme semblable à celle du perforateur de Tarnier.

« La profondeur à laquelle on doit visser l'instrument est déterminée par l'épaule qui fait saillie autour de la base de la vis ; lorsqu'il ne veut faire qu'une petite ouverture comme celle que ferait un trépan, l'opérateur n'a qu'à le faire pénétrer jusqu'à l'épaule, puis à le retirer. Ordinairement on veut obtenir une large ouverture ; l'opérateur doit alors presser sur le manche de l'instrument pour élargir l'ouverture autant qu'il est nécessaire. »

Le basiotribe de Tarnier est une combinaison du perforateur avec les deux branches du céphalotribe. Sa longueur est 41 centimètres, sa largeur, d'un côté à l'autre, lorsqu'il est articulé, est 4 centimètres ; il pèse 1,200 grammes. On perfore la voûte du crâne avec la branche du milieu ; puis on la tient en place, pendant qu'on applique la branche gauche, la plus petite, et qu'on la fixe sur le perforateur (1) ; puis on applique la branche droite, et on la fixe aux deux autres. L'instrument complet est représenté dans la figure 123.

Les avantages de cet instrument sont qu'il ne peut pas lâcher prise pendant le broiement, et que l'écrasement est beaucoup plus complet que lorsqu'il est fait avec le céphalotribe ordinaire. La branche droite, la dernière placée, chevauchant sur les deux autres, assure un broiement complet, et s'oppose au glissement.

La *pince à crâniotomie* ou *crânioclaste* doit avoir les cuillères très légèrement courbées, en forme de bec de canard, et être construit de façon à ce que, pendant la prise, les cuillères soient parfaitement parallèles. S'il est ainsi construit, les os et la peau du crâne étant saisis sur une large surface, il y a peu de risques d'arrachement ou de déchirure. Il doit être composé de deux branches distinctes réunies par une articulation à la française, et pourvu d'une vis de compression à l'extrémité des branches, pour épargner les forces de l'accoucheur, qui doit les conserver pour les tractions. Les crânioclastes de Barnes et de Hall Davis fonctionnent bien. Celui de Braun a les cuillères trop fortement courbées pour que la prise soit répartie également sur une surface assez large (2).

Le *céphalotribe* doit être assez long pour aller saisir la tête au-dessus du détroit supérieur, assez fort pour ne pas *faire ressort* ou se plier pendant une forte compression, un peu courbé au niveau des cuillères,

(1) L'idée de réunir le perforateur au céphalotribe se retrouve dans les céphalotribes de Fried, de Finizio (1842), de Hüter fils (1859), de Valette (1857). Aucun n'a exécuté cette idée d'une manière aussi satisfaisante que Tarnier. (*Traducteur.*)

(1) Il nous semble utile de faire une rectification. Charpentier (t. II, p. 818) dit : « Barnes décrit ainsi son procédé ; il se sert du crânioclaste de Braun. » L'instrument de Barnes diffère essentiellement de celui de Braun. Celui de Barnes est une modification de celui de Simpson ; il l'a perfectionné successivement en 1862, 1863 et 1864. On pourrait encore l'améliorer en lui donnant une légère courbure périnéale (*auteurs*). — Les figures des *Opérations obstétricales* (1873) ne représentent pas la vis de compression que l'auteur décrit dans le texte. (*Traducteur.*)

qui doivent être rugueuses. Il doit avoir une vis de compression pour assurer la prise.

Les modèles dont on se sert sur le continent sont presque tous trop volumineux. Celui de Kidd, qui est droit, est bon. Fancourt Barnes l'a heureusement modifié. Il l'a fait plus léger, sans l'affaiblir, en fenêtrant les cuillères (fig. 124). Nous pouvons affirmer qu'il répond à son but. Il

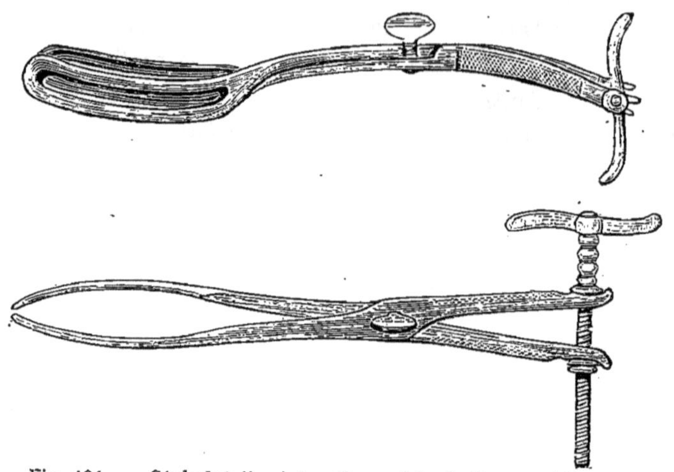

Fig. 124. — Céphalotribe à traction axiale de Fancourt Barnes.

est plus long que le céphalotribe anglais, et s'applique aisément sur la tête au-dessus du détroit abdominal. La courbure périnéale permet à l'opérateur de saisir la tête suivant son diamètre transversal, ce qui empêche le glissement des branches en arrière, comme cela arrive aux autres céphalotribes, pendant l'écrasement de la tête. Tarnier aussi a fait faire une courbure périnéale au céphalotribe.

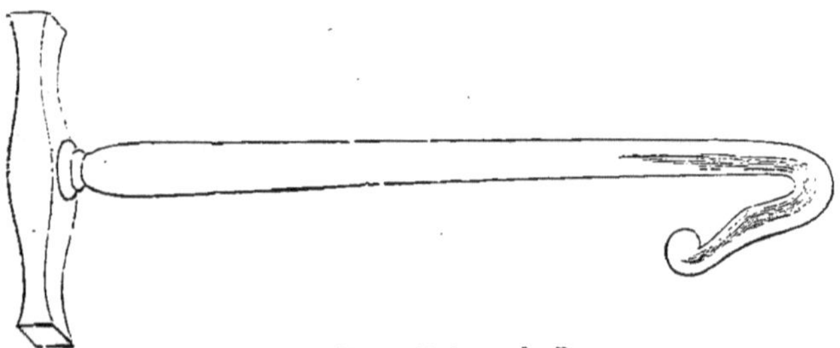

Fig. 125. — Décapitateur de Braun.

La réduction du globe céphalique par lamination ou par section en tranches est une opération parfaitement scientifique. Barnes et Tarnier l'ont exécutée.

On a parfois besoin de forts ciseaux à embryotomie pour la décapitation, et pour sectionner la colonne vertébrale lorsque l'évolution est avancée.

Le crochet à décapitation de Ramsbotham a un bord légèrement tranchant; c'est un bon instrument. En Allemagne et en Italie, on préfère le crochet mousse de Braun, peut-être avec raison. Il a 30 centimètres de longueur; l'ouverture maximum du crochet est de 25 millimètres; la tige a 8 ou 10 millimètres d'épaisseur. Lazzati l'a courbé légèrement près de la partie courbée (1).

L'embryotome de Ribemont-Dessaignes (fig. 126 et 127) est un perfectionnement de ces crochets. C'est un instrument ingénieux, destiné à passer une cordelette autour du cou ou du tronc du fœtus, lorsqu'on

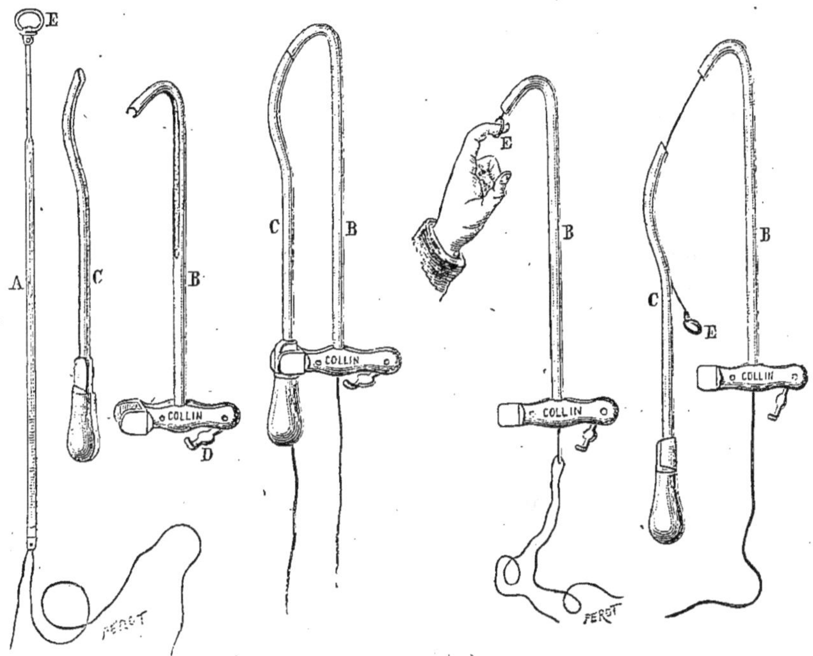

Fig. 126. — Embryotome de Ribemont. Fig. 127. — Embryotome de Ribemont.

veut le décapiter ou le détronquer. On fait passer la tige B au delà du fœtus, comme un crochet de Ramsbotham, puis on pousse la tige C à la rencontre de B, dans lequel se trouve le crochet D; le conducteur AE sert alors à tirer la cordelette dans l'instrument, de façon qu'on ait deux chefs libres; on donne à la cordelette un mouvement de scie, qui sectionne bientôt sans effort la portion du fœtus qu'elle embrasse. L'application et le maniement de cet instrument sont plus faciles que ceux du décapitateur ordinaire (2).

Sacs hydrostatiques de Barnes. — On en vend beaucoup de modèles

(1) V. la critique du crochet de Braun, *Opérations obstétricales*, p. 204, *note*. (*Traducteur.*)

(2) A l'application de la cordelette, qui exige le mouvement de scie, dangereux pour les parties maternelles, quelques précautions que l'on prenne, je préfère un fil d'acier; j'ai publié un cas de succès par ce procédé, dans les *Annales de Gynéc.*, 1885, t. I, p. 279. (*Traducteur.*)

défectueux. On doit en avoir de trois grandeurs. Leur forme est celle d'un violon. Le bord supérieur doit être un peu concave, pour recevoir le globe céphalique; les bords latéraux de même, pour être embrassés par le col, afin que l'instrument ne glisse ni dans le vagin ni dans l'utérus; la force de distension se dépense ainsi sur le col, un peu plus énergiquement au niveau des orifices. On introduit le sac au moyen d'une sonde qui se place dans une petite poche située près du fond, et sert à faire pénétrer l'instrument. La sonde à demeure passant au centre du sac, qu'on a crue être un perfectionnement, est en réalité un inconvénient (fig. 116).

Pour transporter tout cet arsenal, il est commode de le réunir dans un sac. La meilleure méthode consiste à placer dans un sac les instruments et les remèdes les plus usuels. Ce sont : le forceps, le porte-cordon de Roberton, un appareil à respiration artificielle, un bistouri et des ciseaux; des fils à sutures et à ligatures; des bougies élastiques; une sonde élastique ou en verre; la seringue d'Higginson (1) avec le tube utérin de Neugebauer, en verre; les dilatateurs hydrostatiques; le transfuseur d'Aveling (2).

Médicaments : Chloroforme ou éther; éther pour injections hypodermiques; teinture d'opium; nitrite d'amyle; ergot; perchlorure de fer en cristaux; acide phénique en solution au cinquième; sublimé en solution au vingtième; vaseline phéniquée.

Tous ces objets ne prennent pas beaucoup de place; ils servent dans la plupart des complications de l'accouchement. Lorsqu'on en vient à sacrifier le fœtus, on a en général le temps d'envoyer chercher les instruments de sacrifice, qu'on peut avoir dans une boîte séparée.

CHAPITRE XX

DYSTOCIE ; DÉFINITION ; DESCRIPTION. DISTINCTION ENTRE LES SYMPTÔMES ET LES CAUSES ; SIGNES ; CAUSES. ANALYSE DU DÉRANGEMENT DES TROIS FACTEURS DU TRAVAIL : 1° TROUBLES DE LA FORCE EXPULSIVE ; EXCÈS, DÉFAUT ; DÉFAUT DANS LE CANAL, LES PARTIES MOLLES, LE COL, LE VAGIN, LA VULVE ; TUMEURS UTÉRINES, EXTRA-UTÉRINES ; PROLAPSUS DE L'UTÉRUS ; ALLONGEMENT HYPERTROPHIQUE DU COL ; GROSSESSE DANS UN UTÉRUS BICORNE ; 2° DIFFORMITÉS DE LA COLONNE VERTÉBRALE ET DU BASSIN ; BASSIN RACHITIQUE, OSTÉOMALACIQUE, RÉTRÉCI TRANSVERSALEMENT ; CYPHOTIQUE, INFUNDIBULIFORME, SPONDYLOLISTHÉTIQUE, OBLIQUE OVALAIRE, ÉPINEUX, TUMEURS, FRACTURES ; BASSIN FENDU ; 3° DYSTOCIE FŒTALE ; MALPOSITIONS ; ÉTATS PATHOLOGIQUES. — CLASSIFICATION DES CAS DE DYSTOCIE ; ENCLAVEMENT, ARRÊT.

Le mot *dystocie* nous vient d'Hippocrate. La dystocie est le contraire

(1) Représentée dans la figure 116, avec les sacs de Barnes. (*Traducteur*).

(2) Une pile portative de Gaiffe. La seule fois que j'ai perdu un enfant, vivant lors-

de l'eutocie. Dans le chapitre consacré au travail, nous avons suffisamment défini le sens qu'on attache au mot eutocie. La définition d'un état complexe est difficile, sinon impossible : plus on cherche à remplir la principale condition d'une définition, la concision, plus on perd en précision. Nous pouvons néanmoins accepter comme exactes les propositions suivantes : « L'eutocie est le travail marchant sans encombre et se terminant favorablement sous l'influence des forces naturelles. » La dystocie peut être définie ou décrite par cette citation d'Harvey : « Fit partus *difficilis et laboriosus* quod nec modo neque ordine debito res peragatur, aut pravis aliquibus symptomatibus impediatur. » On peut y ajouter les cas qui exigent l'aide de l'art.

On obscurcit souvent le problème de la dystocie, en confondant la définition et les symptômes avec les causes. Le chirurgien, auprès de la parturiente, doit suivre la méthode clinique et analytique, s'il veut résoudre le problème d'une manière utile à la femme; il doit observer soigneusement les symptômes subjectifs et objectifs, peser leur signification et remonter à leurs causes.

Notre point de départ est donc l'observation de la marche du travail. Les points à observer sont : 1° le temps qu'il occupe; 2° le caractère des douleurs; 3° les effets subis par l'organisme. Nous déterminerons ainsi si le cas marche naturellement, ou si la parturiente est en danger, et quels sont les symptômes qui dictent notre intervention.

Quand nous avons conclu que nous devons intervenir, nous cherchons la cause de la dystocie: et, nous rappelant qu'elle peut provenir d'un défaut dans un ou plusieurs facteurs du travail — du corps à expulser, de la force de résistance ou de celle d'expulsion, ou d'un défaut de corrélation entre ces facteurs — nous pouvons, par une étude soigneuse des conditions et des relations de ces facteurs, espérer d'arriver à des indications thérapeutiques précises.

Le plan de ce chapitre est donc : 1° de décrire les symptômes de la dystocie; 2° d'étudier ses causes d'après un classement méthodique fondé sur les déviations des caractères normaux des facteurs; 3° puis de revenir, en concluant, à la classification clinique des cas de dystocie. Nous allons donc étudier d'abord les défauts ou les désordres de la force expulsive; puis les difficultés causées par les conditions défavorables du canal parturient et des parties molles ou osseuses; troisièmement, les difficultés qui viennent du fœtus : disproportion, malposition, ou autres complications.

A. **Signes de la dystocie.** — 1. Les *signes généraux* sont : la douleur, qui affecte l'action du cœur; une sorte de choc; l'irritabilité de l'humeur;

qu'on m'a appelé, j'ai eu la conviction que, si j'avais eu sous la main une pile électrique, j'aurais pu le sauver. Le bassin était rétréci et l'extraction fut très difficile. (*Traducteur.*)

l'anxiété; l'agitation; une douleur continue, qui s'exacerbe au retour de la contraction utérine; la sensibilité au palper de l'utérus; les contractions utérines prennent un caractère abortif ou flottant; elles sont fatigantes, irritantes et laissent la sensation qu'elles n'ont produit aucun effet; « elles ne portent pas. » La femme, au lieu d'*aider* les douleurs avec entrain, craint leur retour; elle a soin de ne pas ajouter sa force aux efforts qu'elle sent inutiles et qui l'épuisent. Si en outre le pouls bat 100 ou davantage, et se maintient élevé dans l'intervalle des contractions, si la peau est chaude et sèche, ou baignée de sueur, si l'urine est rare et très colorée, s'il y a des vomissements, ce qui est un signe grave, car ce n'est plus un signe d'excitation réflexe normale, mais de prostration et d'une action nerveuse pervertie, il y a un obstacle à l'accouchement.

Signes locaux. — Si de plus le toucher révèle une grande sensibilité du vagin, un gonflement et une rigidité du col et de l'orifice, une contraction permanente de l'utérus, une contraction spasmodique dans l'intervalle des douleurs (Braxton Hicks), si le fœtus n'avance pas, si la tuméfaction du cuir chevelu ou de la partie qui se présente augmente, et que la parturiente ait une perte séreuse jaune, il y a dystocie; l'accoucheur doit agir. Son premier devoir est naturellement de découvrir la cause de la dystocie, puis d'y appliquer le remède approprié.

L'élément *temps* doit être considéré. La dystocie, sans doute, ne se juge pas avec la montre. Quoique les signes que nous avons énumérés ne se produisent pas souvent en quelques heures, les estimations fondées sur la durée sont le plus souvent trompeuses. Il est difficile de dire exactement quand le travail a commencé, pour obtenir un point de départ des calculs. La longueur du travail pendant le premier stage ne cause généralement pas de grand désordre local ou constitutionnel mais les signes de dystocie tardent ordinairement peu à paraître après la rupture des membranes. Si donc de fortes douleurs continuent à se produire, et que le travail ne progresse pas d'une manière satisfaisante, la question de l'intervention devient urgente.

B. **Causes de la dystocie.** — Nous devons tout d'abord nous demander : La dystocie tient-elle à un désordre de la force expulsive? Cette force peut être en excès ou en défaut. Le défaut de force expulsive peut être plus ou moins considérable. Il se peut qu'il y ait assez de force pour faire passer le fœtus lentement; ce qui constitue un travail languissant. Il se peut que la force suffise à faire progresser le fœtus jusqu'à un certain point, et qu'elle diminue ou cesse à ce moment. C'est ce qu'on nomme *inertie.* Ce terme est relatif.

Si, après quelques heures, sans qu'il se soit produit de signes de dystocie, nous trouvons que le travail est arrêté, et que les douleurs font défaut, et si, à l'examen interne, nous trouvons qu'il n'existe pas d'obstacle dans les parties molles ou dans le bassin, si le fœtus se présente bien, et n'est pas disproportionné, nous conclurons que la faute est dans le manque de force expulsive. L'histoire des accouchements précédents décidera la question de la déformation pelvienne.

On obvie à l'inertie de deux manières : en appliquant une *vis à tergo*, ou une *vis à fronte*. Laissant de côté les ocytociques, dont nous indiquerons plus loin les dangers, nous dirons que la meilleure *vis à tergo* est l'expression, et la meilleure *vis à fronte*, le forceps.

Excès de force expulsive. — Nous penserons qu'il y a excès, si les contractions sont fortes et régulières, et cependant n'arrivent pas à faire progresser le fœtus. L'excès de la force expulsive peut résulter d'une résistance excessive, qui fait naître une action diastaltique exagérée. C'est un défaut de corrélation entre les facteurs du travail. Il faut donc tout d'abord déterminer s'il existe un obstacle; et, si l'on ne peut pas aisément l'écarter, il faudra modérer la force expulsive, de crainte que les parties molles ou le fœtus ne souffrent. On peut calmer une action utérine trop violente au moyen des *épéchontociques*, comme le chloroforme, le nitrite d'amyle ou le chloral, et gagner le temps nécessaire à l'application de la *vis à fronte*, si elle est nécessaire.

Dystocie causée par un défaut dans le passage ou une résistance exagérée. — C'est le canal osseux ou les parties molles qui sont en faute. Nous énumérerons d'abord les difficultés qui viennent des parties molles. Le premier obstacle se rencontre dans le col, qui refuse de se dilater pour recevoir et laisser passer le fœtus. Il peut être rigide. On sent l'orifice externe dur comme un anneau serré, ne cédant pas à une grande force de propulsion. Cet état est dû parfois à l'hyperémie, à l'hyperplasie ou à l'induration hypertrophique, surtout chez les pluripares. La rigidité peut n'être que spasmodique, et résulter d'un manque d'harmonie entre les forces expulsives et propulsives. C'est une action nerveuse métastatique, une polarité retournée; l'excès d'énergie contractile a passé du corps au col de l'utérus. Elle est assez fréquente chez les primipares, assez souvent causée par l'écoulement prématuré des eaux, qui fait que, l'agent naturel de la dilatation faisant défaut, la partie qui se présente presse directement sur le col.

D'autres obstacles sont : le gonflement du col à la suite d'un thrombus, un fibrome, la dégénération cancéreuse. L'occlusion de l'orifice par une fausse membrane (Nægelé), souvent décrite, est fort rare (1). Il est parfois très difficile de reconnaître l'orifice; on ne trouve au fond du vagin qu'une surface lisse; mais avec de l'attention et de la patience, on trouvera presque toujours une petite dépression qui représente l'orifice. Dans un cas que nous avons observé, on pouvait distinguer les lèvres du col; mais une membrane épaisse le fermait entièrement. Nous con-

(1) V. Baker Brown, *Surgical Diseases of Women*, p. 282 et *seq.* (*Traducteur.*)

clûmes que cette membrane était formée par le choron et l'amnios, qui adhéraient intimement à la zone inférieure de l'utérus. Fancourt Barnes a vu dans les salles du *British Lying Hospital* une jeune primipare qui présentait une atrésie complète du vagin, à partir de 25 millimètres de la vulve; un petit canal admettait à peine un stylet. Lorsqu'elle entra en travail, on sentit à travers l'obstacle la partie qui se présentait; on le disséqua avec le bistouri, et on arriva à l'utérus; on élargit le passage avec les doigts, et par une application de forceps on obtint un enfant vivant. Malgré le traumatisme qu'elle avait subi, l'accouchée se remit rapidement. Sauf une scarlatine qu'elle avait eue dans son enfance, elle n'avait présenté aucune maladie qui pût expliquer cette occlusion.

Quoique la dystocie soit rarement due à une seule cause, — car une cause amène presque nécessairement plusieurs perturbations, de sorte que la dystocie est presque toujours complexe, — il est utile d'étudier séparément le traitement de la dystocie due à l'état des parties molles.

Et d'abord que faut-il faire dans les cas d'*inertie?* Ceci nous amène à traiter la question de l'usage et des dangers de l'ergot et des autres ocytociques, pour augmenter la force de la contraction utérine. Avant d'y avoir recours, il est nécessaire de déterminer toutes les conditions du travail, l'état de chacun des trois facteurs, et leurs rapports entre eux. Avant d'éperonner l'utérus, nous devons nous assurer qu'il n'existe pas d'obstacle assez considérable pour qu'une forte contraction ne puisse pas sans danger le franchir. Nous devons avoir la preuve qu'il n'existe ni rigidité considérable du canal parturient, ni distorsion, ni rétrécissement du bassin, ni disproportion, ni malposition du fœtus, ni obstacle quelconque. Ce n'est pas toujours facile, et une erreur peut avoir des conséquences graves, mortelles même. Voilà une objection à l'emploi de l'ergot; il y en a beaucoup d'autres. Une fois l'ergot donné, nous ne pouvons plus en arrêter l'effet; nous avons évoqué une force brutale comme celle qui fut donnée à Frankenstein; l'ergotisme comme le strychnisme, suit son cours; si son action est trop prolongée ou trop intense, nous n'y pouvons rien. Nous pourrons essayer des épéchontociques, le chloral, le nitrite d'amyle, le physostigma; mais ils peuvent échouer. La contraction ergotique ressemble au tétanos. Malheur à la mère si quelque obstacle retarde le passage du fœtus! Malheur à l'enfant, s'il ne naît pas promptement! La contraction ergotique ne présente pas la diastole, la systole, le repos et la contraction physiologique, qui sont nécessaires à la circulation normale dans l'utérus, le placenta et le fœtus.

En outre, l'ergot peut provoquer des efforts si violents que, la glotte étant fermée trop longtemps, les lobules pulmonaires éclatent, et qu'il se produise un emphysème du cou, qui s'étendra peut-être au loin. Nous avons vu souvent cet accident se produire. Un autre accident possible est l'empoisonnement ergotique qui amène la gangrène. Bien connu en Allemagne chez ceux qui mangent du grain ergoté, il s'observe parfois dans la pratique obstétricale. Le Dr Begg (*Lancet* 1870, t. II, p. 397) rapporte le cas d'une jeune femme qui prit 3gr,90 d'ergot pendant son accouchement. Elle eut une gangrène périphérique étendue ; il fallut lui amputer les bras et les jambes ; chose étrange, elle survécut. Mc Clintock et d'autres affirment que l'ergot exerce une influence toxique directe sur le fœtus. La quinine a moins d'inconvénients, mais on ne peut pas compter sur elle.

Si l'on objecte que les accidents sont rares, et qu'on peut leur opposer des cas innombrables dans lesquels l'ergot n'a fait aucun mal, nous répondrons que ces accidents se sont produits, et que nous ne pouvons pas, lorsque nous donnons de l'ergot, être certains qu'il ne se produira pas une castastrophe. Ne devons-nous pas préférer les armes qui nous obéissent, qui font autant, et pas plus, que ce que nous désirons?

Nous possédons de telles armes, et nous n'avons pas d'excuse pour employer l'ergot. Il est des moyens qui, employés seuls ou associés avec d'autres, échouent rarement dans l'accomplissement de ce que la précision, la sécurité et la science peuvent exiger. Ils diffèrent de l'ergot, dont l'action est brutale et intraitable ; on s'en sert exactement au moment et au degré voulus par les particularités du cas. Des moyens variés viennent tour à tour suivant la difficulté qu'on veut surmonter. Ainsi, dans les degrés inférieurs de l'inertie simple, la compression manuelle de l'utérus, la pression du fœtus dans la direction des axes, peuvent suffire. Nous pouvons quelquefois exciter l'utérus en introduisant une bougie élastique jusqu'au fond ; c'est l'application d'un agent provocateur du travail à l'accélération de l'accouchement.

On décrit et on applique plusieurs procédés pour vaincre la rigidité du premier stage. Le chloroforme rend souvent de grands services. Il agit en annulant la sensation de la douleur ou en rétablissant l'équilibre nerveux, en écartant les influences perturbatrices qui détournent la force nerveuse de sa destination normale ; le spasme du sphincter se relâche, le corps utérin se contracte normalement, et le travail continue. La teinture d'opium ou la liqueur anodyne d'Hoffmann, par doses de 90 centigr. séparément ou associées, sont très efficaces. Le chloral réussit parfois mieux que l'opium ; il endort la sensibilité sans arrêter les contractions. On peut le donner par 90 centigrammes tous les quarts d'heure, jusqu'à production de l'effet désiré ; mais il est important de *ne pas dépasser quatre doses*. On peut aussi le donner à la dose de 2 grammes, en lavement.

Le tartre émétique a été beaucoup employé à une certaine époque. Il a quelquefois répondu à nos désirs, mais nous préférons des moyens plus certains et moins pénibles.

La saignée n'est plus de mode. Peu de médecins, dans ce pays, sont en position d'en parler d'après leur propre expérience dans ce cas. Nous sommes de ce petit nombre. Dans quelques cas, chez des femmes robustes, qui, par des efforts réflexes ou à demi volontaires, aident à une action utérine déjà puissante, une saignée de 300 grammes au bras a été promptement suivie d'un soulagement complet; le col rigide s'est aisément dilaté, et peut être avons-nous par là évité des effusions internes. Mais les cas où il est prudent de saigner sont rares.

Les bains chauds peuvent être utiles; mais la difficulté de leur administration les fait rayer de la liste des remèdes applicables. Il vaut mieux employer l'eau chaude en irrigation vaginale; on la fait durer quelques minutes, en ayant soin que la canule ne pénètre pas dans le col.

Le procédé le plus sûr est la pression hydraulique, appliquée au moyen des sacs hydrostatiques de Barnes. Leur action imite la force naturelle qui dilate le col, éveille la fonction diastaltique, excite une contraction normale et régulière, si la force nerveuse est encore suffisante. S'ils échouent, nous emploierons la *vis à fronte* au moyen du forceps. Il n'y a pas de violence, les lois physiologiques sont respectées; nous aidons la Nature, suivant ses propres ordres, et dans la mesure exacte de ses besoins. Dans quelques cas où le second stage est avancé, on peut dilater le col avec la main. On introduit deux ou trois doigts dans l'orifice, placés de façon à former un coin conique; on pousse doucement et graduellement ce cône dans le col, qu'il dilate par sa forme. Ce coin sensible a le grand avantage de nous dire ce qu'il fait, à mesure qu'il avance. Cependant les doigts, avec leurs articulations dures, sont un dilatateur douloureux et irritant; en progressant, ils peuvent rappeler le spasme que nous avons eu tant de peine à calmer. Si la tête presse sur l'orifice nous pouvons aider à la dilatation en tirant en bas la lèvre antérieure avec un doigt replié ou deux, pour permettre à la tête de s'engager dans l'ouverture. Mais cette dilatation est limitée, et la dilatation manuelle du col doit être abandonnée, excepté dans les cas de spasme après la naissance de l'enfant, quand, par exemple, le placenta est retenu, ou que des caillots remplissent et irritent l'utérus.

La pression hydraulique est la plus naturelle et la plus effective. Un orifice qui admet un doigt admettra le dilatateur n° 2, roulé. Voici comment on l'introduit : on fixe le bout d'une sonde utérine, d'une sonde d'homme, ou d'une baguette quelconque dans la petite poche qui se trouve à l'extrémité du sac; on roule le dilatateur autour de la tige, on graisse le tout et on le pousse dans l'orifice, guidé par le doigt placé sur le col. Il est quelquefois plus facile de placer le sac à l'aide d'une longue pince. Quand le dilatateur est introduit assez profondément pour que sa partie rétrécie soit bien embrassée par le col, on retire la sonde. On pompe alors pour distendre le dilatateur jusqu'à ce qu'il soit bien serré par le col. Puis on attend un moment, on ferme le robinet et on donne à la force excentrique le temps d'*user* la résistance du col; aucun muscle ne peut résister longtemps à une force élastique soutenue. De temps en temps, on injecte un peu d'eau, pour maintenir ce qu'on a gagné, et obtenir quelque chose de plus; mais il ne faut pas dépasser la force de résistance du sac, de crainte qu'il n'éclate. Nous avons entendu dire que des dilatateurs ont crevé; nous croyons que cet accident ne se produira pas, si le sac est bien fait et bien appliqué. Quand on a obtenu toute la dilatation que peut donner le n° 2, on passe au n° 3, qui est plus large et plus fort, et qui donne en général assez de place pour introduire le forceps ou la main. Le temps que demande cette dilatation varie entre une demi-heure et deux heures. Il est bon de laisser le doigt sur l'orifice pour s'assurer que le sac ne glisse pas dans l'utérus ou dans le vagin; s'il pénètre en entier dans l'utérus, il peut déplacer la tête; dans les deux cas, il y a perte de temps. Lorsqu'on a obtenu la dilatation voulue, on ouvre le robinet, l'eau s'écoule et on retire aisément le dilatateur.

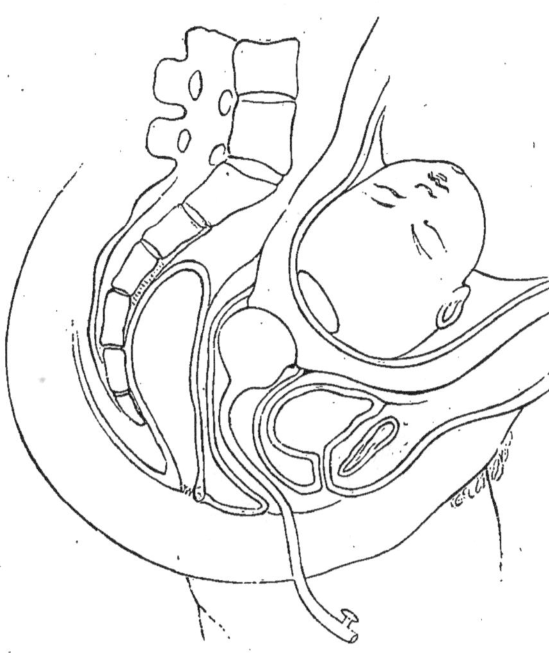

Fig. 128. — Dilatateur hydrostatique appliqué (R. B.).

Le procédé que nous venons de décrire réussit dans la plupart des cas, surtout quand la rigidité du col tient à un spasme, ou quand, le tissu du col étant normal, la force dilatante fait défaut, comme lorsque la poche des eaux ou le fœtus ne presse pas directement sur l'orifice.

Mais, dans certains cas où existe une altération des tissus, comme l'œdème, l'hypertrophie, une cicatrice, il faut faire une *incision;* c'est une ancienne pratique. Coutouly, Velpeau, Hohl, Scanzoni, et d'autres hommes éminents l'ont pratiquée. Son emploi judicieux ne peut faire aucun mal, et sauvera plus de vies que toute autre méthode. Nous sommes parfois en présence de cette alternative : épuisement, gangrène ou rupture de l'utérus, d'un côté ; emploi opportun du bistouri, de l'autre.

L'*hystérotomie vaginale*, ou *dilatation du col par les incisions*, est nécessaire dans plusieurs cas. D'abord, quand on ne trouve pas l'orifice, qui peut être oblitéré par une fausse membrane, ou ne pas exister. La pression du doigt ou celle d'une sonde rompra presque toujours une fausse membrane, et donnera une ouverture suffisante pour admettre un bistouri à hernie. L'index de la main gauche, placé sur ou dans le col, sert à guider l'instrument, qu'on glisse à plat sur le doigt, jusqu'à ce que son tranchant soit dans l'orifice ; on tourne alors le tranchant en dehors, le dos appuyé sur le doigt (fig. 129), et on fait une incision de 6 millimètres environ de profondeur sur le bord de l'orifice ; de même sur quatre ou cinq points de son pourtour. Chacune de ces entailles donne peu d'élargissement, mais la dilatation que donne leur total est considérable. Nous ne croyons pas que le point où on les fait ait beaucoup d'importance ; peut-être faut-il préférer les deux côtés. Avant d'agrandir ou de multiplier ces incisions, il est utile d'observer l'effet de la contraction utérine sur la dilatation. Il est vraiment surprenant de voir combien promptement et doucement la dilatation se fait parfois, lorsque ces petites incisions ont fait cesser la tension anormale ; il semble que la polarité utérine, les contractions et les rapports normaux de la résistance avec les facteurs de l'expulsion ont été rétablis en un instant.

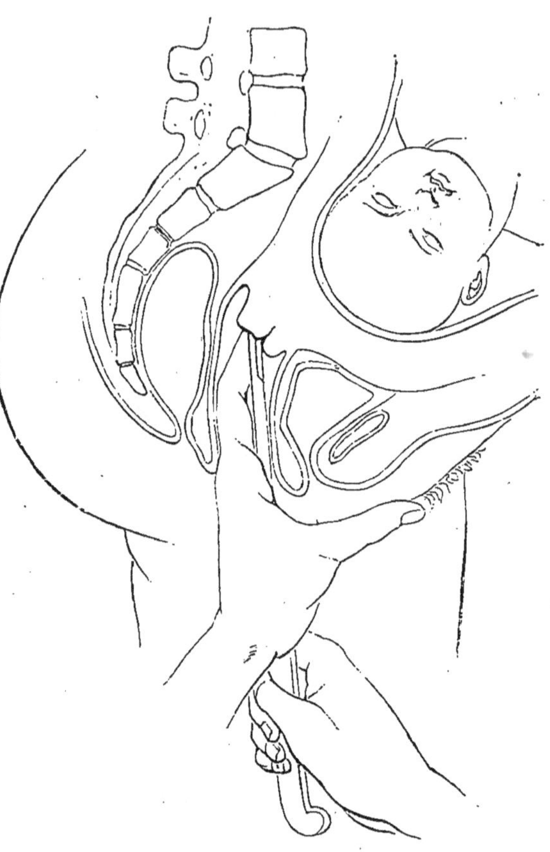

Fig. 129. — Dilatation du col par les incisions (R. B.).

Si la dilatation spontanée ne se fait pas, nous ferons la dilatation hydrostatique. Cette combinaison de la dilatation hydrostatique avec les incisions est particulièrement précieuse dans les cas d'hypertrophie et de rigidité du col, ou d'une occlusion cicatricielle.

S'il est nécessaire d'appliquer une *vis à fronte*, le forceps, appliqué avec précaution, complètera la dilatation. On placera une branche et on attendra; puis on placera la seconde et on saisira la tête; puis on fera des tractions soutenues; le coin formé par les branches de l'instrument et la tête dilatera graduellement l'orifice, peut-être assez pour permettre à la tête de passer, et par suite pour sauver l'enfant. Mais il y faut des précautions et des manipulations délicates; il ne faut pas beaucoup insister, si le col ne cède pas volontiers; il vaut mieux attendre un peu, suivant l'état de la parturiente.

Il arrive qu'on ne peut, ni par les incisions, ni par la pression hydraulique, ni avec la main, ni avec le forceps, obtenir une dilatation suffisante, sans danger de déchirure ou de quelque autre accident. Il est alors nécessaire de rétablir l'équilibre entre la force expulsive et la résistance, en réduisant, par la perforation, la tête au calibre de l'orifice.

Le rétrécissement et la rigidité du vagin doivent être traités suivant les mêmes principes. Au vagin étroit et rigide d'une primipare, ce qui convient le mieux, c'est les irrigations d'eau chaude et les dilatateurs de grand volume, comme le *colpeurynter* de Braun; on réussit souvent ainsi à raccourcir considérablement la durée de l'accouchement. L'occlusion cicatricielle présente un obstacle plus formidable. Le canal peut être rétréci par un tissu cartilagineux dur, au point qu'un stylet puisse à peine passer. Il faut alors multiplier les incisions tout le tour de l'orifice, et employer la pression hydraulique; après tout, peut-être faudra-t-il encore arriver à la perforation. Dans ces cas, le traitement des suites est important. Une dame, qu'on avait laissé souffrir plusieurs heures, la tête dans le bassin, fut enfin délivrée heureusement au moyen du forceps; elle eut à la suite de cet accouchement une mortification étendue du vagin, qui laissa un rétrécissement cicatriciel très dur. Elle redevint enceinte, nous provoquâmes le travail à cinq mois, n'osant pas lui laisser courir le risque de déchirure auquel l'aurait exposée l'accouchement à terme. Nous fûmes obligés d'employer les incisions, la pression hydraulique, et de faire la crâniotomie. Lorsque la malade fut rétablie, nous fîmes et nous maintînmes une dilatation suffisante au moyen des incisions répétées, des bougies, de la pression hydraulique et des pessaires, de sorte que, la malade étant devenue grosse de nouveau, nous pûmes extraire avec le forceps un enfant vivant, après avoir fait la dilatation avec les sacs hydrostatiques.

Ce cas est un exemple intéressant de l'effet d'un traitement prolongé sur un tissu cicatriciel; ce tissu n'a que peu de vitalité; quand on le distend, il s'atrophie graduellement.

Il faut traiter de même l'*occlusion de la vulve et du périnée*. Dans les cas ordinaires de tension et de rigidité de la vulve ou du périnée, nous pouvons commencer par des irrigations ou des fomentations avec de l'eau chaude; le chloroforme ou le nitrite d'amyle peuvent être utiles, en calmant les efforts expulsifs volontaires. Si le périnée ne se dilate pas, il risque fort de se rompre, et, lorsque la déchirure a commencé, il sera difficile de l'empêcher d'aller jusqu'au sphincter de l'anus ; si le périnée ne cède pas, quelque autre partie doit céder. L'utérus n'agira plus, ou bien se rompra, ou bien le vagin se déchirera. Dans ce sens, la déchirure du périnée est un accident conservateur; c'est le moindre de deux maux. On peut éviter ces dangers au moyen des incisions. On passe l'index entre la tête et le bord de la vulve, et on fait de chaque côté deux ou trois petites entailles, plus près de la commissure postérieure que de l'antérieure. Ce que l'on gagne souvent par ces petites incisions est surprenant; le spasme, l'irritation, la douleur se calment, la vulve se dilate, et l'accouchement arrive rapidement et heureusement à son terme; l'hémorrhagie est insignifiante, et les petites blessures guérissent promptement.

Il faut observer que ces petites incisions faites à l'orifice ou à la vulve, ne sont pas plus larges, souvent même moindres, que celle que la Nature fait elle-même d'ordinaire pendant l'accouchement. Elles sont fort peu de chose, comparativement aux blessures, peut-être dangereuses, qu'elles évitent.

L'obstacle constitué par une *infiltration séreuse* des lèvres doit être traité par des piqûres multiples faites avec une lancette, ou, si on les reconnaît assez tôt, avec les aiguilles-trocarts à drainage de Southey. Cette petite opération est importante; car, si l'œdème qui, dans les cas d'albuminurie, est quelquefois énorme, n'est pas évacué, il peut se produire non seulement une déchirure, mais la mortification ou la gangrène des parties.

On a raconté un grand nombre de cas d'obstacle apporté à l'accouchement par la persistance de l'hymen. Leur traitement consiste dans l'incision de la membrane résistante et la dilatation à l'aide des sacs hydrostatiques.

Un *thrombus* qui gêne l'accouchement doit être ponctionné.

Les tumeurs ou les excroissances cancéreuses qui constituent un obstacle insurmontable exigent l'*ultima ratio*, l'opération césarienne.

Tumeurs qui gênent l'accouchement. — On peut les diviser en deux classes : celles qui appartiennent à l'utérus, et celles qui en sont indépendantes. Cette complication, en ce qui concerne la grossesse, a été étudiée dans le chapitre qui traite des maladies de la grossesse, qui est une introduction nécessaire à l'étude du travail et du puerpérium compliqués par des tumeurs.

1. *Tumeurs utérines.* — On peut les diviser en : tumeurs pariétales qui sont enfouies dans les parois utérines ; sous-péritonéales qui font saillie à la surface extérieure de l'utérus ; et sous-muqueuses ou poly-

poïdes, qui font saillie dans la cavité. Nous avons parlé de la complication de la grossesse par des tumeurs utérines, dans le chapitre IV. Nous avons maintenant à étudier comment ces tumeurs influent sur le travail, et comment nous devons combattre les difficultés qui naissent de cette complication.

Et d'abord, nous pouvons établir qu'elles sont plus ou moins dangereuses, suivant la position qu'elles occupent; ainsi, les tumeurs sous-péritonéales peuvent ne point gêner l'accouchement. Les tumeurs pariétales ou sous-muqueuses, lorsqu'elles occupent la région utérine inférieure, et sont par suite exposées à être meurtries pendant l'accouchement, sont les plus dangereuses; et celles qui siègent dans le fond, au-dessus du fœtus, sont relativement en lieu sûr. Elles peuvent cependant s'enflammer, et risquent de donner lieu à une hémorrhagie.

Une tumeur qui a une grande analogie avec le myome utérin est le *polype musculaire* pédiculé, qui fait saillie dans la cavité utérine et peut passer par l'orifice et se présenter dans le vagin. Ces polypes peuvent gêner l'accouchement, en sortant de l'utérus au-devant de la tête et en bloquant le vagin. Un cas de ce genre s'est présenté à la Maternité de Saint-Thomas : un polype solide, aussi gros qu'une forte noix de coco bouchait le vagin. Le Dr Gervis trouva une déchirure de la surface du polype ; à chaque douleur la tumeur devenait dure et élastique. Gervis fit la crâniotomie sur le premier enfant; un second fut extrait par la version; après l'accouchement, la tumeur sortait de la vulve; on l'enleva avec l'écraseur, au bout de cinq jours; l'accouchée succomba le treizième jour avec des signes de péritonite. La tumeur était un myome enveloppé par du tissu utérin vrai; une inflammation nécrotique l'avait envahie.

Le musée de Saint-Bartholomew possède un gros polype, enlevé par l'excision, qui ne fut reconnu qu'après l'accouchement; la femme se rétablit promptement. Il est probable que pendant l'accouchement la tumeur se trouvait au-dessus de l'enfant. C'est ce qui arriva dans le cas du Dr Crisp : le placenta étant retenu, Crisp introduisit la main et en fit l'extraction. Il crut avoir trouvé un second fœtus; mais c'était un gros polype, qui, en provoquant des douleurs expulsives, épuisait la parturiente. La violence des douleurs avait poussé la tumeur assez bas dans le vagin pour gêner l'introduction de la sonde. La malade mourut dans le collapsus, *usée* par un spasme utérin non interrompu. Elle n'eut pas d'hémorrhagie. On a observé de violentes contractions utérines dans d'autres cas, dans celui par exemple qu'a rapporté Mr Freeman (1) et dans celui du Dr Priestley (2). Ingleby et Gooch en rapportent des cas mortels. Dans le cas cité par Beatty, l'inversion de l'utérus fut produite par l'action tétanoïde provoquée par la tumeur.

(1) *Obst. Trans.*, vol. V, p. 42.
(2) *Ibid.*, vol. I, p. 217.

Ces cas montrent les terminaisons de la complication, et indiquent le traitement. On peut les résumer ainsi : la tumeur est écrasée et subit une inflammation nécrotique, qui aboutit à une métro-péritonite et à la septicémie; une contraction insuffisante peut causer une hémorrhagie ; le ténesme ou le tétanos utérin peuvent amener le collapsus et l'épuisement; la continuation de l'action expulsive peut produire l'inversion utérine.

Le traitement indiqué est donc, lorsque le polype est en avant du fœtus, d'enlever la tumeur avec l'écraseur, avant que la tête soit poussée contre elle. Cette opération supprime l'obstacle, fait cesser l'action violente de l'utérus et prévient les lésions de la tumeur et des tissus voisins. Lorsque le polype se trouve au-dessus du fœtus, et n'est reconnu qu'après sa naissance, il faut encore l'enlever aussitôt que possible au moyen de l'écraseur ou du cautère galvanique. L'opération est simple dans les deux cas, et beaucoup moins dangereuse que l'expectation.

Dans quelques cas, les modifications subies par la tumeur pendant le travail amènent la mort de la malade ; dans d'autres, le travail agit de la manière la plus favorable : la tumeur disparaît. Cette disparition peut être due à deux causes au moins : d'abord, le myome étant formé de tissus analogues à ceux de l'utérus dans lequel il est logé, s'accroît du même pas que l'utérus pendant la grossesse, et suit son involution après l'accouchement. C'est ainsi qu'on a vu des tumeurs, reconnues avant la grossesse, s'accroître considérablement pendant la gestation, et revenir après l'accouchement à leur volume prégravidique sans avoir en rien gêné la grossesse, l'accouchement et l'état puerpéral. Dans d'autres cas, soit par une surinvolution excessive, ou par atrophie, elles se sont évanouies, et n'ont laissé aucune trace. Nous avons vu plusieurs cas de ce genre, un tout récemment; la malade s'est rétablie après une forte hémorrhagie et après avoir présenté des signes de septicémie. Pagan en rapporte un cas. Léonard Sedgwick en rapporte (1) deux cas : Montgomery en cite de semblables; Playfair (2) en rapporte un. L'accouchement peut aussi guérir ou faire disparaître la tumeur, d'une autre manière ; l'écrasement qu'elle subit la fait tomber en gangrène, et, cette mortification se limitant à la tumeur, elle se détache de sa capsule, et est expulsée par liquéfaction ou en masse. Cette expulsion peut se faire plusieurs semaines après l'accouchement. Robert Barnes a présenté à la Société obstétricale une grosse tumeur ainsi expulsée. Il semble que les attaches de la tumeur cèdent pendant le travail, ce qui favorise l'énucléation. Danyau et Matthews Duncan rapportent chacun un cas où une énucléation partielle fut achevée aisément par le médecin. La grande diminution du volume de la tumeur et les contractions persistantes tendent à la détacher.

(1) *St-Thomas's Hosp. Reports*, 1870.
(2) *Obst. Trans.*, 1878, p. 101.

Le diagnostic d'un fibrome utérin compliquant la grossesse et le travail est parfois difficile. Si la tumeur fait saillie sur la surface extérieure de l'utérus, au niveau du fond, en avant, ou sur les côtés, sa proéminence irrégulière la fera reconnaître facilement. Mais, si elle est pariétale ou fait saillie dans la cavité utérine, surtout au-dessus du fœtus, elle peut aisément échapper à l'examen, jusqu'après l'accouchement. Si elle est située dans le segment inférieur de l'utérus ou dans le col, elle est accessible au toucher. Mais le bassin peut être tellement rempli, le vagin et le col peuvent être tellement tordus, que le doigt ne puisse pas pénétrer. La difficulté peut cependant être vaincue par des examens répétés. Des observations comparées peuvent révéler des changements de forme, de volume et de rapports. A l'auscultation on peut entendre le cœur fœtal. Mais il faut se garder de prendre un bruit utérin pour un bruit dû à la grossesse ; il peut se produire dans la tumeur.

Les tumeurs situées hors de l'utérus et du bassin peuvent gêner l'accouchement : 1° en écartant l'utérus de l'axe pelvien, en empêchant le fœtus de s'engager, ou en amenant une malposition ; 2° en gênant ou en troublant les forces expulsives ; 3° les kystes peuvent éclater, et causer un choc, une hémorrhagie interne ou une inflammation. Les plus importantes de ces tumeurs sont les *tumeurs ovariques*.

Nous avons vu (chap. IV) que les tumeurs ovariques, gênées par le développement de l'utérus, peuvent suppurer, éclater, ou s'étrangler par leur rotation. L'un de ces accidents peut se produire vers la fin de la grossesse ou pendant l'accouchement, même alors que la tumeur n'a fait aucun obstacle au passage du fœtus. Mais, lorsque la tumeur siège en partie ou totalement dans le bassin, à moins qu'elle ne soit mobile, elle ne peut guère éviter d'être lésée, et, empiétant sur le bassin, elle s'oppose au passage du fœtus. Elle risque alors de se rompre ; le tiraillement subi par les tissus auxquels elle est fixée peut provoquer une inflammation pelvienne et abdominale, et l'écrasement de son propre tissu peut être mortel.

On sait qu'un grand nombre de femmes ont accouché plusieurs fois sans accident, malgré des tumeurs ovariques. Mais il ne faut jamais compter sur une chance aussi heureuse. Une pareille immunité doit être regardée comme un bonheur accidentel, et ces cas ne doivent pas nous encourager à faire une politique d'expectation. Bien des femmes, ayant échappé une fois ou deux, ont fini par être les victimes de l'un des accidents que nous avons cités. Mr Berry (1) rapporte un cas extraordinaire, qui prouve combien il s'en faut souvent de peu que les accouchées succombent à ces complications. Le travail avait été gêné par une tumeur ovarique, et l'enfant avait été extrait avec le forceps, au

(1) *Obst. Trans.*, vol. VII, p. 261.

moyen de fortes tractions. Le lendemain, en toussant, elle sentit quelque chose sortir; c'était une tumeur ovarique, dont le pédicule passait à travers une fente située à la partie supérieure du vagin. Mr Berry croit que la déchirure peut avoir été faite par le forceps; mais il est parfaitement possible, dans un cas de ce genre, qu'elle se soit faite spontanément. Il plaça une ligature autour du pédicule, et le sectionna. La malade guérit. La préparation est au musée de Saint-Barthomew. Luschka rapporte (1) un cas où une tumeur ovarique sortit par le vagin.

Les *kystes dermoïdes* ont plusieurs traits communs avec les kystes ovariques ordinaires. Ils occupent souvent le cul-de-sac de Douglas, et se trouvent ainsi au-dessous de l'utérus et du fœtus. Ils sont si durs qu'ils semblent massifs; mais une ponction peut en faire sortir de la graisse, comme dans le cas de Ramsbotham (2), dans d'autres rapportés par Ingleby, et dans un, que nous avons vu nous-mêmes. Denman cite un cas où l'accouchement fut gêné par un kyste dermoïde situé entre le vagin et le rectum; il perfora la tête; mais la femme mourut des lésions subies par la tumeur et les parties voisines. Dans un cas que Fancourt Barnes a vu dans son service au *British Lying-in Hospital*, le bassin était presque bouché par un kyste dermoïde. Après un travail prolongé, il fit l'opération de Porro. La malade mourut le cinquième jour. La tumeur était enflammée (3).

La tumeur formée par une grossesse ectopique est une des complications les plus remarquables et les plus dangereuses de l'accouchement. Le kyste court grand risque de crever pendant l'accouchement, et, s'il n'éclate pas, il peut devenir le centre d'une inflammation mortelle. Perfect raconte un cas de guérison; nous le citons comme un exemple typique. La malade avait eu un enfant, et se croyait enceinte de nouveau. Au bout de neuf mois, elle eut quelques douleurs, qui cessèrent bientôt, et la tumeur diminua, laissant une grosseur indolore dans le côté droit. Les règles reparurent, la femme redevint enceinte et accoucha, au bout de neuf mois, d'un enfant bien portant. On sentait toujours la tumeur. Cinq jours plus tard, elle eut une fièvre violente, des selles fréquentes, de la douleur dans la tumeur, et une transpiration fétide abondante. Neuf semaines plus tard, la fluctuation se fit sentir dans la tumeur; on l'ouvrit; il s'en échappa une grande quantité de matière fétide, et on put extraire par l'incision un fœtus de grosseur ordinaire. Perfect croit que le placenta a subi une fonte purulente. La malade se rétablit et allaita. La terminaison fut favorable. Greenhalgh (4) rapporte deux cas du même genre : dans l'un, la tumeur

(1) *Monatssch. f. Geburtsk.*, 1867.
(2) *Pathol. Trans.*, vol. IV.
(3) L'observation a été publiée dans les *Annales de Gyn.*, 1884, t. II, p. 359. (*Traducteur.*)
(4) *St-Bartholomew's Reports*, 1865.

faisait obstacle à l'accouchement; on réussit à la repousser hors du bassin, et on put extraire par la version le fœtus, mort; la femme mourut deux jours après. On trouva dans la cavité péritonéale un fœtus complètement développé, renfermé dans ses membranes intactes. Voici le résumé du second cas de Greenhalgh : Une grossesse gémellaire extra-utérine gênait l'accouchement; il appliqua le forceps sur le fœtus utérin; la femme se rétablit, et rendit des os de fœtus. Montgomery a réuni plusieurs cas de femmes ayant porté des fœtus utérins dans plusieurs grossesses successives, pendant la durée d'une grossesse extra-utérine.

Une hématocèle rétro-utérine peut former une tumeur qui gêne le travail. Nous avons vu un cas où une masse de sang demi solide fut expulsée par le rectum.

Les tumeurs abdominales peuvent faire obstacle à l'accouchement et avoir des conséquences dangereuses. Les principales tumeurs sont : les kystes hydatiques du foie, les kystes des reins, les tumeurs malignes de l'épiploon. On peut écarter les dangers causés par les kystes du foie et des reins, au moyen de la ponction, qu'il est préférable de faire avec un trocart aspirateur.

La vessie distendue peut être poussée au devant de la tête et se présenter à la vulve sous la forme d'une tumeur fluctuante. Le diagnostic et le traitement de cette complication ne présentent aucune difficulté, si l'on suit l'excellente règle de sonder dans tous les cas d'accouchement lent.

Les tumeurs du vagin et de la vulve peuvent constituer un obstacle important, mais peu sérieux en général, parce que ces tumeurs sont plus accessibles à l'intervention chirurgicale. Les tumeurs cystiques ou les fibromes, qui sont rares, peuvent prendre naissance en un point quelconque de la paroi vaginale. Les excroissances condylomateuses ou cancéreuses de la vulve peuvent gêner l'accouchement, lorsqu'elles sont volumineuses; et, si l'on ne les enlève pas avant le passage du fœtus, elles peuvent être déchirées et écrasées, et donner lieu à une hémorrhagie, se mortifier et causer la septicémie. Il faut les enlever avec l'écraseur ou le cautère galvanique. Les glandes de Bartholin peuvent être le siège d'abcès, ou subir la dégénération kystique. La tumeur ainsi constituée se présente sous la forme d'une masse oblongue, tendue, rouge, dont le volume varie entre celui d'un œuf de pigeon et celui d'un œuf de poule; il faut l'ouvrir largement avec le bistouri.

Le *diagnostic des tumeurs ovariques* peut être difficile lorsque la complication ne se présente qu'au moment du travail. Dans quelques cas, l'existence d'une tumeur ovarique peut être reconnue avant le début de la grossesse; mais il est remarquable qu'on ne soupçonne souvent aucune tumeur, avant l'apparition des symptômes de gêne, à une époque assez avancée de la grossesse, ou même au moment de l'accouchement. Ce n'est qu'alors que nous sommes amenés à faire un examen. Les symptômes principaux sont ceux d'une pression mécanique : la dyspnée, l'accélération du pouls, la fièvre hectique, une tension abdominale extrême; symptômes qui peuvent être dus à un excès de liquide amniotique, à une grossesse gémellaire, à une ascite. On peut ordinairement, par un examen attentif, distinguer la tumeur utérine et la tumeur ovarique; les contours des deux tumeurs sont plus ou moins nettement accusés (1). On peut sentir entre les deux un sillon, même à travers les parois abdominales; il donne l'idée d'une tumeur bilobée; le développement transversal de l'abdomen est plus considérable que dans la grossesse simple; le cœur fœtal s'entend sur le côté, et en général plus bas. Nous avons observé que son maximum d'intensité s'avance de plus en plus sur le côté, à mesure que l'utérus est rejeté dans le flanc. L'orifice utérin est ordinairement repoussé d'un côté, et on peut sentir une partie de la tumeur, au niveau du détroit supérieur. La grossesse gémellaire peut présenter quelques-uns de ces caractères, comme l'élargissement du ventre, et une dépression au fond de l'utérus; mais ils sont beaucoup moins accusés, et, si l'on entend deux cœurs, le diagnostic est fixé. On reconnaîtra une petite tumeur ovarique ou une grossesse tubaire au début, à la présence dans le haut du bassin d'une grosseur dure, élastique, qui distend la paroi postérieure du vagin, et rejette le col utérin en avant, et le fond sur le côté. Le diagnostic est éclairci par la ponction avec un trocart aspirateur, qui remplit aussi une indication thérapeutique utile.

On a pris l'utérus déformé par un myome pour un utérus bicorne; le diagnostic n'est pas facile, même après l'expulsion de l'embryon.

Dans le chapitre III de cet ouvrage, nous avons discuté le *traitement de la grossesse* et du travail compliqués par une tumeur ovarique, en ce qui concerne la grossesse; c'est en réalité le moment d'agir; mais on n'en a pas toujours l'occasion. La règle de conduite doit être fondée sur la loi générale qui fait passer en premier lieu la sécurité de la mère, et considère le sort du fœtus comme secondaire. Une analyse rigoureuse des faits nous fera voir, au surplus, que, dans la plupart des cas, le meilleur moyen de sauver l'enfant est de sauver la mère.

Le fait le plus saillant est que la source principale de danger se trouve dans les lésions que subit la tumeur pendant l'accouchement. Les risques d'éclatement, d'étranglement de la tumeur, du choc qui en résulte, d'hémorrhagie et de péritonite sont si grands, et la catastrophe se produit si souvent à l'improviste, que la question se pose impérieusement à nous de savoir s'il est jamais prudent de laisser la gros-

(1) V. *Opérations obstétricales* de Barnes, fig. 96. *(Traducteur.)*

sesse et la tumeur continuer leur marche. Ne rien faire parce qu'on a vu parfois la grossesse et l'accouchement se terminer sans accident, c'est simplement se fier au hasard, et cette passivité risque fort d'amener des regrets inutiles. Nous ne possédons aucun moyen de prévoir si une tumeur crèvera ou s'étranglera; les tumeurs liquides ont plus de chances de crever; les tumeurs solides peuvent se tordre, s'étrangler, ou se perforer; les deux espèces peuvent amener un obstacle imprévu à l'accouchement et subir un traumatisme fatal, pendant le travail.

L'examen raisonné des faits nous amène à réduire le cas à sa plus simple expression, en éliminant l'une ou l'autre des complications. Laquelle choisirons-nous? On a cru pendant quelque temps que le mieux est de mettre un terme à la grossesse en provoquant l'accouchement. et de laisser la tumeur, se réservant de la traiter plus tard. Nous sommes convaincus maintenant qu'il vaut mieux éliminer la tumeur (V. chap. III). La question de la méthode d'intervention, lorsque le travail a commencé ou va commencer, est plus difficile à résoudre; on ne peut pas établir de règle absolue, qui puisse s'appliquer à tous les cas. Si la tumeur peut être enlevée sans que son ablation mette l'utérus en danger, il vaut mieux, même pendant l'accouchement, faire la laparotomie, et l'extraire. Si un choc soudain, avec ou sans collapsus grave, nous indique la rupture ou la torsion de la tumeur, ou la déchirure de l'utérus, c'est, croyons-nous, un devoir impérieux, d'ouvrir l'abdomen sans perdre un instant, pour nous assurer de la nature exacte de l'accident, d'enlever la tumeur ovarique, et, si l'utérus a été lésé, de considérer la nécessité de l'opération césarienne simple, ou complétée par l'opération de Porro.

Puis nous avons à examiner la conduite à tenir, lorsque l'accouchement est gêné par une tumeur. Jusqu'à un certain point, les principes qui nous dirigent sont les mêmes, que la tumeur soit ovarique, ou que ce soit un fibro-myome.

La première question à résoudre est : *Peut-on écarter l'obstacle constitué par la tumeur?* Bon nombre de tumeurs ovariques et quelques fibromyomes sont mobiles, et peuvent être repoussés au-dessus du détroit supérieur, de sorte que le fœtus ait la place de passer. La position sur les coudes et les genoux facilite parfois cette manœuvre. Quelquefois la tumeur est repoussée hors du bassin par la descente seule de l'utérus et du fœtus. Beatty et Depaul en rapportent des cas. Dans un cas le Dr Kidd, de Dublin, écarta une tumeur en plaçant un sac hydrostatique de Barnes gonflé dans le rectum. Il faut quelquefois beaucoup de force pour accomplir cette manœuvre. Lorsque la tumeur est solide, il peut devenir nécessaire d'introduire toute la main dans le vagin ou le rectum, et de pousser avec force dans la direction de l'axe du détroit supérieur ou de la moindre résistance. La pression doit être forte et soutenue. Si a tumeur est un kyste à contenu liquide, cette pression peut la faire, éclater. Si nous ne réussissons pas à l'écarter par une pression modérée nous avons à choisir entre deux méthodes : ou la ponctionner pour en réduire le volume; le trocart aspirateur est pour cela le meilleur instrument. Avant de faire la ponction, il est utile de rompre les membranes et de laisser écouler les eaux, ce qui diminue la tension. Le lieu d'élection, si la tumeur fait saillie dans le vagin, et qu'on y sente la fluctuation, est la partie la plus proéminente, derrière l'orifice utérin, au fond du vagin; si le kyste est plus accessible par le rectum, c'est par là qu'on ponctionnera. Mais, si l'on ne sent pas la fluctuation dans le vagin, il vaut mieux faire la ponction au point le plus saillant de l'abdomen, après avoir soigneusement déterminé la position de l'utérus par le palper, et d'après la situation du cœur fœtal. On doit se servir d'une grosse aiguille, montée sur l'aspirateur. Si nous ponctionnons à travers la paroi abdominale, le kyste s'affaissera probablement plus complètement, et nous aurons plus de chance d'éviter la base solide, qu'on trouve si fréquemment à la partie inférieure des tumeurs ovariques. Lorsque la tumeur s'est affaissée, l'accouchement peut continuer sans difficulté; peut-être faudra-t-il appliquer le forceps. On peut cependant craindre que l'inflammation n'attaque la tumeur ou les tissus voisins, et ne cause des accidents dans les suites de couches. On peut donc discuter l'utilité d'une incision exploratrice, qui fixera notre décision sur l'ablation de la tumeur. Deuxièmement, si la tumeur ne diminue pas suffisamment après la ponction, pour permettre au travail de continuer sans danger, nous ne devons pas hésiter à ouvrir l'abdomen pour l'enlever, et, si nous n'en pouvons pas faire l'ablation, il faut faire l'opération césarienne.

Playfair (1) a examiné la conduite à tenir dans les cas de tumeurs ovariques, en comparant l'histoire de 57 cas d'accouchement compliqué par une tumeur ovarique. Il a trouvé que plus de la moitié des cas traités par la craniotomie se sont terminés fatalement. Il croit pouvoir avancer que la mortalité maternelle n'aurait pas été plus considérable, si l'on avait fait l'opération césarienne, qui aurait sauvé quelques enfants. Il est difficile de contredire à ce raisonnement; mais il ne saurait justifier l'adoption d'une méthode unique. Les faits prouvent l'extrême danger que court la femme lorsqu'on fait passer de force un fœtus à côté d'une tumeur, et que, dans quelques cas au moins, l'opération césarienne est moins dangereuse. Lorsqu'on a fait la laparotomie pour l'opération césarienne, il semble raisonnable de faire l'ablation de la tumeur, si elle est possible. Puisque, tôt ou tard, cette ablation devra se

(1) *Obst. trans.*, vol. IX, p. 69.

faire, on peut profiter de la laparotomie pour la faire immédiatement.

Une troisième question se présente, qui s'applique également aux tumeurs ovariques demi-solides et aux fibromes, si leur volume est irréductible. Le danger est grand; le travail est arrêté; la tumeur court le risque presque inévitable d'être lésée. Les kystes ovariques malins peuvent être fortement fixés aux parois pelviennes. Les sarcomes et les tumeurs osseuses peuvent faire saillie dans le bassin; les fibromes peuvent y être fixés. Notre traitement doit être fondé sur un examen attentif de toutes les conditions particulières de chaque cas. Supposons que nous ne puissions pas agir sur la tumeur; il faut donc *agir sur le fœtus ou sur l'utérus*. Si nous nous décidons à ne pas essayer l'opération de Porro — l'ablation de l'utérus entier, des tumeurs et de tout, — nous devrons faire l'embryotomie. Notre conduite sera déterminée par les dimensions auxquelles est réduit le bassin, par l'estimation que nous ferons de la nature de la tumeur et du risque qu'elle court d'être froissée par le passage du fœtus. S'il reste 76 millimètres, ou peut-être un peu moins, d'espace libre au détroit supérieur, si la tumeur est de nature à *prêter* un peu, nous pouvons peut-être délivrer par la version ou avec le forceps; si l'espace libre est très étroit, disons moins de 52 millimètres, si la tumeur risque d'être sérieusement comprimée, nous devrons perforer la tête du fœtus pour diminuer son volume et sa résistance. Une tête perforée s'aplatira et se moulera, surtout avec l'aide du céphalotribe; elle comprimera beaucoup moins la tumeur.

Dans le cas d'une tumeur solide ou du moins ferme, qui ne laisse que 26 millimètres environ, il peut être malaisé d'atteindre la tête pour la perforer, ou, si l'on y parvient, il peut être impossible de l'écraser avec la céphalotribe, ou de diminuer son volume par d'autres opérations. Ce sont des cas où la section de la tête en tranches avec l'écraseur, proposée par Robert Barnes, ou l'opération de Tarnier, promettent beaucoup. Si nous arrivons à conclure qu'aucune mutilation du fœtus ne nous permettra de délivrer la femme avec un espoir raisonnable de la sauver, nous devons épargner l'enfant et faire l'opération césarienne. Quel que soit le danger de cette opération, c'est encore sa meilleure chance. Et, pour lui donner cette meilleure chance, nous devons tâcher de la faire dès le début, comme une opération d'élection, et non après avoir compromis le succès par des efforts inutiles.

Si la tumeur est extra-utérine, osseuse ou demi-solide, et empiète beaucoup sur le bassin, l'opération césarienne est nettement indiquée. Si c'est un fibrome, il faut compléter l'opération césarienne par celle de Porro. Le Dr E.-J. Lambert (1) a réuni 15 cas, dans lesquels l'opération

(1) *Études sur les grossesses compliquées de myomes utérins*, 1870.

césarienne simple a été faite; deux femmes guérirent, l'une opérée par Mayor, de Genève, l'autre par Duclos, dont le cas est cité par Tarnier.

Lorsque l'accouchement est gêné par une grossesse extra-utérine, deux motifs plaident spécialement pour la laparotomie : la nécessité d'extraire le fœtus utérin et celle d'extraire le fœtus extra-utérin. Le kyste fœtal extra-utérin contracte si habituellement des adhérences avec les organes voisins qu'on ne peut guère espérer de réussir à le rejeter sur le côté. Nous sommes donc plus disposés que dans tout autre cas à faire la laparotomie.

Si la tumeur est solide, la question de la ponction ne se pose guère que comme moyen de diagnostic. La règle pour les tumeurs solides peut être en général formulée ainsi : Rejetez-les sur le côté, s'il est possible, à moins que vous ne voyiez clairement le moyen de les enlever. L'énucléation d'un fibrome utérin pendant l'accouchement est une entreprise hasardeuse; mais les circonstances peuvent être favorables. Braxton Hicks (1) raconte un cas dans lequel, trouvant la tête arrêtée par une tumeur dure, bouchant si complètement le bassin que l'accouchement par le forceps, la version ou l'embryotomie semblait impossible, il fit à la partie inférieure de la tumeur une petite incision qu'il élargit et qui lui permit de l'énucléer et de l'enlever. L'opérée n'eut pas d'hémorrhagie; elle guérit.

Quelle est la conduite la plus sage *dans le cas d'un myôme utérin, après l'accouchement ?* S'il est fixé au fond de l'utérus, et surtout s'il fait saillie sous le péritoine, il peut n'avoir pas été contusionné; l'abstention peut être indiquée. Mais, si la tumeur faisait saillie dans la cavité utérine, à la partie inférieure, elle a bien probablement souffert et risque de s'enflammer ou de se gangrener. L'utérus, qui a encore son développement musculaire et son irritabilité réflexe, ressent la présence de ce corps étranger; les douleurs expulsives qu'excite la tumeur sont assez fortes pour être une source de danger; nous l'avons observé. Les cas où l'énucléation spontanée s'est faite peu après l'accouchement se sont bien terminés; les cas laissés à eux-mêmes ont subi une métro-péritonite de mauvaise nature, et se sont terminés fatalement. L'indication est bien nette : il faut au plus tôt se débarrasser de la tumeur. Les particularités du cas détermineront la méthode à suivre. Si le col est fermé, on le dilatera avec un fagot de laminaria, puis on portera dans l'utérus un bistouri de forme convenable pour diviser largement la capsule de la tumeur. Si la tumeur fait saillie dans la cavité utérine, on pourra peut-être l'énucléer en partie avec les doigts, en partie avec la pince de Museux. La pince à traction axiale de Robert Barnes trouve dans ce cas une application utile. Si la tumeur ne fait pas une forte

(1) *Obst. Trans.*, 1871, p. 273.

saillie, et si l'énucléation immédiate est trop difficile, on peut remettre à plus tard la suite de l'opération. L'utérus, en continuant à se contracter, pourra pousser la tumeur plus avant dans l'excavation, et l'enlèvement pourra être plus facile au bout d'un jour ou deux. On pourra aider à cette expulsion par des injections sous-cutanées d'ergotine. Si une hémorrhagie se produit, on pourra la combattre avec des injections d'eau chaude, et, s'il le faut, de perchlorure de fer. La fétidité des pertes sera traitée par des injections fréquentes d'eau phéniquée ou sublimée.

Résumé des règles à appliquer dans l'accouchement compliqué par des tumeurs. — En partant des cas les plus simples pour arriver aux plus difficiles, voici les principes généraux qui nous guideront.

A. Tumeurs compliquant la grossesse. Si la tumeur ovarique ou utérine empiète beaucoup sur l'aire pelvienne, gêne le développement normal de l'utérus, et menace de s'opposer à l'accouchement : 1° provoquer l'avortement ou l'accouchement prématuré ; 2° si la tumeur est ovarique, l'enlever en général ; 3° si elle crève ou s'étrangle, l'ablation est presque invariablement nécessaire.

B. Tumeurs gênant l'accouchement, c'est-à-dire se présentant au-devant du fœtus : 1° rejeter la tumeur en haut sur le côté, si c'est possible ; 2° si elle est liquide, et qu'on pense qu'il vaut mieux ne pas essayer de l'enlever, la ponctionner avec le trocart aspirateur ; 3° si elle est solide, la ponctionner aussi avec le trocart aspirateur, et, si son volume ne diminue pas, tâcher de l'enlever par énucléation ou à l'aide de l'écraseur ; 4° si l'on ne peut pas avantageusement agir sur la tumeur, réduire le volume du fœtus ; faire la version, perforer, écraser la tête avec le céphalotribe, faire la section en tranches ; 5° si l'on ne peut, par le vagin, agir ni sur le fœtus ni sur la tumeur, faire l'opération césarienne.

C. Lorsque la tumeur se présente après la sortie de l'enfant : 1° si c'est un polype, l'enlever aussitôt que possible après l'accouchement, avec l'écraseur ou le fil galvanique rougi ; 2° si elle est sessile, ou fait saillie à la face interne de l'utérus, surtout si elle siège dans le col ou la zone utérine inférieure, l'enlever si c'est possible par énucléation ; 3° si l'on ne peut pas l'enlever ainsi, essayer de provoquer son expulsion au moyen de la quinine, de l'ergotine, et combattre la septicémie.

Prolapsus et procidence utérins, comme cause de dystocie. — On a décrit la procidence complète de l'utérus pendant l'accouchement à terme. Dans ce cas, l'expulsion dépend uniquement des forces utérines. La procidence complète doit être extrêmement rare dans la grossesse avancée. Nous devons admettre la possibilité du prolapsus au moment de la conception, et il existe des cas de procidence apparente, dans lesquels la malade est devenue enceinte. Mais nous ne connaissons pas de cas où il ait été démontré que l'utérus gravide entier ait fait procidence. On a dit que l'utérus entier, renfermant le fœtus, a été expulsé hors de la vulve.

Un cas curieux est cité par Moreau (1), d'après Chopart. Une jeune femme avait avant son mariage une procidence utérine, venue à la suite d'un accident. L'utérus ne fut jamais réduit; au bout de vingt ans, le col s'étant dilaté graduellement, elle conçut. A terme, le travail commença, mais ne fit aucun progrès pendant vingt-quatre heures. L'enfant était mort, la femme semblait mourante. Le chirurgien Marrigue fit une incision sur le col et l'extraction de l'enfant. L'accouchée se rétablit. Le *Journal für Geburtshülfe* de Siebold de 1826 représente une large masse sortant de la vulve, avec un pied hors de l'utérus ; mais il n'est pas certain que l'utérus entier fût au dehors. Un cas plus probable est celui de Portal, qu'il a vu avec le premier Moreau : une femme avait depuis longtemps un prolapsus ; l'utérus remonta pendant sa première grossesse, et ne redescendit que pendant les violents efforts qu'elle fit pour aider de faibles douleurs. Les deux accoucheurs dilatèrent l'orifice et obtinrent un enfant vivant. Harvey rapporte un cas où la conception se fit dans un utérus procident ; la femme accoucha prématurément d'un enfant mort.

Traitement. — Dans le prolapsus simple, le travail est en général languissant, le fond utérin n'étant pas soutenu et pressé par les muscles abdominaux. Si le col se dilate lentement, et si les forces expulsives font défaut, il faut dilater le col avec les sacs hydrostatiques, et appliquer le forceps, en ayant soin de bien soutenir le périnée et la vulve, pour éviter la sortie du segment utérin inférieur. Dans le cas de procidence complète, s'il en existe, la difficulté est plus grande, l'utérus est éloigné de toutes les forces auxiliaires. Sa force peut cependant à elle seule expulser son contenu. Il faut d'abord essayer de replacer l'utérus dans le bassin ; si l'on échoue, il faut faire la délivrance au dehors. Que l'utérus agisse seul, ou qu'il soit nécessaire d'achever l'accouchement par la version ou au moyen du forceps, il est bon de soutenir le segment utérin inférieur au moyen d'un linge carré, percé d'une ouverture assez large pour le passage du fœtus ; on place cette ouverture sur l'orifice, et on relève les quatre coins du linge pour maintenir l'utérus en place pendant les tractions. Scanzoni dit que la pression longtemps supportée par l'utérus contre les parois du bassin peut amener la métrite et une eschare.

Nous n'avons jamais vu de procidence complète *à terme*, mais nous avons été souvent appelés pour en voir. Voici ce que nous avons trouvé :

(1) *Traité pratique des accouchements*, 1838.

une énorme masse charnue, sortant de la vulve, de couleur livide, et présentant à son centre une ouverture, l'orifice utérin. Par le palper abdominal, nous avons toujours trouvé une partie au moins de l'utérus et du fœtus dans l'abdomen; quoique l'orifice utérin et le col fussent complètement hors de la vulve, l'utérus entier n'était pas sorti. Dans un cas où la sage-femme disait que les douleurs « poussaient tout le corps de la femme au dehors », nous trouvâmes l'orifice utérin hors de la vulve; le doigt pénétrait dans le col jusqu'à 76 millimètres, là il était arrêté par l'orifice interne, au-dessus duquel était la tête du fœtus. Ce cas est représenté dans la figure 130.

C'était un *allongement hypertrophique du col*, qui au premier abord simule bien une procidence complète. La malade, à sa couche suivante fut assistée par le Dr Roper, qui trouva le même état de choses (1); l'hypertrophie du col était donc permanente. Dans un autre cas, nous trouvâmes que la tête avait passé le long du col hypertrophié, et sortait hors de la vulve, à travers l'orifice externe. Dans un autre cas, le col hypertrophié était énormément distendu par une extravasation sanguine, thrombus ou hématome cervical, accident auquel le col hypertrophié est très exposé. Une des causes de la dystocie dans ces cas est l'induration de l'orifice et du col. Un autre cas que nous avons observé montre l'effet du travail sur le col hypertrophié. Une primipare, âgée de vingt-deux ans, était en travail. Le col faisait une saillie de 76 millimètres environ hors de la vulve, et formait une masse de la grosseur du poing. Après avoir fait rentrer le col dans le vagin, nous pûmes sentir la tête; le col était dur, cartilagineux. Nous fîmes de larges incisions dans l'orifice externe, pour permettre à la dilatation d'atteindre celle de l'orifice interne. La femme fut délivrée au bout de cinquante-deux heures d'un travail pénible. Deux mois plus tard, le col pendait hors de la vulve comme un morceau de peau ratatinée; nous en fîmes l'amputation. Dans les cas de ce genre, il est utile d'attendre que l'orifice interne se dilate, puis de faire la dilatation de l'orifice externe ou des incisions. Cette complication est bien représentée dans la figure 130, faite d'après une observation clinique.

Robert Barnes en a décrit et figuré un cas intéressant, dans les *Obstetrical Transactions* de 1876, p. 293. Ce cas s'est produit à la Maternité de *Saint-Georges's Hospital*. Une pluripare se présenta, dans le huitième mois de sa grossesse, avec ce qu'elle appelait une chute de la matrice, qui avait augmenté graduellement depuis quelques mois, et lui causait de la douleur et une sensation de pesanteur. L'orifice externe sortait à 101 millimètres au moins hors de la vulve; le col était très hypertrophié et le vagin retourné. La masse procidente fut et demeura

(1) *Obst. Trans.*, vol. VII, p. 233, et vol. XV, p. 167. (*Traducteur.*)

réduite jusqu'au moment de l'accouchement, qui se fit six semaines avant terme, et fut rapide et sans complication. L'accouchée mourut le septième jour, avec des signes de toxémie. Le col avait environ 88 millimètres de longueur, et était fortement hypertrophié. Il y avait un large anneau de tissu hypertrophié au niveau de l'union du col avec le corps de l'utérus. On constata une métrite et une métrophlébite.

La grossesse dans une des moitiés d'un utérus bicorne est une complication rare, et par suite embarrassante. Robert Barnes a été appelé

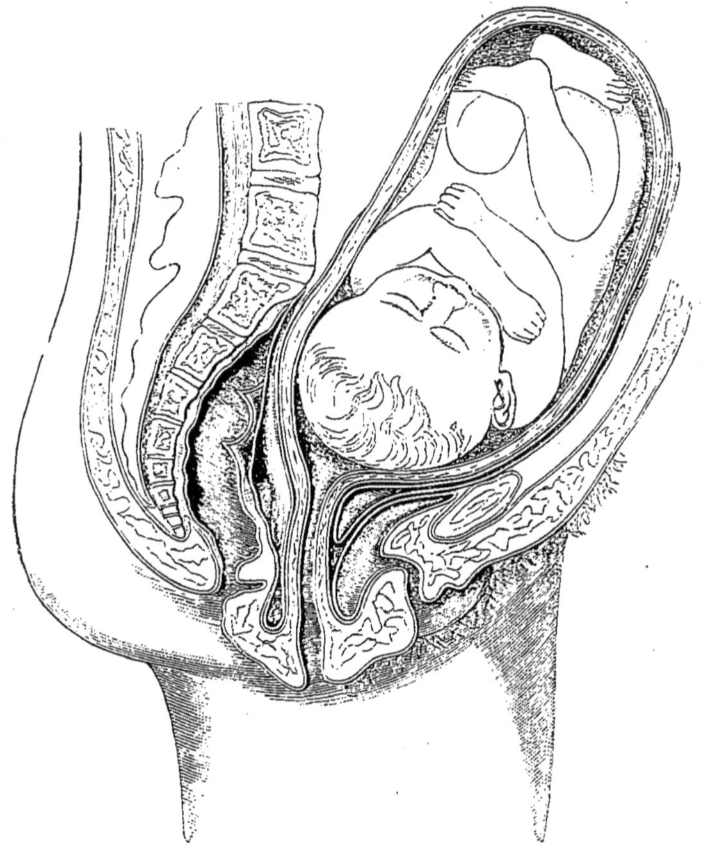

Fig. 130. — Accouchement compliqué par un allongement hypertrophique du col. (R. B.)

La tête repose sur l'orifice interne ; l'orifice externe est hors de la vulve. La figure montre aussi le tiraillement et la distension subis par la vessie.

pour un cas grave de convulsions albuminuriques ; la parturiente avait de fortes douleurs, mais le fœtus n'avançait pas. Mr Garlick, qui l'assistait, pouvait toucher la tête qui se présentait, mais Barnes sentait un septum charnu entre son doigt et la tête, quoiqu'il fût certain qu'il était dans l'orifice. A la fin, en suivant la direction indiquée par Mr Garlick, il sentit aussi la tête à nu. Il existait donc deux orifices, chacun conduisant à une cavité utérine; l'un contenait un fœtus, l'autre était vide. Il fallut faire la crâniotomie.

Oldham (1) décrit un cas semblable; la figure 131 est dessinée d'après sa description. Lefort (2) cite un cas d'après Tiedemann, qui dit avoir vu au musée de Heidelberg, un utérus double, avec un vagin double, ayant appartenu à une femme morte après avoir accouché. Deux médecins distingués l'assistaient; l'un affirmait qu'elle n'était pas enceinte, l'autre soutenait que la tête était dans le col. L'un avait son doigt dans le vagin droit, l'autre dans le gauche. La même chose arriva à deux sages-femmes, en 1824, à la Maternité. La difficulté que nous avons racontée n'est donc pas sans précédent.

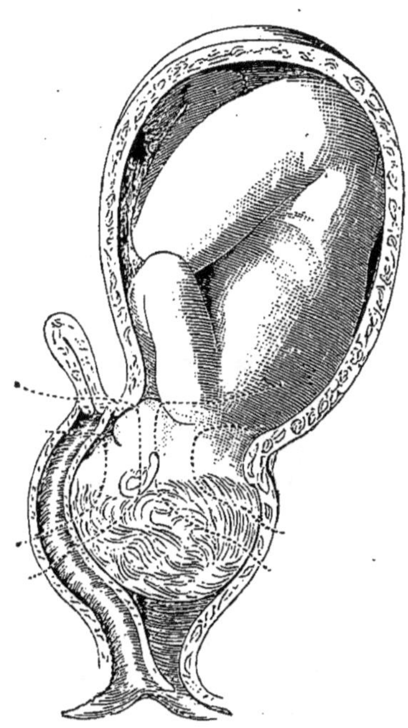

Fig. 131. — Grossesse dans un utérus, a côté d'un second utérus vide (d'après Oldham).

Birnbaum (3) rapporte un cas de grossesse gémellaire dans lequel il y avait un *fœtus dans chacune des moitiés d'un utérus double*. On sentait une dépression en forme de selle très distincte, près de l'ombilic; c'était la limite supérieure des deux cornes utérines. Les sommets de ces cornes ne montaient pas à la même hauteur. Il n'y avait qu'un placenta. Birnbaum raconte aussi un cas de grossesse simple dans l'une des cornes d'un utérus bicorne. Kussmaul en a réuni bon nombre de cas (V. aussi les *Maladies des femmes* de R. Barnes) (4).

Dans quelques cas, le septum continue jusqu'au bas du vagin, et il y a un double vagin et un double utérus; l'un des vagins seul sert en général au coït. Si le travail est entravé par cette cloison, il faut la sectionner dans sa longueur, avec un bistouri.

2. Dystocie par malformation du canal osseux. Description des déformations du bassin. — Les déformations du bassin sont le plus souvent la suite de maladies ou de violences.

Stein le jeune a formulé la loi que chaque maladie produit un type

(1) *Guy's Hospital Reports*.

(2) *Journ. complém. du diction.*, t. VI, p. 371.

(3) *Monatssch. f. Geburtsk.*, 1863.

(4) Fig. 86 à 90, p. 388 à 392 de la traduction française. (*Traducteur*.)

particulier de bassin. On doit avoir cette proposition fondamentale présente à l'esprit, lorsqu'on étudie les différents types de déformation pelvienne. L'origine et l'histoire du développement des déformations sont essentiellement différentes ; chaque type a son origine et son histoire particulière.

Situé entre la colonne et les membres inférieurs, le bassin est soumis aux modifications que lui font subir séparément ou ensemble ces deux parties du squelette ; il portera la marque des défauts de ces parties, aussi bien que celle de ses propres défauts. On peut même dire que les déformations pelviennes dérivées sont les plus nombreuses et les plus importantes.

Les principaux types des déformations pelviennes sont : 1° le bassin rachitique ; 2° l'ostéomalacique ; 3° le cyphotique ; 4° l'infundibuliforme ; 5° et 6° le petit et le grand, *æquabiliter justo major et æquabiliter justo minor ;* 7° l'oblique — ovalaire de Nægelé ; 8° l'épineux — acanthopelys de Kilian. Puis les déformations ou les obstructions dues à des excroissances osseuses, fibreuses, ou sarcomateuses des parois pelviennes, et les distorsions, suites de fractures.

Dans l'accouchement difficile, de même que dans l'accouchement naturel, on a trop pris l'habitude de négliger le rôle que joue la colonne lombaire, on a trop attaché d'importance au bassin seul. Il n'est pas de déformation pelvienne dans laquelle nous puissions négliger l'état de la colonne qui s'y associe.

Dans quelques cas, dans la plupart, faudrait-il dire, de rachitisme, d'ostéomalacie, de spondylolisthèse, la distorsion spinale est non seulement un facteur dystocique important ajouté à la déformation pelvienne, mais un facteur essentiel dans la production de la déformation pelvienne. Il existe, en fait, une distorsion lombaire ou spinale spéciale à chaque type de distorsion pelvienne.

La marche la plus rationnelle et la plus instructive à suivre est de décrire les distorsions sous le titre des maladies qui les produisent. Ainsi nous étudierons les déformations rachitiques, ostéomalaciques, spondylolisthétiques, syphilitiques et scrofuleuses, sans limiter notre description aux déformations du bassin, mais en y ajoutant celles des distorsions de la colonne.

Barbour a fait observer que, dans l'étude des modifications pelviennes associées avec les courbures anormales du rachis, nous devons noter si le bassin est normal ou non, puisque les déformations de la colonne produisent des effets différents dans un cas ou dans l'autre.

A. 1. Commençons par les *déformations rachitiques ;* ce sont les plus communes et les plus intéressantes au point de vue clinique. Le rachitisme, qui est essentiellement une maladie de l'enfance, affecte non seulement la forme de la colonne et du bassin, mais aussi leur développement. La colonne et le bassin rachitiques sont donc ordinairement plus petits dans toutes leurs dimensions, aussi bien que déformés. La réunion de ces deux anomalies augmente les difficultés que chacune d'elles produit séparément.

Il y a deux déformations spinales causées par le rachitisme ; la lordose, ou courbure en avant, et moins souvent la scoliose, ou courbure latérale. L'effet ordinaire de la lordose est de porter en avant l'angle sacro-vertébral, et par suite d'accourcir le diamètre conjugué du bassin ; elle intéresse les vertèbres sacrées supérieures. L'entrée du bassin est ainsi rétrécie de deux façons, d'abord par la *suspension* des vertèbres lombaires ; puis par la projection en avant des vertèbres lombaires inférieures et des vertèbres sacrées supérieures. Cette saillie a été nommée par Robert Barnes *le faux promontoire ;* elle change la courbe lombo-sacrée normale, ou courbe de Barnes, en *courbe du faux promontoire* (V. fig. 134).

La lordose est parfois tellement accentuée qu'elle constitue à elle seule une barrière qui ne permet pas l'entrée de l'utérus et du fœtus dans le bassin. L'utérus, dans ce cas, repoussé en avant, donne lieu à ce qu'on nomme le *ventre pendant* (1). Il en résulte que l'axe de l'utérus et du fœtus est loin de coïncider avec celui du détroit supérieur.

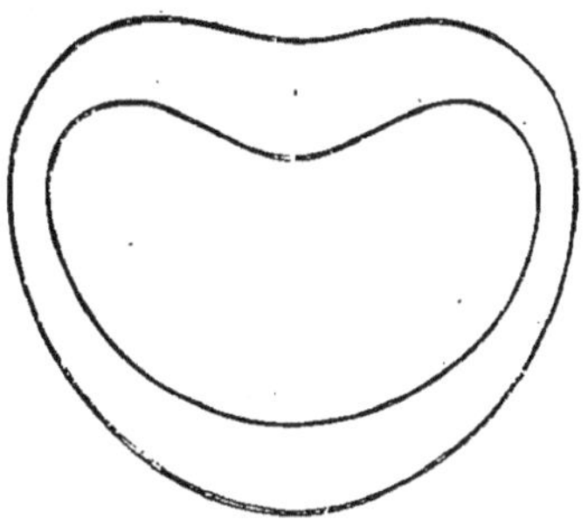

Fig. 132. — Formes et dimensions relatives du bassin normal et du bassin rachitique.

Le musée de Saint-George's en possède un spécimen remarquable.

La femme succomba après la crâniotomie.

La lordose accourcit le diamètre conjugué, aplatit le détroit supérieur, et produit un élargissement relatif en forme d'anse de chaque côté. La figure 132 montre la forme générale du détroit supérieur, comparée à celle du détroit normal. Cette forme peut recevoir le nom de *bassin lordotique.*

La scoliose produit souvent une déformation oblique du détroit supérieur, et un aplatissement. Le plan antéro-postérieur passant par la symphyse passe à droite ou à gauche du promontoire. La scoliose double ou composée peut ne pas vicier le bassin.

(1) J'ai dû, comme dans les *Opérations obstétricales*, traduire *pendulous* ou *overhanging belly* par l'expression peu élégante de *ventre pendant, ventre en besace, ou ventre en surplomb*, et non par éventration ; car ce dernier terme peut faire supposer un relâchement des parois du ventre ou une séparation des tissus des parois abdominales, qui, quoique fréquemment associée avec la saillie du ventre en avant, ne l'accompagne pas nécessairement. (*Traducteur.*)

Le rachitisme, débutant dans la première enfance, avant que les composants de l'os innominé soient soudés, peut donner lieu au *bassin triangulaire* ou *trifolié*, assez semblable au bassin ostéomalacique. Hohl soutient que le rachitisme et l'ostéomalacie ne sont qu'une seule maladie. A mesure que le sujet se développe, le bassin tend vers la normale; aussi trouve-t-on rarement dans un bassin d'adulte une déformation triangulaire bien accusée.

La figure 133 représente un bassin rachitique extrêmement vicié. La pièce provient d'une naine sur qui Robert Barnes a fait l'opération césarienne, après qu'elle avait subi des tentatives inutiles d'embryotomie et des lésions irrémédiables. La pièce appartient au musée de Saint-Thomas's; on y voit la tendance du bassin déformé à être divisé en deux parties, l'une à droite, l'autre à gauche du promontoire saillant, de sorte que l'espace utilisable est réduit à l'une des anses du chiffre ∞.

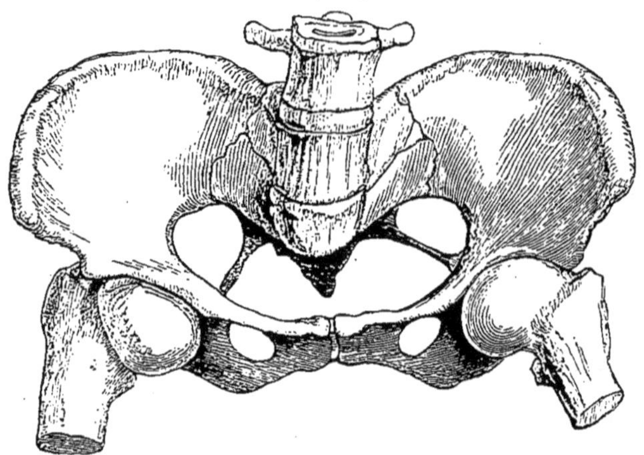

Fig. 133. — Bassin rachitique, raccourcissement du diamètre conjugué ou aplatissement du détroit supérieur; élargissement du détroit inférieur (R. Barnes).

Le degré des déformations et des rétrécissements rachitiques est très variable. Le *bassin rachitique plat simple* de Litzmann, le plus commun, est communément décrit comme ayant son diamètre transversal absolument allongé. Dans quelques pièces, la largeur de la base du sacrum dépasse réellement la normale. Nos observations nous amènent à croire que le diamètre transverse est rarement allongé absolument; il ne l'est que comparativement. Si nous prenons, ce qui est la proportion habituelle, le rapport du diamètre transverse au conjugué dans le bassin normal, comme $\frac{9}{7}$, nous verrons que le diamètre transverse du bassin rachitique ne dépasse guère 8, et que son rapport au conjugué varie de $\frac{8}{1}$, $\frac{8}{2}$, $\frac{8}{3}$, $\frac{8}{4}$. On peut dire que le rétrécissement commence à 10 centimètres.

Le bassin rachitique nous l'avons vu, est petit; le rétrécissement porte surtout sur le diamètre conjugué, mais affecte aussi les autres diamètres, quoiqu'à un degré moindre. Hicks est arrivé à la même conclusion ; il nous a fourni les mesures de dix bassins rachitiques du musée de Guy's; deux seulement ont un diamètre transversal de 127 millimètres ; c'est la dimension ordinaire ; quatre mesurent 120 millimètres, trois, 114, et un, 108 millimètres. Le bassin est plus léger, les os sont rigides.

Les déformations, qui certainement varient en fréquence dans les différents pays, varient aussi dans leur degré et dans leur espèce. En Angleterre, les classes pauvres (1) sont mieux nourries, mieux vêtues et mieux logées que dans la plupart des pays continentaux, et leur état hygiénique est meilleur. Dans quelques contrées des bords du Rhin et des environs de Milan, l'ostéomalacie est le résultat fréquent des conditions misérables dans lesquelles vivent les classes laborieuses ; en Angleterre, elle est si rare, que nombre de médecins très occupés n'en ont jamais vu un cas. Le rachitisme semble aussi plus fréquent sur le continent que chez nous (2).

L'influence du rachitisme se fait sentir sur les os iliaques. Ils sont généralement plus petits, plus minces, parfois transparents au centre, et aplatis en dehors, de sorte que la crête iliaque est plus droite que dans le bassin normal.

Les Allemands reconnaissent trois formes principales de bassins étroits (V. Litzmann et Spiegelberg) : 1° le bassin plat ou droit rétréci simple, dont le diamètre conjugué seul est raccourci ; 2° le bassin uniformément

(1) D'après ce que j'ai vu dans mes séjours en Angleterre, je crois qu'il serait plus exact de dire : *les classes ouvrières*. (*Traducteur.*)

(2) C'est ce qui explique la richesse de la littérature médicale sur ce sujet, chez nos confrères allemands, et la pauvreté de la nôtre, et c'est la meilleure réponse que nous puissions faire au reproche que Spiegelberg nous a adressé. Si nous ne pouvons pas lutter avec les écoles allemandes par le nombre de nos mémoires sur ce sujet, c'est parce qu'elles écrivent sur d'abondants matériaux, qui nous manquent à nous. N'avons-nous pas mieux fait ? Nous avons prévenu les maladies qui produisent les bassins viciés. On peut juger de la fréquence des rétrécissements en Allemagne, par les chiffres suivants : Michaelis et Litzmann ont trouvé une moyenne de 13 à 15 p. 100 ; Schwartz, de 22 à 23 ; Schröder, de 14, 6 ; Spiegelberg, de 14 environ : de sorte que — nous citons Spiegelberg — presque un bassin sur 7 est rétréci. Ces chiffres sont tirés principalement des rapports hospitaliers. Les Allemands, en outre, ont le grand avantage scientifique d'avoir de nombreuses occasions de poursuivre et de compléter leurs observations cliniques dans les salles d'autopsie. Si nos chiffres de bassins étroits n'atteignent point ceux des Allemands, notre mortalité puerpérale n'atteint point non plus la leur. Avant l'introduction des *Factory Acts*, qui limitent l'âge auquel les jeunes filles peuvent être employées, dans notre pays, les bassins viciés étaient plus communs dans nos villes manufacturières. Radfort a remarqué que, dans son temps, les déformations pelviennes sont devenues beaucoup plus rares à Manchester ; et il l'attribuait en grande partie à l'application de ces *Acts*. L'amélioration des conditions des classes laborieuses dans le but de prévenir les déformations pelviennes offre un magnifique champ pour l'application bienfaisante de la science allemande.

rétréci, et 3° une combinaison de deux déformations précédentes : le bassin plat généralement rétréci. Elles ont une signification particulière, de sorte qu'il y a une importance pratique à les distinguer des autres formes beaucoup plus rares.

Le bassin plat simple est le plus commun. On trouve deux sortes de bassin plat. D'abord le bassin plat non rachitique. L'aplatissement est causé par la pression du sacrum en bas et en avant entre les os iliaques, par la rotation de son axe transversal. Son inclinaison n'est donc pas augmentée, et le raccourcissement du diamètre conjugué est peu considérable, il est rarement réduit à moins de 8 centimètres ; puis le bassin plat rachitique dont toutes les dimensions sont diminuées.

L'effet du rachitisme sur le bassin, au-dessous du détroit abdominal, est variable. L'excavation et le détroit inférieur paraissent souvent agrandis, non que leur aire soit réellement plus étendue, mais leurs dimensions, comparées à celles du détroit supérieur, sont plus grandes. Cette différence est due à l'excès de la pression qui porte sur le détroit supérieur pendant le développement du squelette. L'arcade pubienne est souvent rétrécie, les tubérosités sciatiques rapprochées ; la portion inférieure du sacrum et du coccyx est courbée. Néanmoins, dans la règle, la partie supérieure du sacrum du bassin rachitique est redressée et forme un plan qui se dirige en arrière, et les os divergent au détroit inférieur. Il en résulte que : 1° l'obstacle est le plus marqué au détroit supérieur; 2° au détroit inférieur et dans l'excavation il y a généralement assez de place pour la main de l'accoucheur et par suite pour faire les manœuvres.

La déformation rachitique est rarement symétrique : un côté du bassin est en général plus étroit que l'autre.

Le bassin triangulaire rétréci accompagne le rachitisme et la scoliose.

Le rétrécissement de l'arcade pubienne n'est pas rare; il accompagne souvent la cyphose. En rejetant en arrière la tête du fœtus, il peut causer la déchirure du périnée. Il gêne la descente et la rotation de la tête, et exige souvent l'application du forceps. La symphyse est parfois d'une *hauteur exagérée*, ce qui repousse la vulve et la sortie du bassin assez en arrière pour gêner le coït et les progrès du fœtus. L'axe de la sortie s'est fortement dévié : la hauteur normale de la symphyse est 4 centimètres. Chantreuil en a mesuré une de 7 centimètres.

Diagnostic du bassin rachitique. — L'aspect du sujet est souvent caractéristique. Sa taille est celle d'une naine, son ventre est proéminent. Une taille très peu élevée et une démarche disgracieuse peuvent faire soupçonner le rachitisme, qui s'accompagne souvent d'un développement incomplet et d'une déviation spinale ; le sacrum est remarquablement plat à l'extérieur. Au toucher, on peut sentir un peu de convergence des tubérosités sciatiques, qui rétrécit le détroit inférieur ; parfois on ne trouve rien d'anormal ; mais, quand on pousse le doigt en arrière, son extrémité heurte contre le sacrum ou le promontoire, alors que son articulation touche l'arcade, ce qui n'arrive pas dans un bassin normal. Nous avons parlé de l'importance de la pelvimétrie, dans le chapitre I de cet ouvrage. Aucun pelvimètre n'est supérieur à celui de Van Huevel ; son application a souvent une grande valeur scientifique ; mais nous croyons que, dans la pratique, peu de chirurgiens expérimentés se fient à un instrument autre que la main ; elle donne des renseignements qu'aucun autre ne peut fournir. Lorsqu'il y a un obstacle, ou que l'accouchement se prolonge, le moyen le plus pratique est d'endormir la patiente, et d'introduire la main entière dans le vagin. On peut ainsi explorer tout le bassin, noter toutes ses dimensions, et reconnaître la position du fœtus.

Dans les degrés inférieurs des déformations rachitiques, il se peut qu'aucune indication extérieure ne soit venue nous faire soupçonner un bassin vicié ; la difficulté se présente au moment du travail. Le fœtus n'avançant pas, nous cherchons la cause. Nous pouvons alors trouver un aplatissement du sacrum ; la mesure extérieure, de l'articulation lombo-sacrée à la symphyse, peut être inférieure à 177 millimètres. La distance qui sépare les épines iliaques antéro-supérieures et les crêtes iliaques peut être au-dessous de la normale. Mais, là encore, la seule méthode sûre est l'exploration manuelle interne. Si le doigt atteint aisément le sacrum ou le promontoire et si la tête repose sur le détroit supérieur, si sa circonférence déborde l'aire de ce détroit, nous pouvons conclure qu'il existe un rétrécissement ou une disproportion.

Voici les circonstances qui peuvent nous faire soupçonner une déformation pelvienne : la prolongation du premier stage du travail ; la lenteur de la dilatation ; la rupture prématurée de la poche (1) ; une position transversale de la tête, le front étant plus bas que l'occiput ; une présentation anormale ; le fait que la tête ne pénètre pas dans le bassin malgré la dilatation ; le ventre en besace, le fond utérin étant plus bas qu'à l'ordinaire et faisant saillie en avant.

La déformation pelvienne peut généralement se reconnaître par les caractères qu'elle donne au travail. Comme le bassin normal régit l'accouchement suivant certaines lois fixes, de même les déformations pelviennes le dirigent chacune à sa manière.

Le mécanisme de l'accouchement dans le bassin rachitique dépend du degré de la déformation. Dans les cas de déformation extrême, lorsque les vertèbres lombaires surplombent le détroit supérieur, et que le diamètre conjugué du détroit est lui-même réduit à 52 millimètres, ou moins,

(1) On pourrait ajouter : l'écoulement d'une quantité d'eau, relativement considérable. La tête ne bouchant pas exactement le détroit supérieur déformé les eaux s'écoulent en plus grande abondance. (*Traducteur.*)

l'obstruction, pour un fœtus à terme, est absolue dès le début; la partie qui se présente trouve la porte fermée, elle ne peut pas entrer dans le bassin. A proprement parler, il n'existe pas de mécanisme de l'accouchement. Il faut, ou faire l'opération césarienne, ou mutiler le fœtus pour le faire passer par morceaux.

Lorsque le rétrécissement est modéré, dans le cas de bassin plat ou rachitique, le diamètre conjugué étant accourci, et le promontoire saillant, la tête ne peut guère entrer dans le bassin suivant un diamètre oblique ; elle doit présenter son grand diamètre dans le diamètre transversal, le plus long, du bassin. La partie de la tête située en avant débordera plus ou moins la symphyse pubienne, suivant le degré du rétrécissement. La largeur de l'occiput ne lui permettant pas d'entrer aisément dans le bassin, il est retardé à l'entrée ; le front descend le premier dans l'excavation. La force expulsive augmente jusqu'à un certain point avec la résistance ; la tête se moule graduellement par l'aplatissement de son diamètre transversal ou bipariétal, ce qui produit une saillie plus considérable du frontal et des pariétaux, et les adapte à la forme aplatie du bassin. La saillie du promontoire change la direction de l'axe du détroit et le rapproche de l'horizontale ; il fait alors avec elle un angle de moins de 30°. L'extrémité inférieure de cette fausse ligne axiale ne rencontre pas le coccyx, mais un point plus élevé situé sur le sacrum, et son extrémité antérieure passe au-dessous de l'ombilic. Le bassin est incliné en avant. La tête doit donc cheminer plus directement en arrière sous le promontoire que dans un bassin normal ; elle doit contourner l'angle sacro-vertébral, et le *doubler*, pour pénétrer dans l'excavation. La partie de la tête qui se trouve en arrière reste à peu près immobile contre le promontoire ; la suture sagittale est en travers du détroit supérieur, plus près du promontoire que de la symphyse. Bref, l'asynclitisme est exagéré dans cette forme d'accouchement anormal. La tête décrit la *courbe du faux promontoire*, qui est une exagération de la courbe de Barnes. Arrivé en ce point, l'occiput descend ordinairement, et vient en avant pour entrer dans la courbe de Carus, qui est aussi plus étroite. La courbe parturiente du bassin rachitique est très accentuée. La figure 134 montre de combien elle diffère de la courbe parturiente normale, comment les deux courbes sont déterminées par VC, la courbure vertébrale, et comment l'inclinaison et les axes sont changés.

La tête est retenue au détroit supérieur. Litzmann a trouvé que, dans les bassins normaux, la tête entre dans le bassin 70 fois pour 100 avant le début du travail, et seulement 18 fois pour 100 dans les bassins étroits; que, dans les bassins normaux, elle pénètre dans le bassin 24 fois pour 100 avant la rupture de la poche, et que, dans les bassins étroits, elle est descendue dans le bassin 56 fois pour 100 après la dilatation complète.

Le travail commence donc dans des conditions inaccoutumées et compliquées.

Un des effets de l'arrêt de la tête au-dessus du détroit supérieur est la saillie du segment utérin inférieur dans l'excavation. La tête n'étant pas fixée, les contractions utérines chassent dans la poche une grande quantité de liquide amniotique, et la partie inférieure de l'œuf, pleine d'eau et poussée dans le canal cervical, distend graduellement le col, dont la dilatation est aidée par l'accourcissement longitudinal de l'utérus. Si le col cède, la poche le dilate de haut en bas et prend une forme hémisphérique ; s'il résiste, l'œuf, lorsqu'il est élastique, prend plus ou moins la forme d'un cylindre — poche en boudin —, passant à travers l'orifice ; d'où la rupture prématurée fréquente de la poche, qui est due à la pression directe des contractions utérines sur la partie inférieure du sac fœtal ; elle est fâcheuse pour la mère et pour l'enfant ; une grande quantité de liquide s'écoulant, la circulation utérine et placentaire est gênée, la tête ne peut pas dilater promptement le col, l'action utérine est troublée. La pression supportée par le col est inégalement répartie ; elle porte trop sur certains points, qui sont meurtris, peut-être plus gravement lésés. Le vagin court les mêmes dangers. Souvent la gêne de la circulation dans le col et dans le vagin cause un gonflement des parties molles qui augmente la difficulté.

Si le rétrécissement du diamètre conjugué est plus prononcé, si le diamètre est réduit à 89 millimètres environ, le premier stage du travail sera encore plus prolongé ; la partie qui se présente restera plus longtemps au-dessus du détroit supérieur ; le col, que la poche et la tête ne viennent pas dilater, sera longtemps sans s'ouvrir ; le cordon fera peut-être procidence ; cet accident risque d'autant plus de se produire si les membranes se rompent de bonne heure, puisque la tête ne bouche pas le bassin. Enfin, de violentes douleurs peuvent faire entrer la tête dans le bassin. Les courbes suivies par la tête que nous avons décrites sont encore plus accentuées. Dans ce cas et dans le précédent, il est souvent utile d'ajouter un peu de *vis à fronte* au moyen du forceps, pour économiser la *vis à tergo* dont les efforts sont infructueux.

Lorsque le diamètre conjugué n'a que 76 millimètres, ou un peu moins, la tête ne peut guère entrer ; elle reste sur le détroit supérieur, qu'elle ne touche qu'en deux ou trois points ; parfaitement mobile, excepté lorsqu'elle est fixée par les contractions, elle y demeurera longtemps si son volume ne se réduit pas. Elle porte alors une dépression profonde, une fracture même, du frontal ou du pariétal, causée par la pression que ces os ont supportée longtemps contre le promontoire. Ces lésions ne sont pas toujours mortelles. Il ne faut pas oublier leur possibilité, car, si l'on a appliqué le forceps, on pourrait l'en accuser. Nous connaissons des cas où ces accidents ont donné lieu à une action civile, lors même que la mère et l'enfant n'en avaient pas souffert.

Il peut se faire une effusion sanguine dans le cerveau, et parfois l'enfant présente une paralysie faciale, à la suite de la compression.

La mère est naturellement exposée à tous les périls d'un accouchement lent et difficile : à l'épuisement, aux lésions de l'utérus, du vagin, de la vessie, à l'hémorrhagie, aux maladies puerpérales.

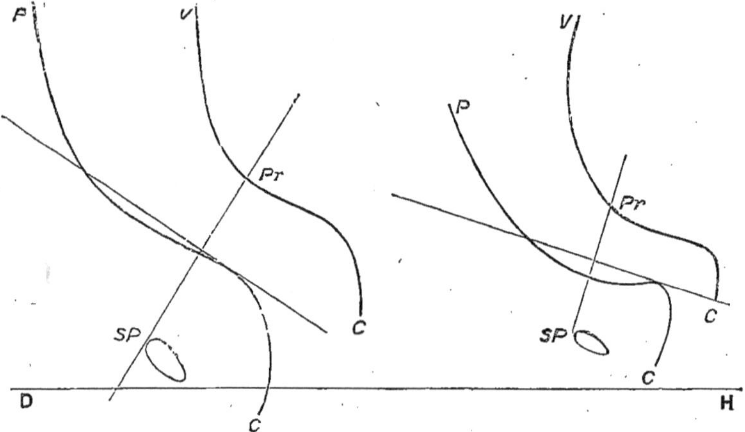

Fig. 134. — Comparaison des courbes sacro-vertébrale et parturiente dans le bassin normal et le bassin rachitique.

DH, ligne horizontale ; SP, symphyse pubienne ; Pr, promontoire ; VC, courbe vertébrale ; PC, courbe parturiente.

On admet généralement que les accouchements successifs d'une rachitique sont de plus en plus difficiles ; c'est un fait qu'il est important de se rappeler. Ainsi une femme peut accoucher sans aide d'un enfant vivant, à sa première couche ; être délivrée difficilement au moyen du forceps ou de la version, dans une seconde ou une troisième ; et être délivrée par la craniotomie, dans une couche suivante. On pourrait accuser à tort l'accoucheur qui a le malheur de se trouver en présence d'une déformation progressive, ou d'enfants de plus en plus gros.

Bassin rétréci transversalement. — 2. Il y en a deux formes : A. Le *bassin de Robert, double ankylotique ou synostotique double.* Le sacrum est étroit, ses ailes surtout sont petites ; les deux articulations sacro-iliaques sont ankylosées. Le sacrum n'est guère plus large en haut qu'en bas, et a la forme d'un quadrilatère allongé. Il est enfoncé entre les os iliaques, qui le dépassent en arrière, et qui sont étendus en avant. Les ischions se rapprochent l'un de l'autre et du bord du sacrum, les diamètres transverses sont très raccourcis ; le bassin est en général à peu près symétrique.

La cause la plus commune est une étroitesse congénitale des ailes du sacrum, due soit à une inflammation des articulations sacro-iliaques déjà développées, et amenant leur ankylose, soit à un développement défectueux causent leur synostose. Le pronostic est fâcheux. Sur 8 cas, 6 ont exigé l'opération césarienne.

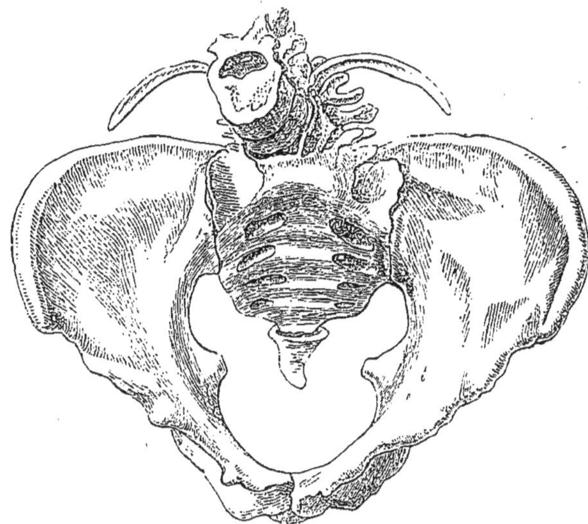

Fig. 135. — Bassin cyphotique. — Allongement du diamètre conjugué, raccourcissement du diamètre transverse (d'après Hugenberger).

B. *Bassin cyphotique.* — La cyphose spinale amène une déformation spéciale du bassin, nommée par Breiky (1) et Hugenberger (2), *bassin cyphotique rétréci transversalement*, par Michaëlis *bassin rétréci transversalement* (*das querverengte Becken*). Litzmann (3) en a décrit un. La contribution la plus récente à ce sujet est le magnifique ouvrage de Barbour, *Spinal deformity in relation to Obstetrics*, 1884. La figure 135 est empruntée à Hugenberger.

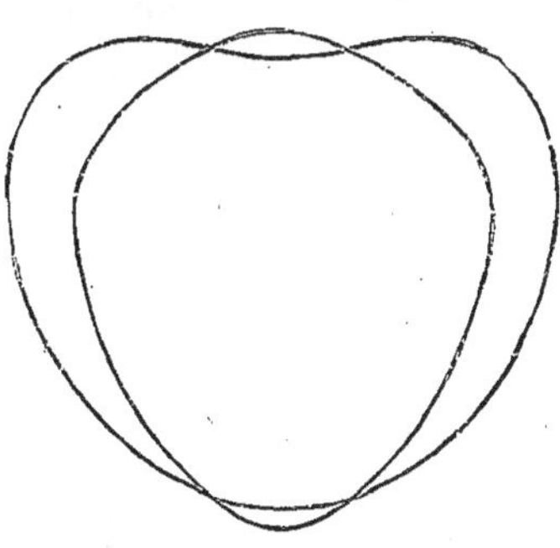

Fig. 136. — Contours comparés du bassin normal et du bassin cyphotique.

Cette forme de bassin ressemble à celui des mammifères inférieurs, de l'enfant, des Boschimanes, et des Malais de Java.

Il est intéressant de comparer la figure 135 avec le schéma idéal du bassin andamanèse (fig. 7). Les dimensions du détroit supérieur sont renversées, le diamètre antéro-postérieur est allongé, le transverse raccourci. Ces différences sont indiquées dans la figure 136.

L'altération de la forme du bassin semble due à la cyphose spinale. Les vertèbres lombaires s'arquant en arrière, entraînent avec elles les vertèbres sacrées supérieures, ce qui efface le promontoire. Cet effacement ne paraît pas augmenter l'aire totale du détroit supérieur;

(1) *Med. Jahr. Wien*, 1865.
(2) *Saint-Petersburg.*, *Med. Zeitung*, 1868.
(3) *Die Formen des Beckens*, 1861.

l'allongement du diamètre conjugué se fait aux dépens du diamètre transverse. Dans un spécimen du musée de Saint-Bartholomew's, nous avons trouvé le diamètre conjugué long de 138 millimètres, et le transverse, de 114. Dans quelques spécimens sur le Continent, le rétrécissement transversal est plus marqué. Lorsque la maladie commence avant la puberté, le développement du bassin est arrêté, de sorte qu'il reste petit en même temps qu'il se vicie.

Dans quelques cas, le diamètre transverse n'est pas raccourci, et le conjugué est très allongé, comme on le voit dans un spécimen du musée de Saint-Thomas's. Barbour a trouvé : « le diamètre conjugué de l'excavation allongé, mais moins que celui du détroit supérieur. Le sacrum est rétréci transversalement et allongé en hauteur ; toute sa courbure verticale est diminuée. Le conjugué du détroit inférieur n'est ordinairement pas altéré. L'arcade pubienne est rétrécie. Le bassin est donc infundibuliforme. »

La moitié supérieure du sacrum est tournée en arrière et en haut, sa moitié inférieure, en avant et en dedans. Les os iliaques sont dirigés de bas en haut et de dedans en dehors, ils ont tourné sur un axe qui passe par l'articulation de la hanche perpendiculairement à l'action de ligaments ilio-fémoraux, de sorte que, sous l'influence de la résistance que ces ligaments subissent pour s'opposer au mouvement du sacrum en arrière, la moitié supérieure des os iliaques est repoussée en dehors et en avant, et leur moitié inférieure, en dedans et en arrière. De là vient l'augmentation du diamètre transversal du grand bassin et la diminution de ce diamètre dans l'excavation, et surtout au détroit inférieur. Les tubérosités ischiatiques se rapprochent, et l'arcade pubienne s'étrécit. Le petit bassin devient plus profond.

Dans quelques cas, comme dans un cas de Stadfeldt, cité par Spiegelberg, une lordose lombaire accompagne la cyphose, et forme un *toit* au bassin, comme cela se voit dans la spondylolisthèse, et le bassin est un « pelvis obtecta » ; on reconnaît la cyphose à une inclinaison du corps en avant, à la projection des cuisses en avant, et par la constatation de la déformation. On distingue la cyphose des autres déformations, surtout de l'ostéomalacique, par l'écartement considérable des épines iliaques, l'aplatissement des ailes des os iliaques et la difficulté d'atteindre le promontoire avec le doigt.

Les caractères du bassin cyphotique sont pour la plupart l'opposé du bassin rachitique type : la plupart des diamètres, qui sont diminués dans le bassin rachitique, sont augmentés dans le bassin cyphotique. Dans le rachitisme, le sacrum est poussé en bas par le poids du corps, il est bas ; sa base est tournée en bas et en avant, par une sorte de nutation, tandis que sa pointe est tournée en haut et en arrière. Dans le bassin cyphotique, le sacrum s'est redressé, sa base est tournée en arrière et en haut, l'articulation sacro-vertébrale est bien au-dessus de la ligne innominée, au niveau de laquelle on trouve la partie supérieure de la seconde vertèbre sacrée. Cette articulation présente un peu de relief, les deux os qui la composent formant un angle saillant en avant et non rentrant, comme dans le bassin normal.

L'accouchement est entravé dès le début; les rapports normaux entre la tête et le bassin sont renversés. On a cru devoir faire l'opération césarienne, quoiqu'à notre avis, on eût presque toujours pu délivrer par l'embryotomie. La provocation du travail est indiquée. Hugenberger et Phænomenhoff ont noté la fréquence des positions occipito-postérieures; Barbour l'a observée dans son cas. Nous avons depuis longtemps remarqué la fréquence des positions occipito-postérieures dans les bassins en entonnoir, et lorsque le promontoire est aplati, conditions que l'on reconnaît maintenant comme appartenant à la cyphose. Champneys (1) en a analysé 32 cas, il dit que la position O.I.D.A est beaucoup plus commune que la gauche.

Déformation ostéomalacique.

3. *Ostéomalacie.* — *Mollities ossium.* — Cette maladie, qui se développe presque toujours dans l'âge adulte, attaque des os complètement développés. Nous avons cependant vu, au musée de Munich, un exemple d'ostéomalacie intrà-utérine.

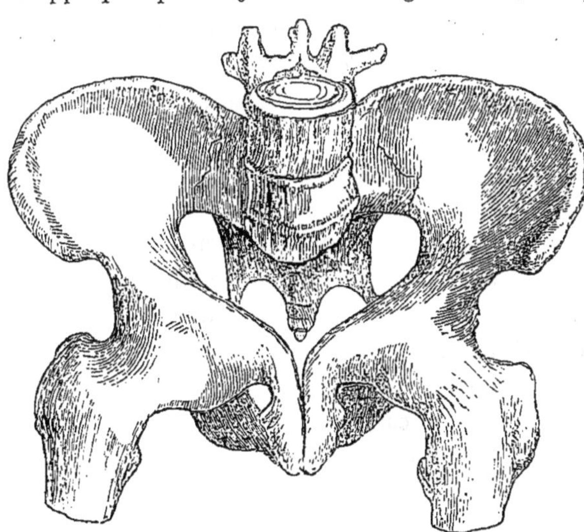

Fig. 137. — Bassin ostéomalacique. — Les pubis font saillie comme un bec (R. B.).

Elle produit une difformité remarquable, qui porte surtout sur la colonne et le bassin; les os longs sont comparativement peu affectés. Les os, ayant perdu leurs éléments minéraux, deviennent mous et cèdent aux pressions qu'ils subissent.

Le bassin et les vertèbres lombaires, formant un centre compressible, situé entre le haut du corps et les membres inférieurs, cèdent à la pression ; tous les os s'affaissent en dedans et se rapprochent du centre.

(1) *Obst. Trans.*, 1883, p. 242

La colonne s'infléchit en avant et en bas, se ramasse, la malade perd de sa taille. Dans bien des cas, la dernière vertèbre lombaire plonge dans le bassin. Les musées de Saint-Bartholomew's et de Guy's en possèdent de beaux spécimens. Les têtes fémorales s'enfoncent dans les cavités cotyloïdes et dans les côtés du bassin. Quelquefois les ilions se doublent, et se plient comme du carton mouillé. Les pubis se touchent par leur face postérieure, formant un bec ou éperon si distinct qu'on peut le saisir entre deux doigts sur le vivant. Le détroit supérieur prend la forme d'un cœur ou d'une feuille de trèfle ; il ressemble parfois à un Y (fig. 138). L'excavation et le détroit inférieur participent à cette compression concentrique, ce qui constitue une différence avec le bassin rachitique. Il n'y a réellement plus d'arcade pubienne, les tubérosités ischiatiques sont presque en contact; le détroit inférieur est presque fermé. Il en résulte que, dans les cas extrêmes, on peut à peine introduire deux doigts. Il y a peu ou pas de place pour les manipulations ou le maniement des instruments, de sorte qu'on est ordinairement obligé d'aller chercher le fœtus par en haut, et de faire l'opération césarienne.

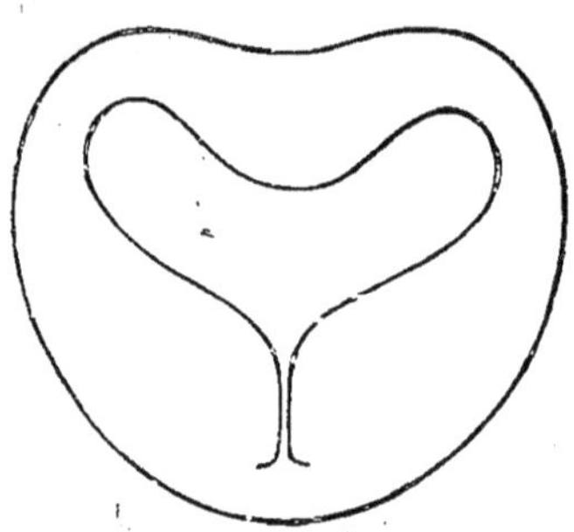

Fig. 138. — Contours comparés du détroit supérieur d'un bassin normal et d'un bassin ostéomalacique.

Cette compression concentrique n'est pas toujours symétrique. Il existe à la Maternité de Strasbourg des bassins dans lesquels un côté est beaucoup plus enfoncé que l'autre.

Le musée Radford à Manchester possède un spécimen dans lequel le promontoire ou les dernières vertèbres lombaires touchent l'os iliaque. Pour bien étudier l'ostéo-malacie, il faut visiter les musées allemands; cette maladie est presque éteinte en Angleterre.

On la rencontre chez les hommes, mais plus rarement que chez les femmes. Dans un grand nombre de cas, elle a commencé pendant la grossesse ou l'état puerpéral, ce qui démontre une fois de plus l'utilité de l'étude de la pathologie générale en l'éclairant à la lumière de la physiologie et de la pathologie de la gestation.

Une fois qu'elle a commencé, elle ne peut guère que s'aggraver dans les grossesses suivantes. Il est probable que l'allaitement l'augmente en soustrayant au sang de la mère des matières calcaires qui passent dans le lait. Mais elle se produit indépendamment de la grossesse, comme Robert Barnes l'a vu dans un cas frappant, qui a fait la base d'un mémoire (1). Elle paraît endémique dans les rizières voisines de Milan,

(1) *Med. Chir. Trans.*, 1862.

et en d'autres lieux où les classes pauvres vivent dans la misère. Nous l'avons cependant vue chez des femmes vivant dans l'aisance. Elle porte surtout sur les vertèbres et le bassin; les os longs y échappent presque absolument. Letheby a examiné l'urine dans le cas de Barnes et a trouvé 37 pour 1000 de matières solides : urée, matière extractive et sels. Les phosphates terreux étaient en excès. Pendant la période active de la maladie, nous trouvâmes un grand excès d'urée, de phosphates alcalins et terreux et de matière extractive, presque constamment du sucre, et parfois un peu d'albumine.

Au point de vue obstétrical, le bassin ostéomalacique est fort intéressant. Sa caractéristique est la dilatabilité. Sa mollesse, qui lui permet de se fléchir en dedans, fait qu'il peut aussi s'ouvrir sous l'influence d'une pression intérieure. Cette propriété trouve parfois son application pendant l'accouchement. Kilian (1), en parle et rapporte un cas à l'appui. Ed. Van Siebold lui a raconté le fait suivant : « Tr... brûle depuis longtemps du désir de faire une opération césarienne. Enfin il croit avoir trouvé un cas, une femme ostéomalacique; il invite des confrères, parmi lesquels se trouve Osiander, à assister à l'opération. La femme est déjà sur la table d'opération; Osiander demande à l'examiner. Il touche, fait pénétrer petit à petit sa main dans le bassin qu'elle dilate, fait la version, et amène un enfant vivant. Le lendemain, il disait à Van Siebold, avec des larmes dans les yeux : « J'ai sauvé hier une femme de l'opération césarienne, et de la mort ». Kilian, Von Ritgen, Hall, Spengel, Litzmann et Tyler Smith ont rapporté des faits analogues. Feu le professeur Lazzati de Milan, nous a dit qu'il en a observé. On peut donc admettre que le bassin est assez dilatable pour permettre la délivrance par les voies naturelles, et qu'il faut l'essayer avant de faire l'opération césarienne ou la craniotomie.

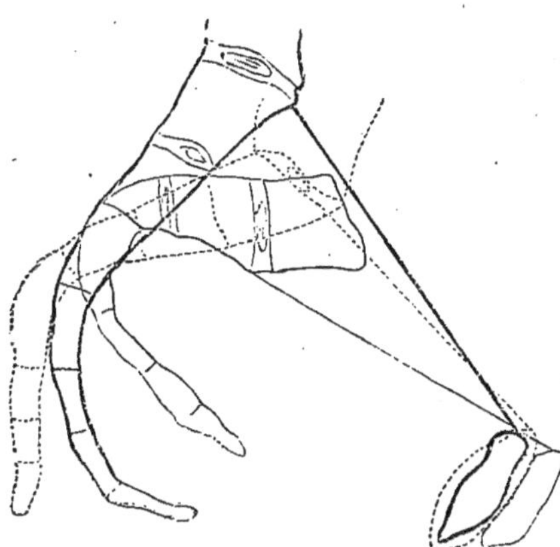

Fig. 139. — Coupes comparatives du bassin normal (grosse ligne pleine), du bassin rachitique (ligne ponctuée) et du bassin ostéomalacique (ligne mince pleine).

Il ne faut pas oublier que l'ostéomalacie peut être arrêtée. Kilian dit : « Il est hors de doute que l'ostéomalacie peut s'améliorer, mais il est douteux qu'elle puisse guérir ». Breslau et Litzmann ont cité des cas de rétablissement obtenu surtout grâce à l'huile de morue ; Robert Barnes a eu deux cas d'amélioration, par le même remède.

(1) *Das halisteretische Beken*, 1857.

Bassin en entonnoir. — La particularité de cette déformation consiste en ce que le détroit supérieur a des proportions à peu près normales, tandis que les tubérosités sciatiques et le sacrum convergent, et rétrécissent le détroit inférieur. Nous en avons vu des exemples chez les tisseuses de Bethnal Green, et d'autres, qui dès l'enfance passent une grande partie de leur vie dans la position assise. Une alimentation imparfaite, c'est certain, constitue une prédisposition. L'école de Dublin en parle souvent. Nous en avons vu un exemple remarquable, chez une femme qui ne présentait pas d'autre signe de maladie. Ses deux premiers enfants avaient été sacrifiés par la craniotomie ; à sa troisième grossesse, nous la fîmes accoucher à sept mois ; le forceps amena sans difficulté la tête jusqu'au détroit inférieur ; l'étroitesse de ce passage ne nous permit pas d'espérer qu'elle pût passer. Nous fîmes la version, et obtînmes un enfant vivant.

Cette histoire montre bien la marche du travail dans le bassin infundibuliforme. La tête peut s'engager et descendre jusque sur le plancher du bassin ; arrivée là, elle s'arrête, et ne peut pas tourner. Après avoir attendu le temps nécessaire au moulage, et avoir tenté l'application du forceps, on voit que la tête ne peut pas passer. Il faut réduire son volume, si l'on trouve la version impossible. Le bassin infundibuliforme est un des traits de la cyphose. *L'ankylose de l'articulation sacro-coccygienne* produit un effet semblable à celui du bassin en entonnoir. Dans ce cas, nous avons à choisir entre l'écrasement de la tête et la fracture artificielle de l'ankylose, qui permettra la rétropulsion du coccyx.

Déformation spondylolisthétique. — 4. La spondylolisthèse (1) est le glissement des vertèbres lombaires sur le sacrum ; deux ou trois vertèbres lombaires ou davantage descendent dans l'excavation, et constituent un nouveau promontoire situé plus en avant et plus bas que le vrai. Non seulement le diamètre conjugué est raccourci, mais les vertèbres, en occupant une partie de l'excavation, s'opposent à l'entrée de l'utérus et du fœtus.

La figure 10 est empruntée à Kilian, qui le premier a décrit cette déformation. La pièce est dans le musée de Prague. Dans un autre spécimen décrit par Kilian, le faux conjugué part de la deuxième vertèbre lombaire, la 3e, la 4e et la 5e ayant glissé dans le bassin. Depuis que Kilian (1853) a attiré l'attention sur cette déformation, on a publié d'autres mémoires importants sur cette question. Les plus intéressants sont ceux de Neugebauer (1884) et de Swedelin (1884).

Franz Neugebauer conclut de l'examen de tous les cas connus — 17 pièces dans les musées, et 26 cas chez des femmes vivantes — que « le glissement des vertèbres se produit toujours pendant la vie extra-

(1) Σπόνδυλος (ou mieux σφόνδυλος), vertèbre, et ὀλίσθησις, glissement.
(*Traducteur.*

utérine, sans intervention d'aucune dyscrasie primitive ou d'aucune maladie osseuse, inflammatoire ou spécifique (sans rachitisme, ostéomalacie, carie, ou ostéite). Elle est produite par le poids du tronc, agissant sous l'influence de certaines prédispositions chirurgicales, surtout lorsque ce poids est augmenté par une surcharge du corps, des grossesses répétées, etc.; cette déformation n'est pas limitée à l'articulation sacro-lombaire, et n'est spéciale à aucun âge ni à aucun sexe. »

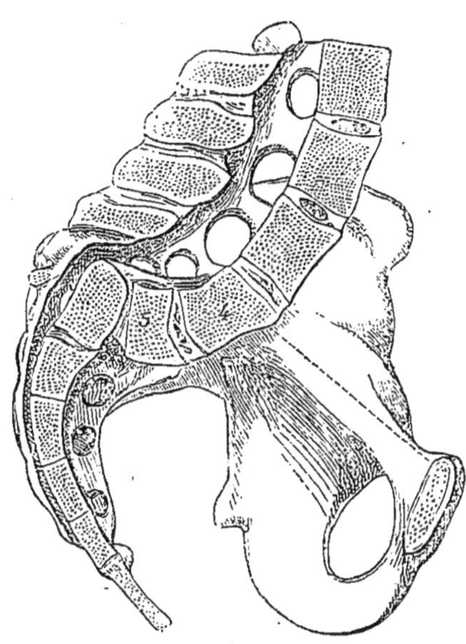

Fig. 140. — Bassin spondylolisthétique. Chute des vertèbres lombaires dans l'excavation. « Bassin de Prague. »

4, quatrième vertèbre lombaire; 5, cinquième.

Dans la plupart des cas connus, il n'y a qu'un glissement en bas de la moitié antérieure de la cinquième vertèbre lombaire, sur laquelle la quatrième pèse directement; la moitié postérieure demeure en place. La vertèbre est donc allongée par le tiraillement de sa moitié antérieure. Cet allongement est parfois très notable.

Le Dr Neugebauer a exposé ses vues à la Société obstétricale en 1884. Un comité composé de Neugebauer, William Adams, Noble Smith, A. Doran et R. Barnes a examiné les pièces et confirmé l'exactitude de ses conclusions. Neugebauer a découvert un spécimen caractéristique dans le musée de *University College;* le Dr Graily Hewitt a présenté ce spécimen à la Société (1).

Robert Barnes (2) a décrit un cas où la cause paraît être une fracture. Neugebauer admet l'existence de cette cause.

La spondylolisthèse gêne l'accouchement, en empiétant sur l'excavation. Suivant son degré, elle peut exiger la craniotomie ou l'opération césarienne. Dans notre cas, nous provoquâmes l'accouchement prématuré.

5. *Déformation par maladie des articulations pelviennes.* — A. Le *bassin oblique ovalaire* (*pelvis obliquè ovata*, « *das schrägverente Becken* » de Nægelé). La figure 141 est empruntée à l'ouvrage classique de Nægelé. C'est un type ordinaire, mais il existe diverses modifications de cette déformation.

(1) *Obst. Trans.*, 1885, p. 149, 151 et 186. (*Traducteur.*)
(2) *Obst. Trans.* 1865, p. 78 et 98.

Une condition essentielle de cette espèce de bassin est la diminution ou le défaut de développement de l'un des côtés du sacrum. Dans presque tous les cas, l'os coxal du côté affecté est repoussé en haut et en arrière; souvent l'articulation sacro-iliaque est ankylosée; il y a une synostose unilatérale. L'os iliaque du côté sain est incliné, poussé en dehors, et s'écarte de la symphyse. La déformation est marquée surtout au détroit supérieur.

Le diagnostic n'est pas difficile. Les sujets sont déformés d'un côté. Les mensurations des deux côtés du bassin donnent des chiffres différents.

L'influence de la déformation sur le travail est proportionnée à son degré. Si le rétrécissement est considérable, la tête ne peut pas subir les mouvements normaux, la craniotomie peut devenir nécessaire.

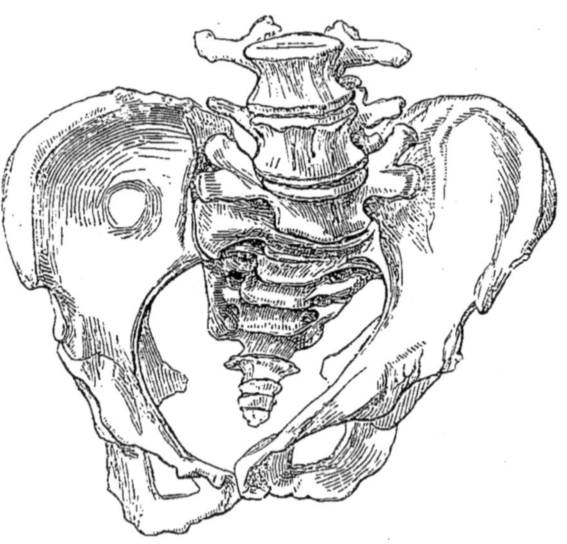

Fig. 141. — Bassin rétréci transversalement, ou bassin de Nægelé (Nægelé).

B. Une autre forme de déformation oblique est celle qu'on rencontre chez les sujets jeunes ayant *une jambe plus courte* que l'autre, ou une ankylose de la hanche. Dans ces cas, le côté affecté est moins développé que l'autre; le bassin est rétréci transversalement, la perpendiculaire élevée sur le promontoire, et qui devrait représenter le diamètre conjugué, passe à droite ou à gauche de la symphyse. Cette déformation change les rapports de la tête avec le bassin, et, suivant son degré, exige le forceps, la version ou la craniotomie.

Acanthopélys, *Stachelbecken* de Kilian. On peut l'appeler *bassin épineux*. La syphilis, la scrofule ou le rhumatisme peuvent affecter les os du bassin, comme les os du crâne ou des autres parties du corps; elles peuvent produire des bords tranchants, des projections en forme d'aiguilles. Les os sont parfois grossis, spongieux, épais ou tordus. Le siège le plus fréquent de ces projections ou de ces excroissances est le sacrum; on peut en trouver ailleurs.

S'il y a des crêtes ou des saillies aiguës sur le bord du détroit supérieur ou sur la symphyse, elles peuvent couper ou perforer l'utérus qui est poussé contre elles pendant le travail. Nous avons vu sur la ligne ilio-pectinée une crête si proéminente et si tranchante qu'elle semblait un couteau. Dans le cas de syphilis, on trouvera probablement dans d'autre parties du squelette des traces de maladies qui aideront au diagnostic.

Ayant sous les yeux l'histoire des diverses sortes de déformations pelviennes, nous pouvons avec avantage étudier la théorie de Duncan sur le développement de ces déformations. Duncan dit que le sacrum n'est pas la clef d'une voûte : c'est une tige transversale ferme, suspendue par les ligaments sacro-sciatiques entre les deux tiges courbées sacro-cotyloïdiennes; le poids du corps tend à tirer en bas et en dedans les extrémités sacrées de ces tiges; à ce mouvement s'oppose la pression en haut et en dedans des têtes fémorales, qui agissent sur les extrémités cotyloïdiennes de ces tiges et la tige de réunion des os pubiens.

Cette théorie a été proposée pour expliquer les changements que subit le bassin normal en passant du type infantile au type adulte, et les types anormaux du bassin rachitique et ostéomalacique. Des recherches plus récentes ont pourtant prouvé que les particularités de forme attribuées par Duncan et d'autres au poids du corps transmis au bassin de la manière qu'il a imaginée, peuvent se présenter avant la naissance. Fehling, qui a étudié spécialement le développement du bassin normal, a démontré que la courbure verticale du sacrum, l'élargissement transversal du détroit supérieur, l'incurvation des tiges sacro-cotyloïdiennes, se trouvent déjà dans le bassin du fœtus. Les recherches de Kehrer sur l'origine du bassin rachitique prouvent que la cause de cette forme anormale se trouve parfois dans le développement du bassin. Quant au bassin ostéomalacique, tous les observateurs sont d'accord qu'il est dû à l'action du poids du tronc sur les tiges sacro-cotyloïdiennes. L'histoire de la spondolisthèse, dans laquelle la dernière vertèbre lombaire peut être considérée comme l'analogue du sacrum dans le rachitisme, semble plaider contre la théorie de Duncan.

Les tumeurs des parois pelviennes peuvent tellement empiéter sur l'aire pelvienne, qu'elles rendent difficile ou impossible le passage de l'enfant. Ces tumeurs peuvent être des exostomes, des fibroses, des sarcomes, des cancers; elles sont plus fréquentes sur le sacrum. Dans les cas classiques de Nægelé et de Shekleton, dont l'un est copié dans tous les manuels, le bassin était complètement bloqué. Les accouchements successifs de la malade de Shekleton avaient été de plus en plus difficiles à mesure que la tumeur augmentait. Son histoire montre la nécessité de provoquer le travail assez tôt pour permettre au fœtus de passer sans danger, ou, si l'on fait la césarienne, d'enlever l'utérus par la méthode de Porro. Nous avons aidé le Dr Greenhalgh à Saint-Bartholomew's, dans un cas de ce genre; nous pouvions atteindre un pied, mais nous ne pouvions pas faire l'accouchement. Mr. Skey fit la césarienne, la malade succomba. Le bassin était bouché par un sarcome. Dans un cas où nous fûmes appelés en hâte pour faire l'opération césarienne, nous réussîmes à délivrer la femme en faisant la craniotomie; la malade se rétablit. La tumeur n'augmenta pas beaucoup, et nous eûmes l'occasion de la revoir au *London hospital*, quelques années plus tard.

Berry (1) raconte un cas instructif d'obstruction produite par un cancer médullaire du sacrum. Comme il semblait fluctuant, on le ponctionna, il en sortit une grande quantité de sang rutilant. Après beaucoup de difficultés, on put extraire le fœtus par la craniotomie et la version, mais la femme mourut au bout d'une heure. L'utérus et le vagin étaient déchirés.

Le diagnostic est en général aisé. L'utérus et le fœtus sont arrêtés au-dessus du bassin; le toucher fait constater l'obstruction de l'excavation; le vagin est comprimé et tordu; par le rectum on peut mieux définir la tumeur, on la sent qui repousse la paroi vaginale et bouche le passage.

Dans les cas d'obstacle causé par des tumeurs pelviennes inébranlables, l'expérience clinique prouve que la césarienne est l'opération d'élection. Sans doute, dangereuse comme elle l'est, cette opération, même si elle réussit, peut ne donner à la femme qu'un court répit; mais c'est toujours mieux que le danger de la mort rapide que lui fait courir l'accouchement par les voies naturelles. Nous avons une bonne chance de sauver l'enfant, qui doit nous faire pencher du côté de l'opération césarienne.

Déformation à la suite de fractures. — Une violence subie avant ou pendant la grossesse peut fracturer les os du bassin; ils peuvent se consolider en restant plus ou moins déformés. Les parties les plus exposées aux fractures sont les ailes des os iliaques. Si la fracture se limite au grand bassin, la marche de la grossesse et de l'accouchement peut ne pas être sérieusement troublée. Mais, si le petit bassin est fracturé, comme il est à peu près impossible de réduire exactement, il est presque certain qu'il restera une déformation qui portera presque nécessairement sur l'excavation et le détroit supérieur, et constituera un obstacle à l'accouchement.

Bassin fendu. Das gespaltene Becken de Litzmann. — Il est presque toujours associé à une réunion imparfaite des parois abdominales et de la vessie. Dans le cas de Walter, la symphyse était ouverte, quoique les parois abdominales fussent réunies. Le bassin est aplati. Il est distensible, ce qui est intéressant au point de vue obstétrical.

Dystocie fœtale. — **A. Obstacle constitué par un fœtus sain.** — *a. Présentations et positions anormales.* — Il suffit pour le moment de les indiquer; nous en ferons l'histoire clinique lorsque nous étudierons les

(1) *Obst. Trans.*, vol. VII, p. 261.

opérations. Le siège ou le tronc peuvent se présenter de telle sorte que l'accouchement soit difficile.

b. La tête peut être inclinée anormalement, et les mouvements de descente et de rotation peuvent se mal faire.

c. Il peut se faire qu'un ou plusieurs membres descendent avec la partie principale qui se présente; une main peut faire procidence avec la tête, ou bien un bras peut se trouver pris derrière le cou (V. fig. 160).

d. La tête, les épaules, le corps du fœtus peuvent présenter un développement excessifs. On a vu naître des fœtus qui pesaient 17 et même 20 livres (V. le *Digest* de Weale et la *Lancet* de 1884, qui renferme un cas du Dr Hodgson). Une ossification trop avancée peut diminuer la plasticité du fœtus.

Les positions défavorables du fœtus peuvent dépendre de quelque défaut dans les autres facteurs de l'accouchement, surtout dans les dimensions du bassin, ou seulement s'y ajouter.

e. La brièveté du cordon ou son enroulement autour du corps ou du cou du fœtus peuvent gêner l'accouchement. Dans les deux cas, la descente du fœtus peut être empêchée par son attachement à l'utérus.

On a l'habitude de ranger la procidence du cordon dans la dystocie; elle n'oppose pas un obstacle sérieux à l'accouchement, en ce sens qu'elle ne gêne pas le passage du fœtus; mais elle met sa vie en danger.

B. **Obstacles constitués par un état pathologique du fœtus.** — Les principaux sont l'hydrocéphalie, l'hydrothorax, l'anasarque, l'ascite, la distension de la vessie, l'emphysème, les tumeurs de la surface du corps, les déviations du rachis, le spina bifida, les tumeurs kystiques ou autres du foie, ou des reins, l'ankylose des membres, la fixation du fœtus au placenta ou à l'utérus.

Les *monstruosités fœtales* sont des causes fréquentes de dystocie.

Les tumeurs fœtales, comme les kystes, un sac hydro-rachidien, l'ectopie des intestins, les tumeurs parasitiques, un fœtus greffé sur un autre, peuvent constituer un obstacle sérieux et embarrassant. L'hygroma kystique est fréquent surtout dans la région sacrée. Dans nos *Obstetric Operations* (3e édit., p. 368), nous en avons représenté un cas dont la pièce est au musée de Saint-Thomas's.

C. *Mort, ou imminence de la mort du fœtus;* elle peut s'accompagner d'une distension emphysémateuse amenée par la putréfaction, ou bien la rigidité cadavérique peut gêner l'accommodation.

D. *Tête détachée*, restée dans l'utérus.

E. *Grossesse multiple.* — *a.* Les fœtus étant dans des sacs distincts, il peut se produire une déperdition de la force expulsive. *b.* Les fœtus peuvent être renfermés dans un seul sac et se placer sur le chemin l'un de l'autre; leurs membres peuvent s'enchevêtrer.

F. Nous avons étudié la *grossesse ectopique*, à propos des tumeurs.

G. *Dystocie placentaire.* — Les complications causées par l'insertion vicieuse ont été étudiées à propos de l'hémorrhagie.

Classification clinique des cas de dystocie. — Voici un bon classement des cas de dystocie, d'après leurs indications thérapeutiques :

1. Une disproportion ou un arrêt peuvent être surmontés sans blesser la mère et sans danger probable pour l'enfant.

On peut combattre la dystocie de ce genre : *a*, en augmentant la *vis à tergo*, par une pression sur l'utérus, par l'*expression utérine ; b*, au moyen d'une *vis à fronte*, par des tractions ; le levier ou le forceps sont indiqués si c'est la tête qui se présente, et la version ou la traction, si c'est le siège ou le bras.

2. Disproportion qu'on peut surmonter sans blesser la mère, mais en sacrifiant le fœtus. Il faut réduire le volume du fœtus avec le perforateur, le crochet, le céphalotribe, le cranioclaste, le forceps-scie, l'écraseur, le basiotribe.

3. Une disproportion plus grande, dont on peut triompher sans grand danger pour la mère et l'enfant, exige l'opération césarienne, dans ses diverses modifications.

Cette classification est essentiellement clinique. Le diagnostic différentiel des classes de cas n'exige pas une connaissance exacte des causes de la disproportion ou de l'obstacle. L'analyse que nous avons faite des cas, d'après le facteur affecté, — les parties molles, le bassin, le fœtus, — est essentiellement scientifique et abstraite. En outre, cette analyse scientifique diffère de l'analyse clinique en ceci, que, dans la dernière, deux ou plusieurs des causes décrites dans l'analyse scientifique peuvent agir et souvent agissent en se combinant ensemble. L'une d'elles agissant seule peut ne pas produire une dystocie sérieuse ; mais la réunion de deux ou plusieurs peut causer de grandes difficultés.

L'étude clinique de la dystocie doit être faite en même temps que celle de la symptomatologie ou de l'histoire des difficultés, que nous avons faite quelques pages plus haut.

Lorsque l'accouchement est gêné, le fœtus est ou *enclavé* ou *arrêté.* Il peut rester immobile par simple arrêt, ou par enclavement. L'*arrêt* est dû au défaut de force expulsive, ou à l'absence d'accommodation normale du fœtus au canal qu'il occupe ; il peut être arrêté, en l'absence de toute disproportion. Il peut être arrêté aussi dans les cas de disproportion due à un volume excessif de sa tête, ou à une étroitesse extrême du bassin, ou à une position défavorable, de sorte que la partie qui se présente ne puisse pas entrer dans le bassin et reste au dehors, mobile.

L'*enclavement* existe lorsque la partie qui se présente est fixée dans le bassin, et ne peut plus avancer ni reculer aisément. C'est ce que les Français appellent *enclavement.* Il se produit lorsque le bassin, quoique rétréci, est encore assez large pour permettre au fœtus de s'engager ;

dans les cas de présentation du bras, dans ce cas, même lorsque le fœtus et le bassin sont normaux, il y a enclavement.

Les signes d'un danger couru par le fœtus sont des convulsions ou des soubresauts dans les membres, qui prouvent une asphyxie menaçante; l'affaiblissement des battements du cœur, constaté par l'auscultation et la palpation du cordon; puis la disparition du pouls, l'évacuation du méconium. Ces symptômes indiquent l'urgence de l'intervention, pour sauver le fœtus; il est rare que l'intérêt de la mère ne demande pas aussi qu'elle soit délivrée.

CHAPITRE XXI

FORCEPS. — PRINCIPES GÉNÉRAUX QUI DIRIGENT LES OPÉRATIONS OBSTÉTRICALES; FORCEPS; SES APTITUDES, RÈGLES DE SON EMPLOI; APPLICATION DANS LES POSITIONS OCCIPITO-ANTÉRIEURES, DANS LES OCCIPITO-POSTÉRIEURES, DANS LES POSITIONS DE LA FACE, DU SOURCIL; *VENTRE PENDANT;* TÊTE DERNIÈRE. — DANGERS DE L'APPLICATION DU FORCEPS.

Opérations. — *Étude générale des opérations obstétricales.* — Nous avons décrit les instruments — y compris leur maîtresse à tous, la main, — dans le chapitre intitulé Arsenal de l'accoucheur. Nous avons maintenant à étudier leur application, leurs indications et leur mode d'emploi.

Certains principes généraux gouvernent la chirurgie obstétricale. Le premier et le plus important est d'adopter autant que possible comme guide dans toutes les opérations la marche suivie par la nature dans l'accouchement naturel; il s'applique tout particulièrement à la version et à l'emploi du forceps; le devoir du chirurgien est d'aider la nature, et non de la supplanter; elle a rarement complètement tort.

Un autre principe est de bien voir si nous pouvons sauver la mère et l'enfant. La version et l'application du forceps ont généralement ce double but; ce sont les types les plus complets de l'obstétrique conservatrice.

Puis, lorsque nous sommes forcés d'abandonner l'espoir de sauver les deux, nous devons faire notre possible pour sauver la mère. On raconte que Napoléon Ier, lorsqu'on lui posa cette question pendant que l'impératrice accouchait, quoiqu'il désirât ardemment un héritier pour fonder sa dynastie, répondit : « Sauvez la mère, c'est son droit ». Sauver la mère, même aux dépens du fœtus, c'est le devoir simple du chirurgien.

Ensuite se pose la question de sauver l'enfant, lorsque l'état de la mère est désespéré.

Enfin, lorsque, par l'expérience des accouchements précédents, ou par la constatation de quelque danger pendant la grossesse, on est certain que la sécurité de la mère ou celle du fœtus ou celle des deux est exposée par la prolongation de la grossesse, on doit se demander si l'on ne peut pas, par une intervention opportune, faire cesser prématurément la gestation. Cette intervention nous ramène dans le champ de l'obstétrique conservatrice pure.

Nous parcourons ainsi l'échelle des opérations. Nous allons progressivement des opérations ou des manœuvres conservatrices aux opérations de sacrifice. Les opérations deviennent de plus en plus graves. Du forceps et de la version, nous passons à l'embryotomie et à l'opération césarienne; puis, retournant sur nos pas, nous arrivons à la provocation de l'accouchement.

On trouvera dans le tableau suivant un résumé des indications qui nous guident dans le choix des opérations lorsqu'elles sont nécessitées par une déformation pelvienne.

Rapports des rétrécissements pelviens avec l'accouchement a terme; la tête fœtale est supposée normale.

Diamètre conjugué.		Opérations à terme.	Accouchement à sept mois.
101 à 103	millimètres	l'accouchement peut être spontané.	
101 à 95	—	forceps ou version	Accouchement spontané.
95 à 89	—	version	Forceps.
89 à 57	—	crâniotomie	Version.
57 à 44	—	crâniotomie douteuse; opération césarienne	Crâniotomie.
			Opération césarienne éliminée.

Si nous prenons les mensurations pour *l'accouchement à sept mois*, comme dans la troisième colonnne, nous trouvons que l'accouchement est d'un degré moins difficile que dans la seconde; l'accouchement spontané prend la place de l'application du forceps; le forceps, celle de la version; la version, celle de la crâniotomie; la crâniotomie, celle de l'opération césarienne, qui est éliminée.

On voit dans ce tableau quelques opérations empièter sur le champ des opérations voisines; c'est qu'il est évidemment impossible d'établir des règles absolument rigides. Des facteurs autres que le rétrécissement entrent ordinairement en jeu dans chaque cas.

Le choix du mode d'intervention est trop souvent dirigé par l'habitude qu'a le chirurgien de tel ou tel instrument et l'habileté avec laquelle il s'en sert; le résultat final s'en ressent. Ainsi un accoucheur qui ne connaît que le forceps court, à une seule courbure, aura un crochet ou un perforateur plus ou moins puissants. Il se persuade que le cas n'est pas justiciable du forceps, et il fera la crâniotomie, qui est facile, mais meurtrière. Ou bien, s'il a l'habitude d'un forceps à double courbure, relativement court, comme celui de Simpson, qui le plus souvent ne peut pas aller saisir la tête au détroit supérieur, il fera la version, qui est beaucoup plus dangereuse pour le fœtus, ou la crâniotomie, qui le sacrifie.

Nous pouvons être satisfaits de l'excellence et de l'utilité des instruments que nous possédons maintenant; chacun d'eux peut remplir avantageusement son but individuel, et même remplacer, dans une certaine mesure, les instruments rivaux. Le forceps à double ou à triple courbure, par exemple, peut remplacer le crânioclaste dans quelques cas de disproportion peu considérable. Il vaut donc mieux avoir un bon forceps, qui sauve la vie du fœtus, qu'un bon perforateur, qui la lui ôte. Il n'en est pas moins au plus haut point désirable que nous possédions les moyens les plus parfaits de faire passer un fœtus à travers un bassin très étroit, afin de réduire à leur minimum les cas d'opération césarienne. Notre but doit donc être d'améliorer tous nos instruments, pour rendre chacun aussi parfait que possible dans son genre.

D'abord, et avant tout, il faut cultiver le maître de tous les instruments, la main. Un grand nombre d'opérations très difficiles et très utiles se font avec la main seule. La chirurgie obstétricale a cela de particulier que ses opérations se font dans l'obscurité, sans autre guide que les renseignements fournis par le toucher. Les yeux de l'âme suivent le fil conducteur des doigts. La main est un instrument diagnostique aussi bien que chirurgical, c'est ce qui lui donne une supériorité sur tous les autres instruments; chacun de ses mouvements est conscient. La main de l'accoucheur varie encore plus que les instruments. L'exercice et l'expérience perfectionnent jusqu'à un certain point la main la plus grossière; mais, de même qu'un mauvais forceps ne pourra pas faire ce qu'un bon fait sans peine, de même une main maladroite n'acquerra jamais une adresse magistrale.

Aptitudes du forceps. — Le premier point à étudier dans un instrument est ce qu'il peut faire. Le forceps possède trois facultés : appliqué sur la tête fœtale, il a : 1° un pouvoir de compression, il peut réduire la tête; 2° un pouvoir de traction ; 3° il est un levier.

1. *Force de compression.* — La tête du fœtus, nous l'avons vu, se moule sous l'influence de la pression normale qu'elle subit dans son passage à travers le bassin ; cette plasticité est une condition essentielle de l'accommodation. Soit que la nature ne puisse pas pousser la tête de telle sorte qu'elle subisse l'influence des forces qui devraient la mouler, soit pour d'autres causes, le forceps, qui la fait rentrer dans le domaine de ces forces, agit d'après un principe essentiellement physiologique.

La compression se fait de deux manières : 1° par la pression exercée sur les manches de l'instrument, qui serre la tête entre les cuillères; 2° par la pression qu'exerce sur les branches le bassin à travers lequel la tête passe à frottement. Cette pression maintient les cuillères contre la tête, qui, par l'intermédiaire du forceps, subit ainsi un supplément de compression et de moulage; le forceps aide la Nature.

Les forceps possèdent des degrés de pouvoir compressif très différents; le vieux forceps court, à une seule courbure, à manches courts, n'a que peu de force de compression; ce qu'il en a est dû presque entièrement à la pression des parties maternelles sur ses cuillères.

Quelques-uns des meilleurs modèles de forceps à double courbure doivent leur pouvoir compresseur et leur prise à cette pression extérieure sur les cuillères. Quelque fortement que l'opérateur tienne les manches, avec la plupart des forceps anglais, aussitôt que l'équateur de la tête est sorti du bassin, les branches, soustraites à ce support extérieur, sont exposées à lâcher prise. Les branches sont en général si minces, que, lorsqu'on serre fortement les manches, les cuillères appliquées sur la tête ne peuvent la faire céder que fort peu, et qu'elles s'écartent, qu'elles *font ressort* (1).

Ce défaut — ou cet avantage, suivant le point de vue auquel on se place — ne se rencontre pas dans le forceps français, dont les cuillères sont plus fortes et ne font que peu ou pas ressort; il saisit donc la tête et la moule en grande partie par la force appliquée sur les manches.

Une question intéressante, mais à laquelle il n'est pas facile de répondre est : Quel est le degré de compression que peut sans danger supporter la tête? On a fait de nombreuses expériences sur des fœtus morts, pour résoudre cette question. Baudelocque a trouvé qu'on peut réduire le diamètre transversal de 6 à 8 millimètres et demi; Siebold a obtenu 12 millimètres et demi; Osiander et Velpeau de même; Joulin et Chassagny ont prouvé qu'on peut obtenir davantage. Mais les expériences faites sur des enfants morts n'ont pas une grande valeur pour la solution du problème; le fait clinique important est que le fœtus survit fréquemment, quoique sa tête ait subi une forte compression et une réduction considérable. Le degré de compression compatible avec la vie est sans doute une quantité variable. Voici les conditions qui influent sur le résultat : le volume de la tête et son degré d'ossification, et la manière dont la force de compression est appliquée. Si elle est appliquée *graduellement et avec des intermittences*, on peut obtenir une réduction beaucoup plus considérable que Baudelocque ne le croyait, et avec moins de danger pour l'enfant (2). L'expérience clinique constituée par le moulage

(1) Cette divergence de l'extrémité des cuillères fait courir un grand risque au périnée; j'ai pu le constater encore tout récemment. (*Traducteur.*)

(2) Un facteur d'une importance capitale est l'*étendue de la surface sur laquelle porte la pression*. J'ai vu souvent des marques très profondes imprimées sur la tête du fœtus par le forceps anglais, dont les cuillères sont arrondies à la partie interne et non aplaties et limées comme dans le nôtre, dans des cas où la pression n'avait pu être considérable, vu la brièveté des manches qui ne permettent pas d'exercer une forte compression. Dans d'autres cas d'accouchement difficile dans lesquels j'avais préféré le forceps français, à cause de sa puissance, la tête était à peine marquée. Les auteurs citent les expériences de Delore, quelques lignes plus loin. (*Traducteur.*)

que subit la tête dans l'accouchement spontané indique à peu près le degré de réduction que l'on peut obtenir sans danger et les conditions dans lesquelles il faut appliquer la compression artificielle (1).

Nous avons vu, au chapitre XIII, qu'un diamètre bipariétal de 101 millimètres peut être réduit par les forces naturelles à 89 millimètres. Mais on ne pourrait gagner autant, sans danger pour l'enfant, par la compression rapide et forte qu'exercent les cuillères rigides du forceps. Il faut donc avec le forceps comprimer lentement et avec des rémissions.

Cette règle semble bonne en logique et en physiologie, mais l'expérience prouve qu'il est des cas où le moulage peut être obtenu plus rapidement et avec moins de danger, par une pression continue. Delore (2), qui a fait des expériences dynamométriques, conclut qu'une pression exercée par le forceps ou par les organes génitaux peut être innocente si elle porte sur une large surface ; c'est une pression angulaire et limitée à un petit espace qui est dangereuse. Delore a aussi établi que la *pression est proportionnelle à la traction :* une traction de 50 kilogrammes entraîne une compression de 25 kilogrammes environ. Ces observations prouvent l'exactitude de ce que nous avons dit, que la prise et la compression sont dues en grande partie à la pression exercée par la filière pelvienne sur les cuillères de l'instrument. Il ne faut pas oublier que ces expériences ont été faites avant l'existence du forceps à traction axiale, et peuvent être discutées, parce que les tractions subissaient presque nécessairement une perte de force due à la direction vicieuse qu'elles affectaient.

2. *Puissance de traction.* — C'est la propriété la plus évidente du forceps ; on ne peut guère la séparer de : 3. *Sa puissance comme levier ;* il est instructif d'étudier ensemble les deux propriétés. Le forceps est un double levier, chaque branche est un levier qui peut être employé séparément ; réunies, les deux branches se servent de point d'appui l'une à l'autre. L'usage du forceps comme d'un levier est fort discuté ; mais c'est, croyons-nous, parce qu'on n'a pas bien compris la question, et par défaut de délicatesse de toucher. Il est tout simplement impossible de tirer absolument en ligne droite sur une corde ou sur une tige, d'une manière continue ; on ne peut pas éviter quelques oscillations ; les muscles les mieux exercés, s'ils agissent contre une résistance considérable, vacilleront un peu. Ces oscillations font agir le forceps comme un levier, dont la longueur augmente avec celle des cuillères.

La Nature emploie le levier, comme un facteur important dans la descente naturelle de la tête. A mesure que la tête progresse, on sent d'abord un côté plus bas que l'autre, puis on sent, pendant le mouve-

(1) V. les figures 1 et 2 des *Opérations obstétricales* de Barnes et les figures 73 à 75 de ce volume. (*Traducteur.*)

(2) *Gazette hebdomad.*, 1865.

ment de rotation, un léger mouvement de la tête sur son grand axe, qui fait descendre un peu le côté qui était le plus élevé. C'est en grande partie de cette façon que la tête s'accommode aux plans du bassin. Puisque nous devons imiter la Nature, ce serait folie de rejeter l'aide de cette force.

Une question demeure : quel est le meilleur moyen d'employer cette force ? Nous répondrons : ce n'est pas en faisant de violentes oscillations, en portant les manches de l'instrument fortement d'un côté, puis de l'autre ; ni en prenant un point d'appui sur les côtés du bassin, au risque d'écraser les parties molles ou même d'ouvrir la vessie ; mais par des mouvements alternatifs doux, presque imperceptibles, tout en tirant, et en faisant tour à tour de l'une et de l'autre branche un point d'appui pour sa jumelle, ou en prenant un point d'appui sur l'index.

Nous avons l'habitude de démontrer la sûreté et l'utilité du forceps employé comme levier, en appliquant alternativement les deux branches désarticulées, et en nous servant du doigt comme point d'appui. Comme dans les cas ordinaires, on sent et on voit descendre d'abord un côté de la tête, puis l'autre, et cela sans que l'on tire ; c'est en réalité une application du levier, instrument qu'on a presque abandonné. Quoiqu'on néglige maintenant le levier simple en faveur du double levier, qui est plus puissant, il faut cependant se souvenir du premier, puisqu'une de ses qualités se retrouve dans le forceps. Une des tentatives les plus anciennes, née du désir de réaliser le secret des Chamberlens, celle de Palfyn, consistait à employer deux leviers opposés qui ne croisaient pas, et ne pouvaient par suite exercer une compression directe. Le forceps d'Assalini est le représentant survivant de ce principe (1). Ses deux branches opposées ne croisant pas, son pouvoir compressif est dû à la pression exercée sur les cuillères ; sa prise et sa force de traction sont dues à sa courbure céphalique.

La force de traction dépend évidemment d'abord d'une bonne prise. On l'obtient en partie par la pression extérieure que supportent les cuillères, en partie par la courbure des cuillères qui embrasse la tête. La courbure du forceps français est plus accusée que celle du forceps anglais ; ce qui, à notre avis, constitue un avantage en faveur du premier.

L'emploi du forceps doit être régi par quatre règles : 1° la traction doit être faite dans la direction de l'axe du bassin ; nous l'avons démontré en décrivant les forceps à traction d'Aveling et de Tarnier. La traction faite dans cette direction aidée par 2° de petits mouvements d'oscillation latérale, réduit à son minimum la quantité de force employée, par suite la contusion subie par la mère et le fœtus, et permet de faire l'accouchement dans quelques cas difficiles, dont ne pourraient pas triompher les instruments ordinaires ; 3° donner à la tête le temps

(1) Sans mentionner les anciens, il ne faut pas oublier les forceps de Valette et de Chassagny. (*Traducteur.*)

de se mouler et de s'accommoder; 4° aider la *vis à fronte* par une *vis à tergo*, au moyen d'un bandage, ou des mains d'un aide qui pousse la tête dans le bassin; on peut ainsi économiser de 5 à 7 livres de traction, et on maintient l'axe du tronc fœtal en coïncidence avec celui du bassin, ce qui épargne de la compression, et diminue les risques d'une extension dangereuse du cou.

Nous ajouterons une règle négative, qui souffre peu d'exceptions : éviter d'imprimer avec le forceps un mouvement de rotation à la tête; cette rotation doit se faire spontanément, grâce à la loi naturelle de l'accommodation.

Connaissant maintenant les aptitudes du forceps, nous pouvons étudier son application.

Conditions de l'application du forceps. — 1. L'orifice doit être assez dilaté ou assez dilatable pour permettre d'introduire les branches de l'instrument, sans tirailler le col. Cette règle admet quelques exceptions.

2. La poche doit être rompue. Il n'est pas nécessaire d'attendre l'écoulement des eaux; parfois l'utérus est paralysé par l'obstacle que la tête oppose à l'évacuation; une des branches du forceps forme un canal qui permet l'écoulement d'un peu de liquide amniotique.

3. Le bassin doit avoir ses dimensions normales ou du moins être peu rétréci.

4. La fermeté et le volume de la tête doivent être normaux.

5. La vessie et le rectum doivent être vides. Nous recommandons aux accoucheurs d'avoir une sonde attachée à leur forceps, afin qu'elle leur rappelle qu'ils doivent s'en servir d'abord. De sérieuses catastrophes ont été causées par la négligence qu'on a parfois mise à s'assurer de l'état de la vessie.

6. La narcose éthérique est utile surtout lorsqu'on va chercher la tête profondément dans le bassin.

Indications de l'emploi du forceps. — On peut supposer en général que, si le forceps s'articule aisément, les conditions sont favorables à son application.

En allant des cas simples aux plus difficiles, nous pouvons diviser les cas en trois classes :

1. *La tête est dans l'excavation.* — C'est l'*opération basse.* (*a*) Arrêt simple. (*b*) Arrêt dû à la persistance de la valve antérieure ou utérine (V. fig. 62). (*c*) Arrêt dû à un enclavement simple causé par une légère disproportion ou une rigidité des parties molles. (*d*) Arrêt sur le périnée dans une position oblique ou transversale, par défaut de force suffisante pour faire tourner l'occiput en avant. (*e*) Arrêt dû à une position occipito-postérieure. (*f*) Arrêt dû à une direction vicieuse de la force expulsive, à un défaut de coïncidence entre l'axe de l'utérus et celui du bassin, comme cela arrive dans les cas de *ventre en surplomb.*

Dans la plupart des cas le forceps court, droit, peut s'appliquer, mais le long forceps est meilleur.

(*g*) Arrêt dans le bassin, le tronc étant sorti — accouchement tête dernière.

2. *La tête est engagée en partie dans le détroit supérieur.* — C'est l'*opération moyenne.* (*a*) Arrêt par défaut de la force expulsive. (*b*) Arrêt par défaut de dilatation du col. (*c*) Arrêt par un léger excès de volume de la tête fœtale, — degré peu élevé d'enclavement. (*d*) Arrêt par suite de la projection du promontoire, qui fait que la tête reste en travers. (*e*) Arrêt dans une présentation de la face : 1° enclavement, menton en avant, occiput serré contre la nuque, extension violente ; 2° menton en arrière, la tête et le dos du fœtus formant un coin qui ne peut pas passer.

3. *La tête est arrêtée sur le détroit supérieur ou n'est que peu engagée.* — *Opération élevée.* (*a*) Arrêt par suite de défaut de force expulsive, faiblesse générale, émotion, distension de l'utérus par un excès de liquide amniotique ou par des jumeaux. (*b*) Arrêt par défaut de coïncidence de l'axe utérin avec l'axe pelvien, comme cela s'observe dans le ventre en surplomb ou une obliquité très accentuée de l'utérus. (*c*) Arrêt par un léger degré de disproportion, tête grosse, bassin petit.

Dans quelques cas, on essaye du forceps ; s'il ne réussit pas, on essaye de la version.

4. En termes généraux, on peut appliquer le forceps pour l'opération *haute*, la *moyenne* et la *basse* (1), afin d'éviter un accouchement languissant, et dans les cas où l'accouchement instrumental est indiqué, hors les cas de disproportion et de malposition : 1° dans l'intérêt de la mère : (*a*) dans quelques cas d'hémorrhagie ; (*b*) dans certains cas de convulsions ; (*c*) pour éviter l'épuisement et la paralysie utérine qu'amènerait un accouchement long ; (*d*) pour prévenir une eschare du vagin, une fistule vésico-vaginale, une déchirure du périnée ; 2° dans l'intérêt de l'enfant, la mère étant à l'agonie.

Dans quelques-uns des cas que nous venons d'examiner, la version ou la crâniotomie sont les rivales du forceps : d'abord comme opérations d'élection, puis comme équivalentes.. Dans la discussion sur l'*emploi du forceps et les opérations rivales dans l'accouchement languissant*, introduite par Robert Barnes à la Société obstétricale en 1879 (2), les propositions suivantes ont été avancées et généralement adoptées : Les équivalents sont l'expectation, l'ergot et la version : 1° dans l'accouche-

(1) Ces trois expressions, traduites mot pour mot de l'anglais, signifient que la tête est située très haut dans le bassin ; un peu plus bas ; près de la vulve ; j'ai cru devoir les conserver, pour éviter une périphrase, et pour rendre plus exactement les expressions anglaises qui ne sont pas aussi précises que les nôtres, par exemple : applications de forceps au détroit supérieur, dans l'excavation, à la vulve. (*Traducteur.*)

(2) *Obstet. Trans.*, vol. XXI, p. 121. (*Traducteur.*)

ment languissant, lorsque la tête est dans l'excavation, l'application du forceps est préférable aux autres méthodes; 2° dans l'accouchement languissant, lorsque la tête est engagée dans le détroit supérieur, lorsqu'on sait que le bassin est bien fait, le forceps est encore préférable; 3° dans l'accouchement languissant, lorsque la tête est sur le détroit supérieur, que les eaux se sont écoulées et que l'on s'est assuré, par l'introduction de la main ou par d'autres moyens, qu'il n'y a que peu ou pas de disproportion, même alors que le col n'est pas complètement dilaté, le forceps est en général préférable; 4° plus la tête est arrêtée *haut* dans le bassin, au détroit ou au-dessus du détroit supérieur, plus la nécessité, l'utilité et la sûreté du forceps deviennent douteuses; 5° comme corollaire, il faut être d'autant plus prudent dans son emploi, et d'autant plus habile dans son application.

Mac Clintock disait qu'une des maximes le plus généralement vraie en obstétrique est que, tant que les membranes sont entières et que les eaux ne se sont pas écoulées, la mère et l'enfant ne courent pas d'autre danger que les convulsions et l'hémorrhagie. Cette affirmation demande une légère restriction. Certainement la lenteur du travail peut amener l'épuisement ou une déchirure de l'utérus, avant la rupture des membranes.

Application du forceps. — Examinons d'abord la *position* à donner à la parturiente; nous avons à choisir entre la position adoptée pour la lithotomie, le décubitus dorsal, et le décubitus latéral gauche. Dans ce pays on amène presque toujours la patiente sur le bord droit du lit, on la fait coucher sur son côté gauche, les genoux bien relevés. En France, on préfère le décubitus dorsal; la parturiente, couchée sur le dos, les genoux relevés et maintenus par des assistants, est amenée sur le bord de son lit. Il faut probablement adopter les habitudes du pays où l'on opère. On peut dire en faveur de la coutume anglaise, qu'elle permet de peu déranger la patiente, qu'elle n'exige pas deux aides, et que, pour cette raison et pour d'autres, elle est préférable dans la clientèle de la ville. D'un autre côté, le décubitus dorsal maintient mieux la coïncidence des axes de l'utérus et du bassin, rend plus aisée la compression de l'utérus par un assistant, qui donne la *vis à tergo* et facilite la tâche de l'opérateur pendant le dernier temps de l'extraction.

L'étudiant doit s'exercer à opérer sur le mannequin dans les deux positions.

Choix de l'instrument. — Nous ne nous attarderons pas à décrire l'application du forceps court. Comme « qui peut le plus peut le moins », tout ce que peut le petit forceps, le long forceps le peut encore mieux; et celui qui sait manœuvrer le long forceps n'aura pas de difficulté avec le petit.

L'*anesthésie* n'est pas nécessaire, mais elle peut être utile. Comme dans les autres opérations chirurgicales, l'anesthésie doit, si c'est possible, être confiée à un aide spécial; la direction de l'opération suffit à occuper le chirurgien. Il faut sonder.

L'application du forceps peut être divisée en quatre actes : 1° introduction et mise en place des branches; 2° articulation; 3° compression, traction; 4° enlèvement de l'instrument lorsque la tête est sortie.

En théorie, les branches devraient être placées de façon à saisir la tête suivant son diamètre bipariétal. Tarnier insiste sur l'application de cette règle; mais il est difficile de la suivre dans la pratique. La courbure pelvienne du forceps détermine le placement des cuillères dans le sens de la courbure du canal; elles se placent naturellement sur les côtés du bassin, et saisissent la tête comme elle se trouve. Il est vrai que la position oblique ordinaire de la tête rejette un peu les cuillères vers le diamètre bipariétal; l'effet combiné des deux facteurs amène les cuillères à une position oblique, — oblique par rapport au bassin comme par rapport à la tête.

Dans la plupart des cas, si l'on observe la position des cuillères et les empreintes qu'elles ont laissées sur la tête fœtale; on verra qu'une fenêtre a été appliquée plus ou moins en arrière du diamètre transverse, et l'autre, un peu en avant. La connaissance de ce fait simplifie et facilite beaucoup l'application de l'instrument.

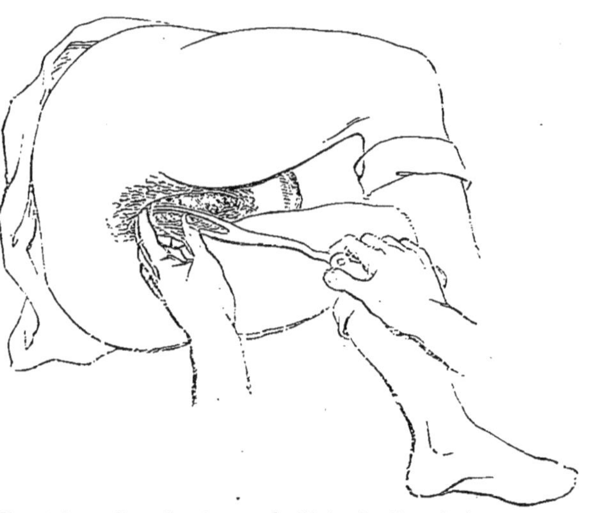

Fig. 142. — Premier temps de l'introduction de la première branche (R. B.).

Application du forceps dans les occipito-antérieures, lorsque la tête est arrêtée sur le détroit supérieur. La parturiente est supposée couchée sur le côté gauche.

Premier temps. — Trempez les branches dans de l'eau chaude, essuyez-les et graissez-les avec de la vaseline phéniquée. Pour savoir quelle branche vous devez introduire la première, articulez le forceps, et, tenant l'instrument de sorte que la concavité de sa courbure pelvienne regarde en avant, comme elle le fera lorsque l'instrument sera placé dans le bassin (1), vous introduirez d'abord celle qui doit être

(1) Il n'est pas nécessaire de dire que le genre d'articulation de notre forceps

placée à gauche, en bas. Introduisez un ou deux doigts de la main gauche en arrière de la vulve (fig. 142), en ayant soin de les insinuer entre l'orifice et la tête du fœtus. Puis, ayant présente à l'esprit la forme respective de l'instrument, de la tête et du canal pelvien, faites glisser l'extrémité de la cuillère le long de la face palmaire de vos doigts, d'abord directement en arrière, dans la direction du sacrum (1).

Deuxième temps. — Élevez le manche du forceps, de façon à conduire l'extrémité de la cuillère sur le côté gauche de la tête. Comme cette extrémité doit décrire une courbe complexe, un segment d'hélice, afin de cheminer autour du globe céphalique, tout en suivant la courbe de Carus, pour atteindre le détroit supérieur, le manche doit s'élever, aller en arrière, et tourner un peu sur son axe (fig. 143).

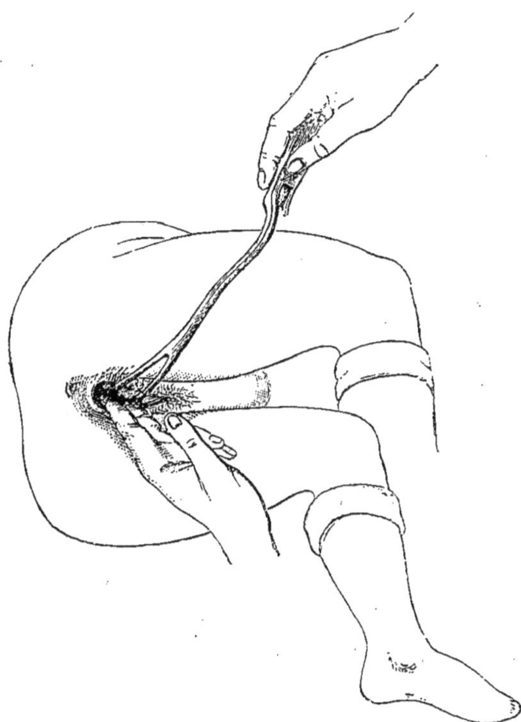

Fig. 143. — Second temps de l'introduction de la première branche (R. B.).

Troisième acte. — Portez maintenant le manche du forceps en arrière et en bas pour achever la course de la cuillère autour de la tête et la placer contre l'ilion gauche. Une légère pression sur le manche doit suffire ; elle donne le *mouvement ;* la *direction* est déterminée par les rapports de la tête avec le sacrum. La branche est placée. Pressez avec le dos de la main gauche, pressez contre le coccyx, pendant que vous introduisez la seconde ; son poids l'aide à rester en place (fig. 144).

Introduction de la seconde branche. Premier acte. — Deux doigts de la main gauche, dont le dos maintient la première branche contre le périnée, sont introduits dans le vagin, entre l'orifice et le côté de la tête situé à droite. L'instrument, tenu dans la main droite, est parallèle

français, dont les surfaces articulaires ne sont pas pareilles, permet de ne pas recourir à ce petit artifice. On introduit d'abord la branche munie du pivot. (*Traducteur.*)

(1) Il faut se rappeler que les auteurs décrivent l'application de l'instrument de R. Barnes, dont la courbure pelvienne est peu accusée. (*Traducteur.*)

à la cuisse gauche de la mère, ou ne fait qu'un angle très aigu avec elle. L'extrémité est glissée le long de la face palmaire des doigts placés dans le vagin, croisant le manche de la première branche, déjà placée, et sur le périnée, dans la direction de la concavité du sacrum.

Deuxième temps. — Comme l'extrémité de la cuillère doit décrire une courbe hélicine pour contourner la tête et suivre la courbe de Carus, poussez le manche du forceps en arrière, jusqu'à ce que la cuillère soit appliquée contre l'ilion droit. Lorsqu'elle y est arrivée, le manche se trouve près du coccyx, tout près de la première branche (fig. 146).

L'*articulation* se fait par un léger mouvement d'adaptation. On prend une branche dans chaque main, et on amène le manche de la première branche un peu en avant, au-dessus de celui de la seconde. Si l'une des branches est enfoncée plus profondément que l'autre, on la tire un peu au dehors, ou bien on enfonce l'autre un peu plus, jusqu'à ce que les surfaces articulaires soient en face l'une de l'autre. L'articulation est en général plus facile, quand on repousse les deux manches vers le coccyx. Ce mouvement, qui pousse les cuillères contre les ilions, permet aux manches un petit mouvement de rotation qui les place dans un rapport favorable (fig. 146).

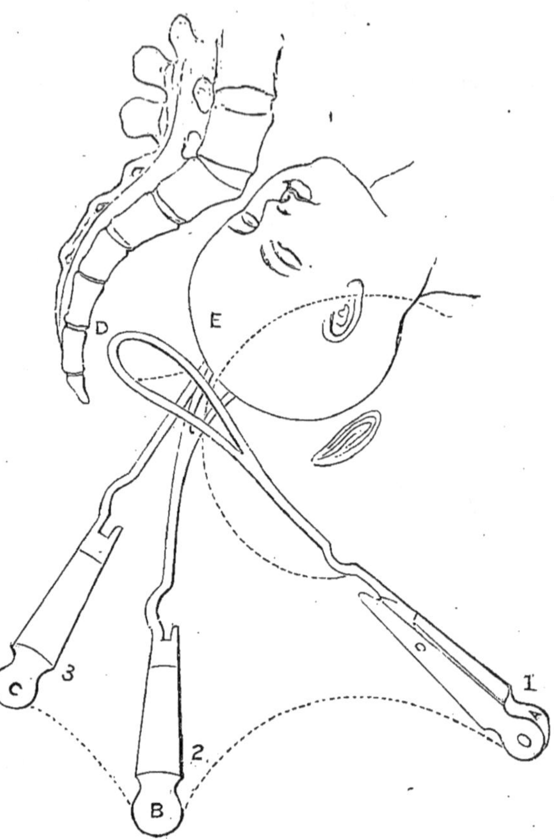

Fig. 144. — Introduction de la première branche, la gauche (R. B.).

1, premier temps, introduction de l'extrémité de la cuillère dans la concavité du sacrum ; A, on élève alors le manche, tout en le faisant tourner sur son axe, jusqu'en B, de sorte que l'extrémité D, tournant dans la concavité sacrée jusqu'en E, rencontre la tête, et s'élève vers l'ilion gauche ; 2, second temps, cheminement de la cuillère autour de la tête, jusqu'à ce qu'elle soit placée contre l'ilion gauche ; 3, troisième temps : le manche B a suivi la direction BC, en tournant un peu ; en C, il reste en place, le manche près de l'anus, où il est tenu par le dos de la main gauche de l'opérateur, pendant que l'extrémité de la seconde cuillère passe en la croisant sur le périnée, comme on le voit dans la figure suivante.

Une articulation facile est en générale une preuve que l'application du forceps réussira ; l'impossibilité d'articuler prouve que l'instrument est mal placé, ou que le bassin n'est pas conformé pour son application. Dans le premier cas, — lorsque le forceps est mal placé, — l'échec tient en général à ce que les cuillères ne se trouvent pas aux deux extrémités d'un même diamètre. Pour corriger cette erreur, il faut retirer un peu ou entièrement la branche, et la mieux appliquer.

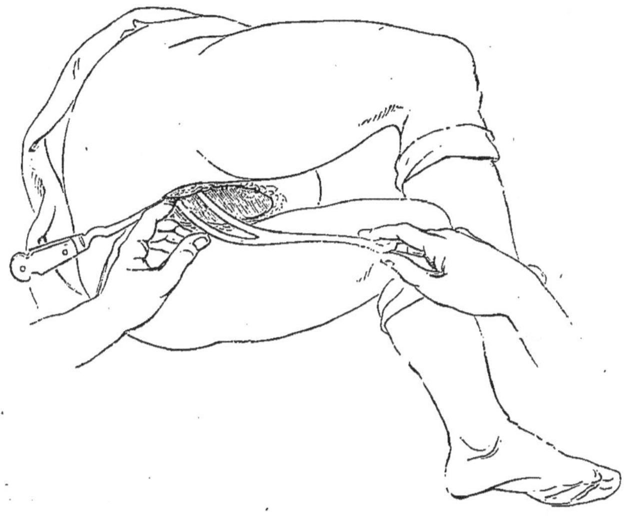

Fig. 145. — Dernier temps de l'introduction de la première branche ; croisement de la première avec la seconde dans le premier temps de son introduction (R. B.).

Dans le second cas, — lorsque le bassin n'est pas conformé pour une application de forceps, — l'articulation est probablement rendue impossible par une saillie du promontoire, ou par quelque vice de conformation qui fait que les deux cuillères ne peuvent pas trouver place aux extrémités d'un même diamètre. En général on trouve, dans ce cas, que chacune des cuillères s'est placée de l'un des côtés du promontoire, de sorte que sa face concave ne regarde pas vers sa jumelle, mais vers le trou sous-pelvien opposé, où l'on ne peut pas placer une branche. Lorsqu'il en est ainsi, le mieux est de renoncer au forceps. Il faut alors introduire la main entière dans le bassin, si cela est nécessaire, examiner avec soin ses dimensions et sa forme, et choisir entre la version et la craniotomie.

Extraction. — Un assistant doit presser sur la hanche droite et tenir le dos de la patiente. Empoignez les manches avec une main, et placez les doigts de l'autre main dans l'anneau ou sur les *épaules* du forceps (1), tirez d'abord en arrière, dans la direction de l'axe du détroit

(1) Le forceps de R. Barnes présente un anneau fait pour y passer le doigt, un peu *au-dessus* de l'articulation, c'est-à-dire plus loin du manche ; celui de Simpson a un crochet, ou *épaule*, à peu près au niveau de l'articulation. (*Traducteur.*)

supérieur, pendant les douleurs, s'il y en a, ou à des intervalles d'une minute environ, si l'utérus est inerte. Vous pouvez, tout en tirant, faire avec les manches de petits mouvements d'oscillation latérale, ne dépassant pas un angle de 20°, et en prenant garde de ne pas appuyer les branches contre les parois pelviennes. Chaque branche sert de point d'appui à sa jumelle.

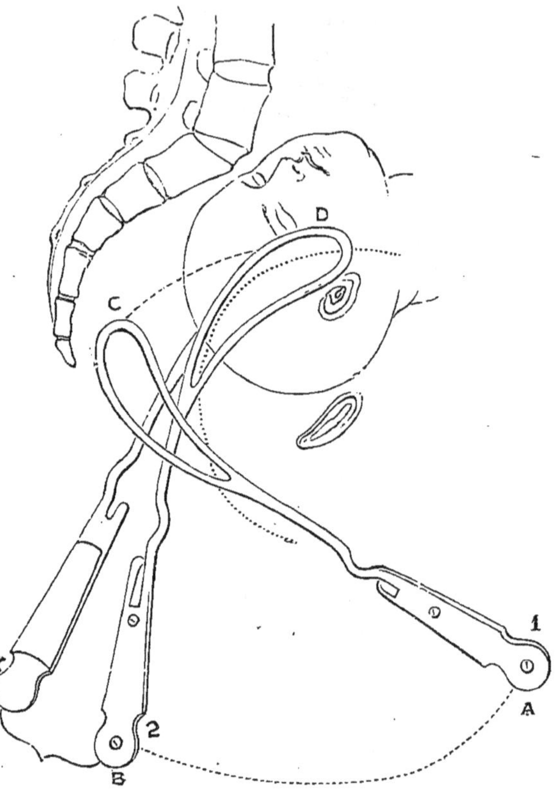

Fig. 146. — Introduction de la branche droite (R. B.).

1, Premier temps; 2, second temps; X, première branche en place; A, manche au moment où C, l'extrémité de la cuillère, est glissée sur le périnée, dans la concavité du sacrum, par-dessus X, la première branche; le manche A est dirigé en arrière jusqu'en B, l'extrémité C contournant la tête et s'avançant en dedans de l'ilion droit dans la direction du détroit supérieur jusqu'en D; quand il y est parvenu, il est presque parallèle au premier manche, X. L'articulation se fait aisément en portant le manche X sur le manche B.

On aide à l'extraction en faisant presser sur le fond de l'utérus.

On juge des progrès de la tête de la manière suivante : on sent qu'elle s'approche de l'arcade pubienne, en passant un doigt sous le pubis et derrière lui; en le promenant sur la circonférence du détroit supérieur, on sent si l'équateur céphalique est engagé; par la direction de la suture sagittale, si elle est presque parallèle au diamètre conjugué, on peut être certain que la tête descend. La rotation du forceps le prouve aussi. Comme la tête ne peut guère tourner sur son axe vertical sans descendre dans le bassin, sa rotation, qui entraîne le forceps, prouve qu'elle progresse.

En outre, à mesure que la tête descend, les manches se dégagent peu à peu. Ce signe peut, il est vrai, être trompeur; il faut tenir compte du glissement qui se produit avec tous les forceps anglais, dont les cuillères ont une courbure modérée; puis, lorsque la tête est bien engagée dans l'excavation, les cuillères sont moins soutenues.

Quatrièmement, avec deux ou trois doigts on juge de l'espace ou du degré auquel le plancher du bassin serre le vertex. Il y a d'abord beaucoup de place, petit à petit le sommet presse sur le périnée, le fait bomber, et le tend fortement. L'anus fait saillie, souvent les matières sont expulsées; la pression que supportent le sphincter de l'anus et la vulve à ce moment excite une action réflexe; la femme ne peut s'empêcher de faire des efforts expulsifs. Ces efforts violents et la sortie des matières prouven que la tête avance. L'augmentation de la bosse sanguine peut faire croire que la tête descend, mais un peu d'attention suffit pour éviter cette erreur.

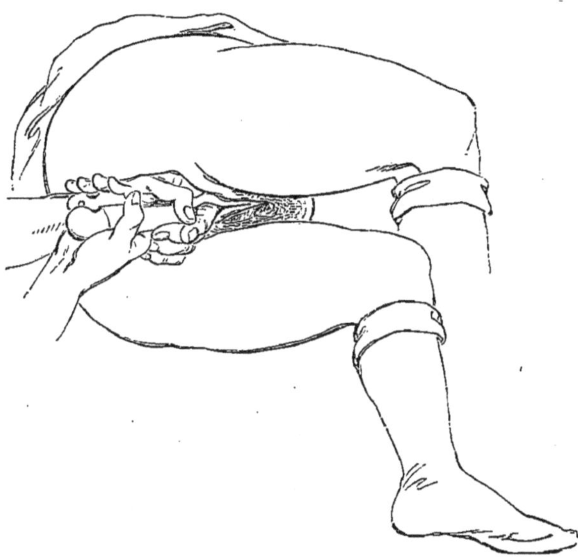

Fig. 147. — Direction de la traction, premier stage, la tête étant au détroit supérieur (R. B.).

A ce moment, on peut diriger les manches du forceps plus en avant pendant les tractions; on évite ainsi qu'ils portent sur le périnée, et on tire dans la direction de l'axe du détroit inférieur. Il est commode d'avoir un aide qui soulève le genou droit, afin de laisser à l'opérateur la place nécessaire pour faire décrire aux manches une courbe autour du pubis. Il est souvent commode aussi de pousser les manches en avant, plutôt que de tirer.

Il ne faut pas donner aux manches une direction antérieure, avant que l'occiput soit bien engagé sous l'arcade pubienne. Il arrive parfois pendant l'extraction que les cuillères lâchent prise, que les branches se séparent en tournant en sens inverse, et par suite se désarticulent; cela vient en général de ce qu'on a porté trop tôt les manches en avant, ce qui rejette les cuillères sur la face. C'est une nouvelle preuve de la loi d'après laquelle la position du forceps est déterminée par les rapports de la tête avec le bassin, et, si nous renversons l'ordre normal en cherchant à changer la position du forceps, nous sommes en faute. Il faut simplement tirer dans l'axe. Lorsque les branches glissent, il faut porter les manches fort en arrière, et réarticuler. Pendant que la tête passe, il faut supporter le périnée et le pousser en avant; une forte pression exercée en arrière et sur les côtés aide à la sortie de la tête.

Il est souvent utile d'introduire un doigt dans le rectum pour pouvoir presser sur le front; cette manœuvre amène souvent la face en bas, détermine l'extension, et dégage la tête. Si en même temps on presse le siège fortement en bas, la force qui se propage le long du rachis aide au mouvement d'extension. La combinaison de la pression extérieure et de l'énucléation permet parfois de terminer l'accouchement sans employer le forceps. Lorsque la tête est dans la vulve, et que la force propulsive est suffisante, on peut passer au quatrième temps, l'enlèvement des branches; mais il vaut mieux en général les laisser sur la tête, faisant corps avec elle, jusqu'à ce qu'elle soit entièrement sortie.

Temps nécessaire à l'extraction. — Si la tête est arrêtée dans le bassin par suite d'un défaut de force expulsive, ou parce qu'elle reste fixée sur les ischions et se rapproche trop du diamètre transverse, une légère traction maintenue pendant quelques minutes, et quelques oscillations suffisent en général, pourvu qu'il n'y ait pas d'obstacle considérable de la part de la valve antérieure ou de la postérieure. Aussitôt que le forceps a mis la tête en marche, l'utérus recommence à agir, et le travail se termine rapidement.

Si nous avons à aller chercher la tête au détroit supérieur, à cause de l'inertie de l'utérus, nous pourrons souvent gagner du temps en plaçant la parturiente sur le dos et en ayant un aide qui presse sur le fond utérin, dans la direction de la colonne, ou en appliquant un bandage. Ce procédé, en ramenant l'axe utérin dans la direction de celui du détroit supérieur, facilite beaucoup l'engagement de la tête et encourage l'utérus. S'il n'y a pas d'obstacle dans le passage, une traction douce avec des oscillations, continuée pendant un quart d'heure, achèvera l'accouchement.

Cependant, dans le cas d'arrêt causé par un rétrécissement ou par la rigidité des parties molles, le temps est un élément nécessaire; le moulage doit se faire graduellement. Il faut employer les oscillations avec une grande prudence; ce qu'il faut, c'est une compression et une traction soutenues et continuées, avec des temps de repos, pendant une heure peut-être, ou plus. Si la tête ne progresse pas et ne s'engage pas au bout de ce temps, et si les manches du forceps demeurent fortement divergents, si l'épuisement s'annonce, on doit se demander s'il ne faut pas renoncer au forceps, pour faire la version ou la perforation.

Le *forceps dans les positions occipito-postérieures.* — Ces cas sont particulièrement intéressants, à cause de leur fréquence. Dans la plupart des cas où nous avons été appelés pour appliquer le forceps, l'arrêt était dû à cette anomalie.

Nous avons décrit dans le chapitre XIII (p. 502 et suiv.) le mécanisme de l'accouchement dans cette position. L'occiput, prenant le promontoire comme l'analogue de la symphyse pubienne, reste relativement fixé sur ce point, tandis que la tête, tournant dans la courbe de Barnes, se place défavorablement dans la cavité sacrée ; elle se défléchit dans le bassin ; c'est à cela qu'est dû son arrêt ; un mouvement de flexion suffira pour la dégager.

On peut obtenir cette flexion de deux manières : en convertissant l'occipito-postérieure en antérieure, ou en prenant la symphyse comme centre de rotation ; le point contre lequel appuie la racine du nez restant fixe, tandis qu'on fait rouler la voûte du crâne sur le plancher du bassin et à travers la sortie.

La première question qui se présente est de savoir si nous pouvons espérer que, spontanément, ou par l'intervention de l'art, la position deviendra antérieure. Dans le chapitre XIII, p. 503, nous avons cité les expériences de Dubois, qui montrent que, si l'on donne l'impulsion, la tête a une grande tendance à cette conversion. Smellie exécutait la rotation avec le forceps. Clarke et Burns disaient qu'on peut la faire avec les doigts. R.-U. West appuyait ses doigts sur le frontal et le faisait tourner en arrière ; en même temps il le soulevait jusqu'à ce qu'il sentit descendre la fontanelle postérieure. Une autre fois il amena l'occiput avec le levier ; dès que l'occiput fut descendu, la rotation paraît avoir été spontanée. L'essentiel est de faire descendre l'occiput, c'est-à-dire de fléchir la tête. Nous sommes convaincus que la tête tourne souvent d'elle-même, alors que nous croyons que c'est nous qui la faisons tourner. Le Dr Millard, après avoir agi constamment comme le recommandaient Baudelocque et Dewees, a laissé très souvent la Nature se diriger elle-même, et a trouvé que « la rotation désirée se fait en général presque aussi bien sans aide que lorsqu'on intervient ». « Nous pouvons, dit Leishman, réussir à rectifier la position dans deux ordres de cas : dans le premier, lorsque la tête est au détroit supérieur ; là nous pouvons la faire tourner au moyen du forceps. Dans le second ordre, la tête est arrivée sur le plancher du bassin, où les forces rotatives naturelles viennent à notre aide. Lorsque la tête occupe une position intermédiaire, les tentatives n'ont que peu de chance de succès. Dans la seconde classe de cas, le forceps est absolument inapplicable pour la rectification. Nous devons faire tous nos efforts pour provoquer la flexion au début. Le meilleur moyen est de presser avec deux doigts, dans la direction indiquée, pendant une douleur. »

Nous avons observé que l'occiput doit arriver au niveau du bord du ligament sacro-sciatique, pour que la face puisse tourner en arrière ; mais nous ne pouvons donner un assentiment complet aux tentatives faites en vue de rectifier la position. Elles ne sont qu'exceptionnellement utiles, plus rarement encore nécessaires, et elles ne sont pas sans danger. Dans le premier cas, posé par Leishman, la tête étant libre sur le détroit inférieur, il est trop tôt pour intervenir ; la rotation se fera très probablement spontanément, si on abandonne la tête aux forces naturelles. Dans le second cas, sa manœuvre demande une force propulsive, qui fait souvent défaut; les douleurs mollissent souvent lorsque la tête est sur le plancher.

Le fait est que la tête peut parfaitement sortir, dans les positions occipito-postérieures persistantes; nous croyons que c'est plus fréquent que Nægelé ne le dit. Le cas n'exige pas de force. Avec le forceps, l'extraction est presque aussi facile que dans les occipito-antérieures. En cas d'arrêt nous conseillons l'application du forceps.

En faisant les tractions, il faut observer deux choses : Le périnée est fortement distendu et demande de grands soins; si l'on porte trop tôt les manches du forceps en avant vers le ventre de la mère, les cuillères risquent de glisser. Le périnée est fort exposé : la déchirure est parfois inévitable.

Il faut introduire les branches comme pour une occipito-antérieure; la tête les guidera dans la position la plus favorable. Il suffit d'*extraire simplement*, sans s'inquiéter de la rotation. Si la Nature insiste pour faire la rotation, il faut la laisser faire. A mesure que la tête progresse, l'occiput peut tourner en avant. Mais dans un grand nombre de cas, la Nature ne cherche pas à ramener l'occiput en avant; là encore nous devons n'être que ses serviteurs; le front sortira sous le pubis, le crâne glissera sur le sacrum et le périnée.

Comme les branches du forceps conservent avec la tête le rapport qu'elles avaient au début, les manches tourneront avec la tête. C'est du travail perdu, c'est encombrer la Nature d'une aide superflue, que de chercher à provoquer la rotation, en tournant le forceps.

Le *forceps dans les présentations du front et de la face.* — Le mécanisme de la production de ces présentations a été décrit dans le chapitre XIII, p. 502 et *seq*. En l'étudiant on trouvera l'indication des principes nécessaires à leur rectification. La face descend parce que l'occiput, rencontrant un frottement exagéré au niveau du détroit supérieur ou dans le segment utérin inférieur, par suite d'une obliquité, la tête tourne sur son diamètre bi-pariétal (1). Nous avons vu que, si l'on transporte l'excès de frottement (2) sur le front ou sur le pôle antérieur du levier représenté par la tête, l'occiput pourra descendre, et le vertex remplacer la face. Nous avons vu aussi comment la Nature se tire de la difficulté, lorsque la tête et une partie du thorax s'engagent ensemble dans le bassin. Parfois cependant, la présentation n'est rectifiée ni par l'art, ni par la Nature. L'arrêt est définitif.

Prenons d'abord un cas d'arrêt dans une présentation de la face, au

(1) La présentation de la face peut aussi être due à ce que la tête est surprise par les contractions utérines dans l'état de flexion. (*Traducteur.*)

(2) Ou de résistance. (*Traducteur.*)

moment où le menton a effectué sa rotation en avant, et se trouve sous l'arcade pubienne. Ce cas est représenté dans les figures 89 et 90. La tête est fortement étendue, l'occiput violemment appliqué contre les épaules. Cette extension a été produite par l'arrêt de l'occiput au détroit supérieur, pendant que la face et le menton suivaient la courbe de Barnes. Ce que nous désirons, c'est de reproduire la flexion, afin de décomposer le coin formé par la tête et le thorax. Nous y arriverons en faisant tourner la tête sur son axe transversal, en amenant l'occiput en bas, et en lui faisant suivre la courbe de Carus. Le problème, en un mot, est de produire le mouvement inverse de celui qui a produit la présentation de la face.

Les branches du forceps doivent être appliquées de manière à saisir la tête a peu près suivant son diamètre transversal, et la face est un peu oblique par rapport au bassin. La première branche doit donc être appliquée sur le côté gauche du bassin entre l'articulation sacro-iliaque et l'extrémité gauche du diamètre transversal. La seconde sera placée en face, entre le trou sous-pubien et l'extrémité droite du même diamètre. Après avoir articulé, on tire d'abord en bas, pour bien engager le menton sous l'arcade pubienne. Puis on tire de plus en plus en avant et en haut, pour faire sortir le crâne. La partie postérieure de la tête distend fortement le périnée; le dernier temps de l'extraction demande beaucoup de soin; il faut laisser au périnée le temps de s'étendre. Il faut diriger les manches fort en avant pour maintenir les branches loin du périnée.

Mais les choses ne se passent pas toujours aussi simplement. Quelques-uns des cas les plus difficiles pour lesquels nous ayons été appelés sont des présentations de la face. Parfois *la face ne veut pas entrer dans le bassin*. Que faire? En appliquant le forceps nous risquons fort de dépasser la joue, de comprimer le cou et de meurtir la trachée. Si nous essayons de saisir la tête en plaçant les branches dans le diamètre oblique, les cuillères devront être enfoncées très profondément; malgré cela elles peuvent glisser; si nous tenons ferme et que nous tirions, la tête s'étend encore; la compression des vaisseaux du cou et les risques d'apoplexie sont augmentés; après tout peut-être serons-nous encore obligés de perforer. La version est beaucoup moins difficile, et donne plus de chances à l'enfant.

Dans d'autres cas, *la face est déjà dans le bassin*. La sortie d'un fœtus complètement développé, vivant, ou mort depuis peu, est presque impossible, si le front demeure en avant. Le cou est dans l'extension forcée, la tête *double* la nuque, le menton représente le sommet d'un coin ABC (fig. 91), dont la base est formée par le front, toute la longueur de la tête, et l'épaisseur du cou et du thorax, le tout a certainement au moins 178 millimètres. Le bregma et l'occiput s'aplatissent et se tassent, mais on ne peut guère compter sur cette réduction. La rotation du menton en avant, qui décompose ordinairement le coin, ne se fera pas; de là vient l'enclavement. Le fœtus court un grand danger; l'art doit intervenir. Nous avons à considérer les points suivants.

1. Peut-on faire tourner la tête sur son axe transversal, pour la

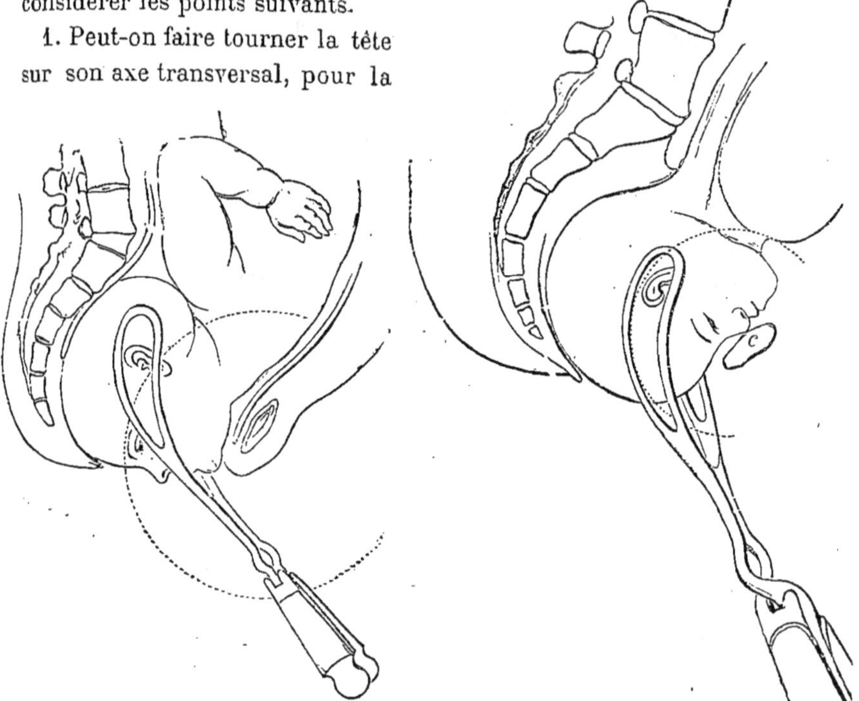

Fig. 148. — Extraction au moyen du forceps, le menton étant sous le pubis (R. B.).

Fig. 149. — Présentation du front. (R. B.).

remettre en flexion? Ce n'est guère possible lorsqu'elle est enclavée dans le bassin.

2. Peut-on faire tourner le menton en avant, avec la main, le levier ou le forceps? C'est quelquefois possible, il faut le tenter. Voici comment Smellie décrit cette rotation : « après avoir appliqué le forceps sur les oreilles, repoussez la tête aussi haut que possible, puis tournez vers l'un des ischions le menton, qui est en arrière, puis amenez-le vers la partie inférieure de ce même os. Cela fait, tirez sur le forceps avec une main, pendant que deux doigts de l'autre main sont fixés sous le menton ou la mâchoire inférieure pour maintenir la face au milieu et empêcher que le menton ne soit arrêté sur l'ischion à mesure qu'il avance, et faire ainsi tourner le menton autour du pubis, au moyen du forceps et des doigts; si vous réussissez, l'extraction de la tête sera facile. »

3. Peut-on faire descendre la tête au moyen du forceps, sans tourner le menton, et faire l'extraction dans la courbe de Carus? C'est un

mécanisme contre nature. Le forceps risque fort de glisser; s'il tient, il engagera une plus grande partie du coin dans le détroit supérieur. Il faut que la tête soit petite et le bassin large, pour qu'on réussisse.

4. Ferons-nous sortir la tête par la perforation? Dans les cas graves, cette ressource extrême peut devenir nécessaire, mais ce n'est pas facile, à moins de briser ou d'écraser les os avec le céphalotribe.

5. Le menton tourne parfois en avant, au dernier moment, alors que la tête est déjà sur le plancher. Sinon, il se peut qu'on réussisse à faire passer le menton par-dessus le périnée, en le tirant en avant avec le forceps et en repoussant le périnée en arrière (fig. 91). Le menton étant ainsi sorti, on peut appliquer le forceps pour abaisser l'occiput, de manière à faire tourner la tête sur son axe transversal autour du coccyx, dans la courbe coccygienne d'Aveling.

La sortie se fait ainsi par un mécanisme exactement opposé à ce qui se passe dans les positions occipito-antérieures, et dans une orbite différente. Dans la position mento-sacrée, elle se fait par la flexion. Il peut être utile de faire des incisions des deux côtés du périnée pour faciliter le dégagement du menton.

Dystocie causée par un ventre pendant. « Utérus en besace. » — Puisqu'un des principaux facteurs de cette difficulté est un relâchement extrême des parois abdominales, elle est fréquente surtout chez les femmes qui ont eu plusieurs enfants. Parfois les muscles droits de l'abdomen sont séparés au niveau de la ligne blanche; il peut alors se faire une hernie de l'utérus gravide. La lordose avec rétrécissement peut aussi la produire; la courbure lombaire rejette l'utérus en avant. Lorsqu'il en est ainsi, l'utérus pend comme un bât, il est très éloigné de l'axe du bassin; et si celui-ci est rétréci, le fœtus sera poussé au-dessus du détroit supérieur, contre le promontoire (fig. 150).

On peut quelquefois obvier à cette difficulté en faisant coucher la femme sur le dos, et en soutenant les parois abdominales au moyen d'un large bandage, afin de soulever le fond de l'utérus. On rétablit ainsi les rapports normaux entre l'axe de l'utérus et celui du détroit supérieur. Mais, si la force contractile fait défaut, il faut appliquer le forceps. C'est un des cas où le décubitus dorsal est tout particulièrement désirable.

L'opération rivale du forceps dans ces cas est probablement la version. Sur quoi fonderons-nous notre choix? Il y a deux cas principaux : les eaux se sont écoulées et la tête presse sur le détroit; le forceps est indiqué. Si la tête est mobile au-dessus du détroit, elle n'est pas facile à saisir, si par une pression méthodique, nous ne pouvons pas la fixer sur le détroit, la version est préférable. Nous avons souvent obtenu par la version un enfant vivant dans ces circonstances. On peut quelquefois ramener le second cas au premier, et faire rentrer le cas dans le domaine du forceps, qui est préférable. Une des conséquences du ventre en besace est de former une sorte de réservoir dans lequel s'accumule le liquide amniotique; ce qui constitue un nouvel obstacle à la contraction utérine. On peut en laisser écouler une quantité suffisante, en relevant le fond de l'utérus, et en faisant avec une des branches du forceps un canal qui aille jusqu'au réservoir supérieur. Cela fait, sous l'influence d'une pression manuelle soutenue ou d'un large bandage, l'utérus peut recouvrer sa forme et expulser le fœtus. Sinon, il faut appliquer le forceps.

Jusqu'au moment où l'utérus est ramené à sa position normale, deux causes concourent à rendre l'accouchement difficile. D'abord, l'utérus, étant rejeté en avant, est éloigné du diaphragme et de la partie supérieure des parois abdominales. Il est donc privé de l'aide que lui donnent ordinairement les muscles expirateurs qui agissent puissamment lorsque la glotte est fermée. Lorsque l'utérus est rejeté en avant, à cheval sur le pubis, toute la force du diaphragme porte sur la paroi postérieure de l'utérus, suivant une perpendiculaire à son grand axe et à celui du fœtus, elle pousse l'utérus et son contenu contre la symphyse ou même encore plus en avant, puisque le corps du fœtus, couché en avant de la symphyse, forme le plus long bras du levier, et que la force s'exerce sur lui (fig. 150 et 152).

Deuxièmement, l'utérus, s'il n'est pas inerte, agit dans une mauvaise direction. C'est une loi dont tout observateur attentif ne peut manquer de découvrir de nombreuses preuves dans la marche de l'accouchement difficile, que, chaque fois qu'il se produit un obstacle mécanique, l'utérus, conscient, pour ainsi dire, de l'inutilité de ses efforts, cesse bientôt d'agir, et se repose jusqu'au moment où il pourra travailler utilement. Cette prévoyance de la Nature recule longtemps l'épuisement qu'amènerait un travail prolongé et les risques de rupture. Ce qui semble un travail prolongé n'est réellement qu'un « travail suspendu ».

La figure 150 représente l'utérus et le fœtus couchés sur la symphyse. HI est la ligne suivant laquelle s'exerce la force utérine; FG est la ligne d'action des muscles expirateurs, qui rencontre l'axe de l'utérus en arrière et suivant un angle presque droit. Ces deux forces qui devraient coïncider se croisent, et leur résultante est loin de représenter leur somme. Mais, si l'on ramène l'utérus à sa position normale, comme l'indique la ligne ponctuée, aussitôt la force expiratrice et la force utérine coïncident avec l'axe du fœtus et du détroit supérieur, et toutes deux travaillent à l'évacuation de l'utérus.

Lorsque le ventre en besace est dû à un rétrécissement du détroit supérieur, le retour de l'axe utérin à ses rapports normaux avec celui du bassin ne peut guère se faire jusqu'à ce que la tête soit amincie dans le bassin ; et il faut l'y ramener après la craniotomie. Alors le décubitus dorsal et le redressement de l'abdomen et de l'utérus ont leur utilité.

Le forceps sur la tête dernière. — Dans les accouchements par le siège et après la version, il est fort important de délivrer avant que le cordon ait supporté une longue compression. Dans la plupart des cas, pourvu qu'on n'ait pas précipité le passage du siège, du tronc et des épaules, l'orifice sera assez dilaté pour que la tête puisse suivre, sans être trop longtemps retenue ; mais, si, à la suite d'une trop grande précipitation, les bras sont relevés sur les côtés de la tête, ou s'il se produit d'autres obstacles, la tête peut être arrêtée au détroit supérieur, et l'enfant peut être perdu. Outre la compression du cordon, l'enfant court un autre danger non moins sérieux, la dislocation du cou, que peut produire une traction précipitée ou maladroite. Il est parfois très difficile de tirer sur la tête au moyen des épaules, dans la bonne direction. La plus petite déviation de cette direction fait que la tête s'accroche contre le bord du détroit supérieur, et les ligaments invertébraux risquent de céder à des tractions soutenues.

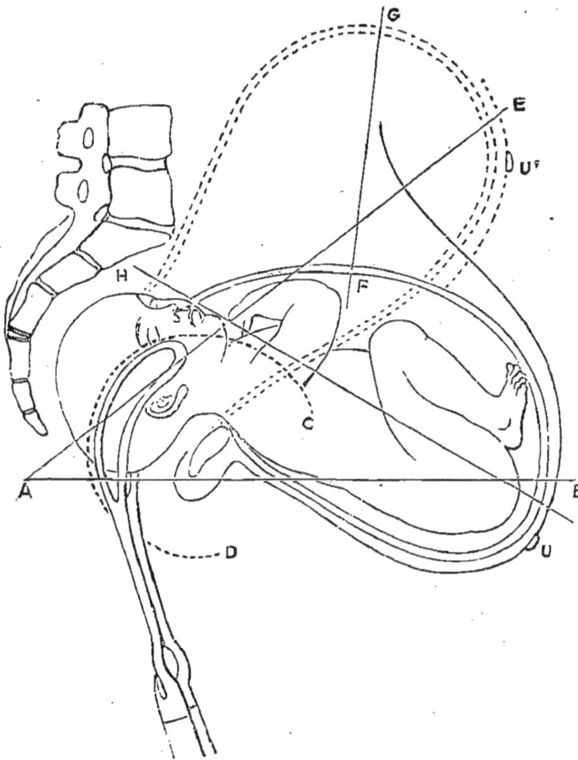

Fig. 150. — Le forceps dans le cas d'utérus en besace (R. B.).

AB, horizontale ; CD, courbe de Carus ; AE, axe du détroit supérieur ; FG, ligne de l'action de la force expiratoire ; HI, ligne de la face utérine.

L'application du forceps est le meilleur moyen d'éviter ces dangers. La traction ne portant que sur la tête, la colonne n'est pas tiraillée.

Application du forceps. — Il faut d'abord attirer doucement une anse du cordon, afin d'éviter les tiraillements de l'ombilic, et porter la partie du cordon qui traverse le détroit supérieur du côté où se trouve la face. La tête présente son grand diamètre plus ou moins exactement dans le diamètre transversal du détroit supérieur. Les cuillères doivent la saisir dans un diamètre oblique voisin du conjugué. Pour ce faire, il faut amener le corps du fœtus fortement en avant et le faire maintenir par un aide, afin de dégager le détroit inférieur pour faciliter les manipulations. Introduisant alors la main gauche dans le bassin, on passe les doigts à gauche du bassin entre l'orifice et la tête, et on glisse la cuillère du forceps le long de la face palmaire des doigts, jusqu'à la place qu'elle doit occuper. On fait de même à droite, et on articule. L'assistant soutient toujours (fig. 151) le corps du fœtus, pendant que l'opérateur tire la tête dans le sens de l'axe du détroit supérieur. Aussitôt qu'elle l'a franchi, on peut enlever le forceps, et achever l'extraction avec les mains. Pour cela, on place deux doigts de la main droite en crochet sur la nuque, tandis que la main gauche saisit au-dessus des malléoles les pieds enveloppés d'une serviette; et on tire dans l'axe de l'excavation et de la sortie (1). C'est l'affaire de quelques secondes. Quelques accoucheurs préfèrent terminer l'extraction, avec le forceps. Si l'on fait comme eux, on trouvera la face tournée vers la concavité du sacrum lorsque la tête aura passé le détroit supérieur; le forceps, en suivant la courbure du sacrum, tourne un peu sur lui-même pendant les tractions. Lorsque l'occiput paraît sous l'arcade, on porte les manches de l'instrument fort en avant, pour aider au glissement de la face sur le périnée en l'exposant le moins possible à être tiraillé; la face et le front balayent le périnée, et décrivent un cercle autour de l'occiput qui reste fixé contre le pubis.

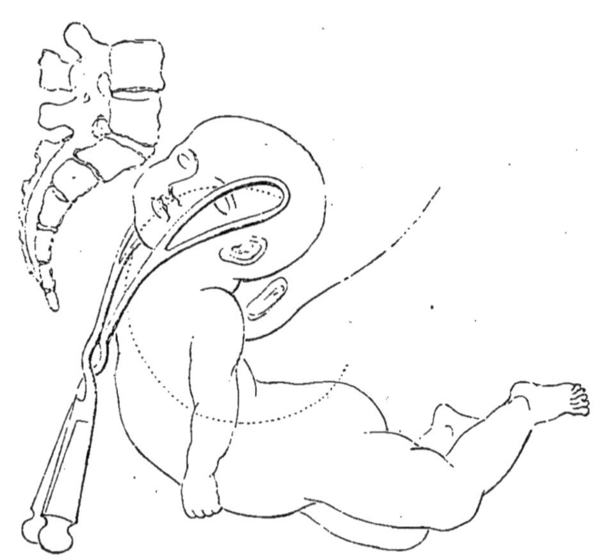

Fig. 151. — Le forceps appliqué sur la tête dernière (R. B.).

Busch, de Berlin, a chaudement recommandé l'emploi du forceps sur la tête dernière, et il lui attribue le succès extraordinaire de la version dans ses mains. Sur 44 cas de version, trois enfants seulement, dit-il, sont morts du fait de l'opération E. Rigby et Meigs ont aussi insisté sur ses avantages. Notre propre expérience s'accorde avec celle de ces éminents

(1) J'ai employé ce mot pour éviter une longueur; il signifie le détroit inférieur et la vulve. (*Traducteur.*)

auteurs. Si cette méthode n'a pas été appréciée à sa juste valeur dans ce pays, c'est que, jusqu'à ces trente dernières années, on ne connaissait pas généralement un forceps capable de remplir ce but.

Dangers pour la mère et l'enfant. — 1. *L'opération basse* — tête dans le bassin ; pas de disproportion ni de malposition — faite avec adresse, ne présente aucun danger pour l'un ni pour l'autre.

2. *L'opération moyenne* — tête située haut dans le bassin — présente quelque danger pour la mère, à cause de sa durée et de la contusion des parties molles. Le nerf obturateur ou le plexus sacré peuvent être comprimés, ce qui causera une paralysie temporaire des parties qu'ils animent.

La tête du fœtus doit subir une compression assez forte ; une cuillère peut meurtrir la portion dure du nerf facial et causer une paralysie temporaire des paupières et de la bouche.

3. Dans *l'opération haute* — tête au-dessus du détroit supérieur — les dangers augmentent. La mère risque davantage de subir une déchirure du col et une meurtrissure du vagin. Mais, exécutée adroitement et en temps utile, l'opération ne peut guère être accusée de causer la mort. Le fœtus risque fort de succomber à la compression, mais il faut comparer ce danger à celui plus grand que lui fait courir la version et à la mort à laquelle le voue la craniotomie. Les os du crâne sont parfois enfoncés, brisés même ; il se fait des effusions dans le cuir chevelu et entre la dure-mère et le crâne ; le cerveau lui même peut être lésé. La portion dure risque d'être blessée. Parfois l'œil est lésé.

Toutes ces lésions sont plus probables lorsque le promontoire fait saillie. Le crâne peut être enfoncé par une saillie exagérée du promontoire.

George Kidd, Johnston et Atthill s'accordent pour conclure que, depuis qu'on se sert beaucoup du forceps dans les accouchements lents et difficiles, la mortalité maternelle a diminué, et qu'on sauve plus d'enfants. Sous la direction d'Atthill, l'ergot était absolument banni du *Rotunda hospital*.

Note sur la valeur des statistiques appliquées aux opérations obstétricales. — D'énormes statistiques, faites sans discernement, et semblant montrer que le forceps et d'autres opérations ont causé une certaine mortalité, sont trompeuses. Il faut faire un examen attentif des circonstances différentes qui ont influé sur l'issue des opérations. Avant de construire un tableau, il faut analyser rigoureusement les traits cliniques des cas. Des accidents qu'il faut attribuer à un retard, à une négligence, à une maladresse, ont été imputés à des opérations essentiellement conservatrices.

CHAPITRE XXII

VERSION SPONTANÉE ; ARTIFICIELLE ; CÉPHALIQUE ; BIPOLAIRE. PROCIDENCE DE LA MAIN A COTÉ DE LA TÊTE. PROCIDENCE DU CORDON ; ENCHEVÊTREMENT DU CORDON. ACCOUCHEMENTS PAR LE SIÈGE DIFFICILES. ACCOUCHEMENTS GÉMELLAIRES DIFFICILES. — DÉPLACEMENT DU BRAS DERRIÈRE LA NUQUE. DÉVELOPPEMENT EXCESSIF DU VENTRE DU FŒTUS. MONSTRES. HERNIES. VERSION PODALIQUE BI-POLAIRE, AVANT ET APRÈS L'ÉCOULEMENT DES EAUX. ENCLAVEMENT. IMITATION DE L'ÉVOLUTION SPONTANÉE. ÉVISCÉRATION. BISECTION, DÉCAPITATION DU FŒTUS. — SPONDYLOTOMIE. — VERSION DANS LES BASSINS ÉTROITS. — DANGERS DE LA VERSION POUR LA MÈRE ET POUR L'ENFANT.

La version a sa place à côté du forceps dont elle est la rivale, parmi les opérations conservatrices ; elle est aussi la rivale de la craniotomie, qui est une opération de sacrifice. Avant qu'on se servît du forceps, on la faisait sans doute beaucoup plus fréquemment ; on peut ajouter que les perfectionnements du forceps rendent sa nécessité moins fréquente.

Nous décrirons dans ce chapitre certains cas de dystocie qui ne nécessitent pas la version.

Définition. — Le mot version comprend l'ensemble des procédés par lesquels on ramène le grand axe du fœtus dans la direction de celui du bassin. Les synonymes sont *Versio*, Version, *Wendung*, en anglais familier *Turning*.

La version peut être : 1° spontanée ; 2° artificielle.

1. Nous avons décrit la version spontanée avec le mécanisme de l'accouchement, dans le chapitre XIII.

Dans la version spontanée la Nature nous montre le but auquel nous devons tendre, et les moyens de l'atteindre ; elle nous enseigne la *version artificielle*. La version est *céphalique* lorsqu'elle amène la tête au détroit supérieur, et *podalique* ou *pelvienne*, lorsqu'elle y amène le siège.

2. *Version céphalique artificielle.* — Les conditions qui la favorisent sont : (*a*) la fin de la grossesse ; (*b*) la présence du liquide amniotique ; (*c*) une obliquité modérée de l'axe de l'utérus et du fœtus par rapport à celui du bassin ; (*d*) la proximité de la tête du détroit.

Exécution. — Pour imiter utilement la version naturelle, il faut employer les deux mains à la fois, pour agir en même temps sur les deux pôles de l'ovoïde fœtal. Les deux mains peuvent agir à l'extérieur, à travers les parois abdominales ; ou bien une main peut manœuvrer à l'extérieur, tandis que l'autre travaille à travers l'orifice. Le premier procédé, pratiqué par Wigand, Esterlé et d'autres, a été appelé version bimanuelle proprement dite; le second, clairement enseigné par Braxton Hicks (1), a été nommé par lui « *Combined internal and external Version* ». Ce sont deux procédés de la méthode de la *version bipolaire.* Ce terme, proposé par R. Barnes dans la première édition de ses *Opérations obstétricales* (1), a été généralement adopté. Chacun de ces procédés a son champ d'application. Mais la méthode bipolaire a des applications fort étendues dans la pratique.

L'historique de la version bipolaire demande quelques lignes. Il semble bien démontré que Wigand, d'Outrepont et ceux qui ont adopté les idées de Wigand connaissaient la théorie de la méthode bipolaire, et l'ont employée avec succès. Ils la faisaient pour changer la position du fœtus avant le travail, et ramenaient la tête au centre du détroit supérieur, tout en corrigeant l'obliquité de l'utérus et du fœtus. Ils agissaient surtout à l'extérieur, mais pas uniquement, car ils introduisaient parfois un ou deux doigts dans l'orifice, pour attirer le segment utérin inférieur vers le centre du bassin, pendant que la main extérieure travaillait en sens inverse sur le pôle supérieur. Ils n'ont pas été plus loin; du moins nous ne connaissons pas de description distincte de l'application de la méthode bipolaire à la version complète.

Une forme de la méthode bipolaire a été employée dès longtemps dans la version par les pieds. Dans les présentations obliques, lorsqu'on cherche à retourner le fœtus après l'écoulement des eaux, et lorsque l'utérus s'est contracté sur le fœtus, il peut arriver que la tête ne s'élève pas, quoique l'on ait saisi un pied ou deux. Il faut donc par quelque moyen repousser la tête. On y arrive en tenant avec une main la jambe ou les jambes, pendant qu'avec l'autre main ou une béquille, on repousse la tête ou le thorax. Dans ce cas les deux mains agissent au-dessous du pubis.

Dans quelques ouvrages, ceux de Moreau, de Cazeaux, de Churchill, ou d'autres, on voit des figures représentant une main appliquée en dehors au fond de l'utérus, et l'autre, en dedans, saisissant le pied; mais elles ne prouvent pas l'application du principe bipolaire, elles ne font qu'indiquer le *soutien de l'utérus,* pour éviter la déchirure du col lorsqu'on repousse la tête. La vraie méthode bipolaire ne suppose pas du tout l'introduction de la main dans l'utérus.

Sir James Simpson, en 1845 (3) s'est approché davantage du but. « Servez-vous, » dit-il, « de vos deux mains pour la version... Pendant que l'une de vos mains est dans l'utérus, l'autre, placée en dehors, vous donnera une aide très utile en manœuvrant sur l'utérus et sur l'enfant. Chaque main aide l'autre tellement qu'on ne saurait se le figurer qu'en

(1) *Obst. Trans.*, 1864, p. 219. (*Traducteur.*)
(2) Trad. fr., p. 128 et suivantes. (*Traducteur.*)
(3) *London and Edinb. monthly Journal of med. Science.* (*Traducteur.*)

faisant soi-même la manœuvre... La main placée en dehors fixe l'utérus et le fœtus pendant l'introduction de l'autre ; elle maintient le fœtus pendant qu'on cherche à saisir les pieds, *elle rapproche le fœtus de la main intérieure;* elle aide à donner le mouvement, une fois qu'on a saisi la partie qu'on veut prendre. Enfin, la main extérieure est tellement utile durant toute l'opération, que c'est en général la gauche qu'on introduit pour opérer ». Dans ce passage, le principe de la version bipolaire n'est qu'obscurément indiqué.

Robert Lee écartait par de petits coups l'épaule ou le siège qui se présentaient à l'orifice, avec un doigt ou deux passés dans l'orifice. Il le faisait surtout dans les cas d'insertion vicieuse, lorsque le fœtus n'est pas complètement développé. Il n'est pas démontré qu'il ait employé une main placée à l'extérieur. Par un raisonnement synthétique, Robert Barnes est arrivé au principe juste. En 1876, dans les *Obstetric Operations*, il dit que, sur plus de 200 versions, il n'a jamais manqué de suivre le précepte de Simpson, et s'est toujours servi des deux mains ; il a trouvé que la main extérieure fait souvent plus que l'autre, si bien que l'introduction d'un doigt ou deux dans l'orifice, pour saisir le genou que la main extérieure amène à sa portée, suffit parfaitement.

Néanmoins, il est indéniable que Braxton Hicks est le premier qui ait eu l'idée d'employer la méthode bipolaire pour la version. Son travail sur ce sujet a paru dans le *Lancet*, en 1860 (1), dans les *Obstetrical Transactions*, en 1864, et à part, en 1864.

Version céphalique artificielle. — La présentation de la tête étant le type de l'accouchement naturel, tous nos efforts doivent tendre à la produire. Et cependant, en pratique, la version céphalique est peu connue. On fait presque toujours la version pelvienne, lorsqu'on veut substituer une présentation favorable à une présentation vicieuse. Pourquoi cela? La réponse n'est pas très satisfaisante. Cela tient principalement au fait indubitable que, dans la plupart des cas, lorsque nous nous trouvons en présence d'une malprésentation, la version podalique est la seule qui soit praticable. L'esprit de quelques hommes est ainsi fait que, habitué aux cas communs, il est peu disposé à accepter les faits rares. Il conclut qu'une méthode qui est bonne dans la plupart des cas est bonne dans tous ; et, l'adoptant dans tous les cas, ils se refusent l'occasion d'apprendre ce que la Nature peut faire, et ce qu'on peut faire par d'autres moyens.

Velpeau remarque que dans le dix-septième et au commencement du dix-huitième siècles, la version céphalique n'était guère mentionnée que pour être condamnée. Flamant a été dans les premiers qui ont ressuscité la version céphalique. Dans deux cas de présentation du bras, il repoussa le siège vers le fond de l'utérus ; quand la tête fut ainsi descendue,

(1) T. II, p. 28 et 55. (*Traducteur.*)

il la saisit avec la main; les eaux s'étaient écoulées depuis longtemps. Il ne fit dans ces cas qu'une manœuvre *interne*. Wigand est arrivé au même résultat et a obtenu des enfants vivants par une manœuvre *externe*. E. Martin, Hohl (1), Lazzati et d'autres, recommandent la version céphalique.

Indications de la version céphalique. — A. Avant le début du travail : lorsque l'utérus et le fœtus sont obliques sur le détroit supérieur, et dans quelque cas où l'épaule se présente déjà.

B. Quand le travail a commencé : 1° lorsque l'utérus et le fœtus sont placés obliquement par rapport avec le détroit supérieur, ce qui peut produire une présentation de l'épaule ; 2° dans quelques cas de présentation de l'épaule, si les membranes sont encore intactes ; 3° dans quelques cas de présentation de l'épaule, après la rupture des membranes, si le fœtus est encore très mobile ; 4° dans les présentations de la face et du front ; 5° lorsque la main descend sur l'un des côté de la tête ; 6° lorsque le cordon procide.

A. *Version céphalique ou rectification avant le travail.* — Esterlé, un partisan déclaré de cette manœuvre, a été conduit à l'adopter, par l'observation fréquente de la version spontanée (V. chap. XIII). Il avait remarqué qu'elle peut se faire après la sortie des eaux et quand l'épaule est déjà assez engagée. Il faut faire placer la parturiente dans la positions où les muscles sont le plus relâchés possible. Ayant présentes à l'esprit les conditions qu'on observe dans la version spontanée, il faut les imiter de notre mieux. Parmi ces facteurs se trouvent la contraction latérale de l'utérus, qui diminue son diamètre transversal, et exerce une pression utile sur les extrémités de l'ovoïde fœtal, les mouvements du fœtus, la descente de la tête, lorsque son centre de gravité favorise sa chute. Une pression latérale appliquée sur le fond ou sur le col, suivant la situation de la partie qu'on cherche à élever ou à faire descendre, remplacera les contractions latérales. Cette pression est aidée beaucoup par de petits coups donnés avec la paume de la main alternativement sur les deux extrémités de l'ovoïde utérin, et qui doivent se succéder rapidement, l'un donnant le mouvement d'ascension, l'autre le mouvement de descente ; ou bien, tandis qu'une main frappe de cette manière sur un pôle, l'autre presse constamment en sens inverse sur l'autre extrémité. Quand on a obtenu la position qu'on désire, il faut la maintenir. On place des coussins ou des bourrelets sur les deux extrémités de l'ovoïde fœtal, et on les fixe avec un bandage.

B. 1°, 2° et 3°. On peut tenter la version céphalique dans les cas d'obliquité modérée, lorsque les eaux ne sont pas écoulées, ou lorsqu'elles le sont depuis peu ; il faut de plus que les contractions ne soient

(1) *Lehrbuch der Geburtshülfe*, 1862.

pas fortes. Supposons que la tête ait glissé vers l'ilion gauche, et que le fond utérin renfermant le siège soit dirigé vers la droite de la colonne de la mère; la première chose à faire est de coucher la femme sur le côté gauche. Dans cette position, le fond de l'utérus, alourdi par le siège et étant mobile, tendra à tomber vers le côté déclive. Il agira comme un levier sur l'ovoïde utérin, et facilitera le retour vers le détroit supérieur du segment inférieur de l'utérus qui contient la tête. Dans ce cas, Wigand recommande de changer souvent la position de la parturiente, afin de voir laquelle est la meilleure pour maintenir la tête dans l'axe du bassin. Quand on l'a trouvée, le mieux est de rompre la poche aussitôt. Il faut maintenir soigneusement la patiente dans cette position, tout en soutenant avec les mains l'utérus dans sa position et ses rapports normaux. Nous croyons que le décubitus dorsal est le meilleur dans un grand nombre de cas.

Il faut presser l'utérus dans la direction de la ligne médiane de la mère, aussi bien au niveau du fond qu'au niveau du segment inférieur qui renferme la tête. On pousse ainsi la tête à droite, avec une main, pendant qu'avec l'autre on pousse le fond à gauche.

Si le travail a commencé, nous pouvons ajouter les manipulations internes aux externes; nous pouvons pousser le fond avec une main, pendant qu'un doigt de l'autre main, placé dans l'orifice, le tire vers le centre du bassin. Une pression extérieure exercée par un coussin placé dans la fosse iliaque, dans laquelle était la tête, aidera à cette manœuvre. Lorsqu'on a réussi à mettre la tête dans une bonne position, et pendant qu'un aide l'y maintient, on rompra les membranes; l'utérus en se contractant tend à reprendre sa forme ovoïde, et à maintenir le grand axe du fœtus dans ses rapports normaux. Si la contraction fixe la tête dans le détroit, le travail est devenu naturel. Mais, si la tête se montre disposée à rétrograder, il faut la saisir sans tarder avec le forceps, et la tenir fixée dans le détroit jusqu'à ce qu'elle soit assez engagée pour ne pas pouvoir reculer.

4° Nous avons dit dans le chapitre XIII comment l'excès de frottement et de résistance rencontré par l'occiput peut amener une *présentation du front ou de la face*, et le moyen de ramener le sommet à sa position normale.

5° *Procidence de la main sur le côté de la tête.* — Lorsque cet accident se produit, il peut dégénérer en présentation de l'épaule, la main ou le bras glissant en bas, et la tête étant rejetée hors du bassin dans l'une des fosses iliaques. Il est donc nécessaire de réduire le plus tôt possible. Tant que le fœtus est encore mobile, il est d'ordinaire possible de repousser sa main avec les doigts de sa main gauche, introduits dans le vagin; en même temps on pousse avec l'autre main la tête vers le détroit supérieur, pour le remplir jusqu'à ce qu'on puisse appliquer le forceps. On l'y engage, et la main ne peut plus redescendre.

6° La *procidence du cordon sur les côtés de la tête* peut quelquefois être traitée avec succès comme celle de la main, après avoir replacé le cordon au-dessus de la tête. Mais il y a d'autres formes de procidence du cordon qui demandent une étude plus détaillée.

Les *causes* de la procidence du cordon sont en général les mêmes que celles qui favorisent les malpositions du fœtus, comme la déformation du bassin, l'insertion vicieuse du placenta, l'excès du liquide amniotique. Toutes les causes qui s'opposent à ce que le segment inférieur de l'utérus et le détroit supérieur soient complètement remplis par la partie qui se présente laissent naturellement de la place pour la chute d'une anse funiculaire. Le cordon est particulièrement exposé à descendre s'il est trop long, ou s'il est inséré près de la zone orificielle (1) et au bord inférieur du placenta ; si les eaux s'écoulent brusquement, au moment de la rupture des membranes, le cordon risque d'être entraîné par le flot du liquide.

Une chose ici mérite notre attention : la chute du cordon se produit fréquemment lorsque la femme est assise ou debout au moment de la rupture de la poche ; il faut donc faire tenir la parturiente au lit, lorsqu'on attend cette rupture ; si le cordon procide, vous aurez l'avantage de vous apercevoir de l'accident aussitôt qu'il s'est produit, ce qui est fort important. L'indication pressante est de tirer le fœtus du danger de l'asphyxie.

Il y a *deux périodes dans la procidence*, dont le traitement est différent. Le premier cas est celui où l'on sent le cordon au-devant de la partie qui se présente, dans la poche encore entière. Jusque-là, il a couru peu de risques de compression ; et il est rarement utile d'intervenir avant la rupture de la poche. Mais il faut nous tenir prêts à l'accident, et nous attendre à voir une partie autre que la tête se présenter; aussitôt que les eaux perceront, le cordon sera probablement entraîné par le flot du liquide. Si l'orifice est largement ouvert à ce moment, les conditions sont favorables aux tentatives de réduction immédiate ou de prompte délivrance ; s'il est peu dilaté, le danger est plus grand. On fera bien dans ce cas de dilater le col avec les sacs hydrostatiques, avant la rupture, afin d'avoir de la place pour les manœuvres nécessaires. On doit être prêt à agir suivant les indications et la presentation.

Comme, pendant toute la durée du passage du fœtus, le cordon procident doit être comprimé, l'enfant court un grand danger. Pour le sauver, il faut : ou réduire le cordon et le maintenir réduit, ou extraire très rapidement le fœtus avant qu'il soit irrémédiablement asphyxié. Parfois, nous avons le choix entre les deux méthodes ; parfois l'une ou

(1) V. la figure 111 des *Opérations obstétricales*. (*Traducteur*.)

l'autre nous est imposée par les circonstances. Si, par exemple, nous avons affaire à une présentation de l'épaule, il y a nécessité à faire la version; s'il y a une insertion vicieuse avec une hémorrhagie profuse, notre principal objet doit être de sauver la mère; la version peut être indiquée; la conduite que nous dicte l'intérêt de la mère est souvent la plus avantageuse aussi pour le fœtus. Lorsque le cordon est inséré au bord inférieur du placenta, et près de l'orifice utérin, il est clair que nous ne pouvons guère espérerde maintenir le cordon réduit; si même nous réussissons à le réduire, il se représentera à la première douleur; la prompte terminaison de l'accouchement est la seule chance de salut du fœtus. Si la tête se présente, le mieux est d'appliquer immédiatement le forceps; si le col n'est pas suffisamment ouvert, nous emploierons les dilatateurs hydrostatiques; ou, s'il semble que la version doive être plus prompte, nous la ferons.

Si le diamètre conjugué est rétréci, et que le cordon ait glissé sur l'un des côtés du promontoire, en un point où le détroit supérieur ne peut pas être bouché par la tête (1), nous pourrons essayer de réduire le cordon avant de faire l'accouchement. Il faut faire de même lorsqu'il n'y a pas de déformation, et lorsque le cordon est inséré dans une zone élevée.

Réduction du cordon. — Nous pourrons parfois — rarement il faut le dire — prendre l'anse procidente avec la main gauche, et, dans l'intervalle des contractions, la replacer au-dessus de la tête, ou même l'accrocher au pied ou au genou du fœtus. A moins que nous ne puissions l'accrocher ainsi quelque part, elle suivra presque toujours notre main quand nous la retirerons. Aussitôt que nous avons réussi à réduire le cordon, nous devons chercher à faire boucher le détroit supérieur par la tête. Parfois on y parvient au moyen d'une pression avec les mains, mais le forceps vaut mieux. Lorsque le cordon procide avec un pied, nous devons imiter Wigand, le réduire avec la main, puis amener aussitôt une jambe dans l'orifice.

Un autre moyen de réduction est la *position sur les coudes et les genoux*, qui élève le bassin au-dessus du fond utérin, et appelle à notre aide non seulement la gravitation, mais une sorte d'aspiration. Là encore, il faut employer le forceps pour amener la tête dans le bassin. Le Dr Bloxam enseignait cette méthode au *Queen Adelaide's Lying-in hospital*, il y a 40 ans, lorsque R. Barnes était son interne. Elle a été de nouveau recommandée en 1858, et employée avec succès, sous le nom de *postural method*, par Thomas, de New-York (2), par Theopold (1860) (3), par Wilson, de Glasgow (1867) (4) et par d'autres.

(1) V. la figure 89 des *Opérations obstétricales*. (*Traducteur.*)
(2) *Transactions of New-York Acad. of med.* (*Traducteur.*)
(3) *Deutsche Klinik.* (*Traducteur.*)
(4) *Glasgow med. Journ.* (*Traducteur*).

On peut, à l'aide de cette posture, réussir avec la main seule; mais un instrument spécial est parfois utile. On en a inventé une foule; mais aucun ne surpasse en simplicité et en utilité celui de Roberton. C'est une longue sonde de caoutchouc mou, de gros calibre, munie de son mandrin et pourvue d'un gros œil près de son extrémité. La figure 152

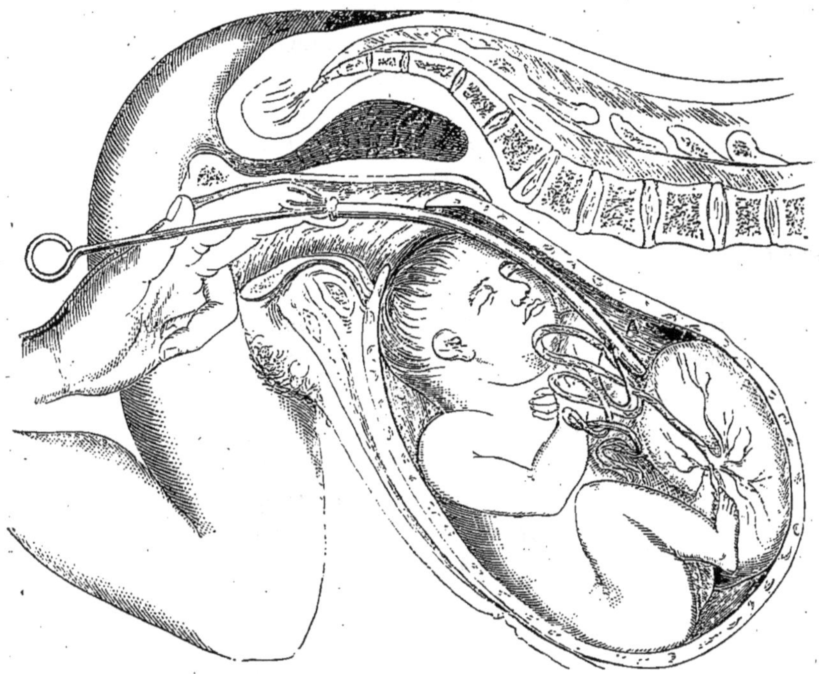

Fig. 152. — Réduction du cordon dans la position sur les genoux et les coudes (R. B.).

Le tube de Roberton porte le cordon jusqu'en A. On retire le mandrin et on laisse la sonde en place.

représente son application. On passe une anse de fil de soie souple ou d'estame dans la sonde jusqu'à son œil, par lequel on le fait sortir, ou bien on lie un bout d'estame à l'extrémité de la sonde. On engage l'anse prolabée dans l'anse du fil, puis on pousse la sonde au moyen de son mandrin jusque bien au delà de la partie qui se présente. Appliquant alors un doigt sur l'extrémité extérieure de la sonde, on retire le mandrin et on laisse la sonde et le cordon en place. La sonde sortira avec le placenta après l'enfant.

Si le cordon est flasque et sans pouls, surtout si l'anse procidente est froide, si le chatouillement des pieds du fœtus n'excite pas de mouvements réflexes, *on peut présumer* que le fœtus est mort. Mais il est prudent d'ausculter, et, si l'on introduit la main dans l'utérus, il faut tâter la poitrine du fœtus pour y chercher les battements du cœur. Si nous savons que le fœtus est mort, il est clair que nous n'avons à nous occuper que de la mère.

Les *circulaires du cordon autour du cou du fœtus*, au point de vue de leurs conséquences, sont analogues à sa procidence. Si le cordon est très long, et que le fœtus ne remplisse pas le segment inférieur de l'utérus, une anse du cordon peut s'y placer, et, lorsque l'orifice se dilatera, la tête passera à travers cette anse ; c'est ainsi que le plus souvent se produisent les circulaires. Mais elles peuvent se produire dans la version spontanée, le fœtus se suicide par pendaison. Le cordon fait parfois deux ou trois tours sur le cou du fœtus. Il en résulte que, pendant que le fœtus descend dans le bassin, le cordon se tend de plus en plus, et l'étrangle. L'accouchement risque d'être arrêté par le fait que le fœtus est retenu par le cordon qui tire sur son point d'insertion.

Il est de bonne règle, dans l'accouchement ordinaire, de passer, aussitôt que la tête est sortie, un doigt autour du cou du fœtus pour sentir si le cordon l'entoure. Si vous le trouvez lâche, et que le fœtus progresse rapidement, de sorte que vous n'ayez pas le temps de passer cette circulaire par-dessus la tête du fœtus, élargissez l'anse et laissez le fœtus passer à travers. Mais, si la tête n'avance pas, si elle recule après chaque contraction, s'il y a des douleurs fortes, et surtout si la face du fœtus se congestionne, et que le cordon soit tendu et sans pouls, ne perdez pas un instant, passez un doigt sous le cordon, coupez-le, hâtez la sortie du corps, puis liez le cordon à la distance habituelle du nombril. Si vous craignez que l'enfant ne perde du sang, vous pouvez lier les deux bouts du cordon avant d'extraire le tronc. Mais ce n'est pas réellement nécessaire.

Traitement de certains cas difficiles d'accouchement par le siège. — Nous avons dans le chapitre XIII, p. 521, étudié la conduite à tenir dans l'accouchement normal par le siège, qui d'ordinaire se fait bien, sous l'influence des seules forces naturelles. Mais il est des cas où l'intervention de l'art est nécessaire. Le traitement consiste à chercher à produire une position plus favorable à l'accouchement ; les manœuvres rentrent donc dans la version telle que nous l'avons définie. Puisque le siège se présente, une grande partie de la version podalique est déjà faite. Le problème est donc simplifié, et peut se poser comme une introduction à l'étude de la version complète dans le cas de présentation de l'épaule.

Deux conditions principales peuvent arrêter l'expulsion du fœtus dans la présentation du siège : que le dos soit en avant ou en arrière, les jambes peuvent être placées de deux manières ; ou bien elles sont fléchies sur les cuisses et les talons touchent les fesses, et sont par suite près de l'orifice, ce qui est le cas le plus commun ; ou bien les jambes sont étendues, et les orteils sont proches de la face (fig. 155).

Dans les deux cas, le siège représente le sommet d'un coin qui entre dans le bassin, et dont la base est arrêtée au détroit supérieur. Il faut décomposer ce coin, la règle est toujours la même. Examinons d'abord le cas le plus simple, celui où les jambes sont fléchies sur les cuisses, et où les pieds sont près des fesses. La manœuvre est simple et effective (fig. 153); il faut amener une jambe en bas.

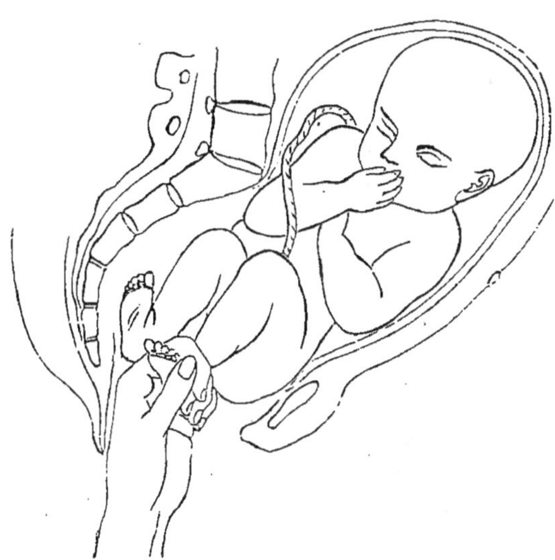

Fig. 153. — Présentation du siège; manière de saisir un pied. Les jambes sont fléchies dans leur attitude normale (R. B.).

La première chose à faire est de déterminer les rapports du siège avec le bassin; dans tous les cas douteux, il est utile d'introduire les doigts, la main s'il le faut, profondément dans le bassin, afin d'atteindre les parties élevées. On peut arriver jusqu'aux trochanters et jusqu'aux aines, dans le pli desquelles un doigt peut passer entre le corps du fœtus et les cuisses fléchies. En avant, on rencontre un espace entre les cuisses, et si les jambes sont fléchies, on y trouvera les pieds que l'on cherche, et dont la présence lèvera tous les doutes. Nous en voulons un, il est plus facile et plus scientifique d'extraire un seul pied. Mais lequel prendre? Celui qui est le plus près du pubis. Pour le saisir, placez l'index sur le cou-de-pied, saisissez la cheville avec le pouce, et tirez en bas et en arrière pour franchir la symphyse pubienne. Quand la jambe est étendue hors de la vulve, la traction fera descendre la moitié correspondante du siège, et le sacrum tournera en avant; le reste de l'accouchement obéit aux lois ordinaires de l'accouchement par le siège (fig. 154).

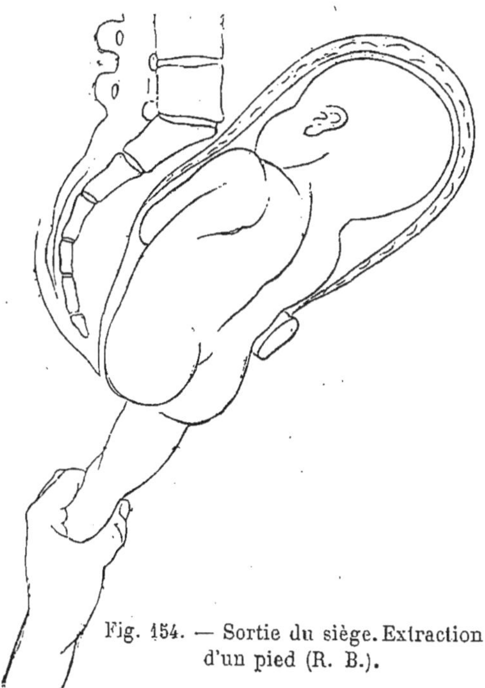

Fig. 154. — Sortie du siège. Extraction d'un pied (R. B.).

Second cas. Lorsque les pieds sont au fond de l'utérus près de la face, le cas présente beaucoup plus de difficulté. Le coin formé par les jambes étendues et la partie supérieure du tronc doit dans quelques cas être décomposé avant qu'on puisse délivrer. La raison de la difficulté se voit dans la figure 155 ; elle s'explique d'ailleurs par le fait que le siège qui forme le coin peut être descendu dans le bassin et laisser peu de place pour le passage de la main qui doit manœuvrer, et qu'il faut pousser jusqu'au fond de l'utérus, à la recherche d'un pied. La version n'exige pas d'ordinaire l'introduction de la main aussi loin.

Le mode opératoire est le suivant : la patiente se couche sur le côté gauche (fig. 155); on l'anesthésie jusqu'au degré chirurgical; on maintient l'utérus avec la main droite placée sur l'abdomen, on introduit la main gauche dans l'utérus, en l'insinuant doucement au delà du siège, la paume à plat sur le ventre du fœtus, jusqu'à ce qu'on atteigne un pied — le pied antérieur est encore le meilleur — on met un doigt en crochet sur le cou-de-pied, et on tire de manière à fléchir la jambe sur la cuisse. Une fois le pied bien saisi, on l'amène au dehors; le coin est décomposé. Le principal obstacle est surmonté, et on peut, s'il le faut, tirer sur la jambe. *Il faut* appliquer le doigt sur le cou-de-pied, car il ne servirait à rien d'essayer de fléchir la jambe, si l'on agit sur la cuisse ou sur le genou ; il faut donc porter l'index jusque près du fond de l'utérus. Cette nécessité, et le fait que souvent le détroit supérieur et une partie de l'excavation sont occupés par le siège, rendent cette manœuvre fort difficile ; elle exige beaucoup de douceur et d'assurance. Nous avons fréquemment, grâce à cette manœuvre, amené un enfant vivant, lorsque le forceps, les crochets et d'autres moyens avaient échoué. Pour n'avoir pas bien compris ces cas, on a parfois déchiré l'utérus dans des tentatives inutiles de délivrance, en employant de mauvaises méthodes.

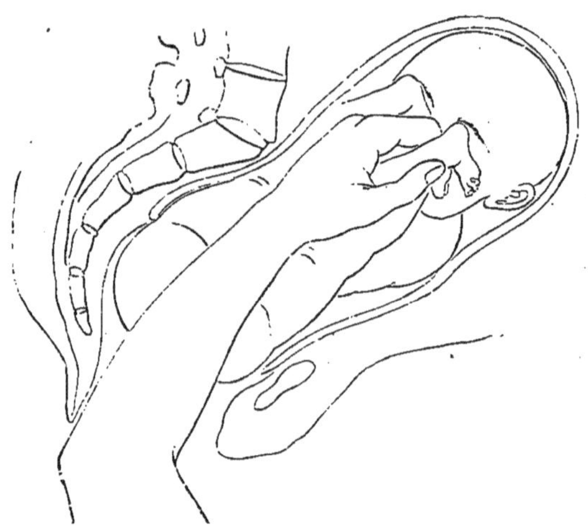

Fig. 155. — Comment on saisit un pied, pour décomposer le coin formé par les jambes étendues et le tronc (R. B.).

Les ouvrages modernes ont à peine mentionné cette difficulté ; quelques-uns même représentent l'extension des jambes comme l'attitude ordinaire du fœtus dans les présentations du siège. Cependant Fielding Ould, en 1742, paraît avoir bien compris ces cas. « Lorsque les pieds, dit-il, sont près de la vulve, saisissez-les, et pendant que vous tirez dessus avec une main, vous devez repousser les fesses avec l'autre main ; faute de cette précaution, on a brisé le fémur. Les deux jambes et les cuisses peuvent être étendues le long du corps du fœtus, et les pieds être appuyés sur les épaules, ce qui augmente beaucoup la difficulté ; dans ce cas, il faut prendre chaque jambe séparément, et fléchir le genou. » Mais il est inutile de prendre les deux jambes ; il suffit, et cela vaut mieux, de n'en prendre qu'une.

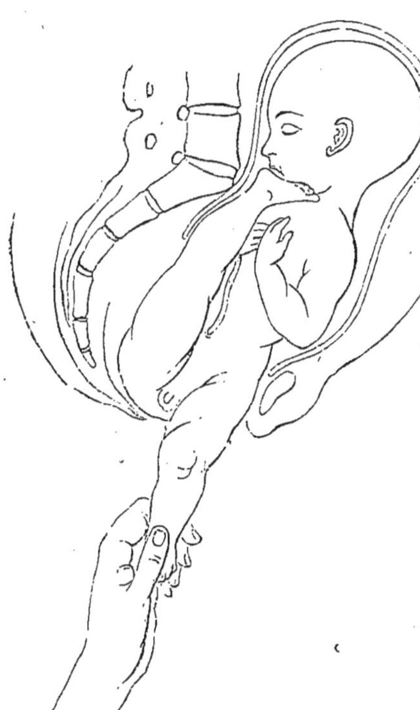

Fig. 156. — Le coin décomposé par l'extraction d'une jambe (R. B.).

On est excusable, avant d'aborder une manœuvre aussi difficile, d'essayer d'une autre méthode. Le fœtus peut être petit et le bassin large, de sorte qu'une légère traction pourra extraire le coin, sans qu'on soit obligé de le décomposer. On a pour cela adopté plusieurs méthodes : on peut avec un doigt accrocher l'aine et tirer ; ou mieux, *tirer avec l'index sur chaque aine alternativement* (fig. 157). On réussit quelquefois ainsi à mettre l'aine en mouvement, et, lorsqu'elle est sortie, on décompose le coin en fléchissant une cuisse et en l'amenant au dehors.

On peut encore passer un ruban de fil ou une cordelette molle au-dessus des aines, comme l'a fait Giffard. Un appareil analogue à une sonde flexible peut être passé au-dessus des hanches, comme on le fait pour le tamponnement des fosses nasales dans l'épistaxis (fig. 157). Ramsbotham recommandait de glisser un mouchoir de soie au-dessus des aines ; il est fort probable que ces procédés échoueront, et, plus ils ont fait descendre le siège, plus la difficulté est augmentée. Le coin est plus serré ; on ne peut plus rien faire que de le décomposer. C'est, nous le répétons, ce qu'on aurait dû faire en commençant.

Il faut cependant reconnaître que quelques auteurs d'une grande valeur recommandent d'appliquer le forceps sur le siège. Il réussit dans quelques cas. Le professeur Harvey, de Calcutta (1884), soutient qu'il faut essayer du forceps dans les cas extrêmes; on a fait des forceps spéciaux pour le siège (1).

Toutes les fois qu'on fait des tractions, et surtout lorsque l'opérateur fait tourner le fœtus sur son axe, les bras risquent fort de s'arrêter sur le bord du détroit supérieur et de se relever sur les côtés de la tête. Nous décrirons le traitement de cet accident lorsque nous étudierons la version dans les présentations transversales. Lorsque le siège et le tronc sont sortis, les bras et la tête peuvent suivre, grâce à une faible traction ; il est important, dans l'intérêt du fœtus, de tirer le moins possible. Cependant, si l'on ne sent pas de pulsations dans le cordon, et s'il y a des secousses convulsives dans les jambes et le thorax, il ne faut pas perdre de temps ; il faut accélérer la sortie du fœtus. On peut le faire de deux manières : d'abord en plaçant deux doigts d'une main en crochet sur les épaules, pendant que l'autre main, saisissant les jambes, tire dans l'axe du bassin ; mais, si cette manœuvre ne réussit pas promptement, il vaut mieux appliquer le forceps, comme nous l'avons dit (p. 854).

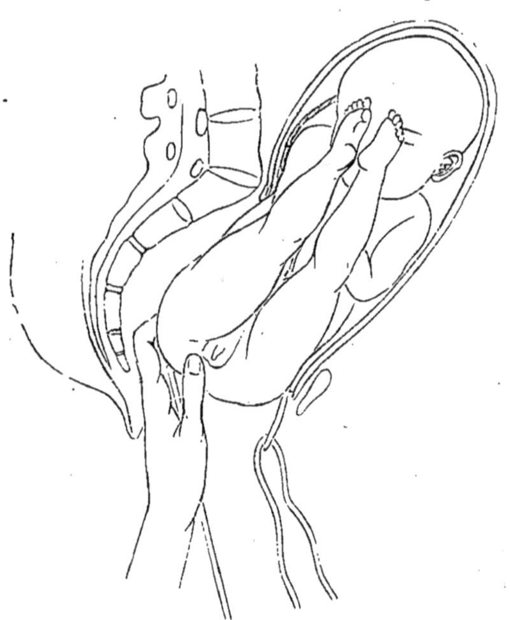

Fig. 157. — Délivrance du siège, les jambes étendues, au moyen d'un ruban de fil passé dans l'aine (R. B.).

Accouchements gémellaires difficiles. — Parmi les cas plus embarrassants d'accouchements artificiels, se trouvent certains accouchements gémellaires. Nous avons, dans le chapitre XIII, p. 545, esquissé l'histoire de l'accouchement gémellaire. D'ordinaire (V. fig. 102) les fœtus sont logés chacun dans un sac amniotique et chorial, et placés de telle manière que l'un se présente avant l'autre au détroit supérieur, et traverse la filière pelvienne avant la rupture de l'autre œuf. Ils ne se gênent donc pas l'un l'autre.

Le travail risque néanmoins d'être languissant, par suite de la distension de l'utérus, et la sortie du second fœtus peut être retardée. La progression du premier peut être lente aussi, parce que la force

(1) Entre autres celui de Miles (*Am. Journ. of obst.*, 1879, p. 142), dont les fenêtres sont ovales. (*Traducteur.*)

propulsive se transmet par l'intermédiaire du sac du second fœtus. Qu'on soupçonne, ou non, une grossesse gémellaire, l'indication est nette, il faut appliquer le forceps. Une très légère *vis à fronte* peut suffire. Faut-il accélérer la sortie du second fœtus, ou le laisser sortir spontanément ? Quand on choisit l'expectation, il se passe quelquefois des heures, des jours même, avant la naissance du second enfant, et la seule cause du retard est d'ordinaire un défaut de force ; la *provision* nerveuse a été épuisée dans les efforts nécessaires à l'expulsion du premier. Le défaut de force est une raison déterminante pour donner de l'aide ; il n'est pas prudent de laisser un utérus affaibli et un organisme épuisé s'efforcer sans venir à leur secours. David Davis a vu souvent des hémorrhagies se produire dans la pratique des médecins qui font de l'expectation après la sortie du premier fœtus. Il est bon de laisser un peu de temps, une demi-heure environ, à l'organisme, pour se remettre du premier accouchement, et d'aider alors au second. Aussitôt après la naissance du premier, on placera un bandage pour soutenir l'utérus. Si les membranes bombent, on les rompra, et on pressera fortement sur le fond de l'utérus. Si l'utérus agit bien, laissez-le faire son ouvrage ; s'il faiblit, appliquez le forceps, si c'est la tête qui se présente. Suivez le fœtus en pressant sur l'utérus, *exprimez-le* pour ainsi dire.

Lorsque les deux fœtus n'ont qu'un sac, c'est-à-dire s'ils n'ont qu'un amnios et qu'un chorion, il peut se produire des complications sérieuses. Avant ou pendant l'accouchement, les membres et les têtes ont pu s'accrocher de manière à former une masse trop volumineuse pour passer à travers le bassin. Les fœtus peuvent effectuer les plus curieuses évolutions ; on a vu des cas où l'un des fœtus avait passé à travers une anse du cordon de l'autre ; on a vu des nœuds formés par deux cordons.

Le mode d'accouchement le plus commun est celui dans lequel la tête de l'un des fœtus est arrêtée par le menton de l'autre ; cet accident peut se produire, soit que les deux fœtus se présentent par la tête (fig. 159), soit que l'un présente la tête, et l'autre le siège (fig. 158) ; ce dernier cas semble le plus fréquent. Un fœtus présente les pieds ou le siège ; quand le tronc est au dehors, le travail s'arrête, et les tractions rencontrent une résistance imprévue ; on a beau tirer, la tête demeure dans le bassin. On soupçonne d'abord que la tête est trop grosse, ou que les bras se sont relevés sur les côtés de la tête ; on dégage les bras ; cependant la tête reste immobile. On examine de nouveau avec soin. Il y a deux manières de s'assurer d'où vient la difficulté : d'abord, la patiente étant anesthésiée, on introduit la main dans le bassin, au-dessus de la poitrine du fœtus, et on cherche sa bouche ou son menton. Au lieu de les trouver, on est surpris de rencontrer une masse dure, ronde (fig. 158), appliquée contre le cou et le thorax du fœtus à moitié sorti, et qui ne peut guère être que la tête d'un second, placée sur le chemin du premier. Secondement, par la palpation externe, on peut arriver à reconnaître la tête d'un fœtus, au-dessus du pubis, inclinée d'un côté ou de l'autre, dans une position telle par rapport au tronc sorti et à la tête qu'on a sentie par l'examen interne, qu'on la reconnaisse pour celle du premier. Le palper peut aussi faire reconnaître le tronc et le siège du second fœtus.

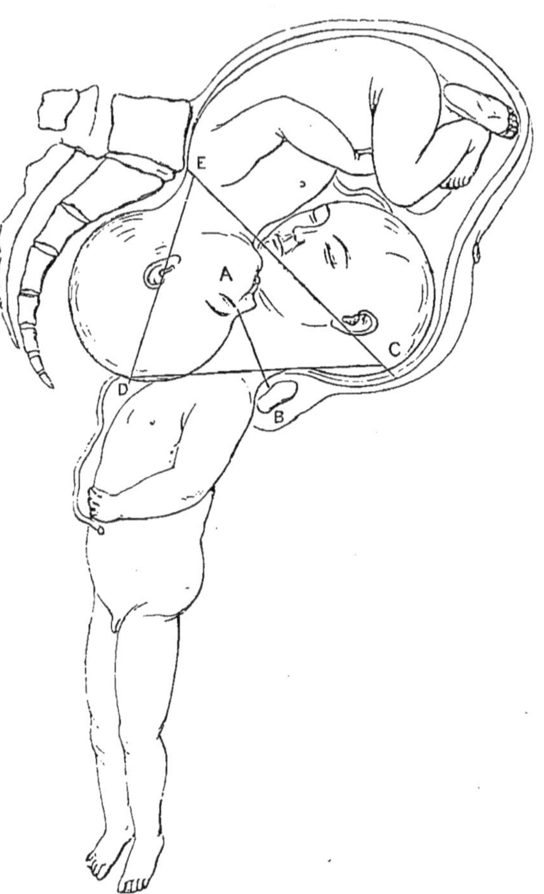

Fig. 158. — Deux fœtus accrochés par la tête (R. B.).

Si les fœtus sont petits, il n'est pas impossible qu'ils sortent en gardant cette position. On a pu quelquefois saisir la tête du second avec le forceps, et l'extraire sans déranger le premier. Mais, s'ils sont un peu gros, cette méthode ne peut guère les sauver tous les deux; la pression qu'ils subissent est trop périlleuse; même si l'on a affaire à des fœtus au-dessous de la moyenne, la tête du second, appuyée sur la poitrine et le cou du premier, forme un coin trop large pour traverser le détroit supérieur. La figure 158 représente ce qui arrive : D est le sommet du coin qui est poussé dans le bassin; EC est sa base, trop large pour y pouvoir entrer; AB est la ligne suivant laquelle on peut décomposer le coin.

Le problème consiste à dégager les têtes, pour faire passer les fœtus l'un après l'autre; plusieurs méthodes ont été proposées pour le résoudre; mais, avant d'en adopter une, occupons-nous du danger que courent les fœtus. Si l'un des fœtus est plus exposé que l'autre, lequel l'est le plus? Si nous voyons que l'un des deux est dans un grand danger de mort, c'est celui qu'il faudra sans hésiter sacrifier, si nous pouvons ainsi sauver l'autre.

1. Il faut d'abord chercher à dégager les têtes sans mutiler l'un ni l'autre des fœtus ; car il est encore possible de les amener tous les deux vivants. La patiente étant chloroformée, l'opérateur repoussera le tronc autant que possible, pour dégager les têtes et les séparer l'une de l'autre. Puis, par une manœuvre extérieure, aidée par une main introduite dans le bassin, il essayera de repousser les têtes dans deux directions opposées. S'il réussit à les décrocher, il maintiendra la tête du second fœtus hors du chemin de la première, pendant que lui-même ou un assistant tirera en bas le corps du premier fœtus et engagera sa tête dans le bassin. S'il réussit, la difficulté est vaincue.

2. L'expérience prouve que le premier fœtus, dont le tronc est à moitié dehors, est celui qui court le plus grand danger. Son cordon risque fort d'être comprimé; son cou et sa poitrine sont fortement serrés. Le cordon du second est relativement à l'abri, et son cou est moins comprimé. Si le cordon du premier est flasque et sans pouls, si le chatouillement de ses pieds n'excite aucun mouvement réflexe, et si le doigt ne sent aucun battement au niveau du cœur, on peut conclure qu'il n'y a que peu ou pas d'espoir de le sauver, et l'on doit prendre les meilleurs moyens de sauver le second. On peut décomposer le coin formé par les deux têtes, en détachant la première. On tire fortement en arrière le corps du premier fœtus, afin d'amener le cou à portée de l'instrument. Un assistant le maintient dans cette position, et on introduit les doigts de la main gauche dans le bassin pour servir de guide au décapitateur de Braun ou de Ramsbotham, ou à l'écraseur à fil métallique. Si l'on n'a sous la main aucun de ces instruments, on peut faire la décapitation avec de forts ciseaux (1). AB représente la ligne de section.

Aussitôt que le cou est tranché, le tronc vient sans difficulté ; la tête, devenue libre, s'écartera ou vous l'écarterez avec la main. Si la tête du second fœtus ne descend pas spontanément, vous pourrez la saisir avec le forceps, ou faire la version. La première tête ne sortira que la dernière. Si son extraction offre quelque difficulté, vous agirez comme nous le dirons dans le paragraphe qui traite de l'extraction de la tête séparée du tronc.

3. Si vous avez de bonnes raisons de croire que le fœtus est mort, vous êtes autorisés à perforer sa tête, et à diminuer son volume à l'aide du crochet. C'est une autre manière de briser la base du coin. La tête s'aplatira et permettra la sortie du tronc et de la tête du premier.

Dans le cas représenté dans la figure 139, où la tête du premier fœtus se présente et est arrêtée par celle du second, on doit agir de

(1) Ou avec un canif. V. in *Obst. Trans.*, 1863, p. 19, l'article de Raynes. (*Traducteur.*)

même. On peut dégager les têtes par des manœuvres internes ou externes. Si elles échouent, on peut saisir la première avec le forceps, et, pendant qu'un aide repousse la seconde, extraire la première. Graham Weir rapporte un cas de succès de cette manœuvre (1).

Quant le premier enfant est né, ne tirez pas sur le cordon, de peur de faire du mal de deux façons : ce cordon peut être enroulé autour du cou ou de l'un des membres de celui qui est encore dans l'utérus ; ou bien le cordon du second fœtus peut être enchevêtré dans celui du premier, de sorte qu'en le tirant vous pourriez étrangler le second ou arrêter la circulation dans son cordon ; ou bien encore vous pourriez détacher prématurément le placenta et causer une hémorrhagie ; et, s'il n'y a qu'un placenta, ou deux placentas communiquant ensemble, vous mettrez le second fœtus en danger. Il vaut mieux, si le cordon est tendu et tire sur l'ombilic, le couper sans chercher à lier les deux bouts.

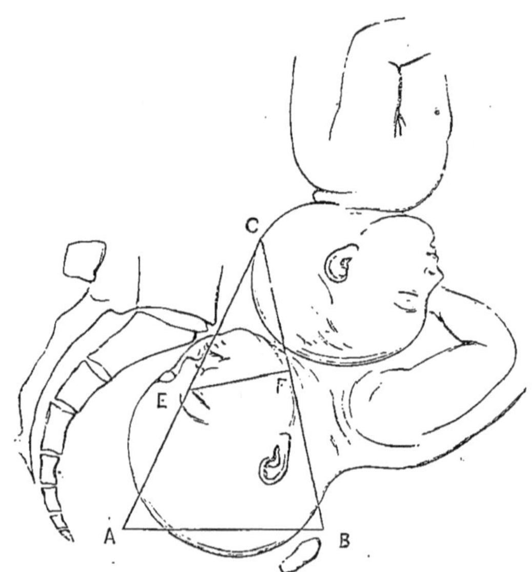

Fig. 159. — Têtes accrochées; les deux fœtus présentent la tête (R. B.).

A, sommet du coin ; BC, sa base; EF, ligne de décomposition du coin, par l'enlèvement de la tête supérieure.

Déplacement du bras derrière le dos ou la nuque. — Sir James Simpson (2) et Cazeaux ont attiré l'attention sur une singulière cause de dystocie. Un bras peut glisser en haut et s'accrocher derrière le cou (fig. 160). Comme il faut changer la position du membre mal placé, cette difficulté rentre dans la version telle que nous l'avons définie.

Ce déplacement se produit le plus souvent dans l'accouchement par le siège, et après la version. Nous croyons qu'il est produit le plus fréquemment par des manœuvres maladroites, à la suite de la rotation qu'on imprime à tort au fœtus pendant l'extraction. Le tronc tourne, mais le bras, retenu par le frottement, reste fixé, ne suit pas le mouvement et vient s'appliquer contre la nuque. Dugès et Cazeaux disent que cet accident peut arriver de deux manières différentes. Ou bien le bras croise la nuque après avoir été relevé par-dessus la tête ; il a donc subi

(1) *Edinb. med. Journ.*, 1860.

(2) *Obstetric. Works.*, vol. I, p. 488. (*Traducteur.*)

un mouvement de haut en bas et d'avant en arrière par rapport au fœtus; ou bien, il s'est relevé de bas en haut, le long du dos du fœtus et s'est arrêté sous l'occiput. Les bras sont d'ordinaire placés sur les côtés du thorax. Dans la rotation qu'on imprime au fœtus, on cherche à porter le ventre du fœtus vers le dos de la mère; le bras reste en arrière ; l'opérateur, dans ses tractions, amène le tronc en bas; le bras est retenu par la symphyse pubienne, sur laquelle l'occiput vient la *river*. Cet accident est dû à un excès de zèle. Ceux qui veulent devancer la Nature, et contrecarrer ses opérations, doivent supporter les conséquences de leur indiscrétion.

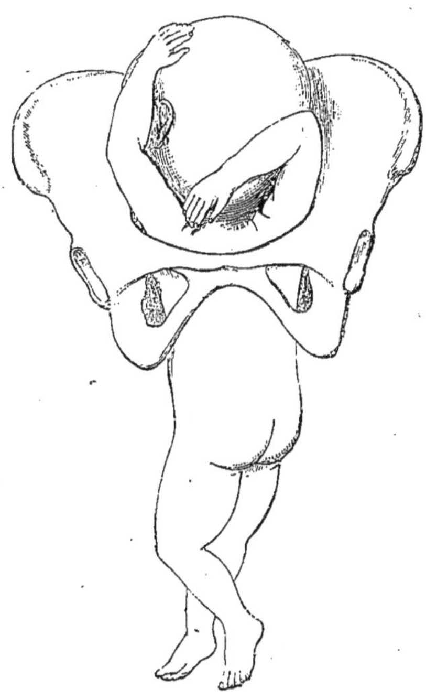

Fig. 160. — Le bras pris derrière la nuque (R. B.).

Sachons tirer de la lumière de nos erreurs. Nous devons revenir sur nos pas. En faisant tourner le fœtus en sens contraire, pour le remettre dans la position qu'il occupait avant notre intervention, il se peut que nous dégagions le bras ; en tout cas, ce qu'il nous reste à faire sera plus facile. Nous tirerons le corps fortement en arrière, pour laisser à l'index la place de passer entre l'épaule du fœtus et la symphyse; alors, accrochant le coude, nous le tirerons en bas, puis en avant. Il peut être utile, pour gagner de la place, de dégager d'abord l'autre bras.

S'il est impossible de dégager le bras, il faudra perforer. Dans le cas de Simpson, la tête se présentait. Il n'est pas facile de comprendre comment la main d'un fœtus vivant peut se placer derrière son cou, lorsque la tête se présente. Simpson suppose que cet accident se produit plus souvent qu'on ne le croit, et qu'il explique bon nombre de cas d'arrêt dans le travail, dans lesquels il n'y a pas disproportion, et qui résistent même aux tractions du forceps. Il recommande d'amener en bas et en avant la main et le bras, sur le côté de la tête, ce qui réduit l'accident à une simple présentation de la tête avec procidence du bras. On peut aussi faire la version, comme l'a fait Jardine Murray (1).

Dystocie causée par un développement excessif du ventre du fœtus. —

(1) *Med. Times and Gazette*, 1861.

Cet accident peut être dû à une ascite, à une tumeur des reins ou du foie. Parfois l'abdomen éclate, ou présente quelque anomalie, et l'intestin procide. Si le chirurgien n'a pas lui-même fait l'éviscération, il peut être fort embarrassé ; il peut prendre l'intestin hernié pour celui de la mère, et croire à une déchirure de l'utérus. Ou bien au contraire, lorsque l'utérus ou le vagin sont déchirés, et que les intestins de la mère sont sortis par l'ouverture, il peut croire qu'ils appartiennent au fœtus, et les retrancher.

Si la tête se présente, on peut faire un diagnostic présomptif, fondé sur l'arrêt du fœtus, et la résistance absolue de la tête aux tractions *forcipitales*. Après avoir fait des tentatives raisonnables, la craniotomie peut devenir nécessaire, pour éviter l'épuisement de la mère ou une déchirure. L'accouchement peut même alors ne pas se faire. En introduisant la main dans l'utérus, on sent l'abdomen du fœtus énormément distendu, et donnant la sensation d'un gros sac dur, plein de liquide, qui est la cause réelle de l'obstacle.

Nous pouvons ponctionner l'abdomen avec un long trocart, ou l'ouvrir avec un crochet. Le moyen le plus simple est d'extraire ensuite un pied.

Si le siège ou le pied se présente, le diagnostic et le traitement sont plus faciles. Les tractions faites sur les jambes n'avançant point, il faut introduire la main dans l'utérus pour reconnaître la nature du cas. La ponction fait bientôt cesser l'obstacle. Nous avons été appelés pour des cas des deux sortes.

Dystocie causée par des monstres. — Il est utile d'étudier maintenant l'accouchement dans le cas de monstruosité fœtale ; les monstres doubles peuvent donner lieu à des difficultés semblables à celles que provoquent les jumeaux. Bien souvent la Nature peut se tirer spontanément de la difficulté. Les monstres sont le plus souvent morts, ou n'ont que peu de vitalité, ce qui est en général peu regrettable. Leur mort est souvent la suite de la manière dont ils viennent au monde, une partie du monstre pressant sur une autre et la blessant. Si, dans un cas d'accouchement difficile, nous pouvions être certains que la cause de l'arrêt du fœtus est une monstruosité, l'indication serait, de l'aveu général, de faire de notre mieux pour sauver la mère, fût-ce même aux dépens de la vie du fœtus ; mais nous ne pouvons pas toujours nous en assurer au moment où il faut intervenir. Comme dans le cas de jumeaux accrochés l'un à l'autre, nous sommes obligés de remettre la mutilation à plus tard, dans l'espoir que l'accouchement pourra se faire sans cela.

Playfair, dans un excellent mémoire (1), a discuté ce sujet. Il divise les monstres, au point de vue obstétrical, en quatre classes.

(1) *Obst. Trans.*, vol. VIII, p. 300.

A. Deux corps unis seulement en avant, au niveau du thorax ou de l'abdomen; dans ce cas, ils présentent les têtes ou les pieds. Il paraît que la présentation des pieds est la plus favorable. Les troncs viennent à peu près parallèlement; il n'est pas très difficile de dégager les bras. Le but doit être de faire en sorte que les têtes s'engagent l'une après l'autre dans le détroit supérieur. C'est ce qu'ont réussi à faire les Drs Brie et Molas (1). Lorsque les épaules furent sorties, ils amenèrent les corps fortement en avant contre le ventre de la mère, ce qui plaça les têtes à des hauteurs différentes, et amena la tête postérieure plus bas que l'autre, fixée momentanément au-dessus de la symphyse. Lorsque la tête postérieure est engagée, on l'extrait, et la seconde vient après. Sinon on peut séparer l'une ou l'autre, avec le crochet de Ramsbotham, des ciseaux, ou un bistouri. Comme on peut mieux diriger l'accouchement dans les présentations podaliques, il faudrait faire la version si la tête se présentait.

Mais parfois les têtes se présentent, et elles se placent de telle façon qu'elles passent sans mutilation. Dans un cas rapporté par M. Hanks (2), l'une des têtes se logea entre l'épaule et la tête de l'autre corps, et toutes deux passèrent sans grande difficulté. Une tête sort, spontanément ou à l'aide du forceps, et le corps auquel elle appartient peut être expulsé par une sorte d'évolution spontanée. Si cette évolution ne se fait pas assez facilement, il faut faire la décapitation ou la craniotomie de l'un ou de l'autre des fœtus.

B. Deux corps unis seulement presque dos à dos par le sacrum, ou par le bas de la colonne vertébrale. Le mode d'accouchement est essentiellement le même que pour les monstres de la classe A.

C. Monstres dicéphales, n'ayant qu'un corps. Une tête vient la première, le corps suit, plié en deux, par l'évolution spontanée. Sinon, décapitez le premier, et allez cherchez les pieds.

D. Deux corps séparés par en bas, les têtes étant unies partiellement. Que la tête ou les pieds se présentent, s'il y a difficulté, faites la perforation.

Dans les cas de *monstres simples*, surtout d'*acéphales*, l'accouchement peut parfois présenter des difficultés et se prolonger. Le diagnostic est souvent difficile. Nous ne sommes pas accoutumés à sentir une tête dépourvue d'os. L'accouchement est en général lent, et se complique d'hémorrhagie; la difficulté est due à l'absence d'un crâne complètement développé. L'utérus pressant sur le fœtus, le corps se ploie sur lui-même, la nuque se présente. Un fœtus acéphale agit comme un fœtus mort dans le retard qu'il apporte à la marche de l'accouchement. Le forceps peut être utile, mais la version est en général préférable.

(1) *Bull. de la Fac. de Méd.*, vol. IV.
(2) *Obst. Trans.*, vol. III, p. 414.

Noble Smith a décrit les variétés de monstres, dans le premier volume de son ouvrage. Pendant l'accouchement, ils peuvent simuler toutes les complications. Des tumeurs aussi grosses que la tête peuvent être fixées sur la tête ou sur le sacrum ; les membres peuvent être doubles ou tronqués ; ces anomalies défient tout diagnostic, avant ou pendant l'accouchement.

Une hernie, fémorale ou inguinale, compliquant la grossesse, peut ne pas gêner sérieusement la marche du travail, mais elle peut constituer un danger sérieux pour la mère. Une anse intestinale peut se trouver comprimée entre le bassin et la tête du fœtus ; la hernie vaginale peut courir le même danger. Il faut toujours faire la réduction pendant la grossesse ; il en est de même de la hernie ombilicale. Elle résulte généralement de la séparation des muscles droits, suite d'un accouchement antérieur, ou de la réouverture de la cicatrice d'une ovariotomie. La femme doit porter une ceinture abdominale bien faite pendant la grossesse et l'accouchement, pour suppléer au défaut de la résistance normale et de l'action des muscles abdominaux, autant que pour prévenir l'issue des intestins.

Version podalique bipolaire. — Les conditions qui indiquent la version podalique sont : 1° généralement celles qui ne sont pas favorables à la version céphalique ou à l'imitation de l'évolution spontanée ; 2° plus spécialement les présentations obliques, dans lesquelles le siège, les genoux ou les pieds sont plus près que la tête de l'orifice utérin ; 3° Les cas où l'épaule est déjà engagée, spécialement ceux où le bras procide ; 4° la plupart des cas où le cordon procide avec le bras ou la main, et ne peut pas être réduit ou maintenu réduit ; 5° les cas de présentation de l'épaule dans lesquels les eaux se sont écoulées, et où l'utérus s'est assez contracté pour que le fœtus soit difficilement mobile ; 6° certains cas dans lesquels une complication dangereuse, telle qu'une hémorrhagie accidentelle ou causée par une insertion vicieuse, ou des convulsions, est à craindre ou existe déjà, et exige la terminaison rapide de l'accouchement. Dans ces cas, il faut agir, quelle que soit la présentation ; mais il faut préférer le forceps, s'il paraît devoir terminer aussi promptement ; 7° quelques cas d'inertie avec présentation de la tête, comme lorsque le ventre et l'utérus forment besace, lorsqu'on ne peut pas saisir la tête avec le forceps ; 8° certains cas de présentations de la face ; 9° certains cas de rétrécissement modéré du bassin, dont le forceps ne peut pas triompher, et qu'on ne veut pas vouer à la craniotomie ; 10° certains cas de rétrécissement des parties molles ; 11° quand on provoque l'accouchement prématuré, dans certains cas où un rétrécissement du bassin, ou d'autres circonstances, ne permettent pas que le fœtus passe spontanément avec assez de facilité pour naître vivant ; 12° quelques cas de craniotomie, comme un moyen rapide d'extraire le fœtus; 13° quelques cas de déchirure utérine, le fœtus étant encore dans l'utérus; 14° quelques cas de monstruosité fœtale; 15° quelques cas de dystocie causée par des tumeurs qui empiètent sur l'aire pelvienne; 16° certains cas de mort de la mère pendant l'accouchement, pour sauver le fœtus, quand on ne peut pas faire l'opération césarienne.

On voit que le champ d'application de la version est fort étendu, et que, dans un grand nombre de cas, elle occupe une place entre le forceps et la craniotomie, avec lesquels elle rivalise, tout en ayant en plus son champ propre.

En faisant la version podalique, nous cherchons à imiter la version podalique spontanée, qui est notre guide.

Voyons maintenant les *conditions favorables* à cette manœuvre. Ce sont : 1° une amplitude du bassin suffisante pour permettre le passage du fœtus sans mutilation ; 2° une dilatation ou une dilatabilité du vagin et de la vulve suffisante pour permettre les manipulations et le passage du fœtus; 3° le fœtus ne doit pas être trop engagé et serré dans le bassin ; 4° l'utérus ne doit pas être assez contracté pour que le fœtus soit déjà expulsé en partie de sa cavité, de sorte qu'il soit impossible, sans violence, de repousser la tête ou l'épaule dans l'une des fosses iliaques.

Si l'épaule est libre au-dessus du détroit supérieur, et que la main ne soit pas sortie, il sera facile de la repousser dans la fosse iliaque la plus proche. *Si l'épaule est mobile*, même lorsque la main est descendue dans le vagin, l'opération est praticable ; souvent même elle n'est pas difficile. L'existence d'un peu de liquide amniotique constitue une condition très favorable, puisqu'il ne peut pas y avoir de pelotonnement ni d'enclavement.

Mais, *si l'épaule est engagée dans le bassin* et déjà près du périnée, le corps du fœtus est roulé en boule par la contraction spasmodique de l'utérus ; le fœtus est presque certainement mort, et la version est difficile ou impossible sans que la mère coure un grand danger; ces conditions nous prescrivent d'imiter la version spontanée.

Exécution. — Prenons d'abord les cas les plus simples, dans lesquels la version est indiquée par des conditions qui mettent la mère en danger, comme l'insertion vicieuse du placenta ; supposons une présentation de la tête et un orifice suffisamment dilaté. Ce cas, qui demande la *version complète*, si l'on ne préfère pas le forceps, comprendra le mécanisme complet de la version bipolaire.

Nous devons, dès le début, *distinguer entre la version et l'extraction*. Supposons un cas où les deux sont nécessaires. Chacune de ces opérations se divise en trois temps. *Les temps de la version* sont : 1° écarter du col la partie qui se présente et la remplacer immédiatement par les genoux ; 2° saisir le genou ; 3° achever la version en attirant le genou en bas, en même temps qu'on élève la tête et le tronc. La version est alors complète.

Les *temps* de l'extraction sont : 1° faire passer les jambes et le tronc à travers le bassin et la vulve; comme accessoire, prendre soin du cordon ; 2° dégager les bras; 3° extraire la tête.

Préparation. — On vide l'intestin, au moyen d'un lavement; on passe la sonde. On anesthésie la parturiente, si l'on prévoit des difficultés ; mais l'anesthésie n'est pas nécessaire dans les cas simples de version bipolaire. Lorsque la femme présente une disposition aux convulsions, nous préférons le nitrite d'amyle. La parturiente est couchée sur le côté gauche, les fesses près du bord du lit ; on enlève les oreillers pour que la tête et les épaules soient au niveau des fesses. La tête est dirigée vers le milieu du lit, pour que le bras de l'opérateur ne soit pas tordu pendant la manœuvre; les genoux sont relevés, le genou droit est soutenu par un assistant, afin que l'opérateur ne fatigue pas sa main droite, qui doit passer entre les cuisses de la patiente et agir sur l'abdomen.

Notre premier but est de faciliter le passage de la main, auquel s'opposent d'abord les muscles de la vulve et du vagin, le releveur et le sphincter de l'anus, qui se contractent spasmodiquement, lorsqu'on cherche à introduire la main, puis l'orifice utérin. On triomphe de cette difficulté au moyen des anesthésiques et d'un graissage avec de la vaseline ou de l'huile phéniquée. Dans quelques cas simples il n'est pas nécessaire que la main franchisse la vulve; il suffit que les doigts atteignent la partie qui se présente.

Il faut considérer l'état du col. C'est une des conséquences naturelles d'une présentation de l'épaule, que l'orifice soit rarement assez dilaté pour rendre la version et l'accouchement possibles, longtemps après que l'indication est clairement posée de retourner l'enfant; car l'épaule ne dilate pas bien l'orifice. On peut en dire autant des cas où la version est indiquée par un danger de la mère, comme des convulsions ou une hémorrhagie. Attendre la dilatation complète serait attendre la mort du fœtus ou de la mère. Il faut donc que nous puissions entreprendre l'opération avant que le col soit complètement dilaté.

Quel est le degré nécessaire de dilatation? S'il ne s'agit que de faire la version, il suffit que l'orifice puisse admettre un ou deux doigts. Mais, si nous nous proposons d'amener si possible un fœtus vivant, il faut que l'orifice soit assez dilaté pour permettre au tronc et à la tête de passer rapidement. La *dilatation artificielle* a été décrite (fig. 128); on l'obtient surtout avec les sacs hydrostatiques ou la main. Les dilatateurs sont de beaucoup préférables : la main ne dilate pas aussi doucement, elle peut-être prise d'une crampe, et perdre la délicatesse de son toucher.

Une main d'accoucheur de grosseur moyenne passera aisément dans un orifice trop petit pour la tête, de sorte qu'en général la tête doit faire son propre passage.

La présence des eaux est un accident fort utile. Il est inutile de dire que le fœtus évoluera plus aisément s'il flotte dans un liquide; mais il ne suffit pas qu'il tourne, nous devons saisir un membre. Tôt ou tard il faudra crever la poche. Quel est le meilleur moment pour cela? Si nous voulons faire la version d'après l'ancienne méthode, qui consiste à introduire la main entière dans l'utérus, avant de prendre un pied, il est avantageux de suivre le conseil de Peu, glisser la main entre la paroi utérine et les membranes, jusqu'à ce que nous soyons en face des pieds, rompre les membranes à ce niveau, et saisir les pieds. Le bras bouche en partie l'orifice, et retient une partie du liquide; lorsqu'on amène les jambes en bas, le fœtus évolue d'ordinaire très facilement.

Mais si l'on veut faire la version par la méthode bipolaire, à travers un col peut-être peu ouvert, il faut rompre les membranes au niveau de l'orifice. On peut souvent exécuter le premier temps, qui consiste à éloigner du détroit supérieur la tête ou l'épaule, et à amener les genoux sur l'orifice, pendant que les membranes sont encore entières, quitte à les déchirer lorsqu'on est prêt à saisir le genou. Mais un excès de liquide donne parfois trop de mobilité au fœtus : à peine le touche-t-on qu'il s'échappe, comme dans le ballottement. Il vaut mieux dans ce cas ponctionner d'abord les membranes, et laisser échapper un peu de liquide. Pendant qu'il s'écoule, on laisse le doigt sur la partie qui se présente, pour s'assurer comment agissent cet écoulement et la contraction utérine sur la position et la mobilité du fœtus, et on se tient prêt à saisir le moment opportun pour agir.

Il est fort important de se servir de la main gauche pour les manœuvres internes, et c'est un cas où l'ambidextérité est extrêmement utile. La main gauche est en général plus petite que la droite; la parturiente étant couchée sur le côté gauche, elle suit plus aisément que la droite la courbure du sacrum; elle aide la droite qui travaille en dehors, les deux s'entr'aident, et l'opérateur n'est pas obligé de prendre une position fausse et fatigante, ni de tordre son buste ou ses bras.

Premier temps. — Introduction de la main. Rapprochez les doigts de façon à leur donner la forme d'un cône, introduisez dans la vulve le sommet de ce cône, en pressant doucement sur le périnée, et dans la direction du sacrum. Si le bout des doigts atteint suffisamment la partie qui se présente, il peut ne pas être nécessaire d'introduire la main entière; mais le plus souvent il le faut. Nous supposons un cas de présentation de la tête, puisqu'il exige la version complète que nous voulons décrire. On passe le bout des doigts à travers l'orifice jusqu'à la partie qui se présente. Puis on cherche vers quel côté se trouve dirigé l'occiput; c'est de ce côté qu'il faut rejeter la tête. Un assistant soulève le genou droit de la femme; on étend la main droite sur le ventre de la parturiente, où se trouve le siège. Alors commence l'action simultanée sur les deux pôles de l'ovoïde fœtal; les doigts de la main intérieure poussent la tête vers l'ilion gauche, et la main extérieure repousse le siège en bas, vers l'ilion droit (fig. 161), par une pression continue, combinée avec de petits coups donnés sur la tête avec l'extrémité des doigts, et avec des mouvements, partie de glissement, partie de pression sur le siège. On peut en général sentir à travers les parois abdominales la tumeur solide que forme le siège, sur laquelle on doit presser. Une minute parfois, rarement davantage, suffit pour amener le fœtus à une position oblique, presque transversale; la tête abandonne l'orifice, et l'épaule ou le thorax prend sa place. A ce moment, il est important de maintenir le siège en bas, afin qu'il soit fixé lorsqu'on cherchera à saisir un genou (fig. 162). C'est le moment de crever les membranes, si elles ne sont pas rompues. Il suffit de presser sur la poche, pendant une douleur, et on entre dans le *second temps*, *la prise d'un genou*. La première question est de savoir quel genou il faut prendre : c'est celui qui permet le mieux de faire tourner le dos du fœtus en avant. Dans le cas que nous avons supposé, c'est le genou antérieur. Les figures montrent que la flexion des cuisses sur le ventre du fœtus amène les genoux près du thorax, de sorte que, aussitôt qu'on a repoussé la tête et l'épaule sur le côté, ils sont près de l'orifice. Le genou saisi, nous sommes maîtres de la situation; une simple traction peut compléter la version, mais l'opération est beaucoup plus facile si nous continuons à agir sur les deux pôles (1). La figure 162 montre

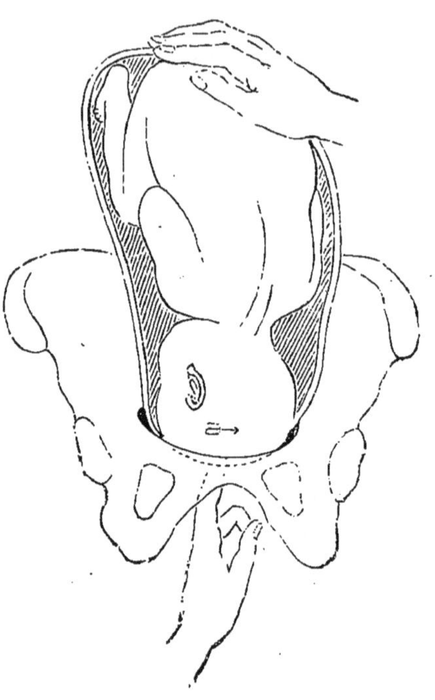

Fig. 161. — Premier temps de la version podalique bipolaire (R. B.).

La main droite, appliquée sur le fond, pousse le siège vers la droite, et en bas. Les doigts de la main gauche poussent la tête vers l'ilion gauche, et l'éloignent du détroit supérieur.

(1) Cette partie de la manœuvre est nettement représentée dans la figure 63 des *Opérations obstétricales*. (*Traducteur.*)

que les mains n'ont plus les mêmes rapports avec les pôles de l'ovoïde fœtal. La main gauche n'a pas abandonné son poste dans le vagin, c'est l'ovoïde qui a changé, et l'index qui tire sur le genou gauche agit maintenant sur l'extrémité pelvienne du fœtus. La main droite peut donc quitter cette extrémité, et aller agir sur l'extrémité céphalique, qui occupe maintenant la fosse iliaque gauche. La paume de la main est appliquée sous la tête et la pousse en haut, pour aider à la traction en bas exercée sur la jambe du fœtus ; cette manœuvre facilite singulièrement l'achèvement de la version. On peut l'employer avec avantage dans presque tous les cas de version podalique. Si on la néglige, on peut échouer, car la tête ne quitte pas toujours la fosse iliaque, lorsqu'on ne fait que tirer sur les jambes.

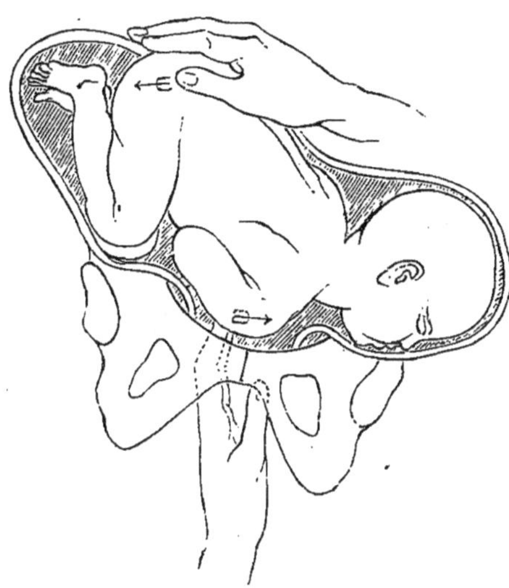

Fig. 162. — Deuxième stage du premier temps (R. B.).

La main droite, toujours placée sur le fond de l'utérus, presse sur le siège, pour amener les genoux au détroit supérieur, tandis que la gauche repousse l'épaule vers la fosse iliaque gauche.

Troisième temps, achèvement de la version. — Si l'on continue à tirer sur la jambe, aussitôt que le siège s'approche du détroit supérieur commence un mouvement de rotation du fœtus sur son axe longitudinal, dont le but est d'amener le sacrum en avant ; cette rotation est due à une loi naturelle d'adaptation des deux corps. C'est une mauvaise pratique de chercher à produire le mouvement de rotation, comme quelques accoucheurs croient le faire. Nous sommes entièrement de l'avis de Wigand, qui dit : « La Nature, mieux que nous, sait donner les mouvements utiles. » Nous n'avons qu'à donner le mouvement de progression dans la direction de l'axe pelvien, la Nature fera le reste ; nous sentirons la jambe tourner dans notre main, et le dos viendra graduellement en avant (fig. 163).

La version proprement dite est terminée, le siège a remplacé la tête. La Nature, aidée ou non par une pression sur le fond, peut achever l'expulsion. Si elle échoue, nous pouvons terminer par l'extraction. Supposons que l'extraction soit nécessaire et décrivons-la.

Extraction après la version podalique, ou l'accouchement par le siège. — La prise que nous avons sur la jambe nous est une assurance des progrès ultérieurs de l'accouchement, que nous pouvons diriger à notre gré. Pour la facilité de la description, on peut diviser l'extraction en trois temps : 1° traction sur le tronc; 2° dégagement des bras; 3° extraction de la tête.

Le *premier temps* consiste simplement dans des tractions sur la jambe étendue, dans la direction de l'axe du détroit supérieur. Nous devons répéter la règle : tirez seulement, ne donnez pas un mouvement de rotation. Pour cela il faut tenir le membre lâchement, de sorte qu'il suive le mouvement de rotation du tronc. Il faut aussi éviter soigneusement de diriger trop tôt les tractions en avant, dans la direction de l'axe de la sortie.

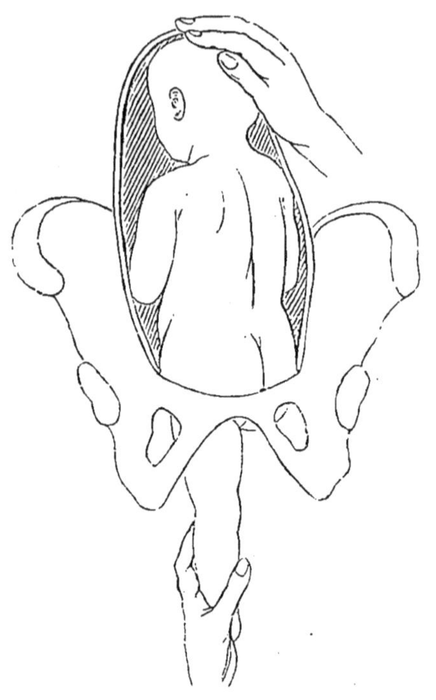

Fig. 163. — Achèvement du troisième temps de la version; commencement du premier temps de l'extraction (R. B.).

La main droite maintient encore la tête, placée à présent au fond de l'utérus. La main gauche tire sur la jambe gauche suivant l'axe de l'excavation. Le dos du fœtus est venu en avant du bassin. Si l'*extraction* est nécessaire, les deux mains travaillent ensemble : l'une tire, l'autre pousse.

Lorsque le siège est arrivé à la vulve, il est temps de diriger les tractions un peu en avant, pour permettre à la hanche postérieure de se dégager sur la fourchette ; cet acte doit être fait sans précipitation. Le passage graduel du siège a été utile en préparant la dilatation du vagin et de la vulve pour le passage facile des épaules et de la tête. Lorsque la hanche est sortie, on peut passer l'index gauche dans l'aine, et aider à l'extraction en tirant doucement; on divise ainsi le point d'application de la force, qui ne porte plus sur la jambe seule; en même temps, en pressant le genou du fœtus contre son ventre, on facilite le dégagement de la cuisse.

Quand les deux jambes et le siège sont au dehors, nous avons à notre disposition une force d'extraction beaucoup plus considérable. Mais il faut en user avec discrétion, et la distribuer sur la plus grande surface possible, pour diminuer la quantité que supporte chaque partie. Nous tirerons d'abord sur les deux jambes, en les tenant par les chevilles, à travers un linge doux. Puis l'autre main saisira doucement les cuisses ou le bassin du fœtus et tirera doucement. A ce moment, une pression sur le fond de l'utérus permet d'économiser la traction.

Il faut de nouveau diriger les tractions dans le sens du détroit supérieur, afin d'y faire passer les épaules. Elles entreront dans le même diamètre oblique qui vient de donner passage au siège.

Aussitôt que le ventre est en vue, il faut penser au cordon. Dans le chapitre XIII (p. 524) nous avons dit ce qu'il faut faire. Les observations de May et Wigand sur ce point méritent d'être considérées. Remarquant que la pression subie par le cordon affecte la veine plus que les artères, et que par suite l'accès du sang au fœtus est empêché, et que le retour du sang est gêné, ce qui fait que le fœtus s'anémie fatalement, ils ont conseillé de lier le cordon, aussitôt que le nombril paraît, puis d'achever l'extraction. Von Ritgen affirme que, lorsqu'on agit ainsi, on peut ne pas se presser pour extraire.

Second temps, dégagement des bras. — Dans son attitude normale, le fœtus a les bras croisés sur la poitrine; si le tronc et les épaules sont expulsés par les forces naturelles à travers un bassin normal, ils gardent en général cette position. Mais, si l'on exerce une traction même légère sur le tronc du fœtus, les bras qui glissent contre les parois de l'utérus sont retenus par le frottement tandis que le corps descend et se relève sur les côtés de la tête. Celle-ci s'arrête alors, fixée au détroit supérieur. C'est la principale raison pour laquelle il faut ne tirer que tout juste autant qu'il est nécessaire. Mais, si nous trouvons les bras dans cette situation fâcheuse, nous devons être prêts à les dégager promptement et sans les blesser. Il est très facile de luxer ou de fracturer l'humérus ou la clavicule, si l'on ne suit pas les règles.

La difficulté des cas n'est pas toujours la même, les moyens sont donc différents aussi : Parfois les bras ne sont pas complètement relevés sur les côtés de la tête; les humérus sont dirigés un peu en bas, de sorte que les coudes sont accessibles. Il est alors facile de glisser l'index sur la face interne de l'humérus, de la suivre jusqu'au coude, et d'amener l'avant-bras sur le devant du thorax et de l'abdomen, puis d'amener le bras sur le côté du fœtus.

La règle fondamentale est de toujours amener les membres et de les courber dans le sens de leur flexion naturelle. Il faut donc toujours les conduire sur le devant du thorax (1). Pour cela, glissez un doigt ou deux le long de la poitrine du fœtus, et accrochez l'épaule entre l'acromion et le cou; puis glissez les doigts en avant; ils rencontreront l'humérus et le conduiront devant la face et la poitrine. Ce mouvement ramène l'humérus à sa flexion naturelle en avant du corps du fœtus. Vos doigts, en continuant à glisser dans cette direction en bas et en avant rencontreront le pli du coude, et enfin étendront le bras et le placeront sur le côté du tronc.

Voilà ce qu'il faut faire. Mais *quel bras faut-il amener le premier?* La

(1) Pour fixer cette règle dans la mémoire des élèves, le professeur Pajot nous disait : « Il faut que le fœtus se mouche. » (*Traducteur.*)

règle la plus simple est de prendre le plus facile ; car, lorsqu'un bras est dégagé, le dégagement de l'autre est plus aisé. Il y a en général plus de place dans la concavité du sacrum ; il vaut donc mieux prendre d'abord le bras postérieur.

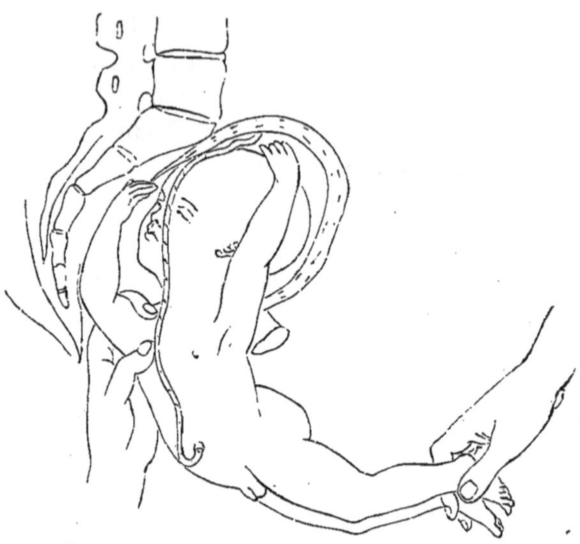

Fig. 164. — Dégagement du bras postérieur (R. B.).

Deux difficultés principales se présentent : D'abord de rendre le bras postérieur accessible. Pour y parvenir, il faut porter le corps du fœtus fortement en avant, et le fléchir contre la symphyse (fig. 164). On obtient ainsi deux avantages : On gagne entre le corps du fœtus et le sacrum de la place pour les manœuvres ; puis, comme le corps du fœtus tourne autour du pubis, le bras postérieur descend nécessairement, et devient d'ordinaire accessible. Lorsque le bras postérieur est libéré, on fait la manœuvre inverse en portant le corps fœtal en arrière, ce qui abaisse le bras antérieur (fig. 165).

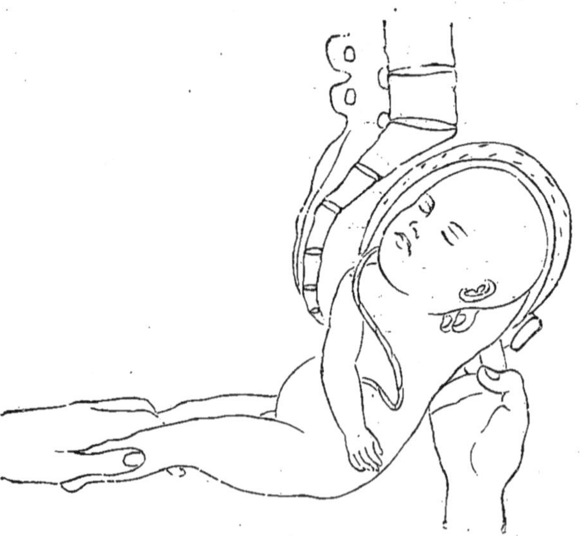

Fig. 165. — Dégagement du bras antérieur (R. B.).

On garde en réserve une autre manœuvre, pour le cas où la première échoue. Pour l'exécuter, il faut se rappeler la flexion naturelle des bras. On saisit avec les deux mains le tronc du fœtus au-dessus des hanches et on le fait tourner sur son grand axe, de manière à amener le dos un peu à gauche. Ce mouvement conduit le bras, que le frottement empêche de suivre le tronc, en travers du thorax (fig. 166). Cela fait, on exécute la première manœuvre, qui amène le bras tout à fait en bas. On fait tourner le corps en sens inverse, ce qui amène le bras postérieur en avant du thorax, et permet de compléter le dégagement, comme il a été dit.

Il est désirable d'éviter cette rotation, si possible; mais, dans certains cas difficiles, elle rend de grands services. Il n'est pas nécessaire que ce mouvement de rotation soit fort étendu; il suffit en général qu'il soit d'un huitième de cercle; et, comme il sera neutralisé par un mouvement de sens opposé et de même étendue, les objections qu'on pourrait lui faire sont écartées.

La raison cardinale qui nous oblige à être prudents dans la rotation que nous faisons subir au tronc, c'est que l'articulation de l'atlas avec les condyles occipitaux est très serrée; elle ne permet guère que des mouvements de flexion et d'extension. L'atlas forme avec l'axis une articulation rotatoire (1), construite de telle sorte que la rotation ne peut dépasser un quart de cercle, sans que les surfaces articulaires se disjoignent, et sans que la moelle soit comprimée ou déchirée. Si le menton, en tournant, dépasse l'épaule, la mort peut être instantanée. Nous sommes certains qu'on a ainsi sacrifié un bon nombre de fœtus (2). Parfois le bras s'accroche sur le bord du détroit supérieur, ou juste au-dessus de l'orifice incomplètement dilaté; il ne faut jamais chercher, en prenant l'humérus par le milieu, à le faire passer; il se briserait infailliblement. Il faut le presser doucement contre la poitrine, et sous le menton du fœtus, et glisser un doigt aussi proche que possible du coude, pour l'éloigner du point où il est arrêté.

Troisième temps. — Les bras dégagés, vient *l'extraction de la tête*, qui est parfois très difficile, et qui demande toujours une stricte obéissance aux lois de l'accouchement. Ce temps diffère des autres, que la Nature exécute parfois spontanément, en ce qu'il faut presque toujours intervenir. La tête, restant la dernière, et engagée dans le détroit, n'est plus bien soumise à l'influence de la force expulsive; l'utérus ne peut guère la suivre dans le bassin, et le tronc, si on ne le soutient pas avec les mains, tendra par son inertie, et en frottant contre le lit, à retarder la marche de la tête. C'est aussi à ce moment que le cordon subit la plus forte compression; le globe céphalique remplit le détroit supérieur et le col, et le cordon ne peut guère échapper à la compression. Ce serait folie de se croiser les bras, et de se confier à la Nature, au risque de perdre l'enfant, dont le salut était le but de toute la manœuvre.

(1) Diarthrose discordante de Beaunis et Bouchard. (*Traducteur.*)

(2) V. Ribemont, *Anat. topog. du fœtus*, p. 30 et suivantes, et en particulier le cas qu'il cite d'après Budin, où la tête a supporté une torsion spontanée et rapide d'un demi-cercle, sans que le fœtus ait souffert. (*Traducteur.*)

Supposons d'abord que la tête soit dans le bassin, et que nous ne puissions pas l'extraire immédiatement. Si nous pouvons donner accès à l'air dans la poitrine, qui, étant sortie, est libre de se dilater, il ne sera pas nécessaire de nous hâter en faisant l'extraction. On peut quelquefois, en mettant un doigt dans la bouche du fœtus et en tirant le menton en bas, tout en soulevant le corps du fœtus et en repoussant le périnée, faire entrer de l'air dans la poitrine. Nous avons de cette manière entretenu la respiration pendant dix minutes, en attendant la sortie de la tête. On peut aussi introduire une sonde ou un tube quelconque dans la bouche, pour établir, par une sorte de trachée artifi-

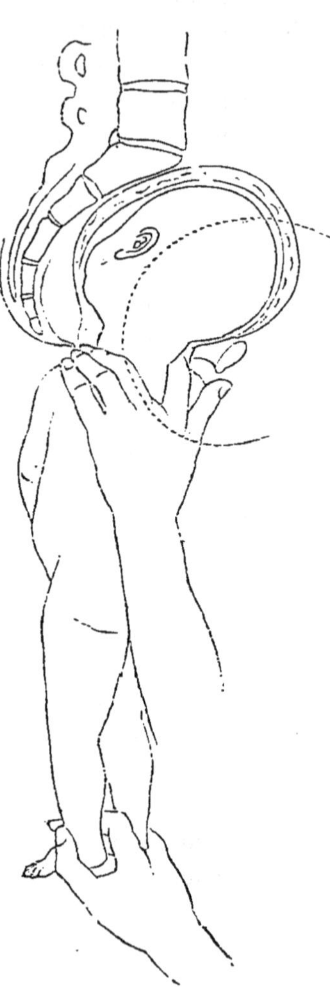

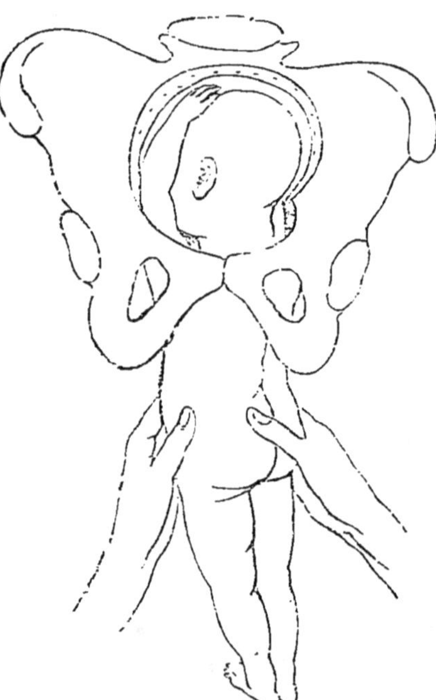

Fig. 166. — Un des modes de dégagement des bras (R. B.).

On tourne le tronc d'un huitième de cercle, de droite à gauche, de manière à faire passer le bras gauche en travers du thorax.

Fig. 167. — Expression manuelle de la tête (R. B.).

La ligne ponctuée représente la courbe de Carus, qu'il faut suivre pendant l'extraction.

cielle, une communication avec l'air extérieur. Mais ne nous fions guère à ces procédés, de peur que l'occasion ne soit perdue sans retour; le vrai problème est l'extraction de la tête. Il y a deux moyens de la faire : appliquer le forceps; nous avons décrit, dans le chapitre consacré à cet instrument, l'application du forceps sur la tête dernière (p. 854). Si l'opérateur a l'habitude de l'instrument, l'extraction forcipitale n'est que peu plus lente que l'extraction manuelle, et elle a le grand avantage de ne pas tirailler les articulations occipito-cervicales (1).

Nous décrirons néanmoins l'extraction *manuelle.* Il faut se souvenir que la tête doit exécuter une double rotation; elle doit tourner autour de la symphyse, et tourner dans l'excavation autour de son axe vertico-spinal, de sorte que la face regarde vers le sacrum. Dans l'extraction, il faut respecter ces mouvements. On met les doigts d'une main en fourche sur la nuque, et, tenant les jambes avec l'autre main, on tire doucement en bas, dans le sens de la courbe de Carus. Si l'on tire trop tôt en avant, la tête et le cou du fœtus s'accrocheront à la paroi pelvienne antérieure, et résisteront à tous les efforts.

Si l'équateur de la tête n'a pas franchi le détroit supérieur, le cas est plus difficile. Il faut faire les tractions dans l'axe du détroit supérieur. Il faut parfois une grande force pour extraire la tête; mais, tandis que la force ne peut jamais suppléer l'adresse, il est surprenant combien l'adresse jointe à un peu de force peut triompher des difficultés, surtout si l'on aide à la traction par des mouvements doux d'oscillation et par une ferme pression sur le fond de l'utérus.

La version après l'écoulement des eaux, lorsque l'utérus est contracté sur le fœtus. — Tant qu'il reste du liquide, et souvent quelque temps après, la méthode bipolaire que nous avons décrite est plus ou moins applicable. Mais il arrive un moment où il devient nécessaire d'introduire toute la main pour saisir un membre. La contraction utérine, concentrique, tend à raccourcir le grand axe du fœtus; elle a pour effet de fléchir la tête sur le tronc, et de courber le tronc sur lui-même, et de changer l'ovoïde en un sphéroïde, de rouler le fœtus en boule; les genoux se rapprochent de la poitrine; mais la difficulté de la version n'en est pas diminuée. Il faut calmer la fonction diastaltique au moyen du chloroforme ou du nitrite d'amyle.

Et d'abord, *quelle main faut-il introduire?* On doit en général préférer la gauche (2). Dans la plupart des cas, le dos du fœtus regarde en avant; pour atteindre les jambes qui sont contre le ventre, la main doit suivre sans une torsion pénible du bras la courbure du sacrum, ce qui n'est guère possible avec la main droite, si la patiente est couchée sur le côté gauche. Il n'est pas nécessaire de dire combien il serait peu naturel de glisser la main droite entre le dos du fœtus et la paroi utérine antérieure, de la faire passer par-dessus le corps du fœtus pour aller cher-

(1) Dans la troisième édition des *Obstetrical Operations* (trad. fr., p. 187), nous donnions la préférence à l'extraction manuelle. Mais Fancourt Barnes ayant obtenu d'excellents résultats avec le forceps à traction axiale, nous avons changé de manière de voir. Nous conseillons l'emploi du forceps.

(2) C'est aussi l'opinion de Pugh (*A treatise of Midwifery*, 1754). (*Traducteur.*)

cher les pieds qui se trouvent vers le dos de la mère, puis de les amener par-dessus le dos du fœtus; le fœtus ne voudrait peut-être pas tourner. Pour éviter cet échec, la règle est de passer la main le long de la face palmaire du bras fœtal, qui la guidera vers l'abdomen et les jambes. On a formulé la règle dans ces termes : offrez la main au fœtus, comme si vous vouliez lui donner une poignée de main : si la main qu'il présente est la droite, opérez avec la droite, et *vice versâ*.

La règle suivante s'appliquera dans la plupart des cas : dans toutes les *positions dorso-antérieures*, faites coucher la femme sur le côté gauche; introduisez la main gauche; elle suivra aisément la courbure du sacrum et le ventre du fœtus; passez la main droite entre les cuisses de la parturiente, pour appuyer sur l'utérus.

Dans les *positions abdomino-antérieures*, faites coucher la patiente sur le dos, et introduisez la main droite; la gauche pressera sur l'utérus en dehors. Si la parturiente est dans la position adoptée pour la lithotomie, l'opérateur pourra manœuvrer sans effort, et sans se tordre. Mais il est aussi aisé de se servir de la main gauche pour les manœuvres intérieures, si la patiente est couchée sur le dos. Nous n'indiquons donc cette exception que pour ceux dont la main droite est plus habile et plus assurée.

La version dans les positions dorso-antérieures (fig. 168). — Introduisez la main gauche dans le vagin, le long du bras du fœtus. Le passage du détroit supérieur, bouché par les épaules et le thorax du fœtus, est souvent difficile. Avancez doucement, vous arrêtant quand vient une douleur; maintenez l'utérus avec votre main droite. Vous pourrez quelquefois faciliter le passage à travers le détroit supérieur, en appuyant la paume de votre main droite dans l'aine, sous la tête, pour la repousser en haut; vous dégagerez ainsi un peu l'épaule. Vous pourrez aussi employer une manœuvre attribuée à von Deutsch, mais qui a été exécutée par Levret : elle consiste à saisir l'épaule qui se présente ou le côté du thorax avec la main intérieure, pour les soulever un peu en avant, de façon à faire tourner un peu le corps sur son grand axe. La main extérieure peut aider un peu en pressant en dehors sur le fond utérin, mettant ainsi en pratique le principe bipolaire.

Quelquefois il est avantageux de faire placer la patiente sur les coudes et les genoux; dans cette position le poids du fœtus et la diminution de la pression intra-abdominale tendent à dégager l'épaule.

Ayant franchi le détroit supérieur, votre main avance dans l'utérus, où sa présence excite souvent des contractions spasmodiques qui vous donnent la crampe et gênent vos mouvements. Le chloroforme diminue beaucoup cette difficulté. Étendez la main à plat, et ne la bougez plus jusqu'à la fin de la contraction. En avançant, la main rencontre l'ombilic et le cordon; tâtez-le et assurez-vous s'il bat; mais ne désespérez pas d'obtenir un fœtus vivant, s'il ne bat plus; nous avons souvent eu la satisfaction de voir naître un enfant vivant, quoique nous n'eussions pas senti de pulsations dans le cordon. Vous voici arrivés près de la main et du bras, que vous pouvez prendre l'un pour l'autre; ayez donc bien présentes à l'esprit les différences qui existent entre le genou et le coude, la main et le pied, et vous pourrez interpréter correctement les sensations que vous donnent les parties que vous touchez. Les caractéristiques du pied sont le talon et les malléoles (1). Quand vous êtes à l'ombilic, vous n'êtes pas loin des genoux. Les pieds sont à quelque distance au fond de l'utérus, appliqués sur le siége.

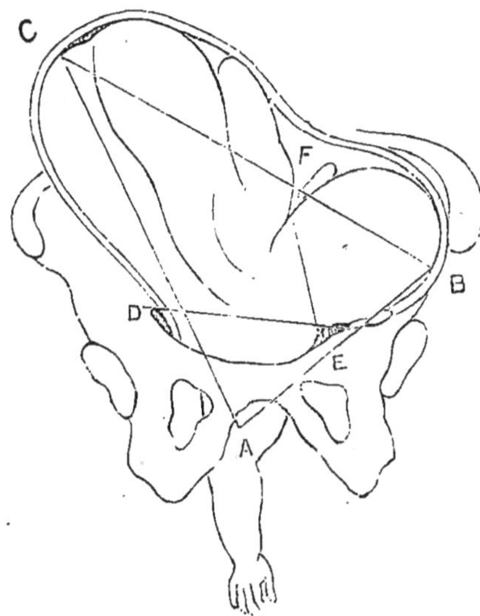

Fig. 168. — Position dorso-antérieure droite (R. B.).

A, sommet du coin enfoncé dans le détroit supérieur; BC, base du coin, trop large pour pouvoir entrer dans le détroit DE.

Quelle partie devez-vous saisir? — Il n'est pas rare d'entendre dire qu'il faut prendre le pied. Des figures, copiées de livre en livre, représentent cette méthode antiscientifique. Il devrait y avoir quelque bonne raison pour aller chercher les pieds, qui sont plus éloignés que les genoux, et plus difficiles à atteindre; mais nous n'en connaissons que de mauvaises pour s'imposer ce surcroît de peine. Il est plus facile de faire une version complète quand on tient un genou. Radford insiste pour qu'on ne prenne qu'un pied. Le demi-siége vaut mieux que le siége entier, il dilate mieux l'orifice. La circonférence du siége est de 305 à 342 millimètres, presque celle de la tête; la circonférence de la moitié du siége, une des jambes étant étendue, est de 280 à 304 millimètres; tandis que celle des hanches, les deux cuisses étant étendues, ne dépasse souvent pas 254 millimètres.

Mais le genou vaut mieux que le pied. Celui qu'il faut prendre dans les cas d'enclavement est le plus éloigné, pour des raisons admirablement exposées par sir J. Simpson (2). Nous avons affaire à une position abdomino-antérieure droite, l'épaule droite et le bras sont en bas; il

(1) Une caractéristique encore plus nette, car le talon ne fait qu'une saillie insignifiante, vu la souplesse des jointures du fœtus, est le petit espace qui sépare le gros orteil des autres, comparé au large espace qui sépare le pouce des autres doigts. (*Traducteur.*)

(2) *Obstetric Memoirs*, 1855, t. I, p. 635. (*Traducteur.*)

faut les éloigner du détroit supérieur. Quelle est la meilleure manière d'y arriver ? Évidemment, en tirant en bas le *genou de l'autre côté*, qui, représentant le pôle opposé, ne peut changer de place sans déplacer l'épaule qui se présente. Si nous le saisissons, et que le fœtus soit vivant, ou mort assez récemment pour que son rachis soit encore élastique, l'épaule doit s'élever et la version se fera. Mais, si nous prenons les deux pieds, ou seulement le pied homologue au bras qui se présente, la version ne pourra guère être complète ; peut-être même échouera-t-elle (1). Il est probable que l'enclavement en sera augmenté. Il ne suffit pas de répondre qu'on a pu faire la version, en employant cette méthode erronée ; on a simplement, dans un cas difficile, rendu la version plus difficile encore. L'autorité que donne l'expérience nous permet d'affirmer

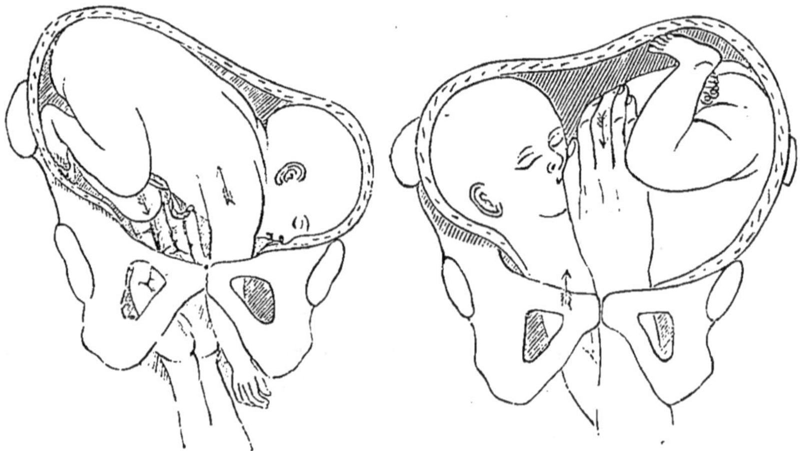

Fig. 169. — Version exécutée en tirant sur le pied du côté opposé à l'épaule qui se présente (*) (R. B.).

Fig. 170. — Version dans une position abdomino-antérieure. — La traction du genou en bas fait remonter l'épaule hors du bassin.

(*) Les flèches indiquent les mouvements en sens opposé qui se produisent : à mesure que le genou descend, l'épaule monte.

que, après avoir échoué avec cette méthode, nous avons réussi, en prenant le genou opposé.

En tirant sur le genou opposé, le mouvement qu'on lui imprime est de sens directement inverse à celui que prend l'épaule, comme celui des deux brins d'une corde passant sur une poulie. Pour évoluer, le fœtus doit tourner sur son axe spinal, aussi bien que sur son axe transversal. La version, en un mot, est une résultante oblique, tenant le milieu entre le roulement et la culbute. Si l'on tire sur les deux jambes, ce mouvement ne se fait pas. Les seuls cas où nous avons trouvé avanta-

(1) Dans les *Opérations obstétricales* (fig. 77) R. Barnes a donné une figure, copiée dans Scanzoni, qui montre l'inconvénient qu'il y a à tirer sur le genou homologue à l'épaule engagée. (*Traducteur.*)

geux de saisir les deux jambes sont ceux où le fœtus est mort depuis longtemps; dans ces cas, le rachis a perdu son élasticité, le corps ne tournera guère, et on ne gagne rien à conserver le demi-siège et à garantir le cordon contre la compression. La version faite, on fait l'extraction comme il a été dit plus haut.

La *version dans les positions abdomino-antérieures* ne diffère pas essentiellement de la version dans les positions dorso-antérieures. Nous avons dit que la meilleure position pour la patiente est le décubitus dorsal, et qu'on peut se servir de la main droite. L'utérus, comme toujours, doit être soutenu à l'extérieur, pendant qu'on glisse la main le long de la face interne du bras du fœtus, derrière la symphyse; elle croise le ventre du fœtus pour aller saisir le genou le plus éloigné. Si on le tire en bas dans la direction indiquée dans la figure 170, l'épaule s'élève et sort du bassin.

Un trait de l'histoire de la version n'a pas reçu l'attention qu'il mérite. Malgré le soin qu'on met à suivre les règles prescrites, la version ne se fait pas toujours complètement. La tête et une partie du thorax peuvent rester fixées dans la fosse iliaque, si le tronc est fortement fléchi. La version complète, telle qu'elle existe en théorie dans l'esprit de la plupart de ceux qui s'imaginent qu'ils exécutent cette manœuvre, ne se réalise pas souvent, lorsque les eaux se sont écoulées depuis longtemps et que l'utérus s'est moulé sur le fœtus et s'oppose au mouvement de glissement et de rotation. Elle ne peut guère se faire si l'on ne suit pas soigneusement la méthode bipolaire dans ses manipulations externes et internes. On peut ordinairement, pendant toute la manœuvre, sentir la tête presque immobile dans la fosse iliaque, et parfois le bras demeure dans la partie supérieure de l'excavation. Les fesses et le tronc sont amenés au dehors autant par flexion et par compression que par version; le mouvement communiqué au fœtus tient à la fois de la version et de l'évolution spontanée. La figure 171, prise dans nos croquis sur un cas que nous avons observé, met en lumière ce détail de la version incomplète, et l'importance des tractions sur la jambe du côté opposé à l'épaule qui se présente (1).

Si la tête et les épaules s'élèvent assez pour permettre au siège de s'engager dans le détroit supérieur, l'accouchement ne sera pas sérieusement entravé. Mais il arrivé assez souvent, si l'épaule est fortement engagée dans le haut du bassin, que, lors même que vous aurez pu amener une jambe dans le bassin, la version ne pourra pas s'effectuer;

(1) Dans les *Opérations obstétricales*, R. Barnes donne, sous les n°s 82 et 83, deux figures qui font bien comprendre la différence du résultat qu'on obtient en tirant sur l'une ou l'autre jambe. Ici, les auteurs ne donnent qu'une figure (171, n° 83 des *Op. obst.*) qui, dans ce dernier ouvrage, porte la légende « correction... » (*Traducteur.*)

l'épaule demeurera obstinément fixée dans le détroit. Dans ce cas, il faut avoir recours à la méthode bipolaire. Il est évident que vous auriez une grande facilité, si vous pouviez repousser l'épaule, en même temps que vous tirez sur la jambe, mais vous ne pouvez pas introduire vos deux mains ensemble dans le bassin. Vous pourrez quelquefois dégager l'épaule par une manœuvre externe, en poussant la tête en haut avec la paume de la main, que vous insinuez entre la tête et le bassin. Mais cela ne réussira pas dans les cas de réelle difficulté ; il faut repousser l'épaule depuis le dedans. Pour ce faire, passez un lacs autour de la cheville, ce qui est souvent fort mal aisé ; faites un nœud coulant (1) et passez-le sur l'extrémité de deux ou trois doigts qui tiennent le pied ; ces doigts le fixent au-dessus de la cheville et du talon (fig. 173). Il est souvent nécessaire de manœuvrer avec une seule main dans le vagin. l'autre main tenant au dehors les extrémités du lacs, prêts à le serrer aussitôt qu'il sera en place ; ou bien, pendant qu'une main tient le pied, l'autre portera le lacs sur le pied, à l'aide du porte-lacs de Braun ou de Hyernaux. Le pied étant tenu ferme, vous introduirez la main droite dans le vagin, et vous appliquerez les doigts, la paume de la main s'il le faut, sur l'épaule et sur le thorax. Il n'est pas facile de tirer sur le lacs et de repousser l'épaule tout à la fois ; le mieux est de tirer et de pousser tour à tour. La jambe ne tardera pas à descendre, et le bras s'élèvera.

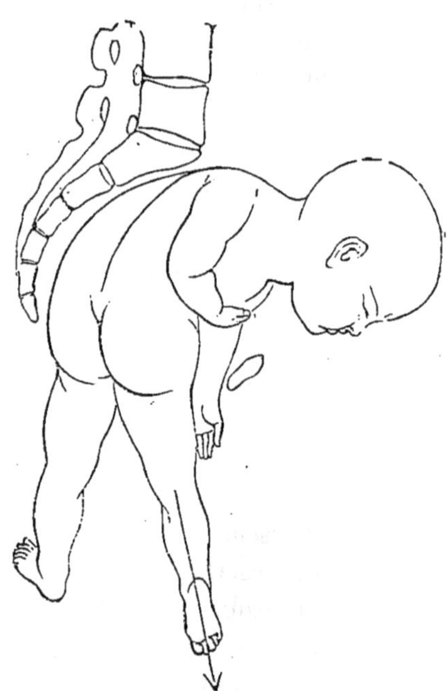

Fig. 171. — Direction des tractions dans la version et dans la version incomplète (R. B.).

En repoussant la poitrine et l'épaule, votre but est de faire tourner le tronc sur son axe spinal ; il faut employer la manœuvre de Levret et von Deutsch : *pousser l'épaule et les parties voisines du thorax directe-*

(1) Le nœud coulant a le grand inconvénient de serrer d'autant plus qu'on tire davantage. J'emploie donc, à sa place, un nœud dont je ne connais pas le nom technique, et qui ne se serre que lorsqu'on tire alternativement, ou dans deux directions opposées, sur les deux brins. C'est le nœud au moyen duquel on fixe ordinairement la lanière au manche d'un fouet. Les deux chefs, au lieu d'être parallèles, comme dans le nœud *coulant* ordinaire, où ils passent dans la même anse, y passent l'un de droite à gauche, l'autre de gauche à droite. (*Traducteur.*)

ment en avant, afin de leur faire décrire un arc de cercle autour du promontoire. Si vous pouvez saisir le *bras opposé* et tirer dessus, le fœtus tournera sur son axe spinal.

On a imaginé plusieurs instruments — des béquilles et des repoussoirs — pour remplacer la main qui doit repousser l'épaule ; leur inconvénient est qu'on ne sait pas toujours ce qu'ils font; la main, au contraire, est un instrument sentant, qui nous informe à chaque instant de ce qui se passe et de ce qu'il faut faire.

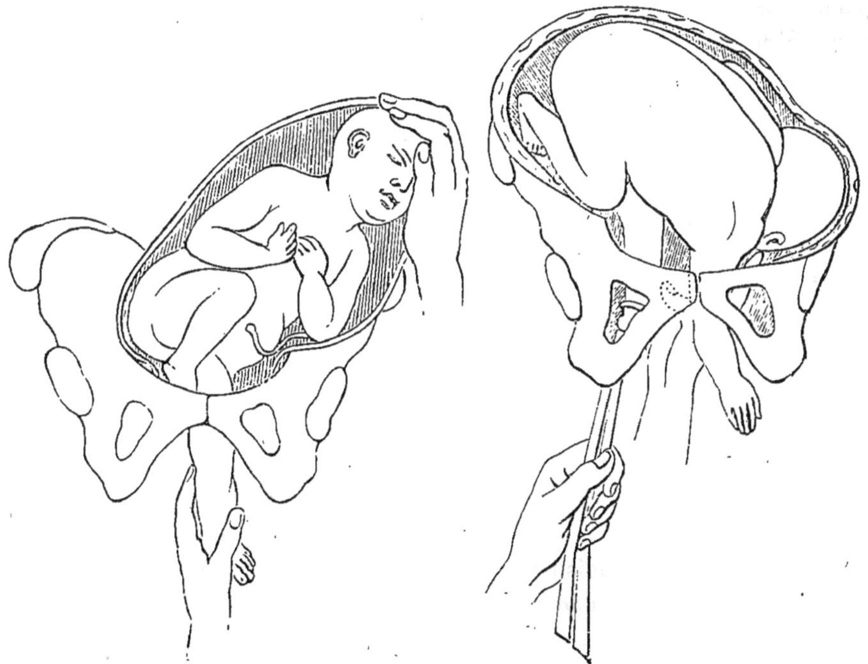

Fig. 172. — Méthode pipolaire dans la version (R. B.).

Fig. 173. — Méthode bipolaire pour dégager l'épaule du détroit supérieur (*) (R. B.).

(*) La main droite, introduite dans le vagin, repousse l'épaule en haut, tandis que la gauche tire sur le pied du côté opposé ; la version s'effectue.

Dans la plupart des cas de ce genre, nous sommes justifiés à essayer la version ; car c'est une chance de salut pour le fœtus. Mais il est des cas où les choses sont plus avancées, où l'épaule et la poitrine sont enfoncées profondément dans le bassin, et où par conséquent le fœtus est roulé en boule. Cela ne peut guère arriver qu'après des contractions prolongées, qui ont presque certainement tué le fœtus; ou celui-ci était déjà mort au commencement du travail, ce qui est très favorable à l'évolution spontanée, surtout si le fœtus est petit, ou bien il a succombé à la compression concentrique prolongée que lui a fait subir l'utérus.

Nous avons maintenant à étudier la conduite qu'il faut tenir dans les cas, le plus souvent hors du ressort de la version, dans lesquels nous devons imiter l'évolution spontanée.

Méthodes d'accouchement artificiel imitant ou aidant la marche de l'évolution spontanée. — Les principales sont : 1° l'éviscération ; 2° la section du tronc ; 3° la décollation.

En présence d'un pareil cas, une question se pose : la Nature achèvera-t-elle la tâche qu'elle a commencée ? Expulsera-t-elle le fœtus ? L'observation va nous permettre bientôt de déterminer jusques à quel point cette heureuse solution est probable, et quand nous devons intervenir. Si le bassin est large relativement à l'enfant, si celui-ci est mort, petit, très flasque, si le côté du thorax descend sous l'influence de fortes contractions expulsives, si la parturiente a encore des forces, nous sommes autorisés à rester spectateurs et à attendre. Mais, si la poitrine n'avance pas, ou ne progresse que peu, si le fœtus est gros et peu malléable, si l'utérus n'agit plus, si les forces de la parturiente mollissent, si le pouls s'accélère, il nous faut agir. Comment ? Cela dépend des circonstances. Si un peu de *vis à fronte* peut suffire à suppléer au défaut de *vis à tergo*, nous pouvons imiter Peu, qui, dans un cas d'évolution spontanée, passa une corde autour du tronc du fœtus pour tirer dessus (1).

1. *Éviscération.* — Nous pouvons faciliter la flexion du tronc et l'expulsion, par l'éviscération, qui consiste dans la perforation de la partie la plus saillante du thorax, et l'extraction des viscères thoraciques et abdominaux ; cela fait, des tractions avec le crochet ou le cranioclaste amènent ordinairement la sortie du tronc. Parfois l'éviscération ne suffit pas ; on peut alors choisir entre la section du tronc et la décapitation.

Bisection du tronc ou *spondylotomie.* — On peut la comparer à la fracture d'un bâton plié, qui rompt l'arc, et permet aux deux fragments du bâton de sortir parallèlement l'un à côté de l'autre. On doit préférer cette méthode lorsque la tête est retenue au-dessus du détroit, et que la saillie de la poitrine rend le cou difficilement accessible. Il faut diviser la colonne en son point le plus saillant, avec de forts ciseaux, le craniotome, un couteau, ou même au moyen d'une forte ficelle ou d'un gros fil de fer avec lequel on scie le corps du fœtus (2). Lorsque le tronc est ainsi sectionné, l'extraction n'est en général pas difficile. La base du coin enclavé est diminuée, et on a plus de facilité pour la comprimer ; mais il peut devenir nécessaire d'extraire séparément les deux segments. Nous conseillons de saisir d'abord l'extrémité

(1) J'ai réussi de cette manière dans un cas où j'allais faire l'embryotomie ; les tractions faites avec le crochet ont engagé le fœtus suffisamment pour que les forces naturelles aient pu terminer l'accouchement. (*Traducteur.*)

(2) Quoique le sciage du tronc soit parfaitement praticable, je lui préfère l'écrasement, qui a l'avantage de ne point exposer les parties maternelles (V. *An. de Gyn.*, 1885, t. I, p. 279). (*Traducteur.*)

inférieure avec le craniodoste. Celle-ci extraite, nous ferons de même avec la partie à laquelle la tête est fixée.

Décapitation ou bisection du cou, ou décollation. — On lui rend tellement peu justice, et on la pratique si peu dans ce pays, que nous répétons ici les figures et la description que nous en avons données dans les *Opérations obstétricales* (1). David Davis (*Obstetric Medecine*, p. 1012) disait : « On peut considérer comme une bonne règle de ne jamais faire la version, quand on sait que l'enfant est mort ; et de le décapiter dans les présentations du bras qui ne permettent pas de faire sans danger la version. » Ramsbotham (2), lui aussi, est un partisan déclaré de la décollation, qui a pour elle l'appui et la pratique de l'Asdrubali (1812), Poletta (3), Braun, Dubois, Lazzati et nous-mêmes, parmi nombre d'autres.

L'opération peut être faite avec le crochet de Braun ou de Ramsbotham. D. D. Davis se servait de son couteau à embryotomie gardé (4). Une méthode employée parfois consiste à passer une forte ficelle autour du cou ; par un mouvement de va-et-vient on tranche les parties qu'elle embrasse. On peut passer la cordelette au moyen d'un instrument analogue à la sonde de Belloc (5), ou de l'instrument de Ribemont Dessaignes (fig. 126). Mattéi a fait construire des ciseaux *ad hoc*, qui ressemblent à un ostéotome, et qui sont particulièrement utiles lorsqu'on a quelque difficulté à passer un crochet au-dessus du cou du fœtus.

On peut décrire trois temps à cette *opération :* 1° l'application du décapitateur et la décollation ; 2° l'extraction du tronc ; 3° l'extraction de la tête.

Premier temps. — La patiente peut se coucher sur le côté gauche ou sur le dos ; prenez le crochet de Ramsbotham ou le décollateur de Braun. Comme il faut passer l'instrument par-dessus le dos du fœtus, il est nécessaire de s'assurer d'abord si la position est dorso ou abdomino-antérieure. Il faut aussi déterminer exactement si le fœtus est encore en grande partie au-dessus du détroit, s'il est situé transversalement ou obliquement — dans ce cas la tête sera d'un côté ou de l'autre — ou si, à la suite d'un engagement profond du thorax, le mouvement de rotation s'est effectué ; dans ce cas, la tête et le cou seront en avant, près de la symphyse. Puis il faut se procurer un aide qui tirera sur le

(1) Pages 201 et *seq.* Ce passage n'est point copié dans les *Opérations obst.* (*Traducteur.*)

(2) *Med. Times and Gazette*, 1862. (*Traducteur.*)

(3) *Del parto per il braccio*, 1808.

(4) C'est un crochet muni d'un couteau, non sur sa concavité, mais oblique sur le manche. Une seconde branche, articulée comme un forceps, couvre la pointe (*loc. cit.*, p. 1172, pl. XLII). (*Traducteur.*)

(5) Le Dr Kidd, de Dublin, passe la ficelle au moyen d'une longue sonde uréthrale convenablement courbée ; quand on retire le mandrin, la sonde se courbe et fait le tour du cou du fœtus (*An. Gyn.*, 1884, t. II, p. 224). (*Traducteur.*)

bras procident pour faire descendre l'épaule et la bien fixer ; ce qui rend le cou plus accessible. Si le corps de l'assistant nous gêne, nous pourrons attacher au pied un lacs qu'il tirera en se tenant à quelque distance. L'opérateur introduit alors sa main gauche, ou deux ou trois doigts, dans le vagin, le long de la partie antérieure du thorax du fœtus, jusqu'à ce que ses doigts rencontrent le devant du cou ; sa main droite lui sert à introduire le crochet à plat, comme le montre la ligne ponctuée de la figure 174, entre la paroi du vagin et du bassin et le dos du fœtus, jusqu'à ce que son bec ait pénétré assez profondément pour qu'on puisse le tourner au-dessus du cou. Il est alors reçu, guidé, et appliqué par les doigts de la main gauche. Une fois l'instrument placé, pendant qu'il sectionne ou écrase le cou, il est utile de continuer

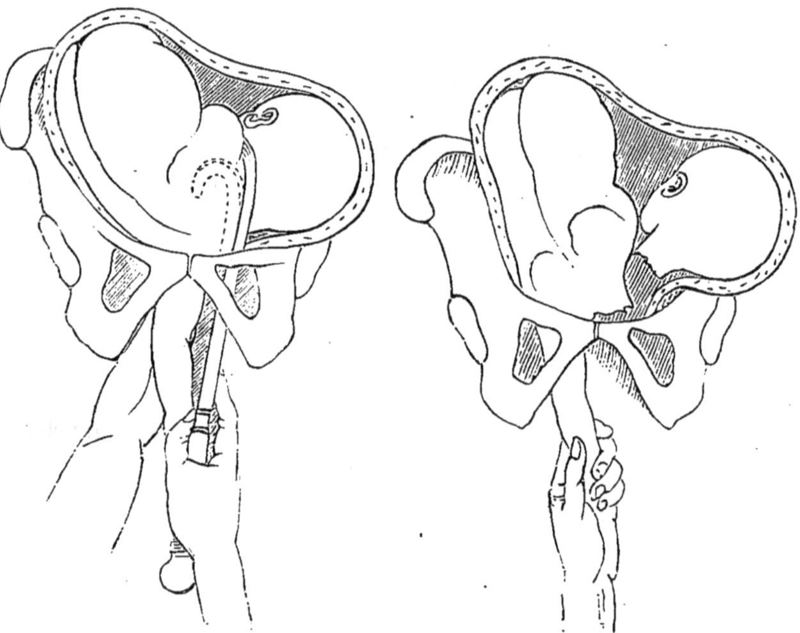

Fig. 174. — Premier temps de la décapitation avec le crochet de Ramsbotham (R. B.).

Fig. 175. — Deuxième temps de l'accouchement après la décapitation. — Le tronc est extrait par une traction exercée sur le bras procident (R. B.).

à tirer sur le bras prolabé. Si l'on se sert de crochet de Ramsbotham, il faut exécuter un mouvement de scie, en réglant soigneusement son action avec les doigts placés sur le bec. Avec le crochet de Braun (fig. 125), le mouvement doit être rotatoire et tractif tout ensemble ; il écrase et brise les vertèbres ; celui de Ramsbotham scie et coupe. Lorsque les vertèbres sont séparées, il peut rester quelques lambeaux de tissus mous ; on les tranchera avec les ciseaux, ou on les déchirera dans le second temps de l'opération.

Second temps, extraction du tronc. — Le coin, dont la base était au-dessus du détroit supérieur, et qui entravait l'accouchement, est maintenant coupé en deux masses moins volumineuses dont chacune prise séparément peut aisément traverser le bassin. Si l'on continue à tirer sur le bras procident, le tronc passera aisément, la tête sera repoussée sur un côté par les progrès du corps (fig. 175). Dans les cas où le tronc était difficile à extraire, D. D. Davis (1) se servait d'un double crochet à garde, dont les deux branches se fixant dans le tronc faisaient l'extraction comme un forceps. Nous n'avons jamais rencontré aucune difficulté en faisant de simples tractions sur le bras.

Troisième temps, extraction de la tête. — Il n'est pas toujours facile d'extraire une tête détronquée, demeurée dans l'utérus. Dans le cas qui nous occupe, le fœtus étant mort probablement depuis plusieurs heures, les os et tous les tissus ayant perdu toute leur élasticité, les sutures sont ramollies, et le crâne entier forme une masse plastique, aisément compressible. Dans cet état, la tête sera parfois expulsée par les seules forces de la nature, surtout si l'on aide à sa sortie par une légère expression. Dans un cas de ce genre, nous avons pu extraire une tête avec les doigts ; d'autre part, nous avons été appelé souvent pour extraire une tête qui résistait aux moyens ordinaires.

Il y a quatre instruments d'extraction : 1° le crochet; 2° le forceps; 3° le cranioclaste ; 4° le céphalotribe.

1. *Le crochet.* Si l'on peut, avec le crochet mousse, introduit dans une orbite ou dans le crâne, obtenir une bonne prise, on pourra réussir. Les objections qu'on fait à cet instrument sont la difficulté d'obtenir une bonne prise, et le risque que son extrémité ne glisse et ne déchire les parties molles maternelles. La tête, devenue libre, roule et s'échappe aussitôt qu'on cherche à la saisir. On n'emploiera le crochet que lorsqu'on ne pourra pas employer de meilleures méthodes.

2. *Le forceps* vaut mieux. Si l'on peut saisir la tête — ce qui n'est pas toujours facile, car elle peut *filer* bien loin au-dessus du détroit, et elle roule de côté et d'autre lorsque les branches la touchent — l'extraction n'est pas difficile, à moins que le bassin ne soit rétréci (2). Il faut néanmoins prendre soin de saisir la tête de telle sorte que les épines osseuses laissées par la séparation des vertèbres ne blessent pas

(1) *Obstet. Med.*, p. 162, pl. XLI. Davis employait deux crochets pour le corps. L'un et l'autre ont une branche semblable à une petite cuillère de forceps *pleine;* l'autre branche a un crochet, qui paraît mousse dans la figure; la branche armée de l'autre présente un crochet à plusieurs pointes. Davis a inventé plusieurs instruments fort ingénieux. (*Traducteur.*)

(2) Dans un cas de ce genre, il m'a été impossible de saisir la tête, jusqu'au moment où j'ai pu me procurer un aide intelligent, un de mes élèves, qui a fixé la tête, pendant que je la saisissais avec le forceps. Dès lors l'extraction a été facile, malgré une légère disproportion. (*Traducteur.*)

les parties maternelles. Il est très utile d'avoir un aide qui presse sur la tête et la fixe de l'extérieur.

3. *Le cranioclaste* est plus sûr et moins dangereux. Il est nécessaire, ou du moins préférable, de commencer par perforer. Le roulement de la tête aussitôt que la pointe du perforateur la touche, tend à faire glisser l'instrument par la tangente, à ne pas lui permettre d'entamer la tête, et à blesser les parties maternelles. Pour parer à ce danger, un aide presse fortement la tête et la fixe sur le détroit supérieur, avec ses deux mains étalées sur le fond de l'utérus. L'opérateur alors, cherchant l'occiput avec deux doigts de la main gauche, et guidé par eux, pousse le perforateur avec sa main droite, en ayant soin que la pointe de l'instrument rencontre le crâne autant que possible suivant une normale. Puis, par une pression aussi minime qu'il peut, accompagnée d'un mouvement de rotation, il fait pénétrer l'instrument dans le crâne. On évite ainsi le risque de la fuite de la tête et du glissement de l'instrument. Lorsqu'on a obtenu une ouverture assez large, on applique le cranioclaste, une branche en dedans, l'autre en dehors, on articule et on tire dans l'axe du bassin ; la tête vient d'ordinaire sans difficulté. Pendant l'extraction, les doigts de la main gauche demeurent sur le crâne au point où l'instrument l'a saisi, pour garantir les parties molles contre les épines osseuses qui pourraient les blesser, et pour régler la force et la direction des tractions.

4. *Céphalotribe.* C'est le meilleur instrument ; on peut l'appliquer dans les cas où les autres échouent. La tête, perforée, pressée fortement sur le détroit, peut être aisément saisie, écrasée, extraite. Cette méthode est, croyons-nous, préférable dans tous les cas, mais surtout lorsque le bassin est rétréci.

Nous avons encore une autre ressource, moins scientifique que les précédentes, mais qu'on peut employer dans certaines circonstances, comme l'absence d'instruments appropriés : c'est l'amputation des bras, qui fait de la place et peut permettre d'atteindre les pieds et de faire la version. Mais, dans la règle, c'est une mauvaise méthode que d'amputer les bras.

Indications de la version bipolaire, autres que les présentations transversales. — La version est une opération de choix ou de nécessité dans :

1. Quelques cas de malposition de la tête ou de la face ;

2. La procidence du cordon, lorsque la réduction est impossible ; rivalité avec le forceps ;

3. La procidence d'une main à côté de la tête ; rivalité avec le forceps.

4. Quelques cas d'accouchements multiples, et surtout pour extraire le second fœtus ;

5. Après la craniotomie, la version est quelquefois une méthode facile pour terminer l'accouchement ;

6. Pour sauver l'enfant, après la mort de la mère, lorsqu'on ne peut pas faire l'opération césarienne ;

7. En général, lorsque la mère est dans un danger pressant, dont une délivrance rapide peut la sauver. Ainsi : (*a*) dans quelques cas de placenta *prævia,* et d'hémorrhagie accidentelle ; (*b*) dans quelques cas de convulsions urémiques. Dans ces cas, le chloroforme ou le nitrite d'amyle, la dilatation du col et la version bipolaire sont les moyens les plus sûrs. Nous avons étudié la version dans ces cas, à propos de chacun de ces accidents.

8. On a longtemps discuté, et la question n'est pas encore résolue, l'opportunité de *la version dans les rétrécissements modérés.* Il serait impossible de donner une réponse précise, qui puisse nous guider dans tous les cas qui se présentent à nous. Nous pourrions faire une échelle descendante comme nous l'avons fait plus haut, dans le chapitre XXI, p. 833, indiquant à peu près les degrés de rétrécissements qui permettent d'espérer un enfant vivant ; mais nous ne pouvons obtenir une connaissance exacte des *deux principaux éléments du problème.* Par exemple, nous pouvons déterminer approximativement l'état du bassin ; mais nous ne pouvons pas connaître à l'avance le volume et la plasticité de la tête fœtale, excepté dans quelques cas d'accouchement prématuré. La discussion reste donc ouverte. La question sera souvent résolue par ce que l'on peut appeler l'*induction subjective,* par la capacité individuelle de l'opérateur, son adresse dans certaines opérations, et la qualité de ses instruments.

Nous pouvons dire, en commençant, qu'il est certains cas de déformation pelvienne, dans lesquels la version est certainement ce qu'on peut faire de mieux pour la mère comme pour l'enfant. Dans certains cas d'accouchement prématuré, la fermeté et le volume du fœtus lui ont permis de s'accommoder au bassin. Nous discuterons ce sujet à propos de la provocation de l'accouchement.

Nous pouvons maintenant étudier la question générale. La version peut-elle se faire à terme, comme moyen de délivrance dans un bassin déformé ? Dans l'échelle descendante des opérations, nous entrons, après la version, dans le domaine de l'obstétrique meurtrière, si le forceps échoue aussi. On peut poser la question ainsi : existe-t-il des cas de dystocie causée par une déformation pelvienne, dans lesquels le fœtus peut venir vivant par la version, sans danger pour la mère, alors que le forceps a échoué, et dans lesquels le fœtus serait autrement condamné à la perforation ? S'il en existe, peut-on les diagnostiquer assez exactement pour pouvoir restreindre à ces cas l'application de la version ? Si nous nous trompons en faisant la version, quelle peine encourons-nous ? Comment pourrons-nous réparer les conséquences de notre erreur ?

L'extraction d'un fœtus à travers un bassin rétréci a souvent été faite par nécessité, quand, par exemple, l'épaule se présentait. L'observation de ces cas, dont quelques-uns se sont terminés par la naissance d'enfants vivants, n'a pu manquer d'éveiller chez quelques accoucheurs l'idée d'opérer de même, dans les cas de présentation de la tête, lorsqu'il existait un rétrécissement.

Avant que le forceps fût connu, et avant que les instruments d'embryulcie fussent perfectionnés, on avait recours à la version dans presque tous les accouchements difficiles. Ainsi Deventer, qui écrivait en 1715, et Lamotte, s'élevaient contre l'usage des instruments, et recommandaient la version podalique, dans tous les cas de présentation de la tête où il y a quelque difficulté. Quelques-uns des successeurs de Paré ont donc cultivé avec succès l'art de la version. Mais il n'en est pas moins certain que, si des enfants ont été sauvés, bien des mères ont été blessées ou ont succombé à des tentatives, dans des cas que nous traitons maintenant avec plus de succès par l'application du forceps ou par la craniotomie.

A mesure que les instruments se perfectionnaient, le choix des moyens s'étendait. Le forceps, d'abord, voulait suffire à tout. Chamberlen n'hésita pas à accepter le défi de Mauriceau de délivrer une femme à bassin très rétréci, avec un forceps, faible et imparfait comme il l'était : il échoua piteusement. Au fur et à mesure des progrès de la science, la question s'est de mieux en mieux définie. La difficulté de l'accouchement tenant à l'étroitesse du détroit supérieur, et le problème étant d'extraire vivant un fœtus arrêté au détroit, il est évident qu'un forceps court, sans courbure pelvienne, devait échouer le plus souvent. Ce ne fut que lorsqu'on eut le long forceps à double courbure, que l'accoucheur sut et put présenter un rival à la version, pour sauver les enfants de la mutilation.

Ce n'est donc qu'avec Levret et Smellie, qui perfectionnèrent le long forceps, que commence l'intérêt réel de la question. Ce que Smellie écrivait en 1752 est encore bien remarquable. « L'obstétrique, » dit-il, « a fait assez de progrès pour qu'on soit moins souvent qu'autrefois obligé de sacrifier l'enfant ; il ne faudrait réellement jamais le faire que lorsqu'il est impossible de faire la version ou d'appliquer le forceps. » Pugh, de Chelmsford, en 1754, qui avait confiance dans le forceps, pouvait dire : « Je n'ai jamais perforé depuis quatorze ans. » Perfect, en 1783, faisait de même. Madame Chapelle, en 1825 (1), préférait la version. Elle rapporte que, sur 15 enfants extraits par le long forceps pour cause de rétrécissement, 8 vinrent morts et 7 vivants, et que, sur 25 fœtus amenés par les pieds, 16 naquirent vivants, et 9 morts. La pro-

(1) T. III, p. 430. *(Traducteur.)*

portion est en faveur de la version; mais des statistiques de cette espèce doivent être sévèrement contrôlées.

Il est remarquable que c'est parmi ceux qui repoussent le long forceps que se trouvent les adversaires les plus déclarés de la version dans les rétrécissements. C'est encore plus surprenant, si nous pensons que cette école, maintenant éteinte, qui rejette les deux opérations de salut, n'a rien à proposer que la craniotomie pour un grand nombre d'enfants, qui ont le droit de participer aux bienfaits de l'obstétrique conservatrice.

On peut dire qu'en ce moment, les principaux avocats de la version sont ceux qui n'ont pas compris les avantages d'un forceps long, tandis que les amis les plus chauds du forceps sont ceux qui en ont un bon. C'est pour cela que Stein (1773), Osiander l'ancien (1799), Boer, Baudelocque et les auteurs les plus récents préfèrent le forceps. Sir J.-Y. Simpson plaidait vigoureusement pour la version. Son forceps possède, il est vrai, une courbure pelvienne, mais il est court, et incapable de remplir le rôle d'un vrai forceps long (1).

Voyons maintenant quelle pénalité nous encourons, et comment nous pouvons réparer notre faute, lorsque nous avons fait la version et ne pouvons faire passer la tête à travers un détroit supérieur trop rétréci. Nous pouvons essayer du forceps sur la tête dernière; s'il échoue, nous en viendrons à la perforation. Nous avons essayé de sauver l'enfant, nous n'avons pas réussi. La mère court-elle un danger du fait de cette tentative et de cet échec? L'expérience répondra : Sans doute, la mère souffrira si l'on fait des tractions violentes et trop prolongées, mais nous devons supposer que les tentatives sont conduites par une main habile et discrète. La force que la mère peut supporter sans danger est beaucoup plus considérable que ne le croient ceux qui n'ont pas d'expérience; il semble qu'il existe quelque condition protectrice; cette condition se trouve, croyons-nous, dans le mécanisme de l'accouchement (2). Dans le chapitre consacré au mécanisme de l'accouchement dans les bassins rétrécis par une saillie exagérée du promontoire, nous avons montré que l'angle sacro-vertébral forme un centre autour duquel la tête doit tourner pour entrer dans le bassin. Le côté de la tête qui est appuyé sur le promontoire demeure presque immobile. Le promontoire saisit la tête dans la région fronto-temporale, et non par son plus grand diamètre. Si le rétrécissement est très accusé, le crâne s'enfonce au point où il est pris. Le mouvement est presque complètement limité au côté opposé du crâne, appuyé sur le pubis, et qui suit la

(1) Cette observation est si parfaitement exacte, que R. Barnes, dont le forceps est court, peu courbé et faible, y penchait jusqu'en 1876. Voyez plus loin, *appréciation générale de l'opération*. (*Traducteur*.)

(2) Il est en effet surprenant de voir quel degré de compression peut supporter le canal parturient, *pourvu que le contact de la tête avec les parties molles ne soit pas trop prolongé*. (*Traducteur*.)

courbe de Barnes, jusqu'à ce que l'équateur de la tête ait dépassé le plan du détroit; la tête glisse alors vivement dans l'excavation. Du côté du pubis, le poli et l'égalité de la surface interne du bassin, et un léger glissement des parties molles sur les os, empêchent une pression dangereuse. Du côté du promontoire, c'est le moulage de la tête; le temporal et le pariétal s'infléchissent, se brisent même parfois; on a vu des fœtus résister à ces fractures; il se forme quelquefois un céphalhématome au point sur lequel s'exerce la pression; d'autres fois l'enfant succombe. Ces derniers cas prouvent que les parties maternelles peuvent supporter une pression suffisante pour tuer le fœtus. Comme corollaire, elles pourront certainement supporter le degré moindre de compression qu'il faut leur faire subir pour extraire un enfant vivant.

La version est donc justifiée dans les cas de rétrécissement qui permettent le passage d'un enfant vivant; elle l'est même lorsque le rétrécissement, sans être extrême, ne permet que l'extraction d'un enfant mort; au delà il est inutile d'essayer. Si donc nous pouvions déterminer dès l'abord tous les facteurs du problème, nous n'essaierions pas au-dessous de cette limite. Mais si, calculant sur une tête moyenne, nous avons affaire à une tête volumineuse et très ossifiée (1), nous nous trouvons dans un embarras dont la perforation seule pourra nous tirer. Nous devons avouer notre défaite, et battre en retraite, mais notre justification est dans le fait que nous avons obtenu à la fin tout juste ce qu'obtiennent ceux qui rejettent la version : nous sauvons la mère. Nous avons essayé de faire plus qu'eux, de sauver aussi l'enfant.

Il n'est pas possible d'estimer la proportion d'enfants sauvés par la version. Il suffit de prouver que nous en sauvons de temps en temps un, que le forceps n'aurait pas pu sauver.

Une considération importante en faveur de la version, est que la compression de la tête suivant son diamètre transversal est beaucoup moins dangereuse que celle qui porte sur son grand diamètre. Radford, Ramsbotham et Simpson insistent sur ce point. Lorsqu'on saisit la tête avec le forceps, on peut rarement la prendre suivant son diamètre transversal. Le bassin plat rétréci rejette son grand diamètre dans le diamètre transversal du bassin, et les cuillères du forceps, trouvant plus d'espace sur les côtés du bassin, saisiront sans doute la tête suivant son grand diamètre. Le fœtus court le danger que fait naître la compression du cordon. Mais l'observation prouve que, dans les cas de rétrécissement modéré, le cordon court moins de risque que dans un bassin normal; il se place généralement du côté du bassin où se trouve la tête, et s'y trouve protégé dans l'échancrure située sur le côté du

(1) Gonner, *Zeitssch. f. Geb. und Gyn.*, IX, croit avoir trouvé dans les mensurations du pied un moyen de juger de la grosseur du fœtus, 8 centimètres de longueur indiquent un fœtus de 3 kil., etc. (*Traducteur.*)

promontoire (1), de sorte que, si les parties molles sont assez dilatées pour ne pas comprimer le cordon contre la tête du fœtus, et si l'accouchement se termine en cinq minutes, ou même un peu plus, l'enfant a bien des chances de ne pas trop souffrir.

Nous avons énoncé déjà quelques-uns des arguments sur lesquels repose la version. Le principal argument mécanique est celui-ci : *La tête traverse le bassin plus aisément quand c'est la base qui se présente que quand c'est le sommet.* Baudelocque l'affirmait. Les os chevauchent plus facilement lorsque la force commence à agir par en bas. Osiander, Hohl, Simpson (2), insistent sur ce fait. M° Clintock et E. Martin soutiennent le contraire. Martin soutient que, lorsque le vertex se présente, la tête peut sans danger supporter un moulage qui dure plusieurs heures, tandis que, lorsque la base vient la première, il faut terminer l'accouchement dans l'espace de cinq minutes, si l'on veut sauver le fœtus. Nous avons des observations sur ce sujet. Une femme à bassin légèrement contracté est délivrée, après un travail laborieux, spontanément ou à l'aide d'un forceps, d'un enfant normal présentant la tête ; celle-ci est très déformée. Dans un accouchement suivant, le fœtus présente le siège, l'accouchement est facile, la tête a conservé sa forme globulaire presque intacte. Nous avons vu plusieurs faits semblables (3).

Nous avons été souvent appelés pour des accouchements difficiles, dans lesquels la tête était arrêtée au-dessus d'un détroit rétréci. Nous essayions le forceps à double courbure, en tirant fortement, et en serrant modérément : nous échouions ; nous faisions la version, et la tête, venant la base la première, passait aisément.

Indications. — Supposons une tête normale, dont la base, irréductible, mesure 76 millimètres; c'est la limite au-dessous de laquelle la version sera inutile, car, lors même que la tête sera saisie par son diamètre bitemporal, un peu en avant de son diamètre bipariétal, la base présentera toute sa longueur au détroit rétréci. Quoique le côté de la tête soit infléchi au niveau du promontoire, on ne peut pas compter sur une obliquité quelque peu considérable. Mais, si la tête est petite, ou très plastique, on peut raisonnablement espérer que l'enfant traversera vivant un diamètre conjugué de 76 millimètres. Cependant, et de l'avis de la plupart des partisans de la version, il faut à peu près de 82 à 89 millimètres pour un fœtus à terme. Il est en outre important que le bassin ait un diamètre sacro-cotyloïde assez grand d'un côté; car, si le bord ilio-pectiné s'incline fortement en arrière, l'occiput n'aura pas la place de se loger.

(1) V. *Opérations obst.* de R. Barnes. fig. 89. (*Traducteur.*)
(2) Budin, de même, *Tête du fœtus au point de vue de l'obst.*, p. 25. (*Traducteur.*)
(3) V. *Obst. Trans.*, 1866, p. 171. (*Traducteur.*)

Velpeau, Chailly, E. Martin, et d'autres, recommandent la version dans les cas de bassin inégalement rétréci, où un côté présente plus de place que l'autre, lorsque l'occiput n'est pas engagé du côté le plus spacieux. Voici comment on peut juger quel est le côté le plus large : 1° si la femme marche droit, et si ses jambes sont d'égale longueur, le défaut de symétrie doit être peu considérable ; il est probable que le côté droit est le plus large ; 2° si la femme a une hanche malade ou une jambe plus courte que l'autre, c'est le côté du bassin opposé à la lésion qui sera le plus large ; 3° on peut comparer les mesures externes des deux demi-circonférences du bassin, depuis la crête sacrée à la symphyse pubienne ; 4° la main, introduite dans le bassin, pourra estimer la largeur des deux côtés.

L'orifice doit être assez dilaté pour admettre les doigts réunis en cône, et assez dilatable pour ne pas opposer de résistance au passage du tronc. Dans ce cas, comme dans la plupart de ceux où la tête ne peut pas presser directement sur le col, la dilatation est lente. Les dilatateurs hydrostatiques rendent de grands services. Les membranes doivent être intactes, ou du moins il faut qu'il reste assez de liquide pour que la version soit aisée.

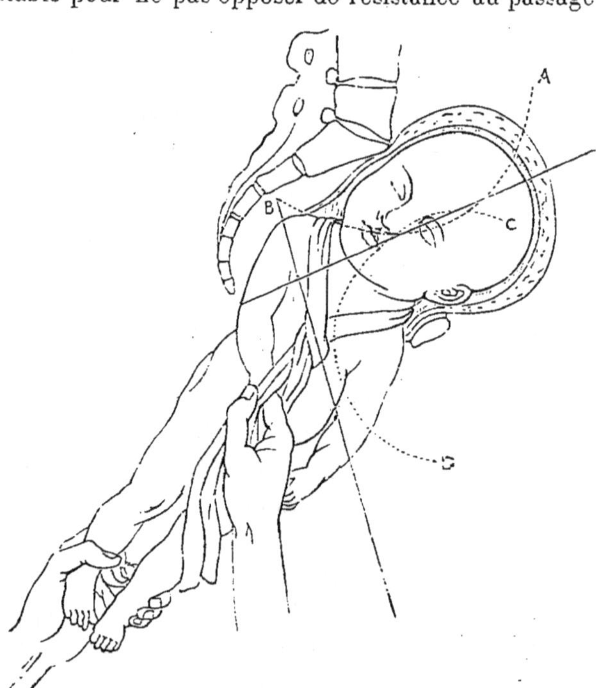

Fig. 176. — Mode d'extraction de la tête retenue au détroit supérieur rétréci (R. B.).

Les *contre-indications* sont : 1° un diamètre conjugué de moins de 76 millimètres ; 2° une contraction ferme de l'utérus sur le fœtus, qui lui fait prendre la forme globulaire ; 3° l'engagement ou l'enclavement de la tête dans le détroit supérieur ; 4° l'épuisement ou la prostration de la mère ; 5° la mort du fœtus.

Exécution de la version. — Les conditions que nous avons supposées permettant l'application de la méthode bipolaire, nous ne devons pas nous priver des avantages qu'elle présente. Si l'examen nous a prouvé que le bassin est symétrique, nous ferons la version d'après les règles ordinaires. L'extraction doit être douce et lente, jusqu'au moment où le siège est sorti; tant que le cordon bat, ne nous pressons pas; si les pulsations mollissent, ne tardons pas à dégager les bras. Le rétrécissement du bassin rend ce dégagement un peu difficile. Aussitôt que les bras sont dégagés, commence la vraie difficulté, l'extraction de la tête. Parfois elle est retenue par l'orifice incomplètement dilaté; c'est une complication fâcheuse, car la compression arrêtera sans doute la circulation funiculaire. Il est avant tout nécessaire de tirer d'abord autant en arrière que possible, afin que la tête suive la courbe de Barnes (AB, fig. 176), jusqu'à ce qu'elle ait franchi le détroit supérieur; elle entre alors dans la courbe de Carus, CD. On tire en tenant les jambes avec une main et la nuque avec l'autre. Ordinairement la force qu'on obtient ainsi, aidée par une pression sur le fond utérin, est suffisante; parfois il en faut un peu plus. On croise alors une serviette fine ou un mouchoir de soie sur le cou, et on amène les deux extrémités en avant de la poitrine, comme le montre la figure 176.

Lorsque le bassin est inégalement rétréci, notre but doit être de conduire l'occiput, partie la plus volumineuse de la tête, dans la partie du bassin la plus large. E. Martin donne trois moyens pour le faire :

1. *Une bonne position de la patiente.* — On la fait coucher du côté que regarde le front. Le fond de l'utérus descend graduellement de ce côté avec le siège du fœtus; le rachis fœtal attire l'occiput du côté opposé, et le front s'approche du détroit supérieur.

2. Le *forceps* est un moyen de dégager le diamètre transversal postérieur de la tête, lorsqu'il est emprisonné dans le diamètre conjugué; ce qui explique la facilité fréquente de l'extraction lorsqu'on a fait quelques tractions légères. Martin avoue qu'on ne doit pas trop attendre de cette méthode, et qu'il faut se tenir prêt à perforer, si la femme s'épuise.

3. *Version par les pieds.* — Comment faut-il la faire? Par suite de la loi bien connue, que dans la présentation des pieds, le pied qu'on amène en bas vient toujours se placer sous l'arcade pubienne, lorsque le fœtus n'est pas trop petit, ou le bassin trop large, si nous saisissons le pied droit, le dos du fœtus, et par suite l'occiput, tournera vers la moitié droite du bassin, et *vice versa*. Si donc c'est la moitié droite du bassin qui est la plus large, nous prendrons le genou droit, si c'est la moitié gauche, nous prendrons le genou gauche.

Hohl et Strassmann doutent que ce résultat soit certain. S'il se produit, disent-ils, c'est par accident. Nous croyons que la règle et la pratique sont bonnes et applicables, mais le succès de l'opération n'est pas nécessairement compromis, lors même que l'occiput tournerait vers le côté le plus étroit du bassin. Nous avons sauvé des enfants malgré cet accident, et Strassmann rapporte des cas frappants qui prouvent que c'est possible (1).

Si cependant le forceps et la version échouent, nous en viendrons à la craniotomie. Il n'est pas très difficile de perforer la tête dernière. On fait tirer le corps du fœtus sur le côté par un aide, afin de permettre aux doigts de l'opérateur et au perforateur d'atteindre aisément la tête. La meilleure place pour perforer est l'occiput, mais, si on ne l'atteint pas facilement, on peut pousser l'instrument dans la base du crâne. L'ouverture faite, on y passe le crochet, et on aide à la sortie de la matière cérébrale. On reprend avec prudence les tractions sur le corps ; le crâne s'affaissera probablement assez pour passer sans difficulté. Sinon, on se servira du cranioclaste ou du céphalotribe. Si l'on a essayé du forceps et de la version en temps utiles, avant que la femme soit épuisée, on peut espérer que la craniotomie ne la mettra pas trop en danger.

Appréciation générale de la version. — Pendant quelques années, Robert Barnes, quoiqu'il ait un forceps beaucoup meilleur que celui de Simpson, adoptait l'enseignement de ce grand maître, et donnait la préférence à la version, qu'il recommandait encore dans les *Obstetrical Operations*, en 1876. Depuis lors, sa propre expérience et celle de Fancourt Barnes, tout à fait distinctes, acquises surtout avec les forceps à traction axiale de Tarnier et d'Aveling, l'ont amené à examiner l'opinion exprimée dans cet ouvrage. Nous sommes arrivés à conclure que le forceps doit être préféré dans la plupart des cas où les pieds sont venus les premiers, soit spontanément, soit par la version, il vaut mieux extraire la tête avec le forceps qu'au moyen de tractions manuelles. Il faut essayer d'abord du forceps; et il est fort important d'appliquer un forceps à traction axiale; avec cet instrument nous avons obtenu des enfants vivants chez des femmes qui en avaient perdu par la version ou avec les forceps ordinaires ; nous ne pouvons donc pas douter de sa supériorité. Le principe de la traction axiale, étendant le domaine de l'application du forceps, diminue d'autant celui de la version. C'est une bonne épreuve de la valeur du forceps à traction axiale.

Dangers de la version pour la mère. — On peut les résumer ainsi : 1° dans les cas où il n'y a pas de disproportion, dans lesquels la version bipolaire peut se faire sans difficulté, le danger est peu considérable ; 2° le danger commence lorsque le liquide s'est écoulé, et lorsque les contractions utérines sont continues. On peut craindre l'épuisement, la rupture de l'utérus, l'escharification du vagin, une lésion de la vessie ; 3° le danger est plus grand encore, si, en outre, le bassin est fort rétréci, et si la tête est grosse et peu plastique. Dans ces cas, la force néces-

(1) *Monatss. f. Geburstk.*, juin 1868.

saire à l'introduction de la main peut déchirer l'utérus ou le vagin.

Dangers pour le fœtus. — Les dangers qu'on peut craindre sont : 1° l'asphyxie produite par la compression du cordon ; 2° les tractions nécessaires à l'extraction avant la dilatation de l'orifice ; 3° les tractions mal dirigées, qui étendent le cou, et peuvent faire céder les articulations cervicales ; 4° la rotation du fœtus sur son grand axe peut lui tordre le cou ; 5° les vaisseaux du cerveau peuvent être comprimés et déchirés pendant l'extraction ; 6° la pression directe subie par le placenta entre la tête et l'utérus peut asphyxier le fœtus. Les contractions ininterrompues de l'utérus peuvent aussi produire l'asphyxie, en arrêtant la circulation utéro-placentaire.

Nous ne chercherons point à donner des estimations numériques de la mortalité, pour les mêmes raisons qui nous ont décidé à n'en pas donner à propos du forceps. Il y a trop de sources d'erreur pour que nous puissons le faire.

CHAPITRE XXIII

EMBRYOTOMIE ; INDICATIONS ; DISTORSION PELVIENNE ; DISPROPORTION ENTRE LA TÊTE ET LE BASSIN ; OPÉRATIONS ; CRANIOTOMIE ; CÉPHALOTRIPSIE ; LAMINATION DE LA TÊTE. — DANGERS DE L'EMBRYOTOMIE.

Nous quittons avec regret les opérations conservatrices du forceps et de la version, pour étudier les opérations meurtrières de l'embryotomie, qui obéissent à la loi impérative qui nous enjoint de sacrifier, quand cela est nécessaire, l'enfant au salut de sa mère. Venant après le forceps et la version, la craniotomie précède l'opération césarienne, opération qui, malgré son but conservateur, est tellement dangereuse pour la mère, qu'on préfère, pour l'éviter, sacrifier l'enfant.

Le *but de l'opération* est de sauver la mère en réduisant le volume du fœtus à des dimensions qui permettent de l'extraire avec le moindre danger possible pour la mère. Nous avons décrit, à propos de la version, une forme d'embryotomie, la spondylotomie et la détroncation. La sorte d'embryotomie que nous allons étudier consiste essentiellement dans la réduction du crâne ; on l'appelle donc craniotomie (1).

Analyse de l'opération. — La craniotomie comprend plusieurs temps ou actes : 1° perforation du crâne ; 2° excérébration ; 3° extraction simple : *a*, avec le crochet ; *b*, avec le craniolaste, ou extraction après écrasement, par enlèvement des fragments de la voûte cranienne, au moyen du cranioclaste ou du céphalotribe ; *c*, par lamination ; *d*, par écrasement de la base du crâne avec le basilyste.

(1) *Craniothrypsie* (θρύπτω) ou craniothlasie (θλάω) serait plus exact ; mais *craniotomie* (τομή) a prévalu. (*Traducteur.*)

Indications. — On peut les classer en trois ordres :

A. Dystocie causée par un rétrécissement du bassin assez considérable pour qu'il ne puisse pas donner passage à un fœtus vivant, ou même à un fœtus mort, après que le forceps et la version ont été essayés sans succès, ou ont été écartés d'emblée.

B. Cas où l'arrêt du travail est dû au fœtus.

C. Cas où la femme est dans un danger qui rend nécessaire une terminaison aussi prompte que possible, et lorsque la craniotomie nous offre le moyen le plus rapide, et violente le moins possible la mère. Quelques cas d'hémorrhagie, de convulsions, d'épuisement profond, de rupture utérine, et généralement lorsque, une prompte délivrance étant indiquée, le col n'est pas assez ouvert ou dilatable, ou bien lorsqu'une rigidité spasmodique ne permet pas une opération conservatrice; une atrésie cicatricielle ou due à une tumeur maligne du col ou du vagin; les cas de dystocie dans lesquels l'enfant est mort. On peut aussi ranger dans cet ordre l'obstruction constituée par des tumeurs (chap. XX, p. 795). B et C ont été mentionnés au commencement de la section consacré à la dystocie (chap. XX).

Dystocie causée par une distorsion pelvienne. — A. La craniotomie trouve son application dans les cas où l'accouchement à terme est entravé par un rétrécissement qui ne laisse au diamètre conjugué qu'un maximum 82 à 89 millimètres ou un minimum de 44 à 37. Si l'accouchement se fait à sept mois, l'opération est encore applicable dans un bassin de 37 millimètres, ou même un peu moins. F. Ramsbotham soutenait qu'on peut faire passer un fœtus complètement développé à travers un bassin dont le diamètre latéral a 76 millimètres et le conjugué 51, ou même 44 millimètres. Depuis son temps, les instruments et les méthodes d'écrasement et d'extraction se sont perfectionnés.

Il n'en est pas moins très difficile de fixer des limites exactes à l'embryotomie, en ne tenant compte que la distorsion pelvienne. Nous pouvons déterminer assez exactement ce facteur; les autres, les propriétés du fœtus, — et nous pouvons ajouter l'adresse de l'opérateur, — nous ne pouvons pas les connaître à l'avance.

Il ne faut pas non plus nous fier à l'histoire des accouchements précédents, quelque importante qu'elle soit. Il ne serait pas prudent de conclure, de ce qu'une femme a accouché naturellement auparavant, ou à l'aide du forceps ou de la version, qu'il n'est pas nécessaire d'avoir recours à la craniotomie. C'est au contraire un motif pour réfléchir et pour faire un examen attentif. L'expérience prouve que quelques femmes ont une difficulté toujours croissante à accoucher. Cela peut tenir à deux causes : 1° aux progrès de la distorsion pelvienne; 2° à une augmentation du volume du fœtus. Nous pouvons affirmer l'existence de la première cause, en nous appuyant sur des observations fréquentes. Nous possédons les histoires de plusieurs femmes dont le premier accouchement a été naturel, et dont les accouchements suivants ont été de plus en plus difficiles, et ont exigé d'abord le forceps, puis la craniotomie. La seconde cause peut être indépendante de la première, ou s'y ajouter (1). L'observation de d'Outrepont, que les femmes qui ont eu d'abord des enfants petits, en ont eu par la suite de plus en plus gros, a été vérifiée par des recherches récentes.

B. L'*hydrocéphalie* est rare, mais elle est une indication positive. On peut la reconnaître à la lenteur du travail, à l'inefficacité des douleurs, au volume du crâne, dont une calotte seulement entre dans le bassin, à la saillie que fait le cuir chevelu, semblable à la poche des eaux pendant les contractions, à la mobilité des os. Après la perforation, le cuir chevelu ressemble à un sac de noix.

C. Les cas où les indications se trouvent dans l'état de la mère ne demandent pas de description particulière à cette place.

L'*opération.* — Une question importante est celle de savoir à quel moment du travail il faut commencer. Comme les dangers viennent surtout de l'épuisement, il est évidemment bon d'opérer aussitôt que les indications sont claires, et que les conditions permettent de l'exécuter. Sur le Continent en particulier, quelques auteurs veulent qu'on attende que le fœtus soit mort (2). Si on l'admet, et que les conditions du cas soient les suivantes : 1° le fœtus ne peut pas venir vivant ; 2° l'opération a pour but de sauver la mère, attendre qu'il soit mort est illogique et inhumain tout à la fois. C'est un raffinement de casuistique que de faire une distinction entre mettre un fœtus à mort et le laisser exposé à des dangers auxquels il succombera nécessairement, et c'est risquer le but même de notre art, que d'attendre la mort lente d'un fœtus, jusqu'à ce que la vie de sa mère soit aussi en péril.

Il n'est point nécessaire d'attendre que le travail soit fort avancé ; il est rarement utile d'attendre longtemps après la rupture des membranes ; il serait, dans bien des cas, inutile d'attendre la dilatation complète. Le rétrécissement du bassin a pour conséquence nécessaire une dilatation lente et imparfaite. La tête, reposant par deux points seulement sur le détroit rétréci, ne peut pas presser sur le col. Il est donc utile parfois de perforer aussitôt que le col est assez ouvert pour admettre deux ou trois doigts. Quand la tête s'affaisse et descend dans le bassin, elle porte sur le col, qui cède graduellement.

(1) Matthews Duncan dit que le poids des enfants d'une femme va en augmentant entre 25 et 29 ans (*Researches in Obstetrics*, 1866, p. 51). (*Traducteur.*)

(2) Ceux qui énoncent cette idée se placent surtout au point de vue religieux, comme ils le font pour la céphalotripsie. V. Poisson, *Enseignement théol.*, 1883. (*Traducteur.*)

Quoique ce soit une bonne règle générale de faire une opération quelconque aussitôt qu'elle est clairement indiquée, il n'est pas prudent, dans les rétrécissements modérés, de conclure trop promptement à la nécessité de la perforation. Il faut donner à la Nature le temps et l'occasion d'agir. La tête peut être petite et plastique, et parfois une tête complètement développée pourra, si l'utérus agit d'une façon continue, sortir spontanément ou à l'aide du forceps.

Opération : préparatifs. — Videz la vessie et le rectum; placez la patiente dans le décubitus latéral gauche ou dorsal. L'anesthésie est rarement désirable avant le moment où l'on place la céphalotribe et où l'on commence l'extraction.

Premier temps : perforation. — Cest le premier temps de toutes les opérations qui ont pour but la réduction du volume de la tête. La condition nécessaire pour que les os s'affaissent complètement est qu'ils ne soient plus soutenus par le cerveau et que l'intégrité de la sphère crânienne soit brisée. Le crâne, entier et rempli, est presque incompressible. Avec beaucoup de force et de temps, on obtient qu'il se moule un peu, mais son volume n'est pas changé. On pourra fausser de puissants forceps et même des céphalotribes, en essayant d'écraser la tête ; brisez la voûte crânienne, laissez sortir le contenu, et une compression modérée exercée par les instruments, ou même par les forces naturelles, écrasera le crâne plus ou moins complètement. En outre, il faut plus d'espace pour appliquer le céphalotribe sur une tête entière. Nous avons dû insister sur ce point, parce que quelques accoucheurs font encore la céphalotripsie sans perforation.

Avant de perforer, il faut examiner de nouveau. La main gauche de l'opérateur doit être introduite dans le bassin, la patiente étant anesthésiée, s'il le faut, afin de bien explorer la forme et les dimensions du bassin et les rapports de la tête et du col. Il faut reconnaître trois points : 1° la saillie du promontoire, qu'on a prise parfois pour la tête ; 2° le contour et la position de la tête ; 3° il faut bien reconnaître l'orifice. Le doigt, introduit dans l'orifice, doit faire le tour complet de la tête. Nous saurons ainsi exactement quel point doit toucher le perforateur.

Le point d'élection est celui qui occupe le centre. Un aide doit retenir et fixer la tête sur le détroit, afin qu'elle ne puisse ni reculer ni rouler devant le perforateur. Il faut aussi prendre garde que l'instrument rencontre la tête suivant une normale. Parfois, dans les cas de déformation considérable, l'utérus est tellement éloigné de sa position ordinaire, qu'il faut le replacer, avant de pouvoir amener l'orifice près du centre du détroit, et de pouvoir perforer sans danger.

On prend de la main droite le perforateur d'Oldham (1), et on intro-

(1) Figure 105 des *Opérations obstétricales.* (*Traducteur.*)

duit deux doigts de la gauche jusque sur la tête, en appuyant leur face dorsale sur le bord de l'orifice ; puis on conduit l'instrument dans la gouttière comprise entre eux. Lorsque la pointe touche le point qu'on a choisi, on la fait pénétrer par une pression combinée à un mouvement de rotation. Quand le crâne est percé, on pousse l'instrument jusqu'aux *épaules*, puis on ouvre les branches pour élargir l'ouverture, on tourne les manches d'un quart de cercle et on les écarte de nouveau pour faire une large incision cruciale. On brise ainsi la continuité de la voûte, ce qui donne issue au contenu du crâne, et on a de l'espace pour l'introduction du crochet ou du cranioclaste.

On peut alors attendre un moment, pour permettre une compression et un affaissement spontané, ou bien introduire aussitôt le crochet. Il faut l'introduire aussi profondément que possible, et le mouvoir dans tous les sens, pour déchirer les membranes et le cerveau ; ce qui facilite beaucoup l'évacuation du cerveau et l'affaissement du crâne. C'est l'*excérébration*.

Si la disproportion n'est pas considérable et si les forces de la parturiente ne sont pas épuisées, l'utérus se remet ordinairement au travail aussitôt que le volume de la tête est diminué ; la compression et la propulsion qu'il exerce peuvent suffire à expulser le fœtus. Il semble que la Nature reprend sa besogne aussitôt qu'elle a compris qu'elle peut agir efficacement. Il faut lui donner l'occasion de se tirer d'affaire à elle seule.

Si la tête n'avance pas, le cas rentre dans le deuxième ordre ; il faut procéder à la compression artificielle, puis à l'extration.

Second temps. L'extraction peut se faire de différentes manières : 1° avec le *crochet*. Le véritable usage du crochet est celui que nous avons indiqué, l'excérébration. On s'en est longtemps servi dans ce pays pour l'extraction ; mais nous croyons qu'on l'a généralement abandonné en faveur du cranioclaste et du céphalotribe. Les objections qu'on peut faire au crochet sont sérieuses : il n'a qu'une faible prise, il risque d'arracher un fragment du crâne ou un lambeau du cuir chevelu ; alors il a perdu sa prise en glissant, il peut blesser la mère ; enfin, il ne peut extraire la tête que dans les cas de disproportion peu accusée, dans lesquels on peut parfois se demander si la craniotomie était nécessaire. Mais, comme il se peut qu'on n'ait pas sous la main un bon cranioclaste ou un bon céphalotribe, nous décrirons l'application du crochet. Les doigts de la main gauche guident le bout du crochet dans l'ouverture faite au crâne. On passe alors deux doigts hors du crâne pour servir de guide à la pointe aiguë de l'instrument, qu'on fixe dans la tête. Le premier point où l'on fixe le crochet n'a pas une grande importance ; car, s'il éprouve une grande résistance, le crâne cédera, et il faudra planter l'instrument ailleurs. Il faudra peut-être le fixer à plusieurs reprises, si des fragments du pariétal, de l'occipital ou du frontal sont ainsi arrachés. Toutes les fois qu'un morceau est détaché, il est prudent de l'extraire, ce qu'on fait ordinairement avec les doigts. Petit à petit, car c'est souvent fort long, lorsque la voûte du crâne est ainsi déchirée, si l'on peut avoir une bonne prise dans l'os ou dans le trou occipital, le crâne s'affaisse et l'extraction s'opère. Dans les cas très difficiles, lorsque la voûte est bien morcelée, il vaut mieux accrocher la région orbitaire, et fixer la pointe du crochet dans le crâne, sous le sphénoïde, sur l'un des côtés de la selle turcique ou dans l'œil. On conserve ainsi la base du crâne, *de champ*.

2. *Extraction par la version*. — Lorsque la voûte cranienne est brisée, les os s'affaissent aisément si l'on engage le crâne par la base. Le cuir chevelu déchiré est ramené sur les bords déchiquetés des os. L'enfant, qui est mort, ne se prête pas à la version. Il peut devenir nécessaire d'introduire la main dans l'utérus, qui est moulé sur le fœtus, et à travers un détroit supérieur assez rétréci pour constituer un obstacle réel. La version est néanmoins une ressource précieuse dans quelques cas.

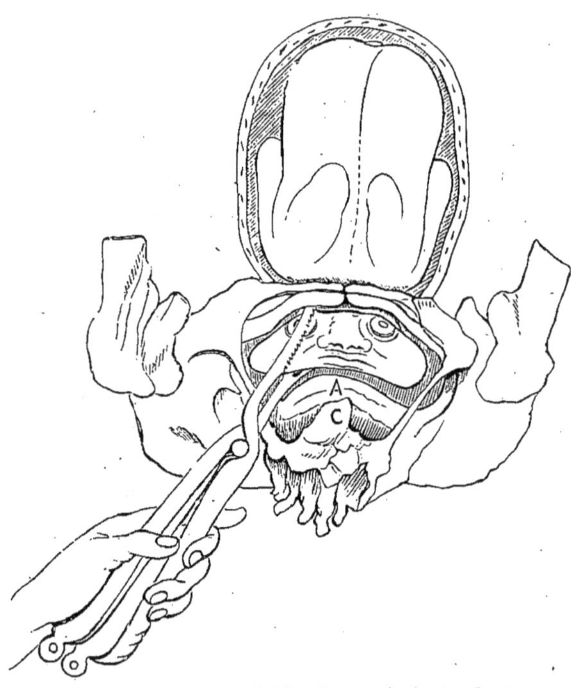

Fig. 177. — Extraction à l'aide du cranioclaste de Barnes, après l'enlèvement de la voûte du crâne (R. B.).

A, promontoire saillant; C, pointe du coccyx.

3. *Extraction à l'aide du cranioclaste*. — Elle est généralement préférable à la version. Cet instrument a deux usages : il saisit et extrait la tête, il saisit et extrait des fragments de la voûte cranienne. On l'emploie pour extraire la tête dans les cas de disproportion peu considérable; il sert à ces deux usages dans les cas de disproportion extrême.

Par où convient-il de saisir le crâne? — Si la tête s'affaisse, il suffit de saisir le front, qui, étant ordinairement dirigé vers l'ilium droit, est facile à prendre. Si l'on éprouve une grande difficulté, il vaut mieux abandonner le front et prendre l'occiput. La tête ne vient pas bien, face première, à moins que la voûte du crâne et l'occiput ne puissent être écrasés contre la base. Dans cette opération, la compression du crâne se fait par son passage à travers le canal étroit formé par les parties molles, soutenues par le bassin. Il faut donc que la tête soit assez ductile pour subir la compression et l'allongement nécessaires. Si le crâne est trop résistant ou si le canal est trop étroit, nous devons agir tout différemment. Il faut enlever des fragments de la voûte ; la tâche devient alors beaucoup plus facile.

Osborn prétendait qu'en inclinant la base du crâne, de telle façon qu'elle se présente *de champ* dans le détroit supérieur, on peut faire passer un fœtus complètement développé à travers un diamètre conjugué de 38 millimètres (fig. 177). Burns est arrivé à la même conclusion, et a prouvé qu'en réduisant le crâne à sa base, et en l'amenant au détroit comme dans une présentation de la face, il n'offre au conjugué que la distance qui sépare le menton des orbites et qui est rarement de plus de 25 millimètres et demi. Braxton Hicks a étudié ce sujet (1). Ayant enlevé la calotte du crâne, il saisit l'orbite avec un petit crochet mousse, dont le manche est flexible, ce qui en facilite l'application; puis il tire doucement la face en tournant le menton en avant, comme dans la présentation de la face. Ensuite il saisit la tête par la bouche ou au-dessous de la joue pour faire les tractions.

4. *Procédé de R. Barnes.* — Nous préférons le cranioclaste. Voici comment nous procédons : nous introduisons la petite branche dans le crâne, et nous glissons la branche externe entre le fragment osseux que nous voulons enlever et la peau ; ayant ainsi saisi un large morceau du pariétal ou de l'occipital, nous le tordons brusquement pour le détacher, puis nous l'arrachons doucement, en le guidant avec la main gauche qui protège le vagin. Si la distorsion pelvienne n'est pas extrême, il peut suffire d'enlever deux ou trois fragments, par exemple un angle du pariétal et un de l'occipital. L'arcade cranienne étant ainsi brisée, ce qui en reste s'aplatit aisément sur la base, formant un disque ou un gâteau plat, lorsque la tête est comprimée dans l'ouverture du détroit. Lorsque nous en avons arraché assez pour permettre cet aplatissement, nous saisissons avec les cuillères du cranioclaste le front et la face ; la vis qui se trouve à l'extrémité des manches aide à l'écrasement du frontal, et assure une prise solide. Le cranioclaste agit comme un céphalotribe, sur lequel il a l'avantage de tenir moins de place. Puis nous tirons dans la direction de la courbe de Barnes. A mesure que la tête descend, le menton tend à tourner en avant ; on peut aider à cette rotation avec l'instrument. Cette rotation n'est pas nécessaire, car le cas diffère entièrement de celui d'une tête normale. L'occiput ne peut pas

(1) *Obst. Trans.*, 1865, p. 263.

se renverser sur le dos. La tête vient de champ comme un disque.

Si le rétrécissement est considérable — de 63 à 51 millimètres ou au-dessous — il est prudent d'enlever la plus grande partie du frontal, du pariétal, du temporal et de l'occipital, avant de commencer l'extraction. Grâce à ce procédé, on peut terminer l'accouchement dans tous les cas, sauf dans le cas de rétrécissement extrême. Nous sommes certains qu'il peut lutter avantageusement avec la céphalotripsie, et que tous les deux peuvent souvent remplacer l'opération césarienne.

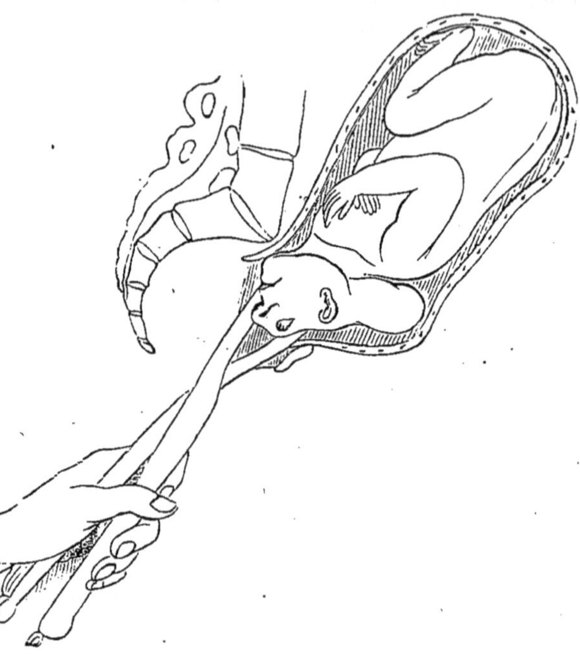

Fig. 178. — Extraction au moyen du cranioclaste de Barnes, après enlèvement des os de la voûte crânienne (coupe). (R. B.).

5. *Céphalotripsie.* — Le céphalotribe tient plus de place que le cranioclaste ; il faut donc dans quelques cas lui préférer le cranioclaste ou le basilyste. Cependant le céphalotribe possède des avantages spéciaux dans certains cas et peut aider les autres procédés.

Aptitudes du céphalotribe. — Sa propriété essentielle est d'écraser les restes de la calotte cranienne contre la base du crâne, afin de faire du crâne un disque qu'on puisse faire passer à travers la *fente* pelvienne. Puis il tient ferme pendant les tractions. Le céphalotribe est donc un instrument de réduction et d'extraction. La plupart des modèles français et allemands sont trop massifs ; on peut lui donner une force suffisante avec moins de volume et de poids. Ayant employé les céphalotribes de Simpson, de Kidd et de Braxton Hicks, nous reconnaissons l'utilité de la légère courbe pelvienne qu'a celui de Hicks ; mais nous trouvons ses branches trop courtes pour saisir la tête au-dessus du détroit supérieur. Le céphalotribe de Fancourt Barnes (fig. 124 et 179) semble répondre à toutes les objections. Il présente une légère courbure pelvienne, des branches assez longues et assez puissantes, et a l'avantage d'avoir la courbure périnéale d'Aveling. On ne peut guère apprécier ce perfectionnement sans l'avoir expérimenté. La facilité que donne la traction axiale est considérable, et on évite d'autant l'écrasement des parties molles maternelles.

Le céphalotribe appliqué sur la tête perforée agit en écrasant la base, ce qui lui donne plus de plasticité; elle peut alors se présenter de champ, et le crâne est aplati par l'écrasement du temporal et du pariétal contre la base (fig. 179).

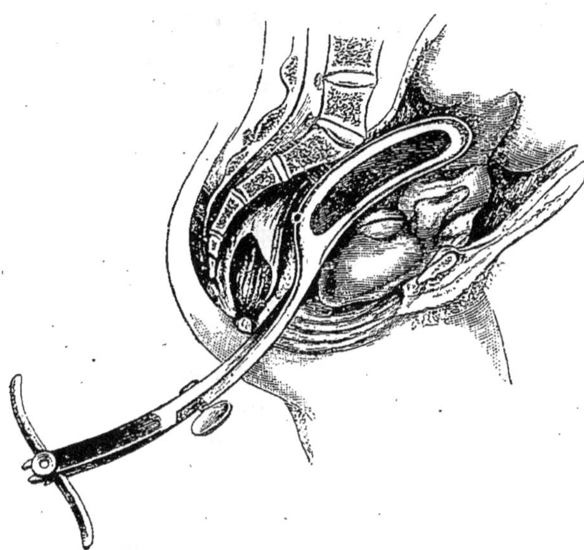

Fig. 179. — Céphalotribe de Fancourt Barnes à traction axiale, appliqué.

On a soutenu, et même enseigné, que le céphalotribe agit en écrasant la base du crâne, c'est-à-dire en broyant le disque solide formé par le sphénoïde, les temporaux et l'apophyse basilaire de l'occipital. C'est une erreur. Aussitôt que le disque est saisi par les cuillères, il tend à s'incliner et à présenter sa surface plate, les os séparés de la voûte étant écrasés contre le disque. Il est presque impossible de saisir et de comprimer la base assez exactement pour l'écraser sûrement. C'est pour obvier à cet inconvénient et pour assurer le broiement qu'on a fait les basilystes. C'est dans ce but que Guyon et A.-R. Simpson commencent par perforer la base.

Tout ingénieux et utiles que sont ces procédés, nous ne pouvons pas les considérer comme supérieurs en sécurité et dans leur application à la céphalotripsie que nous avons décrite. Celle-ci peut ordinairement assez aplatir la tête pour que les branches se touchent presque; et, comme l'instrument n'a que 38 millimètres de largeur, l'obstacle est réduit à cette dimension. Il est en général utile de répéter le broiement, ce qu'on fait en saisissant la tête dans une autre direction, et en comprimant la partie saisie; on augmente ainsi la ductilité du crâne.

Opération. — La patiente peut être couchée sur le côté gauche ou sur le dos. On perfore la tête comme il a été dit. L'application du céphalotribe se fait en général comme celle du long forceps. On place d'abord la branche inférieure ou postérieure, en la guidant avec la main gauche, et on l'enfonce aussi profondément que possible. On la passe le long de la courbure du sacrum jusqu'à ce que son extrémité soit proche du détroit supérieur et touche la tête ; on élève alors le manche, et l'extrémité de la cuillère, tournant dans l'ilium gauche ou sur l'articulation sacro-iliaque gauche, glisse contre la tête. Il faut la pousser profondément, car l'extrémité de l'instrument doit dépasser la base du crâne. Cette branche étant placée, la seconde branche, l'antérieure, est introduite aussi dans la concavité du sacrum, et croise en avant la première. Lorsque son extrémité est proche du détroit supérieur, on abaisse le manche et on l'amène en arrière ; l'extrémité s'élève le long de la tête dans l'ilium droit, ou en face de la cavité cotyloïde droite, où elle se trouve opposée à l'autre. L'articulation faite, on tourne lentement et continûment la vis ; la main placée dans le vagin observe ce qui se passe. Si des aiguilles osseuses sortent du cuir chevelu, il faut les saisir avec les doigts ou le cranioclaste. Lorsque la tête est écrasée dans la direction dans laquelle on l'a saisie, on peut employer l'instrument comme un tracteur. Si l'on éprouve une forte résistance, il vaut mieux retirer les branches, les réappliquer dans une autre direction, et répéter le broiement ; la tête en devient beaucoup plus ductile. On fait alors tourner la tête, en faisant décrire aux manches une rotation d'un quart de cercle, afin de mettre la partie aplatie en rapport avec le diamètre transversal du détroit avant de faire les tractions, et de faire entrer dans le bassin la tête, qui a pris la forme d'un disque. Il n'est pas toujours nécessaire de donner ce mouvement de rotation ; l'adaptation peut se faire spontanément. On fait ainsi l'extraction dans le sens de l'axe pelvien, en donnant le temps à la tête de se mouler et à l'orifice, au vagin et à la vulve, celui de se dilater.

Lorsque la tête est dehors, on peut avoir quelque difficulté avec les épaules et le tronc. Les épaules sont généralement situées obliquement dans le détroit supérieur ; l'une est en avant, l'autre en arrière. Si l'on tire dans l'axe, en arrière, sur la tête, l'épaule antérieure descendra un peu, de sorte qu'on pourra fixer un doigt ou un crochet mousse dans l'aisselle pour tirer. Cela fait, on tire la tête en avant et en bas, pour pouvoir faire la même manœuvre sur l'épaule postérieure. Si l'on a trop de peine, il est utile d'écraser la poitrine avec le céphalotribe. Dans les cas extrêmes, il est souvent indiqué d'employer le céphalotribe et le cranioclaste. Par exemple, le céphalotribe, ayant saisi et broyé la partie qui se présentait, et servi à l'amener à une certaine profondeur, peut glisser un peu, ou bien les tissus du fœtus semblent devoir céder au-dessus du point saisi. Le cranioclaste peut alors saisir le fœtus en un point plus élevé.

Si l'on a fait la version après la craniotomie ou la céphalotripsie, les bras, s'appliquant sur les côtés de la tête broyée, n'opposent pas une résistance sérieuse.

Pour cacher aux assistants la tête mutilée, il faut la couvrir d'une serviette aussitôt qu'elle est sortie.

Dans ce pays, lorsqu'on ne possédait pas de bons instruments pour l'embryulcie, on avait coutume, après la perforation, de laisser la tête se mouler et sortir spontanément. Pajot (1) recommande un procédé analogue qu'il nomme *céphalotripsie répétée sans tractions*. Il écrase d'abord la base en une séance, puis il essaye doucement de faire tourner un peu l'instrument, pour amener la partie aplatie de la tête en rapport avec le diamètre rétréci; s'il éprouve une résistance, il attend deux ou trois heures pour donner à l'utérus le temps de mouler la tête sur le détroit. Puis il répète le broiement, et attend de nouveau deux ou trois heures. Une ou deux applications suffiront pour le tronc. Chiara rapporte un exemple de succès (2). Pajot place sa méthode en rivale de l'opération césarienne, et les cas qu'il rapporte donnent du poids à sa recommandation. Cependant nous ne pouvons nous empêcher de penser qu'on peut et qu'on doit généralement terminer en une séance. La tête reprend du volume lorsqu'on enlève le céphalotribe; compter sur les efforts de la Nature serait souvent appeler l'épuisement.

Lamination. — Pour triompher des obstacles opposés par la dureté de la base et par le volume du céphalotribe, on a imaginé plusieurs moyens de réduction du crâne. Leur but commun est de couper la tête en tranches ou en lames; de là vient le terme *lamination.* Un des premiers instruments de ce genre est le *forceps-scie de van Huevel*, que son auteur a présenté en 1842. Il est caractéristique de l'école belge; Hyernaux rejette en sa faveur tous les crochets et tous les céphalotribes.

Faye, de Christiania, et Billi en Italie l'ont accueilli avec faveur. C'est un forceps long, puissant, à courbure pelvienne, dont les branches présentent à la partie interne une cannelure destinée à loger une scie à chaîne. Lorsqu'on a saisi avec le forceps la tête ou une partie du corps du fœtus, on fait mouvoir la scie au moyen de manches attachés aux deux extrémités; la chaîne manœuvrée ainsi coupe le crâne qu'elle touche au point où les cuillères font suite aux manches. Pour l'extraction, van Huevel a fait construire une pince dont un mors est pourvu de dents.

L'objection qu'on peut faire à cet instrument est son volume. Il est difficile ou impossible de l'appliquer lorsque le diamètre conjugué est réduit à 51, ou même à 63 millimètres et demi. Il faut qu'on puisse l'articuler exactement pour que la chaîne fonctionne. A ce degré, il vaut mieux faire la perforation et appliquer le céphalotribe ou le cranioclaste.

Méthode de Robert Barnes : écraseur à fil métallique (1869). — La difficulté, dans les cas de distorsion extrême, de trouver de l'espace pour

(1) Préface de la traduction française des *Obstetric Operations.* — *Archives gén. de Méd.*, 1863 et thèse d'agrégation, 1853. (*Traducteur.*)

(2) *Osservazioni di cephalotomia.* Turin, 1867.

la manœuvre du céphalotribe a décidé R. Barnes à appliquer l'écraseur à fil métallique à la lamination ; rien n'occupe moins de place qu'un fil de métal. Il est désirable, mais non nécessaire, de faire la perforation; elle facilite l'arrachement d'un fragment des pariétaux au moyen du cranioclaste; l'anse de fil s'enfonce alors plus aisément dans le crâne, on a besoin d'une anse moins large, et le fil fait plus facilement son chemin dans la base du crâne. Si l'on n'a pas détruit la sphéricité de la tête, l'anse de fil risque de glisser sur la tête et de ne saisir que la peau, lorsqu'on serre la vis.

On passe alors le crochet dans l'ouverture faite par le perforateur, et on le fait tenir par un aide, pour fixer la tête (fig. 180). On prépare une anse de fil d'acier fort, assez longue pour entourer la tête ; l'élasticité du métal permet de l'étrécir avec les doigts, de façon à la rendre assez étroite pour passer dans l'orifice et dans la *fente* du détroit supérieur. On guide cette anse le long du crochet vers le côté droit de l'utérus, où se trouve la face. Lorsqu'on cesse de serrer l'anse, elle reprend sa forme circulaire originelle; on glisse cet anneau sur la partie antérieure de la tête (fig. 180, B); puis on serre la vis; le fil s'enfonce aussitôt dans la peau. Cette opération a le grand avantage que toute la force s'exerce sur le fœtus. On ne comprime point les parties maternelles, ce qu'on ne peut guère éviter avec le céphalotribe ou le forceps-scie de Van Huevel. Lorsqu'on a saisi la partie antérieure ou la postérieure de la tête dans l'anse du fil, on sectionne la tête en serrant la vis. On enlève avec le cranioclaste le segment détaché.

Dans les rétrécissements peu accusés, le détachement d'un segment suffit pour permettre l'extraction du reste de la tête à l'aide du cranioclaste. Mais, dans les cas de distorsion extrême, il est utile de diminuer encore le volume de la tête, en enlevant un second segment. C'est ce que l'on fait en appliquant l'anse métallique sur l'occiput (fig. 180, A). On obtient ce que le céphalotribe ne fait pas, on fractionne la base du crâne.

La petite partie qui reste attachée au tronc ne constitue pas un obstacle ; on a prise sur elle pour les tractions; on la saisit fortement avec le cranioclaste et on fait l'extraction du tronc. Si l'enfant est gros, l'extraction demandera beaucoup de temps et d'adresse. Un assistant tire fortement sur le cranioclaste, dans une direction latérale, pour amener une épaule dans le détroit supérieur. L'opérateur place alors un crochet dans l'aisselle, l'attire en bas, et avec de forts ciseaux, ampute le bras dans l'épaule (1). Il fait de même pour l'autre bras; on gagne ainsi de la place pour manœuvrer sur le thorax. On le perfore; on introduit de

(1) Dans ce cas, je préfère l'écraseur qui m'a rendu un grand service en 1874, dans un cas que j'ai rapporté brièvement dans les *An. de Gyn.*, 1885, t. I, p. 280. Quelques lignes plus loin, l'auteur indique ce procédé. (*Traducteur.*)

forts ciseaux dans l'ouverture, et on coupe les côtes dans deux directions; puis on éviscère le thorax avec le crochet, jusqu'à ce que le tronc puisse s'affaisser complètement. Cela fait, une traction modérée achèvera la délivrance.

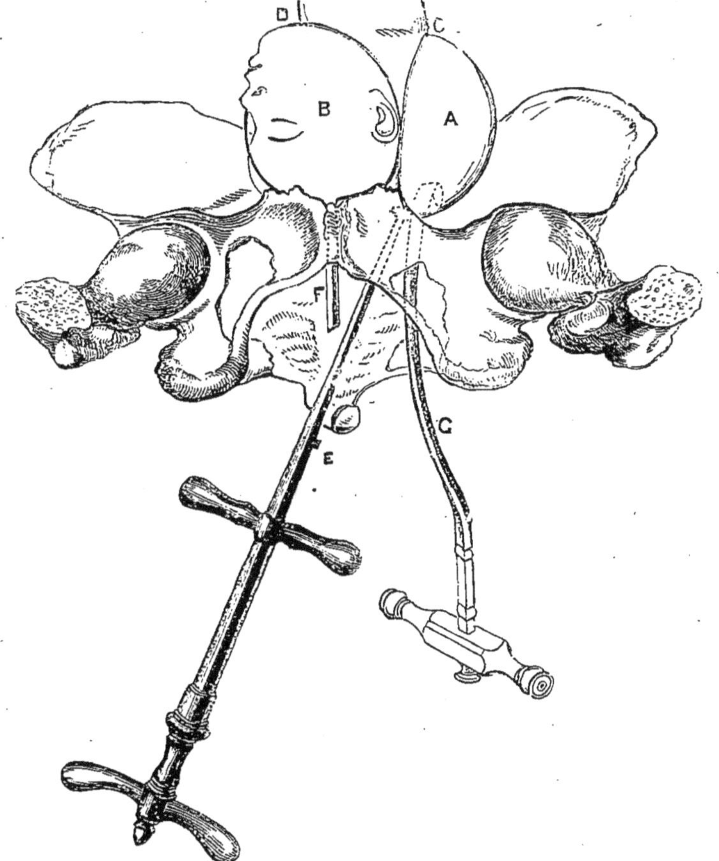

Fig. 180. — Lamination de la tête avec l'écraseur, par la méthode de Robert Barnes.

Nous avons imaginé une méthode qui permet d'amputer aisément les bras. Un tube courbé, de la forme du crochet de Ramsbotham (1), peut servir à conduire un fil métallique fort sous l'aisselle; on fixe ses deux extrémités sur l'écraseur, et on coupe facilement le membre. On peut faire la décapitation par le même procédé. Le crochet de Wasseige est fait pour porter une cordelette. Pajot décapite avec du forcet. La *méthode de Tarnier* se pratique avec un instrument semblable en principe à celui de Van Huevel, mais beaucoup plus léger et moins volumineux. Il est composé de deux tiges, dont l'une est courbée pour correspondre à la concavité sacrée, et l'autre est presque droite. Ces branches portent

(1) Kidd, de Dublin, cité en note à la page 896, se sert d'une longue sonde munie de son mandrin. Cette ingénieuse idée est fort utile. (*Traducteur.*)

une scie à chaîne mobile qui, comme celle de Van Huevel, agit de bas en haut, de sorte que la section du crâne commence par en bas. Quand on a sectionné jusqu'à la base du crâne, on peut faire une seconde section et obtenir une tranche triangulaire.

On a construit un grand nombre d'autres instruments. Nous citerons seulement ceux de Jacquemier, Wasseige, Van der Ecken, Stanesco, Pierre Thomas. Ils sont figurés et décrits par Charpentier (1).

Dangers et mortalité de l'embryotomie. — La mère peut subir quelques lésions : 1° on a vu le perforateur déchirer les parties molles, et même atteindre le promontoire ; 2° des aiguilles osseuses ou des os crâniens brisés peuvent écorcher ou déchirer les parties molles ; 3° le crochet peut, en glissant, produire le même accident ; 4° le céphalotribe peut meurtrir les parties molles. Ce danger est beaucoup moindre, lorsqu'on se sert d'un instrument à traction axiale ; 5° un danger sérieux vient d'une expectation trop prolongée, lorsque la parturiente est épuisée et qu'on fait une longue opération, dans un cas qui n'est pas du ressort de cette opération. Une traction longtemps continuée sur la tête, dans un bassin où elle ne peut pas passer, en meurtrissant les parties molles, surtout aux deux points les plus saillants, le promontoire et la symphyse, finit par arrêter la circulation dans les parties comprimées, et les perfore par usure. Ajoutée au choc et à l'épuisement, cette lésion peut être mortelle. Les parties molles de la vulve et du périnée, pourvues de peu de vitalité, perdent leur élasticité ; la compression les rend livides ou violettes ; elles cèdent ou se déchirent comme du papier buvard mouillé. Lorsque les tissus sont arrivés à cet état, ils ne peuvent guère que se mortifier plus ou moins largement. C'est une nécrose aiguë. 6° Une pression prolongée peut amener la mortification d'une partie du col utérin. Au bout de quelques jours, il se forme entre la vessie et le vagin une eschare, dont la chute laisse une fistule vésico-vaginale.

Il est impossible de déterminer la *mortalité maternelle* à la suite de l'embryotomie. Les causes de mort sont complexes. Les lésions causées par l'accouchement lui-même, le choc et l'épuisement dus à un travail impuissant, et les blessures subies pendant les opérations, sont souvent inextricablement combinés. Le danger augmente, cela va de soi, avec le degré de la distorsion pelvienne, l'imperfection des instruments et l'inhabileté de l'opérateur. On arrive ainsi à un point où le danger de l'embryotomie devient si grand que la question se pose, de savoir si l'opération césarienne n'est pas moins périlleuse, et si elle ne doit pas être préférée.

(1) *Traité prat. des Accouch.*, 1883, t. II, p. 826 et *seq.*

CHAPITRE XXIV

OPÉRATION CÉSARIENNE; DISCUSSION GÉNÉRALE; MORTALITÉ; INDICATIONS : RÉTRÉCISSEMENT EXTRÊME, TUMEURS, TUMEURS MALIGNES; MÈRE MORIBONDE. — OPÉRATIONS : SIMPLE, OPÉRATION DE PORRO, LAPARO-ÉLYTROTOMIE; OPÉRATION CÉSARIENNE ET ENLÈVEMENT DES OVAIRES. — CAUSES DE LA MORT, APPRÉCIATION DES OPÉRATIONS. — SYMPHYSÉOTOMIE, OU OPÉRATION DE SIGAULT.

L'opération césarienne est une opération au moyen de laquelle on extrait le fœtus par une incision des parois abdominales et de l'utérus. Elle occupe une place douteuse entre l'obstétrique conservatrice et l'obstétrique sacrificatrice; elle est conservatrice dans son but. Elle n'est nécessairement mortelle ni pour la mère ni pour le fœtus. Quand on peut choisir son moment, et si on la perfectionne de manière à augmenter la probabilité de sauver la mère, la probabilité déjà considérable de sauver le fœtus pourra faire tourner la balance en faveur de cette opération et contre l'embryotomie. Malheureusement l'art n'a pas encore atteint ce point. La mortalité maternelle après l'opération césarienne est encore tellement élevée, tandis que celle de l'embryotomie dans les cas où elle est indiquée est si rare, que nous ne pouvons pas pour le moment élever l'opération césarienne au rang d'une opération d'élection. Il n'est pas possible d'obtenir des données exactes sur les risques causés par l'opération césarienne. Ils sont certainement si considérables que celui qui l'entreprend ne peut nullement compter sur un succès. Pajot dit (1) : « Cette opération a coûté la vie à *toutes* les malheureuses ignorantes qui l'ont subie, à Paris, depuis le commencement de ce siècle. On la pratique encore ! » Depuis cent ans, il n'y a pas eu à Vienne une seule guérison après l'opération césarienne. En Italie, la vieille opération était presque toujours mortelle. Chiara dit que, sur 62 cas opérés par Porro, Lazzati, Billi et lui-même, 3 femmes seulement se sont rétablies. Ces chiffres sont probablement trop tristes. Nous avons fait beaucoup de recherches dans les statistiques générales, médicales et obstétricales, et nous sommes arrivés à la conclusion que rien n'est plus infidèle et plus trompeur. Nous n'avons donc pas voulu encombrer cet ouvrage de tables statistiques. Ceux qui cherchent à obscurcir ainsi une question clinique trouveront ce qu'ils cherchent dans Churchill et dans Charpentier. Nous ne donnerons ici qu'un sommaire emprunté à Schröder, fait en 1874, des résultats donnés par Mayer de cette opération, en Angleterre, en Allemagne, en France, en Belgique, en Italie et en Amérique. 1605 opé-

(1) Préface de la traduction française des *Maladies des femmes*.

rations, ont donné 54 p. 100 de guérisons ; la proportion des cas heureux n'est certainement pas au-dessous de la vérité (1). Et cependant il n'est que juste de remarquer que certainement, dans bien des cas, la mort survenue après l'opération est due aux causes qui agissaient avant l'intervention chirurgicale, et n'a été produite que secondairement par l'opération. On ne peut comparer que des semblables. Pour estimer équitablement la mortalité de l'opération césarienne, nous devons n'accepter que les cas dans lesquels elle a été faite à un moment choisi et qui n'ont présenté aucune complication dangereuse.

Jusques à quel point le terrible danger couru par la mère est-il compensé par les chances de sauver le fœtus ? On ne peut donner de réponse précise à cette question. Kayser dit que la mortalité fœtale est de 30 p. 100 ; et ce chiffre ne comprend pas les enfants morts au bout de peu de jours. Scanzoni (2) s'est assuré du sort de 81 enfants, venus au monde, sur 120 opérations césariennes faites entre 1841 et 1853 ; 53, ou 60 p. 100, vinrent vivants. La mortalité est certainement plus élevée que dans l'accouchement normal. Nous ne sommes du reste pas autorisés à mettre en comparaison la vie de la mère et celle de l'enfant ; si nous résolvions la question d'après la valeur relative de la vie de l'un ou de l'autre, nous devrions agir en faveur de la mère. Si on l'accouche par l'embryotomie, elle se rétablira très probablement, et il se peut qu'elle ait plus tard avant terme un enfant vivant. Mais l'argument décisif est qu'elle a un droit imprescriptible à être sauvée, fût-ce même aux dépens de son enfant. L'opération est faite essentiellement dans l'intérêt de la mère ; elle nous est imposée par *la nécessité*, comme *le seul* moyen de terminer l'accouchement. Pour qu'on pût l'accepter comme une opération *de choix*, il faudrait prouver qu'elle est *le meilleur* moyen de délivrance.

Nous avons vu que l'embryotomie est praticable, avec un espoir raisonnable de salut pour la mère lorsque le diamètre conjugué est réduit à 38 ou 52 millimètres. L'école belge, représentée par Hyernaux, admet l'opération césarienne dès 4 centimètres. L'opinion des anciens, qui la faisaient depuis 63 ou 76 millimètres, vient de ce qu'ils ne possédaient que des instruments défectueux. Les perfectionnements actuels de nos instruments (et ils peuvent encore en acquérir) ont diminué le nombre des cas où nous sommes obligés de recourir à l'opération césarienne. Quelques accoucheurs ont affirmé qu'on ne peut sans danger faire l'embryotomie au-dessous de 63 millimètres. Nous croyons que cette affirmation est uniquement *subjective* ; elle s'applique à ceux qui la mettent en avant.

(1) Les statistiques sont bien différentes les unes des autres. Pihan-Dufeillay (*Arch. gén. de méd.*, 1881) déclare qu'elle doit donner 75 p. 100 de succès. (*Traducteur.*)

(2) *Lehrb. d. Geburtshüffe*, 1867.

Il ne serait pas raisonnable qu'ils voulussent imposer à de plus adroits les limites de leur propre habileté.

Conditions qui nécessitent l'opération césarienne. — La plus fréquente est la déformation avec rétrécissement. L'opération est justifiée toutes les fois qu'il est impossible d'extraire par les voies naturelles un enfant entier ou mutilé, sans un grand danger pour la mère, c'est-à-dire depuis 38 millimètres; à ce chiffre, l'opération césarienne entre en compétition avec l'embryotomie. Mais nous pouvons raisonnablement espérer de reculer le minimum jusqu'à 25 millimètres et demi. Il est sans doute des cas où un diamètre conjugué de 51 millimètres demande l'opération; c'est lorsque le bassin est comme tordu, de sorte que les diamètres obliques et transversaux n'offrent pas une compensation suffisante à la brièveté du conjugué. C'est surtout le cas lorsque, comme dans l'ostéomalacie, l'excavation et le détroit inférieur sont étroits aussi et assez résistants pour rendre impossible l'introduction et la manœuvre des instruments. Un rachitisme extrême et la spondylolisthèse rendent parfois l'opération nécessaire.

Les tumeurs abdominales et pelviennes peuvent aussi rendre l'opération nécessaire. Les plus communes sont les fibromes, les kystes dermoïdes et ovariques. Lorsqu'elles bouchent le bassin et s'opposent à l'entrée du fœtus, et qu'on ne peut pas s'en débarrasser en les rejetant sur le côté ou en les ponctionnant, on ne peut penser qu'à l'opération césarienne. Il faut avoir soin de la faire, par choix, lorsqu'on a des raisons de craindre une rupture, ou quelque lésion grave de la tumeur pendant le passage forcé du fœtus. Les fibromes du segment inférieur ou du col de l'utérus sont une indication positive.

Le Dr Sadler a rapporté un cas dans lequel un énorme kyste hydatique du foie qui remplissait le bassin a rendu l'opération nécessaire (1). Les kystes du rein peuvent constituer un obstacle semblable.

La gastrotomie peut être le meilleur traitement de certains cas de grossesse extra-utérine, compliquant une gestation utérine.

Une *tumeur maligne* du segment inférieur de l'utérus peut aussi exiger l'opération. L'accouchement à terme, pouvant produire une déchirure dont nous ne saurions prévoir l'étendue, et un écrasement considérable du tissu morbide, constitue souvent un danger plus grand que l'opération césarienne.

Si le cancer a envahi le col, et épargné les tissus voisins — le cas peut être soumis à notre observation avant que le fœtus soit viable — nous avons trois partis à prendre : 1° nous pouvons juger utile de laisser la grossesse aller à terme; 2° nous pouvons amputer le col avec l'écraseur à fil métallique, avec le couteau ou le galvano-cautère; 3° nous

(1) *Med. Times and Gazette*, 1864. (*Traducteur.*)

pouvons enlever tout l'utérus, en faisant la gastrotomie. Spencer Wells (1) a publié un cas heureux. Si nous voyons la malade quand le fœtus est viable, l'opération de Porro est indiquée.

Les mêmes arguments s'appliquent parfois aux fibro-myomes utérins.

La rupture de l'utérus, nous l'avons vu, est justiciable de la gastrotomie. La même règle s'applique aux cas d'occlusion du col et du vagin dans lesquels l'embryotomie serait fort dangereuse.

Elle est indiquée aussi dans quelques cas où la mère est mourante ou morte, dans l'espoir de sauver le fœtus. Cela nous amène à nous demander combien de temps le fœtus, encore contenu dans la matrice, peut survivre à sa mère. Il n'est pas possible de donner à cette question une réponse précise. Le fœtus des animaux inférieurs peut survivre quelque temps à sa mère, si l'œuf n'est pas ouvert. Il ne paraît pas improbable qu'un certain degré de circulation placentaire puisse continuer quelque temps après l'arrêt de la circulation maternelle ; et il est certain que le fœtus peut vivre quelque temps dans un état d'asphyxie ou de mort apparente dont il peut revenir quand on l'expose à l'air. On a extrait vivants des fœtus dix minutes après la mort de leur mère. Wrisberg cite trois cas d'enfants sortis dans les membranes intactes ; l'un vint cinq minutes, les deux autres neuf minutes avant qu'on déchirât le sac ovulaire. Brunton (2) cite le cas d'un fœtus de sept mois expulsé dans ses membranes intactes ; on l'en sortit vivant après quinze minutes environ (3).

Les chances de ranimer un fœtus extrait par l'opération césarienne après la mort de sa mère dépendent en grande partie des circonstances dans lesquelles elle est morte. Si elle a succombé à une phthisie ou à une maladie d'épuisement, le fœtus peut survivre quelques minutes ; si elle est morte d'hémorrhagie, le fœtus a probablement succombé avant elle.

L'opération césarienne *après la mort de la mère* se présente comme une rivale de l'accouchement forcé par les voies naturelles. Parfois, si le col est dilaté, on peut extraire le fœtus par la version aussi rapidement que par l'opération césarienne. La version a l'avantage d'être moins pénible aux assistants, et de pouvoir être faite alors que l'opération césarienne serait repoussée. L'accouchement forcé sur la femme moribonde est en faveur dans l'école italienne ; Belluzzi a sauvé ainsi deux enfants.

(1) *Med. chir. Transactions.*

(2) *Obst. Trans.*, vol. XIII, p. 88.

(3) A la page 55 des *Opérations obstétricales*, R. Barnes rapporte plusieurs cas ; un entre autres dans lequel le fœtus fut extrait vivant, 23 minutes après la mort de sa mère ; et Villeneuve (*Op. césar. après la mort de la mère*, p. 24 et 72), raconte deux cas dans lesquels le fœtus naquit vivant *trois heures*, et *trois jours* après que la mère avait succombé. (*Traducteur.*)

Les catholiques romains veulent qu'on délivre l'enfant pour le baptiser (1).

Opérations. — Il y a quatre variétés d'opération césarienne : A. l'opération simple; B. l'opération de Porro; C. la laparo-élytrotomie; C. l'opération césarienne avec l'ablation des ovaires.

A. *Opération césarienne simple.* — Question préliminaire : *Quel est le meilleur moment pour la faire?* Nous supposons l'opération inévitable. Parfois nous ne pouvons pas choisir notre moment, ou notre choix est restreint. Les indications une fois établies, il ne faut pas tarder. C'est un malheur qui tend fatalement à compromettre le succès, que d'être forcé d'opérer lorsque l'organisme est épuisé, lorsque les tissus qui vont être sectionnés sont tellement fatigués et meurtris qu'ils ont perdu leur force de réaction et de réparation, et lorsque le sang est détérioré par les résidus d'un surmenage nerveux et musculaire.

Si la femme vient à nous au début de sa grossesse, nous pourrons provoquer l'accouchement, et éviter l'opération, ou choisir notre temps, si elle est inévitable. Est-il avantageux d'opérer pendant le travail, et d'attendre que la Nature donne le signal? On a soutenu que l'époque fixée par la Nature présente les conditions les plus favorables; l'organisme est bien préparé. Le muscle utérin a tout son développement, la contraction est éveillée; il semble raisonnable de croire que la plaie utérine se fermera plus facilement et que la marche des phénomènes sera plus normale. Ludwig Winckel (2), qui a une grande expérience de cette opération, dit que le moment le plus favorable est la fin du second stage, alors que les membranes vont éclater. Il conseille de les rompre. L'écoulement des eaux dans l'abdomen ne présente aucun danger, et l'extraction du fœtus est plus facile si les membranes sont intactes au moment où l'on va le saisir. Mais, si l'on admet que l'accouchement spontané à terme est une condition favorable, le travail provoqué ne peut-il pas l'être aussi? On a objecté que, dans l'opération avant terme, l'utérus, surpris à une époque antérieure à la dégénérescence graisseuse de ses fibres, guérira mieux. C'est une erreur physiologique; la dégénérescence graisseuse de l'utérus à terme n'est point un obstacle à sa cicatrisation. On connaît trop d'exemples de réunion après une section faite avec le bistouri, et même après une déchirure, pour qu'on puisse douter que l'utérus à terme puisse se cicatriser; d'un autre côté, l'observation clinique prouve que l'utérus peut réparer complètement ses blessures au septième ou au huitième mois de la grossesse.

Nous pouvons donc à juste titre nous demander, en supposant que l'époque de l'opération n'ait pas d'importance en ce qui concerne

(1) Ou qu'on le baptise dans l'utérus (V. Hubert, *Cours d'acc.*, t. II, p. 592, et Poisson, *Enseignement théologique*). (*Traducteur.*)

(2) *Monatssch. f. Geburtsk.*, 1863.

l'utérus, si quelque autre circonstance ne fera pas pencher la balance en faveur de l'accouchement prématuré. Dans quelques cas, il en existe certainement.

On peut résumer ainsi les conclusions générales : il est des cas où nous ne pouvons pas choisir notre moment; nous devons opérer d'urgence. Il est des cas, comme une distorsion extrême du bassin, ou une tumeur maligne, dans lesquels, le moment de la provocation de l'accouchement prématuré par des voies naturelles étant passé, il vaut mieux, dans l'intérêt de la mère et de l'enfant, attendre le terme naturel de la grossesse. Si l'opération doit être mortelle, il vaut évidemment mieux donner à la femme un mois ou deux de vie.

Somme toute, le mieux est de choisir le moment le plus rapproché possible du terme de la grossesse. Provoquerons-nous le travail pour préparer l'opération? Il semble qu'il soit préférable d'opérer sur un utérus en action. Il faut donc commencer par introduire une bougie flexible dans l'utérus, le soir, et faire l'opération le jour suivant. Si le col n'admet qu'un doigt, il sera utile de le dilater avec le sac de caoutchouc n° 2, dont l'application augmentera probablement les contractions et assurera un passage suffisant pour l'écoulement des liquides utérins.

Instruments et aides. — Les instruments nécessaires sont : un cathéter, un bistouri pointu, un bistouri boutonné, une sonde cannelée, comme pour l'ovariotomie ; des pinces à artères et des fils à ligature, des aiguilles, des fils de soie ou de catgut pour la plaie utérine, l'appareil et les pièces de pansement antiseptique ordinaire, une solution de perchlorure de fer pour arrêter l'hémorrhagie de la surface placentaire, une batterie galvanique pour exciter la contraction utérine, et un tube à drainage. Assistant : un aide adroit doit se tenir près de la patiente du côté opposé à l'opérateur ; un autre fera passer les instruments et épongera. L'anesthésie occupe, cela va de soi, un assistant. Une garde-malade ou deux complètent l'état-major nécessaire.

Opération. A. *Opération césarienne simple.* — La patiente est couchée sur le dos sur une table, la tête et les épaules légèrement relevées, l'opérateur se tient debout à sa droite; il commence par sonder. S'il est en présence d'un cas d'ostéomalacie, il examine de nouveau, pour s'assurer si le bassin ne peut pas être élargi avec la main.

Il est utile de déterminer par l'auscultation le lieu d'insertion du placenta. Pfeiffer (1) a remarqué qu'il est indiqué par une vibration particulière; ce signe peut recevoir une confirmation de l'existence d'une légère saillie sur le globe utérin.

On fait alors l'incision utérine sur la ligne blanche, depuis un peu

(1) *Monatschr. f. Geburtsk.*, 1863. (*Traducteur.*)

au-dessus de l'ombilic, jusqu'à 52 millimètres de la symphyse. On pourra, s'il le faut, l'étendre ensuite en haut et en bas, avec de forts ciseaux à ovariotomie. Les assistants appuient de chaque côté sur les parois abdominales pour empêcher les intestins de sortir. L'utérus, amené au centre pour être en face de l'incision abdominale, est incisé sur la ligne médiane, en évitant autant qu'on peut le fond et le segment inférieur, qui se rétractent difficilement et contiennent de gros vaisseaux. Les fibres circulaires, qui prédominent près du col, tendent à faire bâiller la plaie. Winckel décrit une manœuvre fort utile pour s'opposer à l'issue des intestins : un aide accroche avec un doigt de chaque main l'angle supérieur et l'inférieur de la plaie utérine, et, les portant en haut, les amène en contact avec les angles correspondants de l'incision abdominale. On ferme ainsi la porte aux intestins, et on tend à empêcher le sang de couler dans l'abdomen.

Si le placenta se trouve sous l'incision, l'opérateur insinue sa main entre le placenta et la paroi utérine, et le détache jusqu'au bord. Il perce alors les membranes, et *saisit les pieds* du fœtus. Parfois, pendant l'extraction, le cou du fœtus est fortement serré par la plaie utérine. Si la constriction persiste, il vaut mieux allonger l'incision que de trop tirer, ou bien il faut faire sortir la tête la première.

Enlèvement du placenta. — Si l'utérus se contracte et détache le placenta, l'enlèvement manuel de cet organe est facile. Mais, si l'utérus reste flasque, la séparation avec la main amènera sûrement une hémorrhagie abondante. Il vaut mieux dans ce cas ne pas se presser, mais attendre un peu, comme on le fait après l'accouchement normal, pour laisser à l'utérus le temps de reprendre des forces, et l'exciter s'il le faut, au moyen du galvanisme ou du *spray* éthéré. On peut exprimer le placenta avec les deux mains.

Lorsque le fœtus et le placenta sont sortis, il faut veiller sur l'hémorrhagie, qui peut venir des sinus des parois utérines divisées et de la surface placentaire. Fancourt Barnes a trouvé que le sang venu des surfaces divisées est arrêté par les pinces à ovariotomie de Sydney Jones. Si l'hémorrhagie de la surface placentaire persiste, il faudra la badigeonner avec le perchlorure de fer. En outre, on arrête la perte par la compression de l'utérus.

Avant de fermer la plaie utérine, faites passer une sonde œsophagienne, armée d'un morceau d'éponge, dans le col, pour assurer la liberté des communications entre la cavité utérine et le vagin.

Occlusion de la plaie. — Lorsque l'hémorrhagie a cessé, et que la cavité péritonéale a été nettoyée, nous avons à considérer la question de la suture de la plaie utérine. On a remarqué que, dans un grand nombre de cas mortels, les bords de l'incision étaient séparés et flasques ; mais, dans la plupart des cas, l'opération avait été faite chez des femmes épuisées par un travail prolongé. Chez les femmes opérées à un moment choisi, l'utérus se contracte bien en général ; mais nous devons ne pas oublier que, de même qu'on l'observe dans l'hémorrhagie *post partum*, l'utérus peut se relâcher, après s'être bien contracté. On a vu bien des femmes se rétablir, quoiqu'on n'eût pas suturé l'incision utérine. Winckel dit qu'il n'a jamais vu d'hémorrhagie mortelle, quoiqu'il n'ait pas suturé la plaie. Lebas de Mouilleron, en 1769, faisait la *suture sanglante*. Simpson, Spencer Wells et d'autres l'ont faite, mais les opérées ont succombé.

On a aussi suivi une autre méthode ; on a suturé l'utérus et on l'a réuni par d'autres sutures aux parois abdominales. Hicks et Tarnier ont traité chacun un cas de cette manière ; ils ont évité tout épanchement. La suture utérine doit remplir les conditions suivantes : elle doit arrêter le sang que donnent les lèvres de la plaie utérine, réunir exactement ces lèvres, maintenir la paroi antérieure de l'utérus en apposition exacte avec la paroi abdominale, pour favoriser leur adhérence, et cela sans tiraillement. Cette dernière condition n'est pas aussi essentielle que les deux premières. La meilleure suture est la suture entrecoupée en fil de soie, semblable à celle que l'on fait pour les blessures de l'intestin.

On recoud la plaie abdominale avec des sutures entrecoupées en fil de soie ou d'argent, comme on le fait pour l'ovariotomie.

Traitement consécutif. — Il faut prescrire à l'opérée un suppositoire opiacé ; elle doit avoir une nourriture légère et un repos parfait. Il est rare qu'il soit nécessaire d'enlever le pansement avant le septième ou le huitième jour ; et il vaut mieux laisser les sutures jusqu'à ce moment. On peut donner un lavement savonneux le quatrième ou le cinquième jour. L'opérée doit porter une ceinture hypogastrique pendant quelques mois.

B. *Opération de Porro.* — Le fait le plus remarquable de l'histoire de l'opération césarienne est l'introduction de la méthode connue sous le nom de Porro. Cavallini, en 1768, a, dans un but expérimental, enlevé l'utérus à des chiennes et des brebis pleines ; Blundell a fait des expériences semblables ; 3 lapines sur 4 se sont rétablies. En 1828, il disait : « Je me suis parfois senti disposé à me persuader que les dangers de l'opération césarienne pourraient être considérablement diminués par l'ablation de l'utérus entier. Peut-être cette opération sera-t-elle un perfectionnement considérable et précieux. » La suite a-t-elle réalisé cette idée spéculative ? Porro a été le premier, en 1876, à mettre en pratique cette idée, en faisant l'amputation utéro-ovarique, comme complément de l'opération césarienne. Son mémoire : *Della amputazione utero-ovarica come complemento di taglio cesarlo*, publié en 1876, a fait époque. Porro a eu quatre guérisons sur cinq opérations.

Cette opération consiste dans l'ablation de l'utérus au niveau du col, et de ses annexes, après l'extraction du fœtus. Elle a, dit-on, le grand avantage de donner plus de sécurité contre l'hémorrhagie ; elle ne laisse pas de plaie utérine, elle expose moins l'opérée à la septicémie ; elle évite toute grossesse subséquente. Voici les temps de l'opération : 1° incision abdominale ; 2° ouverture de l'utérus ; 3° extraction du fœtus comme dans l'opération césarienne ; 4° extraction de l'utérus vide hors du ventre ; 5° transfixion et ligature de l'utérus immédiatement au-dessous de l'orifice interne au moyen du ligateur de Cintrat, ou du serre-nœud de Kœberlé ; 6° amputation de l'utérus et enlèvement des ovaires au-dessus du serre-nœud ; 7° fixation du pédicule au dehors au moyen de broches qui le transpercent. On prend les précautions antiseptiques ; 8° on ferme la plaie abdominale comme dans l'ovariotomie.

Dans une opération faite par Fancourt Barnes (1), l'hémorrhagie fut parfaitement arrêtée au moyen des clamps à ovariotomie de Sydney Jones ; on peut donc n'avoir que peu de perte.

Le Dr Godson (2) a réuni 138 cas d'opération de Porro, qui donnent 77 morts contre 61 guérisons ; c'est une statistique effrayante. Nous ne pouvons pas dire si elle est plus ou moins encourageante que l'opération cérarienne simple. Les indications sont en général les mêmes pour l'une et pour l'autre. Dans le cas de Godson, qui se termina favorablement, la femme avait eu le bassin écrasé dans son enfance. Dans celui de Fancourt Barnes, l'opération a été nécessitée par un kyste dermoïde immobile qui bouchait le bassin. L'opérée survécut quatre jours, et se serait probablement rétablie, si la tumeur n'avait pas souffert ; elle était fixée à la paroi pelvienne.

Une question n'est pas encore résolue : vaut-il mieux fixer le pédicule hors de l'abdomen, ou le laisser dans la cavité péritonéale ? Le Dr Goode, de Sydney (3), a eu un succès par la méthode intra-péritonéale ; mais les résultats de cette méthode dans l'hystérotomie ordinaire ne sont pas encourageants.

La modification introduite par Müller dans l'opération de Porro consiste à faire sortir tout l'utérus, avec tout son contenu, par la plaie abdominale. On place la ligature sur l'utérus, avant de l'ouvrir et d'extraire le fœtus.

C. *La laparo-élytrotomie* (λαπάρα, flanc ; ἔλυτρον, vagin ; τομή, section), ressuscitée par Gaillard Thomas, a été faite par von Ritgen et Baudelocque. Elle consiste dans une incision faite le plus communément à droite, dans la paroi abdominale, depuis l'épine du pubis jusqu'à l'épine antéro-supérieure de l'ilium, le long du ligament de Poupart. On

(1) *An. de Gyn.*, 1884, t. II, p. 359. (*Traducteur.*)
(2) *Brit. med. Journ.*, 1884, t. I, pp. 142, 192, 340.
(3) *Brit. med. Journ.*, 1884, t. II, p. 859.

soulève le péritoine, et on rejette le corps utérin de l'autre côté; on attire le col à droite, et on incise le vagin sur une sonde placée dans le canal; puis on extrait le fœtus à travers le col et la plaie vaginale. Enfin on suture le flanc. Le Dr Garrigues dit qu'il est utile d'avoir cinq assistants pour cette opération, et qu'il en faut quatre au moins. L'opération a été faite 8 fois; sur ces 8, 6 ont été faites en Amérique, par trois opérateurs : les Drs Thomas, Skene et Gillette. En Angleterre, les Drs Hime et Edis sont les seuls qui l'aient pratiquée, chaque fois sans succès; une des opérées de Thomas s'est rétablie, 2 des 3 opérées de Skene ont guéri; l'opérée de Gillette, de même. La mortalité est donc de 4 sur 8; le principal inconvénient de cette opération est la difficulté, nous allions presque dire l'impossibilité, d'éviter de léser la vessie pendant l'extraction de l'enfant. Dans le cas d'Edis, au *British Lying-in hospital*, le fœtus pesait 3 500 grammes, et la vessie fut déchirée. Dans 4 des 8 cas connus, le même accident s'est produit. L'artère épigastrique a été blessée, mais il est facile de la lier. Une objection qui a bien quelque importance, c'est que la mère peut redevenir enceinte, et avoir à traverser les mêmes dangers.

D. *Opération césarienne suivie de l'enlèvement des ovaires.* — L'ablation des ovaires annule le risque d'une nouvelle grossesse; elle semble être le complément naturel de l'opération césarienne. Il est utile d'enlever aussi les trompes. On saisit les parties avec un *clamp*, et on lie les pédicules. Sauf cela, l'opération ne diffère pas de l'opération césarienne simple.

Comme guide dans l'opération césarienne, il est bon de connaître les *causes les plus communes de la mort*. Ce sont :

1. Si l'opération est faite en dernier ressort, après des essais répétés de délivrance par d'autres moyens, la femme risque de succomber au choc et à l'épuisement, au bout de peu d'heures. Si elle survit au delà de quelques heures, elle court les risques de l'hémorrhagie, de la métrite, de la péritonite, de la gangrène, de la septicémie. On peut dire que, dans ces circonstances, il y a peu d'espoir de guérison.

2. Si l'on choisit son moment pour opérer, la femme aborde le choc de l'opération avec toutes ses forces. La secousse est néanmoins violente; elle a une influence variable sur les différents sujets. C'est un élément incertain de danger, et elle défie tous les calculs qu'on peut faire sur le résultat dans un cas donné.

3. Puis vient l'hémorrhagie, qui s'ajoute souvent à la prostration qui en est à la fois la cause et l'effet. Elle peut paraître au bout de peu d'heures. Le sang peut venir de la surface placentaire et de la plaie utérine, et couler en assez grande abondance pour que l'opérée meure d'anémie aiguë, ou succombe à l'irritation du péritoine. L'occlusion de la plaie et la contraction utérine qu'on doit exciter doivent suffire éviter l'hémorrhagie. Sinon, il faut appliquer des styptiques.

4. *Choc secondaire et péritonite.* — Le choc secondaire peut précéder la péritonite. Une douleur intense, la sensibilité à la pression, un pouls petit et rapide, une respiration gênée et accélérée font penser à la péritonite. A cette réunion de symptômes, R. Barnes a donné le nom de *choc abdominal*. Si l'opérée meurt à ce moment, et qu'on fasse son autopsie, on ne trouvera probablement pas de péritonite, aucune rougeur et aucune effusion. La péritonite peut se manifester le lendemain de l'opération.

5. Le danger suivant est constitué par la *fièvre puerpérale septicémique.*

6. Aux dangers qui tiennent à l'opération et à l'état puerpéral s'ajoutent ceux de la maladie qui a nécessité l'opération, principalement ceux du cancer.

Winckel dit que l'opération césarienne est beaucoup plus dangereuse chez les ostéomalaciques que chez les rachitiques.

L'utérus, en se cicatrisant, contracte souvent des adhérences avec la paroi abdominale. Ces adhérences ne semblent pas avoir d'inconvénients sérieux, et, s'il survient une nouvelle grossesse qui nécessite de nouveau l'opération césarienne, elles la rendent moins dangereuse (Meigs) ; elles ferment la cavité péritonéale, et la nouvelle incision tombe tout juste dans ces adhérences, ce qui écarte quelques-uns des dangers ordinaires. On favorise ce résultat heureux en suturant l'utérus et en l'unissant à la paroi abdominale. Il se peut aussi qu'on ne trouve pas d'adhérences, et que l'utérus se cicatrise si complètement, qu'on n'y trouve aucune cicatrice après quelques années ; il peut au contraire se faire une cicatrice très apparente, comme dans le cas de Newman, figuré dans les *Obstetrical Operations* (1).

On connaît plusieurs cas dans lesquels la section césarienne a été faite deux, trois, et même quatre fois sur la même femme. Ils semblent indiquer une tolérance spéciale ; on ne peut les considérer comme une preuve absolue ou statistique du peu de danger de l'opération. Voici un cas de Freericks, fort instructif (2). Il fit l'opération césarienne dans un cas de rétrécissement ; l'enfant vint vivant, et la mère guérit. Elle devint enceinte de nouveau ; on provoqua l'accouchement aux environs du huitième mois ; quand le travail eut commencé, l'utérus se déchira, Freericks en fit l'extraction par la gastrotomie ; les vomissements amenèrent les intestins au dehors ; pour les réduire, il fit avec un bistouri de nombreuses mouchetures, qui laissèrent échapper une grande quantité de matière pulpeuse ; Freericks réduisit les intestins et ferma la plaie. Combien de femmes seraient aussi tolérantes ?

Appréciation et comparaison des opérations. — Le choc est commun à toutes, il est plus violent dans l'opération de Porro. L'hémorrhagie

(1) Figure 121, p. 438. (*Traducteur.*)

(2) *Nederl. Tijdschr. v. Geneeskunde*, 1858.

est dangereuse surtout dans la section césarienne simple; on peut l'empêcher dans l'opération de Porro. Le danger de l'épanchement du sang ou de matières irritantes dans le péritoine est sérieux dans l'opération simple; il n'existe pas dans celle de Porro. La modification de Müller à l'opération de Porro a une valeur douteuse, elle n'empêche pas ou n'empêche guère l'hémorrhagie; il est parfois difficile de faire sortir l'utérus entier, même par une incision très longue des parois abdominales; elle cause un choc violent. La laparo-hystérotomie a l'avantage de ne pas ouvrir le péritoine; mais, si le col n'est pas assez ouvert, on perdra du temps à le dilater, avant de pouvoir extraire le fœtus. Le fœtus a moins de chances heureuses, la mère n'en a pas davantage que dans l'opération de Porro, et on risque de blesser la vessie. La section césarienne suivie de l'ablation des ovaires a, comme l'opération de Porro, l'avantage évident de prévenir toute grossesse future; elle mutile moins la femme, et, si l'on pouvait se garantir contre l'hémorrhagie, elle serait souvent préférable. L'opération de Porro est surtout indiquée lorsque l'utérus est malade, ou lorsqu'une tumeur bouche le bassin.

La *symphyséotomie*, ou *opération de Sigault*, a été proposée comme une rivale de la section césarienne. Elle est fondée sur le relâchement normal des articulations pelviennes pendant la grossesse et l'accouchement. Si l'on admet que l'anneau pelvien s'ouvre un peu au passage du fœtus, ne pourrait-on pas obtenir le même résultat en sectionnant la symphyse, et en élargissant le bassin, comme il s'élargit chez les cabiais?

Cette opération n'a rencontré que du blâme dans les ouvrages anglais. On l'a souvent regardée comme surannée. Scanzoni et Lovati (*Del parto meccanico*) ont bien discuté cette question; Sigault affirmait qu'elle donne 25 millimètres. Leroy a gagné 63 millimètres, Baudelocque et Desgranges, dans leurs expériences, ont pu écarter de 63 millimètres les surfaces pubiennes; ils disent que chaque demi-pouce (12^{m},7) d'écartement entre les pubis augmente de 2 millimètres (une ligne) le diamètre conjugué; deux pouces (51 millimètres) d'écartement donnent donc 8 millimètres; si l'on peut faire en sorte que la protubérance pariétale se trouve au niveau de l'espace interpubien, on gagne encore 4 millimètres; le diamètre oblique gagne 16 millimètres, le diamètre transversal gagne la moitié de l'écartement interpubien, soit 25 millimètres. L'opération serait donc utile lorsqu'un allongement de 12 millimètres et demi permettra de faire passer un fœtus vivant, ou quand une tête enclavée au détroit supérieur pourra être dégagée sans perforation. Dans les deux cas, il faudra appliquer le forceps.

On a dernièrement ressucité cette opération en Italie. Morisani donne une statistique de 50 opérations faites sur 48 femmes, entre 1868 et 1881; les principaux opérateurs étaient Novi, Martin et Morisani. 40 mères et 41 enfants ont survécu. Morisani la considère comme moins dangereuse que l'embryotomie. La mère ne succombe pas plus souvent, et l'enfant est plus fréquemment sauvé ; on peut objecter qu'on exagère le nombre des morts produites par l'embryotomie. Voici comment il procède : il emploie un petit bistouri en forme de crochet, tranchant sur son bord concave, et connu sous le nom de *falcetta di Galbiati ;* il fait immédiatement au-dessus du pubis une incision de 3 à 5 centimètres, il arrive à petits coups sur l'articulation, puis glisse la *falcetta* le long de la surface postérieure de la symphyse, et, lorsqu'il a atteint le bord inférieur de la symphyse, il accroche le cartilage avec le tranchant de l'instrument, et le coupe de bas en haut. Si les contractions utérines sont fortes, il confie l'expulsion à la Nature ; si elles sont faibles, il applique le forceps. Enfin, il panse la plaie et immobilise le bassin, au moyen d'un bandage approprié.

Malgré ce témoignage favorable, la symphyséotomie ne fera probablement pas son chemin comme une rivale de l'opération césarienne et de l'embryotomie. Scanzoni dit que le seul cas où elle soit justifiée est celui où la mère meurt en travail, l'enfant étant sorti en partie, et où l'extraction est difficile sans élargissement du bassin.

L'opérée restera probablement boiteuse.

CHAPITRE XXV

ACCOUCHEMENT PRÉMATURÉ ARTIFICIEL. — DÉFINITION ; HISTORIQUE ; CONDITIONS DE SON EXÉCUTION ; MARCHE, OPÉRATION ; MOYENS PROVOCATEURS ET ACCÉLÉRATEURS ; INDICATIONS ; DISTINCTION ENTRE L'AVORTEMENT ET L'ACCOUCHEMENT PRÉMATURÉ ; MODIFICATIONS DE L'OPÉRATION DANS LES DÉFORMATIONS PELVIENNES ; DANGER URGENT DE LA MÈRE ; CONVULSIONS, CHORÉE, MALADIES DU CŒUR ET DES POUMONS ; HÉMORRHAGIES ; POUR SAUVER L'ENFANT ; MALADIES INTRA-UTÉRINES ; MORALITÉ ; CONCLUSION.

La provocation de l'accouchement prématuré nous ramène dans le champ de l'obstétrique conservatrice. Elle prévient quelques-uns des dangers que la mère ou l'enfant rencontreraient dans l'accouchement à terme..

Elle a été reconnue comme une ressource légitime de l'obstétrique conservatrice, en 1756, lorsque, dit Denman, « il y eut une consultation des hommes les plus éminents de l'époque, pour examiner la moralité de cette opération et les avantages qu'on en peut attendre. » Elle obtint l'approbation générale. Depuis lors, elle a rencontré une opposition considérable, surtout dans les pays catholiques, la science combattant pour les intérêts de l'humanité, à son point de vue, et la religion, au sien. On tend généralement à admettre que ces vues, opposées en apparence, ne sont pas réellement antagonistes; et cette opération reçoit maintenant l'approbation de la science et de la religion.

Définition. — C'est l'arrêt artificiel de la grossesse, après la fin du septième mois, alors que le fœtus est viable. Le fait de mettre un terme à la grossesse avant cette époque est un avortement. La première de ces opérations a pour but de sauver la mère et le fœtus, le fœtus, à tout le moins, lorsqu'il est exposé à un danger spécial ; la seconde n'est faite que dans l'intérêt de la mère.

Il est important de considérer *les conditions générales dans lesquelles nous devons faire ces opérations.*

1. Aptitude de l'économie à entrer, par le travail, dans l'état puerpéral. Les systèmes nerveux, circulatoire et glandulaire sont imparfaitement développés. Nous sommes obligés d'accepter ce défaut de préparation ; mais l'organisme est en réalité capable de remplir le devoir qui lui incombe.

2. L'utérus n'est pas mûr, il n'a que peu de force contractile, et le col n'est qu'imparfaitement dilatable.

3. Le défaut de développement de l'utérus est compensé en partie par la petitesse de volume du fœtus et sa plasticité. D'autre part, les présentations anormales sont plus fréquentes. La plupart des accidents qui peuvent compliquer l'accouchement et le puerpérium à terme peuvent aussi compliquer l'accouchement prématuré et l'avortement.

Nous devons donc nous rappeler que, lorsque nous provoquons le travail, l'organisme en général et l'utérus sont pris par surprise.

Relation entre les divers modes d'intervention et le mécanisme de l'accouchement. — En faisant accoucher la femme à sept mois, suivant le degré du rétrécissement, l'accouchement spontané remplacera l'application du forceps, celle-ci remplacera la version, qui remplacera la craniotomie, qui remplacera l'opération césarienne, qui sera éliminée (V. le tableau de la page 833).

Le principe directeur de notre conduite est d'amener les deux éléments qui sont en présence : le corps à expulser et la force expulsive, dans un rapport approximatif.

Rapport avec l'état de l'organisme. — 1° Le sang, qui était attiré vers le bassin pour pourvoir au développement du fœtus, ne se dirige plus de ce côté; 2° la tension vasculaire est diminuée; 3° la tension nerveuse aussi. Les processus morbides qui sont aggravés par une haute tension nerveuse et vasculaire sont donc en état de décroissance.

Marche du travail artificiel. — Elle peut être divisée en deux stages dictincts : 1° provocation ; 2° accélération.

1. *Moyens provocateurs.* — On a trop limité l'intervention à la provocation. Les moyens provocateurs peuvent être divisés en : *a*, médicinaux ; *b*, topiques ou instrumentaux. *a*. Les médicaments agissent principale-

ment sur le centre spinal, quelques-uns directement sur l'irritabilité utérine. Les principaux sont : l'ergot, la sabine, la quinine, l'hamamélis, le borax, la cannelle. Nous ne nous y arrêterons pas, car leur action est fort incertaine. Il faut néanmoins savoir qu'ils agissent beaucoup plus puissamment dans les pays chauds. *b.* Quelques agents éveillent l'action réflexe en stimulant certains nerfs périphériques. Ainsi les lavements, la douche vaginale, le colpeurynter ou les sacs hydrostatiques dans le vagin, le tampon ou les sacs hydrostatiques dans le col, le détachement des membranes, la douche intra-utérine, l'évacuation du liquide amniotique, l'injection d'acide carbonique dans l'utérus, l'introduction de bougies dans la cavité utérine, la faradisation, l'irritation des seins par les sinapismes ou la ventouse. Quelques-uns de ces moyens agissent en partie par leur force mécanique, en dilatant le vagin et le col : ainsi le tampon et les sacs hydrostatiques.

Appréciation de ces méthodes. — *La faradisation* semblerait à première vue la plus scientifique. Herder, en 1803, a proposé cette méthode pour faire entrer l'utérus en contraction et lui faire expulser son contenu. En 1844, Hörninger et Jacobi ont ainsi provoqué le travail; Radford a montré sa valeur pour arrêter l'hémorrhagie. En 1853, Robert Barnes a publié un mémoire sur ce sujet; il a réussi dans 3 cas; mais il a trouvé cette méthode trop lente, et pénible pour la femme. Il appliquait une électrode sur le col, l'autre sur l'abdomen, au niveau de l'utérus. Quand le courant passe, la vessie se contracte, ce qui prouve son action sur les organes creux. Le Dr Kilner (1) a dernièrement repris cette méthode, et, dans ses mains, avec des appareils perfectionnés, elle promet de meilleurs résultats.

Douche vaginale et utérine. — La douche vaginale est connue sous le nom de Kiwisch. Elle consiste dans l'injection d'un filet d'eau contre le col. Son action est souvent lente, et n'est pas sans danger. Il faut la répéter de temps en temps pendant plusieurs jours. Elle peut causer la congestion du segment inférieur de l'utérus. On l'a vue suivie d'un choc grave, de métrite et de mort. Tyler Smith l'employait, jusqu'à ce qu'il ait eu un cas mortel.

La *douche intra-utérine*, attribuée à Kiwisch, a été proposée en 1825 par Schweighäuser, et employée en 1846 par Cohen. On la connaît en Allemagne sous le nom de Cohen. On introduit un tube dans la cavité utérine, et on y injecte de l'eau. Les opérateurs poussent la sonde plus ou moins profondément. Son action provocatrice est plus certaine que celle de la douche vaginale, mais elle est plus dangereuse. Lazzati, Salmon, Depaul, Blot, Tarnier, Esterlé, Ulrich, J.-C. Dalton, et d'autres ont rapporté des cas mortels. Nous avons indiqué les références dans

(1) *Obst. Trans.*, 1885, p. 93.

nos *Obstetrical Operations* (3e éd., p. 446 et suivantes) (1). La cause de la mort semble avoir été quelquefois le choc ; d'autres fois la pénétration de l'air dans les veines et le cœur.

L'emploi d'une méthode aussi dangereuse ne saurait être justifié par son efficacité, quelle qu'elle soit ; mais elle n'est même pas certaine. Lazzati l'a essayée dans 36 cas, et a trouvé que le nombre d'injections nécessaires varie de 1 à 12, et le temps employé de 1 à 14 jours. Il a observé aussi qu'un grand nombre d'enfants succombent. La douche vaginale ou utérine doit donc être abandonnée ; nous le répétons énergiquement, car cette méthode est encore enseignée et pratiquée.

Il faut cependant noter que Mr James (2) et le Dr Lazarewitch (3) affirment que, le point le plus irritable de l'utérus étant son fond, il faut pousser le tube jusque dans cette région, et injecter l'eau. James a injecté environ 240 grammes d'eau froide. Sur 8 enfants, 2 seulement naquirent morts. Lazarewitch rapporte 12 cas. On peut admettre que ce procédé est plus certain, mais les cas sont trop peu nombreux pour prouver qu'il est sans danger ; nous sommes certains que, si son application se généralise, on aura des catastrophes. On peut, du reste, se demander si, dans les cas d'irritation du fond de l'utérus, l'injection n'est pas superflue. L'introduction d'une sonde dans l'utérus jusqu'à 10 ou 12 centimètres détache les membranes sur une longueur égale, et suffit en général pour provoquer le travail. Pourquoi donc ne pas s'arrêter à ce temps inoffensif et effectif du procédé, et ne pas rejeter le dernier temps, qui est superflu et dangereux ?

Il est instructif de comparer les histoires de quelques cas d'injections intra-utérines avec ceux d'hémorrhagie intra-utérine, suite du détachement du placenta. Une douleur vive et subite au point où se fait l'épanchement, un frisson, des vomissements, du collapsus, s'observent dans les deux cas. Dans les cas d'hémorrhagie, ces symptômes ne sont pas proportionnés à la perte sanguine, ni dus à elle seule ; ils semblent être l'effet direct d'une lésion de l'utérus, produite par la distension soudaine de ses fibres. L'utérus s'accroît tranquillement au fur et à mesure de l'accroissement de son contenu dont le développement le stimule ; mais il ne se laisse pas distendre brusquement pour loger plusieurs onces de liquide qu'on force dans sa cavité ; c'est pourtant ce qu'on lui demande en y injectant de l'eau. Si l'eau ressort à mesure qu'elle entre, le choc peut ne pas se produire, mais le but de l'opération peut être manqué.

L'*injection d'acide carbonique* ou même *d'air* paraît encore plus dangereuse. L'acide carbonique excite la contraction musculaire ; c'est pour cela qu'on l'emploie. Scanzoni rapporte 2 cas de mort causée par une

(1) Trad. fr., p. 346 et suivantes. *(Traducteur.)*
(2) *Lancet*, 1861, vol. 1, p. 210.
(3) *Obst. Trans.*, 1868, p. 161.

injection d'acide carbonique, J.-Y. Simpson en rapporte un où la femme mourut peu de minutes après une injection d'air.

Une autre méthode de provocation du travail est la *dilatation* ou l'*irritation du col*. On a proposé plusieurs instruments. Les principaux sont l'éponge préparée, la laminaire, le sac élastique à air ou à eau. Sans doute ils peuvent provoquer le travail ; mais leur effet est fort incertain, et souvent très lent ; fréquemment, il faut ensuite avoir recours à un autre moyen, comme la perforation des membranes. Cependant la laminaria est utile pour hâter la dilatation et l'évacuation de l'utérus dans quelques cas d'avortement. Il faut ajouter que des symptômes pyohémiques ont été produits par des pertes fétides causées par les tentes. On peut obvier à ce danger en se servant de tentes antiseptiques. On a fait plusieurs instruments, semblables aux dilatateurs de l'urèthre, pour dilater le col. On ne peut pas s'y fier pour la dilatation du col.

La méthode connue sous le nom de Hamilton, qui consiste dans le *détachement des membranes* au niveau du segment utérin inférieur, a pour elle son innocuité ; mais elle est incertaine dans ses effets.

L'*introduction d'une bougie dans l'utérus*, appelée parfois méthode de Krause, est entre toutes celle qui réunit le plus complètement l'efficacité et l'innocuité. On introduit lentement une bougie entre l'utérus et les membranes, jusqu'à ce qu'on croie avoir atteint le fond, partie la plus irritable. La bougie agit de deux façons : elle détache les membranes sur tout son parcours, et elle demeure comme excitant. Il faut la pousser au moins jusqu'à 15 ou 18 centimètres de profondeur. Il est probable que, dans bon nombre de cas où le procédé a échoué, la bougie n'avait pas été introduite assez avant dans l'utérus. En poussant doucement la bougie bien graissée, et la laissant faire son chemin comme un ver, elle passera naturellement entre les membranes et la paroi utérine, là où elle rencontre le moins de résistance, et contournera la place où est inséré le placenta. Il faut la laisser en place pendant plusieurs heures. Spiegelberg dit cependant qu'il y a danger de pénétration de l'air dans la cavité utérine et d'infection, que l'on emploie une sonde ou une bougie non canaliculée. Nous employons toujours une bougie élastique, bien graissée avec un corps gras phéniqué. Nous n'avons jamais eu d'accident, et nous recommandons la méthode que nous avons décrite dans les *Obstetric Operations*, il y a plusieurs années (1).

La *ponction des membranes* se fait de deux manières. La ponction directe dans l'orifice est probablement la plus ancienne méthode de provocation de l'accouchement ; c'est aussi la plus certaine. Elle n'est pas dangereuse par elle-même. L'effet immédiat de l'écoulement des eaux est de produire un affaissement concentrique des parois de l'uté-

(1) Page 355 de la traduction française. (*Traducteur.*)

rus, qui les adapte au volume diminué de son contenu ; cet affaissement amène probablement quelque trouble dans la circulation placentaire ; le corps du fœtus arrive en contact immédiat avec la paroi utérine. La contraction utérine est produite par l'excitation réflexe et par l'affaissement concentrique.

Dans certains cas, cette méthode est la plus commode, lorsqu'on a pour objet de diminuer le volume de l'utérus, de provoquer promptement le travail. Mais elle présente un inconvénient, c'est un renversement de l'ordre naturel des phénomènes du travail. L'évacuation des eaux doit être précédée de quelques contractions, de lubrifaction et d'expansion de l'orifice. Si cet ordre est interverti, le fœtus est pressé sur le col rigide, et l'utérus, continuant à se contracter, comprime le fœtus et peut le tuer. Ce malheur a plus de chance de se produire dans l'accouchement prématuré, dans lequel il y a fréquemment une présentation de l'épaule et une procidence du cordon. Hopkins (1) a modifié cette méthode et a obvié en quelque façon à l'inconvénient de l'écoulement trop rapide des eaux : il recommande d'introduire la sonde à quelque distance entre les membranes et l'utérus, et de percer les membranes en un point situé au-dessus du col ; le liquide s'écoule ainsi graduellement. C'est un perfectionnement important, adopté dans ce pays et en Allemagne.

Dilatation du vagin. — En 1842, Hüter a décrit une méthode de provocation du travail ; c'est de placer une vessie de veau graissée d'huile de jusquiame dans le vagin, et de la gonfler avec de l'eau tiède (2). Il répétait cette manœuvre chaque jour, jusqu'à l'établissement du travail, qui se produisait en général entre trois et sept jours.

Braun a substitué à la vessie de veau une vessie de caoutchouc, qu'il a nommé *colpeurynter*. Les professeurs allemands l'ont adoptée. Une autre forme de dilatateur vaginal est le pessaire à air de Gariel. On a vu des accidents parfois mortels suivre l'application de ces instruments ; mais nous ne pouvons pas croire que cette méthode, appliquée avec soin, puisse présenter un danger ; cependant le principe de la dilatation vaginale n'est pas scientifique.

L'application d'une pression liquide, comme moyen de dilater l'orifice, est due principalement à R. Barnes, dont les sacs hydrostatiques sont employés depuis longtemps. Keiller et Jardine Murray s'étaient avant lui servis de sacs en caoutchouc ; mais ils paraissent les avoir introduits dans la cavité de l'utérus. Murray (3) a publié un cas d'insertion vicieuse où il s'en est servi. Ayant commencé par détacher le placenta sur la

(1) *Accoucheur's Vade-mecum*, 4e éd. Londres, 1826. (*Traducteur.*)

(2) Cette méthode a quelque rapport avec l'application du double ballon de Chassagny. (*Traducteur.*)

(3) *Med. Times and Gazette*, 1859.

zone inférieure, d'après la méthode de Barnes, il introduisit un pessaire à air aplati entre la paroi utérine et le placenta, et le gonfla avec une seringue. La même année, le Dr Storer publia un cas dans lequel il introduisit un « dilatateur utérin » dans la cavité utérine. Il insiste particulièrement sur le fait que la dilatation se faisait « de haut en bas ». Tarnier aussi, en 1862, a imaginé un dilatateur utérin destiné à élargir le segment utérin inférieur. C'est un principe tout à fait différent de celui qui a guidé Barnes. Il a fait ressortir certains défauts inhérents à tous les sacs élastiques qui se développent dans l'utérus, même de ceux qui sont plus sérieux que les dilatateurs vaginaux ou le colpeurynter de Braun. C'est le col qu'il faut dilater. Un sac qui se gonfle au-dessous du col, dans le vagin, ou au-dessus, dans l'utérus ne peut agir sur lui qu'indirectement, imparfaitement et incertainement. En outre, les dilatateurs utérins ne sont pas sans danger, ils doivent tirailler la fibre utérine au risque de la déchirer et de produire un choc, et ils risquent fort de chasser la tête loin du col. Nous n'avons jamais vu les dilatateurs de de Keiller et de Murray; mais, d'après ce qui en a été publié, nous sommes autorisés à les croire impropres à dilater le col. La forme que nous employons maintenant (fig. 116) est un perfectionnement obtenu des fabricants avec beaucoup de peine, avant les modèles que Tarnier, Keiller et d'autres ont fait connaître. Le point rétréci du milieu est embrassé par le col, et les deux portions élargies servent à empêcher le sac de glisser en haut dans l'utérus, ou en bas dans le vagin. Ce dilatateur imite exactement par son action celle du sac amniotique. Grâce à lui, l'orifice peut être suffisamment élargi pour permettre, au bout d'une heure, de faire l'accouchement; il est cependant préférable, en général, d'aller plus lentement. Dans des cas de placenta *prœvia* où le temps est précieux, nous avons obtenu dans une demi-heure une dilatation suffisante.

Procédé recommandé par les auteurs. — Nous avons discuté les diverses méthodes proposées pour provoquer le travail; nous sommes maintenant en mesure de choisir la plus sûre, la plus commode et la moins dangereuse. Voici comment nous procédons depuis plusieurs années : le soir, nous introduisons une bougie élastique nº 9 ou 10 (1), graissée avec de la vaseline phéniquée, aussi profondément qu'elle peut pénétrer dans l'utérus, et nous replions son extrémité libre dans le fond du vagin; cela suffit pour la maintenir en place. Le lendemain matin, il y a quelques contractions, le col et le vagin sont mous et lubrifiés par du mucus, le col est déjà un peu ouvert. Il faut laisser la bougie en place, jusqu'à ce que le fœtus soit prêt à passer. Telle est la *préparation*. Nous fixons un rendez-vous dans l'après-midi du même jour, pour employer, s'il le faut, les moyens *accélérateurs*.

(1) Environ 13 ou 14 de la filière Charrière. (*Traducteur.*)

Avant de rompre les membranes, nous appliquerons un bandage abdominal, et nous le serrerons assez pour maintenir la tête bien appuyée sur le col ; cela empêche souvent le cordon d'être emporté par les eaux quand elles s'échappent. Puis nous dilaterons le col avec un sac hydrostatique de moyenne grosseur, ou avec le plus gros, de façon à avoir l'espace nécessaire à l'introduction de trois ou quatre doigts ; nous romprons alors les membranes, et, avant que toutes les eaux se soient écoulées, nous replacerons le sac hydrostatique, qui restera en place jusqu'à ce que l'orifice soit assez large pour donner passage au fœtus. Si la présentation est favorable, si le bassin est assez large, si les contractions sont bonnes, nous abandonnerons la suite à la Nature, nous ne ferons que surveiller la marche du travail. En l'absence de ces conditions — et l'une d'elles fait souvent défaut — nous procéderons à l'accélération, c'est-à-dire à l'application du forceps ou à la version, et, si nous ne croyons pas pouvoir obtenir un enfant vivant, à la craniotomie. En suivant cette méthode, on peut prévoir très exactement le terme de l'accouchement. Vingt-quatre heures en tout, à dater du moment où la bougie a été introduite, doivent voir l'achèvement de la délivrance. Mais le procédé doit varier beaucoup, suivant les conditions du cas. Dans bien des cas il est désirable, lorsqu'on voit que le fœtus ne souffre pas, de laisser la dilatation et l'expulsion se faire autant que possible spontanément. Nous devons nous souvenir que nous nous évitons bien des dangers en obtenant une dilatation suffisante pour que l'enfant puisse passer aisément et rapidement. Mais, dans les cas d'urgence, on peut terminer l'accouchement en une séance, à un moment déterminé à l'avance.

Indications. — C'est une question strictement médicale, gouvernée par les intérêts 1° de la mère et du fœtus ; 2° de la mère ; 3° du fœtus. On peut, à ce point de vue, diviser la grossesse en deux parties. Durant la première, qui finit à six mois et demi ou sept mois, soit entre le 180me et le 200me jour, il n'est guère probable qu'on puisse avoir un enfant viable. Provoquer le travail pendant cette période, c'est réellement provoquer l'avortement. On ne le fait donc que contraint par des conditions qui ne permettent pas d'attendre que l'enfant soit viable, et seulement pour sauver la mère. Du 200e au 230e jour la viabilité est très douteuse, et l'accoucheur devra s'efforcer de différer son intervention jusqu'après le 230e jour ; dès lors il pourra agir avec l'espoir de sauver la mère et le fœtus.

Le choix du moment est déterminé par des conditions obstétricales que nous indiquerons ; mais il nous reste une certaine latitude. Storer dit, dans un mémoire sur le *reflux* utérin considéré comme un élément dans la chirurgie pelvienne : « Nous pouvons désirer de provoquer le travail, introduire la sonde à plusieurs reprises, et détacher largement les membranes, et, à notre grande surprise, n'obtenir aucun résultat. C'est que nous avons opéré pendant le *reflux* utérin. Si nous attendons quelques jours, le *flux* aura reparu, et la moindre cause provoquera le travail. » Nous devons donc autant que possible choisir une époque menstruelle.

Dans un grand nombre de cas, nous pouvons jusqu'à un certain point choisir notre temps. Si, par exemple, le rétrécissement est modéré, et permet le passage d'un fœtus un peu au-dessous de la moyenne, nous serons autorisés à attendre la fin du huitième mois, disons jusqu'au 250e jour. La difficulté est de déterminer le début de la grossesse ; nous pouvons nous tromper de quinze jours, en plus ou en moins. Si nous comptons quinze jours de trop, la grossesse n'aura que deux cent trente-cinq jours, ce qui nous fait rentrer dans la période de viabilité douteuse. Mais, si nous comptons quinze jours de trop peu, nous courons le risque d'avoir affaire à un fœtus trop gros pour passer vivant dans le bassin rétréci.

Le meilleur moyen de naviguer entre ces deux écueils est de compter la grossesse à partir du jour qui a suivi les dernières règles. Comptons deux cent trente jours depuis cette époque, et ajoutons vingt jours comme sécurité, ce qui nous laisse un mois entier avant que le fœtus ait atteint son développement complet. Les cas sont rares, si l'on met en réquisition tous les moyens d'accélération du travail, où un fœtus de deux cent cinquante jours ne puisse pas être amené vivant. Mais, si nous tombons sur un fœtus de deux cent quinze jours, ou de moins encore, il y a peu de chances de survivre. Il y a en général moins de danger à trop attendre qu'à agir trop tôt. Si le bassin est fort étroit, s'il n'a que 63,5 millimètres, par exemple, il sera prudent de ne pas attendre au delà de deux cent quarante jours ; il vaudra mieux courir le risque d'avoir un fœtus non viable.

Ahlfeld propose le moyen suivant pour estimer le volume du fœtus, et par suite l'âge de la grossesse. Le grand diamètre du fœtus, dit-il, lorsqu'il est ployé dans l'utérus, est à peu près la moitié de la longueur totale de son corps étendu. Si donc on mesure ce diamètre, au moyen d'un pelvimètre, dont une branche est introduite par le vagin sur la tête fœtale, et l'autre sur le siège, au niveau du fond, on obtient un élément du problème ; en doublant le chiffre obtenu, on a le second élément, la longueur totale du fœtus étendu. Si nous connaissons le rapport qui existe entre la longueur du fœtus et l'époque de la grossesse, nous avons ce que nous cherchons. Prenons un exemple. Le pelvimètre nous a donné 228 millimètres ; $228 \times 2 = 456$ millimètres, longueur totale du fœtus, qui correspond à la trente-troisième ou à la trente-quatrième semaine de la gestation. Les chances d'erreur de cette méthode sont trop grandes pour qu'on puisse se fier à elle. Il y a quatre éléments, sinon plus, qu'il nous faut connaître assez exactement pour donner une base solide à nos calculs : le volume du fœtus, le développement du crâne, l'âge de la grossesse, les dimensions et la forme du bassin. Il est rare que nous puissions en déterminer exactement un seul; nous ne pourrons jamais les déterminer tous, et, si nous le pouvions, nous ne pourrions pas compter sur un rapport fixe entre eux.

Nous allons énumérer d'abord les conditions dans lesquelles l'intérêt de la mère exige l'interruption de la grossesse dans la première partie, c'est-à-dire la *provocation de l'avortement*. Ce sont :

A. Certains cas de rétrécissement extrême du bassin ou des parties molles; la distorsion ou les rétrécissements au-dessous de 51 millimètres; l'empiétement de grosses tumeurs, surtout si elles sont dures, sur le canal pelvien ; quelques cas de kystes ovariques à marche progressive ; le rétrécissement considérable des parties molles par des cicatrices qu'on ne peut dilater; quelques cas de carcinome de l'utérus et du vagin ; quelques tumeurs de l'utérus ; la rétroflexion ou la rétroversion irréductibles de l'utérus, ou compliquées par l'urémie ; la fixation de l'utérus par des adhérences.

B. Certaines maladies graves dépendant de la grossesse ou la compliquant; les vomissements incoercibles, avec une émaciation progressive, et un pouls se maintenant pendant plusieurs jours au delà de 120; quelques cas de jaunisse avec diarrhée ; quelques cas d'albuminurie, surtout si elle s'accompagne de convulsions ; quelques cas de manie ou de chorée ; des hémorrhagies qui amènent une anémie profonde ; quelques maladies du cœur ou des poumons, accompagnées d'une dyspnée extrême, comme les anévrysmes, l'hypertrophie cardiaque, les maladies valvulaires, l'œdème pulmonaire, la pleurésie, la pneumonie. Dans un grand nombre de ces maladies, la nature elle-même provoque l'avortement. Si nous avons été assez heureux pour amener la malade jusqu'à la fin de la première partie de la grossesse, nous serons peut-être encore obligés de provoquer l'accouchement prématuré.

Notre expérience nous a conduits à conclure que, dans les cas de maladies graves, on a plus souvent à regretter d'avoir trop attendu que d'avoir agi trop tôt. Quand, par suite de vomissements *obstinés*, par exemple, la nutrition est arrêtée depuis longtemps, les tissus affamés se désorganisent, et rendent au sang des matériaux dégradés et nuisibles ; l'organisme se nourrit de sa propre substance et s'empoisonne ; le sang intoxiqué irrite les centres nerveux ; ceux-ci, fort sensibles aux irritations, répondent à la moindre excitation périphérique, utérine ou émotionnelle. Toute la force nerveuse est ainsi détournée de son but naturel, et s'épuise dans une action morbide et destructive. La fièvre d'irritation survient; le pouls monte à 140 et au delà. Aucun organe ne peut remplir ses fonctions; la source du *pabulum vitæ* est tarie. A ce moment, l'accouchement, spontané ou provoqué, arrive trop tard; les tissus sont altérés, presque détruits; et la mort suit de près la délivrance.

Lorsque la question de provoquer l'avortement ne se pose pas, nous avons à énumérer *les conditions qui exigent la provocation de l'accouchement prématuré.* L'indication la plus généralement acceptée est un rétrécissement assez prononcé pour ne pas permettre le passage d'un fœtus à terme vivant. Dans ce cas, on a à choisir entre l'opération césarienne et la craniotomie.

Dans bien des cas, l'histoire des accouchements précédents nous décide à provoquer l'accouchement prématuré. Lorsque la craniotomie a été faite précédemment à cause d'un rétrécissement, nous ne pouvons guère avoir d'hésitation. Mais pourquoi faudrait-il sacrifier un ou plusieurs enfants pour apprendre au médecin que le bassin est trop étroit? Une femme enceinte pour la première fois a droit au bénéfice de l'accouchement prématuré, si l'on sait que son bassin est trop étroit; la difficulté est de s'en assurer. Mais on n'a pas souvent l'occasion de mesurer un bassin avant l'accouchement; le premier accouchement à terme est ordinairement l'épreuve pratique de l'aptitude de la femme à accoucher.

Le but que nous devons chercher à atteindre est la réduction des éléments de l'accouchement à un rapport normal les uns avec les autres. Le bassin ayant des dimensions fixes, nous ne pouvons qu'y faire passer le fœtus avant son développement complet. La table de la page 833 montre comment les opérations, classées d'après leur ordre de gravité à terme, peuvent être remplacées par de moins dangereuses, si l'accouchement se fait à sept mois, et comment l'accouchement sans aide remplace le forceps; le forceps, la version; la version, la craniotomie; et la craniotomie, l'opération césarienne, qui se trouve éliminée.

Incidemment, nous pouvons mentionner un moyen qui a pour but d'empêcher le fœtus de se trop développer. C'est d'*affamer la mère.* On ne peut avoir aucune confiance dans cette méthode. Sedgwick (1) rapporte un cas de vomissements incoercibles, dans lequel la nutrition de la malade était réduite au minimum suffisant tout juste à l'entretien de sa vie. La grossesse arriva à terme, et la femme accoucha d'un enfant bien portant, qui n'avait point souffert de l'état de sa mère. Il semble que l'organisme fœtal attire à lui tout ce qu'il peut obtenir, même aux dépens de la vie de la mère. On le voit souvent chez les femmes phthisiques, émaciées à l'extrême, presque mourantes d'épuisement, qui mettent au monde de gros enfants.

Voici les modifications à introduire dans l'opération dans les différents cas. — 1. Dans le cas de déformation pelvienne ne permettant pas le passage d'un fœtus à terme vivant. Il faut considérer trois degrés.

(1) *Saint-Thomas's hospital Reports*, 1876.

Dans le *premier*, le diamètre conjugué a 89 millimètres. Un fœtus de sept à huit mois passera probablement sans grande difficulté. Il pourra suffire de provoquer l'accouchement et de veiller.

Dans le *second*, le diamètre conjugué a 76 millimètres ; à moins que le fœtus ne soit très petit et qu'on n'aide en temps utile, la tête pourra être arrêtée au détroit supérieur assez longtemps pour qu'il succombe. C'est le cas de provoquer l'accouchement par l'introduction d'une bougie le soir ; le lendemain, on accélérera en dilatant le col, en rompant les membranes, en appliquant le forceps, ou en faisant la version.

Dans le *troisième*, dans lequel le diamètre conjugué a moins de 76 millimètres, il se peut qu'on puisse appliquer le forceps, mais il pourra être nécessaire de faire la version ou de perforer.

En provoquant l'accouchement prématuré, nous avons une tête plus petite et plus plastique. L'ossification marche rapidement pendant le dernier mois de la grossesse.

L'avantage de la plasticité se voit surtout dans les cas où l'on fait la version. Voici comment il faut se conduire : si l'utérus se contracte avec assez de force, si le rétrécissement n'est pas assez considérable pour empêcher le passage de la tête et que le cordon ne soit pas en procidence, veillez et laissez agir la Nature. Mais, si la tête est retenue, ou si le cordon procide, vous devez intervenir. Vous pouvez essayer l'application du forceps ; mais le plus souvent la version vaut mieux. Voici pourquoi. La tête petite et plastique est saisie au niveau de son plus petit diamètre, le bitemporal, entre le promontoire et la symphyse ; la saillie du promontoire laisse de chaque côté assez de place pour que le cordon y soit à l'abri de la compression (1), et, si l'on fait en sorte que le col soit suffisamment dilaté, la tête passe si rapidement qu'il n'y a pas grand danger d'asphyxie. Le mode de version demande notre attention ; notre but étant d'assurer la rapidité de l'accouchement, le passage doit être bien préparé. Nous pourrions employer la méthode bipolaire et ne passer que deux doigts dans l'orifice. Mais nous préférons introduire la main presque entière pour aller saisir le genou le plus éloigné. L'orifice qui a laissé passer la main laissera sans doute passer facilement aussi le fœtus. Nous assurons ainsi une dilatation suffisante.

Lorsque la version est faite, il faut faire l'extraction. Il faut la faire doucement, en tirant sur la jambe jusqu'à ce que le siège soit sorti; l'extraction du tronc doit être lente ; il faut amener au dehors une anse du cordon pour éviter qu'il soit tiraillé. Si les bras se relèvent sur les côtés de la tête, il faut les dégager rapidement. Les règles que nous avons données pour cette manœuvre, à la page 884, sont fort impor-

(1) V. figure 89 des *Opérations obstétricales*. (*Traducteur.*)

tantes. Lorsque les bras sont dégagés, une autre difficulté se présente: le cou du fœtus risque d'être serré par l'orifice; c'est alors qu'il faut se hâter. On tient les deux jambes par les chevilles avec la main gauche, tandis que deux doigts de la droite sont placés en fourche sur le cou (V. fig. 167). La tête entrera certainement dans le détroit rétréci par son diamètre transversal; elle doit suivre la courbe de Barnes. Il faut donc diriger les tractions d'abord dans le sens de cette courbe, pour que la tête franchisse le promontoire; quand elle a dépassé le détroit, l'occiput vient d'ordinaire en avant, et les tractions doivent se faire dans la direction de la courbe de Carus, pour faire passer la tête à travers le détroit inférieur. Si l'on ne prête pas une attention rigoureuse à cette règle, on risque de perdre beaucoup de temps, aux dépens du succès de l'opération.

Dans les cas de déformation extrême, dans lesquels il est difficile de perforer ou de saisir une jambe, si l'on a provoqué le travail à six mois, le fœtus peut encore passer, si on lui donne le temps. Après une tentative pas trop prolongée pour saisir un pied avec le fil de l'écraseur, si nous laissons l'utérus agir pendant douze heures ou davantage, le fœtus étant mort se laisse mouler, et une épaule ou un pied devient accessible. On tire alors sur cette partie ; on peut perforer et achever l'accouchement par les tractions; si le placenta ne vient pas facilement, il faut aussi attendre un peu avant de l'exprimer. Robert Barnes a de cette façon amené, à l'hôpital Saint-Thomas un fœtus de six mois à travers un bassin ostéomalacique très déformé, dans lequel il ne pouvait pas passer deux doigts. La femme s'est rétablie. Cette méthode s'applique surtout aux cas d'ostéomalacie, dans lesquels on peut en général élargir un peu le bassin.

Dans d'autres cas de déformation extrême, on peut délivrer la femme après avoir fait la craniotomie, enlevé la voûte du crâne, aplati les restes des os sur la base, et extraire le crâne réduit à un disque (V. page 915).

La provocation du travail peut être indiquée par des maladies de la mère, produites ou aggravées par une tension vasculaire et nerveuse élevée, comme les vomissements incoercibles, la jaunisse, l'albuminurie, surtout quand elle s'accompagne de convulsions, quelques cas de chorée et de manie; les hémorrhagies, surtout celles qui sont dues à une insertion vicieuse, ou si elles sont *accidentelles;* les maladies du cœur ou des poumons qui causent la dyspnée. Nous avons discuté en détail tous ces cas dans le chapitre VI, consacré aux maladies de la grossesse.

Il est utile d'insister de nouveau sur les cas de convulsions qui exigent un prompt secours. On a vu très souvent les convulsions céder peu après l'évacuation de l'utérus; la tension nerveuse et vasculaire baisse bientôt; tout prouve que les convulsions sont dues à des conditions dépendant de la grossesse. Quoi de plus logique que de mettre un terme à la gestation? Cependant l'expérience nous engage à être prudents : dans un bon nombre de cas, l'accouchement n'a pas réussi à faire cesser les convulsions ; d'autres fois la mort a suivi l'accouchement spontané ou provoqué. Cette issue malheureuse est-elle due au retard apporté à la provocation du travail, ou à la précipitation qu'on a mise en opérant, ou à quelque manque de précautions? Quelquefois à une cause, parfois à une autre.

La question de la provocation de l'accouchement se pose rarement à nous avant le début des convulsions. Lorsque nous nous trouvons en face de la période préalbuminurique ou albuminurique, nous devons examiner soigneusement la question. Dans quelques cas il sera prudent de provoquer l'accouchement; lorsque les convulsions ont éclaté, il est rarement sage d'hésiter. Faut-il agir *citissime?* ou avec une sage lenteur? Le dernier parti est le meilleur. La méthode que nous choisirons doit exiger le moins possible de manœuvres, et doit se faire pendant le sommeil chloroformique. Il faut ponctionner les membranes, ce qui réduit immédiatement le volume de l'utérus et diminue la compression des vaisseaux abdominaux ; puis il faut dilater soigneusement le col avec les dilatateurs hydrostatiques ; puis, suivant les circonstances, on attend un peu, ou bien on accélère l'accouchement au moyen du forceps, de la version, et même de la craniotomie.

Il faut agir de même dans les cas de *chorée* ou de danger urgent causé par une *maladie du cœur*. Dans le cas de vomissement dangereux des premiers mois, il est utile de commencer par placer une tige de laminaire dans le col.

Dans la *rétroversion* irréductible et accompagnée de symptômes urgents, la ponction des membranes est la meilleure méthode. Elle produit un soulagement immédiat, en amenant la diminution concentrique du volume de l'utérus.

La *fixation de l'utérus par des adhérences périmétriques* peut indiquer la provocation de l'avortement ou de l'accouchement prématuré. Les adhérences peuvent être déchirées ou subir quelque autre accident pendant le développement de l'utérus. Un cas de ce genre (1) s'est produit à l'hôpital Saint-Barthélemy. Elles peuvent cependant disparaître sous l'influence du tiraillement qu'elles subissent.

Il y a des cas dans lesquels la provocation de l'accouchement, ou plutôt l'évacuation de l'utérus, est indiquée pour *enlever un fœtus mort*. Ordinairement l'action expulsive commence spontanément dans l'espace d'une semaine après la mort du fœtus. Elle tarde rarement au delà de trois semaines; mais on l'a vue se faire attendre beaucoup plus long-

(1) *Lancet*, 1871, vol. I, p. 610.

temps. L'organisme a quelque tendance à n'entrer en travail qu'au bout des neuf mois. Puis il y a le *travail perdu*, dans lequel l'accouchement peut être indéfiniment ajourné. Nous avons discuté ce sujet dans le chapitre VII. Quand le fœtus meurt, la tension nerveuse et vasculaire baisse. L'utérus perd en général beaucoup de sa contractilité et des autres propriétés qu'il possède pendant la grossesse, et les moyens provocateurs simples peuvent être absolument inefficaces. On peut être obligé de dilater le col avec des fagots de laminaria, et d'extraire le fœtus par morceaux, peut-être en plusieurs séances.

Il y a des cas où l'indication est *simplement ou primitivement de sauver l'enfant.* — Certaines conditions tendent à tuer le fœtus avant le terme de la grossesse. Si nous pouvons amener l'enfant avant le moment probable de sa mort intra-utérine, nous pourrons espérer de le sauver, en le plaçant dans d'autres conditions. Denman raconte le cas d'une femme qui perdit deux enfants vers le huitième mois ; au moment de leur mort, elle sentait un frisson. Il conseilla l'accouchement prématuré.

Plusieurs maladies mettent le fœtus en danger par leur marche progressive, telles sont l'hydrocéphalie, la syphilis, la dégénérescence graisseuse, l'hypertrophie, l'hydropisie du placenta. Si le fœtus vient vivant, on peut le traiter avec succès et l'élever.

Le *pronostic* est favorable en ce qui concerne la mère, dans les cas qui ne présentent pas de complications, aussi favorable probablement que dans l'accouchement ordinaire. Le fœtus a de bonnes chances, mais on ne peut répondre de sa vie. Les chances d'erreur sur l'âge de la grossesse, sur sa viabilité, et les conditions anormales de l'accouchement sont si nombreuses, que tous les efforts peuvent être inutiles. Puis un grand nombre d'enfants nés vivants succombent peu de temps après leur naissance, parce qu'ils n'étaient pas à terme. Il faut donc être fort attentif dans les soins donnés à l'enfant. Il faut préparer une *couveuse* ou quelque appareil équivalent. Il est essentiel que le fœtus ait de l'air chaud à respirer, et qu'il soit placé dans un milieu chaud. Nous devons être prêts à le tirer de l'asphyxie.

On doit aussi mettre un terme à la grossesse lorsque la femme a eu des enfants très gros et dont le crâne était excessivement ossifié ; surtout lorsqu'on soupçonne que la grossesse est prolongée.

Il est des cas qui demandent le tact médical moral le plus délicat. Citons-en quelques exemples. Une femme enceinte de six mois environ va mourir de phthisie. L'accouchement provoqué prolongera-t-il sa vie, ou améliorera-t-il son état? Sommes-nous autorisés à sacrifier l'enfant dans ce but? Autre cas. Une femme phthisique menacée d'une mort imminente vient d'atteindre le moment où le fœtus est viable : sommes-nous autorisés à la faire accoucher, ce qui accélérera peut-être sa mort, dans le but de sauver son enfant? Nous avons étudié les rapports de la phthisie avec la grossesse dans le chapitre VI, consacré aux maladies de la grossesse. On croyait autrefois, et quelques-uns croient encore, que la grossesse arrête la marche de la phthisie. Si c'était vrai, notre ligne de conduite serait toute tracée; nous laisserions la grossesse continuer; mais nous croyons que la gestation n'a sur la phthisie aucune influence favorable. Cependant l'expérience clinique fournit des preuves concluantes en faveur de l'expectation. La grossesse est ordinairement moins pénible pour une phthisique que le travail et les suites de couches. Le processus puerpéral donne beaucoup de travail aux organes circulatoires, qui fléchissent souvent sous le fardeau. En outre, le pronostic de la phthisie, même dans les cas les plus désespérés en apparence, peut être trompeur. Qui n'a vu des malades dont les jours semblaient comptés, vivre encore des mois et des années? Dans l'intérêt de la mère et du fœtus, il est donc sage de ne pas prendre, sans mûre réflexion, une décision irréparable.

Il est encore d'autres cas dans lesquels l'élément médical et l'élément moral demandent un jugement délicat. Une femme est enceinte d'un mari syphilitique et maniaque; elle craint de mettre au monde un enfant qui aura hérité de ces maladies (1).

Autre : cas Une femme a eu deux grossesses ; toutes les deux ont été terminées par la naissance de jumeaux, et la mère a eu des hémorrhagies qui ont failli lui coûter la vie. Enceinte une troisième fois, elle demande qu'on la fasse avorter, arguant qu'elle va dans une colonie où elle ne pourra pas avoir un accoucheur habile.

Autre cas encore : Une dame a eu une manie puerpérale; elle s'est remise, et a été reprise de folie avant sa grossesse actuelle. Ce retour de la maladie a cédé au redressement d'un déplacement utérin. Arrivée au cinquième mois d'une nouvelle grossesse, elle est de nouveau folle. Faut-il la faire avorter?

Tous ces cas ont été vus dans la pratique. Dans un cas de folie puerpérale à répétition, Spencer Wells a enlevé les ovaires, pour éviter le risque d'une nouvelle grossesse et de la folie qui l'aurait probablement accompagnée; il est difficile de contester la légitimité de sa conduite. Mais des questions intéressantes en ressortent. On a affirmé qu'une nouvelle grossesse ramènera la folie, et que sans grossesse il est fort probable que la femme ne redeviendra pas folle. Mais l'ovariotomie simple a parfois été suivie de folie; puis l'oophorectomie n'est pas sans danger pour la vie. Supposons égales les chances de mort du fait de l'opération et celles du retour de la folie : si les ovaires ne sont pas enlevés, avons-nous le droit de comparer la vie à la folie? N'y a-t-il pas d'autre moyen d'éviter la grossesse? La continence du mari serait certainement plus

(1) Les auteurs en ont rapporté un cas à la page 186. (*Traducteur.*)

raisonnable que la mutilation de la femme. Et cependant il faut se souvenir que l'oophorectomie est justifiée par l'expérience clinique comme une ressource de salut contre les hémorrhagies et les autres dangers qui dérivent des myomes utérins.

Les progrès de la gynécologie apportent des vues nouvelles dans la pratique obstétricale, et nous obligent à rapporter des lois qui semblaient impérissables.

Les nouvelles questions qui s'imposent à notre attention ajoutent un poids considérable à la règle posée par Denman et ses contemporains : ne pas entreprendre l'avortement ou l'accouchement prématuré sans une consultation en règle. Si nous réfléchissons au nombre de graves questions médicales, légales et morales engagées dans l'interruption voulue de la grossesse, nous y verrons d'abondantes raisons pour chercher des conseils qui puissent nous épargner une erreur clinique, et pour désirer de partager avec d'autres notre responsabilité professionnelle et sociale.

Nous terminerons ce sujet et cet ouvrage par une seule réflexion. Les femmes qui passent par l'épreuve physique et sociale de la grossesse sont disposées à croire qu'elles ont le droit de faire appel aux ressources de la science pour être soulagées. Cette croyance peut être honnête; elle peut être inspirée par la crainte, qui domine leur raison et leur conscience. Quel que soit leur motif, quelles que soient les circonstances, le médecin à qui elles s'adressent doit répondre aussitôt en proposant une consultation qui assurera un examen complet de tous les éléments du problème, avec le calme et le jugement nécessaires.

En agissant ainsi, il établira la question dans toute sa gravité, et en pleine lumière, devant celle qui le consulte. Il lui fera voir qu'une opération de cette importance ne peut être faite que suivant les règles strictes de la science médicale, guidées par les lois divines et humaines, et que les règles ainsi établies sont faites dans l'intérêt de la patiente elle-même. Ainsi le médecin, en s'acquittant de son devoir envers l'État, envers ses confrères, envers sa cliente, prouve qu'il est convaincu que la Médecine, dans ses applications au soulagement de l'humanité souffrante, ne connaît qu'une loi, celle de la justice.

FIN

TABLE ALPHABÉTIQUE

DES MATIÈRES

FIN DE LA TABLE ALPHABÉTIQUE DES MATIÈRES.

TABLE DES CHAPITRES

CHAPITRE PREMIER

ANATOMIE DES ORGANES GÉNITAUX. 1

CHAPITRE II

CHAPITRE III

SIGNES ET DIAGNOSTIC DE LA GROSSESSE. — ÉTATS PATHOLOGIQUES QUI SIMULENT LA GROSSESSE; — SA DURÉE; — SOINS A LA FEMME ENCEINTE. 106

CHAPITRE IV

GROSSESSE ANORMALE. 150

CHAPITRE V

CHAPITRE VI

CHAPITRE VII

CHAPITRE VIII

CHAPITRE IX

CHAPITRE X

CHAPITRE XI

CHAPITRE XII

LE NOUVEAU-NÉ. 438

CHAPITRE XIII

FACTEURS DU TRAVAIL. 467

CHAPITRE XIV

ACCIDENTS DU TRAVAIL ET DE SES SUITES. 548

CHAPITRE XV

ACCIDENTS DU TRAVAIL ET DE SES SUITES (*suite*). 612

CHAPITRE XVI

MORT SUBITE OU RAPIDE PENDANT LA GROSSESSE, LE TRAVAIL ET L'ÉTAT PUERPÉRAL. 663

CHAPITRE XVII

ACCIDENTS DE L'ALLAITEMENT. 681

CHAPITRE XVIII

FIÈVRES PUERPÉRALES. 691

CHAPITRE XIX

CHAPITRE XX

CHAPITRE XXI

CHAPITRE XXII

CHAPITRE XXIII

CHAPITRE XXIV

CHAPITRE XXV

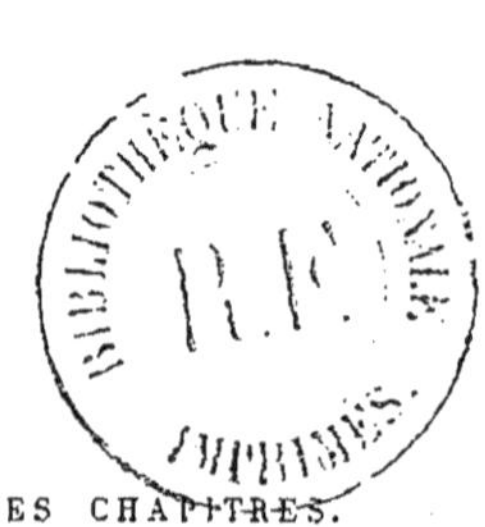

FIN DE LA TABLE DES CHAPITRES.

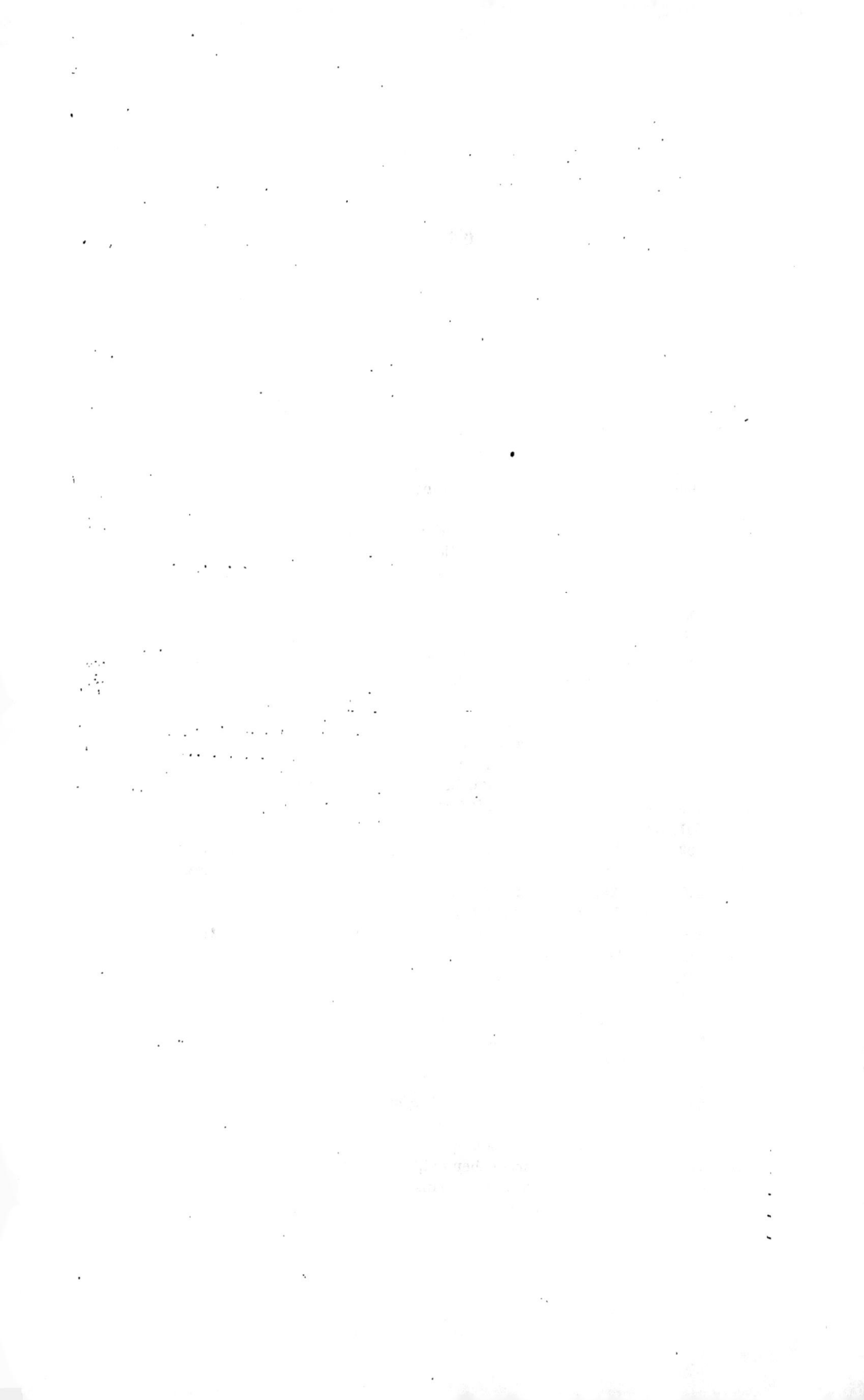

ERRATA

Page 14, *ligne* 25, *au lieu de :* sous-pelvien, *lire :* sous-pubien.
— 27, — 35, — T. O. B., — T. D. B.
— 50, — 38, — cinq à vingt, — dix à vingt.
— 60, — 23, *après* leucocytose, *ajouter :* physiologique.
— 114, — 11, *reporter le ; après :* du col.
— 150, — 1, *au lieu de :* l'incontinence, *lire :* la rétention.
— 180, *note* (1) effacer (*Traducteur*).
— 187, *ligne* 35, *au lieu de :* albuminurie, *lire :* albumine.
— 206, — 21, — pupille, — papille.
— 240, — 9, *après* Voisin en cite un, *ajouter :* Tyles Smith, un aussi.
— 245, — 11, *au lieu de :* **ophthalmique**, *lire :* **exophthalmique.**
— 289, — 10, — mois — accès.
— 302, — 25, — rapide — torpide.
— 353, antipénultième, et, dans les pages suivantes, *passim, au lieu de :* hydatidiforme, *lire :* hydatiforme.
— 361, *ligne* 15, *au lieu de :* tue, *lire :* tire.
— 369, — 30, *après* fœtus, *ajouter :* vivant.
— 380, — 18, *au lieu de :* cette, *lire :* la.
— 382, — 30, — l'amnios, — le chorion.
— 429, — 9, — d'urine, — d'urée.
— 465, *note* (1), — *Med. y.* 1886, — *Med. J.* 1881.
— 507, *ligne* 6, — 85, — 91.
— 509, — 29, — est donc en présence, *lire :* a donc à mesurer.
— — — 30, — du diamètre, — le diamètre.
— 540, 38, — effets, — efforts.
— 559, — 38, *supprimer :* vol. I.
— 570, — 24, *au lieu de :* sortent du placenta, *lire :* pénètrent dans le placenta.
— 572, — 26, — formé, — fermé.
— 661, — 13, — nécroses, — névroses.
— 696, — 12, — son, — leur.
— 704, — 32, — similoté, — similarité.
— 733, — 33, — au moment, — à ce moment.
— 760, — 28, — tampon, — coussinet.
— 762, — 17, *supprimer* souvent.
— 804, — 34, *après :* quel que soit, *ajouter :* pour la mère.
— 809, fig. 130, *légende,* au lieu de distension, *lire :* ditorsion.
— 844, *ligne* 15, *au lieu de :* sous-pelvien, — sous-pubien.
— 870, — 30, *après :* accouchement, *ajouter :* empêché.
— 877, — 1 et 2, *au lieu de :* dans le 1er volume de son ouvrage, *lire :* V. p. 315 de cet ouvrage.

5150-85. — Corbeil. Typ. et stér. Crété.

www.ingramcontent.com/pod-product-compliance
Lightning Source LLC
Chambersburg PA
CBHW060710220326
41598CB00020B/2041

* 9 7 8 2 0 1 2 7 7 4 5 7 5 *